U0908440

新编实用传染病手册

主编　张迈仑　杨大峥

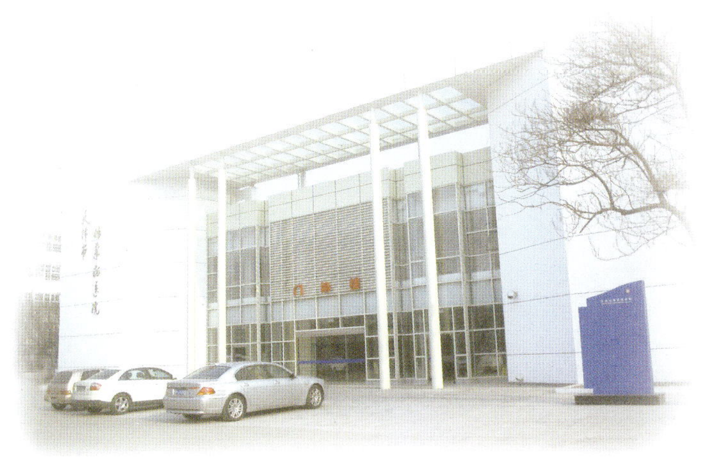

天津科技翻译出版公司

图书在版编目(CIP)数据

新编实用传染病手册 / 张迈仑,杨大峥主编. —天津:天津科技翻译出版公司,2009.1
ISBN 978-7-5433-2401-5

Ⅰ.新… Ⅱ.①张… ②杨… Ⅲ.传染病—手册
Ⅳ.R51-62

中国版本图书馆 CIP 数据核字(2008)第 157385 号

出　　版:天津科技翻译出版公司
出 版 人:蔡 颢
地　　址:天津市南开区白堤路 244 号
邮政编码:300192
电　　话:(022)87894896
传　　真:(022)87895650
网　　址:www.tsttpc.com
印　　刷:山东新华印刷厂临沂厂
发　　行:全国新华书店
版本记录:880×1230　1/32 开本　36 印张　1200 千字
印　　数:1-3000 册
2009 年 1 月第 1 版　2009 年 1 月第 1 次印刷
定价:98.00 元

编写人员名单

主　　编　张迈仑　杨大峥

策　　划　范玉强　曹武奎

编　　委　（按姓氏笔画为序）

王　怡　杨积明　段毅力

胡东胜　赵桂鸣

学术秘书　赵桂鸣　张熙春

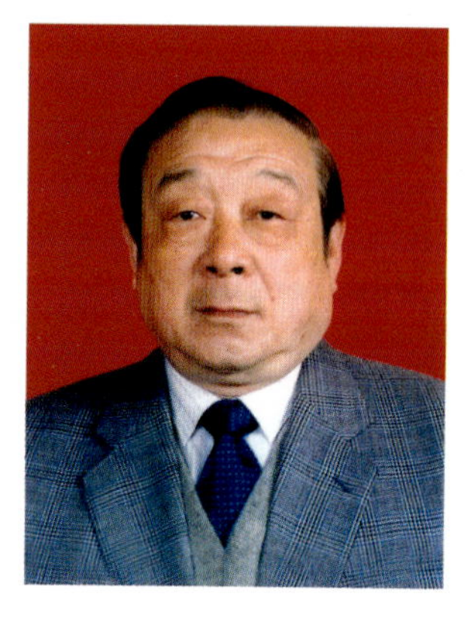

主编简介

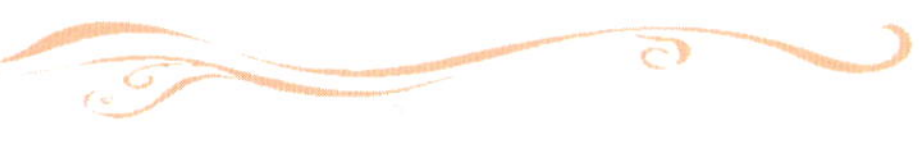

张迈仑　1931年生,1958年毕业于北京大学医学部医疗系本科，现为天津市传染病医院主任医师,学术委员会委员。从事传染病临床、教学、科研工作50年,积累了丰富的抢救危重病人的经验,1992年首批获得国务院颁发的有特殊贡献的专家津贴,对各种传染病、病毒性肝炎、肝硬化的掌握比较全面,能科学的运用理论指导实践。

受聘于天津医科大学教授，公共卫生系传染病教研组主任,曾当选中华医学会传染病学会第四、五届全国常委,中华传染病杂志编委,中华医学会肝病学会第一届全国常委,中华肝病杂志编委。受聘为天津市地方病专家咨询委员会委员,天津市卫生局继续教育评委,天津市卫生局专业晋升评委,医师晋升资格考试题库编委,计算机专业技能测试题库编委,天津市南开区预防接种反应鉴定委员,曾两次获得天津医科大学优秀教师奖。撰写论文40余篇。主篇与参编著作有《传染病手册》、《慢性乙型肝炎原病毒携带问题解惑》、《小儿临床传染病学》、《小儿保健指南》、《内科临床与新进展》、《中等医师资格晋升理论考试题集》等,并为天津市科协科普作家协会会员,创作医学科普作品近200篇,均公开发表。

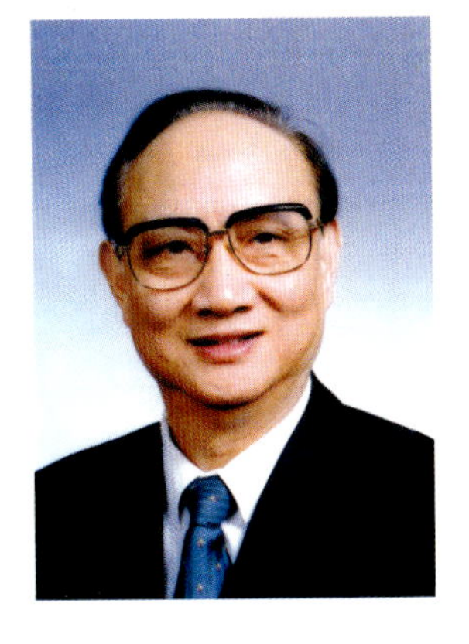

杨大峥 1931年生，主任医师，公共卫生与传染病专家，享受国务院专家特殊津贴。1955年毕业于北京大学医学院公共卫生系本科。从事传染病临床、教学、科研、预防50余年。对多种法定传染病的诊断、治疗、预防做出过贡献。

历任：天津市传染病医院主任医师、研究室主任、副院长、高级技术顾问，天津市防病中心高级技术顾问，天津医科大学特聘教授，天津市卫生局副局长。天津市卫生系统高级职称评审委员会副主任委员，中华人民共和国国境检疫顾问。中华传染病与寄生虫病学会全国委员会常委，天津市传染病与寄生虫病学会主任委员，中华传染病杂志编委，中华预防医学会常务理事、健康周报总编辑。天津市医药卫生对外交流协会副会长，香港国际传统医学研究会名誉会长，澳门华厦医学研究会会长，世界大城市医药团体首脑协会主席，天津市艾滋病防治协会会长，天津市医师协会会长。天津市十二届人民代表大会常委，天津市政协十届委员会副主席，八届、九届委员会常委、医卫文体委员会主任。全国政协八届、九届委员会委员、常委。曾主持天津市科委多项课题的研究获市级二等、三等科技进步奖。著有《最新公共卫生手册》《传染病手册》等九种医学专著。多次被评为市级先进个人。2003年SARS流行期间任市卫生局首席技术顾问，做出了突出贡献，受到中共天津市委、市人民政府的表彰。

编委合影

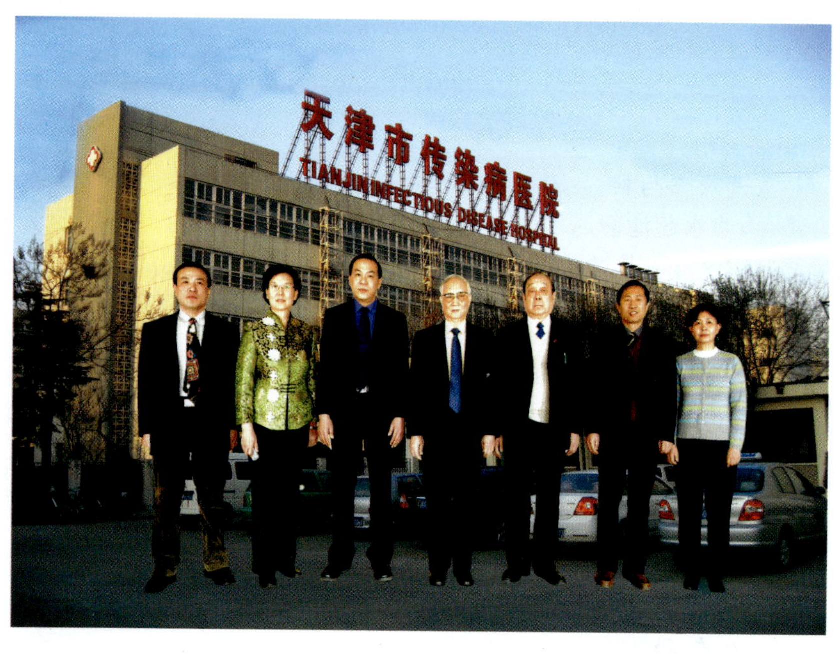

左起：胡东胜　段毅力　杨积明
杨大峥　张迈仑　赵桂鸣　王　怡

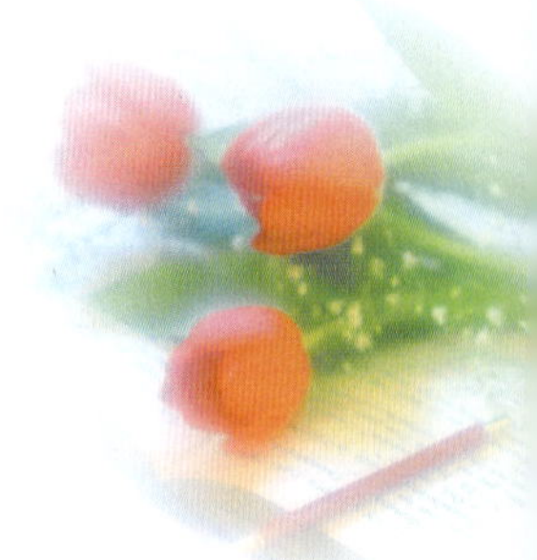

编委简介

杨积明

天津市传染病医院副院长，主任医师，副教授，硕士生导师。1984年毕业于天津医科大学医疗系，获学士学位。到天津市传染病医院从事传染病的诊治工作，率先在医院开展了人工肝支持系统治疗重症肝炎，对重症肝炎合并多脏器功能不全的诊治、抢救具有丰富的经验。

主持及参与科研成果和新技术引进项目：《腹水滤过腹腔内回输》、《腹水超滤静脉回输治疗肝硬化顽固性腹水》、《乙型肝炎病毒前C基因区变异检测方法》，填补了天津市新技术引进空白项目。《重型肝炎合并肾功能衰竭疗效和机理研究》、《鲜生地治疗重肝内毒素血症（营份证）临床研究》、《甜瓜蒂粉经鼻黏膜给药治疗顽固性黄疸》、《白蛋白吸附转运毒素系统治疗重症肝炎》获得天津市科学技术成果及科技进步奖。发表论文近20篇，参与编写专著1部，2003年获科技部科技进步工作者称号。

胡东胜

天津市传染病医院、天津市肝病研究所肝病II科主任，内窥镜室主任，主任医师，天津医科大学副教授。1983年毕业于天津医科大学医疗系，一直从事传染病及肝病临床、科研和教学工作。擅长治疗各型肝炎、肝硬化、上消化道出血等肝病相关疾病。先后参与了慢性肝炎、肝硬化及小儿重症肝炎的相关科研课题研究并获成果奖。撰写论文20余篇。

赵桂鸣

天津市传染病医院慢性肝炎科主任，主任医师，天津医科大学副教授。1985年毕业于天津医科大学医疗系，长期从事肝病临床、科研和教学工作。对慢性肝炎、重型肝炎及小儿肝炎和传染病有着丰富的临床经验。在国内外学术会议及杂志发表论文10余篇，参与撰写《疑难及重症肝病临床诊疗100例》、《中西医结合传染病》等专著。先后参与多项肝病等相关科研课题研究，并获得成果奖。

段毅力

主任医师，天津医科大学教授，硕士生导师，中华预防医学会慢性肝病防治学组成员，《中华肝病医学论坛》杂志编委，天津市心理卫生学会理事，天津预防接种反应诊断小组专家。1982年毕业于天津医科大学，长期从事传染病专业临床及教学工作，对常见传染病有着丰富的临床经验。对各种肝病有较深入的研究，尤其擅长慢性肝病抗病毒纤维化治疗。在国内外学术会议及杂志发表学术论文20余篇，参予撰写《中西医结合肝病》、《中西医结合实用传染病学》等5部专著。

王　怡

天津市传染病医院主任医师，1982年毕业于天津医科大学医疗系本科。从事传染病临床工作26年，对于各种病毒性肝炎、肝硬化及其并发症、原发性胆汁性肝硬化、脂肪肝等疾病的诊治积累了丰富的临床经验。特别是对慢性乙肝、丙肝抗病毒治疗，肝病合并甲亢、糖尿病等的诊治方面进行了深入的基础和临床研究。撰写论文、译文、综述等20余篇，发表在国家核心期刊。参与著书3部。现为硕士生导师、中华医学会天津感染病学分会常委、国家级突发公共卫生事件应急专家等。

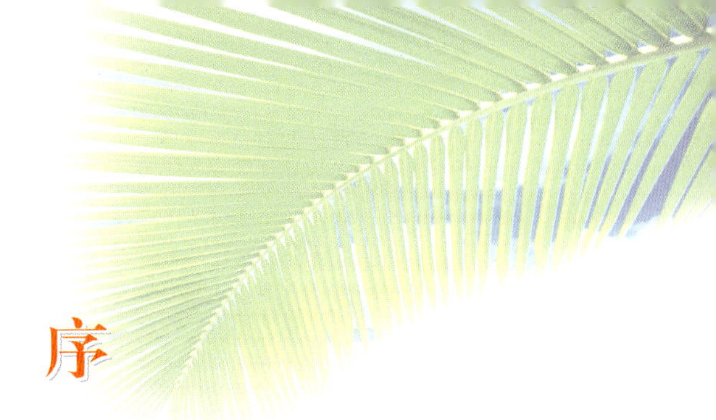

序

解放以来,我国在传染病防治方面取得了巨大的成绩。天花已被消灭,麻疹、猩红热、白喉、黑热病、斑疹伤寒等的发病率已经大大减少。但是,传染病的防治任务仍然十分艰巨。不但许多老的传染病目前仍然十分猖獗,如病毒性肝炎、伤寒、痢疾及其他腹泻性病等;许多老的传染病随时都会卷土重来,如血吸虫病、结核病、梅毒等,有时甚至会引起爆发流行,如手足口病、猪链球菌感染;由于交通的发达,国外特有的一些传染病也会随时传到我国来;而且新的传染病随时都会发生,如艾滋病、SARS、高致病性禽流感、莱姆病、埃博拉出血热等。

这是因为,世界上的一切事物总是不断变化的,病原体也是一样,总是不断地适应各种新的环境,顽强地生存下去,因此,人类和传染病的斗争必然是长期而艰巨的任务。事实的确如此,人类和传染病相斗争的历史已有数千年,但是,真正正式被消灭的传染病只有一个:天花。而新发生和新发现的传染病却有许多种。因此,作为一名医务工作者,必须具有与传染病长期做斗争的心理准备。另外一方面,传染病是常见病,很多医务工作者,特别是基层医务工作者,经常会见到,而传染病又具有传染性,有的传染性还比较强,有的还需要及时做疫情报告,如果报告不及时,有时会引起爆发流行，给社会和人民造成很大的损失。因此，广大医务工作者都应当掌握一定的传染病的知识。而现在广大医务工作者对这方面的知识了解的不多，特别是对于一些新发生的传染病的知识更是贫乏。因此，迫切需要有一本科学实用、简明扼要，且内容丰富的传染病手册，以供广大医务工作者作为参考。

张迈仑医师和杨大峥医师均已从事传染病工作50余年，对于传染病具有非常丰富的临床经验和科学研究，能够及时、准确地掌握传染病发展的最新动向，目前仍然工作在第一线。由他们领导编写的这本《新编实用传染病手册》，内容非常丰富，不但对于39种法定传染病均有比较详细的正确描述，而且对于传染病的基础知识和传染病的相关征候以及相关治疗措施也都有比较详细的介绍。例如，全身炎症反应综合征、人工肝支系统、肝移植等，都是目前传染病中的热门话题。对于一些新发生的传染病，如艾滋病、SARS、高致病性禽流感、莱姆病、埃博拉出血热等，也均有详细的叙述。因此，这是一本先进的、科学的、查阅方便的实用手册，希望广大医务工作者在临床工作中加以参考。

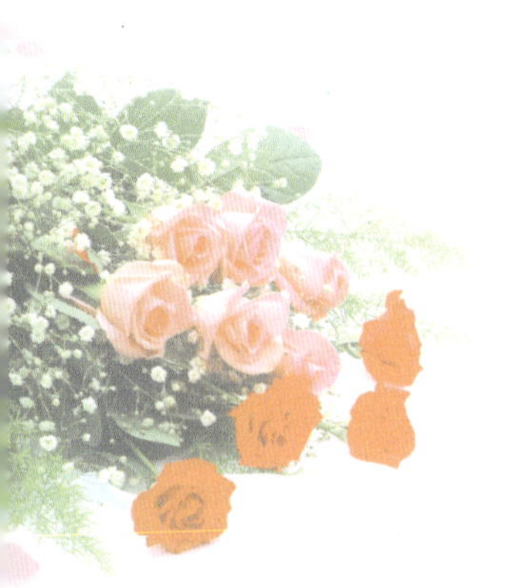

田庚善

北京大学第一临床学院教授

2008年8月

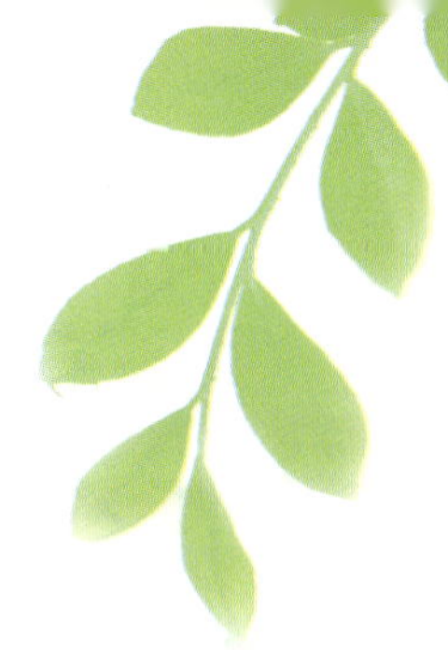

前　言

传染病、战争、灾荒是人类历史悲剧的“三元凶”，他们不时的肆虐人间，不仅出现“万户萧疏鬼唱歌”，人民颠沛流离与恐慌，而且也导致社会衰退，甚至国家的消亡。历史上传染病对人类的杀伤远远超过了所有战争的总和。

有资料记载人类历史上最严重的瘟疫(今日的传染病)，有14世纪发生在欧洲的鼠疫(黑死病)，死亡2000万人，使欧洲人口减少1/4；17~18世纪发生在欧洲的天花造成1.5亿人死亡；19世纪末20世纪初在亚、欧、美、非洲发生的鼠疫导致死亡1000万人以上。而1918年发生在亚、欧、美、非洲的流感夺走了2500万人的生命。重温这些历史悲剧真令人毛骨悚然。

在我国麻疹是婴幼儿常见的传染病，在20世纪60年代，疫苗应用以前，每次流行导致无数婴儿夭折；炭疽病在抗生素出现前病死率在20%~30%。不再列举了。

科技高度发达的今天，传染病流行形势依然严峻，鼠疫、霍乱、流感、肺结核、血吸虫病等老的传染病，包括我国在内仍在全世界流行。环境的破坏，生态恶化以及不良的社会行为因素等多种原因，又加速了新发传染病的不断出现和传播，伴随着经济全球化，交通飞速发展，传染病跨国传染和流行的可行性加大，生物恐怖也已成为全人类的现实威胁。

人类与传染病的较量是一个自然过程,将长期存在。新传染病的出现,老传染病的复燃,特别是一些新发现的病原体及其所致的疾病的出现,如艾滋病、疯牛病、SARS、禽流感、O_{139}群霍乱、埃博拉出血热等,更体现了人类与传染病是一个永远缠绕的链,征途漫漫。

2003年我国一场惊心动魄的SARS风波之后,给人们敲响了警钟,更进一步提高了对传染病的重视。传染病防治工作有了极大的改进与举措,但是医生对许多传染病知识的重要性认识还不够,传染病的防治不是面对一个病人,而是群体。要消灭传染源,控制流行发病,阻断对人类殃祸的扩大,给生活、生产带来的困扰,很多医生相关知识陈旧,甚至遇到传染病患者,尤其是新传染病患者,不会鉴别,不会诊断。为此应该学习和掌握传染病的常态应对方式,同时不断更新传染病的防治知识。当发生一些严重的传染病事件的时候,我们有能力应对,把更新传染病防治知识列为执业医生业务培训范围,才能妥善做好传染病突发应对工作。

中国是世界上人口最多的国家,传染病的防治是国泰民安的基础,应该像经济发展一样重视传染病的防治。

为此,我们组织了我院部分多年从事传染病防治工作,有实践经验的主任医师,在1984年由杨大峥、张迈仑编著的《传染病手册》的基础上,全面修改。我们本着编写内容,力求全面,更新知识,具实用性的指导思想,真诚地希望本书的出版,对各科临床医生,广大基层全科医生,卫生防疫人员,社区保健医生,均有所裨益。工作中遇到相关问题,身边有这本《新编实用传染病手册》,翻“书”即解决问题指导了实践。

本书编写承蒙院领导的大力鼓励与支持,增加完稿人的信心。各位编写医师都是在百忙工作中,业余时间找参考书籍,查阅文献,以更高的要求脱稿。

临床常用实验检验一章特约请学术秘书天津市第一中心医院检验科张熙春检验师支持编写。

对天津科技翻译出版公司热情协助出版表示感谢。

由于我们的水平有限,错误及内容有不妥之处在所难免,还望广大同道批评指正。

谢谢!

张迈仑 杨大峥
天津市传染病医院
天津市肝病研究所
2008年10月

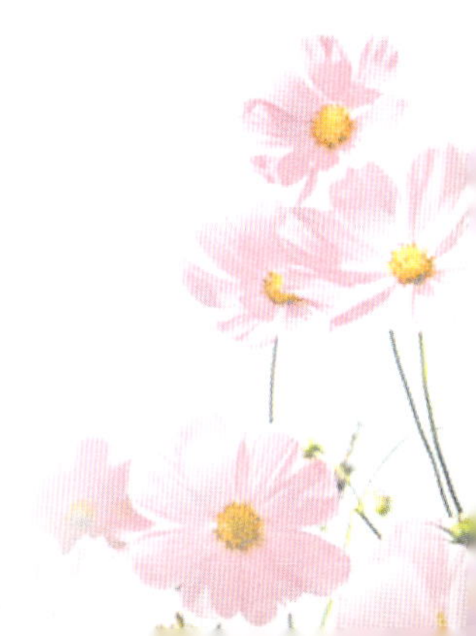

第一版前言

自建国以来，我国就广泛地开展了以除四害、讲卫生、防病的群众性爱国卫生运动，使广大城乡出现了崭新的卫生面貌，防止和控制了一些传染病的流行，并从根本上消灭了鼠疫、霍乱、天花等烈性传染病。

传染病学这门科学，是个范围广泛，发展相当的学科，因此，在临床上非常重要。传染病作为临床学科与内科、儿科是不可分割的，并与外科、妇产科在鉴别诊断上也有着密切联系。解放后，我国颁布了传染病管理办法和国境卫生检验条例，建立了卫生防疫机构，扩大了专业队伍。为了提高防治传染病的效果，有利于广大人民的身体健康，我们根据国内各地情况，结合我们多年对传染病的临床特征、流行特点、治疗方法的认识与临床经验，并参考国内外有关文献，编写了这本《传染病手册》，供内科、儿科、传染科，防疫工作者及农村、厂矿医务人员参考。

全书共分八章，分别叙述了传染病学的基础知识，病毒性疾病、细菌性疾病、立克次氏体病、螺旋体病、原虫病、蠕虫病和黄疸等其他疾病与症候，以及临床常用检验、治疗技术操作，抗生素、磺胺药、肾上腺皮质激素在传染病中的应用等。

本书在编写过程中，曾得到我院领导的大力支持，并承中华医学会天津分会领导的热情鼓励。脱稿后，刘刊同志协助编辑工作，在此一并致谢。

由于我们水平有限，书中还会存在不少缺点错误，敬希广大读者批评指正。

杨大峥　张迈仑

1982年于天津市传染病医院

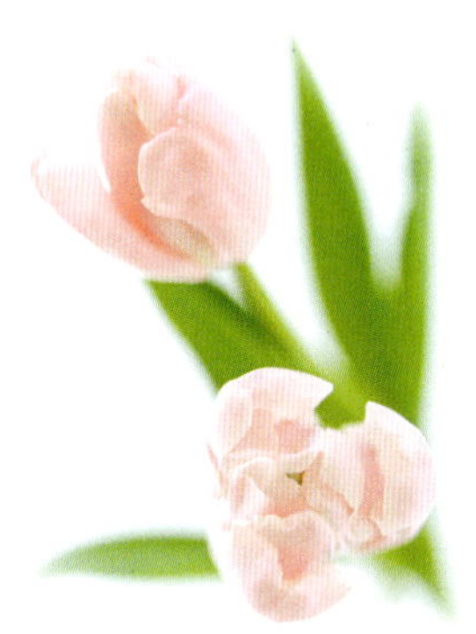

目 录

附录

第一章　传染病的基础知识

第一节　传染病的概念

一、传染病的特征

（一）有传染性的各种传染病，均有其特异的病原体，如病毒、支原体、立克次体、衣原体、细菌、螺旋体、真菌和寄生虫中的原虫、蠕虫。病原体可以通过一定的途径，排出体外，进入易感者体内而引起传染。但人体被感染后并不一定发病，这与病原体的致病力和人体的抵抗力有关。

（二）传染病有流行性、季节性、地方性和周期性

1. 散发：在人群中散在发生，病例之间在时间和地点上没有明显的关系。散发发病率是指某病在某地区的常年发病情况，或常年一般发病率水平。

2. 暴发：指某一局部地区或集体单位中在短期内，突然出现很多同类疾病的患者，如食物中毒等。

3. 流行：某地区某种病的发病率显著地超过该病常年的发病率水平，或为散发发病率的数倍时，称为流行。

4. 大流行：当某病在一定的时间内迅速传播，波及全国各地或超出国界、洲界，在世界许多地方流行，称为大流行。

5. 季节性：指大多数传染病的发病率每年有一定的季节性升高，称为季节性。

6. 周期性：指疾病经一定的时期，发生一次流行，它与人体免疫的消失，易感人群的积累，以及预防措施不力有关。周期性是可以改变的，如普种牛痘消灭了天花和天花的周期性流行；麻疹疫苗接种，也改变了麻疹在大城市中，每2~4年一次的流行。

7. 地方性：有些传染病或寄生虫由于中间宿主的存在、地理条

件、气温条件、人民生活习惯等原因,常局限于一定的地区内发生,称地方性传染病,如血吸虫病、丝虫病、黑热病等。主要以野生动物为传染源的自然疫源性疾病,也属于地方性传染病。

(三)免疫性　传染病痊愈后,人体对同一传染病产生不感受性,称免疫性。但人体的免疫状态在不同的传染病中有所不同,除麻疹、水痘等,在一次患病后有持久免疫外,临床上还可出现下列现象:

1. 再感染:指同一传染病在痊愈后,经过长短不等的时间再度感染,如细菌性痢疾。

2. 重复感染:指疾病尚在进行中,被同一种病原体再次侵袭而又感染。常见于血吸虫病、肺吸虫病、丝虫病等。并发展成为重症的主要原因,晚期血吸虫病或丝虫病的象皮肿,都是重复感染的结果。

3. 复发:指初发疾病已转入恢复期或在痊愈初期,而初发病的病症和病原体均可在体内再度出现,如伤寒、疟疾等。

4. 再燃:指初发疾病已进入缓解期,热度尚未降到正常时,又复上升,再度发病,但一般为期较短,如伤寒。

二、临床特点

传染病的发展过程具有严格的规律性,大致可分成几个时期:

(一)潜伏期　自病原体侵入人体起,直到最初症状出现以前,称潜伏期。各种传染病的潜伏期长短不一,但大致较恒定,很多病在本期末已具有传染性。

(二)前驱期　病原体在人体内生长繁殖后,产生的毒性物质常可使患者出现头痛、乏力、发热等轻度全身反应,此期称前驱期,此期仅1~2 d,症状无特异性。如起病急骤,可不出现前驱期,此期已具有传染性。

(三)症状明显期　由于各种病原体繁殖的部位与致病作用的不同,人体不同的组织与器官可产生病理变化,原有的症状由轻变重,新的症状相继出现,逐渐表现出某些传染病特有的症状,此时称症状明显期。按其发展的过程,又常分为上升期、极期、缓解期等。整个症状明显期的时间,随疾病种类而长短不一,自数天至数月不等。

(四)恢复期　此时热度下降,病情好转,主要症状大多消失,患者逐渐恢复正常。但某些疾病在恢复期可出现并发症,如伤寒并发肠穿孔等。

三、临床类型

传染病常以不同的类型出现，划分类型主要根据发病性质、临床表现、病情经过及严重程度而定。通常分为急性、亚急性及慢性；典型、非典型；轻型、中型、重型及暴发型等。典型即常见的普通型，具有该病常见的症状和常见的病情经过；非典型者缺乏该病的一种或几种主要症状，并缺乏常见的病情经过，不仅难以诊断而且在传染源的管理上造成困难。暴发型为病情最严重者，必须积极抢救。

四、传染病的流行过程

（一）流行过程的三个基本环节

1. 传染源：是指体内有病原体生存、繁殖、并能将病原体排出体外的人和动物。

（1）患者：为重要传染源，但在不同时期的患者，其传染性的大小可以不同。一般在临床症状明显期传染性最大，在某些疾病中，潜伏期和恢复期都有传染性。

（2）病原体携带者：指无症状而能排出病原体的人和动物，有恢复期病原体携带者和健康病原体携带者两种。病后3个月内仍排菌称暂时病原体携带者，超过3个月者称慢性病原体携带者。病原体携带者在某些传染病中，如白喉、猩红热、流行性脑脊髓膜炎、脊髓灰质炎、痢疾、伤寒等病为重要传染源。

（3）隐性感染：也称亚临床感染，感染后无症状，组织损伤很轻或无，但机体对感染的病原体通过血清检测可有免疫应答，一定的期限内可作为传染源。

（4）受感染的动物：有些动物疫病如鼠疫、炭疽、狂犬病、布氏杆菌病等，人对其有高度易感性，感染这些病的动物，都可为传染源。

2. 传播途径：病原体从传染源体内排出后，经一定的方式再侵入其他的易感者，所经过的途径称为传播途径，是由外界环境的各种因素所构成。

（1）肠道传染病：主要的传播途径为日常生活接触，如水、食物和苍蝇。

（2）呼吸道传染病：空气为主要的传播因素，可通过飞沫、尘埃而传播。

(3)虫媒传染病:主要通过昆虫网及蜘蛛网内的吸血类,如蚊、虱、蚤、白蛉、蜱、螨等将病原体传播给人。

(4)直接接触传染病:如狂犬病、破伤风等。

(5)血液、体液传染病:经血液、体液而传染的疾病,如艾滋病,乙、丙型肝炎。

3. 人群易感性:指一定的人群对具有一定毒力和感染量的病原体所显示出的感受性。人群易感性增高,可引起传染病流行,反之可使流行降低或停止。

(二)影响流行过程的因素

1. 自然因素:主要为地理因素和气候因素,直接作用于流行过程的三个环节。影响传染病的流行,形成较为严格的季节性和地区性。

2. 社会因素:如社会制度、居住条件、卫生设施、防疫工作、劳动条件等,均对传染病的流行与发生起决定性的作用。

五、传染病的预防

(一)控制传染源

1. 患者:早期发现,早期诊断,及时隔离治疗。一般患者在做出初步诊断后,应按不同的病种,进行分类隔离,传染病房应有严格的隔离制度。

2. 传染病报告:当传染病已做出诊断后应及时向有关防疫部门报告,除医务人员为法定报告人外,患者家属为义务报告人亦应及时报告。我国规定应报告的传染病,称为法定传染病。

(1)应报告的病种

甲类:鼠疫、霍乱。

乙类:传染性非典型性肺炎、艾滋病、人感染高致病性禽流感、登革热、肺结核、新生儿破伤风、淋病、梅毒、流行性乙型脑炎、白喉、痢疾(菌痢和阿米巴痢疾)、伤寒和副伤寒、猩红热、流行性脑脊髓膜炎、麻疹、脊髓灰质炎、百日咳、炭疽、布氏杆菌病、肾综合征出血热、病毒性肝炎、血吸虫病、疟疾、钩端螺旋体病、狂犬病。

丙类:流行性感冒、流行性腮腺炎、风疹、急性出血性结膜炎、麻风病、流行性地方性斑疹伤寒、黑热病、包虫病、丝虫病、感染性腹泻

(除霍乱,细菌性和阿米巴痢疾、伤寒和副伤寒以外)、手足口病。

(2)报告时间

甲类:城市必须在2 h内,农村应于6 h内,通过传染病疫情监测系统进行报告。

乙类:城市为6 h内,农村应于12 h内,通过传染病疫情监测系统进行报告。

丙类:应当在24 h内,通过传染病疫情监测系统进行报告。

(3)转归报告:指已报告的甲类及乙类某些加强管理的病种,在治疗终结24 h内再行报告,注明治愈、转诊、死亡、后遗症等。

(4)订正报告:指已报告的疑似甲类和乙类加强管理的病种,经确诊后或治疗过程中变更诊断时应再报告。

3. 接触者、病原携带者,根据具体情况,进行医学观察、检疫或隔离,亦可进行预防接种与药物预防。

4. 对动物源性传染源,可采用消灭、隔离和治疗的方法,根据具体情况而定。

(二)切断传播途径　主要是使外界环境无害化,即一般环境卫生的措施与消毒措施,如灭菌、灭虫、灭鼠等。

(三)保护易感人群　主要措施为人工自动免疫-预防接种;被动免疫-注射丙种球蛋白,免疫血清;噬菌体与药物预防等。

(张迈仑)

第二节　感染过程的表现

除病原体的致病性和抗体的防御机制之外,环境因素的影响是决定感染发生、发展与转归的主要条件,所以说感染过程是机体与微生物之间在一定的环境条件下相互斗争的过程。如果环境因素及机体防御机制完善良好,适度的病原体入侵后,均有可能被机体机械防御机制及化学性杀菌、溶菌能力及时消灭清除,病原体不能在特定部位与机体结合,更不会生长繁殖,最终不会构成感染。

每个宿主防御能力差别不同和微生物的致病力的巨大差异,使

感染后的表现也有不同,大致可有以下几种:

一、一过性感染(病原体被清除)

这一过程主要是依靠机体非特异性防御功能,将病原体在侵入组织内以前即被消灭或排出体外,例如胃酸、杀灭消化道入侵的病原体,口腔、呼吸道黏液纤毛排出吸入的病原体等。由于病原体未侵入组织,并不引起对该病原体的特异性免疫反应。

二、病原体携带状态

病原体侵入机体的特定部位,不断生长繁殖并向外界排出病原体,携带者本身症状、体征、化验均无确定的病态表现,也不足以被机体免疫系统所识别。因而未能获得免疫力,宿主大多数较长时间仍保持健康无恙,故也称为健康携带者,一旦此种稳定平衡被打破,有可能会发病。

三、隐性感染

此种表现可能由于机体存在部分免疫力或感染的病原体数量不多,毒力不强,侵入人体的组织引起了特异性免疫反应,但一般没有临床症状和体征,有时与症状轻微的亚临床感染难以鉴别。各种感染性疾病发生隐性感染的频率有很大不同,像麻疹隐性感染率极低,易感者感染后几乎100%发病。而乙型脑炎、小儿麻痹、流行性脑脊髓膜炎隐性感染率都很高,从总的感染性疾病来看隐性感染应该是感染过程的主体。

四、潜伏性感染

病原体感染后侵入机体特定部位,可能少量生长繁殖,也未引起病理生理反应,排出病原体数量不大,尚未被机体免疫系统所识别,因而未被清除,与机体免疫防御机制处于暂时平衡稳定状态,一旦此种平衡被打破便会发病,同时清除病原体,但也可能呈持久携带状态。

五、显性感染

当机体抵抗力下降时,病原体入侵后不断增殖并释放有毒物质,引起宿主出现病理异常,组织学的病变,临床上出现特有的症状和体征,由于机体和病原体的差异,临床会有轻、重不同的表现。

从流行病学解析,病原携带状态及隐形感染都可作为传染源,且是不表现任何临床症状的隐匿性传染源，因而给控制传染源带来一定困难。但最大不同是病原携带者不产生免疫应答，而隐性感染则产生与发病后相同的免疫应答，获得所感染病原体所致疾病的免疫力。隐性感染究竟在感染后是否呈此种状态也无法预测。

（张迈仑）

第三节　传染病隔离与预防

一、隔离的意义

将传染病患者及带菌者安置在特定区域，与易感人群暂时分开并进行隔离治疗。其目的是防止病原体向外扩散，对具有传染性的分泌物、排泄物、用物等进行集中处理，防止病原微生物直接或间接向外传播和蔓延，减少传染病在人群中传播的机会。隔离是进行消毒的必要条件，使消毒范围局限化，且具有针对性和更为有效。

二、隔离区域的划分

传染病隔离区域应划分为清洁区、半污染区及污染区，按功能不同各区域应标有明显的标识。

（一）清洁区（绿色标识）　即未被病原微生物污染的区域为清洁区。如办公室、值班室、更衣室等，严禁穿工作服或携带污染物到上述区域。

（二）半污染区（黄色标识）　有可能被病原体污染的区域为半污染区。如处置室、内走廊、病室缓冲间等。工作人员穿工作服可在此区域活动。进入（出）污染区时应按隔离要求在缓冲间内穿（脱）隔离衣，消毒或清洗双手。

（三）污染区（红色标识）　被患者直接或间接污染的区域为污染区。如门诊诊室、病室、患者洗漱间、外走廊等。工作人员进入污染区应按隔离要求着装，接触不同传染病病种应及时更换隔离衣、手套或进行手消毒。

三、隔离的种类与措施

（一）严格隔离　适用于具有高度性传染性及致死性病原体感染

而设计的隔离。严格隔离的传染病有鼠疫、SARS、咽白喉等。严格隔离应设专用的隔离病室，同种患者可居一室，患者不可随意外出走动。有条件可建立负压机械通风病房或使用滤菌器等空气处理系统。室内陈设力求简单、实用，便于每日对室内地面、设备、物体表面消毒。工作人员进入病室应戴口罩及帽子、穿防护隔离衣及隔离鞋（胶鞋）。接触患者或处理污染物时必须戴手套，工作完毕须立即用0.1%～2%过氧乙酸浸泡消毒双手，脱去隔离衣、帽、口罩、胶鞋等，用流动水严格进行手消毒。患者的一切用物不得与其他病房相互通用。排泄物、废弃物均应经严格消毒密封处理。并谢绝探视，解除隔离后需采用高效消毒剂进行终末消毒。

（二）呼吸道隔离　适用于已经确诊或疑似经空气传播的病原微生物，经悬浮在空气中的微粒－气溶胶短距离传播而设计的隔离。含有病原体的飞沫核在空气中悬浮时间较长，如麻疹、水痘、流行性腮腺炎等。同一病种收治同一病室内隔离，患者之间不可相互走动。室内空气定时消毒2次/d并经常通风。工作人员进入病室须戴帽子、口罩，必要时穿隔离衣，接触患者前后要消毒双手。病室物品应固定，使用后及时消毒。患者的分泌物、污染物和废弃物应装袋消毒后焚烧处理。

（三）肠道隔离　适用于某些传染性的粪便通过直接或间接接触途径感染而设计的隔离。肠道隔离的传染性疾病有甲型肝炎、脊髓灰质炎、伤寒等。同病种患者居一室，室内应有防蝇设施。进入病室人员有可能接触患者的污染物时应穿隔离衣、戴手套，接触患者后脱掉手套消毒双手。患者的食具、便具单独使用，排泄物、污染物消毒后集中处理。

（四）接触隔离　适用于某些传染性的疾病通过直接或间接接触途径感染而设计的隔离。包括皮肤与皮肤的接触和物理的移动。采用此隔离方式的传染病有狂犬病、破伤风、炭疽等。应设单独的隔离病室或同种病原体感染者可居一室。工作人员进入病室应戴口罩、帽子，接触患者时须穿隔离衣、戴手套，接触患者后严格消毒双手，皮肤有伤口暴露时不宜接触患者。污染物和废弃物应消毒后焚烧处理。

（五）血液/体液隔离　适用于通过直接或间接接触传染性血液/

体液感染而设计的隔离。采用此类隔离方式的传染病有乙型肝炎、丙型肝炎、艾滋病、梅毒等。同种病原体感染者可同居一室，接触患者的血液/体液时应穿隔离衣，戴手套，防止患者血液/体液喷溅必要时戴口罩、护目镜。患者的个人卫生用品不得与他人混用，严格使用一次性医疗用品，污染器械应先浸泡－消毒－清洗后灭菌。工作人员严谨操作，防止误伤。医疗废弃物毁型后集中处理，被血液/体液污染的物品及患者的生活垃圾要袋装后消毒，集中焚烧。

（六）引流－分泌物隔离　适用于通过直接或间接接触传染性脓液－分泌物而设计的隔离。采用此类隔离方式的传染病主要有病毒性眼结合膜炎等。可不设单独的隔离室，工作人员接触患者的分泌物时应戴手套，操作前后要严格洗手。污染物品应消毒密封后焚烧。

（七）抗酸杆菌隔离　适用于结核病患者、痰涂片结核菌阳性或活动性肺结核病患者。同病种病人可同居一室，患者的餐具、痰杯固定使用并每日消毒。接触患者要戴口罩、穿隔离衣，处理患者的分泌物时要戴手套，脱掉手套后要严格洗手。污染物品和废弃物应集中装袋后封箱消毒焚烧。

（八）虫媒隔离　适用于以昆虫做媒介的传染病，如流行性乙型脑炎、斑疹伤寒、疟疾、回归热等。其主要的隔离原则是防蚊、灭蚊。病室内有防蚊设施并定时喷洒灭蚊药。搞好个人卫生，灭虱、灭蟑和环境整治。

四、标准预防

（一）标准预防的核心　医护人员应将所有患者均视为具有潜在感染性的患者，其血液/体液、分泌物、排泄物均具有传染性，必须进行隔离。不论是否有明显的血液/体液，或是接触非完整的皮肤与黏膜，接触以上物质时必须采取防护措施。既要防止经血传播的疾病，又要防止非经血疾病的传播。并强调双向隔离，既预防患者将疾病传给工作人员，又要防止工作人员将疾病传给患者。

（二）标准预防的原则　标准预防适用于所有患者的诊疗、护理、操作全过程。医护人员采取标准预防应根据危险程度采取分级防护的原则，当医护人员进行每一次可能导致与污染物接触时，必须做好个人防护,穿隔离衣、戴手套等。有可能污染其他部位时应采取相应严密的防护,防护措施应适当、适度。

(三)标准预防的措施

1. 接触血液/体液、分泌物、排泄物等物质以及被其污染的物品时应戴手套。

2. 戴手套不能代替洗手,脱掉手套后应消毒清洗双手。

3. 正确使用口罩、防护镜和面罩。

4. 适时穿隔离衣、防护服、鞋套。

5. 规范谨慎处理污染的医疗仪器设备和各类物品,防止职业暴露。

6. 急救现场需要对患者实施复苏时,用简易呼吸囊(复苏袋)或其它通气设施代替口对口人工呼吸。

7. 对医疗废弃物、垃圾必须严格按照国务院颁布的《医疗废物管理条例》及其相关法律、法规进行管理。

8. 按照《消毒技术规范》对各类医疗仪器、污染物、医疗环境、物体表面进行消毒。

五、传染病隔离期限

各种传染病的隔离、检疫期限,见表1-1。

表1-1 急性传染病的潜伏期、隔离期、观察期

病名	潜伏期		隔离期	接触者观察期
	常见	最短最长		
病毒性肝炎	甲型:3~4周 乙型:100 d左右 丙型:40 d左右 戊型:40 d左右	甲型:14~42 d 乙型:42~180 d 丙型:15~180 d 戊型:10~75 d	自发病日起不少于30 d,从事饮食业和托幼工作人员,出院后应暂时调离工作,一年后各方面检查确已痊愈时方能恢复原工作	密切接触者进行医学观察40 d,托幼机构出现肝炎患者,在30 d内不接受新儿童
脊髓灰质炎	5~14 d	5~35 d	不少于发病后40 d	密切接触者医学观察20 d

（续表）

病名	潜伏期		隔离期	接触者观察期
	常见	最短最长		
伤寒 副伤寒甲、乙 副伤寒丙	8～14 d 7～10 d 1～3 d	3～23 d 2～15 d 2～15 d	体温正常后15 d解除隔离；如有条件，症状消失后5 d与10 d尿、粪培养，两次阴性解除隔离	医学观察15 d。对饮食业人员、保育员，应做1次细菌检查，阴性时方可工作
霍乱	1～3 d	4 h～5、6 d	腹泻停止后2 d，隔日大便培养连续3次阴性，或不少于发病后2周，解除隔离	隔离5 d，同时进行医学观察与3次粪检。进行交通和海港检疫
细菌性痢疾	1～2 d	数小时～1周	临床症状消失后1周，或3次粪培养阴性，解除隔离	医学观察7 d。从事饮食业人员，需经1次大便培养阴性时，方可工作
阿米巴肠病	7～14 d	4 d～数月	症状消失，大便连续3次找不到滋养体及包囊，可解除隔离	不隔离。从事饮食业人员中发现本病时，应普遍检查大便，阳性者暂调换工作
流行性感冒	1～2 d	数小时～3 d	退热后2 d	在大流行发生时，集体单位应进行检疫
麻疹	10～11 d	7～21 d被动免疫后可延至28 d	出疹后5 d，解除隔离	医学观察21 d，如接受过被动免疫延长至28 d
水痘	13～17 d	12～21 d	至脱痂为止，但不得少与发病后2周	医学观察21 d
流行性腮腺炎	18 d	7～30 d	从发病开始至临床症状消失为止，约3周	一般不检疫，集体儿童检疫21 d
猩红热	2～4 d	1～7 d	从入院隔离治疗7 d后，解除隔离	医学观察7 d
白喉	2～4 d	1～7 d		

（续表）

病名	潜伏期		隔离期	接触者观察期
	常见	最短最长		
严重急性呼吸综合征	4～7 d	2～21 d	暂定3～4周	隔离3周，来自疫区观察2周
百日咳	7～10 d	3～21 d	发病后40 d或出现痉咳后30 d	医学观察21 d
流行性脑脊髓膜炎	2～3 d	1～7 d	有效药物治疗后3 d，或不少于发病后7 d	医学观察7 d
流行性乙型脑炎	7～14 d	4～21 d	隔离至体温正常为止	不检疫
流行性斑疹伤寒	10～14 d	5～21 d	彻底灭虱后至体温正常2 d，解除隔离	彻底灭虱后医学观察21 d
地方性斑疹伤寒	7～14 d	4～18 d	隔离至症状消失	
回归热	7～8 d	2～14 d	彻底灭虱后或体温正常后15 d，解除隔离	不检疫，彻底灭虱后接受医学观察14 d
肾综合征出血热	7～14 d	7～46 d	隔离至急性症状消失为止	不检疫
狂犬病	30～60 d	10 d～10余年	病程中隔离治疗	不检疫
布氏杆菌病	14 d	7 d～9个月以上	临床症状消失后解除隔离	不检疫
鼠疫	腺鼠疫 3～6 d 肺鼠疫 1～3 d	2～8 d 数小时～3 d	腺鼠疫隔离至淋巴结肿消退；肺鼠疫在临床症状消失后，痰检查6次阴性，解除隔离才能出院	接触者检疫9 d，进行过预防接种或血清预防者应延至12 d。封锁疫区，交通海港检疫
梅毒	2～4周	10～90 d	不隔离	性伴侣定期检查
淋病	2～10 d		性接触隔离	性伴侣检查阳性者治疗
艾滋病	15～60 d	9 d～10年以上	HIV感染者及病人应隔离至病毒或P_{24}核心蛋白从血液中消失	密切接触者或性伴侣，医学观察2年

（续表）

病名	潜伏期		隔离期	接触者观察期
	常见	最短最长		
急性出血性结膜炎	2～3 d	14 min～6 d	隔离至症状消失	不检疫
黑热病	3～5月	10 d～9年	隔离至症状消失原虫检查阴性	不检疫
疟疾：				
间日疟	13～15 d	2 d～1年	治疗后原虫检查阴性解除隔离	不检疫
三日疟	21～30 d	14～45 d		
恶性疟	7～12 d	14～45 d		
卵形疟	3～5 d	7～15 d		
炭疽病	1～5 d	12 h～12 d	隔离治疗至溃疡愈合为止，其他型患者，临床痊愈后，解除隔离	与肺炭疽接触者医学观察8 d
钩端螺旋体病	10 d	3～28 d	隔离治疗至痊愈为止	

（曹明霞　张迈仑）

第四节　消毒与灭菌

一、消毒

是指用各种化学、物理或生物学方法杀灭或清除传播媒介上的病原微生物，使其达到无害化处理。

（一）消毒的目的　杀灭或清除传播媒介上的病原微生物，切断传染病的传播途径，以防止传染病的播散。不同传染病的病原体在外界环境中存活的能力有较大的差异。因此，须依据不同的病原体和微生物的特性，选择不同的消毒或灭菌的方法。尤其是在传染病医院这一特殊的环境，消毒和灭菌的意义尤为重要。不仅可防止传染病的蔓延和流行，控制院内交互感染，而且是保护医务人员健康的有力措施。

（二）消毒的种类　分为疫源地消毒和预防性消毒两类。

1. 疫源地消毒：指有传染源存在或曾经存在的地方、场所施行的消毒。疫源地消毒又分为两种。

（1）随时消毒：是指有传染源存在的情况下，对其排泄物、分泌物及其污染物品进行消毒。其目的是迅速杀灭传染源排出的病原体，以及被病原体污染或可能被污染的物体进行及时消毒。由于各种传染病的传播途径和病原体排出的方式不同，对其随时消毒是隔离预防的重要措施之一。

（2）终末消毒：当传染源离开疫源地后（患者出院、转科或死亡）对其居住地实施的最后一次消毒，称为终末消毒。其目的是为杀灭残留在疫源地内各种物体上的病原体，因此，终末消毒对杀灭传染病的病原体是非常重要的。

2. 预防性消毒：是指尚未发现传染源，对有可能被病原体污染的物品、场所、环境等采取的消毒措施。如饮水消毒、餐具消毒、日常卫生以及皮毛原料等消毒。

二、灭菌

灭菌是指用各种化学、物理、生物学方法杀灭传播媒介上的一切病原微生物，（包括细菌芽孢）。此类方法包括热力灭菌、电离辐射灭菌等以及甲醛、环氧乙烷、过氧乙酸、过氧化氢等消毒剂。

灭菌保证水平（ASL）是指灭菌处理后单位产品上存活微生物的概率。ASL 通常用 10^n 表示。如设定 ASL 为 10^6，即表示经灭菌处理后在一百万件物品中最多只允许有一件物品存在活微生物。

三、医院用品危险性分类及消毒处理办法

（一）医院物品污染后按危害程度可分为以下三类。

1. 高度危险性物品：凡是穿过皮肤或黏膜而进入无菌组织或器官内，或与破损的组织、皮肤黏膜、血液密切接触的器材和用品。例如，手术器械和用品、穿刺针、输液（血）器材、血液和血制品、膀胱镜、透析器等。凡属高度危险性的器械、物品，必须彻底清洗、干燥后进行灭菌处理。灭菌方法首选压力蒸汽灭菌，使其灭菌保证水平达到 10^6。

2. 中度危险性物品：凡是接触皮肤或黏膜，而不进入无菌组织内。例如,体温表、压舌板、呼吸机管道、餐具、便器等。凡中度危险性物品,选用中、高效消毒剂一般情况下即可达到消毒效果。但中度危险性物品的消毒要求并不相同,如内窥镜、体温表必须达到高效消毒,而卫生洁具、便器等用中效消毒方法即可。

3. 低度危险性物品:通常这类物品只间接或直接与患者健康无损的皮肤接触,虽有微生物污染,但一般情况下只需清洁处理。凡低度危险性物品,一般选用低效消毒或清洁处理的方法即可。但当致病菌到达一定量时亦可造成危害的、有病原微生物污染时,必须针对病原微生物的种类选用有效的消毒方法。

(二)选择消毒、灭菌方法的基本要求

1. 严格使用经卫生部批准的医疗器械、消毒药品,并严格按照批准使用的范围和方法进行消毒和灭菌。

2. 根据物品污染后的危害程度选择消毒、灭菌的方法。

3. 根据物品上污染微生物的种类、数量和危害性选择消毒、灭菌的方法。

4. 根据消毒物品的性质选择消毒方法。

5. 高水平消毒方法:高度危险性物品必须选择灭菌方法或高水平消毒。此法可杀灭一切细菌的繁殖体(包括结核分枝杆菌)、病毒、真菌及其孢子和绝大多数细菌芽孢,达到高水平消毒效果物理的方法有:热力、电离辐射、微波以及二氧化氢、环氧乙烷、过氧乙酸、过氧化氢、含氯消毒剂等。

6. 中水平消毒方法:可杀灭和去除细菌芽孢以外的各种病原微生物的消毒方法。属于此类的消毒方法有:碘类、酚类、醇类消毒剂以及醇类和氯已定的复方,醇类和季胺盐类的复方消毒剂等。

7. 低水平消毒方法:只能杀灭细菌的繁殖体(分枝杆菌除外)及亲脂病毒的化学方法和通风换气、冲洗等机械除菌法。属于此类消毒的方法有:季胺盐类消毒剂、双胍类消毒剂、植物类消毒剂和汞、银、铜等金属离子消毒剂等进行消毒的方法。

四、常用消毒与灭菌方法

(一)物理消毒方法 使用物理消毒方法对环境、物体表面、医疗器械等进行除菌和杀灭。物理消毒方法效果可靠,无有害物质残留,作用持久且对环境无影响。

1. 压力蒸汽灭菌:是医院首选的灭菌方法,具有灭菌可靠、需要时间短、可杀灭病原体及芽孢等优点。适用于各种耐高热、高湿的医疗器械、敷料、棉织品的灭菌消毒。不适用于凡士林油类的消毒。压力蒸汽灭菌器根据排冷空气的方式和程度分为下排气式和预真空压力蒸汽灭菌器两大类。压力蒸汽灭菌121℃ 20 min;132℃ 4 min。

2. 干热消毒:适用于高温下不损坏、不变形、不耐湿热的物品和器械的灭菌,蒸汽或气体不能穿透物品的灭菌。常用的灭菌方法有烧灼或干烤灭菌。

3. 还氧乙烷气体消毒:还氧乙烷气体有较强的穿透力,杀菌谱广,杀菌力强,消毒效果好,可杀灭各种微生物包括细菌的芽孢。不宜采用一般消毒方法消毒的贵重仪器、物品等均可采用还氧乙烷气体消毒。环氧乙烷消毒需用密闭房间或密闭消毒箱。还氧乙烷气体灭菌800~1 000 mg/L,相对湿度55%~60%,50℃,6 h。按不同物品性质进行还氧乙烷解吸(50℃条件下)平均4~6 h。

4. 紫外线消毒:人工紫外线杀菌的有效波长为250~270 nm,多数紫外线灯的中心波长为253.7 nm。适用于手术室、实验室、换药室、治疗室和传染病病室的空气及物体表面的消毒。紫外线灯管须定期擦拭,照射消毒时室内或物体表面应清洁,照射时间不少于30 min。照射时人须离开现场,如工作需要不能离开时,应对暴露部位采取保护措施。使用过程中其幅照强度逐渐衰减,应定期测试,低于要求标准时应更换。

5. 低温等离子消毒:是一种新型的低温、快速经济、无残留的消毒灭菌方法。气体在高温或强烈的电磁场作用下达到一定的电离度(0.1)而产生。在这种状态下物质发生一系列物理和化学的变化,使菌体蛋白质和核酸变性,导致多种细菌死亡,氮气和氧气等离子对枯草杆菌芽孢的杀灭率达100%。低热消毒可杀灭物品上的致病细菌,同时又不致损害被消毒物品的质量。适用于在高温条件下易破坏的贵重仪器、器械、金属、玻璃等物质消毒。

6. 微波消毒:微波是一种波长短而频率较高的电磁波,其功率大,具有加热均匀、穿透力强的特点,无需其他传导介质,加热后使生物体迅速死亡，杀菌谱广，可杀灭各种微生物及原虫。且环保、无毒、无害、无残留，还可对包装较厚或导热差的物品进行消毒。但对金属穿透力较差，反射较多。适用于医疗器材、食品、餐具、化验单等消毒。

（二）化学消毒法：是指使用化学消毒剂对环境、物体表面、医疗器械等进行清除和杀灭。化学消毒方法具有作用迅速、效果可靠、价格低廉等优点，特别适合疫源地终末消毒和大规模预防性消毒。

1. 戊二醛：属灭菌剂，常用的灭菌浓度为2%。具有广谱、高效杀菌作用，适用于不耐热的医疗器械和精密仪器等消毒。应用戊二醛灭菌处理前应将待灭菌的器械、物品清洗、晾干后浸没于2%的戊二醛溶液中，加盖浸泡10 h后，用无菌水冲净、干燥保存。待消毒的器械及物品浸没于2%的戊二醛溶液中，作用20～40 min。戊二醛对皮肤、黏膜有刺激性，接触戊二醛溶液时应戴手套，并防止吸入或溅入眼内。

2. 过氧乙酸：属灭菌剂，氧化作用强，具有广谱、高效、低毒的杀菌作用，消毒效果好。对金属及织物有腐蚀性，受有机物影响大，稳定性差的特点。常用浓度为0.2%～0.5%，可用于除金属与橡胶制品外的各种医疗、生活用品的消毒，也可用于消毒墙壁、家具、食具等。如用熏蒸法和喷雾法消毒病房环境时，用0.2%～0.4%（2 000～4 000 mg/L）过氧乙酸喷洒作用30～60 min。但不适宜对金属、织物和大理石地面消毒。过氧乙酸不稳定，应置于通风阴凉处，稀释液使用前配置。配置或使用时谨防溅入眼内或皮肤上，一旦溅入即可用大量清水冲洗。

3. 过氧化氢：属高效消毒剂，具有广谱、高效、迅速、无毒的杀菌作用，对金属及织物有腐蚀性，受有机物影响较大，纯品稳定性好，稀释液不稳定等特点。3%过氧化氢常用于伤口冲洗、消毒擦拭，浸泡消毒时应将清洗后待消毒的物品浸没于过氧化氢溶液中加盖浸泡30 min。1.0%～1.5%过氧化氢可用漱口，空气消毒可选用复方过氧化氢。

4. 含氯消毒剂：含氯消毒剂在水中能产生具有杀菌活性次氯酸的一种化学消毒剂，有效氯是衡量含氯消毒剂氧化能力的标志。使用浓度可依据物品污染程度的不同选择不同的浓度，一般500～1 000 mg/L含氯消毒剂用于餐具、食具、环境等低度危险物品的消毒，1 000～2 000 mg/L含氯消毒剂用于中、高度危险物品的消毒，如污染的医疗器械、被血液/体液污染的各类物品等。具有高效、快速、杀菌谱广、使用方便、价格低廉的优点。可杀灭真菌、结核杆菌、细菌芽孢、病毒等各种类型的微生物。缺点是易受有机物及酸碱度的影响，对消毒物品、金属有腐蚀和漂白作用，有刺激性气味，稳定性差长期储存较困难。

5. 含碘消毒剂：是一种用途广泛的中效消毒剂，其性能稳定、容易脱色、刺激性小。在使用过程中可缓慢释放出游离碘，杀菌作用在皮肤上保留持久。对细菌的繁殖体、真菌、细菌芽孢、病毒皆能灭活，且对皮肤有较好的湿润和保护作用。但容易受有机物的影响，使用含碘消毒剂消毒前须做好皮肤清洁处理，污染的脓血和污垢及伤口坏死组织都会影响杀菌效果。

6. 醇类消毒剂：醇类消毒剂属于中效消毒剂，具有作用迅速、杀菌效果好、价格低廉、无色等特性。对皮肤的刺激性小，对其他物品基本无损害。主要通过干扰细胞代谢，使菌体蛋白变性，细胞溶解而杀灭细菌繁殖体、部分病毒和真菌，但不能杀灭细菌的芽孢。温度和湿度、有机物对杀菌效果有一定的影响，易挥发。以75%～85%为最佳使用浓度，主要用于手和皮肤消毒，体温计清洗后用75%乙醇浸泡至少10 min，血压计、听诊器亦可用乙醇擦拭消毒。

7. 季胺盐类消毒剂：属于低效消毒剂，对普通抗力的细菌繁殖体有较好的杀菌作用，对部分亲脂性病毒亦有灭活作用。无毒、无味、无刺激性、价格低廉。常用于皮肤、黏膜的消毒和伤口的冲洗，对结核杆菌和细菌芽孢均无杀灭作用。不可用于医疗器械的消毒，更不能用于血污染物和排泄物的消毒。

五、应用化学消毒剂的原则

（一）消毒剂的选择　应选择对人体无毒或毒性小、不损坏被消毒物品、无残留的消毒剂。并针对消毒对象，选择效果好，方法简便，价格低廉的消毒剂。

（二）化学消毒剂应先配成溶液使用　在排泄物、分泌物含水分较多时,可将粉剂直接加入,同时搅拌均匀,使药物与病原微生物能充分直接接触。

（三）严格控制浓度与时间　应严格控制消毒剂的浓度和作用时间,做到用量、浓度和时间符合规定。

（四）注意温度对消毒效果的影响　当消毒剂的温度低于16℃时,大部分微生物不会引起剧烈的化学反应,而起不到消毒作用,故在室温低于20℃的情况下,配置消毒剂时应加适量的温水,以提高消毒溶液的温度,保证消毒的效果。

六、消毒效果的检测和评价

消毒灭菌效果的检测,是为了评价消毒灭菌的质量和水平、研究和改进其方法。检测消毒效果最准确的方法是被消毒灭菌后的物品上无病原微生物存在。但由于某些病原微生物较难分离,所以常用间接方法来代替。

生物检测法是最可靠的检测方法,常用于消毒灭菌理化因子研究的消毒实验指示物,须经过严格筛选确定抗力强的微生物为代表株。枯草杆菌黑色变种芽孢属于枯草杆菌群中的一个变种,常用于检测干热消毒灭菌、环氧乙烷灭菌、醛类消毒剂等杀菌效果的检测。嗜热脂肪杆菌芽孢属于嗜热菌属,芽孢菌种常作为温热力灭菌因子杀菌试验指示菌,二者均为国际标准实验菌株。我国卫生部最新颁发的《消毒技术规范》和《消毒与灭菌效果的评价方法和标准》均采用上述两株芽孢对所有的压力蒸汽灭菌效果进行考核和监督。大肠杆菌指标常作为肠道致病菌的抗力代表株,用于各种理化杀菌因子效果的检验和评价。金黄色葡萄球菌常用于表面消毒和空气消毒试验指标。消毒效果还可用消毒前后菌落数减低的百分率来评价消毒效果。一般认为灭菌务使其灭菌指数达到10^6,消毒后细菌指数达到10^3以上,即对实验微生物的杀菌率≥99.9%;对自然污染微生物的杀灭率≥90%,即认为符合消毒灭菌要求。

七、常见消毒方法

常用病原微生物的消毒方法,见表1-2。

各种物品常用消毒方法,见表1-3。

表1-2 常用病原微生物的消毒方法

消毒剂	杀菌范围	消毒对象	用法及浓度	注意事项
含氯石灰(漂白粉)	对细菌繁殖体、芽孢、病毒及真菌孢子均有杀灭作用	住室、用具、杂物、饮水、病人排泄物(粪、尿、脓液、痰)及食品工业用具	用其水溶液进行喷雾、湿抹、搅拌。住室、用具、杂物用0.2%~5%澄清溶液喷雾。饮水用0.5%澄清溶液喷雾。1 L粪用200 g干粉,1 L尿用5 g干粉	因其含有有机氯极不稳定,故需密封置于阴暗避光处,含氯量20%~25%以上有效
二氧化氯(商品名绿先锋消毒剂)	被细菌繁殖体污染的物品、被芽孢、肝炎病毒等污染的物品及医院环境消毒	居室、各种物品及肝炎病毒污染物	每袋2 g,含二氧化氯13.0%~14.3%。用时用水稀释。消毒被细菌繁殖体污染的物品时每袋加水10 L,使用浓度为25 mg/L,消毒10~15 min,浸泡消毒后净水冲洗或擦拭、喷雾消毒。消毒被芽孢、肝炎病毒等污染的物品,每袋加水5 L,使用浓度为50 mg/L,消毒20~30 min,浸泡消毒后净水冲洗。医院环境消毒时每袋加水5L,使用浓度50 mg/L,喷雾消毒(适用于100 m^3);或每袋加水0.1 L,使用浓度为3 000 mg/L,自然熏蒸3~8 h,适用于50 m^3	本品应避光、防潮、防酸、常温保存。外用消毒剂,勿内服及溅入眼睛;高浓度(浓度大于100 mg/L)具有漂白性,应避免接触衣物
过氧乙酸	杀菌谱广,对细菌繁殖体、芽孢、真菌、病毒均有杀灭作用,对乙肝病毒消毒效果好	宿主、患者排泄物(粪、尿、痰、血)、不锈钢、搪瓷、化纤、玻璃塑料制品	喷雾、浸泡、湿抹、熏蒸,常用浓度为0.2%~0.5%	有较强的腐蚀性和漂白作用,高浓度对皮肤、黏膜有刺激性。稀释后不宜久放,必须临时配制

（续表）

消毒剂	杀菌范围	消毒对象	用法及浓度	注意事项
过氧化氢（双氧水）	其溶液对细菌繁殖体、芽孢、真菌、病毒均有一定的杀灭作用	丙烯酸树脂制成的外科体内埋置物、隐形眼镜、不耐热的塑料制品、餐具、服装、饮食、伤口	作为消毒剂时，用3%～6%溶液，作用10 min；作为杀菌剂时，用10%～25%溶液，作用60 min；3%溶液用于清洗创口，含漱浓度为1%～1.5%	对人体皮肤、黏膜有腐蚀性，吸入过多可中毒，对金属、织物有腐蚀和漂白作用
甲醛溶液（福尔马林）	对细菌繁殖体、芽孢、分支杆菌、真菌和病毒均有较强的杀灭作用	医疗器械的浸泡消毒，用其气体熏蒸，忌热忌湿的物品、住室、实验室中无菌室	8%甲醛-乙醇溶液、4%甲醛-硼砂溶液、10%甲醛-异丙醇溶液，用于医疗器械的浸泡，消毒空间用2.5～5 mL/m^3	对人体皮肤、黏膜有强烈刺激，温度、湿度对其杀菌效果影响较大，应保持在要求的范围内，因气体透性差，消毒物品应放开，污染面暴露于外面
戊二醛	同甲醛，其杀菌作用比甲醛强2～10倍，碱性水溶液比酸性水溶液强	常用于无菌或消毒医疗器械，亦可用于卫生防疫消毒	常配成2%碱性戊二醛（pH7.7～8.3），2%强化酸性戊二醛（pH3.8）及中性强化戊二醛（pH7），均采用浸泡10 h、擦洗、灭菌消毒	2%碱性戊二醛对黏膜及眼睛有刺激，对铝制品有轻度的腐蚀作用
环氧乙烷	对细菌繁殖体、芽孢、结核杆菌、真菌和病毒均有较强的杀灭作用	衣物、皮毛、贵重物品、精密仪器、一次性医疗物品、忌热忌湿物品	用其气体进行熏蒸消毒或灭菌，0.4～0.7 kg/m^3，要求温度高于15℃，以50℃为宜，作用14～48 h	纯品易燃易爆，注意安全保存，对人有毒，可能致癌，消毒后应通风换气
乙醇（酒精）	对细菌繁殖体及结核杆菌效果好，不能杀灭芽孢，对真菌和病毒效果差	手、皮肤、医疗器械、体温计等	75%浓度用浸泡或擦抹，时间为1～60 min	存放时应加盖密封，以免浓度改变，浓度＞80%或＜30%则达不到消毒作用

（续表）

消毒剂	杀菌范围	消毒对象	用法及浓度	注意事项
煤酚皂溶液（来苏）	能杀灭除芽孢以外的各种细菌、真菌及部分病毒（亲脂病毒）	手、医疗器械、环境及处理排泄物等	常用2%～5%水溶液喷洒、擦拭、浸泡容器及洗手，5%溶液作用2 h，可杀灭结核菌	对人有一定毒性，勿用于食物和食具的消毒，同时忌用硬度高的水稀释
碘酊	对大部分细菌、真菌、原生动物、细菌芽孢均有杀灭作用	皮肤消毒	2%碘酊用于皮肤擦拭消毒	对碘过敏者禁用，浓度过高可烧伤皮肤，用碘酊消毒后用70%的乙醇脱碘，不宜用于口腔黏膜的消毒
强力碘（碘伏，为碘与表面活性剂的不定型结合物）	同碘酊，同时可灭活乙肝病毒	皮肤、黏膜、餐具、玻璃制品的消毒	0.001%有效碘溶液用于患者术前沐浴，10%溶液术前手的消毒，0.5%～1.0%溶液用于口腔黏膜消毒、阴道冲洗，0.1%冲洗污染伤口	当温度由20℃升高至40℃时，可加强杀菌作用，有机物可使强力碘作用减弱
氯已定（洗必泰）	对细菌繁殖体、真菌有杀灭作用，对芽孢及结核杆菌仅有抑菌作用	皮肤、创面、妇产科及泌尿科的消毒，也可用于医疗器械的消毒	0.1%水溶液浸泡、冲洗、喷雾，消毒手、皮肤；0.02%消毒黏膜或创面；0.05%～0.1%消毒医疗器械	不适合外科手术器械的消毒处理，以及结核杆菌、肝炎病毒的消毒，不能与肥皂、洗衣粉混用
苯扎溴铵（新洁尔灭）	可杀灭多种细菌及真菌，对革兰阳性菌作用大于革兰阴性菌，对结核用杆菌及芽孢只有抑菌作用，对肝炎病毒无效	手、皮肤、黏膜、医疗器械的消毒	浸泡、冲洗、喷雾，消毒手、皮肤用0.1%水溶液；消毒医疗器械用0.05%～0.1%水溶液	用时随时调节浓度，以达到消毒目的，不适于外科手术器械的灭菌处理及对结核杆菌及肝炎病毒的消毒，不能与肥皂、洗衣粉混用

表 1－3 各种物品常用消毒方法

消毒对象		消毒剂	消毒方法		时间	备注
名称	性质		剂型与浓度	用量		
衣被、枕套等	棉织品	煮沸	加或不加 0.5%～1% 碱或肥皂	15 L/kg	30 min	芽孢 1 h 或以上
	丝织品及毛皮类等	高压蒸汽	压力 1～1.2 kg/cm³		15～30 min	
		湿热空气	平压，相对湿度 80%～100%，温度 100℃		30 min	可用蒸笼代替
		煤酚皂溶液（来苏）	3%～5%	4～5 L/kg	2 h	
		过氧乙酸	0.1%～0.5% 溶液喷洒 0.04% 溶液浸泡		30～60 min 20 min	
		甲醛溶液（福尔马林）	加热蒸发甲醛溶液消毒居室	12.5～20 mL/m³ 繁殖型 75 mL/m³ 芽孢 200 mL/m³	10～24 h，15～20 h	要求温度 15℃ 以上
		环氧乙烷	蒸发	0.5～0.7 L/m³	24～48 h	排气时注意通风
绒毯、床垫、棉胎、枕芯等	棉织品、羊毛、棕	甲醛溶液	熏蒸	80 mL/m³	6 h	
		环氧乙烷	熏蒸	400 g/m³	12 h	
		直接日光照射			2～6 h	

（续表）

消毒对象		消毒剂	消毒方法		时间	备注
名称	性质		剂型与浓度	用量		
		过氧乙酸	熏蒸	3 g/m^3	3 h（20℃）	适用肝炎病人用品
食具（饭碗、筷子、菜盆、匙等）	瓷器或搪瓷类	煮沸	加或不加1%～2%碱	完全浸没消毒物品	15 min	金属食具不用含氯石灰，玻璃及塑料食具不宜蒸煮
		含氯石灰（漂白粉）	0.2%～1%澄清液（肝炎病人食具用3%～5%）	同上	30 min	
		过氧乙酸	0.5%～1%溶液浸泡	同上	30～60 min	
		湿热空气	100℃	同上	15 min	
		苯扎溴铵（新洁尔灭）	0.05%	同上	15 min	
居室及日常用品	家具、地面、墙壁	含氯石灰	0.2%～1%澄清液（肝炎用3%）	200 mL/m^3 洒或湿抹	1 h	金属或油漆家其不用含氯石灰，肝炎病房或病家可用戊二醛，体温表、水果可用过氧乙酸消毒
		煤酚皂溶液（来苏）	3%～5%	同上	同上	
		氯胺T等	0.2%～0.5%	同上	同上	
		戊二醛	2%	同上	同上	
		过氧乙酸	2%气溶胶喷雾			
		甲醛溶液	熏蒸、喷洒、擦拭	1 g/m^3（肝炎3 g/m^3）	30 min 1 h：肝炎 90 min	
		甲醛溶液	熏蒸	25～50 mL/m^3	12～24 h	

（续表）

消毒对象		消毒剂	消毒方法		时间	备注
名称	性质		剂型与浓度	用量		
	空气	人工紫外线	270 nm 左右		30 min	
		乳酸甲醛溶液	熏蒸	2～4 m^1/100 m^3	30 min	
		过氧乙酸	熏蒸	12.5～25 ml/ m^3	12 h	
			熏蒸	1 g/m^3(肝炎 3 g/m^3)	1 h(20℃)	
	塑料制品、书籍、信件、印刷品、纸币等		2%气溶胶喷雾	8 mL/m^3	30 min	
			0.5%溶液喷雾		1～2 h	
		过氧乙酸	0.05%	浸泡、完全淹没	2 h	
		甲醛溶液	熏蒸	12.5～25 ml/m^3	10～24 h	
		过氧乙烷	熏蒸	0.5～0.7 kg/m^3	24～48 h	
		直接日照射			等 6 h	
粪便	稀	含氯石灰	干粉	200 g/L	2 h，肝炎 6 h	充分搅匀，成型粪便用 20% 含氯石灰乳剂
		氯胺 T 等	3%	完全淹没粪便	2 h	
		石灰	20%乳剂(新配的)	完全淹没粪便	2 h	
尿液		含氯石灰	干粉	2 g/L	2 h	
			20%澄清液	50 mL/L	2 h	
痰、脓、呕吐物		含氯石灰	干粉	5 g/L，200 g/L	15 min，2 h	
		过氧乙酸	0.5%	等量	30～60 min	

（续表）

消毒对象		消毒剂	消毒方法		时间	备注
名称	性质		剂型与浓度	用量		
便盆、尿壶、浴盆、痰杯等	搪瓷、木器	含氯石灰	1%～2%澄清液（肝炎用5%）	浸泡、完全淹没	1 h	仅用于痰杯的消毒
		过氧乙酸			1 h	
		氯胺T等	0.2%～0.5%溶液	浸泡、完全淹没	30 min	
		煮沸			15 min	
		高压蒸气	0.2%～0.5%溶液	浸泡、完全淹没	15 min	
残余食物	固体	含氯石灰	10%～20%乳剂	浸泡、完全淹没	30 min	亦可煮沸30 min消毒
皮肤	手或其他污染部位	氯已定（洗必泰）	0.2%～0.5%	浸泡洗手	5～10 min	
		苯扎臭铵（新洁尔灭）	0.1%	浸泡洗手	5～10 min	
		煤酚皂溶	3%～5%	浸泡	5～10 min	
		液过氧乙酸	0.04%	浸泡	5～10 min	

（曹明霞　张迈仑）

第五节　杀虫与灭鼠

一、杀虫

杀虫是预防、控制甚至消灭虫媒传染病的一项重要措施。

(一) 杀虫形式

1. 预防性杀虫:为经常性的杀虫措施,根据病媒昆虫的生态学特点及“打早、打小、打了”的原则,开展群众性的卫生运动,经常性与突击性相结合,反复进行,以求达到消灭病媒昆虫。

2. 疫源地杀虫:指发生虫媒传染病或人为故意投放传染性昆虫时,采用专业队伍与群众运动相结合所进行的杀虫措施。

(二)杀虫方法

1. 物理杀虫法:如拍打、捕捉、粘杀、网捕、诱杀、焚杀、堵树洞等方法,以及烫、煮、蒸等方法,能杀灭虱、蚤、臭虫、蟑螂等。

2. 药物杀虫法

(1)植物杀虫剂:在我国分布较广常用为杀虫剂者有除虫菊、艾、闹羊花、百部、博落回、苦楝、藜芦等。

(2)化学杀虫剂:根据其侵入昆虫体内的途径和作用可分为:①触杀剂:通过药物直接和虫体接触,经其体表侵入体内使之中毒而死,如二二三、六六六、除虫菊等。②胃毒药剂:经昆虫胃肠道而引起毒杀作用,如美曲膦酯(敌百虫)。③熏杀剂:药物以气体或蒸气状态,经昆虫气孔侵入体内而起毒性作用,如敌敌畏等。

(三)常用化学杀虫剂简介

1. 二二三(化学名为:二氯二苯三氯乙烷,又名滴滴涕(DDT),有多种异构体,效果最好的为对位异构体。为触杀剂主要侵犯昆虫神经系统,对昆虫卵及蛹杀灭效果不良。剂型有:

(1)粉剂:即二二三加惰性物质(滑石粉、陶土、石膏等),以直径为 5 ~ 10 μm 的颗粒最好,最大的颗粒直径不应超过 15 ~ 30 μm。国内规格要求 95% 以上的颗粒能通过 200 号筛孔。优点是不易被人体皮肤吸收和容易散布。缺点容易飘扬,在室外应用易被风吹掉或雨水冲走,易被人吸入呼吸道内。一般粉剂含二二三

10%左右。

(2)油剂:二二三溶解在煤油或樟脑油而成。一般油剂含二二三量为5%,有时并含有0.1%除虫菊,以加速杀虫效力。油剂作用快,效果好,但不经济不安全,使用较少。

(3)乳剂:二二三溶于油后,加入乳化剂而成,使用时加水。其优点较多,浓缩乳剂原液携带方便,应用时加水调节浓度,喷后立即分散于物体表面呈分布均匀的药面。但价格贵,对油漆面有损坏。乳剂中二二三的含量通常为25%。

(4)可湿性粉剂:为二二三粉剂中加上沾湿剂制成,使用时加水至所需的浓度。携带、使用均方便,价廉。常用5%浓度。

2. 六六六(化学名六氯环己烷):有多种异构体,其中丙种异构体的杀虫作用最强,市售六六六含丙体6% ~14%。为兼有触杀、胃毒及熏蒸作用的杀虫剂,效力比二二三强,对虫卵及蛹也无杀灭作用。常用浓度为0.2% ~1%丙体溶液。

我国还产有含80%以上的高丙体六六六和含丙体99%以上的灵丹,无刺鼻的臭味,使用方法及剂量计算同普通六六六。六六六使用剂型和二二三相同。此外,六六六尚有杀虫烟剂,室内用量为每立方米烟剂1~2 g(含丙体0.03~0.06),石膏砖,每平方米水面,用含6%可湿性六六六粉8 g石膏砖一块,可维持药效1~1.5个月。

3. 美曲膦酯(敌百虫)(化学名0,0-二甲基2,2,2-三氯-1-羟基乙基膦酸酯):为有机磷化合物,纯者为白色结晶,无臭;不纯者呈石蜡状的白色固体,或为灰色液体,有特殊的强烈气味。为胃毒杀虫剂,进入昆虫机体后能抑制胆碱酯酶的活性,使乙酰胆碱在体内积累,导致昆虫迅速死亡。并能杀灭对二二三、六六六有抗药性的昆虫。

美曲膦酯在被处理的表面上,有效期仅7~30 d。常用剂型有粉剂、水溶液、烟雾剂等。

4. 敌敌畏(化学名为0,0-二甲基-0-2,2-二氯乙烯膦酸酯):为有机磷杀虫剂,其中毒作用与敌百虫相同,但毒性大8~10倍,具有触杀、熏蒸及胃毒杀虫性能,所用浓度小,效力快,对蚊蝇引起的抗药性比二二三、六六六小得多,对抗二二三、六六六的蚊蝇的毒杀效果也很高。

5. 倍磷酸[化学名为0,0-二甲基-0(3-甲基4-甲硫基苯基)硫代膦酸酯]:是一种低毒高效有机磷杀虫剂,常用剂型为乳剂,喷洒持效期约1～2周。

6. 马拉磷酸[化学名0,0-二甲基-S-(1、2-二乙羟基乙基)二硫膦酸酯]:为有机磷杀虫剂,具有强烈的大蒜臭味,常用剂型为粉剂和乳剂,具有触杀胃肠和熏蒸作用,室内滞留喷洒2 g/m^2,持效1～3月。

7. 右顺溴苯菊酯(简称Decis或NRDG161):为国外创制的高效低毒,类似除虫菊酯杀虫剂,对昆虫有极强的触杀作用,并有胃毒作用,用量少,挥发性低,对光稳定,效力持久,但需进口,价格较贵,尚未能普遍应用。杀蚊蝇有效浓度为0.01%(原药粉有效成分为2.5%,取药粉1 g加水250 mL,溶解后使用)喷洒于蚊、蝇停落的墙面,用量100 mL/m^2,可维持6个月有效。杀灭蟑螂、臭虫有效浓度为0.03%(药粉1 g,加水83 mL),用小毛刷涂在蟑螂、臭虫经常活动的处所、缝隙,涂药后勿用湿布擦洗,药效可维持半年。

8. 使用化学杀虫剂时应注意事项

(1)注意杀虫效果:杀虫效果除和杀虫剂的作用、制剂的质量有关外,还决定于配制方法是否正确,剂量、浓度是否恰当,喷洒是否均匀,喷洒地点是否合适等。为了防止昆虫产生耐药性,要避免在一地连续多次使用一种杀虫剂,而采用多种杀虫剂轮流交替使用。

(2)注意安全操作:要做好个人防护,特别是用有机磷杀虫剂,工作时禁止吸烟、喝水、吃东西,尽量避免药液和皮肤接触,工作完毕用肥皂流水洗手,喷药时应将食物、食具搬出室外或遮盖起来,以防药液污染。使用喷雾剂时,严防火灾。用毒饵时,要防禽畜误食。

(3)二二三、六六六不要在蔬菜、瓜果、茶叶、烟草等农副产品上喷洒,因其性能稳定,不易分解,在农作物上残留时间较长,经过烹调也不能被破坏,进入人体后对健康有不良影响。

(四)常用植物杀虫剂的使用方法见表1－4。

表 1－4 常用植物杀虫剂的使用方法

名称	用途	使用方法
除虫菊	驱蚊、灭蚊蝇、孑孓	干花研末，制成蚊香、除虫粉。或用花 30 g，浸泡在 500 mL 石油中，2 d 后取其滤液，加肥皂粉 30 g 和水 500 mL 混合成乳剂。同时加水稀释 2～5 倍。用于喷洒灭蚊蝇。茎和叶也可制成粉剂
艾	驱蚊、灭蛆	切碎放入粪坑内灭蛆。或搓成艾绳烟熏灭蚊
闹羊花	灭蛆、孑孓、灭钉螺	新鲜花或叶切碎，按 2.5% 加入粪坑，或用干花粉 200～250 g 放入粪坑灭蛆。5%～10% 煎液灭蛆。花捣烂做成浸液灭孑孓。叶研成粉灭钉螺，每平方米用 20～25 g
博落回	灭蛆、孑孓、毒鼠、灭钉螺	新鲜时捣碎，或配成 30% 浸液加于粪坑内；或将叶茎晒干制成分，每担粪 500 g，灭蛆。将根 1 000 g 加米 250 g，煮后晾干，毒鼠。5% 水浸液灭钉螺、孑孓及蛆、
百部	灭蛆、蚊、蝇、孑孓及虱、蚤	将叶及根捣碎，按 2%～3% 用量加入粪坑中灭蛆。将根捣碎，按 1∶200 的量加入积水中，灭孑孓。1∶5 的酒精浸液及 1∶10 的水煎液灭虱、蚤效果很好。对虱卵也有效
藜芦	灭蝇、蛆及孑孓	将全株研成粉末，按 2%～3% 放粪坑中灭蛆。5% 水浸液灭孑孓。根研成粉 1∶5 拌入饭内，可毒蝇
苦楝	灭蛆、孑孓、熏蚊	花、叶捣碎放入粪坑中灭蛆，每担粪放 500 g。叶、根皮，切碎，制成 5% 水浸液能灭孑孓。种子切碎煮 15 min，再浸 2 昼夜，能灭孑孓
曼陀罗	灭蛆、孑孓、蚊、蝇	新鲜全草切碎，加入粪坑搅匀灭蛆，花的浸液喷洒，灭蚊、蝇及孑孓

（五）常用化学杀虫剂的使用方法见表 1－5。

表 1－5　常用化学杀虫剂的使用方法

杀虫	对象	药名	浓度、剂型	用量及用法
灭蚊	室内外灭蚊	二二三	25%乳剂	药 500 g 加水 4.5 kg，喷洒 50 m^2
		六六六	10%乳剂	同上
		美曲膦酯	90%粉剂	药 10 g 加水 5 kg，喷洒 50 m^2
		敌敌畏	50%粉剂	药 4 mL 加水 1 kg，喷洒 50 m^2
		敌敌畏	50%粉剂	药 1～2 mL，熏蒸 50 m^3
	灭孑孓	二二三	25%乳剂	药 75 mL 加水 7.5 kg，喷洒 50 m^2 水面
		六六六	6%可湿性粉剂	药 200 g 加水 7.5 kg，喷洒 50 m^2 水面
灭蝇	灭蛆	美曲膦酯	90%粉剂	药 20 g 加水 7.5 kg，喷洒 50 m^2 水面
		马拉硫磷	50%乳剂	药 5 mL 加水 7.5 kg，喷洒 50 m^2 水面
		美曲膦酯	90%粉剂	药 1 g 加水 1 kg，喷洒 2 个粪缸
		六六六	6%可湿性粉剂	同上
灭虱	毒蝇点	美曲膦酯	90%粉剂	0.5 g 加水 500 g，可分配 5 个点
	室内外灭蝇	（同灭蚊）		

（续表）

杀虫	对象	药名	浓度、剂型	用 量 及 用 法
灭虱	人体灭虱	二二三	10%粉剂	擦在头发上,用毛巾包头,次日用肥皂水
		百部酒	百部30 g,+70%酒精500 mL	清洗擦干头发或阴毛,1 h后篦洗
	衣被灭虱	敌敌畏	50%乳剂	1 mL加水500 g,每平方米20 mL,喷洒衣被、草垫,喷洒后卷紧放置2 h
		马拉硫磷	50%乳剂	用粉笔沾浸,蜡封,用时涂抹衣缝
	地面	二二三	10%粉剂	每平方米5～10克,喷洒
		六六六	0.5%～1%粉剂	
灭蚤	地面	二二三	10%粉剂	每平方米30～50 g,喷洒,关闭4～6 h
		六六六	6%可湿性粉剂	
		敌百虫	3%～5%粉剂	每平方米1～1.5 g,喷洒
		敌敌畏	0.2%～0.3%乳剂	每平方米0.1 g,喷洒
灭蜱	地面	二二三	5%乳剂	每平方米1～2 g,喷洒
		六六六	0.5%水悬剂	每平方米0.1～0.2 g,喷洒
灭臭虫	床、家具	二二三	10%粉剂 5%乳剂	每平方米2～3 g,喷洒、涂抹缝隙
		六六六	1%乳剂	每平方米0.2～0.3 g,同上
		美曲膦酯	0.5%水剂	每平方米0.5～1 g,同上
		敌敌畏	0.1%乳剂	每平方米0.1 g,同上

二、灭鼠

（一）灭鼠的意义　人鼠共患病可分为3种。

1. 主要由鼠类携带病原：人间病例主要是由鼠类传入的，如鼠疫。

2. 鼠类和其他动物可携带病原，人间病例的相当部分是由鼠类引起的，如钩端螺旋体病。

3. 病原体主要由其他动物携带，鼠类偶尔感染并波及人类，如狂犬病。

从致病角度分析有些人鼠共患疾病可使鼠发病而至死，如鼠疫杆菌，有些不发病呈健康携带状态，如肾综合征出血热病毒。

我国已证实人鼠共患疾病达20种，每年总发病人数均以万计，甚至达10万以上。鼠疫严重危害人类，至今威胁未尽，肾综合征出血热仍在广泛流行。鼠疫、肾综合征出血热、钩端螺旋体病、啮齿类动物对此3种疾病的保存和传播扩散起重要作用，因此灭鼠防控人鼠共患病是预防传染的重点内容。

（二）鼠类与人类的疾病

1. 病毒病：①肾综合征出血热；②新疆出血热；③森林脑炎；④狂犬病；⑤淋巴细胞脉络丛脑膜炎。

2. 立克次体病：①Q热；②鼠型斑疹伤寒；③恙虫病；④北亚蜱传斑点热。

3. 螺旋体病：①钩端螺旋体病；②蜱传回归热；③莱姆病。

4. 细菌病：①鼠疫；②野兔热；③沙门菌病。

5. 寄生虫病：①日本血吸虫病；②广州管圆线虫病；③旋毛虫病；④黑热病；⑤弓形虫病。

（三）灭鼠的方法

1. 器械灭鼠法：以器械灭鼠。如鼠夹、鼠笼、翻板粘鼠法、扣盆法、水淹法，这些方法有一定效果，但灭鼠不彻底。

2. 毒饵灭鼠法：将灭鼠药物加于食物中，鼠食用后中毒死亡。

（1）急性单剂量灭鼠药：如磷化锌，鼠进食后在胃酸的作用下产生磷化氢，影响神经系统功能，多在3～10 h内死亡。致死量为10～50 mg/kg配成3%～5%浓度。但鼠易产生拒食，对人畜毒性大，无特殊解毒药。

(2)慢性灭鼠药

A. 杀鼠醚:黄白色粉末,无臭无味,不溶于水,溶于丙酮、乙醚,通过胃肠道吸收,配制0.03%~0.05%。

B. 敌鼠和敌鼠钠盐:淡黄色无臭结晶,溶于丙酮,微溶于水和碱液作用生成水溶性钠盐。敌鼠钠有对抗维生素K的作用,影响凝血酶原和凝血因子的合成,使凝血时间延长,并损伤毛细血管,增加其通透性,引起内脏和皮下出血而死亡,对人畜安全。维生素K是有效的解毒药,使用本法应保证足够的毒饵。及时补放毒饵供鼠取食。此药作用缓慢,食后4~7 d出现毒性,常用浓度为0.05%~0.3%,毒粉用量为0.2%~0.5%,与诱饵搅拌,待干后,每堆放15~30 g连放3 d。

C. 溴敌隆:白色结晶粉末,溶于丙酮、乙醚,几乎不溶于水,特别对抗药性鼠有很好的毒灭效果,通过胃肠道吸收,中毒死亡时间6~7 d,浓度为0.005%。

D. 大隆:黄白色结晶粉末,不溶于水,溶于氯仿,为抗凝血灭鼠剂中毒力最强的一种,兼有急性灭鼠和慢性灭鼠的优点。用0.001%~0.005%的浓度,毒饵饱和,投毒6~10 d,可有效的毒灭家栖鼠患,因毒性大使用时注意人畜安全。

3. 熏鼠法:用于车厢、货栈、轮船、鼠洞、阴沟、下水道,使用时注意人的安全,工作人员应戴防毒面具。

(1)硫黄:用量为100 g/m^2。燃烧空气中的二氧化硫浓度可达4.9%~7%,应禁闭门窗6~8 h。二氧化硫有漂白和腐蚀作用,有衣物、蔬菜与金属品之处不宜使用。

(2)氰化钙:灰色粉末,吸收后变成氯氰酸而有剧毒,喷洒鼠洞5~10 g,吸收后急剧中毒死亡。

(3)氯化苦:即三氯硝基甲烷。用于杀灭野鼠,是褐色液体,在11℃以上可挥发为气体,鼠中毒后20 min内死亡。

4. 间接灭鼠法:①断绝鼠粮;②销毁隐蔽场所;③搞好防鼠建筑,防鼠窜入。

(张迈仑　曹明霞)

第六节　传染病的预防接种

预防接种,又叫人工免疫。预防接种的效果在不同的接种对象中,产生的免疫力不同。因此,经过预防接种的人并不是百分之百都不发病。还必须同时配合其他预防措施,才能更有效地控制和消灭传染病。

一、生物制品的种类

生物制品按其性质和用法分为以下几种:

(一)菌苗　是用细菌菌体制造而成,分为死菌菌苗及活菌菌苗两种。

1. 死菌苗:这类菌苗进入人体后不能生长繁殖,对身体刺激时间短,产生免疫力不高。要使人体获得高效持久的免疫力,需要多次和重复注射。

2. 活菌苗:一般选用"无毒"或毒力低但免疫性高的菌种,经培养繁殖后制成。这类菌苗进入人体后,能生长、繁殖,对身体刺激时间长。和死菌苗相比,活菌苗有以下几个优点:①接种量小;②接种次数少;③免疫效果好;④维持免疫时间较长。

(二)疫苗　用病毒或立克次体接种于动物、鸡胚或组织培养,经处理制造而成。有死毒疫苗,如乙型脑炎、斑疹伤寒、狂犬病疫苗等;减毒活疫苗,如痘苗、小儿麻痹、麻疹、黄热疫苗等。活疫苗的优点与活菌苗相同。

(三)类毒素　用细菌所产生的外毒素加入甲醛(福尔马林),变为无毒性而仍有免疫性的制剂,如破伤风、白喉类毒素等。

(四)免疫血清　是抗毒、抗菌、抗病毒血清的总称。凡用细菌类毒素或毒素免疫马或其他大动物所取得的免疫血清,叫抗毒素(抗毒血清),如破伤风、白喉、气性坏疽、肉毒抗毒素等。凡用细菌或病毒免疫马或其他大动物而取得的免疫血清,称抗菌或抗病毒血清,如炭疽、狂犬病,腺病毒血清等。免疫血清主要用于治疗,如破伤风、白喉抗毒素等,虽然也能作为预防应用,但一般只限于受伤而又未经破伤风类毒素免疫的人,或和白喉患者密切接触又未经白喉类毒素免疫的人,且只能作为一种临时应急的措施。这类制品注入体内后,很快被排泄掉,预防时间只维持1~3周。

二、生物制品的保存

生物制品就其化学成分来看,多为蛋白质性质,有些制品就是活的病菌(毒),因此,怕热、怕光,有些还怕冻,必须注意保存,以免失效直接影响免疫效果。一般温度愈高,保存的时间愈短。最适宜的保存条件是:2℃~10℃,干暗处。除痘苗、小儿麻痹等活疫苗及干燥制品不怕冻结外,其他制品一般不能在摄氏零度以下保存,否则会因冻结造成蛋白变性,融化后发生大量溶菌或可能出现摇不散的絮状沉淀而影响免疫效果,甚至会加重接种后的反应。

三、预防接种的方法

(一)宣传组织工作　大力开展预防接种的宣传教育,使群众认识预防接种对防病灭病的重大意义。宣传要通俗易懂,做到家喻户晓,深入人心。

(二)预防接种的基本操作方法　接种人员必须认真阅读说明书,做好接种前的准备工作。

1. 消毒及无菌操作:接种必须使用一次性注射器。制品打开前必须仔细检查,凡有批号不清、效期已过、瓶子有裂纹、异物、凝块、冻结等异常情况,都不可使用。液体制品,用前应充分摇匀。制品打开后,避免被杂菌污染,引起异常反应。注射部位的皮肤,在接种活菌苗及活疫苗时,不宜用碘酒消毒,以免影响效果。

2. 预防接种的途径:不同的生物制品有不同的接种途径。皮上划痕的卡介苗,如果做皮内注射就会引起严重反应。反之,皮内注射的卡介苗,如果用来做皮上划痕,效果就不好。

(1)皮上划痕法:活菌(疫)苗大多采用此法。一般均在上臂外侧三角肌中部,炭疽活菌苗划"++"字样;鼠疫、结核、波浪热活菌苗为"井"字样。

(2)皮内注射法:一般选择前臂掌侧,但皮内注射卡介菌苗必需接种在上臂三角肌中部的皮内。

(3)皮下注射法:一般选择在上臂外侧三角肌附着处,但狂犬病疫苗要选择腹部或两肩胛下缘处,注意不要注入血管内。

(4)肌肉注射及静脉注射法:用动物血清制品(如破伤风、白喉抗毒素)做治疗时,常用此二法。一般选择臀大肌上外侧或肘静脉。

(5)口服及喷雾法:目前只有小儿麻痹丸活疫苗和口服结核活菌苗是用口服法;流行性感冒活疫苗及抗腺病毒血清是用喷雾鼻吸法。

(三)预防接种的剂量、次数、间隔和加强免疫　每种制品都有一定的接种次数,有的要接种两次或三次才能产生较好的免疫效果,如免疫程序中断会影响免疫效果。应该注意,全程免疫后,经过一定时间,体内抗体滴度会逐渐消失,应根据接种免疫有效期限进行加强注射,以巩固免疫力。

两种生物制品同时进行预防接种,应有一定的间隔期限。一般规定,二种死菌(疫)苗间接种,间隔二周以上;二种活菌(疫)苗间接种,间隔四周以上。

四、预防接种的反应及其处理

(一)发生反应的原因

1. 生物制品的质量差:如菌(毒)种不好,血清、类毒素纯度低或发生污染等。

2. 使用不当:如接种剂量过大,接种途径错误,以及不能正确掌握禁忌证等。一般在急性传染病及其恢复期,发热的患者或患严重的慢性疾病,如心脏病、肾脏病、肝脏病、活动性肺结核、重症高血压等都规定为禁忌证。此外,湿疹、化脓性皮肤病,禁忌接种痘苗。有过敏史者使用动物血清时,容易发生过敏性休克及血清病。有癫痫、抽风史者接种百日咳菌苗容易引起抽风。这些都应正确掌握。

(二)预防接种反应的类型及其处理方法

1. 一般反应:是指由于制品本身特性而引起的反应,如有些疫(菌)苗,在接种后可以引起一定的局部和全身反应。这些反应有时实际上是一次轻度感染过程,是一种正常现象,如在接种后 24 h 左右局部出现红、肿、热、痛,或全身不适、头痛、寒战、恶心、呕吐等症状,体温上升,甚至温度达到 39℃以上等。这些现象,经过一般降温处理,多喝些水,适当休息都可恢复,不需特殊处理。

2. 异常反应

(1)加重反应:和正常反应性质没有区别,但是程度较重或发生反应的人数超过正常比例。一般给予对症处理,即可恢复。

(2)过敏反应:有过敏体质接种某种生物制品后就会出现荨麻疹、过敏性哮喘等。轻者可自愈,重者则需要采取一些缓解症状的措施及服用异丙嗪、氯苯那敏(扑尔敏)等药物。

(3)晕厥:在注射中或注射后数分钟内突然发生,轻的只有心慌、无力、胃部不适、恶心、手足麻木等,一般很快即可消失;重症的可以突然失去知觉,呼吸减慢,瞳孔散大,面色苍白。出现这种反应,往往是由空腹、疲劳、精神紧张、恐惧等因素造成,应使患者安静,平卧头低位休息,即可自行恢复,必要时可皮下注射1/1 000肾上腺素,成人用量1 mL,10岁以下小儿0.3~0.5 mL。

(4)休克:比较少见,可发生在注射时或注射后数小时,表现为血压降低,神志不清,心跳弱而快,呼吸减慢,甚至呼吸停止,口唇及指甲发青,四肢冷,虽有这种情况发生,立即皮下或静脉注射1/1 000肾上腺素0.5~1.0 mL,必要时可每半小时重复一次;小儿剂量为6个月以内0.1~0.2 mL,1~3岁0.2~0.3 mL,4~6岁0.3~0.4 mL,7~12岁0.5~0.6 mL,并可同时肌注抗组织胺类药物。还可静脉滴注氢化可的松100~300 mg,或地塞米松5~10 mg,并给予氧气吸入。血压降低,可用血管活性药,如去甲肾上腺素1~2 mg或间羟胺10~20 mg,溶于100 mL葡萄糖盐水中静脉滴注。

(5)血清过敏反应:注射血清后的过敏反应有以下几种:

A. 血清过敏性休克:少见但严重,可致死,其症状及抢救措施可见休克节。

B. 即时热反应:在注射抗毒血清后20~40 min发生,出现寒战及高热,持续约30 min后减退。可给保暖对症处理。如出现过高热可危及生命,给异丙嗪25~50 mg肌注,并应采取其他有效的退热措施。

C. 加速热反应:症状同上,唯在注射后4~6 d出现,重者可给肾上腺素及其他对症处理。

D. 血清病:属第Ⅳ型变态反应,多在注射7~14 d发生,主要症状是发热、皮疹、肌肉及关节痛、淋巴结及脾大、血管神经性水肿等。治疗可给口服苯海拉明或异丙嗪25~50 mg,每天3次,小儿1 mg/

(kg·g),分 3 次服,连服数天,至皮疹消退。重症者可加用肾上腺皮质激素,如氢化可的松或地塞米松。

E. 变态反应性脑脊髓炎:这种反应是在注射含有脑组织的制品时,有极少数人发生,如用羊脑组织制备的狂犬病疫苗及乙型脑炎或森林脑炎(鼠脑疫苗)也有类似的病例发生。典型的病程是一个较长的潜伏期(1 周至 1 月,平均 10 d 左右)后,突然发病。最常见的症状有四肢酸痛无力,感觉迟钝呈上行性麻痹。有时发热,有些患者,有神志不清等脑症状。大部分病程发展很快,在数天内死亡,一部分发展较慢,且常有后遗症,如顽固头痛、失眠、语言不清、记忆力丧失、瘫痪等,仅一部分患者得以完全恢复。治疗:注射肾上腺皮质激素,成人每天 200 ~ 300 mg,小儿 5 ~ 10 mg/(kg·d),静脉滴注。其他发热、头痛可对症治疗,并应供给多种维生素及充足的液体量。

表 1-6　预防接种

疫苗和菌苗	接种对象	初种剂量与方法	免疫期与复种
麻疹活疫苗	主要为 8 个月以上的易感小儿	三角肌附着处皮下注射 0.2 mL,注射丙种球蛋白后,至少 1 ~ 3 个月才能注射	免疫期 4 ~ 6 年,7 岁加强 1 次
水痘减毒活疫苗	1 ~ 2 岁小儿和免疫功能低下的高危人群	上臂皮下注射 0.5 mL,可与其他儿童期疫苗同时使用,但须在不同部位。15 岁以上间隔 6 ~ 10 周 2 次注射	随接种时间而降低
风疹减毒活疫苗	12 个月 ~ 14 岁及青春期少女、育龄期妇女,接种 3 个月内避免妊娠	三角肌处皮下注射 0.5 mL,可与其他小儿期疫苗同时使用但须在不同部位	10 ~ 28 d 产生抗体,维持 10 ~ 20 年
腮腺炎减毒活疫苗	8 月龄以上的易感者	三角肌处皮下注射 0.5 mL	免疫期 10 年
麻疹、腮腺炎、风疹减毒活疫苗	8 月龄以上的易感小儿	三角肌处皮下注射 0.5 mL	免疫期 11 年,11 岁 ~ 12 岁复种

（续表）

疫苗和菌苗	接种对象	初种剂量与方法	免疫期与复种
脊髓灰质炎糖丸活疫苗	3个月至4岁	生后3个月始口服三联混合疫苗，连服3次，间隔1个月，冬春季服用，温开水送服	免疫期3～5年，4岁加强1次
甲型肝炎减毒活疫苗	1岁以上小儿及成人	上臂皮下注射，一次1.0 mL，注射过丙种球蛋白者，需8周后注射	保护期4年以上
甲型肝炎灭活疫苗	1岁以上小儿及成人	1～18岁0.5 mL，19岁以上1.0 mL三角肌	14 d产生保护性抗体，维持1年，在6～12个月加强免疫，可保护20年
乙型肝炎疫苗（重组酵母疫苗）	新生儿及易感者	全程免疫：5～10 μg按0、1、6个月各肌内注射1次，新生儿首次应在生后24 h内注射，部位以三角肌为宜。HBsAg、HBeAg均阳性母亲的新生儿首次须10 μg，并可先注射HBIG2～4周后再开始0、1、6方案注射	全程免疫后抗体生成不佳者，可再加强免疫1次，免疫期5～9年
甲型流感疫苗	主要为健康成人	疫苗按1∶5生理盐水稀释后，每侧鼻孔喷入0.25 mL，稀释后4 h内用完	免疫期6～10个月
流感裂解疫苗	成人和3岁以上小儿	成人和3岁以上0.5 mL，6～36个月小儿0.25 mL，肌肉注射或皮下注射	可和其他疫苗同时接种，应选择不同部位
流行性乙型脑炎疫苗	6个月至10岁	皮下注射2次，间隔7～10 d，6～12月龄每次0.25 mL，1～6岁每次0.5 mL，7～15岁每次1.0 mL，16岁以上每次2.0 mL	免疫期1年，以后每年加强注射1次

（续表）

疫苗和菌苗	接种对象	初种剂量与方法	免疫期与复种
肾综合征出血热双价疫苗	流行区易感人群及其他高危人群	0、7、28 d 注射 3 次，每次 1 mL，高危人群 6～12 月加强 1 针	
森林脑炎疫苗	流行区的人群及来自非流行区的人员	间隔 7～10 d 皮下注射 2 次，2～6 岁、7～9 岁、10～15 岁、16 岁以上每次分别为 0.5 mL、1.0 mL、1.5 mL 和 2.0 mL	免疫期 1 年，以后每年加强注射 1 次，剂量同初种
人用狂犬病疫苗（地鼠肾组织培养人用疫苗）	被狂犬或其他患狂犬病动物咬、抓伤及被患者唾液污染伤口者	于咬伤当日和 3、7、14、30 日各注射 2 mL，5 岁以下 1 mL，2 岁以下 0.5 mL，严重咬伤者可在注射疫苗前先注射抗狂犬病血清	免疫期 3 个月，全程免疫后 3～6 个月，再次被咬伤需加强注射 2 次，间隔 1 周，剂量同左，若超过 6 个月再被咬伤则需全程免疫
冻干黄热病疫苗	出国到黄热病流行区或从事黄热病研究人员	以无菌生理盐水 5 mL，溶解冻干疫苗。皮下注射 1 次 0.5 mL，水溶液保持低温，1 h 内用完	免疫期 10 年
流行性斑疹伤寒疫苗	流行地区的人群	皮下注射 3 次，每次间隔 5～10 d，14 岁以下分别为 0.3～0.4，0.6～0.8、0.6～0.8 mL，15 岁以上分别为 0.5、1.0、1.0 mL	免疫期 1 年，以后每年加强免疫 1 次，剂量同第 3 次
Q 热疫苗	畜牧、屠宰、制革、肉、乳加工及实验室、医院工作人员	皮下注射 3 次，每次间隔 7 d，剂量分别为 0.25，0.5，1.0 mL	
卡介苗	初生儿及结核菌素试验阴性的儿童	于出生后 24～48 h 内，皮内注射 0.1 mL	免疫期 5～10 年

（续表）

疫苗和菌苗	接种对象	初种剂量与方法	免疫期与复种
霍乱菌苗	根据疫情，重点为水陆口岸人员，环境卫生、饮食业、医务、防疫人员及水上居民点	皮下注射2次，间隔7～10 d，6岁以下0.2 mL，7～14岁0.3 mL，15岁以上0.5 mL，第2针分别为初次的倍量，应在流行前1个月完成	免疫期3～6个月，以后每年加强注射1次，剂量同第2针
伤寒、副伤寒甲、乙三联菌苗	用于水陆口岸及沿线的人员及部队、环卫、饮食业人员	皮下注射3次，间隔7～10 d，1～6岁0.2、0.3、0.3 mL，7～14岁0.3、0.5、0.5 mL，15岁以上0.5、1.0、1.0 mL	免疫期1年，以后每年加强注射1次，剂量同第3针
霍乱、伤寒、副伤寒甲、乙四联菌苗	同上	同上	同上
流脑A+C群多糖菌苗	2周岁以上小儿及少年；流行区成人，2岁以下小儿	皮下注射1次25～50 μg	免疫期0.5～1年
布氏杆菌苗	畜牧、兽医、屠宰、皮毛加工、疫区防疫及有关实验人员	儿童：上臂外侧皮肤上滴1滴菌苗，其上皮肤划成“井”字痕，划痕长1 cm；成人：划2个“井”字，间距2～3 cm，严禁注射	免疫期1年，需每年接种1次
鼠疫菌苗	重点用于流行区的人群，非流行区人群接种10 d后才可进入疫区	皮下法：一次注射，15岁以上1 mL，7～14岁0.5 mL，6岁以下0.3 mL；划痕法：（菌液浓度与上不同）15岁以上3滴，7～14岁2滴，6岁以下1滴，在每滴处各划一个“井”字，两滴之间隔2～3 cm。皮下法难以形成对空气感染的免疫	同上

（续表）

疫苗和菌苗	接种对象	初种剂量与方法	免疫期与复种
炭疽菌苗	牧民、屠宰、兽医和皮毛加工人员	皮肤划痕法：滴2滴菌苗于上臂外侧，间距3～4 cm，于其上划"井"字，痕长1～1.5 cm严禁注射	同上
钩端螺旋体菌苗（单价或多价）	流行区人群	间隔7～10 d三角肌皮下注射2次，14～60岁0.5、1.0 mL，7～13岁减半，1年后加强1针，剂量同第2针	接种后1个月产生免疫，维持1年
百白破混合制剂（百日咳菌苗、白喉、破伤风类毒素）	3个月至7岁	全程免疫：第一年间隔4～8周肌内注射2次，第二年1次，剂量均为0.5 mL	免疫期同单价制品，全程免疫后不再用百白破混合制剂，加强免疫用白破或百白二联制剂
吸附精制白喉类毒素	6～12岁	皮下注射2次，每次0.5 mL，间隔4～8周	免疫期3～5年，翌年加强1次0.5 mL，以后每3～5年注射1次0.5 mL
精制白喉抗毒素	白喉患者，密切接触又未受过白喉类毒素免疫者	治疗：依病情决定，3万～10万U肌内或静脉（滴）注射；预防：皮下或肌内注射1次1000～2000 U，亦可同时与白喉类毒素0.5 mL分两处注射	免疫期3年
精制破伤风抗毒素	破伤风患者及创伤后有患破伤风危险的人	治疗：新生儿24 h内1次或分次肌注2万～10万U，余者不分年龄均为5万～20万U，肌内或静脉注射，以后视病情决定追加用量及间隔时间；预防：不分年龄每次均为1500～3000 U皮下或肌内注射，伤势严重者剂量加倍	免疫期3周

（续表）

疫苗和菌苗	接种对象	初种剂量与方法	免疫期与复种
精制肉毒抗毒素	肉毒中毒或可疑有肉毒中毒者	治疗:1万~2万U肌内或静脉注射,以后视病情决定;预防:1 000~2 000 U皮下或肌内注射1次	免疫期3周
精制抗狂犬病血清	被患狂犬病的动物咬伤者	成人0.5~1.0 mL/kg,儿童0.5~1.5 mL/kg半量肌注,半量伤口局部注射,愈早应用愈好	免疫期3周
乙型肝炎免疫球蛋白(HBIG)	HBsAg阳性母亲(尤其HBeAg阳性)所产新生儿,医源性或意外受HBsAg阳性血污染者	新生儿生后24 h内和2个月龄各肌注1次,每次1 mL (100 U),医源性污染后立即肌注5 mL	免疫期2个月
人丙种球蛋白	丙种球蛋白缺乏症患者,麻疹或甲型肝炎密切接触者	治疗:丙种球蛋白缺乏症,每次肌注0.5 mL/kg;预防麻疹0.05~0.15 mL/kg 1次肌注(不超过6 mL);预防甲型肝炎:小儿0.05~0.1 mL/kg 1次肌注,成人为3 mL	免疫期3周

注:活:活疫(菌)苗;自:自动免疫;被:被动免疫

表1-7　小儿计划免疫程序

起始免疫月(年)龄	疫　　苗
出生	卡介苗 乙肝疫苗
1月龄	乙肝疫苗
2月龄	脊髓灰质炎三价混合疫苗
3月龄	脊髓灰质炎三价混合疫苗、百白破混合制剂
4月龄	脊髓灰质炎三价混合疫苗、百白破混合制剂
5月龄	百白破混合制剂
6月龄	乙肝疫苗
8月龄	麻疹疫苗
1.5~2岁	百白破混合制剂,麻疹疫苗
4岁	脊髓灰质炎三价混合疫苗
7岁	麻疹疫苗,吸附精制白喉、破伤风二联类毒素

五、15 种传染病纳入国家免疫规划

2008 年初卫生部制定《扩大国家免疫规划实施方案》，在现行全国范围内使用的乙肝疫苗、卡介苗、脊灰疫苗、百白破疫苗、麻疹疫苗、白破疫苗 6 种国家免疫规划疫苗（预防 7 种病）的基础上将甲肝疫苗、流脑疫苗、乙脑疫苗、麻腮风疫苗也纳入国家免疫规划，对适龄小儿进行常规接种。

《方案》规定，在重点地区对重点人群进行肾综合征出血热疫苗接种，发生炭疽、钩端螺旋体病疫情或发生洪涝灾害可能导致钩端螺旋体病暴发流行时，对重点人群进行炭疽疫苗和钩体疫苗应急接种，通过接种疫苗预防乙型肝炎、结核病、脊髓灰质炎、百日咳、白喉、破伤风、麻疹、甲型肝炎、流行性脑脊髓膜炎、流行性乙型脑炎、风疹、流行性腮腺炎、肾综合征出血热、炭疽和钩端螺旋体病等 15 种传染病。执行这一扩大的免疫规划，所覆盖病种之多位居世界前列，所覆盖人群也不再仅仅局限于小儿。

（张迈仑）

第七节　传染病的初诊和皮疹

传染病患者多数初诊在基层社区医疗卫生单位或综合性医院的内科或儿科，因此各科医师做好初诊分析，争取早期确定诊断，给予合理的治疗，能够及时做到防止其播散，对预防和杜绝传染病的流行具有很重要的意义。

初诊医师可根据下列诸点分析，继此进一步采取有关的辅助检查措施，以求早期确诊。

一、体温

发热是很多传染病的突出及共同症状，许多病以热命名，如猩红热、波浪热（布氏杆菌病）、回归热、出血热等。发热持续的时间随疾病的不同，有长期、短期之别。如流行性腮腺炎、流行性感冒、脊髓灰质炎（小儿麻痹）、风疹、幼儿急疹、流行性脑脊髓膜炎、斑疹伤寒、猩红热、白喉等病发热时间较短；有些细菌性疾病和寄生虫病，如伤寒、

布氏杆菌病、黑热病、急性血吸虫病等发热时间一般都较长;另有百日咳、破伤风可不发热,细菌性痢疾也可不发热。传染病的起病发生不同于普通感冒,多缺乏明显的鼻塞、流涕等上呼吸道感染的症状。应注意发热系突然起病,抑为由低热开始缓慢上升。

二、流行病学特征

有些传染病,有明显的季节性。一般呼吸道传染病多发生在冬春季,肠道传染病多发生在夏秋季,流行性脑脊髓膜炎流行高峰在2~5月份,乙型脑炎则发生在7~9月份,虱型斑疹伤寒发生在冬春季。家族史—乙型肝炎往往有家族聚集性。

三、考虑免疫力的因素

注意疾病的多发年龄,经过预防接种或者患过某种传染病后,体内多产生抗体而有程度不同的免疫力。当疑为某种传染病时应询问清楚,该病的预防接种史及有关该病确切的既往史。

四、掌握感染及传播的特点

根据某种传染病发病的特点,分析其感染的环节和条件。如呼吸道传染病、麻疹、百日咳、流行性腮腺炎、水痘等往往有明显的传染源及密切的接触史;痢疾、食物中毒、伤寒等有不洁饮食史。并应熟知各病的潜伏期。

五、发现传染病的特殊症状和体征

每种传染病在病程中都有它特有的症状和体征。有些症状和体征足以确诊,如麻疹的黏膜斑"科氏斑",破伤风的牙关紧闭与"苦笑脸",脊髓灰质炎发生在小儿的下运动神经元的瘫痪等。有些症状和体征,则有重要参考价值,如中枢神经系统感染的传染病,多伴有精神不振、嗜睡、呕吐、颈强直等。伤寒、疟疾、黑热病有脾大等。

六、认识传染病的皮疹

许多传染病在疾病过程中可出现各种形态的皮疹,能准确认识皮疹,并结合病史及其他临床表现,有时足以确定诊断。可从以下几个方面分析、认识皮疹。

(一)皮疹起始的时间　一种传染病在症状和典型皮疹出现的间隔时间,对发疹病的认识是一个重要的指征,见表1-8。

(二)皮疹最初出现的部位　风疹、猩红热的皮疹最初出现于躯干上部，逐渐蔓延到肢体的下部。麻疹皮疹的出现部位，是从耳后、发际然后蔓延到面部、躯干、四肢，如果不是以这样的规律出疹，可把麻疹除外。然而水痘的皮疹，首先在胸部、腹部看到，出疹第 2 d 可同时见到不同时期的皮疹。过敏或中毒性的皮疹，很少表现有任何部位的规律性，往往对称发生。

表 1－8　皮疹起始的时间

前驱期(天)	疾病	注
0～1 有时 0～2	水痘 风疹	水痘和风疹的皮疹，可能是疾病的最初表现 水痘出疹 2 d 后即可见到不同时期的风疹
	猩红热	
	脑膜炎双球菌败血症	
	丹毒	
	手足口病	斑丘疹
3～4	麻疹	
	幼儿急疹	热退出疹
4～7	斑疹伤寒	流行性斑疹伤寒，皮疹与斑疹相似但面部缺如
	钩端螺旋体病	
	伤寒	数量不多散在绿豆大小，色鲜红，胸腹多见
	副伤寒	
7～14	传染性单核细胞增多症	皮疹也可比较早出现
	梅毒	
	川畸病	

（三）皮疹的分布　带状疱疹特征性的沿神经束分布。伤寒、副伤寒的蔷薇疹主要出现在上胸部和腹部及背部。猩红热的点状红斑疹，面部是缺如的。水痘的疱疹可见于全身皮肤、头皮及口腔黏膜。

（四）皮疹的密、疏　皮疹的多寡可由感染的性质或其严重性来决定。如麻疹、斑疹伤寒、水痘、猩红热等病，一般其临床表现往往和皮疹的密集有明显的联系。脑膜炎双球菌败血症,往往淤点密集并融合成片,而伤寒的皮疹表现稀疏,与其严重性无关。药物引起的皮疹,一般密集较多。

(五)皮疹的类型

1. 红斑疹:由皮肤毛细血管扩张引起,因此压之能使其退色,典型者为猩红热。风疹的皮疹在第二天融合时产生皮肤红晕,此种红晕和猩红热的点状红斑有所不同。

2. 荨麻疹:带有中心苍白的红斑性点疹或有显著分界,边缘不齐呈扇形伴有瘙痒性丘疹,常在血清病和某些药物疹见到。

3. 疱疹:可有许多囊疱,发生在红斑的基础上,此种皮疹可在单纯疱疹和带状疱疹见到。

4. 出血性皮疹:小者称为淤点,大者则称之为淤斑,发生于皮肤毛细血管的出血。有时在典型皮疹逐渐出现的同时夹有出血性皮疹,乃意味着病情严重。像脑膜炎双球菌败血症、钩端螺旋体病和斑疹伤寒等,都可有出血性皮疹,麻疹和猩红热也可见到。

5. 前驱疹:从起病到典型皮疹出现,在此间隔期间出现的皮疹称为前驱疹,多数是红斑疹,也可能是淤点。在麻疹或水痘前驱期红斑疹,易误诊为猩红热,应结合病史和其他物理征来解释皮疹,则不会发生错误。水痘的前驱红斑疹能持续到真正疱疹出现以后,此种情况应和水痘合并感染猩红热的皮疹区别。

6. 斑疹:为充血性,与皮肤表面平,圆形孤立,多在疾病早期出现,随病情发展,皮疹形态有所改变,见于麻疹和斑疹伤寒。

(六)皮疹的演变　一个发疹病,初步检查即做准确的诊断,有时是困难的,则需观察皮疹的发展再做判断。麻疹的皮疹开始孤立,日渐增多而融合,但疹间仍见正常颜色之皮肤。水痘疱疹成批出现,发病2天后能同时看到不同时期的皮疹。风疹很快从一个分离的斑点疹,发展到一片融合的红斑疹,并且在第三天消失,这就能和麻疹及猩红热区别开,也有助于和传染性单核细胞增多症区别。麻疹和猩红热皮疹消退后可留下色素沉着斑。

(七)皮疹损伤的性质

1. 皮肤毛细血管的损伤:皮肤毛细血管的损伤造成扩张,可导致

红斑性皮疹。如果血管内皮被严重的侵袭,血液溢出血管则产生淤点或淤斑。造成皮肤血管损伤的因素:

(1)中毒:中毒性红斑最常见者为猩红热皮疹,由溶血性链球菌产生红斑性毒素所致,也可由金黄色葡萄球菌造成,某些药物也可能引起。

(2)免疫反应:由于抗原、抗体或细胞免疫反应损伤了皮肤毛细血管,产生红斑疹、斑疹或斑丘疹。这些反应可在血清病、食物过敏、应用蛋白结合的药物时见到。传染性单核细胞增多症、幼儿急疹和多形性红斑所见到的斑点皮疹可能与免疫反应有一定的关系。因为免疫复合物沉积在皮肤毛细血管内,如乙型病毒性肝炎早期偶然见到的皮疹。

(3)感染源的直接作用:细菌侵入血流,导致毛细血管损伤产生出血性皮疹,像脑膜炎双球菌败血症的淤点及伤寒的蔷薇疹,均能在毛细血管找到细菌栓子。斑疹伤寒的出血性皮疹和立克次体感染血管内皮有联系。

2. 皮肤细胞的损伤:病毒和细菌直接作用到皮肤细胞可产生疱疹类的皮疹,像天花、水痘、单纯疱疹、带状疱疹。所有皮肤上皮细胞增殖产生疱状皮疹、溶血性链球菌、金黄色葡萄球菌的表皮感染,可导致脓疱病。链球菌侵入皮肤深层时则引起丹毒。

(八)皮疹的感觉　发疹性传染病,有痒感的常见于猩红热、水痘,其余疾病很少述及痒感。过敏性皮疹有的有痒感

(九)性病的皮疹　当今性传播疾病,在我国发病呈上升趋势,对梅毒皮疹发生的时间、皮疹的形态以及伴发的其他临床表现,必须有一个全面的认识,结合流行病学,性乱史及血清、病原学的检测,及时做出诊断。

1. 梅毒的皮疹:人感染梅毒螺旋体后,病情可发生多次活动与潜伏交替出现,尤其皮疹作为一特殊的体征,在二期梅毒表现更突出。

(1)二期梅毒:发生在感染后 7 ~ 10 周,即硬下疳消退后 3 ~ 4 周,可出现全身广泛性损害,包括皮肤、内脏、神经系统。开始有流感样综合征的前驱症状,持续 3 ~ 5 d,待皮疹出现后即逐渐消退。

皮肤损害:①斑疹:又称玫瑰疹或蔷薇疹,出疹者约占二期梅毒患者的 70% ~ 80%,为淡红色,约 0.5 ~ 1 cm 大小,圆形或椭圆形红斑,数目较多,不融合,对称发生,由躯干延及四肢,数日满布全身,深

红色,压之不退色,自觉症状不显著,可呈银屑样鳞屑,约2~3周消退,留下暂时的色素沉着。②丘疹:出疹者约占二期梅毒患者的40%,稍晚于斑疹的发生,形态大小不同,多见为指甲盖大小,自觉症状不显,好发于胸腹侧面,四肢屈侧及颜面,当发生在外阴部、股内侧、乳房下部等皮肤接触面,因汗液浸渍呈湿性丘疹,有灼痒、痛感的隆起,成为扁平湿疣,小型丘疹少见。③脓疱疹:较少见,发生在体弱、酗酒者,呈脓疮样,痤疮样,常伴有发热、周身不适。

(2)早期先天梅毒:常为早产儿,发育营养不良,皮下脂肪少,皮肤松弛,多皱纹呈老人貌。皮肤损害:皮疹与后天梅毒二期略同,有斑疹、丘疹、脓疱疹、斑丘疹等,当发生在口周者常呈放射状皲裂,愈合后呈放射状斑痕,有诊断意义,提高对新生儿皮疹的认识,早期诊断新生儿梅毒。

2. 艾滋病的皮疹

(1)在急性期即初次感染HIV后2~4周,部分感染者会出现HIV病毒血症及免疫系统的急性损伤的临床症状,但多数症状轻微,持续1~3周后缓解,表现以发热最常见,可伴咽痛、盗汗、恶心、呕吐、腹泻、皮疹、关节痛、淋巴结肿大及神经系统症状。此期往往在HIV感染者进展至艾滋病期时相隔一段时间被遗忘,未注意皮疹、淋巴结肿大等,应提高警惕察觉皮疹,可稀疏分布躯干四肢,多为斑丘疹。

(2)广泛性痒疹—PPE:PPE是由于昆虫叮咬导致的在手部和腿部引起的瘙痒点,PPE在HIV感染人群中出现是由于低下的免疫力所导致对蚊虫叮咬的过敏性反应,而发痒的皮疹就是PPE。应结合艾滋病的不同期的临床表现认识广泛性皮疹。

(十)必要的临床化验检查　对疑有中枢神经系统感染的传染病,应做脑髓液检查。有些病末梢血象的检查也有重要的意义,如百日咳的白细胞总数增多,淋巴细胞占优势;流行性脑脊髓膜炎白细胞增多而中性粒细胞占优势;伤寒的白细胞总数低于正常;病毒性感染的疾病多数白细胞偏低或正常;传染单核细胞增多症,可见异常的淋巴细胞。这些检查对及时的诊断,很有参考价值。另外,在尿沉渣的脱落细胞中发现包涵体,则为病毒性疾病,可据以参考。在发疹性疾病具有持续高热者做血培养,因败血症及其他的细菌感染常可有皮疹。

常见发疹性传染病皮疹发生的特点见表1-9。

表 1－9 常见发疹性传染病皮疹发生的特点

疾病	口腔黏膜表现	皮疹出现的特点				注
		皮疹的特征	演变	持续时间	分布	
麻疹	科氏斑，口腔黏膜充血	暗红色斑疹	从上向下蔓延，色素沉着，可有轻度脱皮	3～5 d，色素沉着，持续 7～10 d	延及全身，至手掌足心	可出现前驱红斑疹
风疹	咽部中等度充血	粉红色斑疹或斑丘疹	第二 d 融合成红斑疹	常为 2 d	延及全身	
幼儿急疹	咽部充血	玫瑰红色斑疹或斑丘疹	体温平稳时从躯干开始出疹	1～2 d	常延及全身，可能局限于躯干	
传染性单核细胞增多症	在软、硬腭结合点可有淤点，有时为斑点	粉红色斑疹	可以融合	4～5 d 或更长	延及全身，但在四肢末梢和伸侧表更多	
斑疹伤寒	咽部中等度充血	红色斑疹较多	可以融合	3～5 d	延及全身但面部缺如	
梅毒疹		以红斑疹多见	对称发生，不融合	2～3 周	数日遍布全身	

（续表）

疾病	口腔黏膜表现	皮疹出现的特点				注
		皮疹的特征	演变	持续时间	分布	
猩红热	咽部红、充血，草莓样舌	点状红斑疹，指压退色	从颈部向下蔓延，有脱皮	2～7 d	面部缺如环口苍白	皮疹有痒感
伤寒	无	斑点或斑疹蔷薇红色，在副伤寒、皮疹可能更多	孤立存在发疹持续3～4 d	7～10 d	常在躯干，数量不多	
水痘	在口腔和咽部有囊泡	斑点、丘疹、囊疱、脓疱、结痂 瘢痕，均表浅	最先出现在躯干	7～14 d	向心分布，同时可见多种形态之皮疹	可出现前驱红斑疹，持续到真正皮疹出现以后
带状疱疹	常无	红斑疹、囊疱、脓疱、结痂、瘢痕	一致的变化，有时局部皮疹发生后全身出疹	2～4周	沿神经根分布	局部皮疹呈神经根性分布，全身皮疹类似水痘
脑膜炎双球菌感染	可有淤点	斑疹、通常是进行性地出现淤点和淤斑	出血渐渐吸收，偶尔留下溃疡	数 d	延及全身	
丹毒	无	边缘高起的鲜红斑疹	边缘延伸扩展，红斑疹退色后留有色素沉着和脱皮	可变的3～10 d	常在面部或大腿	
手足口病	轻度充血	斑疹手指背面、足跟	斑疹—疱疹—破溃	2～3 d	主要集中在手、足及口腔	

（张迈仑）

第八节 医院内感染

医院内感染也称之为医院感染(Nosocomial Infection, Hospital Infection 或 Hospital acquired Infection)是指住院患者在医院内获得的感染,包括在住院期间发生的感染和在医院内获得出院后发生的感染;但不包括入院前已开始或入院时已存在的感染。医院工作人员在医院内获得的感染也属医院感染。

有些传染病在医院内也可发生,如流感、菌痢、病毒性肝炎以及传染性非典型肺炎。属于传染病应与医院感染分别统计和处理。

下列情况属于医院感染。

1. 无明确潜伏期的感染,规定入院 48 h 后发生的感染为医院感染;有明确潜伏期的感染,自入院时起超过平均潜伏期后发生的感染为医院感染。

2. 本次感染直接与上次住院有关。

3. 在原有感染基础上出现其他部位新的感染(除外脓毒血症迁徙灶),或在原感染已知病原体基础上又分离出新的病原体(排除污染和原来的混合感染)的感染。

4. 新生儿在分娩过程中和产后获得的感染。

5. 由于诊疗措施激活的潜在性感染,如疱疹病毒、结核杆菌等的感染。

6. 医务人员在医院工作期间获得的感染。

下列情况不属于医院感染。

1. 皮肤黏膜开放性伤口只有细菌定植而无炎症表现。

2. 由于创伤或非生物性因子刺激而产生的炎症表现。

3. 新生儿经胎盘获得(出生后 48 h 内发病)的感染,如单纯疱疹、弓形体病、水痘等。

4. 患者原有的慢性感染在医院内急性发作。

一、病原学

(一) 常见病原体(菌)

1. 细菌:约 90% 以上。

(1)革兰阳性球菌:20%以上。

A. 葡萄球菌属:金黄色葡萄球菌、表皮葡萄球菌。

B. 链球菌属:溶血性链球菌、肺炎链球菌、草绿色链球菌和肠球菌等。

(2)革兰阴性杆菌:60%以上。

A. 肠道杆菌:大肠埃希杆菌、克雷白菌属、肠杆菌属、变形杆菌属、枸橼酸杆菌属、沙雷菌属、非伤寒沙门菌属等。

B. 流感嗜血杆菌属。

C. 不发酵杆菌:不动杆菌、莫拉菌、黄杆菌和产碱杆菌属等。

D. 假单孢菌属:铜绿假单孢菌等。

(3)无芽孢厌氧菌:类杆菌属、厌氧球菌和梭杆菌属等。

(4)深部真菌:5%以上。念珠菌属、曲菌属和新型隐球菌等。

2. 支原体:尿支原体、沙眼衣原体等。

3. 病毒:呼吸道合胞病毒、疱疹病毒、柯萨奇病毒、肝炎病毒等。

4. 寄生虫。

(二)常见病原体(菌)的特点

1. 主要是条件致病菌。

2. 耐药菌多。

3. 多为人体的正常菌群。

二、流行病学

(一)传染源

1. 感染的患者:是最重要的传染源。其感染处排出的脓液、分泌物有大量的病原菌,致病力较强。

2. 自身感染:在人体内定植的微生物,在一定的条件下,可引起自身感染。是医院感染的特点之一。

微生物定植:也叫寄居或带菌,指各种条件致病菌甚至是人体正常菌群,在皮肤、口腔、胃肠道、上呼吸道与泌尿生殖道的黏膜上寄居;有的从环境进入人体后,在这些部位寄居,但并不引起症状,也测不出血清学免疫反应。

3. 环境感染:医院环境中的病原微生物、医护人员携带的病原微生物,其他患者定植的微生物均可成为感染源。

4. 动物感染源:鼠类是沙门菌的宿主,可导致感染。

5. 其他:输入体内的药物、制剂、血液,消毒灭菌不合格的医疗器械、医用材料等。

(二)传播途径

1. 接触传播:是最主要的方式。包括直接和间接接触传播。

2. 空气传播。

3. 消化道传播。

4. 医疗器械与诊疗操作的传播。

(三)易感人群

1. 患者因为患病,其健康、防御与免疫功能不全,易发生感染;同时因患病而需接受各种诊疗措施,增加感染的机会。病情越重,感染的机会越多。

2. 医护人员接触患者,进行各种诊疗操作的机会越多,发生感染的机会越多。

三、临床表现

(一)常见感染部位

1. 呼吸道感染:以肺部感染为主,而且我国医院感染中肺部感染最多,达23.3% ~42%。

2. 尿路感染:约占20.8% ~31.7%。

3. 胃肠道感染。

4. 血液感染(败血症):占医院感染的5%左右。

5. 手术、有创操作部位感染:约20%左右。

6. 皮肤感染。

(二)感染的特点

1. 患者的特点:老年人常有某些慢性病或基础病,易发生肺部感染甚至败血症。临床表现不典型。新生儿及婴幼儿因发育及免疫功能不全,易发生各种条件致病菌感染,常见为肠道、呼吸道感染甚至败血症。内分泌与代谢性疾病者易发生感染。其他如肿瘤患者、血液病患者、结缔组织病患者因采用化疗、放疗以及使用广谱抗生素可导致菌群失调,易发生各种感染。

2. 侵入性诊疗感染的特点:内窥镜、气管导管、动静脉导管输血、输液以及透析的感染。

3. 各手术科感染的特点：包括手术切口和手术部位的感染。骨科内固定手术后感染较难治，关节置换术后感染影响手术效果，感染多为葡萄球菌、大肠杆菌等革兰阴性杆菌。法鲁四联症的术后感染率在心脏手术中最高，其次是瓣膜置换术后的感染，病原多为革兰阳性球菌。

四、诊断

参阅卫生部2001年1月2日颁布的《医院感染诊断标准》。

五、治疗

（一）抗菌药物的合理应用　原则：安全有效、合理节约。

1. 要根据病原菌的特点、患者的特点、感染部位的特点以及药敏试验的结果选用抗生素。

2. 经验用药要根据当地近期感染部位的优势菌株、敏感药物选用抗生素。

3. 联合用药注意菌群失调和毒副反应发生。

（二）对症治疗

1. 基础疾病的治疗。

2. 维持重要的生理功能，如呼吸、循环功能。

3. 保证热量及营养，维持水电解质的平衡。

4. 感染灶有炎性、脓性分泌物时及时充分的引流。

（三）其他治疗　感染其他病原体的相应治疗和对症治疗。如病毒性肝炎等。

六、预防

（一）建立、健全医院感染管理组织　根据卫生部颁布的2006年9月1日实施的《医院感染管理办法》的要求，各医院应设立相应的管理组织。这是加强医院感染管理的关键。

1. 医院感染管理委员会。

2. 医院感染管理科。

3. 科室医院感染管理小组。

（二）建立、健全医院感染的管理制度　并将其制度严格执行是关键，应经常督促和定期检查。

（三）加强全院工作人员的医院感染知识培训

1. 标准预防：认定患者的血液、体液、分泌物、排泄物均具有传染性，须进行隔离，不论是否有明显的血迹污染或是否接触非完整的皮肤与黏膜；接触上述物质者，必须采取防护措施。

2. 手卫生：为洗手、卫生手消毒和外科手消毒的总称。各种诊疗、护理活动都离不开医务人员的双手。医院最常见的病原体传播方式是通过手的传播。如果手卫生不良，即可直接或间接导致医院感染的发生。所以，手卫生是预防和控制医院感染散发和流行暴发非常重要的因素。洗手是一种投资少、收益大的预防医院感染的方法。

3. 职业暴露与预防：如发生职业暴露应采取第一步：局部紧急处理；第二步：事故的报告和登记；第三部：暴露评估：危险度的评估；第四步：随访观察或使用药物如乙型肝炎 24 h 内使用乙肝高效价免疫球蛋白等。

(1)皮肤暴露的处理

A. 无损伤皮肤的暴露：用肥皂液和流动水反复清洗污染的皮肤。

B. 损伤皮肤的暴露：①若戴有手套，应迅速、敏捷地按常规脱去手套；②伤口明显时，从近心端向远心端在伤口旁端轻轻挤压，尽可能挤出损伤处的血液，再用肥皂液和流动水进行冲洗，禁止直接局部挤压伤口；③伤口冲洗后，用 75% 乙醇或 0.5% 强力碘进行消毒；④包扎伤口：盖住伤口用消毒纱布或创可贴，或伤口进行缝合。

(2)黏膜暴露的处理

A. 眼睛暴露：用一般的盐水或清水彻底冲洗眼睛，应避免摩擦眼睛，连续冲洗至少 10 min（有条件者可配有冲眼器），不要使用肥皂或其他清洁剂。如果戴有隐形眼镜，首先冲洗眼睛，然后把隐形眼镜去掉，并按正常的方法清洗镜片。

B. 口腔暴露：①吐出口腔里的物质；②用一般盐水或清水数次漱口，每次均要吐净。

C. 鼻孔或耳朵的暴露：用一般盐水或清水彻底清洗。

局部处理完毕后,应立即抽取血样进行检测并定期复查。

(四)严格执行各种诊疗规范和消毒规范。

(五)做好医疗废物的管理、污水的处理和医院的环境卫生。

(六)隔离患者。

(七)职工的体检和保健。

(杨积明)

第二章 传染病相关的征候

第一节 不明原因发热的分析

在临床上发热是常见的症状，发热是人体对致病因子的一种病理生理反应。

一、定义

发热持续3周以上，体温多次超过38.5℃，至少经过1周深入细致的检查仍不能确诊的一组疾病称为不明原因发热。不明原因发热的病因与一般的发热患者在诊断上更困难，应对患者进行详细的了解病史，全面的体格检查以及必要的实验室和辅助检查，进行综合分析，以便确立诊断。

二、常见不明原因的发热

1. 感染：约占31%～40%，包括肺外结核（肾结核、结核性脑膜炎、粟粒状结核）、腹腔脓肿（膈下脓肿、阑尾旁脓肿、结肠旁脓肿、肝脓肿）、非结核分支杆菌感染等、亚急性心内膜炎、盆腔脓肿、巨细胞病毒、弓形虫、HIV、隐球菌、伤寒、肾及肾周脓肿、牙龈脓肿、小脑脓肿、慢性鼻窦炎、亚急性或慢性脊柱骨髓炎、李斯特菌、耶尔森菌、布鲁菌、周期热、兔咬热、慢性Q热、猫抓热、EB病毒、疟疾、钩体病、芽生菌病、组织胞浆菌病、球孢子菌病、感染性动脉瘤、复发性乳突炎、化脓性颈静脉炎、利什曼原虫、锥虫病、旋毛虫病、植入物感染、落基山斑点热、莱姆病。

2. 肿瘤：约占20%～31%，包括非霍奇金淋巴瘤、霍奇金病、肝转移瘤、肝细胞瘤、肾上腺样瘤、心房黏液瘤等。

3. 血管－结缔组织疾病：约占9%～15%，包括Still病，颞动脉炎（老年人）结节性动脉炎、系统性红斑狼疮、类风湿性关节炎（老年）、血管炎（如Takayasu动脉炎，高敏性血管炎）、Felty综合征、假性痛风、风湿热、Sjogren 综合征、白塞病、家族性地中海热等。

4. 其他：约占 9% ~23%，包括药物热、硬化病、酒精性肝病、肉芽肿性肝病、肺栓塞（多发性、复发性）地区性肠炎、Whipple 病、Fabry 病、嗜镉细胞瘤、甲状腺功能亢进、甲状旁腺功能亢进、addison 病、亚急性甲状腺炎、颗粒细胞缺乏、多发性肌炎、Wegener 肉芽肿、隐匿性血肿、Weber-Christian 病、类肉瘤病、功能性发热、肝脏巨大血管瘤、下丘脑功能损害、习惯性过高热、肠系膜纤维瘤病、假性淋巴瘤、高 IgD 综合征、软化病、原发性肉芽肿病、kikuchi 病等。

5. 未确定：约占 5% ~22%

三、诊断与鉴别诊断

1. 病史的采集：详细采集病史往往可以做出正确诊断，如患者发热时间较长，应详细询问发热的热型、发热伴随的症状、病程中进行的检查项目、所使用的药物以及治疗反应等。同时，家族史以及所从事的职业对某些发热的病因，如中毒、地中海热，也有较大的诊断意义。

2. 体格检查：仔细的体格检查在诊断不明原因发热的诊断中是至关重要的。如肿大的淋巴结、心脏病的杂音、特殊的皮肤黏膜损害在不明原因发热的鉴别诊断中可以起到重要的作用。

3. 实验室检查：是在不明原因发热的诊断中起到的重要手段之一。血、尿常规、血沉和肝功能检查决不可忽视，各种体液和排泄物，包括血液、尿液、痰液、胸水、腹水、脑脊液等，在有条件的情况下，一定进行细菌培养，这是确定感染性疾病的重要依据。

4. 辅助检查：随着彩色多普勒、CT、MR 等技术的不断进步，对不明原因发热的诊断起到了巨大的帮助。

5. 有创伤的检查：此项检查应遵循尽可能减少医源性感染，如血管造影术、各种活检术能够通过影像和病理学对不明原因发热提供有价值的诊断依据，常能起到确诊作用。

（赵桂鸣）

第二节　感染性休克和多脏器功能衰竭

感染性休克,是身体遭受各种病原体急性感染时,病原体的代谢产物(外毒素、内毒素、抗原抗体复合物等)在人体内引起以微循环障碍为突出表现的综合征。

一、病因

引起感染性休克的病原体包括细菌和病毒,但以细菌多见。

(一)革兰阴性细菌　脑膜炎双球菌、福氏、宋内痢疾杆菌,沙门菌属的伤寒、副伤寒杆菌。此外尚有大肠杆菌(近年来耐药菌株不断增加,使临床处理感到困难)、产气杆菌、变形杆菌、绿脓杆菌(该菌所引起的病死率最高)、副大肠杆菌等均可引起。尤其在一些严重的疾病,如糖尿病、肝硬化、白血病、癌症、结石引起的胆道梗阻、溃疡性结肠炎、流产后和产后化脓性感染等,以及免疫抑制剂的应用,均容易诱发革兰阴性杆菌感染的休克。

(二)革兰阳性细菌　以凝固酶阳性的溶血性金黄色葡萄球菌为多见,临床表现往往伴有猩红热样皮疹,可与链球菌感染的猩红热合并发生。其次为肺炎双球菌、溶血性链球菌,其他尚有白喉杆菌、白色葡萄球菌等。

(三)病毒　麻疹、风疹、水痘、带状疱疹、病毒性肝炎、小儿麻痹等。

(四)其他　如流行性斑疹伤寒、恙虫病、肾综合征出血热、钩端螺旋体病等。

二、临床表现

(一)多数感染性休克患者,在发生休克之前或同时已有严重的原发疾病,已使其生命器官的功能受到了严重的损害,所以临床表现有时较为复杂。根据休克时期的不同,其临床表现亦不同,所见症状和体征如下:

1. 初期:由于皮肤肌肉微血管痉挛,组织器官缺氧、缺血,面色苍白,皮肤湿冷,压后出花斑,尿少,心率增快,血压可能偏低,脉压≤2.66 kPa(20 mmHg),脉搏细弱。

2. 中期:病情发展恶化,唇及指趾末端明显发绀,呼吸深快,血压下降,收缩压 < 10.64 kPa(80 mmHg)。

3. 晚期:一般纠正休克的治疗措施难以纠正休克,血压明显下降,此期病人有出血倾向,常可出现 DIC(播散性血管内凝血)。

(二)休克时各种临床症状和体征的解析。

1. 意识与精神:早期休克患者意识清楚,表情淡漠或精神萎靡,有的可呈现烦躁不安,对外界刺激反应迟钝,重者则有明显嗜睡、浅昏迷或昏迷。此种意识与神志的变化与脑血流量减低有关,耐受性较好的患者,血压虽不能测及但意识始终清醒。

2. 脉搏及心率:脉搏可准确地反映循环的功能状态,并且可反映心排出量的增减。休克时脉搏及心率增快,重者脉搏细弱,甚或摸不到。

3. 血压与脉压:心排出量的增减可以从血压的高低,血压音的响度,脉压的大小,心音的强弱来反映。收缩压减低,第一心音减弱,第二心音消失,是心搏出量减少的征象。

4. 尿量:尿量反映了休克患者内脏血液灌注量。早期休克,血压 10.7/6.67 kPa(80/50 mmHg),尿量可以正常;血压低于 80/50 mmHg,肾血流量减少,血管阻力增加,尿量开始减少;晚期休克收缩压在 50 mmHg,尿量可极度减少,甚至无尿(正常成人尿量 30 ~ 40 mL/h 以上,小儿尿量大于 20 mL/h,婴儿大于 10 mL/h)。

5. 体温:寒战、发热为多数休克患者的临床表现。患者在休克前往往高热,一旦发生休克体温常偏低或呈低热。

6. 呼吸变化:休克时都有不同程度的代谢性酸中毒,一般二氧化碳结合力低于 20%,V/V 以下,呼吸表现深而快,严重者可伴有脑水肿或休克肺,此时出现呼吸不规则,双吸气、呼吸暂停等呼吸衰竭的表现。

7. 周围浅静脉萎陷:休克时手背静脉萎陷不易看见,如利用其补液,也不易穿刺,一旦恢复充盈,是病情好转的现象。

8. 上消化道出血:也是休克的并发症,是由于胃肠道黏膜下微循环阻滞,组织缺氧,引起黏膜出血性坏死所致。

(三)休克促发 DIC　主要指多部位血液不凝,不同部位的栓塞症状等,见图 2－1。

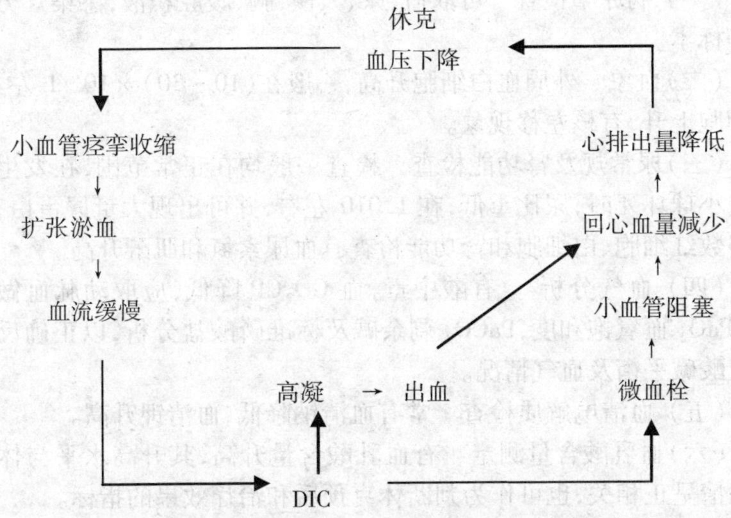

图2-1 休克与DIC的恶性循环，血液动力学的改变

（四）多脏器功能障碍及衰竭（minltiple organfailine MOF）晚期休克时常可出现：

1. 心功能不全：心音低钝、心率快速、心律不齐、奔马律，EKG 出现心律增速，传导阻滞和 ST 段 AT 波降低，补液后收缩压≤12 kPa（90 mmHg）。

2. 肾功能减退和衰竭：可有少尿、无尿、血尿素氮≥30 mg/dL 和肌酐≥2.4 mg/dL 升高及血钾升高等。

3. 急性呼吸窘迫综合征（ARDS）：呼吸急促，发绀，两肺有湿性啰音。血氧分压 7.88 kPa（60 mmHg）以下，吸纯氧并不能纠正血氧分压。X 胸片可显示两肺有弥散性点片状阴影和呈云雾状。

4. 脑功能障碍：可出现昏迷、抽搐、肢体瘫痪和脑水肿、脑疝等。

5. 肝功能障碍和衰竭：肝功能异常，血清胆红素≥51.3 μmol/L，肝功能衰竭时可有昏迷、出血。

6. 肠功能障碍和衰竭：有肠胀气及消化道出血。

三、实验室和有关的检查

（一）病原学检查　可取血、尿、大便，胸、腹腔积液，感染灶分泌物等标本。

（二）血象　外周血白细胞升高，一般在（10～30）×10^9/L 左右，粒细胞上升，有核左移现象。

（三）尿常规及肾功能检查　检查一般均在正常范围，在发生急性肾小球坏死时，尿比重低，在1.010左右，并可出现大量尿蛋白，可见多数红细胞、白细胞和肾功能检查有血尿素氮和肌酐升高。

（四）血气分析　有酸中毒，血 CO_2CP 降低，应取动脉血做血pH，PaO_2 血氧饱和度，$PaCO_2$ 剩余碱及标准磷酸盐分析，以正确反映血液酸碱平衡及血气情况。

（五）血清电解质检查　常有血清钠降低，血清钾升高。

（六）血乳酸含量测定　有血乳酸含量升高，其升高水平与休克的病情呈正相关，也可作为判断休克预后和治疗效果的指标。

（七）DIC 测定　应查：

1. 血小板和血纤维蛋白原降低。
2. 凝血酶原时间或凝血酶原活动度降低。
3. 血浆鱼精蛋白副凝（3P）试验阳性。
4. 血纤维蛋白降解物（FDP）升高。

以上应做动态检测，有进行性变化更具诊断价值。

（八）眼底检查　动脉痉挛变细，甲皱微循环检查，血管床模糊不清，血管襻数目减少，血流减慢等。

（九）其他　可根据病情做 X 线、心电图、B 型超声波和 CT 等检查。

四、诊断

（一）原发性感染的表现

1. 寒战、高热、中毒症状。
2. 注意原发感染性疾病的表现，以及观察面色苍白，皮肤温度不高、湿冷、呈花斑、脉搏细速、神志呆滞或不安。
3. 外周血细胞及中性粒细胞明显升高，CO_2CP 降低。

（二）对小儿、老人伴免疫功能低下（糖尿病、肝硬化、AIDS、肿瘤、长期接受放疗和化疗的患者、器官移植和长期用免疫抑制剂等患者,应警惕休克的早期表现)。

血管活性药的应用:应注意一定要充分补充血容量,在纠正酸中毒的基础上正确使用血管活性药,才可能收到预期效果。休克早期患者,不宜盲目采用血管活性药。

五、休克的治疗

(一) 一般治疗及对症处理

1. 组织好抢救人员,就地抢救为宜,不要搬动患者。

2. 准确地询问病史,进行体格检查,观察面色、口唇、神志、血压、脉搏、心音、呼吸情况,并做好记录。

3. 休克伴有体温低下者,必须保暖,高热者应以物理降温为主,辅以药物降温。

4. 吸氧:一般以含氧量40% ~60%的空气为宜。

(二)控制感染　控制感染是治疗感染性休克的重要环节之一。

1. 药物的选择:一般可根据患者的原发病及其临床表现,选择用药,一俟培养出结果来再更换抗生素,并分析有无混合感染的可能性。如不易判断属某类细菌感染时,可先选用广谱抗生素。

2. 联合用药:已明确病原菌时,应根据病原菌选用两种以上的抗生素配伍(见抗生素和磺胺药在传染病中的应用)。

3. 应用抗生素注意事项

(1)休克迁延时间稍长,往往肾脏功能遭受损害。有些抗生素对肾脏有毒性作用,会加重肾功能的损害。一般血清非蛋白氮在0.8 ~1 g/L左右,常提示有肾脏器质性病变,这时则应减量或停用对肾脏有毒性的抗生素。

(2)休克时血液循环不良,肌肉注射可影响药物吸收。应尽量采取静脉途径反复给药,以维持血中有效浓度。

(3)选用抗生素之前要求慎重而全面的进行分析,一经确定选用某种抗生素后,不宜轻易更换,以免影响疗效。

(三) 补充血容量　感染性休克虽无体液丢失,但液体分布失调及有效循环量减少可仍然存在。血容量不足,体内儿茶酚胺浓度增高,使末梢和内脏血管收缩,因而阻力增加。当血容量补足后儿茶酚胺释出减少，血管阻力亦随之降低，血循环得以改善，使组织灌流量重新恢复，输液前应抽血做 CO_2CP 结合力或 pH 测定。

1. 治疗方法

(1)快速补液：为缩短低血压的时间，一般选用两条静脉同时输入。输入量：休克开始快速补液，成人一次1 000 mL，小儿 15 ~ 20 mL/kg，以低分子右旋醣酐或含钠溶液为主，快速静脉滴注或缓慢静注，约在 30 ~ 60 min 内注入即可。

(2)继续补液：经上述快速补液后如病情好转可继续输入等张含钠溶液，12 h 内总量成人2 000 ~ 2500 mL，小儿 80 mL/kg，分批输入。休克明显改善后，可按生理需要量给予偏低张液体（含钾维持液，钠盐占 1/4）。

(3)在首批快速输液后，可给毒毛花苷 K 或毛花苷 C（西地兰）一次，以免发生心力衰竭。

2. 输液种类

(1)右旋醣酐：是一种葡萄糖聚合体，与血浆等渗，按分子量大小可分为高分子右旋醣酐（其分子量为 11 万以上）、中分子右旋醣酐（分子量在 7.5 ~ 8 万左右）和低分子右旋醣酐（分子量为 4 万）等。前两种不适宜用于感染性休克，因为分子量高者，增加红细胞表面的负电荷使其凝聚，加重微循环障碍，有诱发播散性血管内凝血的危险。故常用6%低分子右旋醣酐。低分子右旋醣酐能使微循环内血黏稠度和红细胞表面负电荷减低，使已凝聚的红细胞疏散分开，有改善微循环障碍、扩充血容量及抗微血栓形成的作用。此外，还有小分子右旋醣酐，其分子量为 1 ~ 2 万，也可采用但效果不如低分子右旋醣酐。

(2)葡萄糖生理盐水：生理盐水可补充细胞外液，恢复和维持血容量，故有升压作用。

(3)2∶2∶1 溶液或 3∶2∶2∶1 溶液：皆为含钠溶液，作用基本同上。2∶2∶1 溶液，是用 2 份生理盐水与 1 份 1.4% 碳酸氢钠溶液配成，所含钠与氯的比例为 3∶2∶2，比较符合体内钠氯的生理比值。3∶2∶1 溶液是由 3 份葡萄糖，2 份生理盐水，1 份 1.4% 碳酸氢钠或 1/6 mol/L 乳酸钠配制而成。

(4)葡萄糖溶液:一般在开始输液时不宜应用,因为不含电解质,不能扩充血容量,只能用来提供热量,减少消耗。

(5)血浆和白蛋白:属于胶体溶液,能提高血浆渗透压,减少低渗液或电解质漏入组织间隙,是维持血管内液体的容量和微循环内体液的代谢,以及维持氮平衡的重要物质。过多的含钠溶液可使血液胶体渗透压降低,血液携氧能力减弱,故在输入一定量的含钠溶液后,应考虑输入血浆或全血。

3. 补充血容量效果的临床判断

(1)中心静脉压(CVP)的测定:CVP 的变化受很多因素影响,如血容量、静脉回心血量、右心室舒张期压力、静脉血管张力、胸膜腔内压、肺循环阻力等;故在判断时应结合动脉压的高低加以分析。CVP 正常值为 6 ~ 12 cm 水柱。在动脉压降低的情况下,低于 6 cm 水柱,反映血容量不足,应继续补充血容量;若超过 15 cm 水柱,表示心脏排出功能减低,有心力衰竭的表现,应停止输液并需要使用增强心肌收缩力的药物。但做 CVP 的检查,受一定条件的限制,多以临床表现为根据进行判断。

(2)临床表现:下列诸项恢复表示血容量已充足。①意识状态:意识清楚,患者的感觉及一般情况的改善,表示神经中枢灌流量充足;②末梢发绀消失,面色红润;③双膝、双手和足趾皮肤温暖;④心音增强,脉搏慢而有力;⑤血压回升、稳定、脉压差展开;⑥尿量增加:成人至少 30 ~ 40 mL/h,小儿在 20 mL 以上;⑦体位试验:也可作为判断血容量是否已足的参考。使患者平卧位,逐渐抬高上身至 30° 角。此时,每分钟脉搏增快不超过 25 次,血压不下降,表示血容量补足,否则脉搏每分钟增快超过 30 次。且有晕厥反应,表示血容量仍不足。

(四) 纠正酸中毒　感染性休克发生后的短时间内即出现了不同程度的代谢性酸中毒,CO_2CP 均低于正常,而且持续存在全部过程直至得到纠正为止。

1. 酸中毒可加重休克的发展,使休克难以纠正,并对机体产生某些不利影响。

(1)对微循环而言,可导致播散性血管内凝血,使肝素无从发挥其应有的抗凝作用。

(2)使微循环平滑肌反应性降低,血管扩张,微循环容量扩大,使有效循环量骤减,血压下降。

(3)抑制心肌收缩力,心搏减慢,心排出量减少,当血 pH 值下降至7.0时,心排出量降低约50%。

(4)影响抗菌药物及血管活性药物的效应。

2. 纠正酸中毒的方法:临床上有酸中毒表现时,一方面取血送检 CO_2CP,一方面可先给药提高 CO_2CP 10% ~20%,V/V;即给予5%碳酸氢钠,5 ~10 mL/(kg·次),成人250 ~400 mL,或4%碳酸氢钠,6 ~12 mL/(kg·次),成人300 ~350 mL,以2/3量静脉注入或快速滴注。一俟 CO_2CP 测出结果,再继续予以调整。或按下列公式计算:

(50 - 测得 CO_2CP,V/V) ×0.5(0.6) ×体重 kg =5%(4%)碳酸氢钠毫升数(先快速滴入2/3量)。

或[22(mmol/L - 测得患者 CO_2CP(mmol/L)] ÷0.449 ×0.5 ×体重(kg) = 所需5%碳酸氢钠量 mL。

3. 药物的应用

(1)碳酸氢钠溶液:在体内解离度大,使血 pH 值能较快上升,故可首选。

(2)乳酸钠:在休克时肝功能往往有损害,使用后可增加血中乳酸的容度,加重代谢性酸中毒。故一般不选用。

(五)血管活性药的应用　轻型或早期休克患者如能及时采取补充血容量,纠正酸中毒和使用强心剂等综合措施,便可获得好转,并非一定要使用血管活性药物。重型或晚期休克患者,则需视具体情况在采取各种治疗的同时,及时配合应用血管活性药物。常用药如下,其作用及用量见表2 -1。

1. 血管扩张药

(1)异丙肾上腺素(lsoprofenenal):为直接兴奋β受体药物,增强心肌收缩力,改善微循环,增加回心血量,心率加快,扩张全身血管。

(2)多巴胺(Dopamine):亦名3-羟酪胺,为合成去甲肾上腺素的一

表 2－1　常用血管活性药的作用及用量

作用＼药物		去甲肾上腺素	间羟胺（阿拉明）	异丙基肾上腺素	多巴胺	酚妥拉明	酚苄明（苯苄胺）	山莨菪碱 654－2	东莨菪碱	阿托品
心脏和血管效应	收缩力	＋＋	＋	＋＋＋	＋	＋	＋	＋	＋	＋
	心　率	＋－↓	0↓	＋＋＋	＋↓	＋	＋	＋	＋	＋＋
	心排出量	0－	＋	＋＋＋	＋	＋	＋	＋	＋	＋
	肾动脉	收缩	收缩	扩张	扩张	扩张	扩张	扩张	扩张	扩张
	一般血管	收缩	收缩	扩张	收缩	扩张	扩张	扩张	扩张	扩张
作用方式		直接兴奋α、β受体	间接兴奋α、β受体	直接兴奋β受体	直接兴奋α、β受体	阻滞α受体	同左	三种药物均为抗乙酰胆碱，抑制迷走神经，缓解血管痉挛，达到扩张血管的效果		
总外周阻力		增加	增加	降低	降低	降低	降低	降低	降低	降低
剂量及用法	小儿每次每千克体重用量	1 mg 加于100～200 mL 10%葡萄糖液中静滴	0.3～2 mg 加于10%葡萄糖液中静滴	0.5～1 mg 加于10%葡萄糖液200～400 mL中静滴	10～20 mg 加于10%葡萄糖100 mL中静滴	0.1～0.5 mg 溶于10%葡萄糖液100 mL中静滴	0.5～2 mg 溶于10%葡萄糖液200 mL中静滴	0.3～2 mg/(kg·次)	0.006 mg	0.03～0.05 mg，可加大到0.1～0.5 mg
									溶于10%葡萄糖液200 mL中静脉滴注	
	成人一次用量		15～100 mg 加于10%葡萄糖液250 mL中静滴	1～2 mg 加于葡萄糖液200 mL中静滴		10～20 mg 溶于10%葡萄糖液250 mL中静滴		10～20 mg 10～30 min静注一次	0.3～0.5 mg静注	1～2 mg静注，10～15 min一次

注："0"无变化　＋增加　－减少　↓反射性减慢

种中间产物。它主要作用于β受体,可能部分作用于多巴胺受体,大剂量亦可兴奋α受体,能增强心肌收缩力,增加心排出量,能扩张冠状动脉、肾和肠系膜动脉,面对其他血管有轻度收缩作用,升高动脉血压。

(3)酚妥拉明(phentulamine):即苄胺唑啉(Regitine),为α受体阻断剂,能迅速地扩张血管,改善四肢及内脏血流,加强心肌收缩力,增加心搏出量。

(4)酚苄明(phenoxybenzamine):即苯苄胺(Dibenzyline),亦是α受体阻断剂,其作用在滴入后3~4 h达高峰,持续时间可达2 d以上,有增加心输出量和降低外周阻力、改善组织灌注的作用,由于肺循环阻力减轻,可防止肺淤血及肺水肿的发生,由于血管扩张,血压下降,反射性地使心率加速。

(5)山莨菪碱(654-2),东莨菪碱及阿托品:三种药物均为抗乙酰胆碱药物,能抑制迷走神经,而缓解血管痉挛,出现扩张血管的效果。阿托品有比较明显的兴奋呼吸中枢,刺激呼吸功能,防治脑水肿,缓解肺水肿及改善肾灌流的作用。东莨菪碱,除能兴奋呼吸中枢外,还可解除脑血管痉挛,故适用于感染性休克伴有脑水肿症状明显的患者。

2. 血管收缩药

(1)间羟胺(Metaraminbe):亦名阿拉明(Aramine),是一种人工合成的拟交感胺,主要能促使肾上腺素使神经末梢释放介质(去甲肾上腺素),间接地发挥拟肾上腺素的作用。也能与肾上腺素受体结合,作用和去甲肾上腺素相似,是有效的血管加压剂,维持血压较去甲肾上腺素平稳,对肾血管的收缩作用较弱,故较少引起尿少、尿闭等副作用。

(2)去甲肾上腺素:直接兴奋α和β受体,以兴奋α受体为主,具有强烈的血管收缩作用,使外周阻力明显增加,用后可增加心肌收缩力,提高血压,但使肾血管收缩,血液灌注减少,应选较大血管滴注。单独使用较少,一般与α受体阻滞剂合用。

(六)肾上腺皮质激素的应用　应用肾上腺皮质激素治疗感染性休克,目前意见尚有分歧。一般主张,用大剂量短疗程,以解毒,解痉,降低周围血管阻力,改善微循环阻滞,增强心肌收缩能力,增加心排出量。

(张迈仑)

第三节　全身炎症反应综合征

全身炎症反应综合征(systemic inflammatory response syndrome, SIRS)是近年来形成的与感染密切相关的一个重要概念。

一、SIRS 的含义

美国胸科医师学会(ACCP)和危重病医学会(SCCM)于 1991 年 8 月在墨西哥举行的会议上首次提出 SIRS,定义为"各种严重损伤作用于机体引起全身过度炎症反应的一种临床过程"。

SIRS:其损伤因子包括感染性或非感染性病因所致的全身炎症反应,而因感染所致的 SIRS 又称脓毒血症(sepsis)。

二、诊断条件

在相应损伤因子存在的条件下出现下述 2 项或 2 项以上即可诊断 SIRS。

1. 体温 >38℃或 <36℃。

2. 心率 >90 次/min 或低血压〔收缩压 <12.0 kPa(90 mmHg),或较基线降低 >5.33 kPa(40 mmHg)〕。

3. 呼吸急促(>20 次/min)或通气过度〔$PaCO_2$ <4.27 kPa(32 mmHg)〕。

4. 外周血白细胞计数 $>12\times10^9$/L,或 $<4\times10^9$/L,或中性杆状核粒细胞比例 >10%。

三、SIRS 的诊断

强调特定的病因和病理生理条件下出现上述项目表现才可考虑 SIRS,因为在正常体育活动时脉搏体温呼吸均可上升,在白血病时白细胞计数可显著升高等,因此诊断条件特异性很低。

四、由感染后所致全身炎症反应的相关概念

1. 菌血症:少量病原菌侵入血液循环,基本不繁殖,很快被机体清除,不引起或仅引起全身轻微炎症。

2. Sepsis:由感染源引起的全身炎症反应。

3. 重症 Sepsis:病情加重出现多脏器功能障碍(MODS)是 SIRS 的重要并发症,是可逆的,常表现低灌注、低血压,可出现乳酸中毒,

少尿,精神状态的急性改变。

4. 毒血症:大量来自病原菌或严重损伤,或感染后组织破坏分解产物的毒素,或毒性物质进入血液循环并引起全身剧烈反应。

5. 败血症:致病菌侵入血液循环并繁殖产生大量毒素引起全身严重症状。

6. 脓(毒)血症:局部化脓性病灶伴全身毒血症。

7. 脓毒败血症:败血症、脓血症、毒血症混合存在,细菌、细菌栓子或脱落的感染性血栓间歇进入血液循环,细菌在血液循环中增殖、产生毒素等毒性物质,并可在组织器官内发生转移性脓肿。

8. 多脏器功能衰竭(multiple organ failure, MOF):是 SIRS 的严重的后果。

(张迈仑)

第四节　弥漫性血管内凝血的临床与治疗

弥漫性血管内凝血(Disseminated Interavascular Coagulation, DIC)。本身并不是一种独立的疾病,而是某些疾病的一个共同的中间过程,是由多种因素引起的一种综合征,特别与休克的发生与发展存在着密切的关系

DIC 的本质是循环血流中凝血酶增加,引起毛细血管、小动脉、小静脉内广泛的纤维蛋白沉积和血小板聚集,形成播散性微血栓。随着凝血过程的进展可导致凝血因子及血小板大量消耗,而产生继发性纤维蛋白溶解(简称纤溶),使出血加重。

一、DIC 发生的原因及机制

(一)病因　多种病因可以引起 DIC,常见为严重感染、休克、肿瘤、严重创伤、烧伤、挤压伤、外科和产科疾病(如胎盘早剥、羊水栓塞、妊娠高血压综合征等)、血液病(如白血病、急性溶血等)、药物过敏反应、毒蛇咬伤、缺氧等。传染病是诱发 DIC 的常见病因。

1. 病毒性疾病:主要有流行性出血热、登革出血热、水痘和麻疹、重型病毒性肝炎等。

2. 立克次体病:有重型斑疹伤寒和恙虫病等。

3. 细菌性疾病:中毒型细菌性痢疾、暴发型脑膜炎球菌败血症、其他各种败血症、中毒型猩红热等。

4. 原虫病:恶性疟疾、暴发型阿米巴痢疾、黑尿热、黑热病等。

5. 真菌感染:如组织胞浆菌病、全身性白色念珠菌病等。

6. 其他:感染性休克、重型钩端螺旋体病等。

凡是各种严重感染均可诱发 DIC。

(二)发病机制　上述各种传染病可以通过以下各种发病因素和病理生理,诱发 DIC。

1. 血管内皮广泛损伤:血管内皮损伤后暴露了内皮细胞下的胶原纤维,血液一旦接触到损伤的血管内皮细胞或暴露出的胶原纤维时,激活凝血因子Ⅻ而形成血栓。如在感染性休克、败血症、病毒血症、钩端螺旋体病、霉菌病、严重缺氧、中暑及严重冻伤等时,皆可引起血管内皮损伤,从而导致 DIC。

2. 组织损伤:各种组织含有不同程度的组织凝血活酶(Ⅲ因子),组织损伤时,组织凝血活酶进入血流而使血管外凝血活酶增加,诱发血管内凝血。如肝坏死、肝硬化所发生的 DIC,一方面可能由于释出组织凝血活酶进入血流,同时也可能由于肝功能受损,清除血流内促使凝血物质的能力减弱所致。

3. 血小板、红细胞的损伤:如细菌、病毒、立克次体感染导致休克时,可造成血小板与红细胞损伤,血小板聚集释放血小板脂蛋白(血小板Ⅲ因子),红细胞大量破坏释放出红细胞素,这些凝血物质进入血流时造成 DIC。在形成 DIC 后,由于纤维蛋白作用于红细胞,使红细胞损伤造成溶血,同时释放凝血物质,从而使 DIC 进一步加重。

4. 网状内皮损伤:网状内皮系统正常,可清除被激活的各种凝血因子与凝血酶、纤溶酶等。当网状内皮系统受到损伤时其功能下降,易引起 DIC。

5. 酸中毒:肝素对凝血的几个环节均有作用,但其主要作用为抑制凝血酶的生成,呼吸性或代谢性酸中毒时血浆 pH 降低,肝素的作用受到抑制,凝血过程加强。

6. 长期大量使用抗纤维蛋白溶解的药物:如 6-氨基已酸、对羧基苄胺等，其作用是抑制纤维蛋白溶酶的生成，在给这些药物时，纤维蛋白溶解过程减弱，则易发生 DIC。

二、DIC 与感染性休克的关系

（一）感染性休克可促发 DIC　其原因有以下几点。

1. 微血管痉挛，血流淤滞，血管通透性增加，血浆外渗，毛细血管内血流浓缩，血液黏滞性增加，红细胞凝集。

2. 缺氧、酸中毒可加重血液的黏稠度，如当微循环内血液 pH 从 7.4 降至 6.9 时，血液黏稠度可增加 6 倍。严重的代谢性乳酸血症可引起血管内皮损伤。

3. 内毒素的作用，使毛细血管内皮损伤，激活凝血因子ⅩⅡ；使血小板凝集、破坏而释出凝血因子，可引起溶血而释放红细胞素。

（二）DIC 可导致或加重休克　DIC 发生后，由于微血栓形成，微循环通路受阻，以及在凝血过程中形成的纤维蛋白肽（A 与 B）对血管的强烈收缩作用，均使毛细血管灌流量减少，内脏组织灌流量及有效循环量、心输出量更减少，再加 DIC 发生后出现的血小板减少、凝血因子消耗以及继发性纤溶等所造成的出血，使血容量进一步减少，血压下降。由此可见 DIC 是休克发展过程中的严重病理改变，可导致或加重休克，而休克又可促发 DIC，两者互有影响。

三、DIC 的临床表现与分期

（一）休克　DIC 发生后导致循环衰竭，可使休克加重，已如上述。

（二）出血-血凝障碍

1. 原因：早期出血主要是因为消耗性血凝障碍。发生 DIC 时血液中的凝血物质，如血小板、纤维蛋白原、凝血酶原及其他凝血因子大量消耗，因而血液不能再凝。后期出血主要是由于继发纤溶亢进。当微血栓形成后，血液与组织中的致活酶原变成致活酶，使纤维蛋白溶酶原变为纤维蛋白溶酶，纤溶过程继发性亢进，使出血继续发生。

2. 出血时临床表现：皮肤出血最多见，可为紫癜或淤点，胃肠道可见呕血、便血，伤口出血不止，泌尿生殖器可见血尿，呼吸道可见咯血，还可有急性广泛性内脏出血。

感染性休克出现胃肠道出血（如咖啡样残渣或鲜血），这与毒素及缺氧酸中毒导致的血管内皮渗透性改变有关，故此种出血不一定都是DIC。

（三）栓塞（血管栓塞）　会使受累器官缺血、缺氧、代谢紊乱、功能减退，若微栓不能及时溶解，会使受累器官功能衰竭，甚至组织坏死。临床症状由于栓塞部位不同而有不同表现。如四肢末端栓塞可有发绀、皮肤淤瘢，甚至坏死；胃肠道黏膜缺血坏死可有消化道出血；肾皮质栓塞可引起腰痛、少尿、血尿、无尿，甚至肾衰竭；肺血栓可引起胸痛、呼吸困难、大量咯血，并可致急性呼吸功能衰竭；肝栓塞发生灶性坏死，会出现黄疸、肝大、腹水，转氨酶上升；肾皮质栓塞严重时会导致华佛综合征等。

（四）溶血　由于血管内凝血所产生的纤维蛋白丝和红细胞膜相互作用，使红细胞变形受损、破裂，溶血表现为血红蛋白尿、黄疸、腰背痛、发热等。

（五）临床分期　根据DIC发生和发展阶段不同，可分为高凝期、低凝期和纤溶期。不同期的治疗重点和措施不同。

1.高凝期：是DIC的早期。由于各种致病因素激活凝血因子，使血液凝固性增高呈高凝状态，并开始形成微血栓，此时，表现症状常不明显或被原发病的表现掩盖。此期重要表现是血液易凝。取血后，血液常迅速凝固，凝血时间明显缩短。治疗应以肝素抗凝治疗为主。治疗得当常可迅速控制DIC。

2.低凝期：由于广泛微血栓形成，大量血小板和凝血因子被消耗，出现“消耗性凝血障碍”，随之出现继发性纤维蛋白溶解，但以前者为主，血液呈低凝状态，发生严重的凝血障碍，此期患者主要表现出血。有血小板及凝血因子明显和进行性降低。同时也有继发性纤溶现象。此期治疗除用肝素外，同时应补充凝血因子及血小板。

3.纤溶期：此期为凝血过程逐渐终止，消耗性凝血障碍减轻或消失，主要表现为继发性纤溶。此期患者主要表现也是多部位的大量出血。但由于消耗性凝血障碍不明显，因此，血小板和凝血因子不继续降低，而主要表现为凝血酶时间明显延长、优球蛋白溶解时间明显缩短、血中FDP明显增多。此期治疗应以抗纤溶剂治疗为主，同时应补充凝血因子。

由于消耗性凝血障碍和继发性纤维蛋白溶解在 DIC 时常重叠进行，低凝期以前者为主，纤溶期以后者为主，根据患者具体情况进行检查和区分，采取不同的治疗措施。

四、DIC 的实验室诊断

（一）血象　由于溶血，在血涂片中可见到破碎的红细胞，如芒刺细胞、盔状细胞、三角形细胞和巨大畸形的血小板。这些改变在其他疾病时也可出现，不具特异性，但在化验条件不足时，由于方法简便，结合临床表现分析，仍有提供诊断线索的作用。

（二）DIC 的筛选试验

1. 凝血时间（试管法）：正常 4 ~ 12 min。在 DIC 早期一般在 4 min 以内，继发纤溶亢进时一般大于 12 min。

2. 血小板计数：DIC 时小于 $100 \times 10^9/L$，在肝病时要少于 $50 \times 10^9/L$。

3. 凝血酶原时间：正常人 12 ~ 14 s，一般大于 15 s，或被检血浆超过正常对照 3 s 以上，即有病理意义。

4. 纤维蛋白原含量测定：正常为 2 ~ 4 g/L。低于 1.6 g/L 具有诊断意义。

上述四项筛选试验三项异常，就可诊断为 DIC。若仅有二项则须依下述的 DIC 确证试验中有一项异常，方可诊断。

（三）DIC 确证试验

1. 全血凝块溶解试验：在纤溶亢进时，已经回缩的全血凝块可能较快地发生溶解。正常 48 h 内不溶解，在 DIC 时多在几小时或数十分钟内溶解。此试验简单易行，但较粗糙，正常结果并不能完全排除纤溶亢进。

2. 优球蛋白溶解时间：在 DIC 时由于继发性纤溶亢进，故优球蛋白溶解时间缩短。正常人大于 120 min，小于 90 min，即示纤溶亢进。

3. 凝血酶凝结试验：正常为 18 ~ 25 s。在 DIC 时一般大于 25 s，与正常人对照相差 3 s，即有诊断意义。

4. 血浆鱼精蛋白副凝试验（简称三 P 试验 PlasmaProtamine Paracoagulation）：在 DIC 早中期大量单分子纤维蛋白常与纤维蛋白裂解

产物形成可溶性复合物,将副凝剂(鱼精蛋白、乙醇等)加入血浆,可使单分子纤维蛋白释出,形成不溶解的纤维蛋白絮状物(即阳性反应)。

5. 血清学试验:纤维蛋白溶解时所产生的纤维蛋白裂解产物和纤维蛋白原具有共同的抗原性质。若将人的纤维蛋白原注入家兔,使之产生抗体,这种含抗人纤维蛋白原的抗体血清,即可用来鉴定纤维蛋白裂解产物。此种抗原-抗体反应的特异性较高,故非常准确。常用的有间接血凝抑制试验、免疫扩散试验、FI 试验(其正常值小于1∶8;在 DIC 时大于1∶16)。

五、DIC 的预防和治疗

(一)原发病的治疗　尽早明确病因和诱因,采取有效的防治方法,是中止和预防 DIC 的有效手段。

(二)改善微循环　保证足够的毛细血管灌流量,为中止毛细血管内凝血的重要条件。低分子右旋糖酐能增加血容量,疏通微循环,恢复被损伤的血管内皮,降低红细胞及血小板的黏稠性,防止血小板的促凝作用,因而有抗凝作用。用法,15 ~ 20 mL/kg,静注滴入。其他措施如应用血管扩张药、纠正酸中毒等亦很重要。

(三)FDY　系日本合成的抗凝血酶制剂,作用不同于 AT-Ⅲ,剂量为1 ~2 mg/(kg · d)。静脉滴注连续给药,副作用不大,可能发生静脉炎,不宜与其他药物混合静滴。

(四)抗血小板凝集药物的早期应用　血小板的黏附和聚集是造成 DIC 的重要环节之一。双密达莫(Dipyridomale)有抑制血小板聚集和黏附的作用,阿司匹林能增加双密达莫的效果,据报道每次每千克体重服用双密达莫 4 mg 和阿司匹林 10 ~20 mg,一天 3 次,有较好的防治 DIC 的作用。或双密达莫和肝素与用效果也较好。

(五)抗凝治疗-肝素疗法　肝素是强有力的抗凝剂,能防止血小板、凝血因子继续被消耗,恢复正常的血小板和凝血因子的含量,为恢复正常的凝血功能创造条件。它类似于抗凝血酶,并对凝血机制的各个环节都有抑制作用。能抑制凝血活酶的活性,而阻止凝血酶原转变为凝血酶;抑制纤维蛋白原转变为纤维蛋白;抑制继发性纤维蛋白溶解,从而发挥防治 DIC 的作用,见图 2 -2。

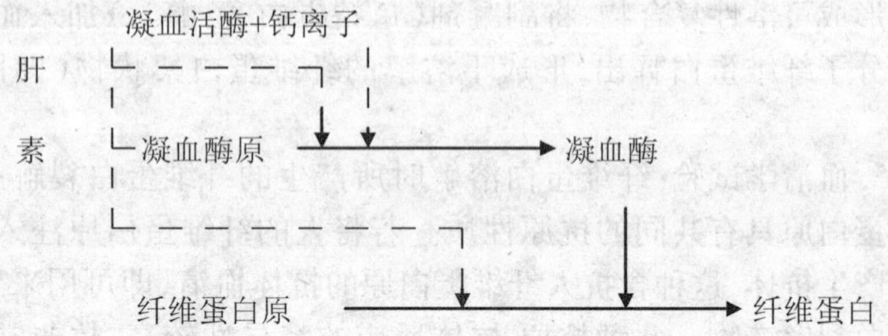

图2-2 肝素的作用机制(虚线示抑制作用)实线示主要作用

1. 临床应用指征

(1)感染性休克伴有出血倾向或血红蛋白尿者。

(2)休克反复加重,经各种抢救措施循环恢复不良者。

(3)感染性休克,突然呼吸困难,发绀加重而拟诊 ARDS 者。

(4)感染性休克伴有栓塞症状者,如惊厥、昏迷疑有脑栓塞者。

2. 使用方法

(1)DIC 早期或试管法凝血时间在 4 min 以内(即高凝状态)可用肝素一次,剂量为每千克体重 0.3 ~1 mg,溶于 50 mL 生理盐水中 1 h 左右滴入,维持凝血时间在 20 ~30 min。

(2)DIC 后期继发性纤溶亢进为主要矛盾时或试管法凝血时间在 6 ~12 min 或以上,结合其他实验室检查,肝素可以与 6-氨基己酸并用。使用第一次肝素后,一般隔 4 ~6 h 按每千克体重 0.5 mg 1 次静滴。于下次给药半小时前复查凝血时间(试管法),维持在 20 ~30 min。如达不到此要求应结合临床表现,适当加大肝素用量。如凝血时间超过 30 min,则应减量或停用。如凝血时间超过 30 min,出血反而加重,可立即用 10% 葡萄糖酸钙 10 mL 加入 10% 葡萄糖液 30 mL 中静滴。如仍出血明显,可静注鱼精蛋白中和,其用量与最后一次肝素用量相等(1 mg 鱼精蛋白可中和 1 mg 肝素),或先用其半量,若仍出血不止,15 min 后可再给鱼精蛋白一次。

3. 肝素的疗效判定:在肝素治疗有效者,各项凝血试验恢复正常的时间常有一定程序。凝血酶原时间常在 24 h 内恢复正常或比原测定值下降 5 s 以上;纤维蛋白原回升时间为 1 ~3 d;优球蛋白溶解时间在12~72 h恢复正常;血小板计数恢复极慢,加上肝素本身使血小板发生可逆减少,因而血小板计数不能作为观察治疗的指标。一旦出血停止、血压稳定、发绀消失即可停用。暴发型流脑用数次即可。

4. 肝素的禁忌证:有出血性疾病、溃疡病出血及肺结核咯血等,DIC晚期也不可单独用。

5. 使用肝素的注意事项

(1)先补充血容量,必要时并用一定的扩张血管药物或低分子右旋醣酐。

(2)肝素在酸性环境中失活,故用前要纠正酸中毒,以保证肝素的作用。

(3)为避免血小板和凝血酶原生成障碍,要补充叶酸和维生素K。

(4)可给少量新鲜全血,按每千克体重3~5 mL,可提供一定量的凝血因子。钙离子也是凝血因子之一,可适当补充。

(5)肝素在肝内灭活后由肾脏排出,故患肝、肾功能障碍者应慎用。

(6)应准备好鱼精蛋白。

(六)抗纤维蛋白溶解药物的应用　在临床上DIC和纤溶亢进两个阶段不易截然分开,故多主张肝素与6-氨基己酸等纤溶药物合用。但用于流脑只用1~3次肝素者可单独使用肝素。6-氨基己酸的剂量为0.1~0.12 g/(kg·次),稀释后静滴。

(七)输血及血浆　应在肝素治疗的基础上进行,否则单纯输血可加重凝血因子的消耗使DIC继续进展。输血可供给血小板,新鲜血浆可供给凝血因子。若肝素治疗有效则不必补充。

(八)促纤维蛋白溶解药物的应用　对已形成的血栓,可使用促纤维蛋白溶解药物,以防止组织缺血性坏死。链激酶系乙型溶血性链球菌所产生的一种激酶,为一溶血栓药物,能与血液的纤溶酶原相结合,并使之激活,而转变为纤溶酶,从而使纤维蛋白原及纤维蛋白水解。但用于小儿时应注意,因小儿常有链球菌感染,体内有链激酶抗体,为避免抗原-抗体反应,可先给皮质激素及抗组织胺药物。剂量与用法:链激酶 50 万 U,溶于 50 mL 生理盐水或 5% 葡萄糖液或低分子右旋醣酐内,20 ~ 30 min 内静脉滴注。

(张迈仑)

第五节　呼吸衰竭

呼吸衰竭(respiratory failure)是由于各种原因引起的肺换气和(或)通气功能严重障碍。在呼吸大气压空气时,以致肺部不能进行有效的气体交换而产生严重缺氧或伴高碳酸血症,而产生的一系列生理功能紊乱的代谢障碍的临床综合征。

一、病因

导致呼吸衰竭的病因是多方面的,有时可由综合因素造成。

(一) 呼吸中枢功能障碍,可分为两大类。

1. 脑部损伤的病变:如大脑皮层、脑桥、下丘脑、延髓的损伤,各种病原所致的脑炎、脑膜炎所导致的脑水肿、脑疝、脑血管病变、脑肿瘤等。

2. 药物中毒:吗啡(morphine)、苯巴比妥(phenobarbital)、冬眠药、甲苯氨酯(眠尔通)、水杨酸、抗胆碱酯酶药物、氰化物、麻醉剂等过量。

(二)呼吸肌功能及传导神经障碍　包括帕金森综合征,多发性硬化,格林-巴利综合征,膈肌麻痹,重症肌无力,脊髓灰质炎。

(三) 肺组织损害　肺炎、肺气肿、肺水肿、肺淤血、肺不张、肺心病、脂肪栓塞。

(四)气管通气障碍　支气管炎症,支气管痉挛,支气管扩张,异物,肿瘤,分泌物阻塞等。

(五) 胸廓活动障碍　胸廓畸形,外伤性肋骨骨折,胸膜炎,气胸,液胸等。

(六)其他原因　休克,心、肾、肝功能衰竭(肝性脑病),破伤风,播散性血管内凝血,败血症,中毒性痢疾,输液过快等。

二、临床表现

呼吸衰竭常发生在原发病的极期,因而临床表现较为复杂。

(一) 精神神经系统　严重的呼吸衰竭皆伴有意识障碍,轻者嗜睡、反应迟钝、躁动,重者昏迷、惊厥。瞳孔早期缩小,晚期散大(小脑幕切迹疝时,动眼神经受压后,该侧瞳孔散大,并非晚期表现)。

(二)呼吸方面的症状　呼吸困难,呼吸感到空气不足呼吸费力表现呼吸频率、节律和幅度的改变且与原发病有关。

1. 中枢性呼吸衰竭:主要表现为呼吸节律和频率的改变,严重时则呼吸停止。

(1)潮氏呼吸:陈-施呼吸。

(2)中枢型呼吸:深而快,均匀,每分钟 30 ~ 60 次,常伴有鼾音及呼吸凹陷。

(3)延髓型呼吸:频率减慢,每分钟少于 12 次,呼吸幅度及间隔均不规则。

(4)间歇呼吸:毕奥呼吸。

(5)叹气样呼吸　吸气较深,呼气后有顿挫。

(6)抽泣样呼吸:吸气时有小波折性间断,继而呼气。

(7)下颌运动:呼吸节律不整且较浅促,而以下颌活动明显。

2. 外周性呼吸衰竭:除原发病所有的表现外,主要是咳嗽、呼吸困难(可有吸气性呼吸困难,呼气性呼吸困难,或呼、吸气均有困难)。

(三) 低氧血症　早期表现为心率快,精神失常,动作不协调,判断力下降,开始血压也可升高,继则下降,口唇指甲发绀等。此时动脉血还原血红蛋白为 15 g/L,血氧饱和度低于 85%。

(四)二氧化碳潴留　可引起临床上所谓:"CO_2 麻醉"在中枢抑制之前,表现为呼吸浅表,初为头痛、失眠,后则嗜睡、烦躁不安、摇头、出汗、四肢抽动,此时忌用镇静剂,体表毛细血管扩张而皮肤潮红,口唇樱桃红色,拍击样震颤,血气分析可以确诊。

(五) 眼部表现　巩膜充血,结膜水肿,眼底检查视网膜水肿,视盘水肿。

(六)其他　心力衰竭(往往因抢救过程中用人工呼吸机使胸腔内压加大,腔静脉回心血量减少,心脏失去代偿而引起),肠麻痹所致腹胀,水和电解质失衡,血钾偏高,部分患者可有低血钠。

三、诊断

(一) 神志障碍 可有烦躁不安、神志恍惚、谵妄、昏迷。

(二)动脉血液二氧化碳分压($PaCO_2$)大于6.67 kPa(50 mmHg)〔正常为5.33 kPa(40 mmHg)〕,氧分压(PaO_2)小于8.0 kPa(60 mmHg)〔正常为13.1 kPa(98 mmHg)〕,pH小于7.3,动脉血氧饱和度(SaO_2)小于92%(正常值96%)。

(三)呼吸节律改变,见于中枢性呼吸衰竭。

(四)口唇甲床发绀。

(五) X线胸片和胸部物理征证实有严重肺炎、肺不张、气胸、液胸及呼吸肌麻痹等病变,并伴明显呼吸困难者,不具有呼吸节律改变的表现者,可诊为外周性呼吸衰竭。

四、治疗

(一) 一般治疗和护理

1. 室内空气应清洁新鲜,并勿过于干燥。

2. 保持皮肤清洁,经常变换体位,臀、肩部垫气圈以防发生褥疮。

3. 吞咽困难者,由鼻饲管或静脉供给足够液体及营养。后期当经口喂入时,应先以奶粥、蛋糕等糊状饮食开始,以免喂水等呛入气管。

4. 气管切开者,按气管切开护理常规。

(二)纠正缺氧及二氧化碳潴留

1. 保持呼吸道通畅:稀化痰液,用溴已新或氨溴索类黏痰溶解药雾化或静脉滴注或以二酰丰腚氨酸(痰易净)1 g或糜蛋白酶10 mg,溶于生理盐水100 mL做气管内滴入;或10%碘化钾5~10 mL,一天3次鼻饲;透明质酸酶1 500 U肌肉或皮下注射,一天两次;或氧气雾化吸入。随时以吸痰器吸出口腔咽喉部分泌物,配合拍打胸背部,抬高床脚,以利于痰液引流。

2. 给氧:含氧量30% ~40%,即可使动脉血氧饱和度接近8.0 kPa(60 mmHg)。氧的浓度不宜过高,以免加重二氧化碳潴留和呼吸性酸中毒,甚至呼吸暂停。

3. 人工辅助排出二氧化碳:可定时随患者的呼吸动作,挤压下胸部,辅助排出二氧化碳。

(三) 呼吸兴奋剂的使用　兴奋呼吸中枢,增加通气量,但一定要在清除呼吸道分泌物的基础上应用。洛贝林、尼可刹米(可拉明)、二甲弗林(回苏灵)、戊四氮等均可,也可数种联合或交替使用。

(四)气管切开和气管插管　凡去痰引流效果不满意时,以早期切开为宜,其作用如下:

1. 减少呼吸道生理死腔。

2. 增加潮气量。

3. 有助于清除气道分泌物。

4. 便于正压给氧(使用人工呼吸机),也便于气管内雾化给药。

5. 气管插管:操作简单,便于急救,但插管时间一般不宜超过 48 h,否则引起喉头水肿,拔管后可发生严重呼吸困难。

(五)纠正酸中毒　当改善通气功能后,呼吸性酸中毒未能完全纠正,血液 pH 值小于 7.2 时,可适当用碱性液纠正之。常用药物为 5% 碳酸氢钠液、三羟基甲基氨基甲烷,后者尤其在合并代谢性酸中毒时效果更好。

(六)控制感染治疗原发病　选择适宜的抗菌药物,中枢神经系统感染性疾病,早期应用脱水剂,以消除脑水肿等。

(七) 机械通气治疗　呼吸机系使用机械装置产生气流和提供不同的氧浓度,通过增加通气量,在一定程度上改善换气功能和减少呼吸功能能量消耗,以达到改善纠正缺氧,CO_2 潴留和维持酸碱平衡的目的。

使用呼吸机应根据各种呼吸疾病患者的病理、病理生理和各种通气方式的不同生理效应,合理调节机械通气的各种参数和吸入氧浓度以达到既能改善通气和换气功能,又能减少或避免机械通气的不良反应(呼吸机相关肺损伤,对血流动力学的影响和氧中毒等)。

(张迈仑)

第六节 黄疸

血清中胆红素含量超过生理范围，使皮肤、巩膜、黏膜及体液染成黄色，称为黄疸。

正常血清总胆红素为1.71～17.1 μmol/L(0.1～1.0 mg/dL)，其中直接胆红素为0.50～3.42 μmol/L(0.03～0.2 mg/dL)以下。血清总胆红素增加，但巩膜黄染尚不能辨认时，称为隐性黄疸。

黄疸应与某些黄色物质进入血液而致的假性黄疸相区别。假性黄疸最常见的原因为胡萝卜素血症，由于进食大量含胡萝卜素的食物而引起，其黄染以皮肤、手掌、足底等处明显，与真性黄疸的巩膜明显黄染不同。化验血清胆红素定量不增加，但黄疸指数可以增加。

老年人眼结膜下脂肪积聚，常见于内眦部，表面不光滑，亦应与巩膜黄染相区别。

检查黄疸，应在天然光线下进行。

一、胆红素代谢

(一)非结合胆红素(间接胆红素) 人类的血红细胞，平均寿命为120 d。衰老的红细胞在网状内皮系统破坏后，生成游离胆红素。游离胆红素为脂溶性，不溶于水，因它的分子较大，不能从肾小球滤出，血清胆红素定性试验(凡登白试验)呈间接反应，故称间接胆红素。因尚未与葡萄糖醛酸结合，故亦称为非结合胆红素。

正常成人每天可产生200～300 mg非结合胆红素，其中80%以上来自血循环中红细胞破坏后的血红蛋白，小部分来自骨髓与肝脏。

(二)结合胆红素(直接胆红素) 肝细胞具有将非结合胆红素改变为结合胆红素的功能，其处理过程分为摄取、结合与排泌三个步骤。进入肝细胞的非结合胆红素与葡萄糖醛酸及硫酸等结合，形成结合胆红素，为水溶性，血清胆红素定性试验为直接反应，故亦称直接胆红素。

结合胆红素由肝细胞排泌入毛细胆管，与其他从肝脏排泌的物质形成胆汁，排入肠道。

(三)胆红素的肠肝循环 结合胆红素在肠道经细菌的作用，形成粪胆元，大部分变为粪胆素随粪便排出，小部分重新吸收，经门静脉至肝脏，再经转化为结合胆红素排入肠道，形成所谓胆红素肠肝循环。被吸收的粪胆元，有极小部分流入体循环，经肾脏排出，称为尿胆元。正常人 24 h 粪中粪胆元总量约为 50～250 mg，24 h 尿内尿胆元总量为 4 mg 以下。

二、黄疸形成的原因

根据胆红素代谢过程，大致可分为：

1. 红细胞破坏过多，血中非结合胆红素浓度增高，超过肝细胞处理的限度，为溶血性黄疸，属肝前性黄疸。

2. 由于肝细胞对胆红素代谢功能的先天缺陷而致的黄疸，即体质性黄疸，属肝性黄疸。

3. 由于肝细胞病变，使胆红素的代谢发生障碍而致的黄疸，属肝性黄疸。

4. 排泄胆红素的途径，自毛细胆管到胆总管的过程中发生阻塞，使胆红素逆流入血循环，为梗阻性黄疸，属肝后性黄疸。

三、引起黄疸的疾病

按血清中增高胆红素的性质，可分为两类：

（一）以非结合胆红素（间接胆红素）增高为主的黄疸　由于胆红素来源过多，或肝细胞摄取或结合障碍而引起。

1. 胆红素来源过多

（1）溶血性黄疸：由于红细胞的内在缺陷或受外界各种因素的损害，造成大量破坏，产生过多的非结合胆红素，超过肝细胞处理的限度，而形成黄疸。

临床表现：轻者可无症状，重者可出现寒战、高热、少尿，无尿以至肾衰竭。急性大量溶血，可出现血红蛋白尿，新生儿可出现严重神经症状，并可发生核黄疸。慢性过程患者常表现为无力，脸色苍白，多有脾大、肝大。由于大量胆红素堆积，栓塞血管，可发生肢体肿痛，溃疡与坏死。

溶血性黄疸的皮肤，多呈柠檬黄色或苍白蜡黄色，不伴有皮肤瘙痒与大便灰白色。

实验室检查：血清胆红素增高，主要为非结合胆红素，但一般很少超过5 mg/L,凡登白试验呈间接反应,尿胆元增加,尿胆红素阴性,血中网织红细胞增多,红细胞脆性增加,并可出现特殊形态,血清铁增高,骨髓红细胞增生旺盛,转氨酶少有改变,絮浊试验多属正常。

主要疾病:溶血性黄疸的疾病可分为:

A. 先天性者:①遗传性球形细胞增多症:是一种慢性过程伴有急性发作的溶血性疾病,以黄疸、贫血、脾大、红细胞球形变化和脆性增加为其特征。②地中海贫血:轻者无症状,重者呈特殊呆滞面容,脾明显增大,轻度黄疸,进行性贫血,靶形细胞及大量有核红细胞出现为其特点。③遗传性非球形红细胞性贫血Ⅰ型:为红细胞缺乏6-磷酸葡萄糖脱氢酶所致。Ⅱ型为红细胞缺乏丙酮酸激酶所引起。自家溶血试验阳性,红细胞脆性试验正常。

B. 先天因素与后天因素共同作用者:有蚕豆病、伯氨喹类药物性溶血。为红细胞缺乏6-磷酸葡萄糖脱氢酶(G-6-PD),在服食蚕豆、伯氨喹、非那西丁、呋喃西林类、某些磺胺药后,发生溶血性黄疸、化验红细胞G-6-PD活性减低;高铁血红蛋白还原试验,还原速率减慢。

C. 后天性者:①新生儿溶血病:由于母子血型不合引起的免疫反应所致的严重溶血,以黄疸、严重贫血、全身水肿、肝脾肿大与血中出现有核红细胞为特征。胎儿由父方遗传而来的红细胞内抗原,通过胎盘进入缺乏此抗原的母体,产生相应的抗体,再由胎盘进入胎儿循环,引起严重溶血。以A、B、O不合者占多数,Rh因子次之,诊断主要靠特异性抗体检查。②自身免疫性溶血:为自身抗体吸附于红细胞表面的抗原上或游离于血清中,使红细胞破坏增速的一种溶血性疾病。自身抗体有温暖型、寒冷型两种,临床上分为特发性和继发性两类。特发性者,直接抗人球蛋白试验阳性,少见而原因不明。继发性者,如症状性温暖型抗体免疫性溶血性贫血,可继发于播散性红斑狼疮、恶性淋巴瘤等。寒冷型抗体所致症状性冷凝集病,可并发于肺炎支原体肺炎、传染性单核细胞增多症。阵发性寒冷型血红蛋白尿,常与梅毒有关。③输血引起的溶血:A、B、O血型不合或Rh血型不合均可引起溶血性输血反应。④感染、药物及化学药品引起的溶血:感染引起者,较为少见,严重疟疾可引起溶血性贫血(见黑尿热)、病毒感染,如传染性单核细胞增多症。细菌感染:如产气荚膜杆菌、溶血性链球菌、葡萄球菌、大肠杆菌、伤寒杆菌产生的败血症等。

引起溶血的药物及化学药品,可直接损害红细胞,如苯、苯肼、砷、砷化氢、硝基苯、苯胺及铅等。损害缺乏6-磷酸葡萄糖脱氢酶红细胞的药物,如伯氨喹啉类药物。通过免疫作用损害红细胞的药物,如奎宁、奎尼丁、磺胺类药物等。

诊断可根据有服药及接触化学物品史,急性溶血的临床表现,红细胞有海涅次小体形成,直接抗人球蛋白试验阳性,高铁血红蛋白还原试验还原速率减慢来确定。

(2)旁路性高胆红素血症:来自红细胞以外的胆红素称旁路性胆红素。其增多的原因,可能为骨髓内未成熟红细胞破坏过多所致。原发性者,目前原因不明,可能与遗传有关。继发者,可见于恶性贫血、地中海贫血、急性卟啉病、铅中毒等。其特点为血中非结合胆红素增多,红细胞寿命正常,尿胆元增多,尿中胆红素阴性。

(3)新生儿肠原性高胆红素血症:新生儿肠道内缺乏使胆红素还原的菌丛,而肠道内β-葡萄糖醛酸苷酶活性较高,易使结合胆红素水解为非结合胆红素,且较结合胆红素易于吸收,故可致非结合胆红素增高。

2. 肝细胞对胆红素摄取或结合障碍,有下列疾病:

(1)Gilbert 病(先天性非溶血性黄疸,间接胆红素增高型):轻型者多见于青少年,为肝细胞摄取胆红素的功能障碍,黄疸呈间歇性,时轻时重,多无明显症状,肝不大或略肿大。重型者,多见于婴幼儿,血清胆红素超过 50 mg/L,为肝细胞内葡萄糖醛酸转移酶缺乏所致。轻型者主要为非结合胆红素增高,重型者兼有结合胆红素增高,其他各项肝功能检查均正常,尿胆元不增加,尿胆红素阴性。肝活检正常,偶有少量脂肪变。电子显微镜检,肝超微结构肝细胞内粗面内质网的核糖核酸颗粒显著减少,光面内质网增多。本病多有家族史。

(2)Crigler-Najjar 综合征:为少见的家族性先天性葡萄糖醛酸转移酶严重缺乏,以致不能形成结合胆红素,大多于出生后出现严重黄疸,血清胆红素可达 150 ~400 mg/L,大部为非结合胆红素,多死于核黄疸。

(3)Luccey-Driscoll 综合征(暂时性家族性高胆红素血症):多在出生后出现深度黄疸,血清胆红素可达 200～600 mg/L,大部为非结合胆红素,由于其体内有抑制结合胆红素形成的物质,若不进行替换输血,必引起核黄疸而死亡。存活者可在初生一个月内黄疸消失。

(4)新生儿生理性黄疸:为肝细胞内的葡萄糖醛酰转移酶的活力不足,不能使因红细胞加速破坏而生成的非结合胆红素转化为结合胆红素排出所引起。血清胆红素可达 100～150 mg/L,以非结合胆红素为主。临床上以无症状为特征,生活无异常表现,仅有巩膜与皮肤黄染,多在生后 2～4 d 出现,最迟第 5 d 出现,持续 2～3 d 后消退,未成熟儿黄疸较重,可持续 7～10 d。若新生儿黄疸生后两周消退,或消退后重复出现,或进行性加深,均应考虑病理性黄疸。

(5)半乳糖血症:是一种先天性半乳糖代谢紊乱疾病,患儿经母乳或牛奶喂养,由于肝细胞及血红细胞内缺乏磷酸半乳糖尿苷酸转移酶,不能使双磷酸半乳糖尿嘧啶苷转化为双磷酸葡萄糖尿嘧啶苷,以致非结合胆红素在肝细胞内不能与葡萄糖醛酸结合成结合胆红素。此种患儿不仅生理性黄疸严重,而持续不退,断奶后才有可能好转。病儿可于生后数周内死亡,如能存活则有智力减退,白内障,最后出现肝硬化及门脉高压症。

(6)哺乳性黄疸:母奶中如含有孕酮-3-(α)20(β)-双酮,可抑制葡萄糖醛酞转移酶,使母奶喂养的新生儿发生非结合胆红素增高的黄疸,可在生后持续 2 周至 2 月以上,停止母奶喂养可使黄疸减轻或消退,而重新哺乳可使黄疸加深,一般不形成核黄疸。

(7)药物:新生霉素可干扰葡萄糖醛酰转移酶的活性,阻止非结合胆红素与葡萄糖醛酸结合,从而引起血中非结合胆红素的升高。磺胺类药物在血中可阻止游离胆红素与白蛋白结合,引起血中非结合胆红素增高。

(8)肝炎后高胆红素血症:肝炎后出现的长期波动性黄疸,血中非结合胆红素增高,一般 10～20 mg/L,很少超过 50 mg/L,其余肝功能及肝活组织检查正常,预后良好。其产生的原因主要是肝脏胆红素代谢障碍,可能为葡萄糖醛酰转移酶发生某种缺陷。

(二)以结合胆红素(直接胆红素)增高为主的黄疸　由于肝细

胞坏死、变性,肝细胞对胆红素转运排泄障碍,肝内梗阻性胆汁淤滞或肝外胆道阻塞而引起。

1.肝细胞坏死、变性:为各种类型黄疸中发病率最高的一种。由于肝细胞肿胀、变性和坏死,使处理非结合胆红素的功能下降,结合胆红素可反流进入血流中,故血中两种胆红素均增加,但以结合胆红素为主。凡登白试验呈双相反应,结合胆红素,能从肾脏排出,故尿胆红素阳性。从肠内吸收进入肝脏的尿胆元,因肝功能障碍不能再经转化为结合胆红素而排至肠道,再自肾排出,故尿中尿胆元增加,血清谷丙转氨酶活力增高,絮状或浊度试验阳性。严重时可有肝内梗阻,出现皮肤瘙痒和灰白便,临床症状较溶血性与梗阻性黄疸明显,重症可发生肝性脑病。主要的病因与疾病如下。

(1)感染:由各种病原体引起。①病毒:以病毒性肝炎最多见,传染性单核细胞增多症、流行性出血热、巨细胞病毒感染等也可引起。②细菌:布氏杆菌病、细菌性肝脓肿、伤寒、粟粒性结核,肝结核、大叶肺炎、败血症等。③螺旋体:钩端螺旋体、回归热。④原虫:阿米巴肝炎及肝脓肿、疟疾。⑤蠕虫:华支睾吸虫、血吸虫等。

(2)中毒性肝损伤:某些药物或毒物,可引起肝脂肪变性与肝小叶中心性坏死,临床有肝大、黄疸及肝功能损害。如酒精、四氯化碳、氯仿、乙醚、砷、磷、汞、铅、吗啡、辛可芬、异烟肼、磺胺类、苯巴比妥、硫氧嘧啶以及锑制剂等,均可引起类似病毒性肝炎的症状。

(3)妊娠急性脂肪肝:在妊娠末期出现,多先有不同程度的水肿、高血压、蛋白尿。黄疸迅速出现、加深,严重的出血倾向,急性肾功能不全,昏迷。血清结合胆红素升高至 100 mg/L 左右,但尿胆红素阴性。肝细胞大量脂肪变性而无坏死。

(4)心力衰竭、严重贫血、甲状腺功能亢进均可引起肝细胞变性与坏死,而产生黄疸。

2.肝细胞对胆红素转运及排泄障碍:有下列疾病。

(1)Dubin-lohnson 综合征:又称慢性特发性黄疸、先天性非溶血性黄疸(直接胆红素增高I型)为一少见疾病。表现为慢性或间歇性黄疸,具有家族性,多见于青少年,肝可触及并有压痛、肝区痛,于妊娠、过劳、酗酒、手术后或感染等情况下黄疸加深。目前认为:肝细胞虽可生成结合胆红素,但由于毛细胆管排泄功能障碍,而反流入血,使血中两种胆红素均增加,以结合胆红素为主,黄疸多属中度,尿胆红素阳性,尿胆元增加。浊度与絮状试验轻度改变。转氨酶无明显增高。胆囊造影80%不显影。磺溴酞钠(B. S. P)试验的特点为:45 min 留滞可达 10% ~20%,60 min、120 min 留滞反而较 45 min 为高。

肝活检结构正常,但肝小叶中心的肝细胞内有粗大棕褐色色素沉着,超微观察可见肝细胞的基质和溶酶体内有大量色素,溶酶增多,预后良好。

(2)Roter 综合征:又称慢性家族性非溶血性黄疸、先天性非溶血性黄疸(直接胆红素增高Ⅱ型)多见于小儿或青少年,有家族史,也属于肝排泄功能障碍性疾病,血中两种胆红素均增加,主要为结合胆红素。絮状与浊度试验轻度改变。转氨酶多正常。胆囊显影,B. S. P 排泄试验,45 min 留滞但无再上升现象。胆红素耐量试验显著减慢。肝活检无明显改变,肝脾不大,无症状,预后良好。

(3)肝内胆汁淤滞:为肝细胞对胆红素代谢紊乱,致使转运及排泄功能发生障碍所致。其临床及血液生化检查,符合梗阻性黄疸的变化,以病毒性肝炎胆汁淤滞型及药物引起者最为多见。

A. 病毒性肝炎胆汁淤滞型:主要临床表现为长期梗阻性黄疸,起病一般较急,黄疸逐渐加深,但尤与黄疸深度相称的严重症状,预后良好(参阅病毒性肝炎章节)。

B. 药物性黄疸:分为两种,一种为伴有炎症的急性肝内郁胆,可能与机体对药物的变态反应有关,其临床特点为黄疸的发生与用药的剂量大小无关,多在用药后 1 ~4 周出现,常伴有发热及皮疹,与嗜酸性粒细胞增多,黄疸持续数周与数月不等,但再度用药可再发生黄疸。肝活检可见肝内郁胆及炎症浸润。引起此型的药物以氯丙嗪最为多见,此外,尚有硫氧嘧啶、地巴唑、磺胺类药物、氯噻嗪、对氨水杨酸、呋喃妥因、红霉素丙酸脂等。另一种为不伴炎症反应的急性肝内郁胆,可见于服用甲睾酮等含有 17a-烃基的药物之后。其特点为:服用此类药物到一定剂量后,几乎均有 B. S. P 的滞留,部分出现黄疸,无发热、皮疹及嗜酸性粒细胞增多等现象。停药后黄疸于数天至数周内消退,再次用药常引起再发。肝活检仅有郁胆而无炎症反应。

C. 妊娠期复发性黄疸:少见,多在妊娠的后4个月出现,有梗阻性黄疸的症状和化验改变,于分娩后1~2周消退,下次妊娠可再度出现。

D. 特发性复发性胆汁淤滞:有家族史,通常于青春期发作,数月或数年发作一次。发作时食欲差,皮肤瘙痒,1~3周内出现黄疸,血生化检查呈梗阻改变,肝活检显示肝小叶中央郁胆,超微结构显示微绒毛减少,变形,线粒体改变等。本病在缓解期间,临床症状消退,肝病变消失,故与Dubin-Johnson综合征不同。

E. 肝硬化:原发性胆汁性肝硬化的早期,可表现胆汁淤滞性黄疸,并伴有发热与腹痛。

3. 肝外梗阻性黄疸:主要因胆道系统有阻塞,肝细胞功能在起病时正常,可形成结合胆红素,因排出障碍反流入血。血内结合胆红素增加,凡登白定性试验为直接立即反应。长期阻塞肝功能受损,非结合胆红素不能完全在肝细胞内转化,絮浊试验早期为阴性,晚期可为阳性。碱性磷酸酶与胆固醇明显增加。转氨酶与r-谷氨酰转肽酶可轻度或中度增加,尿中胆红素阳性而尿胆元减少。因胆汁排出受阻,粪胆元形成减少或消失。

在梗阻原因未解除时,黄疸持续上升。临床特点:早期一般状态良好,症状轻微。皮肤痒,大便灰白,肝大。

肝外梗阻的原因,常见者有:①肿瘤:胰头癌,胆道口壶腹癌,肝总管或肝管癌。②结石:胆总管结石,左、右肝管结石,肝内胆管结石。③炎症:急性梗阻性化脓性胆管炎,慢性胆囊胆管炎等。④先天畸形:先天性胆总管囊肿,先天性胆道闭锁等。⑤寄生虫:华支睾吸虫,蛔虫,肝包虫病等。寄生虫引起的肝外梗阻,甚为少见。蛔虫进入胆道引起梗阻,常伴有梗阻性化脓性胆管炎。

肝外梗阻疾病的鉴别,参阅病毒性肝炎节。

具有黄疸症状的疾病很多,其发生的机制各异,综合上述,见表2-2。

四、实验室检查对黄疸的鉴别

实验室检查对黄疸的鉴别,非常重要。对黄疸患者在详细询问病情及体格检查之后,应取血、尿标本送检。实验室检查方面的要点,见表2-3。

表 2-2 黄疸分类和发病机制

		发病机制	临床疾病
非结合胆红素增高	肝前性黄疸	胆红素产生过多 溶血性	溶血性黄疸(成熟红细胞破坏过多)旁路性高胆红素血症(骨髓内未成熟红细胞破坏过多)
		非溶血性	新生儿肠源性高胆红素血症
	肝性黄疸	肝细胞对胆红素摄取缺陷	Gilbert 综合征(轻型)、青少年间歇性黄疸、肝炎后高胆红素血症
		肝细胞对胆红素结合障碍	Gilbert 综合征(重型):新生儿期发病,体内葡萄糖醛酰转移酶缺乏
		先天性酶缺陷	Crigler-Najjar 综合征:先天性葡萄糖醛酰转移酶缺乏。半乳糖血症
			新生儿或未成熟儿生理性黄疸
		酶发育不成熟 酶受抑制	Luccey-Driscoll 综合征:新生儿期发病,体内有酶的抑制物质,病重夭死
			哺乳性黄疸
		肝细胞对胆红素转运及排泄障碍	Dubin-Johnson 综合征:见于青年人,长期慢性黄疸,有家族倾向
			Roter 综合征:见于青年
结合胆红素增高			肝内胆汁淤滞(病毒性肝炎、药物中毒、妊娠特发性黄疸、特发性复发性胆汁淤滞、肝硬化)
		肝细胞坏死变性及功能下降	肝炎(感染性中毒性)、肝硬化、心力衰竭、妊娠急性脂肪肝
	肝后性黄疸	肝内或肝外的胆道梗阻,结合胆红素反流入血液	胰头癌、胆道口壶腹癌、肝总管或肝管癌、胆总管结石、肝管结石、先天性胆总管囊肿、先天性胆道闭锁、急性梗阻性化脓性胆管炎、慢性胆囊胆管炎、寄生虫

表 2-3　黄疸的实验室检查

实验室试验	肝前性(溶血)黄疸	肝性黄疸		肝后性(梗阻)黄疸
		肝细胞损害	酶缺乏	
血清胆红素定性(凡登白试验)	间接反应阳性	直接反应阳性或双向反应	间接反应阳性	直接反应或双向反应
血清总胆红素	增加	增加,明显增加	增加	明显增加
结合胆红素	晚期或有增加	增加	很少	明显增加
非结合胆红素	增加	或有少量增加	增加	晚期增加
尿胆红素	阴性	阳性	阴性	阳性
尿胆元定量试验				
尿内总量	增加	增加或减少	很少	无或减少
粪内总量	增加	正常或减少	很少	无或减少
血清碱性磷酸酶	正常	正常或稍高	正常	增加
血清谷丙转氨酶	正常	增加	正常	正常或稍高
血清絮状与浊度试验	正常	增加	正常	正常
B. S. P 试验	无滞留	有滞留	无滞留	晚期有滞留
血清凝血酶元活动度	正常	减低,注射维生素 K 不能恢复	正常	如减低,注射维生素 K 能回复

（杨大峥）

第七节　急性呼吸窘迫综合征

由各种肺内、肺外致病因素导致的急性、进行性缺氧性呼吸衰竭，称为急性呼吸窘迫综合征(acute respiratory disease syndrome，ARDS)。其病理生理特征为肺泡毛细血管屏障通透性增加所引起的肺水肿，急性肺损伤(acute lung injury，ALI)，与ARDS有相同病理生理改变的一种综合征，严重时定义为ARDS。

引起ARDS的疾病很多，它们均是ARDS发生的诱因或高危因素。最重要的是创伤和感染，尤其是严重脓毒血症或感染性休克患者，发展为ARDS的可能性最大，多种危险因素存在，ARDS发病的可能增加。

一、病因

1. 直接肺损伤因素：如肺部严重感染，各种病原的肺炎，粟粒肺结核，胃内容物吸入，吸入有毒气体(氯、NO_2、Cl_2、光气等)、溺水、氧中毒。

2. 间接损伤因素：如脓毒血症、重症胰腺炎、大量输血、DIC等。

二、发病机制中的重点

有人提出发生ARDS的原因可能是全身炎症反应综合征(SIRS)，由于SIRS导致一系列细胞和生物化学改变而引起ARDS。在ARDS发生过程中往往会出现多器官损害，从呼吸衰竭开始进而影响到肝、肾、心血管系统及中枢神经系统，而经治疗后ARDS所致的死亡往往不是死于呼吸衰竭，而是死于多脏器功能不全综合征(Multiple organ dysfunction syndrome，MODS)。因此可以考虑ARDS和MODS都是SIRS的后果。

三、临床表现

通常在原发病起病后24～48 h发病，起病急，有时甚至突然发病，呼吸频率增快是早期的症状，其后出现呼吸困难，早期肺部体征不明显，也可闻少许湿性啰音，较早期PaO_2下降，$PaCO_2$也偏低，(A-a)PO_2增加，患者可出现呼吸窘迫、发绀、烦躁不安及心率加快，吸氧难以缓解呼吸窘迫。

X线检查早期可无异常发现，病情进展X线检查是广泛肺间质浸润，可见两肺弥漫性斑片状阴影，严重者阴影可融合成大片状。肺含气量极低，可出现胸腔积液，PaO_2明显下降，CO_2潴留使$PaCO_2$增高出现混合性酸中毒，预示预后不良。

四、动脉血气分析

1. 提示急性呼吸衰竭，PaO_2 < 8 kPa（60 mmHg）

2. 低氧血症：ALI 时，PaO_2/FiO_2（吸氧浓度）降低。PaO_2 ≤40 kPa（300 mmHg）。

3. ARDS：PaO_2/FiO_2 ≤26.6 kPa（200 mmHg）。

4. 正常$PaCO_2$为4.6～6.0 kPa（35～45 mmHg），高于或低于此限分别表示肺通气不足或通气过度。

5. 肺泡-动脉氧分压（$PA\text{-}aO_2$）；是换气功能的粗略指标，一般低于1.33 kPa（10 mmHg），ARDS 时高于4.0 kPa（30 mmHg）。

五、诊断

1. 有发生 ARDS 的高危因素。

2. 急性起病：呼吸频数和（或）呼吸窘迫。

3. 低氧血压：ALI 与 ARDS 时的动脉血气分析数值。

4. 胸部 X 线检查：两肺浸润性阴影。

5. 肺毛细血管楔压（PCWP）≤2.4 kPa（18 mmHg）或临床除外心源性肺水肿。

六、治疗

除按急性呼吸衰竭的治疗原则处理外：

1. 机械通气*

（1）压力控制通气（PCV）：应定最大的吸气压（气道锋压）30～35 cmH_2O，开始时加呼吸末正压 PEEP 8 cmH_2O，然后逐步增加 PEEP 水平，维持最大吸气压不变，允许潮气量减少，直到某一点，此时计算的潮气顺应性开始从增加到减少，则确定为理想的 PEEP 值。

（2）容量控制通气（VCV）必须设定潮气量（0.005～0.008 L/kg）采用减速流量波形，预设较低的压力报警限（<35～40 cmH_2O）并密切监测气道平台压。

---

* 根据赵鸣武推荐，见斯崇文，贾辅忠，李家泰. 感染病学. 北京：人民卫生出版社，2004.1609

2. 控制液体入量和保持液体平衡:主要控制或减轻肺间质肺泡水肿。机械通气时由于抗利尿激素增高易出现体液潴留。故早期入量需少于出量,如可有1 000 mL 左右负平衡。给予晶体液,因胶体液输入后可通过通透性增高的肺毛细血管漏至间质,间质渗透压增高,影响体液的回吸收。

3. 控制血管外肺水肿:应使左房与左室舒张压降低,可用利尿剂或施行超声以减少血管外肺水肿。

4. 支持治疗:防止并发症,增加营养,避免治疗过程氧中毒,容量负荷过重,防止胃肠道出血,防止呼吸机相关疾病。

(张迈仑)

第八节　常见传染病合并多脏器功能衰竭

多脏器功能衰竭(MOF)或多脏器功能失常综合征(multiple organ dysfunction syndrome, MODS)指在严重感染、脓毒症、休克、严重创伤、大手术、大面积烧伤、长时间心肺复苏术及病理产科等疾病发病 24 h 后出现的 2 个或者 2 个以上系统、器官衰竭或功能失常的综合征。病死率极高。传染性疾病发生 MOF 主要是感染的因素所致。

MOF 各脏器衰竭征、诊断标准及严重度计分,国内外尚无统一标准。本文参考我国 1995 年全国危重病急救医学学术会议重修 MOF 病情分期诊断及严重程度评分标准,见表 2 -4。

表 2 -4　病情分期诊断及严重程度评分标准

受累脏器	诊 断 依 据	评分
外周循环	无血容量不足:MAP = 8.0 kPa(60 mmHg);尿量 = 40 mL/h。低血压时间持续 4 h 以上	1
	无血容量不足:6.67 kPa(50 mmHg) < MAP < 8.0 kPa(60 mmHg),20 mL/h < 尿量 <40 mL/h;肢端冷或暖;无意识障碍	2
	无血容量不足时:MAP <6.67 kPa(50 mmHg);尿量 <20 mL/h;肢端湿冷或暖;多有意识恍惚	3

（续表）

受累脏器	诊 断 依 据	评分
心脏	心动过速：体温升高1℃；心率升高15~20/min；心肌酶正常	1
	心动过速：心肌酶（CKP，GOT，LDH）异常	2
	室性心动过速：室颤；Ⅱ°-Ⅲ°A-V传导阻滞；心搏骤停	3
肺脏	R：20~25 bpm；PaO_2 8.0~9.33 kPa（60~70 mmHg）；PaO_2/FiO_2≥40.0 kPa（300 mmHg）；P（A-a）DO_2 3.33~6.67 kPa（25~50 mmHg）；X线胸片正常	1
	R：>28 min；PaO_2 6.67~8.0 kPa（50~60 mmHg）；$PaCO_2$<4.67 kPa（35 mmHg）；PaO_2/FiO_2 26.7~40.0 kPa（200~300）mmHg；P（A-a）DO_2 13.3~26.7 kPa（100~200 mmHg）；胸片示实变≤1/2肺野	2
	R：>28 min，呼吸窘迫；PaO_2 6.67~8.0 kPa（50~60 mmHg）；$PaCO_2$>6.0 kPa（45 mmHg）；PaO_2/FiO_2≤26.7 kPa（200 mmHg）；P（A-a）DO_2>26.7 kPa（200 mmHg）；胸片示实变≥1/2肺野	3
肾脏	无血容量不足时：尿量=40 mL/h；尿Na^+，血肌酐正常。	1
	20 mL/h<尿量<40 mL/h；利尿剂冲击后尿量可增多 尿Na^+ 20~30 mmol/L；血肌酐≤176.8 μmol/L	2
	无尿或少尿（<20 mL/h持续6 h以上）；利尿剂冲击后尿量不增多；尿Na^+>40 mmol/L，血肌酐>176.8 μmmol/L；非少尿肾衰者；尿量>600 mL/24 h，但血肌酐>176.8 μmmol/L，尿比重≤1.012	3
肝脏	ALT>正常值2倍以上；1 mg/dL<血清总胆红素<2 mg/dL	1
	ALT>正常值2倍以上；血清总胆红素>2 mg/dL	2
	肝性脑病	3
胃肠道	腹部胀气：肠鸣音减弱	1
	高度腹部胀气：肠鸣音近于消失	2
	麻痹性肠梗阻：应激性溃疡出血（具备2项中1项者即可确诊）	3
凝血机能	血小板计数<100×10^9/L；纤维蛋白原正常；PT及TT正常	1
	血小板计数<100×10^9/L；纤维蛋白原≥2.0~4.0 g/L；PT及TT比正常值延长=3 s；优球蛋白溶解试验>2 h；全身性出血不明显	2
	血小板计数<100×10^9/L；纤维蛋白原<2.0/L；PT及TT比正常值延长>3 s；优球蛋白溶解试验<2 h；全身性出血表现明显	3

（续表）

受累脏器	诊断依据	评分
脑	兴奋及嗜睡；语言呼唤能睁眼；能交谈；有定向障碍；能听从指令	1
	疼痛刺激能睁眼；不能交谈、语无伦次	2
	疼痛刺激有屈曲或伸展反应，语言无反应；对疼痛刺激无反应	3
代谢	血糖 < 3.9 mmol/L 或 > 5.6 mmol/L；血 Na^+ < 135 mmol/L 或 > 145 mmol/L；pH < 7.33 或 > 7.45	1
	血糖 < 3.5 mmol/L 或 > 6.5 mmol/L；血 Na^+ < 130 mmol/L 或 > 150mmol/L；pH < 7.20 或 > 7.50	2
	血糖 < 2.5 mmol/L 或 > 7.5 mmol/L；血 Na^+ < 125 mmol/L 或 > 155 mmol/L；pH < 7.10 或 > 7.55	3

注：以上标准均需持续 12 h 以上

附：多脏器功能衰竭的防治

一、早期复苏，防止缺血-再灌注损伤

由于在休克及复苏过程中缺血-再灌注损伤是不可避免的现象，也是导致后续病程中发生脓毒症和 MODS 的重要诱因之一，主要措施是及时补充血容量，保持有效循环血容量尤为重要，不仅要纠正显性失代偿性休克，而且要纠正隐形代偿性休克具体措施如下：

（一）纠正显性失代偿休克　及时补充血容量，做到“需要多少补多少”；紧急情况时，可采取“有什么补什么”的原则，不必苛求液体种类而延误复苏抢救。心源性休克要限制液体，并使用强心和扩张血管药治疗。

（二）防止隐性代偿性休克发生　早期对病人实施胃黏膜 pH 监测。若监测结果 pH < 7.320，无论 MODS 发生率还是病人死亡率均有明显上升。

（三）抗氧化剂和氧自由基清除剂的使用　根据休克后自由基损伤在总体损伤中所占比例来看，抗氧化治疗在早期休克复苏中的意义较大。临床上推荐使用的有维生素 C、维生素 E、还原型谷胱甘肽等。其用药原则是：早期和足量使用。

二、防治病因，控制感染

合理应用抗生素是防治感染的重要手段，应注意以下几点：

1. 一旦危重患者出现发热、白细胞计数升高等可疑感染的症状，应立即使用抗生素。因危重患者多数存在不同程度的免疫力低下，感染的诊断一时难以确定，若不及时使用抗生素，则感染发展快，死亡率高。

2. 对严重感染经积极抗生素治疗未能取得预期效果，且疑有真菌感染者，应及时合理选用抗真菌药物。此时，原有的抗生素不宜立即全部撤除。

3. 尽量减少侵入性诊疗操作：各种有创诊疗操作均增加了危重患者的感染机会。如开放式留置尿管、外周静脉留置针、机械通气等，因此应对危重患者实行保护，尽量避免不必要的侵入性诊疗操作。

4. 提高患者的免疫功能：不同原因引起的免疫功能损害是危重病人发生感染的内因，维护、增强患者的免疫功能，是防治感染的重要一环，可采取加强营养和代谢支持，制止滥用皮质激素和免疫抑制剂进行免疫调理等。

5. 选择性消化道去污染：基于肠源性感染对高危患者构成威胁的认识、对创伤或休克复苏后患者、急性重症胰炎患者等进行消化道去污染，以控制肠道这一人体最大的细菌库，已在一定程度上取得确定的效果。临床上采用口服或灌服不经肠道吸收、能选择性抑制需氧菌尤其是革兰阴性需氧菌和真菌的抗生素，最常用的配伍是多黏菌素 E、妥布霉素和两性霉素 B。无论选用何种用药方案，都不包括抗厌氧菌制剂。因为研究表明，引起肠源性感染的几乎都是需氧菌或真菌，很少有厌氧菌。而作为肠道优势菌群的双歧杆菌、乳酸菌等是构成肠黏膜定植抗力的主体，能减少条件致病菌的黏附和移位，应当得到保护和扶持

6. 外科处理：早期清创是预防感染最关键的措施。对已有的感染，只要有适应证，外科处理也是最直接、最根本的治疗方法。如伤口的清创，脓腔的引流，坏死组织的清除，空腔脏器破裂的修补、切除或转流（如肠造口）。

三、循环支持

(一)维持有效血容量　严重创伤、烧伤、失血性休克、脓毒症都可造成循环血容量绝对或相对不足,临床表现为心率加快,血压下降,尿量减少。补充血容量是最基本的措施,补液的种类应根据丢失体液的类型而定,通常原则是:先补充晶体液,后补充胶体液;速度先快后慢,严重失血时还要补充全血,使血细胞比容不低于30%。血容量补充应根据临床监测结果及时调整,肺毛细血管楔压(PCWP)是判定血容量的较好指标,PCWP的正常值1.06~1.60 kPa(8~12 mmHg),PCWP>2.66 kPa(20 mmHg)时,补液量应适当控制,防止肺水肿出现,也可根据尿量调整补液。

(二)支持有效心脏功能　MODS患者易发生急性左心功能不全,严重时表现为急性肺水肿,右心衰往往继发于左心衰,原发急性右心衰多系肺栓塞所致。急性左心衰的治疗措施包括:纠正缺氧,消除肺水肿,降低心脏前、后负荷,增强心肌收缩力,利尿,有条件时可采用机械辅助循环。

四、呼吸功能支持

肺是最敏感的器官,MODS患者常常因为肺表面活性物质遭受破坏,导致动脉血氧分压下降,炎性细胞浸润、肺纤维化形成,治疗非常棘手,故要早期防治,常采用:

(一)保持气道通畅　保持气道通畅是治疗急性呼吸衰竭的基础措施,常采用的方法有:用祛痰剂稀释痰液和解除支气管痉挛,推荐超声波雾化吸入法和在雾化剂中加解痉药。当上述措施无效时,则需建立人工气道。临床常用的人工气道有:

1. 气管插管。

2. 气管造口术。

(二)氧气治疗　氧气治疗的目的在于提高血氧分压、血氧饱和度和血氧含量。氧气治疗可分高流量和低流量两种形式。

1. 高流量系统供氧:患者只呼吸来自呼吸器内的气体,这个系统能稳定地提供从低浓度到高浓度的任意浓度的氧;为使患者吸氧浓度大于60%,需采用人工气道和氧混合器。

2. 低流量系统供氧:指患者不完全依赖呼吸器内的供氧系统,其中部分潮气量要由室内空气提供,这种方法供氧也可使吸氧浓度在21% ~80%的较大范围内调整。

在吸氧治疗中必须注意防止氧中毒,吸氧固然可以改善低氧血症,但较长期间吸纯氧可引起氧的毒副作用。主要表现为吸收性肺不张,其机制为肺泡内氮气被氧气所取代,氧又很容易被血液吸收,致使肺泡萎陷。

3. 机械通气:尽早使用机械通气,呼吸末正压是较理想的方法,但要注意血流动力学方面的变化。

4. 其他

(1)纠正酸碱失衡:呼吸性酸中毒代偿期的治疗应以增加通气量为主。

(2)在失代偿期则考虑应用碱性药物。

(3)补足血容量:输入新鲜血液以加强血液携氧能力。

(4)加强营养支持:防止呼吸肌萎缩,增加呼吸泵功能,有利于脱机。

五、肾功能支持

临床上根据急性肾衰竭(ARF)的发病过程给予相应的处理。原则是扩张血管,维持血压,但要避免使用缩血管药物,以保证肾脏的血流灌注。

(一)少尿期　严格限制水分摄入 ,防止高钾血症,控制高氮质血症和酸中毒。

(二)多尿期　由于此期水和电解质大量丢失,体内出现负氮平衡以及低血钾,机体抵抗力极度下降,故治疗重点应为加强支持治疗。

(三)恢复期　以加强营养为主,也有部分患者由于肾脏不可逆性损伤而转为慢性肾功能不全。

六、肝功能支持

在临床上对肝衰竭尚无特殊治疗手段,只能采取一些支持措施以赢得时间,使受损的肝细胞有恢复和再生的机会。主要措施有:

(一)补充足够的热量　补充足够的热量及能量合剂(辅酶 A/ATP),维持正常血容量,纠正低蛋白血症。

（二）控制全身性感染　及时发现和去除感染灶，在抗生素的选择上应避免选择对肝脏毒性大的抗生素。

（三）肝脏支持疗法　有条件的医院可开展人工肝透析，肝脏移植等技术。

七、营养和代谢支持

MODS 患者常出现全身炎症反应，机体处于高代谢状态，加之升血糖激素分泌亢进、肝功能受损，出现负氮平衡。治疗中加强营养更显重要。目前所普遍使用的主要是“代谢支持”，其总的原则和方法是：

（一）增加能量总供给　通常需要达到普通患者的 1.5 倍左右，用能量测量计测量。

（二）提高氮与非氮能量的摄入比　由通常的1∶150 提高到1∶200。

（三）营养支持　尽可能地通过胃肠道摄入营养。

八、应激性溃疡的防治

在 MODS 监护的重症患者中，既往无胃病史而突发呕血或便血，或在胃肠减压管中出现血性或咖啡样胃液时应首先怀疑应激性溃疡。对胃肠应激性溃疡的治疗在于控制脓毒血症，矫正酸碱平衡，补充营养，胃肠减压。临床上有人应用生长抑素治疗胃肠道出血，如：奥曲肽（善得定）和施他宁。

九、中医药支持

我国学者从 MODS 的防治入手，对中医药进行了尝试。运用中医活血化瘀、清热解毒、扶正养阴的理论，采用以当归、黄芪、大黄、生脉等为主方的治疗取得了良好的临床效果。

（段毅力）

第三章　病毒性疾病

第一节　传染性非典型性肺炎

传染性非典型性肺炎(infectious atypical pneumonia,SARS)是由一种新的冠状病毒引起的急性呼吸道传染病,又称为严重急性呼吸综合征(Severe actueres respiratory syndrome,SARS)主要通过近距离飞沫、接触呼吸道分泌物及密切接触传播,临床上以首发发热、头痛、肌肉酸痛、乏力、干咳少痰为特征。严重者出现气促或呼吸窘迫症。

SARS 的由来

A. 非典型性肺炎:多种病原引起,包括细菌、支原体、衣原体、病毒、军团菌等。

B. 大叶肺炎、支气管炎:由肺炎链球菌引起。

C. 传染性非典型性肺炎:2002 年 11 月在我国广东部分地区悄然出现的 SARS,在经历了两个月的始发期后,扩散到我国内地 24 个省、自治区、直辖市,全球及亚洲、美洲、欧洲等 32 个国家和地区。截至 2003 年 8 月 7 日,全球累计发病例数为 8432 例,平均病死率达到了 9.3%。我国定为法定传染病,按甲类传染病处理。根据 WHO 定名简称 SARS。

一、病原学

2003 年 4 月 16 日 WHO 正式确认 SARS 病原体为一种新的冠状病毒(SARS-COV)。病毒基因组为单股正链 RNA,与经典冠状病毒仅有约 60% 同源性。经典冠状病毒包括三个群,第一、二群主要为哺乳动物 COV,第三群主要为禽类 COV。人冠状病毒有两个血清型,是人呼吸道感染的主要病原。人类 20% 的普通感冒由 COV 引起,同时也是成人慢性气管炎急性加重的重要病因之一。基因组学研究结果表明,SARS-COV 的基因与已知三个经典 COV 均不相同。因此

SARS-COV 可归纳为第四群。

（一）生物学特征　病毒在 37℃下生长良好，感染细胞后 24 h 可出现病变，室温 24℃病毒在尿液中至少活 10 d，在腹泻粪便、痰液中能活 5 d，血液中可活 15 d。在一般载体塑料、玻璃、布料、复印纸表面存活 2～3 d。对温度敏感，温度升高抵抗力下降，37℃可活 4 d，56℃加热 90 min，75℃加热 30 min 能灭活，紫外线照射 60 min 可杀死病毒，75℃乙醇作用 5 min 灭活，含氯消毒剂 5 min 灭活。

（二）免疫学特征　SARS-COV 感染时，人体免疫系统能够激发体液免疫和细胞免疫反应并逐渐控制感染、清除病毒，SARS-COV 可以直接侵犯免疫系统，导致患者淋巴细胞，白细胞减少和外周淋巴组织病理损伤。CD_4^+、CD_8^+、T 淋巴细胞较正常人明显降低，病情越重，T 淋巴细胞计数下降越明显，SARS 患者恢复后 T 淋巴细胞的数量和功能逐渐恢复正常。

1. 发病后一周开始产生 IgM 抗体可持续 3 个月。

2. 7～10 d 开始产生 IgG 抗体。一个月左右抗体滴度达高峰，全部阳转，至恢复后 6 个月仍持续阳性。

3. SARS-COV 主要引起显性感染，尚缺少亚临床感染的证据。试验证明 IgG 可能是保护性抗体，可以中和体外分离到的病毒颗粒。

二、流行病学

（一）传染源

1. SARS 患者是最主要的传染源，极少数患者在刚出现症状时即有传染性。发病第二周最具传染力，未发现潜伏期患者以及治愈患者有传染他人的病例。

2. 超级传播现象：一个人发病（4 月 16 日发热，右下肺阴影，4 月 19 日确诊为 SARS，20 日去世，共感染 222 人，医护人员 70 余人，牺牲 6 人，天津病例）造成多人感染发病，除去易感者接触程度、频率、个人免疫功能以及个人防护情况等，并非所有患者都有同等的传播力其病原的特殊生物学特性尚不清楚。

3. 隐性感染者是否存在？其传染源的意义？症状不典型的轻型患者是不是重要的传染源？目前尚不明确。

4. 检测发现：从果子狸分离的病毒与 SARS-COV 的基因序列高

度符合，推测本病最初可能来源于动物，但不能从流行病学角度解释，2002年以来广东省疫情初起时的疫源地多发此种现象。

（二）传播途径

1. 近距离飞沫传播。

2. 气溶胶：是空气传播的另一种形式，易感者未与SARS相遇的情况下可能吸入了悬浮于空气中含有SARS-COV的气溶胶所感染。

3. 接触患者的体液、血液、排泄物。

4. 不能排除经肠道传播的可能性。

（三）人群易感性

1. 一般人普遍易感，但小儿感染率较低，原因不清楚。SARS症状期患者的密切接触者是SARS的高危人群，如医护人员和患者家属等。医院内抢救、护理危重患者吸痰、气管插管、病房环境通风不良，很容易造成院内感染。

2. 近距离接触，接触频率，接触时间，防护措施不力，都很容易感染SARS。

（四）流行特征

1. 聚集性发病，多种途径传播。

2. 高速度传播，成人发病高（20～60岁占总发患者数的85%）。

3. 传染源有强弱，老年预后（50岁以上）差，病死率占总死亡人数的44%，合并高血压、糖尿病、心脏病、肺气肿、肿瘤等病死率高。

4. 潜伏期短，医院内感染，医务人员病例占总病例的20%左右。

三、发病机制

了解不太清楚，SARS-COV可直接使肺组织损伤，造成弥漫性肺泡损伤的渗出期变化，随后出现弥漫性肺泡损伤的增殖期和纤维化期的变化，导致血氧饱和度下降及DIC，造成MOFS而导致患者死亡。另外SARS患者末梢血淋巴细胞减少，CD_4^+和CD_8^+、T淋巴细胞均明显下降，表明细胞免疫可能受损。从SARS患者恢复期血清有明显治疗作用的角度看，SARS-COV感染也会影响患者体液免疫反应。至病后6个月血清抗SARS-COV IgG仍强阳性，但其持续时间及其对机体的保护作用及流行病学意义尚有待研究，细胞免疫无明确报道。

四、病理改变

1. 主要累及肺和免疫器官:如脾和淋巴结,其他方面,如心、肝、肾、胆也可出现充血、出血、坏死,不同程度的损害。

2. 肉眼:肝脏肿大、重量增加,胸膜暗红色、暗灰色,胸腔可少量积液,肺切面均匀实变似大叶肺炎-肝变期。继发感染有大小脓肿、肺梗死、肺门淋巴结肿大。

3. 光镜:弥漫性肺泡损伤改变,肺水肿,纤维蛋白原渗出,凝集成纤维素,进而与坏死的肺泡上皮碎屑聚合导致透明膜形成,肺泡腔内巨噬细胞,肺泡上皮脱落到肺泡内-脱屑性肺炎及灶性出血等。

五、临床表现

潜伏期 2 周以内,一般 2 ~ 10 d。

1. 患者起病急,发热,体温超过 38℃,热程 1 ~ 2 周,伴头痛、关节肌肉酸痛、全身乏力,部分患者可有腹泻,很少有上呼吸道卡它症状。3 ~ 7 d 后出现干咳少痰。偶有血丝痰,肺部体征不明显,部分患者可闻少许湿啰音或肺实变体征,X 线胸片肺部阴影在发病第 2 d 即可出现。

2. 病情于 10 ~ 14 d 达高峰,患者中毒症状加重,频繁咳嗽,气促,呼吸困难,略活动则心慌、心悸。此时易发生呼吸道继发感染。进入 2 ~ 3 周后,发热减退,症状体征消失,肺部炎症恢复较慢,体温正常后仍需 2 周左右才能完全恢复正常,少数患者可能在相当长的时间内遗留限制性肺通气障碍或肺弥散功能下降,多在 2 ~ 3 个月后恢复。

3. 重症患者进展快易出现 ARDS,小儿病情较成人轻,近期有手术史或其他基础疾病,首发症状可不发热。

六、实验室检查

(一) 血象

1. 白细胞计数多正常,部分下降。

2. 大多数 SARS 患者淋巴细胞计数绝对值减少,呈逐步减低趋势,并有细胞形态学变化。淋巴细胞减低临界值(cut-off)值为 $1.2 \times 10^9/L$,当绝对值小于 $0.9 \times 10^9/L$,可作为辅助诊断的标准。当 $>1.2 \times 10^9/L$,不支持 SARS 诊断。

（二）血液生化检查

1. 谷丙转氨酶（ALT），乳酸脱氧酶（LDH）及其同工酶等均有不同程度的升高。

2. 血气分析：血氧饱和度降低（$SpO_2 < 93\%$）。

（三）血清学检查

1. 特异性抗体：SARS-COV 抗体包括 IgG，IgM 或总抗体，其中任何一种抗体发生阳转或4 倍以上升高均可诊断 SARS。

根据 WHO 资料：

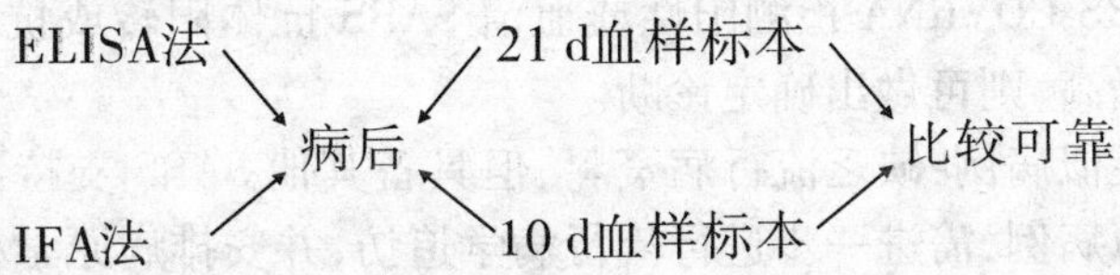

症状出现一个月内可测出 IgG 抗体，未测到 SARS-COV 抗体不能排除 SARS-COV 感染。

2. SARS-COVRNA 阳性有早期诊断意义，应用 PCR 法检测，阳性判断标准：

（1）两个不同部位标本阳性结果。

（2）至少间隔 2 d，同一种临床标本阳性。

（3）在每一个特定检测中对原临床标本使用两种不同的方法或重复 PCR 方法结果阳性。

（四）SARS 影像学的特点　SARS 肺部 X 线的动态变化快，多在初期为小片状影像迅速发展为单侧肺或两肺的多发、弥漫性病变。SARS 表现为局限于一个肺叶或肺段的实变影像较为少见。

七、诊断

（一）诊断依据

1. 流行病学资料

（1）与发病者密切接触史。

（2）发病 2 周前到过病区，病者 2 周接触过或处理 SARS 患者标本。

2. 症状：发热。起病急，38℃以上，肌肉关节酸痛，呼吸道症状，咳嗽呼吸加快，肺实变体征。

3. 实验室检查。

4. 胸部 X 线检查:肺部有片状、斑片状磨玻璃密度阴影,进展迅速,短期内融合呈大片状,应 1 ~ 2 d 动态复查,有条件可行胸部 CT 检查,有助于发现早期轻微病变。

5. 抗菌药物无明显效果。

(二)诊断标准

1. 临床诊断和确定诊断:根据流行病学资料,临床症状肺部 X 影像并排除其他疾病诊断者,可做出 SARS 临床诊断在此基础上,若分泌物 SARS-COVRNA 检测阳性或血清 SARS 抗体阳转或抗体滴度 4 倍以上增高,则可做出确定诊断。

2. 疑似病例:缺乏流行病资料,但具备其他 SARS 支持证据者可作为疑似病例,需进一步进行流行病学追访,并安排病原学检查以求印证。对有流行病学资料及临床症状但无肺部 X 影像变化者也应作为疑似病例,但应动态复查 X 线胸片或胸部 CT,一旦肺部病变出现在排除其他疾病时可做出临床诊断。

3. 医学隔离观察病例:于近 2 周内与 SARS 患者或疑似 SARS 患者接触史,但无临床表现者应自与前者脱离接触之日计,进行医学隔离观察 2 周。

4. 分诊类别及相应处理方式

(1)不是 SARS 者:进入正常诊疗程序。

(2)不像 SARS 者:尚不能绝对排除,做医学隔离观察,居家隔离随访。

(3)疑似 SARS 者(suspected case):综合判断与 SARS 有较多吻合处,但尚不能做出临床诊断,收入单间隔离观察。

(4)临床诊断者(probable case):基本定为 SARS 病例但尚无病原学依据,收至 SARS 定点医院,需置单人病房。

(5)确定诊断者(diagnosed case):临床诊断基础上,有病原学依据,收至 SARS 定点医院,可置多人病房。

5. 重症 SARS:符合以下标准中的 1 条即可诊断。

(1)呼吸困难,成人在休息状态下呼吸频率 >30 次/min

(2)低氧血症,在吸氧 3 ~ 5L/min 条件下,PaO_2 <9.33 kPa(70

mmHg)或 $SpO_2<93\%$ 或已经诊断急性肺损伤或 ARDS。

(3)肺多叶病变,范围 >1/3 或胸 X 线片显示 48 h 病灶进展 >50%。

(4)休克或多脏器功能衰竭综合征(MOFS)。

(5)有严重基础病或年龄 >50 岁。

八、鉴别诊断

1. SARS 早期诊断相当程度属于排除性诊断,应与流感、细菌、真菌肺炎、ARDS 合并肺炎、军团菌病、肺结核、肾综合征出血热、肺水肿、肺栓塞症、肺嗜酸性粒细胞浸润症等鉴别。

2. 快速诊断:通常采用 ELISA 法、间接免疫荧光法测定病原体的特异性抗原或抗体,操作简便、快速、结果准确可靠。

九、治疗

1. 隔离和护理:观察 P. T、SpO_2 或血气分析、血象、胸片,早期应 2 ~3 d 复查,水电解质调整,心理护理。

2. 一般和对症处理:发热 >38.5℃可用解热镇痛药,小儿禁用水杨酸制剂。

(1)氧疗:吸氧-导管面罩、器官插管或切开,呼吸机应用。

(2)咳嗽咳痰者可给予镇咳祛痰药。

3. 激素:有严重中毒症状高热不退者:48 h 肺影面积扩大 >50%,有急性肺损伤或 ARDS,选用甲基泼尼松龙,以抑制异常的免疫病理反应,减轻全身症状反应状态,减轻渗出性损伤,防止或减轻后期的肺纤维化。

成人剂量:80 ~320 mg/d 静脉滴入,根据临床表现、胸片的改善逐渐减量停用,一般每 3 ~5 d 减量 1/3,1 ~2 周后可改为口服,一般不超过 4 周,量过大疗程长皆不宜。

4. 并发症的治疗。

5. 增强免疫力:胸腺素,干扰素或丙种球蛋白可选用。

6. 中药辅助治疗。

7. 抗病毒治疗。

8. SARS 恢复期患者的随访:出院 2 个月内每 2 周至少随诊 1 次,出院 2 月后视情况延长随诊时间,随诊至出院后一年,随诊项目如下：

(1)症状、体格检查。

(2)血常规、肝肾功能、心电图、动脉血气分析、T淋巴细胞亚群等，连续2次正常下次不再复查。

(3)肺功能(肺容积、通气功能和弥散功能)。

(4)X线胸片和MRI、CT(必要时)。

(5)骨密度、髋关节X线片和股骨头MRI(必要时)。

(6)血清SARS-COV特异性抗体IgG。

(7)心理状态评价。

十、预后

全球平均死亡率约11%。

我国死亡率7%。

十一、预防

1. 控制传染源。

2. 疫情报告：三早：早发现，早隔离，早治疗。

3. 隔离治疗，体温正常7 d以上，呼吸系统症状明显改善，X光胸片明显吸收，可出院。

4. 密切接触者管理和医学观察，观察期不少于14 d(自最后接触日算起)。

5. 切断传播途径。

6. 加强院内感染控制。

7. 社区预防宣传，公共场所、交通站点检查。

8. 个人卫生防护，洗手、口罩、不到人多的公共场所。

9. 医院设发热门诊及医护人员特别防护。

10. 保护易感人群，目前尚没有疫苗。

(张迈仑)

第二节　高致病性禽流感

禽流行性感冒(avian influenza)是由甲型禽流感病毒引起的一种禽类疾病。近年已确定可直接感染人类引起发病,称为禽流行性感冒病毒感染,所引起的疾病称为高致病性禽流感(highly pathogenic avian influenga)。

一、病原学

禽流感病毒名为H5N1,单股RNA-V依据其外膜血凝素(H)和神经氨酸酶(N)蛋白抗原性不同目前可分为16个H亚型(H1-16)和9个N亚型(N1-9),它是H5病毒的一个变种,这种病毒将来自H5的基因与来自另一种禽流感N1的基因合二为一。

1995年在苏格兰最早从鸡中分离到H5N1禽流感病毒,通常从病禽的鼻腔分泌物和粪便中排除,在粪便中病毒传染性在4℃条件下可以保持长达30~50 d,20℃为7 d,在干燥尘土中病毒能活14 d,在低温下可存活至少3个月,在冷冻的禽肉、骨髓中存活10个月,但阳光直射40~48 h灭活,65℃加热30 min或煮沸(100℃)2 min以上灭活,对普通消毒剂敏感。紫外线照射可迅速破坏其活性。

二、流行病学

1997年5月,香港发生1例3岁小儿死因不明的多脏器功能衰竭(MOFS),后来鉴定为禽甲型流感病毒H5N1引起人类感染。这是世界上首次证实H5N1病毒感染人类。

1. 传染源:人的禽流感病毒感染与鸡的禽流感流行地区一致,包括家禽、水禽、飞禽,未证实人感染人。

2. 传播途径:通过呼吸道传播,密切接触病禽的分泌物和排泄物及带禽粪的蛋和水而传播。

3. 易感人群:一般认为人类对禽流感不易感,但任何年龄都可被感染,已发现的H5N1感染病例中,13岁以下小儿所占比例高,病情较重。

4. 高危人群

(1)有病死禽接触史。

(2)从事家禽养殖业者及其同地居住的家属。

(3)发病前1周到过家禽饲养、销售及屠宰场所者。

(4)接触禽流感病毒感染材料的实验室工作人员,与患者密切接触的人员。

三、临床表现

1. 潜伏期:从几小时到长达21 d,一般7 d以内,多为2~4 d,因未证实发生禽流感人传人,因此人患禽流感后,在潜伏期和症状期都不具有传染性。

2. 早期症状:与重症流感相似,如发热39℃以上持续2~3 d、头痛、咳嗽、鼻塞、流涕、全身不适,部分患者可有腹痛、腹泻、稀水便、恶心,有些患者可有眼结膜炎。

3. 严重者:高热不退,病情发展迅速,表现明显的肺炎可出现ARDS危及生命,部分患者胸部X线显示单侧或双侧片状阴影,大片磨玻璃样及实变影,少数伴胸腔积液。

4. 临床表现:差异较大,可为无症状感染或严重致死性感染,如ARDS、肺出血、多脏器功能衰竭、休克、Reye Syndrome死亡,其严重感染乃由于病毒在呼吸道复制引起一种反应性嗜细胞综合征(reactive hnmophagocylic syndrome)触发大量细胞因子(白介素2、6、γ干扰素等)入血,而造成上述器官的严重病理改变。

四、实验室检查

1. 血象:白细胞不高或降低(2~18)$\times 10^9$/L,白细胞总数及淋巴细胞降低,重症患者多见,血小板降低,骨髓增生活跃。严重者出现全血减少。

2. 病毒抗原及基因检测:取患者呼吸道标本采用免疫荧光法(IFA)或酶联免疫法(ELISA),检测甲型流感病毒核蛋白抗原(NP)或基质蛋白(M1),禽流感病毒H亚型抗原,还可用RT-PCR法检测禽流感病毒亚型特异性H抗原基因。

3. 病毒分离:从患者呼吸道标本中分离禽流感病毒。

4. 血清学检查:取发病初期及恢复期双份血清。禽流感病毒亚型毒株抗体滴度呈4倍升高,有助于回顾性诊断。

五、诊断

1. 流行病学接触史：系属高危人群，曾与病禽或其分泌物，排泄物等密切接触者。

2. 诊断标准

(1)医学观察：根据流行病学史：明确禽类接触史，一周内出现流感样症状。观察 7 d。

(2)疑似病例：根据流行病学史和临床表现，对患者呼吸道分泌物标本采用甲型流感病毒 M1 或 NP 抗原检测阳性者，或编码病毒 M1 或 NP 的核酸呈阳性者。

(3)临床诊断病例：被诊断为疑似病例，但无法进一步取得临床检验标本或实验室检查证据，而与其有共同接触史的人被诊断为确诊病例，并能排除其他诊断者。

(4)确诊病例：根据流行病学史和临床表现，从患者呼吸道分泌物标本，或相关组织标本中分离出特定病毒，或采用 RT-PCR 检测到禽流感病毒 H 亚型特异抗原或核酸呈阳性结果，或在发病初期和恢复期取双份血清禽流感病毒亚型毒株的抗体滴度呈 4 倍或以上升高者。

注：当流行病学不详，可根据临床表现尤其根据实验室的病毒抗原及基因检测阳性，以及血清抗体检测呈 4 倍或以上升高，可诊断为确诊病例。

六、鉴别诊断

需与流感、普通感冒、细菌性肺炎、传染性非典型性肺炎、传染性单核细胞增多症，巨细胞病毒感染、衣原体肺炎、支原体肺炎、军团菌病、肺炎型流行性出血热等疾病鉴别，主要依据病原学检查。

七、治疗

1. 对疑似和确诊患者进行隔离治疗。

2. 对症治疗：解热、缓解鼻黏膜充血药，止咳祛痰药。小儿禁用阿司匹林及其他水杨酸制剂以免引起 Reye Syndrome。尤其对症状表现严重的患者给予有针对性的对症治疗。

3. 抗流感病毒治疗

(1)神经氨酸酶抑制剂：奥司他韦（Oseltamivir，达菲），为新型抗流感病毒药物，对禽流感病毒 H5N1 和 H9N2 有抑制作用。成人剂量 150 mg 分两次服用。1～12 岁小儿剂量依据体重计算，2 次/d。①15 kg 以内小儿，每次 30 mg；②16～23 kg 以内小儿，每次 45 mg；③20～40 kg 小儿，每次 60 mg；④40 kg 以上及 13 岁以上小儿，剂量同成人。

(2)金刚烷胺：有抑制禽甲型流感病毒的作用。剂量 100 g 口服，2 次/d，连用 5 d，小儿 5 mg/(kg·d)，分 2 次服连用 5 d，肾功能不全者应减量，在治疗过程中，还应注意这些药物对中枢神经系统和胃肠道的副作用，老年及妊娠患者应慎用。

八、预防

加强对禽类检测，有疫情及时销毁受染家禽，减少与病、死禽的接触，因工作需要接触者应戴口罩穿工作服。加强对密切接触禽类人员的检测，一旦出现流感样症状，及时采集患者标本送指定实验室以明确病因，有条件者 48 h 以内口服神经氨酸酶抑制剂。注意饮食卫生、勤洗手。

九、出院标准

1. 13 岁(含 13 岁)以上者，具有下列条件并持续 7 d 以上者。①体温正常；②临床症状消失；③胸部 X 线影像检查显示病灶明显吸收。

2. 12 岁(含 12 岁)以下者。应同时具备上述条件并持续 7 d 以上，如自发病至痊愈不足 21 d，应住院隔离满 21 d 方可出院。

3. 加强支持治疗和预防并发症：注意休息，多饮水，吃易于消化的食物，密切观察预防并发症，抗菌药物应明确使用指征。

4. 重症患者的治疗：送入 ICU，低氧血症患者进行氧疗保证 PaO_2 >8.0 kPa(60 mmHg)，如经常规氧疗，低氧血症仍不能校正，应及时进行机械通气治疗，按 ARDS 治疗原则，可采取低潮气量(6 mL/kg)并加用适当呼气末正压(PEEP)的保护性肺通气策略，同时加强呼吸道管理，防止机械通气的相关并发症，机械通气过程中应注意室内通风、空气流向和医护人员防护防止交叉感染，出现多脏器功能衰竭时，采取相应治疗措施。

5. 中医治疗：根据中医对本病的辨证，毒邪犯肺、内闭外脱的发病机制不同,时期症候的不同进行辨证论治。另外,中成药根据症候不同也可选用。

(张迈仑 杨大峥)

第三节 艾滋病

艾滋病即获得性免疫缺陷综合征(Acquired immune deficiency syndrome, AIDS)由人免疫缺陷病毒(human immune deficiency virus, HIV)所引起的一种严重传染病。病毒特异性的侵犯 CD_4^+ T 淋巴细胞,造成机体细胞免疫为主的受损,临床上初始表现为无症状病毒携带,继续发展为持续全身淋巴结肿大综合征(persistent generalized lymphadenopathy P. G. L)和艾滋病相关综合征(AIDS related complex, ARC),最后并发各种严重机会感染(Opportunistic infection)和恶性肿瘤,成为 AIDS,病死率极高。

一、病原学

(一)病原学特征 HIV 属于反转录病毒科慢病毒属中的人类慢病毒组,由核心和包膜两部分组成。核心包括两条单股 RNA 链、核心结构蛋白和病毒复制所必需的酶类,含有反转录酶(RT,P51/P56),整合酶(INT,P32)和蛋白酶(PI,P10)。核心外面为病毒衣壳蛋白(P24,P17)。病毒的最外层为包膜,其中嵌有外膜糖蛋白(gp120)和跨膜糖蛋白(gp41)。

HIV 含有 3 个结构基因、2 个调节基因和 4 个辅助基因。

HIV 是一种变异性很强的病毒,HIV 发生变异的主要原因包括反转录酶无校正功能导致的随机变异,宿主的免疫选择压力及药物选择压力,其中不规范的抗病毒治疗是导致耐药性的重要原因。

(二)病毒分型 根据 HIV 基因差异,将其分为 HIV-1 型和 HIV-2 型,两型间氨基酸序列的同源性为 60%。目前全球主要流行的是 HIV-1 型。HIV-2 的生物学特性与 HIV-1 相似,但其传染性较低,引起的艾滋病临床进展较慢,症状较轻。

我国以 HIV-1 为主要流行株,已发现的有 A、B、C、D、E、F、G、H、

I、J、K 11 个亚型,还有不同流行重组型。1999 年起在部分地区发现并证实我国有少数 HIV-2 型感染者。

(三)病毒抵抗力　HIV 在外界环境中生存能力较弱,对物理因素和化学因素的抵抗力较低为 0.2% 次氯酸钠,5% ~8% 甲醛及有机氯溶液均能灭活病毒。除此之外,75% 的乙醇也可灭活 HIV,但紫外线或 Y 射线不能灭活 HIV。

二、流行病学

艾滋病自 1981 年在美国发现以来,很快在全球肆虐,我国的艾滋病已由吸毒、暗娼等高危人群开始向一般人群扩散,疫情已覆盖全国所有省、自治区、直辖市,流行范围广,面临艾滋病发病和死亡高峰期。

1. 传染源:HIV 感染者和艾滋病患者(以下称 HIV/AIDS 患者)是本病的唯一传染源。

2. 传播途径:HIV 主要存在于 HIV/AIDS 患者的血液、精液、阴道分泌物、乳汁中。通过性接触(包括同性、异性性接触)、血液及血制品(包括共用针具静脉吸毒、介入性医疗操作等)和母婴传播(包括产前、产中和产后)三种途径传播。握手,拥抱,礼节性亲吻,同吃同饮,以及公用厕所、浴室、办公室、公共交通工具、娱乐设施等日常生活接触,不会传染艾滋病。

3. 易感人群:人群普遍易感。男性同性恋者,静脉药物依赖者,与 HIV 携带者经常有性接触者,以及经常输血者,血友病患者,都属于高危群体。

三、发病机制

(一)HIV 感染途径

1. 体内扩散:HIV 需借助于易感细胞表面的受体进入细胞。进入人体后,在 24 ~48 h 内到达局部淋巴结,约 5 d 左右在外周血中可以检测到病毒成分,继而产生病毒血症,导致急性感染,全身播散。

2. 原发 HIV 感染期:从暴露于 HIV 到出现症状的时间一般是 2 ~4 周,在急性感染的数天内,淋巴细胞中表现高水平的病毒复制,并出现 P_{24} 抗原血症及高滴度病毒血症,CD_4^+ T 细胞计数下降,CD_8^+ T 转换细胞计数上升,随着特异性体液免疫应答出现病毒血症减轻。

3. 血清转换:通常 3 周发生 HIV 抗体阳转,但抗 HIV 抗体不是中和抗体，而是被 HIV 感染的标志，抗 HIV 抗体阳性的血清有传染性。

4. 机体免疫系统崩溃：在血清抗 HIV 抗体转阳后仍保持长期的无症状期，但在感染过程中 HIV 基因不断发生变异，抗原和毒力也不断变异，抗原变异能使 HIV 逃避机体的体液和细胞免疫攻击，毒力变异能影响疾病的进程和严重性，致使不断产生复制快、毒力强的新变异株。使 CD_4^+ T 淋巴细胞数量逐渐快速减少，直至耗竭，导致免疫系统崩溃，由 2～10 年的时间从无症状期发展到 AIDS。

（二）HIV 感染后的三种临床转归　由于机体的免疫系统不能完全清除病毒，形成慢性感染，在临床上可表现为典型进展、快速进展和长期不进展三种转归。影响 HIV 感染临床转归的主要因素有病毒、宿主免疫和遗传背景等。

（三）抗 HIV 免疫反应

1. 特异性体液免疫：HIV 进入人体后 2～12 周，人体免疫系统即产生针对 HIV 蛋白的各种特异性抗体，其中仅中和性抗体具有抗病毒作用。

2. 特异性细胞免疫：主要有特异性 CD_4^+ T 淋巴细胞免疫反应和特异性细胞毒性 T 淋巴细胞反应（CTL）。

3. CD_4^+ T 淋巴细胞作为免疫系统的中枢细胞，在特异性免疫中起主要作用。它通过分泌各种细胞因子，诱导 B 细胞产生 HIV 抗体、促进 HIV 特异性 CTL 的产生和成熟、活化巨噬细胞和自然杀伤（NK）细胞。CD_8^+ T 淋巴细胞是特异性细胞免疫的效应细胞，通过直接或分泌各种因子（如肿瘤坏死因子、干扰素等），抑制病毒复制。

（四）免疫病理

1. CD_4^+ T 淋巴细胞数量减少

（1）感染 HIV 后体内 CD_4^+ T 淋巴细胞数量不断减少，急性期以 CD_4^+ T 淋巴细胞数量在短期内一过性迅速减少为特点，大多数感染者未经特殊治疗，CD_4^+ T 淋巴细胞数可自行恢复至正常水平或接近正常水平。

（2）无症状期以 CD_4^+ T 淋巴细胞数量持续缓慢减少为特点，CD_4^+ T淋巴细胞数多在 350～800/mm^3 之间，此期持续时间不等（数月至数年不等)，平均约 8 年。

(3)有症状期 CD_4^+ T 淋巴细胞再次较快速地减少，多数感染者 CD_4^+ T 淋巴细胞数在 350/mm^3 以下，部分晚期患者 CD_4^+ T 淋巴细胞数可降至 200/mm^3 以下。

2. CD_4^+ T 淋巴细胞功能障碍：主要表现为 T 辅助细胞 1(Th1)被 T 辅助细胞 2(Th2)代替，抗原递呈细胞功能受损，白细胞介素 2 产生减少和对抗原反应活化能力丧失，使 HIV/AIDS 患者易发生各种感染。

3. 免疫重建：业已证明高效联合抗反转录病毒治疗(HAART)可促使艾滋病患者的免疫功能重建，这是近年来艾滋病研究领域的重大进展之一，对艾滋病的治疗与研究影响极大。艾滋病患者免疫功能重建的含义是指经 HAART 后，使①减少的 CD_4^+ T 淋巴细胞恢复正常；②CD_4^+ T 淋巴细胞恢复对记忆抗原刺激的正常反应能力；③患者体内异常的免疫激活恢复正常。更包括 HAART 后，与艾滋病相关的各种机会性感染和肿瘤的发生率下降，艾滋病患者的病死率和并发症发生率减少。但也有局限性：①HAART 不能使所有艾滋病患者的免疫功能重建；②HAART 不能重建抗 HIV 的 CD_4^+ T 淋巴细胞特异性免疫反应，CD_8^+ T 淋巴细胞特异性抗 HIV 的能力也下降，这意味着患者需长期维持用药。

四、病理改变

艾滋病是累及全身器官系统的疾病。HIV 感染引起的多系统机会性感染(包括原虫、病毒、真菌感染等)，恶性肿瘤(包括卡波肉瘤、恶性淋巴瘤、子宫颈癌等)，中枢神经出现病变和免疫系统病变构成了艾滋病复杂的临床病理变化。

1. HIV 相关性淋巴结病：HIV 感染者在艾滋病发生前可发生持续性全身淋巴结病，肿大的淋巴结一般不超过 3 cm，淋巴结组织学改变多数为滤泡增生；艾滋病患者淋巴结体积小，淋巴结病变为滤泡退化或耗竭。

2. 脾脏的病理改变：脾肿大是艾滋病患者常见的临床表现。成人患者脾重量超过 400 g 时，常意味着脾内有机会性感染和恶性肿瘤发生。

3. 胸腺的病理改变：成人艾滋病患者的胸腺无明显病理变化，可以出现B淋巴细胞滤泡增生。小儿患者可发生胸腺过早退化。

4. 骨髓的病理改变：早期，约3/4的病例表现为细胞增生，以粒细胞系统和巨核细胞增生为主。晚期，患者衰竭时，骨髓细胞减少，可见不成熟的、发育不良的前体髓细胞、淋巴样细胞聚集、不典型巨核细胞、细网状硬化、轻度血管增生、组织细胞增生和含铁血黄素沉积。

五、临床表现和分期

（一）急性期 通常发生在初次感染HIV后2～4周。部分感染者出现HIV病毒血症和免疫系统急性损伤所产生的临床症状以发热最为常见，可伴有咽痛、盗汗、恶心、呕吐、腹泻、皮疹、关节痛、淋巴结肿大及神经系统症状。大多数症状轻微，持续1～3周后缓解。

此期在血液中可检出HIV-RNA和P_{24}抗原，而HIV抗体则在感染后数周才出现。CD_4^+ T淋巴细胞计数一过性减少，同时CD_4^+/CD_8^+比值亦可倒置。部分患者可有轻度白细胞和血小板减少或肝功能异常。

（二）无症状期 可从急性期进入此期，或无明显的急性期症状而直接进入此期，此期持续时间一般为6～8年。其时间长短与感染期病毒的数量、型别、感染途径、机体免疫状况的个体差异、营养条件及生活习惯等因素有关。在无症状期，由于HIV在感染者体内不断复制，免疫系统受损，CD_4^+ T淋巴细胞计数逐渐下降，同时具有传染性。

（三）艾滋病期 此期为感染HIV后的最终阶段。患者CD_4^+ T淋巴细胞计数明显下降，多$<200/mm^3$，血浆HIV病毒载量明显升高。此期主要临床表现为HIV相关症状、各种机会性感染及肿瘤。

1. HIV相关症状：主要表现为持续1个月以上的发热、盗汗、腹泻；体重减轻常超过10%。部分患者表现为神经精神症状，如记忆力减退、精神淡漠、性格改变、头痛、癫痫及痴呆等。另外还可出现持续性全身性淋巴结肿大，其特点为：①除腹股沟以外有2个或2个以上部位的淋巴结肿大；②淋巴结直径≥1 cm，无压痛，无粘连；③持续时间3个月以上。

窗口期：HIV 感染初期，血清中虽有病毒和 P_{24} 抗原存在，但 HIV 抗体尚未产生，此时，临床检测抗 HIV 常呈阴性——称窗口期，此期一般数周到 6 个月。

2. 各系统常见的机会性感染及肿瘤如下（详见常见机会性感染诊断部分）。

（1）呼吸系统：肺孢子菌肺炎，肺结核；复发性细菌、真菌性肺炎。

（2）中枢神经系统：隐球菌脑膜炎，结核性脑膜炎，弓形虫脑病，各种病毒性脑膜脑炎。

（3）消化系统：白念珠菌食管炎，巨细胞病毒性食管炎、肠炎；沙门菌、痢疾杆菌、空肠弯曲菌及隐孢子虫性肠炎。

（4）口腔：鹅口疮，舌毛状白斑，复发性口腔溃疡，牙龈炎。

（5）皮肤：带状疱疹，传染性软疣，尖锐湿疣，真菌性皮炎，甲癣。

（6）眼部：巨细胞病毒性及弓形虫性视网膜炎。

（7）肿瘤：恶性淋巴瘤，卡波济肉瘤。

需要注意的是，艾滋病期的临床表现呈多样化，并发症也不尽相同，所发疾病与当地感染性疾病的流行情况密切相关。

六、实验室检测

HIV1/2 抗体检测是 HIV 感染诊断的金标准。小于 18 个月龄的婴幼儿体内有来自母体的抗 HIV 抗体，因此首选应用 HIV-DNA PCR 法检测，2 次检测阳性可早期诊断 HIV 感染。如果不具备条件，也可用 HIV-RNA PCR 法来代替，2 次检测阳性也可诊断 HIV 感染。18 月龄以后再经抗体检测确认。

（一）HIV 抗体检测　包括筛查试验（含初筛和复测）和确认试验。

HIV 抗体筛查检测方法包括酶联免疫吸附试验（ELISA）、快速检测（快速试纸条和明胶颗粒凝集试验）等。HIV 抗体确认试验常用的方法是免疫印迹法（Western bloling）。

筛查试验呈阴性反应可出具 HIV-1（或 HIV-2）抗体阴性报告。筛查试验呈阳性反应，不能出具阳性报告，只可出具“HIV 抗体待复查”报告。经确认试验 HIV-1（或 HIV-2）抗体阳性者，出具 HIV-1（或 HIV-2）抗体阳性确认报告，并按规定做好咨询、保密和报告工作。

(二)病毒载量测定　病毒载量一般用每毫升血浆中 HIV-RNA 的拷贝数(CP/ mL)来表示。

病毒载量测定的临床意义包括预测疾病进程,提供开始抗病毒治疗依据,评估治疗效果,指导治疗方案调整,也可作为 HIV 感染早期诊断的参考指标。

(三)CD_4^+ T 淋巴细胞检测

1. CD_4^+ T 淋巴细胞是 HIV 感染最主要的靶细胞,HIV 感染人体后,出现 CD_4^+ T 淋巴细胞进行性减少,CD_4^+/CD_8^+ 比值倒置现象,细胞免疫功能受损。如果进行高效联合抗反转录病毒治疗,CD_4^+ T 淋巴细胞在病程不同阶段有不同程度的增加。如无条件用流式细胞仪测定 CD_4^+ T 淋巴细胞,可用淋巴细胞绝对数作为参考。

2. CD_4^+ T 淋巴细胞计数的临床意义是:了解机体的免疫状态和病程进展,确定疾病分期和治疗时机,判断治疗效果和 HIV 感染者的临床并发症。

3. CD_4^+ T 淋巴细胞计数的检测间隔时间需根据患者的具体情况由临床医生决定。一般建议:

(1)对于 CD_4^+ T 淋巴细胞数 $>350\times10^6/L$ 的 HIV 无症状感染者每年检测 1 次。

(2)对于 CD_4^+ T 淋巴细胞数 $(200\sim350)\times10^6/L$ 之间且尚未开始抗反转录病毒治疗(ART)的 HIV/AIDS 患者每半年检测 1 次。

(3)对于已接受 ART 的患者在治疗的第 1 年内每 3 个月检测 1 次,治疗 1 年以上且病情稳定的患者可改为每半年检测 1 次。

(四)P_{24}抗原检测。

七、诊断

(一)诊断原则:HIV/AIDS 的诊断需结合:

1. 流行病学史:包括不安全性生活史、静脉注射毒品史、输入未经抗 HIV 抗体检测的血液或血液制品、HIV 抗体阳性者配偶及所生子女或有职业暴露史等。

2. 临床表现。

3. 实验室检查诊断:必须是 HIV 抗体阳性(经确认试验证实),而 HIV-RNA 和 P_{24}抗原的检测有助于 HIV/AIDS 的诊断,尤其是能缩短抗体“窗口期”和帮助早期诊断新生儿的 HIV 感染。

(二)各期诊断标准

1. 急性期:患者近期内有流行病学史和临床表现,实验室检查 HIV 抗体由阴性转为阳性;或仅实验室检查 HIV 抗体由阴性转为阳性。

2. 无症状期:有流行病学史,HIV 抗体阳性;或仅 HIV 抗体阳性。

3. 艾滋病期:有流行病学史,HIV 抗体阳性,加上下述各项中的任何一项;或 HIV 抗体阳性,CD_4 + 淋巴细胞数 $<200\times10^6/L$。

(1)原因不明的 38℃以上持续不规则发热,>1 个月。

(2)慢性腹泻次数每日多于 3 次,>1 个月。

(3)6 个月之内体重下降 10% 以上。

(4)反复发作的口腔白念珠菌感染。

(5)反复发作的单纯疱疹病毒感染或带状疱疹病毒感染。

(6)肺孢子虫菌肺炎。

(7)反复发生的细菌性肺炎。

(8)活动性结核或非结核分枝杆菌病。

(9)深部真菌感染。

(10)中枢神经系统占位性病变。

(11)中青年人出现痴呆。

(12)活动性巨细胞病毒感染。

(13)弓形虫病。

(14)青霉菌感染。

(15)反复发生的败血症。

(16)卡波济肉瘤。

(17)淋巴瘤。

八、常见机会性感染的诊断与治疗

(一)肺孢子菌肺炎

1. 诊断

(1)起病隐匿或亚急性,干咳,气短和活动后加重,可有发热、发绀,严重者可发生呼吸窘迫。

(2)肺部阳性体征少,或可闻及少量散在的干湿啰音,体征与疾病症状的严重程度往往不成正相关。

(3)胸部X线检查可见双肺从肺门开始的弥漫性网状结节样间质浸润,有时呈磨玻璃样阴影。

(4)血气分析显示低氧血症,严重病例动脉血氧分压(PaO_2)明显降低,常在8.0 kPa(60 mmHg)以下。

(5)血乳酸脱氢酶常升高。

(6)确诊依靠病原学检查,如痰液或支气管肺泡灌洗/肺组织活检等发现肺孢子菌的包囊或滋养体。

2. 治疗

(1)对症治疗:卧床休息,给予吸氧、改善通气功能,注意水和电解质平衡。如患者进行性呼吸困难明显,可人工辅助呼吸。中重度患者〔PaO_2 <9.3 kPa(70 mmHg)或肺泡-动脉血氧分压差 >4.7 kPa (35 mmHg)〕可同时采用泼尼松治疗,口服剂量为第1~5 d每次40 mg,每日2次,第6~10 d每次20 mg、每日2次,之后每次20 mg、每日1次至第21 d;如果静脉用甲基泼尼龙,用量为上述泼尼松的75%。

(2)病原治疗:首选复方磺胺甲噁唑(复方新诺明),剂量为甲氧苄啶每日15 mg/kg、磺胺甲噁唑75 mg/(kg·d),但复方磺胺甲噁唑总量一天一般不超过12片,分3~4次口服,疗程2~3周。复方新诺明针剂剂量同上,每6~8 h 1次,静脉滴注。替代治疗:①氨苯砜100 mg,每日1次口服,联合应用甲氧苄啶每次200~400 mg、每日2~3次口服,疗程2~3周。②克林霉素600~900 mg静脉注射,每6 h 1次,或450 mg口服,每6 h 1次;联合应用伯氨喹15~30 mg口服,每日1次,疗程2~3周。③喷他脒3~4 mg/kg,缓慢静脉滴注(60 min以上),每日1次,疗程2~3周。

(二)结核病

1. 诊断:临床证实有活动性结核。

2. 治疗:应用常规抗结核治疗方法,但疗程应适当延长。抗结核药物使用时应注意与抗病毒药物之间存在相互作用及配伍禁忌。

(1)治疗药物:异烟肼(H)、阿米卡星(A)、利福平(R)、利福喷汀(L)、乙胺丁醇(E)、对氨基水杨酸钠(PAS)、吡嗪酰胺(Z)及链霉素(S)。

药物剂量、用法及主要不良反应,见表3－1。

表3－1 抗结核药物的剂量、用法及主要不良反应

药名	每日疗法			间歇疗法成人剂量(g)(每周1～2次)		主要不良反应
	成人剂量(g)		儿童剂量(mg/kg)	体重<50 kg	体重≥50 kg	
	体重<50 kg	体重≥50 kg				
H	0.3	0.3	10～15	0.5	0.6	肝毒性、末梢神经炎
S	0.75	0.75	20～30	0.75	0.75	听力障碍、肾功能障碍、过敏反应
R	0.45	0.6	10～20	0.6	0.6	肝毒性、胃肠反应、过敏反应
E	0.75	1.0	—	1.0～	1.2	视力障碍、视野缩小
PAS	8.0	8.0	150～250	10	12	肝毒性、胃肠反应、过敏反应、
Z	1.5	1.5		2.0	2.0	肝毒性、胃肠反应、痛风
L	—	—	30～40	0.6	0.6	同利福平

(2)化疗方案(列举2个初治常见化疗方案如下,更多治疗方案见国家结核病防治指南):

A. 2HRZE/4HR:强化期2个月,H、R、Z、E每日1次;继续期4个月,H、R、每日1次。

B. 2H3R3Z3E3/4H3R3:强化期2个月,H、R、Z、E隔日1次;继续期4个月,H、R隔日1次。

(三)非结核分枝杆菌感染

1. 诊断:非结核分枝杆菌感染的临床症状与活动性结核病相似,但全身播散性病变更为常见。

确诊:血培养、痰培养、支气管肺组织活检、痰支气管冲洗物培养检出非结核分枝杆菌。

2. 治疗:非结核分枝杆菌感染的治疗同结核病的治疗。

鸟分枝杆菌感染的治疗:首选治疗方案为克拉霉素(每次

500 mg,每日 2 次)或阿奇霉素(600 mg,每日 1 次) + 乙胺丁醇(15 mg/kg,每日 1 次),重症患者可同时联合应用利福布汀(300 mg,每日 1 次) + 阿米卡星(10 mg/kg,肌肉注射,每日 1 次) + 环丙沙星(每次 750 mg,每日 2 次),疗程 6 个月。

(四)巨细胞病毒视网膜脉络膜炎

1. 诊断:临床常见的表现为快速视力下降,确诊有赖于检眼镜检查。除此之外巨细胞病毒感染可引起胃肠道溃疡、间质肺炎、肾小球肾炎、脑和脊髓各个部位的病变。

2. 治疗

(1)更昔洛韦:每日 10 mg/kg,分 2 次静脉滴注,2 ~3 周后 5 mg/(kg · d)1 次静脉滴注;也可改用更昔洛韦口服治疗,剂量 5 mg/(kg · d)分 3 次口服,终身维持。更昔洛韦可引起白细胞减少、血小板减少和肾功能不全。病情危重或单一药物治疗无效时可联用膦甲酸钠(每次 90 mg/kg,每日 2 次,静脉滴注)。若为视网膜炎,亦可球后注射更昔洛韦。

(2)膦甲酸钠:每次 90 mg/kg、每日 2 次静脉滴注,2 ~3 周后改为每日 1 次,长期维持。可导致肾功能不全、恶心及电解质紊乱,若肌酐清除率异常,则需调整剂量。

(五)弓形虫脑病

1. 诊断:弓形虫脑病常发生在 CD_4^+ T 淋巴细胞计数 $<100\times10^6$/L 的患者,可累及眼、肺、心和胃肠道,多发生弓形虫脑病。表现为局灶性或弥漫性中枢神经系统损害,有头痛、低热、嗜睡、躁动和昏睡,局灶症状包括癫痫和中风。其他症状包括复视、偏盲、失明、步态不稳、肌阵挛、颤动、人格改变、幻觉和晕厥。脑膜炎不常见。头颅 CT 检查可见 1 个或多个低密度病灶,增强扫描呈环状或结节样增强。头颅 MRI 较 CT 更敏感,典型的 MRI 表现为颅内多发长 T1 和长 T2 信号。确诊依靠脑活检。

2. 治疗:首选治疗方案为乙胺嘧啶(首选 100 mg,此后每日 50 ~75 mg,每日 1 次维持) + 磺胺嘧啶(每次 1.0 ~1.5 g,每日 4 次),疗程一般为 3 周,治疗重症患者和临床、影像学改善不满意者疗程可延长至 6 周以上;次选治疗为增效联磺片(每天 9 片,分 3 次口服) + 阿奇霉素(每次 0.5 g,每日 2 次),疗程同前。不能耐受者和过敏者可以选用克林霉素每次 600 mg 静脉滴注,每 6 h 给药 1 次,联合乙胺嘧啶。为减少血液系统不良反应,可合用甲酰四氢叶酸每日 10~20 mg。

(六)真菌感染

1. 诊断:临床诊断为真菌感染常见的是白色念珠菌和新型隐球菌。

白念珠菌病:复发性白念珠菌病是艾滋病患者最常见的机会性真菌感染。口腔白念珠菌病患者的舌表面由于渗出物覆盖,呈弥漫白色斑块,甚至形成厚厚的黑棕色覆盖物。口腔白念珠菌病提示疾病已进入艾滋病期。食管是胃肠道白念珠菌病最常累及的部位。黏膜表面可见灰色假膜,并有不规则的溃疡。白念珠菌病常累及多个器官,如肾和心,在受累的器官内形成多发性脓肿。

2. 治疗

(1)白念珠菌感染:口腔白念珠菌感染的首选治疗方案是制霉菌素局部涂抹加碳酸氢钠漱口液漱口。如果对上述治疗无反应,可以口服氟康唑,首日 200 mg,每日 1 次,后改为 50~100 mg,每日 1 次,疗程 1~2 周;重症患者可适当增加氟康唑剂量和延长疗程。对复发性白念珠菌感染,建议氟康唑每日 100 mg,长期服用。

(2)新型隐球菌脑膜炎

A. 降颅压治疗:首选甘露醇,重症者可行侧脑室外引流。

B. 抗真菌治疗:首选两性霉素 B,第 1、2、3 d 剂量分别为 1、2、5 mg,加入 5% 葡萄糖液 500 mL 中缓慢静脉滴注(不宜用生理盐水,需避光),滴注时间不少于 6 h。若无不良反应,第 4 d 可以增量至 10 mg。若无严重不良反应,则以后每日增加 5 mg,一般达 30~40 mg(最高剂量每日 50 mg)。疗程需要 3 个月以上,两性霉素 B 的总剂量为 2~4 g。两性霉素 B 不良反应较大,需严密观察。两性霉素 B 与氟胞嘧啶合用具有协同作用。氟胞嘧啶用量为 100 mg/(kg·d)(每次 1.5~2.0 g,每日 3 次)。两者共同使用至少 8~12 周。两性霉素 B 也可与氟康唑联合使用,氟康唑用量为每日 200 mg,口服或静脉滴注疗程 8~12 周。必要时可由脑室引流管注射两性霉素 B,每次 0.5~1.0 mg,隔日 1 次。

C. 预防复发:病情稳定后长期口服氟康唑维持,每次 200 mg,每日 1 次。

九、高效联合抗反转录病毒治疗(HAART)

(一)治疗目标　最大限度地抑制病毒复制,保存和恢复免疫功能，降低病死率和 HIV 相关性疾病的发病率，提高患者的生活质量，减少艾滋病的传播。

（二）开始 HAART 的指征和时机

1. 成人及青少年 HIV/AIDS 患者：见表 3－2，如果无法检测 CD_4^+ T细胞数并且出现临床症状时，外周血淋巴细胞总数≤1 200/mm^3 时可以开始 HAART。

在开始进行 HAART 前，如果患者存在严重的机会性感染，应控制感染后再开始治疗。

表 3－2　成人及青少年 HIV/AIDS 患者开始 HAART 的指征和时机

临床分期	CD_4^+ T 细胞计数	推荐意见
急性期	无论 CD_4^+ T 细胞计数为多少	考虑治疗
无症状期	>350/mm^3，无论血浆病毒载量检测值为多少	定期复查，暂不治疗
	200～350/mm^3	定期复查，出现以下情况之一即进行治疗： ● CD_4^+ T 细胞计数 1 年内下降 >30% ● 血浆病毒载量 >100 000/ mL ● 患者迫切要求治疗，且保证有良好的依从性
艾滋病期	无论 CD_4^+ T 细胞计数为多少	进行治疗

2. 婴幼儿和儿童 HIV/AIDS 患者：考虑到婴幼儿病情进展要比大龄的儿童和成人快，对于 <12 月龄的儿童，可不考虑病毒学、免疫学指标及是否伴有临床症状的改变，建议治疗。

1 岁以上的儿童，处于艾滋病期或 CD_4^+ T 淋巴细胞百分比介于 15%～20%，推荐治疗；如果介于 21%～25%，建议延迟治疗，但须密切监测 CD_4^+ T 淋巴细胞百分比的变化；无临床症状，CD_4^+ T 淋巴细胞百分比≥25%，建议延迟治疗、定期随访，监测临床表现、免疫学及病毒学指标的变化。

（三）国内现有抗反转录病毒（antiretrovirus，ARV）药物酶抑制剂（NRT）、非核苷类反转录酶抑制剂（NNRT）、蛋白酶抑制剂（PI）和融合抑制剂（FI）。目前国内有前 3 类 ARV 药物共 12 种，详见表 3－3。

表 3－3 国内现有 12 种 ARV 药物

药物名称	缩写	类别	用法与用量	主要不良反应	ARV 药物间相互作用和注意事项	备注
齐多夫定(Zidovudine)	AZT	NRTI	成人:300 mg/次,2 次/d 新生儿(婴幼儿):2 mg/kg,4 次/d 小儿:160 mg/m^2 体表面积,3 次/d	●骨髓抑制、严重的贫血或嗜中性粒细胞减少症 ●胃肠道不适,恶心、呕吐、腹泻等 ●肌酸激酶和丙氨酸转氨酶升高, ●乳酸酸中毒和(或)肝脂肪变性	不能与 d4T 合用	已有国产药
拉米夫定(Lamivudine)	3TC	NRTI	成人:150 mg/次,2 次/d,或 300 mg/次,1 次/d 新生儿:2 mg/次,2 次/d 小儿:4 mg/kg,2 次/d	少且较轻微,偶有头痛、恶心、腹泻等不适		已有国产药
去羟肌苷(片剂或散剂)(Didanosine)	ddI	NRTI	片剂:成人体重≥60 kg,200 mg/次,2 次/d;体重＜60 kg,125 mg/次,2 次/d 散剂:成人体重≥60 kg,250 mg/次,2 次/d;体重＜60 kg,167 mg/次,2 次/d 新生儿/(婴幼儿)50 mg/m^2 体表面积,2 次/d; 小儿:20 mg/m^2 体表面积,2 次/d 空腹服用	●胰腺炎 ●外周神经炎 ●胃肠道不适,如恶心、腹泄 ●乳酸酸中毒和(或)脂肪变性	与 IDV、RTV 合用应间隔 2 h 与 d4T 合用会使两者的不良反应叠加	已有国产和进口药

（续表）

药物名称	缩写	类别	用法与用量	主要不良反应	ARV药物间相互作用和注意事项	备注
司坦夫定（Stavudine）	d4T	NRTI	成人：体重≥60 kg，40 mg/次，2次/d；体重<60 kg，30 mg/次，2次/d 小儿：1 mg/kg，2次/d（体重>30 kg按30 kg计算）	● 外周神经炎 ● 胰腺炎 ● 乳酸酸中毒和（或）脂肪变性	不能与AZT合用，与ddI合用会使两者的不良反应叠加	已有国产和进口药
阿巴卡韦（Abacavir）	ABC	NRTI	成人：300 mg/次，2次/d 新生儿（婴幼儿）：不建议用本药 小儿：8 mg/次，2次/d，最大剂量300 mg，2次/d	● 过敏反应，一旦出现应终身停用本药 ● 恶心、呕吐、腹泻等		已注册
Combivir（AZT+3TC）		NRTI	成人：1片/次，2次/d	见AZT与3TC	见AZT与3TC	已有进口药
Trizivir（AZT+3TC+ABC）		NRTI	成人：1片/次，2次/d	见AZT、3TC和ABC	见AZT、3TC和ABC	已注册
奈韦拉平（Nevirapme）	NVP	NNRTI	成人：200 mg/次，2次/d新生儿/婴幼儿：5 mg/kg，2次/d 小儿：≤8岁，4 mg/kg，2次/d；>8岁，7 mg/kg，2次/d	● 皮疹，出现严重的或可致命性的皮疹应终身停用本药 ● 肝损害，出现重症肝炎或肝功能不全应终身停用本药	可引起PI类药物血浓度下降，与IDV合用时，IDV剂量调整至每次1 000 mg，3次/d	已有国产药

（续表）

药物名称	缩写	类别	用法与用量	主要不良反应	ARV药物间相互作用和注意事项	备注
			注意:奈韦拉平有导入期,即在开始治疗的最初14 d,需先从治疗量的一半开始(1次/d),如果无严重的不良反应才可以增加到足量(2次/d)			
依非韦伦（Efavirenz）	EFV	NNRTI	成人:600 mg/次,1次/d 小儿:体重15-25 kg,200~300 mg,1次/d;26~40 kg,300~400 mg,1次/d;>40 Kg,600 mg,1次/d睡前服用	●中枢神经系统毒性,如头晕、头痛、失眠、非正常思维等 ●皮疹 ●肝损害 ●高脂血症	与IDV合用时,IDV剂量调整到每次1000 mg,3次/d,不建议与SQV合用	已有进口药
印第那韦（Indinavir）	IDV	PI	成人:800 mg/次,3次/d 小儿:500 mg/m^2体表面积,3次/d 空腹服用	●肾结石 ●对血友病患者有可能加重出血倾向 ●腹泻、恶心、呕吐等 ●甲外翻、甲沟炎、脱发溶血性贫血等 ●高胆红素血症 ●高脂血症、糖耐量异常、脂肪重新分布等PI类药物共性不良反应	与NVP、EFV合用时剂量增至每次1 000 mg,3次/d 服药期间,每日均匀饮水1.5~2 L	已有国产和进口药

（续表）

药物名称	缩写	类别	用法与用量	主要不良反应	ARV 药物间相互作用和注意事项	备注
Ritonavir	RTV	PI	成人：在服药初至少用 2 周的时间将服用量逐渐增加至 600 mg/次，2 次/d，通常为 1、2 d 口服 300 mg/次，2 次/d，第 3 ~ 5 d 口服 400 mg/次，2 次/d，第 6 ~ 13 d 口服 500 mg/次，2 次/d	• 恶心、呕吐、腹泻、头痛 • 外周神经感觉异常 • 转氨酶和 YGT 的升高 • 血脂异常 • 糖耐量降低，但极少出现糖尿病 • 应用时间较长可出现脂肪的重新分布	由于 RTV 可引起较重的胃肠道不适，大多数患者无法耐受本药，故多作为其他 PI 类药物的激动剂，仅在极少的情况下单独使用	已注册
Lopinavir/Ritonavir（Kaletra）	LFV/RTV	PI	成人：3 粒/次，2 次/d（Kaletra 每粒含量 LPV133.3 mg，RTV 33.3 mg）小儿：体重 7 ~ 15 kg，LPV12 mg/kg 和 RTV3 mg/kg2 次/d；15 ~ 40 kg，LPV10 mg/kg 和 RTV2.5 mg/kg，2 次/d	主要为腹泻、恶心、血脂异常、也可出现头痛和转氨酶升高	与 ddI 合用时，ddI 应在本药服用前 1 h 或服用 2 h 后再口服	已注册

注：服用方法中 2 次/d = 每 12 h 服药 1 次，3 次/d = 8 h 服药 1 次

（四）成人及青少年 HIV/AIDS 患者的 HAART　根据目前国际已有的 ARV 药物，可以组成 2 种 NRTI 联合 1 种 PI 方案，或 3 种 NRTI 联合应用方案等。需要提出的是，每种方案都有其优缺点。例如，毒性、耐药性对以后治疗产生的影响、实用性和可行性等，需根据患者的具体情况来掌握。按我国已有药物为基础推荐以下几种组合方案。

1. 一线推荐方案：AZT（或 d4T）+3TC+EFV（或 NVP）。

2. 替代方案

A. AZT（或 d4T）+3TC+IDV。

B. ddI+d4T+EFV（或 NVP）。

C. AZT+ddI+EFV（或 NVP）。

（五）特殊人群的 HAART

1. 小儿 HIV/AIDS 患者：治疗首选 3 种 ARV 药物联合治疗方案。许多成人使用的 ARV 药物在根据儿童体重和体表面积改变药物配方后也可以用于小儿。

推荐小儿使用的一线药物包括 2 种 NRTI 加 EFV 或 NVP，前者用于 3 岁以上或能吞服胶囊的小儿，后者用于 3 岁以下不能吞服胶囊的小儿。替代方案为 2 种 NRTI 加 1 种 PI。PI 首选 LPV/RTV。

2. 妊娠期 HIV/AIDS 患者：开始 HAART 的时机与成人相同，但必须同时考虑以下问题：其一是所采用的治疗方案要同时具有降低母婴传播的效果；其二是必须权衡对孕妇、胎儿和新生儿的影响。一般原则是对妊娠前已经开始 HAART 者不建议停止治疗；如果原方案中无 AZT，在可能的情况下应加入 AZT；对未开始 HAART 者在妊娠的前 3 个月一般不推荐治疗。

有研究表明，在应用 d4T 治疗的过程中发生乳酸性酸中毒或肝脂肪变性的几率大于应用其他 NRTI 类药物，因此对妊娠期 HIV/AISD 患者不主张应用含 d4T 的方案。由于 EFV 对胎儿有致畸性，至少在妊娠期的前 3 个月应避免应用。由于妊娠期服用 PI 类药物有发生妊娠糖尿病可能从而增加巨大儿、流产、早产和死胎等的危险，故 PI 类药物一般不推荐使用。推荐 AZT+3TC+NVP 作为妊娠期患者的一线方案。

需要指出的是，关于妊娠期患者应用 ARV 不良反应的时间资料，多来源与动物模型，临床实践及安全性的相关资料尚有限，有待进一步观察。

（六）疗效的评估　治疗有效与否主要通过病毒学指标、免疫学指标和临床症状三个方面进行评估，其中最重要的是病毒学指标的改变。

1. 病毒学指标：治疗有效的患者血浆中病毒载量的水平 4 周内应下降 1 log CP/mL 以上，3 ~6 个月内应达到检测不出的水平。

2. 免疫学指标：治疗 3 个月后 CD_4^+ T 淋巴细胞计数与治疗前相比增加 30%，或治疗 1 年后 CD_4^+ T 淋巴细胞计数增长 100/mm^3，提示治疗有效。

3. 临床症状：治疗有效时临床症状能够缓解，机会性感染的发生率降低。

（七）换药的指征与原则

1. 换药的指征

（1）存在治疗失败的情况：①治疗 8 周后血浆中病毒载量比治疗前降低，没有超过 1 og CP/mL，或治疗 6 个月后血浆中病毒载量没有降至“测不出”的水平。②血浆中病毒载量经 HAART 治疗已达到“测不出”的水平后又出现明显反跳。③CD_4^+ T 淋巴细胞计数下降且低于治疗前的水平。④HAART 过程中，患者仍反复发生机会性感染和（或）HIV 相关性疾病。

（2）出现 ARV 药物的严重不良反应：如骨髓抑制、胰腺炎、重症皮疹、高脂血症、严重的肝功能异常等。

2. 换药的原则

（1）治疗失败的换药原则：①根据耐药实验结果进行分析后，对于出现耐药的药物进行更换。②无法进行耐药试验，在可能的条件下应更换所有的治疗药物。

（2）药物不良反应换药的原则和方案（以我国现有药物为基础）见表 3 -4。

表3－4 HAART中因药物不良反应换药的原则和方案

治疗药物	主要的不良反应(换药的原因)	可更换的药物
AZT	骨髓抑制作用、严重的胃肠道反应	d4T
d4T	外围神经炎、胰腺炎	AZT
	脂肪丢失或脂肪重新分布	ABC
NVP	严重的肝损者	EFV
	重症皮疹(非致命性的)	EFV
	致命性的皮疹	IDV
EFV	中枢神经系统毒性	NVP

(八)依从性　临床研究表明,在治疗过程中如患者的治疗依从性低于95%时,则很难达到治疗成功的目标。故在开始HAART之前与患者有充分的交流,让他们了解治疗的必要性、治疗后可能出现的不适、坚持规律用药和服药后必须进行定期检测的重要性,以及在发生任何不适时应及时与医生联系。同时要得到其家属或朋友的支持,以提高患者的依从性。

十、HIV感染的母婴垂直传播处理

阻断HIV母婴垂直传播的有效措施为产科干预＋ARV药物干预＋人工喂养。应用此综合措施,可使母婴垂直传播降低至小于2%。自愿咨询检测是预防母婴垂直传播的先决条件,也是最重要的内容之一。

(一)产科干预

1. 终止妊娠:对于已确定HIV感染的妊娠期患者要给予相关知识的指导,使其认识到HIV感染的危害,强调妊娠、分娩和产后哺乳有将HIV传染给胎儿、婴儿的危险,但是否终止妊娠应根据其个人意见而定,并应进行产前咨询。

对于要求做人工流产者应尽早做手术,以减少并发症的发生。对于要求继续妊娠者应给予优孕、优育、孕期保健以及产前哺乳准备、产后母乳喂养等方面的指导,并采取相应的阻断措施。

2. 分娩方式

(1)剖宫产分娩:择期剖宫产可降低母婴垂直传播几率,但急诊剖宫产对预防艾滋病的母婴传播没有明显作用。一般择期剖宫产的时机选择在妊娠38周。

(2)阴道分娩:除非有必要的产科指征,应避免使用会阴侧切术、产钳或吸引器助产等。如果出现胎膜早破或临产前早期出现胎膜破裂应积极处理,缩短产程。

(二)ARV药物干预 进行ARV药物干预时,必须权衡ARV药物对孕妇、胎儿和新生儿的影响。

1. 目前常用治疗方案

(1)AZT+NVP方案:自妊娠28周开始口服AZT,每次300 mg,每日2次,至分娩。临产后服用NVP 200 mg,若服药后24 h仍未分娩,则重复服用200 mg。分娩过程中每3 h口服AZT 300 mg至分娩结束。若进行选择性剖宫产,应在手术前2 h服用NVP 200 mg。

新生儿在出生后72 h内一次性服用NVP 2 mg/kg,最多不超过6 mg。

(2)AZT+3TC方案:自妊娠36周开始服用AZT 300 mg+3TC 150 mg,每日2次,至分娩结束。

分娩后,产妇AZT 300 mg每日2次+3TC 150 mg每日2次,持续用药1周;新生儿AZT 4 mg/kg每日2次+3TC 2 mg/kg每日2次,持续用药1周。

(3)NVP方案:临产后服用NVP 200 mg,若服药后24 h仍未分娩,则重复服用200 mg。若进行选择性剖宫产,应在手术前2 h服用NVP 200 mg。

新生儿在出生72 h内一次性服用NVP 2 mg/kg,最多不超过6 mg/kg;若服用1 h内发生呕吐,则应重复服用1次。

(三)产后阻断

1. 提供喂养咨询:使其知道如何通过改变喂养方式,最大限度地降低婴儿感染HIV的可能,帮助产妇处理因改变喂养方式而遇到的心理和社会问题。

2. 确保产后良好营养:应补充铁、叶酸、维生素A、锌和其他微量元素。

3. HIV 阳性产妇婴儿的喂养方式选择

(1)人工喂养:人工喂养可以完全杜绝 HIV 通过母乳传播给新生儿的可能,是最安全的喂养方式。

(2)单纯母乳喂养:单纯母乳喂养要比混合喂养安全。早期断奶非常重要。

(3)其他喂养方式:将从产妇体内挤出的母乳进行消毒处理后再哺乳,通常的方法是巴氏消毒法。

4. 注意哺乳期乳房的保护:乳头皲裂、乳腺炎和乳腺脓肿可显著增加母乳传播 HIV 的危险。

十一、职业暴露后的处理

HIV 的职业暴露是指卫生保健人员在职业工作中与 HIV 感染者的血液、组织或其他体液等接触而具有感染 HIV 的危险。

(一)职业暴露后的处理原则

1. 用肥皂液和流动的清水清洗被污染局部。

2. 污染眼部等黏膜时,应用大量生理盐水反复冲洗黏膜。

3. 存在伤口时,应轻柔挤压伤处,应尽可能挤出损伤处的血液,再用肥皂液和流动的清水冲洗伤口。

4. 用 75% 乙醇或 0.5% 碘伏对伤口局部进行消毒。

(二)职业暴露后预防性 ART

1. 治疗方案:见表 3－5。

表 3－5 HIV 职业暴露后的预防性 ART 方案

治疗方案	常用药物组合
基本用药方案	AZT + 3TC(首选组合)
	ddI + d4T
	d4T + 3TC
强化用药方案	AZT + 3TC ± IDV(首选组合)
	基本用药方案 + EFV(耐 PI)
	基本用药方案 + ABC

2. 开始治疗的时间及疗程:发生职业暴露后尽可能在最短时间内(2 h 内)进行预防性用药,最好不超过 24 h,但即使超过 24 h,也建议实施预防性用药。

基本用药方案和强化用药方案的疗程均为28 d。

(三)职业暴露后的咨询与监测

1. 暴露后的咨询:应提供对暴露者的随访和咨询,包括心理咨询。随访的内容包括:对所服药物不良反应的监测和处理,定期进行HIV抗体的检测,观察和记录HIV感染的早期症状等。

2. HIV感染的监测:事故发生后立即、4周、8周、12周和6个月检测HIV抗体,有条件时可做HIVP24抗原和HIVRNA测定。

(四)预防职业暴露的措施

1. 进行可能接触患者血液、体液的诊疗和护理工作时,必须佩戴手套。操作完毕脱掉手套后应立即洗手。

2. 在进行有可能发生血液、体液飞溅的诊疗和护理操作中,医务人员除必须佩戴手套和口罩外,还应带防护眼镜;当有可能发生血液、体液大面积飞溅而污染操作者身体的可能时,还应穿上具有防渗透性能的隔离服。

3. 义务人员在进行接触患者血液、体液的诊疗和护理操作时,若手部皮肤存在破损时,必须戴双层手套。

4. 使用后的锐器应当直接放入不能被利器刺穿的盒内或毁型器内进行安全处置。抽血时建议使用真空采血器,并应采用蝶型采血针;禁止对使用后的一次性针头复帽。禁止用手直接接触使用过的针头、刀片等锐器。

十二、HIV/AIDS的预防

疫情报告:一旦发现HIV/AIDS患者,应立即向所在地疾病预防控制中心报告。

医学管理:遵循保密原则,加强对HIV/AIDS患者的随访,提供医学、心理咨询。*

(张迈仑　杨大峥)

* 以上参照中华医学会感染病学分会艾滋病学组2006年4月制订的《艾滋病诊疗指南》

第四节　尖锐湿疣

尖锐湿疣(Condyloma acuminalam)又称生殖疣或性病疣,是某些类型的人乳头状瘤病毒(HPV)引起的增生性皮肤病。其发病率在世界范围内持续增高,为欧美国家最常见的性病之一,在我国尖锐湿疣患者,近几年有逐渐增多趋势。

一、病原学

HPV 为一种小 DNA 病毒,以 DNA 杂交法可将 HPV 分为 60 种以上的类型,和尖锐湿疣相关的是 HPV6、HPV11,其他还有 HPV16、HPV18 等。感染患者的皮肤和黏膜,产生从无症状潜伏感染到发生疣和转化为阴唇、肛门周围鳞状细胞癌等较广泛的疾病谱,流行病学资料提示,宫颈癌患者 90% 以上在病变处能检测到 HPV-DNA,常为 16、18、31 型。HPV 在温热湿润的条件下最易生长复制,故外生殖器及肛门部位最易感染。

二、传播途径

(一)性传播是主要传播途径　病期在 3 个月左右者传染性最强。

(二)间接接触　通过污染的内裤、浴盆、毛巾等传播,或密切的接触感染。

(三)母婴传播　患病的孕妇在分娩过程中经产道或产后的密切接触感染给新生儿。

(四)自身接种　传播至躯体的其他部位。

三、临床表现

尖锐湿疣,也称生殖器疣(gential warts),病变通常生长在黏膜和皮肤交界处,为良性新生物,可自然消退,但可复发,潜伏期可长可短,平均为 3 个月。

男性多见于外生殖器及肛门周围,女性好发于阴道口、阴道、宫颈和阴唇等处,偶见口腔、乳房部位。初发为淡红色丘疹,逐渐增大、增多,倾向融合,多数无症状,有时局部有痒、烧灼或痛感,约 20% 患者于 3 ~ 4 个月后自行缓解,另有部分为潜伏感染,无症状也无肉眼可见的病变,常用核酸杂交或 PCR 技术检测 HPV-DNA 方能确诊。

四、实验室检查

（一）显微镜检查　制备皮损组织切片，观察是否有 HPV 感染的典型病理改变，有无空泡，颗粒层有无包涵体。

（二）检测病毒 DNA　主要有核酸杂交和 PCR 两种技术，病毒 DNA 的检测简便、快速、敏感及特异性高，还可用于病毒分型。

（三）醋酸白试验　以 3% ～5% 的醋酸外涂或湿敷，2 ～5 min 后，病灶稍隆起，局部变白者为阳性。此试验需排除慢性炎症所致上皮增厚出现假阳性反应，假阳性发白显示界限不清和不规则。

五、诊断

（一）接触史。

（二）临床表现　本病具有一种外突的特征表现，可通过临床观察或借助阴道镜、肠镜等结合醋酸白试验，内镜检查发现生殖器疣，凭外观特征进行诊断。

（三）实验室及组织学检查

1. 核酸杂交技术及 PCR 法检查病毒 DNA。

2. 组织病理学检查：取损伤部位刮片，分泌物涂片，病变部位活检，进行检查诊断。

六、鉴别诊断

（一）生殖器癌（包括鳞状细胞癌、基底细胞癌和疣状癌）　以老人多见，易发生溃疡，病理改变细胞有间质，无空泡出现。

（二）二期梅毒的扁平湿疣　为光滑、湿润的扁平隆起，暗视野镜下可找到梅毒螺旋体，梅毒血清学反应阳性。

（三）尚应与乳头状瘤及毛囊上皮瘤等鉴别。

七、治疗

（一）治疗原则　注意合并有淋球菌、衣原体、支原体感染时应同时治疗，患者配偶与性伴有尖锐湿疣或其他性病，应同时治疗。

（二）物理疗法

1. 激光：采用 CO_2 激光，选择适当功率，可行一次性治疗，多发或面积大的可行 2 ～3 次治疗，间隔时间为一周。

2. 电灼：采用高频电针或电刀，对疣做烧灼或切割，在局部麻醉下，适用于数量少，面积小的湿疣。

3. 冷冻：利用 -196℃的液氮或二氧化碳雪，1 ~7 次为一疗程，间隔一周，可有复发。

4. 微波：采用微波手术机，热辐射凝固疣体，凝固的病灶可用镊子夹除。为防止复发，可对残存的基底部重复凝固 1 次。

（三）药物治疗

1. 外涂药物：0.05% 鬼臼毒素、足叶草素酊、25% 的足叶草脂酊、0.25% 碘苷（疱疹净）软膏涂抹局部，3 d 为一疗程。足叶草制剂孕妇禁用。30% ~50% 的三氯醋酸，每天 1 ~2 次，涂抹患处，勿接触正常组织，孕妇禁用。5-氟尿嘧啶（5-FU），局部外用每天2 次。

2. 抗病毒治疗：α - 干扰素肌肉注射或注入疣体基部，结合上述一些局部治疗，可取得满意疗效。

目前对乳头瘤病毒感染尚无有效的预防方法，根据 HPV 传染方式，有效的预防措施是切断传播途径。

（张迈仑）

第五节　流行性乙型脑炎

流行性乙型脑炎（Type B Epidemic Encephalitis）为夏秋季在我国广大地区流行的一种虫媒传染病，蚊类是主要传染媒介。病毒侵犯中枢神经系统，临床表现高热、意识障碍、惊厥、脑膜刺激征及其他神经症状，重者可有呼吸衰竭。病死率较高，部分患者病后留有后遗症。

一、病原学

乙脑病毒属虫媒病毒 B 组，嗜神经病毒为最小病毒之一。小白鼠、猴对本病毒有高度的易感性，马、牛、羊、猪及某些家禽具有不同程度的易感性。人或动物受感染后，体内迅速产生免疫，其血液内出现补体结合、中和及血凝抑制抗体。血凝抑制抗体可在病后第 5 d 出现，2 周达高峰，可维持 1 年左右。补体结合抗体一般在病后第 2

周出现，1～2 月达高峰，以后逐渐下降，持续时间不超过 1 年。中和抗体出现较晚，但可长期存在，可用于流行病学调查以研究本病的分布及发现流行地区。

二、流行病学

（一）传染源　人及家畜中的猪、牛、羊、马都能感染，均可产生病毒血症及特异性免疫。家禽中的鸭、鹅也可感染，病毒在蚊虫体内可以生长繁殖，越冬雌蚊可携带病毒过冬，并可经卵传至后代，故蚊类可成为在非流行季节病毒的存储宿主。

（二）传染途径　蚊类是主要的传播媒介，库蚊中的淡色库蚊、致乏库蚊、三带喙库蚊，伊蚊属中的白纹伊蚊、东乡伊蚊、仁川伊蚊、刺挠伊蚊、按蚊属中的中华按蚊均可传播乙脑，蠛蠓、库蠓也为重要的传播媒介。受感染后的蚊类，终身携带病毒传播本病，其生活及活动力均无变化。

（三）人群易感性　任何年龄都可感染，并可产生持久的免疫力。人群的免疫主要是通过隐性感染而形成。据调查患者与隐性感染者之比约为 1∶500～1∶1 000，隐性感染所获得免疫力也是持久的，据日本三田村报告，可持续 20 年以上。

（四）流行特征

1. 地区的分布：我国除东北北部、新疆、青海、西藏外，各地均有病例报告，绝大多数流行区属于湿润区与半湿润区。尚无本病发生地区为地势高，气候寒冷的半干旱区。

2. 季节：有严格的季节性，以 7、8、9 三个月为主要的发病期，但随地区的不同，流行季节开始的早晚及时间的长短，可以有某些差别。在我国东北地区，多开始在 8 月下旬，华北地区开始在 7 月下旬或 8 月上旬，长江流域则多开始在 7 月上、中旬，华南地区多开始在 6 月下旬或 7 月上旬。乙脑有严格的季节性，是因为蚊类的滋生及活动，取决于气象气温的条件；当气温在 16℃以下时，成蚊基本上不叮咬吸血，20℃以上才比较活动，而 25℃以上蚊的活动显著增加。蚊是变温动物，外界气温高、蚊体内温度也高，病毒繁殖快，数量多，传染力也强，受染者发生显著疾病的也较多，故各地的流行，严重患者均集中在当地较炎热的季节里。其次雨量也决定蚊的滋生，在各流行区,流行的高潮,均在当地雨量最多的月份以后。

3. 年龄:患者多较集中在年幼的年龄组中,但近几年来由于预防接种,多在10岁以下的小儿中进行,各地高年龄的患者,有相对的升高。

三、发病机制

病毒侵入机体后,即进入血液循环中,呈病毒血症,发病与否则取决于病毒的质和量,以及机体的免疫状态,有病毒对神经组织的直接侵袭;另一方面与免疫损伤有关,可能有细胞免疫和部分体液免疫参与发病机制。大多数受染者,可产生免疫力,成为隐性感染,而不表现临床症状。

四、病理改变

(一)肉眼可见硬脑膜血管扩张充血,软脑膜及脑实质均有显著充血,水肿,脑沟模糊,脑回变宽而扁平,切面可见灰白质中血管高度充血;重者有出血,在大脑皮质,视丘,底节,中脑等处可见到粟粒大小之软化坏死灶。

(二)显微镜下的病理改变,可以综合为:

1. 血液循环障碍及血管改变。

2. 神经组织的改变、坏死、细胞溶解。

3. 软化坏死灶。

4. 神经胶质细胞的增殖。

5. 脑膜的炎性改变:炎性细胞浸润。

6. 小脑皮质的浦金野细胞,可有严重的变性和坏死,并可有软化灶形成。

脊髓的病变与大脑病变相同,但多出现在前角,并可弥散至后角,分布以脊椎的胸腰段最为显著。

乙脑的病理改变较为复杂,波及的范围也很广泛,包括脑膜,脑实质各部分,即大脑脑干、小脑及脊椎等处。因病变的部位的不同,故其临床神经系统症状,也是多种多样。

五、临床表现与分型

(一)乙脑临床症状与分型　可有很大的差异,其潜伏期平均为4~14 d。

1. 重型:发热在40℃以上,有昏迷、惊厥,显著的脑膜刺激征及神经系统的体征。呼吸、循环均可发生衰竭。

体温多迅速上升至39℃～40℃以上,在病初1～2 d内有严重的头痛、头晕、疲倦、恶心、呕吐、嗜睡或有烦躁不安、兴奋、或表情呆滞、对外界反映差。眼结膜充血,瞳孔对光反应迟钝,颈强直,膝腱反射亢进或减弱,腹壁反射,提睾反射减弱或消失,病理反射阳性,乳幼儿则有前囟凸出。

约经过24～28 h病情更加严重,体温可高达40℃～41℃以上,出现昏迷、惊厥,肢体呈强直性或迟缓性瘫痪,瞳孔缩小,对光反应消失,在深昏迷下,深浅反射均可消失,大小便失禁或有尿潴留,呼吸节律不整,浅表或过度换气,或分泌物聚集呼吸道而受阻,终至呼吸衰竭。若脑神经核受损,则可有声音嘶哑,吞咽反射消失。自第3～8 d,体温多呈稽留热型,此期死亡患儿,多由于中枢性呼吸衰竭或合并感染。在病情从第8～10 d起可逐渐好转,体温可缓慢下降至正常,意识可逐渐恢复,以后言语、面部表情、肢体运动、深浅反射均可渐次恢复正常。

部分患儿于体温下降后,1～2月内,体温长期持续在38℃左右,表情淡漠,智力迟钝,吞咽困难,一侧或双侧肢体呈强直性瘫痪,或肢体震颤,腱反射亢进,踝震挛,膑骨震挛,神经系统病理反射阳性,并可有语言障碍,精神失常。最后导致死亡或留有后遗症。

2. 普通型　发热39℃～40℃左右,有头痛、恶心、呕吐、脑膜刺激征,在意识障碍方面仅有程度不同的嗜睡,或烦躁不安,神志恍惚,但无昏迷,腹壁反射、提睾反射消失,膝腱反射多数亢进,少数减弱,在发病第5～7 d体温开始下降至正常,一般在14～21 d完全恢复,很少留有后遗症。

3. 轻型　发热38℃～39℃左右,有头痛、恶心、呕吐、嗜睡等症状,无意识障碍,可有轻度的脑膜刺激征,体温多经3～5 d下降,无后遗症,一般7～10 d左右可恢复正常。

(二)乙脑恢复期的表现　重症乙脑极期过后,由于中枢神经系统损害严重以致在恢复期仍存在程度不等的神经精神症状。可有以下多种表现:

1. 神志障碍:多伴有体温增高,呈低热状态,有者可持续长达2个月,神志一旦清醒,而体温也随之平稳。

2. 精神异常:哭、笑、吵闹、幻想、幻听、表情淡漠、兴奋、语言增多、记忆力下降、注意力不集中。

3. 智能障碍:痴愚、鲁顿、迟钝、人格变态。

4. 言语障碍。

5. 锥体外系症状

(1)苍白球系的损害:肌张力增强或运动减少综合征,呈蜡样强直或齿轮征,运动减少,表情贫乏,语言低而单调,动作徐缓,静止时肢体远端震颤等。

(2)纹状体系的损害:肌张力减低运动增多综合征,肌张力减低,手、脚徐动症,舞蹈症,肌阵挛等。

6. 颅神经症状

(1)吞咽困难:多数伴有神志障碍及肢体瘫痪,往往属于环咽肌麻痹或(和)咽缩肌痉挛,多数患者能在3个月以内恢复。

(2)眼球运动障碍:震颤、斜视、眼球同向偏斜以及瞳孔大小不等,光反应迟钝。

(3)面神经瘫痪。

(4)视神经受损:失明、视神经炎、视盘水肿和视神经萎缩等,多数随全身状态的好转而恢复。

7. 异常体位:由于肌张力增强,或强直痉挛所致,关节屈曲,角弓反张。

8. 自主神经系统症状

(1)多汗,流涎。

(2)中枢性发热,找不到感染灶,白细胞不高,抗生素治疗无效,但物理降温效果好。

(3)高血压:多数患者随疾病逐渐痊愈,血压也恢复正常。

(三)乙脑的呼吸衰竭　主要是中枢性或外周呼吸衰竭同时存在。其发生原因较多,对不同的患者根据其临床表现给予具体分析,以便采取有针对性的治疗措施。

1. 呼吸衰竭的原因较多,有时为综合因素造成。

(1)大脑皮层、下丘脑及脑桥呼吸调整中枢受损,抑制了延髓呼吸中枢的功能(假性延髓性麻痹)。

(2)急性期、大脑中枢神经细胞呈广泛的炎症性水肿,以致颅内压增高造成脑水肿、脑疝压迫呼吸中枢。

(3)高热过程中和惊厥频繁,脑部耗氧量过大,引起局部缺血、缺氧,发生呼吸功能紊乱。

(4)脑干尤其延髓呼吸中枢直接受病毒侵犯,发生变性坏死而致呼吸中枢、咳嗽中枢、第Ⅸ、Ⅹ、Ⅻ颅神经受损。

(5)脑神经垂体炎症时,可使抗利尿激素增加,产生脑性低钠血症而致脑水肿、惊厥、呼吸节律不整。

(6)合并肺炎、气管切开后的纵隔障气肿、气胸、呼吸道痰液堵塞未及时引流导致肺不张等,均可造成外周性呼吸功能障碍。

2. 呼吸衰竭的定位诊断:可推测分为五型。呼吸异常与神经功能障碍的关系,见表3-6。

表3-6　呼吸异常与神经功能障碍(定位)的关系

呼吸异常	神经功能障碍的定位
过度换气后无呼吸	两侧大脑半球
陈施呼吸	两侧大脑半球、脑干上部、间脑
中枢性过度换气	中脑下部
机械样有规律的呼吸	中脑
呼气期延长继之停止	相当于三叉神经运动核水平
丛集性呼吸、下颌运动	脑桥下部或延髓上部
呼吸徐缓(浅慢)	小脑幕上、脑压增高所致、病变部位不定
不规则呼吸	脑桥
喘息性呼吸	延髓呼吸中枢,见于濒死状态

(1)干上型[即假性延髓(球)麻痹]:由于大脑弥漫性损害和皮质脑干束损害,致使呼吸调整中枢发生障碍,或延髓呼吸中枢功能被抑制而发生呼吸衰竭。临床表现为各种呼吸异常(浅表,过度换气,陈施呼吸,点头呼吸等)。

(2)上脑干型:由于病变相当于中脑水平,患者表现深昏迷,肌张力增高,呼吸呈中枢性过度换气。

(3)脑干型[延髓(球)麻痹]:病变以延髓为主,可波及脑桥。患者表现深昏迷,压眶无反应,肢体迟缓。角膜反射消失,瞳孔初缩小(脑桥)、后散大(延髓),对光反应消失。呼吸呈浅、慢、节律不匀,双吸气、下颌运动,喘气性呼吸等,最后由浅慢而完全停止。

(4)混合型:病变弥漫广泛,临床表现错综复杂,一时难以定位。

(5)脑疝型:多在病程的早期,病变为脑细胞广泛水肿,致使颅内压升高,产生脑疝-小脑扁桃体疝或枕骨大孔疝。后者较为严重,可突然呼吸停止。

3. 脑实质病变与脑疝所致的呼吸衰竭的鉴别:两种可混合出现见表3-7。

表3-7 脑实质病变与脑疝临床表现的鉴别

	脑实质病变	脑疝
脑实质炎症	很明显	轻或显
颅内压增高	轻度	明显
呼吸衰竭	发生慢	发生快
呼吸停止	可反复发生	不易恢复
瞳孔变化	有或无	明显异常
血压升高	无变化	升高
躁动	有或无	明显
神志障碍	发生慢	突然发生
心搏减慢	不明显	较明显
肌张力	稍增强	明显增高

六、实验室检查

(一)血象　据天津市传染病医院12年的统计,血细胞10×10^9/L以下占25.4%,$(10\sim20)\times10^9$/L者占49.4%;$(20\sim30)\times10^9$/L者占20.5%;30×10^9/L以上者占5.2%。中性多核白细胞在入院时

在 70% 以上者占总数的 72.1%

(二)脑脊髓液 外观透明,少数病例可呈毛玻璃状或呈轻度浑浊。压力不高或中度增高,在 21.3 kPa(160 mmHg)以上者占 50%。白细胞增加,每立方毫米在 50 ~ 500 之间占 70.5%,50 以下者占 14.7%,500 以上者占 11.9%,1 000以上者仅占 2.9%。在病程早期中性白细胞占多数,以后淋巴逐渐增多,在发病第 5 d 以后,大多数为淋巴细胞。糖量和蛋白正常或略有增加,氯化物正常。

(三)病毒分离 从血液或脑脊液中分离病毒阳性率很低。从脑组织中分离阳性率虽较高,但仅能作病理诊断,而且费时间,需要一定的设备和技术条件,临床应用受一定的限制。

(四)血清学检查

1. 血清补体结合实验:需用急性期与恢复期两次血清检查做比较,若滴度超过 4 倍者有诊断价值。国内报告,阳性结果最早可出现在发病的第 4 d。我们自己的统计材料,2 周以内阳性率为 56.2%,3 周以后者为 81.2%。

2. 血清中和实验:特异性比补体结合实验为高,血清中和抗体出现较晚,但可持续数年以至终生,故除用来确定临床诊断外,还可用来测定人群的免疫力及隐性感染,可做流行病学调查。一般以中和指数 50 以上为阳性,若急性期阴性而恢复期阳性,可认为是新受感染病例。

3. 血凝抑制试验:血凝抑制抗体的出现,一般早于补体结合抗体与中和抗体,发病后 2 周达高峰,持续一年以上。本实验操作较简便,故适于基层应用。

4. Ig M 特异抗体的检查

(1)间接免疫荧光法:IgM 抗体在感染后第 4 d 开始出现,3 周内阳性率可达 90% 以上。

(2)Ig M 抗体捕获酶联免疫法测患者脑脊髓液中 IgM 及 IgG 抗体,第 2 病日即可测出,可用于早期诊断。

5. 乙脑病毒抗原测定:用单克隆抗体(McAb)的反向被动血凝法测急性期血清中乙脑病毒抗原阳性率达 71.5%,是目前较好的快速诊断方法。

七、诊断

（一）流行病学资料　可作为诊断参考，本病流行有严格的季节性，大多集中在7、8、9三个月。

（二）临床症状特点　高热、头痛、呕吐、意识障碍，初为嗜睡渐至昏迷，抽搐等症状为主，而脑膜刺激征较轻，并有其他神经系统体征。

（三）实验室检查

1. 脑脊髓液检查为临床诊断的重要参考。

2. 血象可有白细胞的增加。

3. 血清补体结合试验及中和试验，因阳性结果出现较迟，并需用双份血清比较滴度，对临床早期诊断帮助不大，但对病例的确诊和流行病学的调查颇有价值。

4. 检验IgM抗体和用已知荧光抗体测定血液或脑脊髓液病毒抗原的方法，可作为早期诊断的依据。

八、鉴别诊断

（一）结核性脑膜炎　多有结核病史或结核病接触史，发病缓，病程较长，意识障碍较轻而脑膜刺激征较明显，脑脊髓液中糖及氯化物减少，蛋白量增加，薄膜涂片可找到结核杆菌，肺部X线检查常可发现结核病灶，一般不难鉴别。在乙脑流行季节，或在结核性脑膜炎早期，脑脊液糖量尚属正常，全身粟粒性结核而表现发病急、发热、嗜睡、惊厥时，可有一定的困难，应及早给抗结核治疗，待数日后，在复查脑脊液，结核性脑膜炎糖量在短期内即可降到40 mg以下。粟粒性结核，X线胸片有帮助。

（二）化脓性脑膜炎　流行性脑脊髓膜炎发病急，24 h内可出现昏迷，有特殊皮疹，流行季节较早，一般不难鉴别，其他化脓性脑膜炎，可参考年龄，原发病灶及脑脊液的化脓性变化，外观混浊，白细胞增多每立方毫米在1千至数万之间，中性粒细胞在90%以上，糖量减低，蛋白显著增加，涂片或培养可找到病原菌等。

（三）流行性腮腺炎脑炎　无显著季节性，部分患者腮肿不明显而神经系统症状明显，或脑炎的发生在腮肿之前，若在乙脑流行季节且易误诊，二者之脑脊液改变几乎完全相同，但流腮脑炎大都较轻，可有嗜睡但昏迷，惊厥少见，预后佳，此外有明显接触史。

（四）脊髓灰质炎　轻型及脑型者，与流行性乙型脑炎鉴别较困难，脑型者也有意识的改变，肢体可无明显瘫痪，但发生惊厥者极为少见，有时须借血清学检查及病毒分离以区别。

（五）感染后及预防接种后脑炎、麻疹、风疹、水痘及流行性感冒等传染的过程中，均可发生脑炎，预防接种如狂犬病疫苗接种后也可发生脑炎，故在乙脑流行季节中有时鉴别困难，但上述传染病的感染及预防接种史可资参考，血清学诊断方法有助于诊断。

（六）肠道病毒等所致的脑膜炎、柯萨奇病毒、ECHO 病毒、疱疹病毒等，均可引起脑膜炎，血清学检查，可资确诊。

（七）急性淋巴细胞脉络丛膜炎　呈散发病例，临床特点是体温常呈现两个峰。第一峰段，有呼吸道感染病症，约经 3～5 d 下降，经过 2 周左右的间歇，体温再度上升，并出现脑膜刺激征，脑脊液的白细胞增加多在 1×10^{9}/L 左右，淋巴细胞占 90%～100%，病毒分离及血清补体结合试验可确诊。预后佳。

（八）中毒型菌痢　多发在夏秋季与乙脑相同，但发病更急，起病数小时内即有高热、昏迷、惊厥、肠道症状缺如或仅有轻度腹泻，并常伴有循环衰竭，一般无脑膜刺激征，肛拭粪检，可见大量脓细胞而脑脊液检查多无变化。

（九）蜘蛛膜下腔出血　小儿亦可发生，起病急，不发热。常有劳累、情绪激动等诱因。剧烈头痛、眩晕、呕吐严重者常有昏迷，脑膜刺激征阳性，脑脊液呈均匀血性，可有皱缩之红细胞，陈旧出血则脑脊液呈橙黄色。

（十）中暑　有处在高温下过久史，患者可突然神志丧失，体温高达 41℃，皮肤灼热、干燥、无汗，脑脊液无变化。

（十一）流行性乙型脑炎诊断及鉴别诊断的几点具体分析

1. 乙脑初起发热很少伴上呼吸道感染症状，如咳嗽、流涕、鼻塞、咽疼等。故在流行季节体温升高而上感症状缺如，不能用其他病解释时，应考虑乙脑的可能，必要时可查脑脊液。

2. 乙脑病起均有发热，而且体温与神经精神症状成正相关，如有惊厥，神志改变往往体温也伴随升高，否则应注意排除其他疾病。

3. 乙脑严重神经系统症状，如惊厥、昏迷多在病后第 3～4 d 开始出现，而且在第1周达高峰。

4.乙脑瘫痪主要为上运动神经元的损害，呈强直性，瘫痪者皆伴有明显的神志障碍。此点似与其他原因所致瘫痪有鉴别意义。

5.乙脑主要死于呼吸衰竭，多在发病一周以后，且早期很少发生循环衰竭。

九、后遗症

流行性乙型脑炎之后遗症，其产生原因，主要基于中枢神经系统的病理改变，在脑炎急性期过去之后，脑的某些部位尚存在充血、水肿等变化，故临床上可见到其相应部位的一些症状能随病变的好转而减轻消退，属于急性期，病变组织的可逆性反应。若神经系统的某些部位已发生了变性和坏死，呈不可逆的变化，其产生的后遗症是不易恢复的。乙脑常见的后遗症可有下列数种：

（一）瘫痪　以肢体瘫痪最为常见，其病变部位多在锥体束经过的各种部位中，主要的临床表现为上运动神经元受损所致之强直性瘫痪。常伴有同侧之中枢性面瘫，但脊髓灰质部（前角）的病变也经常存在，故也可见到弛缓性瘫痪。

（二）语言障碍　有失语、失音、口吃等，小儿多见，其恢复多在半年以内。

（三）精神异常　为器质性精神病，主要为炎症之后神经细胞的变性坏死而致皮质萎缩引起，尤其以额叶病变时更为明显，在临床上常见有强迫观念，抑郁症及精神分裂症，但小儿较成人为少，恢复时间及恢复过程，大致与瘫痪相同。

（四）癫痫　皮质运动区或其他部位，在炎症之后形成瘢痕，故可有刺激性而产生癫痫。发病多在病后数月，以1~5岁小儿多见。

（五）智力减退　为大脑皮质广泛受损而引起，临床表现可为完全性痴呆，但一般多为呆笨、记忆力差、理解力不佳、读书成绩不好等。

（六）头痛　常有位置不定，不太剧烈而经常发作之头痛，无晕眩及恶心呕吐，可能为炎症后脑膜发生部分粘连而致。

（七）定向障碍　对环境了解，但无法到达目的地，如外出后不能自己回家，可能为顶叶病变所致。

（八）其他　有视力或听力障碍、肢体发麻等症状。

十、并发症

常见者有支气管炎、肺不张、败血症、口腔炎、褥疮等。

十一、治疗

流行性乙型脑炎，目前尚无特效疗法，但及时与恰当的处理，有助于降低病死率。

（一）一般疗法

1. 供给充分的营养，发热期可给予流质饮食，保持足够的热量，饮食以糖类及蛋白质为主，昏迷患者，可用高热量鼻饲。

2. 供给液体量，50 ~ 80 mL/（kg·d），高热排汗者可酌情增加，并注意钠、钾生理需要量的补充，钾一般可按 0.2 g/（kg·d）计算，有脱水症状时，应予输液，可根据血清钠、钾、氯的定量检查，决定输液的内容。

3. 要注意皮肤和口腔的清洁卫生，防止褥疮的出现。

（二）对症疗法

1. 降温：体温最好要控制在 38℃以下。首先要降低病室温度，可加强通风，或装置空气调节器，并减少室内的不必要的人员。降低体温方面还可采用：

（1）物理降温：头部或体表大血管处放冰囊，但高热，肢体冷厥，循环不良以及触冷寒战者应慎重，可以逐渐加用冰囊。也可采用 30% ~ 50% 酒精浴、温水（37℃左右）擦浴、冷盐水灌肠等方法。

（2）药物降温：吲哚美辛（消炎痛），0.5 mg/（kg·d）口服。25% 安乃近肌注每次 1 ~ 2 mL。对于持续高热用降温措施效果不好，或高热伴有惊厥者可采用亚冬眠疗法，用氯丙嗪 0.5 ~ 1 mg/（kg·d），加等量异丙嗪，每 4 ~ 6 h 肌肉注射 1 次，可持续 3 ~ 5 d。一般冬眠时间不宜过长，以免抑制呼吸中枢及咳嗽反射，使喉头分泌物大量增加，呼吸道阻塞，缺氧加重，影响预后。

2. 止痉：高热、颅内高压、呼吸道痰液阻塞缺氧、电解质紊乱，均可导致惊厥，应注意主要矛盾，给予相应的处理。药物选用可参见表 3 - 8。

表 3-8 常用止痉药物的剂量及用法

药物	成人(每次)	小儿(每次每千克体重)	途径	备注
苯巴比妥	0.1~0.2 g	5~8 mg	肌注	
复方氯丙嗪	25~50 mg	1~2 mg	肌注	
10%水合氯醛	2~3 g	40~80 mg	口服,灌肠	
异戊巴比妥钠	0.2~0.5 g	5~10 mg	静脉缓注	新配制 5%~10% 适用于惊厥不易控制者
副醛	5~10 mg	0.3 mg	肌注,灌肠	适用于癫痪持续状态
安定	10~20 mg	0.1~0.3 mg	肌注,灌肠	

3. 颅内高压处理

(1)头部冰敷。

(2)肾上腺皮质激素:可用地塞米松 0.4 mL/(kg·d)肌肉注射。动物实验有减轻脑水肿的作用。

(3)脱水剂:25%山梨醇 1~2 g/(kg·次),或 20%甘露醇 1~2 g/kg,在 20~30 min 内由静脉推入,必要时 6~8 h 重复一次,一般连用 2~3 d。在注入时幼儿易致心力衰竭、肺水肿,应多加注意。用脱水剂要注意纠正电解质紊乱。

4. 呼吸衰竭的处理

(1)深昏迷患儿喉部痰液壅积,影响呼吸,经口或鼻腔吸引分泌物,并进行体位引流如头低脚高位,侧位拍打吸痰。

(2)喉部分泌物增多,特别当气管内部有痰液壅积,经吸引等措施而不能改善时,应及时做气管切开,以利气道通畅。

(3)由大脑或脊髓病变而自主呼吸停止的患者,应立即进行人工呼吸,或使用人工呼吸器,如自主呼吸尚存在而呼吸减弱者,可用呼吸兴奋剂,见表 3-9。常用山梗茶碱小儿 0.15~0.2 mg/(kg·次),成人每次 3~9 mg,肌肉或静脉注射。尼可刹米小儿 5~10 mg/(kg·次),成人每次 0.375~0.75 g,肌肉或静脉注射。二甲弗林(回苏灵)小儿 0.2~0.3 mg/(kg·次),成人每次 8~16 mg,静脉滴注。

表 3 -9　常用呼吸兴奋剂的剂量

药物	成人(mg/次)	小儿〔mg/(kg·次)〕
山梗茶碱	3 ~ 5	0.15 ~ 0.2
尼可刹米	0.375 ~ 0.75	5.0 ~ 10.0
二甲弗林(回苏灵)	8.0 ~ 16.0	0.2 ~ 0.3
利它灵	10.0 ~ 20.0	0.5 ~ 0.75
东莨菪碱	0.3 ~ 0.5	0.02 ~ 0.04

(4)气管切开指征:①延脑麻痹,脑干性脑炎,喉部分泌物增多,经处理无效或自主呼吸停止者(必要时可先行喉插管抢救)。②病情在极期,深昏迷,喉部分泌物增多,伴有咳嗽、吞咽反射消失者。③昏迷程度虽不深,但肺部可有湿性啰音,咳嗽无力,且有心功能不全或有肺不张者。④血液气体分析,提示呼吸衰竭存在者〔$PaCO_2$ > 6.67 kPa(50 mmHg) PaO_2 < 8.0 kPa(60 mmHg)〕。

(5)人工呼吸器的使用及其注意事项。人工呼吸器的应用指征为:①呼吸突然停止,无自主呼吸者可用人工呼吸器辅助之。②中枢性呼吸功能障碍,呼吸异常而至血氧分压下降,二氧化碳潴留,于气管切开后呼吸功能未能改善者。③外周性呼吸功能障碍而致严重缺氧,于气管切开后呼吸功能仍未改善者。

呼吸衰竭患儿呼吸即将或刚刚停止,如积极进行抢救,能挽救部分患儿的生命;呼吸未停止,但气道痰液甚多,不易吸出,或伴有咳嗽及吞咽反射消失者,应及时进行气管切开,以便吸痰保持气道通畅,如此可改善缺氧及二氧化碳潴留状态,有利病情恢复。

(6)停用人工呼吸的指征:①患儿呼吸功能恢复,出现自主呼吸,无缺氧及二氧化碳潴留征象。②血氧饱和度在95%以上,二氧化碳分压在6.67 kPa(50 mmHg),血 pH 值在7.35 ~7.45之间。

(三)其他疗法

1. 目前缺乏有效的抗病毒治疗药物:利巴韦林 15 mg/kg 加入10%葡萄糖溶液,200 mL 内静脉滴入 3 ~ 7 d;干扰素 50 万 ~100 万 U,每日一次,连续 5 ~7 d,肌肉注射,早期应用可缩短病程改善预后。

2. 抗生素:有合并细菌性感染时应用,根据致病菌的种类及药物敏感试验结果,选用适当的抗菌药物。

3. 肾上腺皮质激素:可抑制中枢神经系统的炎症反应,减少神经细胞的损害,并可以促使高热下降和一定程度的改善中毒症状。一般可用氢化可的松或地塞米松,但须注意合并或加重合并感染,并应注意水、电解质平衡,疗程一般 4 ~5 d。

4. 纳洛酮治疗:纳洛酮是吗啡受体的拮抗剂,能有效的拮抗内源性吗啡生物活性物质,具有退热、止痉、神志转清、防止呼吸衰竭的作用。每次 0.01 ~0.03 mg/kg 加入 10% 葡萄糖溶液中,静脉滴入,间隔 2 h 重复给药,平均用药 3 次。

(四)中医中药　辨证论治,随证加减,不可拘于一方,为保证疗效之重要因素,其法主要按卫、气、营、血给予不同的处理。

1. 卫分治疗:主要是辛凉透邪。处方:金银花、连翘、杭菊花、青蒿、鲜薄荷、若舌苔白厚而黏,呕吐剧烈加用鲜藿香、鲜佩兰、竹茹。

2. 气分治疗:主要是清热解毒生津,处方:金银花,连翘、鲜石斛、黄芩、鲜生地等。若热盛汗多,伤及气阴,可加用西洋参;若四肢强直者可加用:天麻、南星、全虫、蜈蚣;大便秘结可加:大黄或元明粉。

3. 营分治疗:治法为清营解毒,芳香开窍。处方:金银花、连翘、鲜生地、玄参、丹皮、麦冬、生石膏、黄连、蜈蚣、全蝎、竹叶、鲜荷叶、甘草,另加安宫牛黄丸;若昏迷深,可加犀牛角、菖蒲、郁金等。

4. 血分治疗:治法为凉血解毒,镇肝息风。处方:鲜生地、白芍、丹皮、蜈蚣、全蝎、天麻、钩藤、天竺黄、胆南星、生石膏、知母、玄参、鲜荷叶、犀牛角,外加安宫牛黄丸。

5. 恢复期症状消失可生津益胃,以善其后。处方:玄参、麦冬、鲜生地、石斛、知母、天花粉。若有痴呆可加用菖蒲、郁金;有瘫痪者加桑寄生、忍冬藤。

(五)恢复期的治疗　前述恢复期症状宜及时采取综合治疗措施以促进恢复,减轻后遗症的发生。根据不同表现可采取针灸、理疗、肢体功能锻炼等。

十二、预防

流行性乙型脑炎的预防工作，重点应放在切断传染途径——消灭蚊虫上，对管理传染源与增强人群的抵抗力，也为综合性预防措施的一部分。

（一）对传染源的管理

1. 隔离患者：在起病早期，患者血液中可能带有病毒，故应予以隔离治疗。患者入院后应以病床为中心，彻底灭蚊。

2. 动物管理：饲养家畜的处所，必须搞好环境卫生及畜舍内定期灭蚊。

（二）切断传染途径　杀灭越冬成蚊，春季比较容易收效，可在温暖、潮湿、阴暗、不通风的处所，喷洒除虫菊。消灭蚊虫的孳生条件，是灭蚊工作中最根本的方法，应搞好环境卫生。在夏季可采用纱门、纱窗、蚊帐、蚊香防蚊，个人裸露部分可用驱蚊油（邻二苯二甲脂）涂擦。

（三）预防接种　目前使用的乙脑疫苗，是将乙脑病毒接种在组织培养基上，收集病毒液，用甲醛将病毒杀死而制成，接种后反应小，效果好，可降低发病率4～7倍。

1. 接种对象：10岁以下小儿为重点，或根据当地乙脑发病年龄特点扩大或缩小注射年龄组，从非流行地区进入流行区的人员应予接种。

2. 接种时间：人体模型接种乙脑疫苗后，大约需经过半个月或一个月的时间，才能产生免疫力，所以接种至少要在当地流行开始前一个月完成。

3. 接种方法和剂量：乙脑疫苗是红色透明液体，其中含有甲醛，注射后会引起疼痛，故疫苗附带有亚硫酸氢钠，临用时每5 mL疫苗加入0.1 mL亚硫酸氢钠溶液（也有在制作过程中已加好的），混匀后可把疫苗中的甲醛中和，这时疫苗就由红色变为黄色，但这个配方要准，加量多或不足，注射后会引起疼痛。

采用皮下注射法，第一年注射两针，间隔7～10 d，第二年开始，每年注射一次（一针），剂量一岁以下每次0.25 mL；1～6岁每次0.5 mL；7～15岁每次1 mL；16岁以上每次2 mL。

4. 禁忌：发热，严重慢性病及神经性疾病，过敏性疾病，既往对生物制品有过敏史者。

5. 反应:局部和全身反应都很少,可出现局部红肿、疼痛、体温升高等现象,很快就可以消退,过敏体质的人,可引起荨麻疹,血管神经水肿,局部反应也较重,大约一周才能消失。

6. 疫苗应保存在2℃ ~10℃避光处,有效期1年,室温25℃以下,保存期不应超过一个月。

(张迈仑　杨大峥)

第六节　森林脑炎

森林脑炎(forest encephalitis)又称蜱传脑炎,由病毒引起的中枢神经系统急性传染病,野生动物,尤其是野鼠是本病的传染源,为森林地区自然疫源性疾病,病后获治者常有后遗症,病死率高。

一、病原学

森林脑炎病原体属黄病毒科中的森林脑炎病毒,是一种嗜神经病毒,病毒核酸为单股RNA,外面有蛋白外壳,此外尚有似网状的脂蛋白包膜所包绕。包膜的主要作用是感染宿主时有利于病毒吸附在宿主细胞表面,可用小白鼠脑内接种或在鸡胚中系列繁殖,也能在人胚肾细胞、猪肾细胞、羊胚细胞 Hela 细胞及 BHR-21 细胞繁殖,常作病毒分型之用。

本病毒在外界抵抗力弱,60℃ 30 min 或 100℃下可立即死亡。50%煤酚皂液中1 min灭活,乙醚、氯仿及胆盐均可杀灭,甲醛灭活后病毒仍保留其抗原性,但耐低温干燥,在50%甘油中可保存3个月。

二、流行病学

(一)传染源　为自然界中的啮齿动物,以缟纹鼠、花鼠、褐家鼠为主要传染源,此外林区的黑熊、野猪、马、羊、犬、狐均为本病毒储存宿主,故成为本病的传染源。

(二)传播途径　主要通过蜱叮咬而传染,已感染的蜱可能终身携带病毒,故可同时起传播媒介和传染源作用。

当蜱叮咬山羊后病毒通过血液进入乳腺,再繁殖后从乳汁中排出,如食用此种未煮熟的奶,胃酸减低的情况下而被感染。

在实验室工作者,可通过口吸入或黏膜被污染而感染。

(三)人群易感性　人群普遍易感,感染后少数出现症状,更多为隐性感染,都能获得持久免疫力。

(四)流行特征　我国主要流行于东北及西北原始森林地区,俄罗斯的远东地区及朝鲜北部林区,多发生在春夏季,4 月开始,6 月为高峰,7 月开始下降病例逐渐减少。

感染者与林业工作、筑路、兽医有关,以及来自非疫区的旅游者,被感染增多,不容忽视。

三、发病机制和病理改变

病毒侵入人体后在局部淋巴结、肝、脾及网状内皮系统中进行复制。以后进入血流形成病毒血症,再进入脑毛细血管,从毛细血管内皮细胞间隙穿透侵入神经细胞,另外尚可通过淋巴及神经到达中枢神经系统,病毒侵入人体后是否发病,与侵入病毒的数量及人体免疫功能状态有关。另外人体免疫功能在对抗病毒抗原反应中也可引起神经脱髓鞘及血管的破坏。

森林脑炎的病理改变是广泛的,包括全脑,但以脊髓颈段、脑桥、中脑及基底节病变为重。与乙型脑炎不同,本病脊髓也有明显损害。颈段比胸段重、灰质比白质重。

四、临床表现

潜伏期 9 ~ 14 d,可短至 4 d,长者不超过一个月。

(一)前驱期　多数以急性起病,表现低热、头痛、乏力、四肢酸痛,此期不超过 3 d。

(二)急性期

1. 高热:多为弛张热,从起病第 2 ~ 3 d 即达高峰,可持续 5 ~ 10 d,伴中毒表现,头痛、全身肌肉痛、乏力、恶心、呕吐、面部颈部皮肤潮红、结膜充血、皮肤出血点,脉搏缓慢,部分患者可有心肌炎,出现心功能不全、急性肺水肿。

2. 中枢神经系统受累:剧烈头痛,以颞部及后枕部持续钝痛多见,颅内压增加,恶心、呕吐,颈强直,脑膜刺激征。

由脊髓受损害,发生弛缓性瘫痪,以颈肌及肩胛肌与上肢联合瘫痪最多见,出现头部下垂,手臂呈摇摆状态。

3. 意识、精神障碍：约半数以上患者有不同程度神志、意识变化，如昏睡、表情淡漠、昏迷、谵妄和精神错乱，也有患者出现震颤，不自主运动，偶有言语障碍，吞咽困难。

（三）恢复期　体温开始下降，肢体瘫痪逐渐恢复，各种症状消失。

（四）根据神经系统损害不同表现，临床可分为四型。

1. 脑膜炎型：表现头疼，呕吐和脑膜刺激征，而无瘫痪或意识障碍。

2. 脑膜脑炎型：有意识障碍，抽搐及脑膜刺激征，不自主运动，震颤等。

3. 脑脊髓型：除脑膜脑炎症状、体征外，伴有颈、肩胛肌、肢体瘫痪的表现。

4. 脊髓型：类似脊髓灰质炎的肢体弛缓性瘫痪。

五、实验室检查

（一）血象　白细胞数增多，一般为$(10\sim20)\times10^9/L$，中性粒细胞在90%以上。

（二）脑脊髓液检查　外观清，透明，压力增高，细胞数为$(0.05\sim0.5)\times10^9/L$，以单核细胞为主，糖和氯化物正常，蛋白质正常或略增高。

（三）病毒分离　发病早期取脑脊液或血液分离病毒，可取死亡病例脑组织细胞培养分离病毒。

（四）血清学检查

1. 取急性期和恢复期双份血清进行血凝抑制试验和补体结合试验检测抗体，效价呈4倍以上升高者有诊断价值。

2. 用ElISA法检测患者血清和脑脊髓液特异性IgM抗体，对早期诊断有重要价值。

3. 单份血清血凝抑制试验效价≥1∶300者或单份血清补体结合试验效价≥1∶16有利于早期诊断。

六、诊断

（一）流行病学资料　5～7月份在林区工作的患者，有蜱咬史，食用家畜生奶史。

（二）临床特征　急性发热，神志障碍，脑膜刺激征或有弛缓性瘫痪等。

（三）实验室检查　血清免疫学检查阳性，或血液、脑脊髓液做病毒分离。

七、鉴别诊断

（一）流行性乙型脑炎　发生在夏秋季，蚊虫叮咬，多在温热带地区，以小儿多见，肌张力增强，强直性瘫痪多见，可有意识障碍。做乙脑补体结合或特异性 IgM 抗体检测不难确诊。

（二）脊髓灰质炎　以 3 岁以下小儿多见，没有蜱咬史，肢体运动损害但感觉存在。为弛缓性瘫痪，不对称，少数严重者脑干受损发生呼吸麻痹窒息死亡。很少有意识障碍。

（三）感染性多发性神经根炎　即格林-巴利综合征（Guillain-barre' s syndrome），多见于年长儿，无热或低热，逐渐出现弛缓性瘫痪，呈上行、不对称，伴感觉障碍，脑脊液有蛋白增高而细胞少的特点，瘫痪可恢复。

（四）肾综合征出血热　尤其野鼠型如黑线姬鼠作为传染源，经螨叮咬，也有发热、皮肤潮红、软腭、皮肤可有出血点，全身肌肉酸疼，但有明显肾损害，尿蛋白阳性，少尿，多尿，以及休克的表现可鉴别。

八、治疗

（一）一般治疗　加强护理、对高热、抽搐、呼吸衰竭处理与乙脑相同。

（二）免疫治疗　用抗血清治疗 20 ~ 40 mL/d，肌肉注射，持续至体温降至 38℃以下，或用蜱传脑炎病毒高价免疫球蛋白 6 ~ 8 mL/d，连用 7 ~ 8 d 肌肉注射。

（三）抗病毒治疗　可用利巴韦林1 000 mg/d，5 ~ 7 d，干扰素、核酸酶也可用，但疗效待定。

九、预后

一般病程 14 ~ 28 d，在远东地区病情较重，病死率 20% ~ 25%。

十、预防

凡进入林区工作者，做好个人防护，穿防护服，紧紮领口、袖口、裤角、穿长袜，可涂抹驱虫剂，加强灭蜱，灭鼠。

免疫接种:进入疫区者,注射森林脑炎灭活疫苗,第 1 次皮下注射 2 mL,7 ~ 10 d 后再加强注射 3 mL,以后每年加强 1 次。

也可用恢复期血清 30 mL,或高价特异性免疫球蛋白 10 ~ 15 mL,肌肉注射,可维持 3 ~ 4 周短期免疫力。

(张迈仑　杨大峥)

第七节　流行性甲型脑炎

流行性甲型脑炎(epidemic encephalitis A),又称嗜睡性脑炎,此病在 1917 年 4 月有 Von Economo 首次报道。本病历史上曾发生过流行,现今较少见的病毒性脑炎。急性期主要表现为发热,嗜睡和眼肌运动障碍,慢性期则表现为帕金森(parkinson)综合征。

一、病原

迄今未分离出病毒,根据临床特征及病理改变符合病毒性脑炎。

二、流行病学

推测传染源系患者和病毒携带者,冬春发病较多,可能通过空气、飞沫经呼吸道传播,人群普遍易感,10 ~ 40 岁多见。

三、发病机制和病理改变

病毒经呼吸道侵入后,入血导致毒血症,侵犯中枢神经系统。病理改变为脑膜和大脑充血、水肿、点状出血、神经元水肿、染色质溶解、固缩,血管周围淋巴细胞和浆细胞浸润,神经节细胞变性、坏死,胶质细胞增生,以基底节、中脑、脑桥损害为著,慢性患者呈退行性炎症和纤维化。

四、临床表现

潜伏期约 4 ~ 15 d。

(一)急性期　多以急性起病,表现发热伴头疼、呕吐、肢体疼痛、嗜睡,部分患者可有意识障碍、躁动、谵妄、昏睡、昏迷,可出现抽搐,不自主运动,肢体和脑神经麻痹,以眼肌麻痹引起眼球运动障碍为多见,还可以出现复视、斜视、眼睑下垂、瞳孔扩大或缩小等。部分患者有肌张力障碍,脑膜刺激征阳性,病程 2 ~ 4 周。病死率约为 30% ,起病2周内,约30%患者转为慢性,约30%患者可完全恢复。

(二)慢性患者 多见于青壮年,可从急性期直接发展或经数月到数年一段时间的缓解期后发病,以帕金森综合征为主要表现,如步态小,表情痴呆,流涎,智力减退,双手有节奏地震颤,也可出现自主神经功能紊乱等表现。

五、实验室检查

(一)血象 白细胞总数轻度增加,以中性粒细胞为主。

(二)脑脊髓液 符合浆液性改变,细胞数轻度增加,分类以淋巴细胞为主,蛋白轻度增加,糖、氯化物正常。

六、诊断

可根据嗜睡、动眼神经麻痹和帕金森综合征等表现,结合流行病学资料及实验室检查可做出诊断,确诊尚需排除其他病毒性脑炎、传染后脑炎、结核性脑膜炎及动脉硬化性帕金森综合征和帕金森病等。

七、治疗

(一)缺乏特效治疗,抗生素无效,应加强支持治疗,做好护理,余为对症处理。

(二)早期急性期患者,可试用抗病毒及肾上腺皮质激素。

(三)慢性期患者,可采用左旋多巴、苯海索等,以改善帕金森综合征的症状与体征。

八、预防

切断呼吸道传播途径。

(杨大峥)

第八节 淋巴细胞性脉络丛脑膜炎

淋巴细胞脉络丛脑膜炎(Lymphocytic choriomeningitis),是由淋巴细胞脉络丛脑膜炎病毒(Lymphocytic choriomeningitis virus, LCMV)引起的急性传染病。由动物实验观察到病理改变以脑室脉络丛为最显著,故因此命名。典型表现为非化脓性脑膜炎,重者表现为脑膜脑炎,轻者类似流感样表现,本病呈世界性分布,多呈自限过程,预后良好。

一、病原学

LCMV,是沙粒病毒科中最早发现的一种,1934 年 Armtron 和 littie 从一名疑诊患者脑组织中分离成功,继而发现小鼠携带病毒,1935 年 Rivers 和 Scott 从脑膜炎患者脑脊液中分离出病毒,确立了它的致病性。LCMV 在外界环境中很不稳定,对紫外线、γ 射线均很敏感,不耐热,56℃ 1 h 灭活,对甲醛、乙醚亦敏感,在 50% 甘油中,-70℃可长期保存,亦可在鼠胚成纤维细胞组织培养中生长。

二、流行病学

(一)传染源　灰家鼠是主要传染源。雌鼠子宫内感染其胎鼠,先天感染或出生后数小时内感染的新生小鼠可发展成慢性、持续性感染的病毒携带者,血液中长期存在着病毒,并不断从尿、粪、精液及口、鼻分泌物中排出病毒构成传染源。其他自然感染的野生啮齿类动物,豚鼠、狗和猴等,偶可成为传染源。尚无人作为传染源的报告。

(二)传播途径

1. 直接接触病鼠排出的病毒污染物而感染,如人的皮肤、眼结膜、手直接接触。

2. 呼吸道:吸入污染尘土的气溶胶而感染。

3. 消化道:进食被污染的食物而感染。

4. 实验室内的感染:被实验室动物咬伤受染,曾有多次报道,作为职业病应予重视。

(三)易感人群　人群普遍易感,患者多为 15 ~ 40 岁青壮年,性别无差异,无论症状轻重,抑为隐性感染,均可获得持久免疫力。

(四)流行特征　本病呈世界性分布,仅澳洲未见报道。多呈散发流行,秋冬季多见,此病在我国的报道比较少见。

三、发病机制和病理改变

人感染后发病机制尚不清楚。病毒进入人体内,在局部组织的内皮细胞和淋巴细胞中繁殖后进入血流造成病毒血症,有发热等全身症状,如能透过血脑屏障则可引起脑膜炎。由动物实验得知,本病的发生和病理改变主要由细胞免疫介导引起。先天感染和初生小鼠接种 LCMV 后,主要成为慢性病毒携带者,而成年小鼠则出现致死性脑膜炎。同时发现免疫抑制剂可保护受染的成年小鼠免于死亡。提示乳鼠受染时免疫功能尚未成熟，亦无特异性细胞毒T淋巴细胞（LTL）活性，因而组织无损伤，成为病毒携带者，到成长10～12个月后免疫功能成熟，LTL活性提高，并攻击受染细胞，和成年鼠一样，在清除细胞内病毒同时，导致细胞死亡和组织损伤。

本病死亡病例很少，病理改变了解受限。可见脑蛛网膜、脉络丛、脑室壁有淋巴细胞和单核细胞浸润。脑膜脑炎型者可见脑水肿、变性、脱髓鞘变化。

四、临床表现和分型

潜伏期：全身感染型5～10 d，脑膜炎型15～23 d。

（一）全身感染型　起病急骤，初如流感，有发热、肌肉酸痛、乏力、咽痛、流涕、咳嗽、精神萎靡、食欲缺乏等症状。病程持续2～3周而痊愈。

（二）脑膜炎型　有的直接以脑膜炎症状开始发病，有的在全身感染的症状消失后，经1～2 d的间歇期，体温又再次上升，可达39℃～40℃，伴有头痛、畏光、呕吐、谵妄不安或嗜睡、颈强直、脑膜刺激征等症状。病程持续1～2周，最初3 d较重，以后迅速恢复。

（三）脑脊髓炎型　在上述中枢神经系统病变波及脑实质、颅神经及脊髓时，则表现剧烈头痛、惊厥、瘫痪、嗜睡、感觉缺失、失语、复视等，脑脊液变化与脑膜炎型类似（参看实验室检查）。

五、实验室检查

（一）血象　白细胞计数正常或减少，伴淋巴细胞相对增多，脑膜炎型则有中性粒细胞增多。

（二）脑脊液检查　属脑膜炎型或脑脊髓炎型者，脑脊液呈浆液性脑膜炎变化，细胞数在$(50 \sim 3\ 000) \times 10^6/L$之间，其中淋巴细胞占绝对优势，蛋白增加，糖、氯化物正常。此为本病之特点。

（三）病毒分离　取早期患者（有脑膜炎表现者）的血液和脑脊液接种小白鼠、豚鼠脑内和腹腔，其后用免疫荧光抗体试验探查动物脑膜浸润病灶处荧光复合物，可以肯定病毒存在，也可以鸡胚做组织培养分离病毒。

（四）血清学检查　可在发病早期及恢复期采取双份血清，分别做补体结合试验和中和试验，前者在病后2~4周出现，后者则在6~10周出现，试验阳性可确诊。近年来也采用ELISA法检测LCMV IgG抗体。

六、诊断

（一）临床表现　少数患者全身感染型易误诊为病毒性上呼吸道感染或流感，应予以注意。多数患者起病急骤，初如流感，症状一度减轻后又出现头痛、发热、呕吐和脑膜刺激征，最初3 d病势较重，以后迅速好转，痊愈，且不需特殊治疗。

（二）实验室检查　脑脊液化验，注意淋巴细胞占80%~95%，但有时亦难与脊髓灰质炎、流行性腮腺炎、传染性单核细胞增多症、疱疹病毒感染、脑肿瘤及各种脑炎相区别。应根据各病的临床特征和血清中特异性抗体的发现做出诊断。

七、鉴别诊断

（一）流感及病毒性上呼吸道感染　分析流行情况，根据病程及病情的观察，有时需进行血清学及病毒学检查，才可确诊。

（二）结核性脑膜炎　本病起病较缓慢，病程更长，脑膜刺激征明显，在早期患者脑脊液检查可不典型，需短期内重复化验，可有脑脊液放置后表面形成薄膜。涂片耐酸染色可找到结核杆菌，脑脊液蛋白增多，糖及氯化物明显减少。

（三）病毒性脑膜炎　病原有许多种，见流行性乙型脑炎鉴别诊断中无菌性脑膜炎节。

（四）传染性单核细胞增多症　本病部分患者可有神经系统并发症，脑脊液可呈浆液性脑膜炎变化，淋巴细胞占多数。但注意临床表现咽炎、发热、颈淋巴结肿大，血象淋巴细胞增多，出现多数异常淋巴细胞，血清嗜异凝集试验阳性(1:64或以上)，鉴别吸附试验阳性。

八、治疗

1. 抗生素治疗无效，主要是对症处理。应卧床休息，注意给予充分的液体。发热、头痛者，可用解热镇痛剂。

2. 可试用利巴韦林、干扰素治疗。

3. 免疫抑制剂的应用：用地塞米松10 mg静脉滴入，每日1次，一周后减量，也可口服。

九、预防

此病不需隔离，因人不作为传染源。要消灭家鼠，并防止其污染食物。不食被鼠污染过的食物。

（杨大峥）

第九节　流行性感冒

流行性感冒（Influenza）简称流感，是一种每年都可能会在世界某个地区暴发流行的，主要通过飞沫传播，具有高度传染性的急性发热性呼吸道传染病。其发病率占法定传染病的首位。临床特点为急起高热、全身酸痛、乏力和轻度呼吸道症状，病程短，为自限性。小儿、老年人或有心肺疾病及其他慢性疾病患者，一旦患流感易并发肺炎或其他并发症，有导致死亡的可能。

一、病原学

1933 年 Smith 等人从雪貂体内分离出甲型流感病毒，开始确认流感的病毒病因。

1940 年 Francis 和 Magill 分离出乙型流感病毒。

1947 年 Taylor 发现了丙型流感病毒。

1955 年确认 1900 年分离出的真性鸡瘟病毒（fowplague virus）归属甲型流感病毒。

（一）甲型流感病毒可感染人类及不同类动物，包括禽鸟类、马、猪及海洋哺乳动物；而乙型及丙型流感病毒主要是人类流感的致病原。流感病毒是 RNA 病毒，病毒颗粒的表面有两种形态不一的蛋白突起，即血凝素（haemagglutinin，H）和神经氨酸酶（neuraminidase，N），均具有抗原性，H 及 A 易于发生变异，而且变异互相不受影响。因此不同的抗原特异性是流感病毒亚型的划分依据。

（二）流感病毒分型：根据病毒核蛋白和膜基质蛋白的抗原性不同，流感病毒被分为甲、乙、丙三型；按照 H 和 N 抗原性的不同又将同型病毒分为若干亚型，某些不同亚型与病毒易感宿主的种属有一定关系，如人感染高致病性禽流感即甲型流感病毒的 H_5N_1 亚型所致，H 抗原共有 16 个亚型（H_1-H_{16}），N 抗原共有 9 个亚型（N_1-N_9）。其中仅 N_1 和 N_2 是人流感病毒所特有。人类感染似乎限于 H_1、H_2、H_3 亚型和 N_1、N_2 亚型病毒。

（三）流感病毒的抵抗力　流感病毒在 pH6.5～7.9 间最稳定，对高温抵抗力弱，56℃数分钟后即失去致病性。100℃1 min 灭活，在低温下较稳定，在 4℃能存活 1 个多月，在－70℃可存活 5 个月以上。流感病毒对干燥、紫外线照射、乙醚、甲醛等常用消毒剂都很敏感。

（四）流感病毒的变异　迅速的变异进化是流感病毒的特点，其变异主要是由于 H 和 N 抗原结构的改变，尤其是 H。这是因为机体针对 H 产生的抗体是中和抗体，故流感病毒通过改变 H 的抗体特异性可有效地实现免疫逃逸。较小程度上发生的基因变异叫抗原漂移（antigenic drift），每年或每几年均在甲型和乙型流感病毒中频繁发生。若两种不同亚型病毒株感染细胞，使其基因组发生重组，则引起抗原位移（antigenic shift），导致新血清型的出现。足够大的变异使人群中对原有流行株所建立的免疫屏障不能再发挥有效的保护作用，那就必须重新注射对新产生的变异株致病的预防疫苗。人群免疫力下降到足够的程度，被感染人群增加，引起疫情暴发，这是导致流感大流行反复发生的重要原因，显著的变异主要发生于甲型流感病毒，乙型流感病毒则少见得多，而丙型流感病毒一般不发生变异，所以大流行只发生于甲型流感病毒所引起的。

二、流行病学

（一）传染源　主要是急性期的患者及隐性感染者，患者可从鼻涕、口涎、痰液中排出大量病毒，可长达 7 d，但自潜伏期末到发病后 3 d传染性最强。轻型患者和隐性感染者，常能正常工作，是对公共卫生威胁最大的传染源。

（二）传播途径　空气飞沫传播。通过说话、咳嗽或打喷嚏等，以飞沫或气溶胶形式病毒散布于空气中，易感者吸入后被感染，故传染性强，传播速度快，病毒污染饮食、食具、毛巾等间接传播也可能。病毒在外界环境中存活与温度、湿度、光照、pH 值等有关，一般可存活 3 d。

（三）易感人群　人对流感病毒普遍易感，与性别、职业无关，抗体于感染后 1 周出现,2 ~3 周达高峰,1 ~2 月后开始下降,1 年左右降至最低水平,除血液中 IgG 抗体外,鼻黏膜分泌物中含有 IgA 抗体,起到抵抗呼吸道传播的黏膜屏障,当黏膜上皮脱落,即失去其保护作用。

三、临床表现

潜伏期短,约为 1 ~3 d,短者仅数小时。

(一)单纯型　有头痛,发热,畏寒,乏力,全身酸痛,结膜充血,食欲减退,病初起时大多有流涕、鼻塞、喷嚏、咽痛、咳嗽等;在退热后全身症状渐好转时,呼吸道症状常较显著。发热一般持续 2 ~3 d 渐降。但精神体力恢复较慢。

(二)肺炎型　高热持续不退、烦躁、呼吸困难、阵咳、咯血等症状。全肺呼吸音减低,可有湿性啰音,X 线胸片两肺可呈散絮状阴影。少数患者可因心力衰竭或末梢循环衰竭而死亡。病程约 1 周,或 3 ~4 周,多发生于 2 岁以下小儿,或循环系统、呼吸系统原有慢性疾病者、孕妇、体弱者或老年人。

(三)中毒型　较少见,肺部体征不明显,可高热谵妄、神志不清,小儿可出现抽搐,或有循环功能紊乱、脑膜刺激征、休克等,病死率高。

(四)胃肠型　小儿常见,有恶心、呕吐、腹泻、腹痛的症状,一般 2 ~3 d 恢复。

四、实验室检查

(一)血象　血细胞减少,淋巴细胞相对增加,嗜酸性粒细胞消失。如合并细菌感染时,则白细胞计数增多,中性粒细胞增多。

(二)血清学检查　应用血凝抑制试验或补体结合试验;急性期与恢复期血清效价增加 4 倍者有诊断意义。血凝抑制试验特异性较强,而补体结合试验则较敏感。

(三)病毒分离　急性期患者的咽漱液或鼻咽部的冲洗液,接种于鸡胚羊膜腔中培养,或用猴肾细胞、鸡胚羊膜腔培养,可分离出病毒。

(四)鼻黏膜细胞检查　将小玻璃片或透明塑料片,于病的初期压印左右下鼻甲深部,检查剥落的上皮细胞,固定染色有圆柱细胞增多,并可发现包涵体,同时采用特异的荧光抗体或酶标法检查脱落细胞内的病毒抗原,具有诊断的特异性。

(五)PCR 检测流感病毒基因　可直接检测患者分泌物的流感病毒基因,比病毒培养法敏感,快速,但应注意假阳性的问题。

五、诊断

(一)流行病学资料　突然流行,同一地区在 1~2 d 内大量病例同时出现。

(二)临床症状　起病急、高热、头痛、全身酸痛、无力等中毒表现,同时出现呼吸系统或胃肠道症状,但热程短,一般 3~4 d 即可痊愈。

(三)实验室检查　血清学试验及鼻黏膜检查可明确诊断。

六、鉴别诊断

(一)普通感冒及上呼吸道感染　起病缓,症状轻,发热不高,中毒症状不显。

(二)流行性脑脊髓膜炎　早期症状相似,但有明显的流行季节,剧烈头痛,脑膜刺激征,皮肤淤点、脑脊液的改变,可资鉴别。

(三)支原体肺炎　有发热、干咳、胸痛、X 线检查肺部点片状阴影等症状,有时不易鉴别,但一般病情较轻,血清凝集试验呈阳性。链球菌凝集试验阳性,肺炎支原体培养阳性等有助鉴别。

七、并发症

(一)继发细菌感染性肺炎

1. 原发性流感病毒性肺炎。

2. 细菌性肺炎:多发生流感病情好转之前体温复升。

(1)肺炎链球菌。

(2)金黄色葡萄球菌。

(3)流感嗜血杆菌。

3. 病毒和细菌混合感染肺炎:多发生在老年人或原心、肺疾患者,病情加重,体温高,全身中毒症状明显,胸片可有肺实变征,亦可伴胸膜炎、胸腔积液或脓胸。

(二)Reye 综合征　为甲型和乙型流感的肝脏、中枢神经系统并发症,主要见于 16 岁以下小儿,表现为流感退热后,出现恶心、呕吐、嗜睡、昏迷、惊厥等。脑脊液细胞数正常,可检测出流感病毒 RNA。

肝大而无黄疸,肝功能轻度损害,血氨增高。

八、治疗

(一)一般治疗 应争取早期隔离,热退后24 h可解除隔离。患者应卧床休息,多饮水,进稀软易消化食物,室内应空气新鲜,温度适宜,安静,清洁,加强护理,防止继发性细菌感染。

(二)对症治疗 退热止痛,可应用阿司匹林、复方阿司匹林、阿尼利定(安痛定)等解热止痛剂。咳嗽重时,可应用一般止咳祛痰剂。

(三)中医中药 风热型者应以辛凉解表、清热解毒为主,可用银翘散加减。风寒型者宜辛温解表、宣肺解表为主,可用荆防败毒散加减。肠胃型者可用葱豉保和汤加减。

单方中草药及成药:板蓝根、贯众、大青叶各30 g,水煎服,或大青叶、鲜芦根各30 g,葛根15 g,水煎服。成药:风热型用银翘解毒片、桑菊感冒片;风寒型用通宣理肺丸等。

(四)抗生素治疗 一般不用抗生素,对症状较重的年老、体弱者或婴幼儿,或有细菌继发感染者,可酌情应用抗生素或磺胺类药物。

(五)抗病毒治疗 口服金刚乙胺和金刚烷胺治疗,剂量200 mg/d,口服5 d,老年人减半,有肾功能障碍的患者慎用,或减少剂量。金刚乙胺的中枢神经系统作用比金刚烷胺小。

九、预防

(一)控制传染源 健全和加强疫情报告制度,做到对患者早发现、早报告、早诊断、早隔离、早治疗。

(二)平时要注意环境卫生和个人卫生 流行时加强公共场所的管理,增加通风照光时间,并可用乳酸(10 mg/m^3)或食醋(2~10 mL/m^3)熏蒸消毒。

(三)疫苗接种 由于保护期短,病毒若发生变异,原制备的疫苗即完全无效。也可应用鼻腔喷雾接种,经呼吸道吸入减毒活疫苗,使局部产生抗流感病毒分泌抗体(IgA),可加强免疫效果。

(四)流感疫苗接种对象、目的和日期

1. 接种目的:不是用来阻断流感的发生和流行,主要是降低发生重症和病死率。

2. >65岁和<6岁体弱多病或有慢性病者,不是全民接种。

3. 接种日期:我国北方每年 10 ~ 11 月上旬,南方 12 月到来年 2 月,接种者 2 ~ 4 周方可达到最佳保护效果。

4. 保护期:保护期仅半年至一年,来年仍需再种。

（杨大峥　张迈仑）

第十节　脊髓灰质炎

脊髓灰质炎(poliomyelitis)是由脊髓灰质炎病毒引起的急性传染病,多见于小儿,故亦称小儿麻痹,临床表现为肢体下运动神经元性瘫痪(软瘫),严重者可引起呼吸衰竭而死亡。

一、病原学

脊髓灰质炎病毒,属于小核糖核酸病毒科的肠道病毒(Enterovirus),1909 年发现,有Ⅰ、Ⅱ、Ⅲ,3 个不同的型别,在不同年代,不同地区,型别有差异,对胃、肠液具有抵抗力,利于病毒在肠道内生长,污水及粪便中可存活 4 ~6 个月,低温下可长期保存,煮沸立即死亡,加热 56℃30 min,紫外线照射 30 ~60 min 杀死,各种氧化剂(漂白粉、过氧化氢、氯胺)1∶10 000 高锰酸钾等、20% 碘酊都有消毒作用,70% 酒精、5% 来苏水无消毒作用。

二、流行病学

(一)传染源　患儿及无症状携带者。

(二)传播途径　粪-口途径:粪便中排病毒,病前 10 d 开始持续 2 ~6 周;口鼻分泌物:发病前 3 ~ 5 d 至病后一周呼吸道排出病毒。早期可通过呼吸道。

(三)易感人群　3 岁以下,尤以 1 岁以下婴儿多见,4 个月以下很少发病。

(四)流行特征　以夏、秋季多见,以隐性感染更多见,患者与隐性感染者之比约为 1∶100,自 20 世纪 60 年代使用疫苗以来,发病数逐年减少,我国病例数用疫苗以前每年约 50 万,使用疫苗后到 20 世纪 90 年代初为 5000 例,1988 年 5 月世界卫生组织宣布:到 2000 年人类将消灭脊髓灰质炎。我国已承诺消灭本病,并建立了对急性弛缓性瘫痪的诊断、鉴别诊断和治疗的监测机构。

三、发病机制和病理改变

(一)发病机制　本病病毒经口进入体内首先在咽峡部、颈部及肠淋巴结中增殖后,进入血流。此前如有免疫应答产生特异性抗体,即为隐性感染而无临床表现。如进一步在全身单核巨噬系统内繁殖后再度进入血液循环,造成第二次病毒血症,临床则出现前驱表现等一系列的症状。

(二)病理改变　以脊髓前角灰质的运动神经细胞受损为主,组织充血、水肿,血管周围细胞浸润、出血,严重者细胞核萎缩,神经细胞坏死,神经胶质增生,最后肢体永久瘫痪,在脊髓以颈、腰膨大为主,这种受损部位的分布,在病理上有鉴别意义,故四肢瘫痪多见。其次延髓、大脑、小脑均可受损害,出现不同症状表现,显微镜下检查无特异性变化,如水肿消退,无坏死的运动神经细胞可逐渐恢复,其支配的肢体功能也随之恢复。

四、临床表现和分型

潜伏期为 5 ~ 35 d,一般为 5 ~ 14 d。

(一)前驱期　发热、全身不适、烦躁不安、多汗、恶心、呕吐、嗜睡、感觉过敏及上呼吸道症状如咳嗽、流涕。此期持续 1 ~ 4 d。脑脊液正常。大多数患者在此期即痊愈,称顿挫型或轻型。

(二)瘫痪前期　前驱期退热后 1 ~ 4 d,体温又起,也有不少病例不经过前驱期而以本期开始,除发热、上呼吸道症状和消化道症状外,患儿多汗,易激动,软弱无力伴颈背僵直,四肢肌肉疼痛,不愿被抚摸及搬动肢体。体检时,应注意以下几点:

1. 三角架征:颈背部及腰腿僵直,弯曲时疼痛。因此患者仰卧坐时,必须以两上肢在身后支撑于床上,呈三角形。

2. 吻膝试验:坐位时不能屈腿低头吻膝或诉疼痛。

3. 克氏征、布氏症阳性。

此期化验检查脑脊液可发生变化。部分患儿于此期开始 3 ~ 4 d 体温下降,症状消失,称非瘫痪型。

(三)瘫痪期　在瘫痪前期的第 3 ~ 10 d 热度渐下降,发热末期或热退前期出现迟缓性瘫痪,逐日加重。大多数在体温正常后 1 ~

2 d瘫痪范围不再扩大。如体温持续不降,瘫痪仍可继续进展。初期多数患者仍有瘫痪前期的症状。根据其病理改变,在临床上可分为以下几种类型。

1. 脊髓型:以四肢瘫痪为其特点。

(1)发生于一肢或数肢,以下肢多见,其次为上肢,不对称。一侧上下肢瘫痪者少见。

(2)四肢瘫痪近侧较远侧为重,有的患儿虽然一肢不能移动,但指、趾仍能活动。

(3)有些严重患者出现上行瘫痪现象,自下肢蔓延腹、背、颈部而达延髓。

(4)感觉存在。

(5)腱反射减弱或消失,肌张力、肌力均减弱。

躯干肌群瘫痪时,可出现头不能竖直,不能坐起或翻身。呼吸肌瘫痪者表现呼吸困难、呼吸浅速但节律正常、发声低弱、咳嗽无力、讲话断续等。体检可发现胸廓扩张受限(肋间肌瘫痪);吸气时上腹内凹(膈肌瘫痪),X线透视可见吸气时横膈上抬的反差现象;下肢瘫痪者可能伴随膀胱肌瘫痪,发生尿潴留或失禁;自主神经受侵和腹肌瘫痪时可有便秘、鼓肠,严重者可有速脉、高血压、多汗、肢体发绀等。

2. 延髓型(脑干型)

(1)颅神经核瘫痪:以第Ⅶ、Ⅸ、Ⅹ对颅神经核受损多见,第Ⅲ、Ⅳ、Ⅵ、Ⅶ对颅神经核受损较少。①三叉神经(Ⅴ):口不能闭合,下颌偏斜,咀嚼无力。②展神经(Ⅵ):眼斜视或复视。③面神经(Ⅶ):对侧面肌瘫痪,示齿时鼻唇沟变浅,口角斜向健侧。④舌咽神经(Ⅸ):吞咽困难,喝水及进流质软食发呛或从鼻腔反流,软腭瘫痪时发音成鼻音。⑤迷走神经(Ⅹ):发音障碍,吞咽困难,呼吸及循环功能阻碍。⑥舌下神经(Ⅻ):舌向患侧偏斜,发音、咀嚼及吞咽困难。

当Ⅸ、Ⅹ、Ⅻ神经核受累时患者可发生严重呼吸困难,由于吞咽困难、分泌物及呕吐物堆积于咽部可发生窒息及吸入性肺炎。

(2)呼吸中枢(延髓腹面外侧网状组织)受损:可出现呼吸功能衰竭的症状,呼吸微弱及不规则、暂停,患者烦躁不安,体温、脉搏及血压均有增加,最后血压下降,严重者转入休克、昏迷。

(3)血管运动中枢(延髓腹面内侧网状组织)受损:可出现循环衰竭的症状,颜面潮红,脉快细弱、不规则、血压下降,心律失常,晚期皮肤发绀,四肢却冷,惊惶不安,谵妄,最后进入休克、昏迷。

3. 混合型:兼有脊髓型瘫痪和延髓型瘫痪的临床表现。

4. 其他类型:尚有脑炎型、发热较高,谵妄、震颤、惊厥、昏迷、强直性瘫痪,临床上很难与流行性乙型脑炎鉴别。如病程发展限于前驱期者称为顿挫型。限于瘫痪前期者称为非瘫痪型。

(四)恢复期　急性期过后,体温平稳,瘫痪停止进展,感觉过敏、肌肉疼痛等症状消失,约在发病后的 10～14 d,瘫痪的肢体自远端开始恢复,一般在前 3～6 个月恢复幅度较大,以后速度则减慢。

(五)后遗症期　有些肌群由于神经功能不易恢复,留下肌肉萎缩,肢体畸形,如马蹄足、足内翻、足外翻、高弓足、膝反屈、膝外翻、膝内翻、脊柱侧凸等。

五、实验室检查

(一)脑脊液检查　白细胞数常增多,一般在每立方毫米 50～500 之间,早期中性粒细胞居多,以后单核增多,蛋白增多,糖正常或稍增加。至瘫痪出现后 2 周,细胞数先下降而出现“细胞与蛋白分离现象”,对诊断本病可作参考。极少数瘫痪型患者的脑脊液可始终正常。

(二)免疫学试验

1. 用 ELISA 法或放射免疫法(RIA)测血清中特异性 IgG 抗体,于病程中抗体滴度呈 4 倍以上增高者有意义。

2. 也可用中和试验和补体结合试验,在病程早期和恢复期取双份血清,效价递升 4 倍以上,可确定诊断。

3. 用 ELISA 法检测脑脊液中特异性 IgM 抗体,阳性率高,第 1～2 周即可阳性,4 周内阳性率 93.5%,可作早期诊断。

(三)病毒分离　从患者粪便和咽洗液中,早期做病毒分离,阳性率较高。

六、诊断

(一)流行病学资料　详询患儿病史、外伤史及预防接种史。

(二)临床特点　瘫痪出现以前,患儿除发热外,肌肉触痛,感觉过敏,烦躁不安,多汗,全身软弱。检查时,三角架症、吻膝试验及脑膜刺激征阳性。瘫痪期表现为肌肉触疼弛缓性瘫痪,不对称,且以近端为甚,感觉无障碍。检查时肌张力减弱,反射减弱或消失,当有发声低弱,咳嗽无力,说话断续,呼吸浅速时,可能有呼吸肌的瘫痪,延髓受损时,尤其是Ⅸ、Ⅹ、Ⅻ对颅神经受损时,会出现呼吸、吞咽困难,喉中壅痰、循环阻碍等可资诊断。

(三)实验室检查　通过免疫学检测特异性 IgM、IgG 抗体及脑脊液检查可协助诊断,有条件时可做病毒分离并结合血清学检查进行分析,中和抗体在血中存在时间较久,而补体结合抗体较快消失,两者均阳性时,提示新近感染,若仅中和试验阳性则可能为既往感染。

(四)四肢肌肉群活动程度可分以下六度

1. 零度:刺激肌肉,无任何肌肉收缩现象(完全瘫痪)。

2. 一度:无任何动作,但可触及肌肉有微小的收缩活动及脚趾活动。

3. 二度:肢体在床面上能水平移动,但不能抗地心吸力(如肢体不能上举)。

4. 三度:可以抗地心吸力,活动关节。

5. 四度:可以抗地心吸力,并能承受一定阻力,肌腱反射不能引出。

6. 五度:正常,同四度但能引出肌健反射。

七、鉴别诊断

(一)排除假性瘫痪　如坏血病因出血而使患儿不愿移动四肢。关节脱臼、骨折、韧带肌肉损伤、髂凹脓肿等都会影响肢体活动,应分析诊断。

(二)进一步确定下运动神经元的损伤　弛缓性瘫痪,反射减弱或消失,需与下列病症鉴别:

1. 感染性多发性神经根炎:一般患者可以无发热或在上呼吸道感染症状以后,发生周围神经炎的临床表现,也为迟缓性瘫痪,以下肢逐渐上升至腹、胸肌肉、对称性、大多远端比近端重,腱反射消失,主观感觉异常明显,而检查改变轻微,恢复较迅速而完全。脑脊液检查,蛋白量特高而细胞数一般无明显增加。

2. 急性脊髓炎：或称横断性脊髓炎，在小儿时期本病常发生在某些病毒感染（如上感、麻疹、水痘、流行性腮腺炎、接种疫苗）或细菌感染以后。临床表现以下躯体和下肢多见，于原发疾病发生几天后，病儿发热及背部、腿部、肌肉疼痛，病灶平面以下有明显的感觉和运动障碍，对称或不对称，可由脚、腿上升达躯干。若炎症发生于颈部，则除下肢瘫痪外，上肢也有瘫痪，呼吸肌也可被波及，膀胱、直肠机能障碍明显，脑脊液检查，单核细胞及蛋白稍增加，奎肯试验有程度不等的梗阻。

3. 白喉后瘫痪：一般在白喉后4周发生，无发热，进展缓慢，由眼肌、软腭肌和咽肌常发生瘫痪而后波及四肢，呈对称性。脑脊液偶有蛋白增加。

4. 家族性周期性瘫痪：周期性发作性四肢软瘫，以成年男性为多，两侧对称，近端较重，瘫痪1～2 h达高峰，对刺激无反应，但无感觉障碍，无膀胱直肠机能障碍。脑脊液检查阴性。发作时血钾减低，补钾后迅速恢复。

（三）脑炎型 需与各种病毒性脑炎（柯萨基病毒，ECHO病毒，EB病毒，流行性腮腺炎病毒，淋巴细胞脉络丛脑膜炎病毒等所致者及流行性乙型脑炎），流行性脑脊髓膜炎等相鉴别。

（四）急性弛缓性瘫痪（Acutflaccid paralysis，AFP） 由柯萨基病毒1 ECHO病毒和流行性腮腺炎病毒感染也可引起肢体瘫痪，但一般较轻，如同时出现胸疼、疱疹性咽峡炎、心肌炎、皮疹等，则对柯萨基病毒或ECHO病毒感染的诊断可资参考。确定诊断需靠血清学试验或病毒分离。

八、并发症和后遗症

（一）并发症

1. 心肌炎：重型患儿多见，出现临床及心电图改变。

2. 休克：多见于重型患儿，常因心肌炎、血容量不足、营养不良等因素所致。

3. 消化道出血和尿潴留：多见于脑干型，因中枢神经系统受侵犯，意识障碍，而发生功能障碍，或不能进食而发生消化道溃疡、出血多伴随相应治疗，随病情恢复而痊愈。

（二）后遗症　由于脊髓神经元的严重损伤而造成下肢瘫痪，半年以上未能恢复者称为后遗症。表现肢体肌肉萎缩和畸形，常见足内翻、足下垂、足外翻、脊柱前弯和侧弯。

九、治疗

（一）一般治疗及护理　急性期应卧床休息，瘫痪前的体力活动会引致严重的瘫痪。患肢安放在舒适的功能位置，睡硬板床。吞咽障碍者鼻饲。患肢疼痛可以热敷减少搬动，止痛剂如吲哚美辛（消炎痛）、复方阿司匹林均可应用。

（二）提高患病肌体的免疫力　可注射 r-球蛋白（胎盘球蛋白）0.3～0.5 mL/(kg·d)，连续 3 d 肌肉注射。维生素 C 0.03～0.05 g/(kg·d)，口服。

（三）消除反应性炎症性变化　维生素 C 加 50% 葡萄糖液或 20% 甘露醇 50～100 mL，静脉滴注，维持至症状消失体温平稳。维生素B_1 100 mg，每天 1 次。肾上腺皮质激素如泼尼松 1 mg/(kg·d)，分两次口服。

（四）帮助神经功能的恢复

1. 能量合剂：三磷酸腺苷（ATP）20～30 mg，辅酶 A 50 U，细胞色素 C 15～30 mg，维生素 C 1～1.5 g，地塞米松 10～15 mg（或氢化可的松 100～150 mg）。加入 5% 葡萄糖液 250～500 mL 内，每天静脉滴注 1 次，10 次为一个疗程。

2. 地巴唑（Dibzole）每次 10～20 mg，肌肉注射，每天 1 次，连用 10 d。

3. 氢溴酸新斯的明，每天一次 0.5～1 mg 皮下注射，10 d 为一个疗程。

4. 硝酸士的宁 0.1 mg/(kg·d)，皮下注射，持续 3～4 周。

（五）咽部分泌物滞留，妨碍呼吸者，注意保持呼吸道通畅，凡有肺炎、肺不张、呼吸道分泌物经拍打吸痰不易清除者，宜早做气管切开。

（六）肋间肌、膈肌瘫痪导致呼吸障碍者，可采取人工呼吸机正压给氧辅助。

（七）恢复期治疗　当患者热退，瘫痪停止进行，感觉过敏或肌肉疼痛症状消失时，可采用穴位刺激疗法。治疗中应结合肌肉锻炼、针灸、按摩、理疗,固定于功能位置等措施。根据肢体瘫痪情况可参考下列穴位进行针灸治疗。

A. 面部:地仓、牵正、颊车、迎香、阳白、颧髎、合谷。

B. 上肢:①举臂困难:大椎、肩井、天宗、治瘫$_2$、举臂、肩三针、臂臑。②肘伸屈困难:手三里、曲池、消乐、外关、治瘫$_3$、合谷、鱼际。③腕下垂:曲池、手三里、支沟、外关、合谷、鱼际。

C. 下肢:①抬腿困难:大肠俞、跳跃、环跳、承扶、秩边、迈步、伏兔、四强。②大腿不能内收:五里、箕门、血海、承扶、阴亢、阳陵泉。③膝关节不能伸屈或膝后弓:迈步、伏兔、四强、血海、足三里、上巨虚、梁丘、直立。④足下垂:阳陵泉、足三里、上巨虚、下巨虚、丰隆、悬钟、解溪。⑤足外翻:委中、承山、阴陵泉、中都、三阴交、太溪。⑥足内翻:足三里、上巨虚、下巨虚、阳辅、悬钟、丘墟。

D. 腰部:肾俞或肾脊、命门、大肠俞、气海俞、秩边。

E. 腹部:腹肌瘫痪部位,梅花针浅刺即可。

(八)后遗症的治疗 发病半年以后进入后遗症期,肌肉出现萎缩,除采用理疗外可行肌腱移植等矫形手术补偿减轻残废,增强肢体功能。

十、预防

(一)口服疫苗 口服减毒活疫苗糖丸,按计划免疫方法服用,第一次在出生后2个月开始服三价混合疫苗,连服三次,每次间隔1个月,4岁时加强一次。服疫苗2周后可产生中和抗体。

1. 注意事项

(1)冬春季服用,以保证至夏秋季时已获免疫,且免受其他肠道病毒的干扰。

(2)避免用开水服用,以避免灭活病毒而降低疫苗效价。

2. 口服疫苗

(1)一般无不良反应,偶有低热、腹泻。

(2)在极少情况下,疫苗株病毒可突变而恢复其对神经系统的致病性,引起口服疫苗者发生瘫痪型脊髓灰质炎。

(3)对有严重营养不良,佝偻病,活动性肺结核,急慢性心、肝、肾病患儿忌用。

(4)有明显免疫功能低下者禁用减毒活疫苗。

(二)服用疫苗后患儿未收到预期效果,有时仍受感染发生弛缓性瘫痪,分析其原因如下:

1. 免疫效果不是百分之百,保护率为80%~90%。

2. 服用疫苗期间,伴有其他肠道病毒(如柯萨基病毒或ECHO)感染而抗体产生受到干扰,故冬季服用较好。

3. 服疫苗时患其他传染病干扰抗体产生。

4. 服疫苗时体温高,可减低疫苗效价。

5. 服疫苗时患儿腹泻,影响疫苗病毒在肠道的繁殖。

6. 疫苗保存失效或效价降低,应保存在20℃以下。

7. 非脊髓灰质炎病毒引起的瘫痪。

8. 服疫苗的方法不佳。

9. 服疫苗后尚未产生免疫而被感染。

10. 少见情况下由疫苗病毒变异引起瘫痪。

(三)传染源管理及切断传染途径　自发病日起按消化道隔离6周,最初一周应同时做好呼吸道隔离,患者的分泌物及粪便用加倍量的20%漂白粉乳剂浸泡2 h,衣物可煮沸15 min或日光暴晒一天。注意做好婴幼儿的饮食卫生,食具、奶具应定时进行煮沸消毒。

(张迈仑)

第十一节　柯萨基病毒和埃可病毒感染

一、病原学

柯萨基病毒(Coxsackie viruses)及埃可病毒(Echo virus)与脊髓灰质炎病毒同属于小RNA病毒科的肠病毒属,根据在乳鼠中引起病变的差异Coxsackie V可分为A、B两组。A组有24个血清型,B组有6个血清型,感染人类的Coxsackie V以A组稍居多,最常见的血清型是A_9、A_{11}、B_3、B_5。Echo V是早期从孤儿粪便中分离出来的,现已发现33个血清型。两种病毒,在本病毒内,各型间、组之间都有部分的交叉免疫性。

二、流行病学

(一)传染源 是患者和病毒携带者,与流行期间隐性感染者为主要传染源。

(二)传播途径 主要经粪-口途径,也可经呼吸道、母婴传播。感染后粪便排出病毒持续时间两种病毒略有不同。coxsackie V 持续时间较长,可达一个月以上。Echo V 持续时间较短,85% 病例仅可维持 2 周左右。病毒通过污染水源、食物、餐具、玩具等传播。

(三)易感人群 人对两种病毒普遍易感,成人多曾获得过隐性感染,故其血液中可存在特异性抗体而具有免疫力,14 岁以下的小儿感染率高,约占全部病例的 80% 以上。

(四)流行特征 以夏秋季发病多见,Echo V20 型及 10 型栖居于呼吸道,则可在冬季通过呼吸道传播。

三、临床表现和分型

一般潜伏期 3 ~ 6 d,平均 4 d 左右,根据患者的主要临床表现可分为多种临床类型。

(一)中枢神经系统感染(无菌性脑膜炎、脑炎、弛缓性瘫痪)

1. 临床表现

(1)无菌性脑膜炎、脑炎:起病急,发热,头痛,呕吐,颈强直,也可伴有咽痛、嗜睡、感觉异常、肌痛、脑膜刺激征阳性,但较化脓性脑膜炎所致者为轻,病理反射阳性。脑脊液白细胞每立方毫米数十至数百个,淋巴细胞占多数,糖和氯化物正常,蛋白质略有增多。病程一般为 7 ~ 10 d,预后良好,无后遗症。

有些病例在病程中出现红色斑丘疹,持续 4 ~ 5 d,以面、颈部较多见,也可波及躯干及四肢。脑炎患者除具有上述症状及脑脊液改变之外,还出现神志改变、行为及智力异常以及痉挛发作等大脑功能障碍。

(2)弛缓性瘫痪:与脊髓灰质炎病毒所至者相似,为下运动神经元瘫痪,呈不对称、不完全的弛缓性瘫痪,感觉存在,腱反射减弱。延髓型瘫痪及后遗症极少见。

2. 诊断:根据流行情况及临床表现,可作推测诊断。表现为脑膜炎且皮疹有如紫癜样者应与流脑鉴别。在瘫痪病例有人主张称为脊髓灰质炎综合征,已不局限于脊髓灰质炎病毒Ⅰ、Ⅱ、Ⅲ型所致。确诊需靠血清学试验，中和抗体效价上升4倍，有意义。

3. 治疗：对症治疗，降温，镇静止痛，个别患者考虑输液，瘫痪者按脊髓灰质炎治疗法处理。

（二）急性心肌炎及心包炎　主要由柯萨基B组2～6型病毒引起，Echo病毒多由1、4、6、8、14、22和30型所引起。以婴幼儿发病为主，不少患儿可能由子宫内感染。近年来青壮年中发病者也不少。

1. 临床表现

（1）起病突然，发热，拒食，呼吸困难，发绀，苍白，阵咳，心动过速，心音钝，心脏扩大，杂音不明显，肺内可出现啰音，开始易误认为肺炎，但很快出现心力衰竭、肝大。

（2）心电图检查，可见电压降低，T波倒置，ST段降低，各种传导阻滞，如房室传导阻滞、室性传导阻滞、左右束支传导阻滞等均可发生，各种期外收缩也可发生。

（3）心包炎常与心肌炎同时发生，成人患者多见有心前区疼痛及不同程度的呼吸困难，并出现心包摩擦音、心包渗液、心力衰竭等。心包渗液多数能较快吸收。

有三分之一的患者，在病程中可同时出现神经系统症状，脑脊液中淋巴细胞增多。

2. 诊断：此病临床确诊较不容易，根据发病年龄，起病突然，母亲的感染史，当地流行情况，及脑脊液异常发现可考虑本病。应与心脏糖原累积症及心脏弹力纤维增多症相鉴别。从粪便及脑脊液中检出病毒及血清学试验可确诊。

3. 治疗：无特殊疗法，主要是对症处理，严格卧床休息，供氧及采用快速洋地黄制剂及迅速控制心力衰竭，可抢救生命。

（三）流行性胸痛（Epidemic pleurodynia）　由柯萨基B组1～5型病毒引起，也称流行性肌痛，一般呈散发性，夏秋多见，各年龄组均可感染，一家中可出现多个病例。

1. 临床表现：潜伏期2～5 d。

（1）起病急骤，突然发生肌痛，阵发性加剧，可涉及全身各部肌肉，以胸腹部为最多见，膈肌受累最明显，随呼吸及咳嗽时疼痛加剧。疼痛感受似刺痛、烧灼痛、紧压痛、腹痛或痉挛痛等，剧烈疼痛可导致休克。

(2)其他症状可伴有发热,头痛,咳嗽,厌食,恶心,腹泻,呕吐,肝、脾肿大。

(3)X 线胸片无异常发现,血象大都正常。

(4)病程多于 3 ~4 d 肌痛消失,温度也下降。

2. 诊断:根据流行情况及临床表现,胸腹部肌肉疼痛的特点推测诊断,咽及粪便分离出病毒并血清学试验可确诊。

3. 治疗:应卧床休息,对症治疗,服用镇痛药,局部封闭及针刺疗法等。

(四)疱疹性咽峡炎(Herpangina)

1. 临床表现:潜伏期 3 ~6 d。

(1)起病急骤,有发热、咽痛、吞咽困难、食欲不佳、乏力等症状,少数患者可有呕吐、腹痛、头痛。病程 1 ~4 d。

(2)检查咽部:初起充血,在咽门前柱、软腭、悬雍垂、扁桃体等处见到灰白色丘疹或疱疹,直径 1 ~2 mm,周围有红晕。疹数平均约 5 个左右,2 ~3 d 后红晕扩大,疱疹破溃,形成黄色浅溃疡,疱疹和溃疡可同时看到。个别女性患儿在阴道黏膜处出现同样疱疹。

2. 诊断:根据流行情况及临床表现,咽部检查作为参考,确诊需做血清学试验。

3. 治疗:对症治疗。

(五)出疹性热病　coxsackie. v 和 Echo 病毒感染的过程中常有皮疹出现,尤以前述之中枢神经系统症候群中常同时存在,但在 coxsackie. v A 组 9、19 及 23 型和 Echo. v 4、6、9、16 等型引起的,除发热外,突出临床表现为出疹,常以流行发病,多见于夏秋季,3 ~4 岁以下小儿易罹患。

1. 临床表现　潜伏期平均 4 d。起病多有上呼吸道炎症,如咽痛、流涕,伴中等发热,皮疹形态、数量和分布各患儿变化较多,可为斑疹或斑丘疹,直径 1 ~3 mm,压之退色,以面颈部先见,后蔓延至四肢及躯干,也有呈紫癜状或疱疹状。皮疹一般 1 ~3 d 消退。

2. 诊断:根据临床表现流行病学资料,如发病年龄等分析诊断,由于皮疹之形态多样,出现时间的差异,需与流脑鉴别。有的患儿在热退后出疹,应与幼儿急疹鉴别。确诊靠血清学试验。

3. 治疗:根据病情,可对症治疗。

(六)婴幼儿腹泻　在婴幼儿感染 Echo. v 时,常伴有腹泻症状,尤其在夏季,从腹泻的患儿粪便中分离出 Echo. v 的阳性率高于无腹泻的小儿。

1. 临床表现:不发热,大便呈稀薄,水样,黄绿色,混有少量黏液,每天 5 ~ 6 次,无脓细胞,一般无脱水症,持续 2 ~ 5 d。

2. 诊断:患儿一般表现症状,仅个别病例发展为中毒性消化不良,需注意鉴别。健康小儿的肠道内也常常带有此病毒,需靠血清学试验确诊。

3. 治疗:注意补充体液及电解质。可用止泻药如复方樟脑酊、鞣酸蛋白等。

四、抗病毒治疗

目前尚无特效病原治疗药物,对早期发热患者,可试用利巴韦林(Ribavirin)治疗,剂量 10 ~ 15 mg/(kg · d),分 2 次肌肉注射或静脉滴注,疗程 5 ~ 7 d,或与 α-干扰素合用提高抑制病毒复制效果,剂量 100 万 U/次,每天一次。

五、预防

1. 管理传染源:流行期间做好消化道隔离,隔离两周。

2. 切断传播途径:加强饮食卫生和个人卫生。

3. 保护易感者:对接触患者的婴幼儿可肌注丙种球蛋白 3 ~ 6 mL 预防,对高危人群做 B 组 coxsackie V 灭活疫苗预防接种,可降低本病严重临床类型的发生率。

六、预后

患者多于发病后 1 ~ 2 周内康复,只有少数严重感染者发生后遗症,病死率在 6% 以下,新生儿 coxsackie V 严重感染者病死率可高达 80%。

（杨大峥）

第十二节　手足口病

手足口病(Hand-food-mouth disease, HFMD)是由多种肠道病毒引起的常见传染病,以婴儿发病为主,大多数患儿症状轻微,以发热和手、足、口腔等部位的皮疹或疱疹为主要特征,少数患儿可并发无菌性脑膜炎、脑炎、急性迟缓性麻痹、呼吸道感染和心肌炎。个别重症患儿病情进展快,易发生死亡,少年儿童和成人感染后多不发病,但能传播病毒。

一、病原学

引起 HFMD 的主要为小 RNA 病毒科、肠道病毒属的柯萨奇病毒(Coxasckie virus)A 组 16,4,5,7,9,10 型,B 组 2,5,13 型;埃可病毒(ECHO virus)和肠道病毒 71 型(EV71)其中以 EV71 及 COXA16 型最为常见。

肠道病毒适合在湿热环境下生存与传播,75%酒精和 5%来苏能将其灭活,对紫外线及干燥敏感,各种氧化剂(高锰酸钾、漂白粉等)、甲醛、碘酒都能灭活病毒。病毒在 50℃可被迅速灭活,在 4℃可存活 1 年,在-20℃可长期保存,在污水中可存活相当长时间。EV71 型病毒耐热、耐酸,对乳鼠有致病力,类似 COX. V 可致肌炎。感染恒河猴能产生类似脊髓灰质炎的疾病。

二、流行病学

HFMD 在全球均有流行的报道。1957 年新西兰首次报道该病。1958 年分离出 COX. V。1959 年正式命名 HFMD。早期病原体主要为 COX A16 型。1969 年 EV71 在美国首次确认。以后两种病毒交替出现成为 HFMD 主要病原体。20 世纪 70 年代、90 年代在保加利亚、英国、马来西亚均有暴发流行。

我国于 1981 年在上海首次报告本病。以后北京、河北、天津、福建、吉林、山东、湖北、青海、广东等十几个省份均有本病报道。1983 年天津发生 COX A16 引起的 HFMD 暴发,5 ~ 10 月间发生了 7 000 余病例。

手足口病的流行无明显地区性,一年四季均可发病,以夏秋季多见。肠道病毒传染性强，隐性感染比例大，传播途径复杂，传播速度快，可发生幼儿园、托儿所集体感染和家庭聚集发病现象。

（一）传染源　人是肠道病毒的唯一宿主，患者和隐性感染者均为本病的传染源。

（二）传播途径　主要经粪-口和（或）呼吸道飞沫传播。可经接触患者皮肤、黏膜、疱疹而感染。经水和食物传播尚不明确。发病前数天感染者咽部与粪便可检出病毒，以发病后一周内传染性最强。

患者的粪便、疱疹液和呼吸道分泌物存在病毒，及其污染的手、毛巾、玩具、内衣及医疗器具等均可造成本病的传播。

（三）易感人群　人对肠道病毒普遍易感，显性感染和隐性感染后均可获得特异性抗体。持续时间不明确，病毒间无交叉免疫。

以≤3 岁小儿发病率高。

三、临床表现

潜伏期:3 ~7 d。

（一）一般病例表现

1. 病情轻微:可有低热、咽痛、口腔内疼痛及皮疹。皮疹集中在手指背面，甲周多见，足部在足跟边缘多见，少见手掌、手背及肘部、足底、足背、膝、腿和臀部，不会全身分布。口腔内的颊黏膜、硬腭等处多见，也见于齿龈、舌、咽等部位。

2. 皮疹发展过程:初始为斑丘疹，继而形成疱疹为椭圆形，约黄豆大，周围为炎性红晕，不痒，手足部位皮疹约 2 ~3 d 干燥并迅速吸收，不留痂。

3. 口腔内黏膜疹:初始为红斑，逐渐成为疱疹，破溃后变为白色浅溃疡，周围也为炎性红晕。3 ~4 d 可自愈，疱疹仅几个，总病程 4 ~8 d。

（二）重症病例表现　少数患者（尤其是 <3 岁）者可出现脑炎、脑脊髓炎、脑膜炎、脑水肿、循环衰竭等。

1. 神经系统:精神萎靡、嗜睡、头疼、呕吐、易惊、肢体抖动、无力或瘫痪，查体可见脑膜刺激征，腱反射减弱或消失;危重病例可表现为频繁抽搐、昏迷、脑水肿、脑疝。

2. 呼吸系统:呼吸浅促，困难，呼吸节律改变，口唇发绀，口吐白色、粉红色或血性泡沫液(痰),肺部可闻及痰鸣音或湿性啰音等肺水肿的表现。

3. 循环系统:面色苍白,心率增快或缓慢,脉搏浅速减弱甚至消失,四肢发凉,指(趾)发绀,血压升高或下降。

(三)小儿危重患者的早期发现　有以下特征的患儿应注意临床观察:①年龄小于3岁;②持续高热不退;③末梢循环不良;④呼吸、心率明显增快;⑤精神差,呕吐、抽搐、肢体抖动或无力;⑥外周血白细胞计数明显增高;⑦高血糖;⑧高血压或低血压。

四、实验室检查

(一)周围血象　白细胞总数正常或稍增高,重症患者明显升高,以淋巴细胞为主。

(二)病毒分离

1. 从病后10 d以内粪便中培养阳性率高,有确诊价值,也是主要方法。

2. 从血液、脑脊液和心包液中分离出病毒有确诊意义。

(三)血生化检查　部分患者有轻度ALT、AST、CK-MB升高,重症患者血糖可升高。

(四)脑脊髓液检查　外观清亮,压力增高,白细胞增多(危重患者以多核为主)蛋白正常或轻度增多,糖和氯化物正常。

(五)血清学检查　特异性EV71抗体阳性或急性期与恢复期血清IgG抗体成4倍以上升高。

五、影像学检查

(一)胸片可见一侧或双侧大片浸润影。

(二)磁共振　以脑干、脊髓灰质损害为主。

(三)脑电图　部分患者可表现为弥漫性慢波,少数可出现棘慢波。

六、诊断

(一)流行病学资料　夏秋季流行,患者以小儿多见,汴意本地区有本病的流行,可重要参考。

(二)临床特征　低热、咽痛、口腔内疼痛及手、足、口腔部位的疱疹。

(三)重症患者可出现神经系统受累,呼吸及循环衰竭等表现。

(四)实验室检查　周围血象:白细胞总数正常或增高。早期大便病毒分离，血清学检查。EV71IgM 抗体阳性，EV71IgG 抗体呈4 倍增高可确诊。

七、鉴别诊断

（一）水痘　潜伏期长，有水痘接触史，皮疹发展程序为斑疹—丘疹—疱疹及结痂四个阶段，而且可遍布全身，有明显痒感，皮疹分批出现，同一部位可见早晚不同时相的皮疹，此点有重要诊断意义。

（二）疱疹性咽峡炎（herpangina）　由柯萨奇 A 组病毒（1、6、8、10、22 型）引起，同一患儿可重复发病，系由不同型别病毒引起，常表现突然高热。咽痛明显、吞咽时疼痛加剧、唾液增多，咽部在充血的基础上可见典型灰白色丘疹或斑疹，约 1 ~ 2 mm 大小，周围红晕，多见腭前柱，悬雍垂、扁桃体等处，但不见于黏膜及舌面、齿龈。

八、治疗

（一）对患者的安置

1. 需留院观察指征：凡发热伴手、足、口腔、肛周皮疹，病程在 4 d 内，精神差，白细胞计数增高者。

2. 需住院指征：凡有以下任一项者。①精神差、易惊、烦躁不安；②肢体抖动或无力，瘫痪；③面色苍白，心率快，末梢循环不长；④呼吸急促困难。

（二）一般患者主要为对症处理　解热、补充水分以维持水电解质平衡。做好皮肤口腔护理。

（三）抗病毒治疗　早期应用干扰素或利巴韦林，一般应用 5 d。

（四）神经系统受累的重症患者治疗

1. 控制颅内高压，限制入量，给予甘露醇 0.5 ~ 1.0 g/（kg · 次），每 4 ~ 8 h 一次，20 ~ 30 min 静脉注射。根据病情调整间隔时间及剂量，必要时加速尿。

2. 静脉注射免疫球蛋白，总量 2 g/kg，分 2 ~ 5 d 给予。

3. 酌情应用糖皮质激素治疗（参考剂量）：

（1）甲泼尼龙 1 ~ 2 mg/（kg· d）。

（2）氢化可的松 3 ~ 5 mg/（kg· d）。

（3）地塞米松 0.2 ~ 0.5 mg/（kg· d）。

以上剂量分 1 ~ 2 次，重症患者可短期内大剂量突击疗法。

4. 其他对症治疗：降温、镇静、止惊。

（五）心肺衰竭的治疗　在一般治疗的基础上：

1. 保持呼吸道通畅，吸氧。

2. 保持两条静脉通道，监测呼吸、心律、血压和血氧饱和度。

3. 呼吸功能障碍时及时插管，使用正压机械通气，小儿患者呼吸机初调参数，吸入氧浓度 80% ~100%，PIP 20 ~30 cmH_2O、PEEP 4 ~8 cmH_2O，f 20 ~40 次/min，潮气量 6 ~8 mL/kg 左右，以后根据血气随时调整呼吸机参数。

4. 头肩抬高 15° ~30°，保持中立位，插胃管，导尿（忌压迫膀胱排尿）。

5. 药物：除用激素，甘露醇，免疫球蛋白外可用血管活性药，多巴胺，多巴酚丁胺，米力农等，酌情用强心利尿药。

6. 果糖二磷酸钠或磷酸肌酸静脉注射。

7. 抑制胃酸分泌：静脉应用奥美拉唑、西咪替丁等。

8. 根据情况选择有效的抗生素。

九、预后

一般良好，7 ~10 d 痊愈，极少数伴心肌炎或由 EV71 引起的婴儿常因神经系统损伤，呼吸功能末梢循环衰竭者预后差。

十、预防

目前尚无疫苗，接触者婴儿可注射丙种球蛋白 3 ~6 mL，也可试用口服脊髓灰质炎减毒活疫苗，以进行肠道内病毒干扰。

平时做到洗净手，注意饮食卫生。喝开水，吃熟食，居室内勤通风，勤晒衣被，能有效地防止本病的传播和流行。

（张迈仑）

第十三节　麻疹

麻疹（measles）是由麻疹病毒引起的急性呼吸道传染病，传染性强，易感者接触后 90% 以上发病，隐性感染者极少见，其临床特点为发热、上呼吸道炎症、流涕、咳嗽、眼结膜炎，颊黏膜出现麻疹黏膜斑和皮肤斑丘疹。

一、病原学

麻疹病毒属于副黏液病毒科麻疹病毒属。麻疹病毒仅有一个病毒血清型,在组织培养多次传代后可减低其致病力及免疫原性。麻疹病毒具有凝集猴及狒狒红细胞的血凝特征,并可使已凝集的红细胞溶解(血溶作用)。利用这种生物学特性,可用于实验室血清学试验。

麻疹病毒的抵抗力不强。热、紫外线和乙醚、氯仿等脂溶剂可将病毒灭活,56℃ 30 min,37℃ 5 d,室温下病毒存活数日。耐受寒冷,4℃能存活数周,-70℃存活数年,冰冻干燥可保存20年。pH<4.5及>10.5均可灭活。

二、流行病学

(一)传染源　患者是唯一的传染源,从潜伏期最后1~2 d至出疹后5 d都有传染性。传染期患者口、鼻、咽、眼结膜分泌物、痰、尿、血液特别在白细胞内存在病毒。

(二)传播途径　主要经呼吸道,病毒随飞沫经鼻咽部或眼结膜感染。小儿也可通过密切接触经污染病毒的手传播,经第三者及间接传播的机会很少。

(三)易感人群　本病传染性极强,接触后90%以上易感者发病。

(四)流行特征及现状

1. 发病率:在扩大疫苗接种(EPI)后,国内外麻疹发病率显著下降,我国在未接种麻疹疫苗前,每隔一年就出现一次流行,发病率及死亡率均很高,占各种传染病的首位,实行EPI以来,病死率及发病率大幅度下降,麻疹的流行周期被打破或消失。

2. 流行季节高峰推迟缩短:我国麻疹疫苗应用以前,麻疹高峰季节从当年的11月份至次年6月份,长达8个月,实行EPI后高峰期则为当年1月份至5月份,季节高峰更趋规律性。

3. 发病年龄的变化:实行EPI后,小儿发病率较前明显下降,但未实施计划免疫或计划免疫失漏的青少年尤其是成人病例比例增大。年轻母亲中,麻疹病毒易感者增多,其所生新生儿缺乏胎传抗体,或者抗体水平很低,婴儿出生后抗体很快消失,而造成婴儿麻疹病例增多,6 个月以下婴儿甚至出生后一个月内发病不少见。这种发病年龄的变化,主要原因与麻疹疫苗一次免疫接种能有效地防止发病,但疫苗系减毒活疫苗,和野病毒相比抗原性随着时间的推移而下降,不能保证终身免疫,而使早先接种者成为易感者。另外尚有种种原因造成初次免疫失败等有关。所以对初次免疫接种后的加强接种很重要。对流动人口及计划免疫失漏者加强监测工作纳入免疫管理亦很重要。

三、发病机制和病理改变

(一)发病机制　麻疹病毒侵入上呼吸道或眼结膜,在上皮细胞内繁殖,1 ~2 d 内病毒从上皮细胞经淋巴侵入局部淋巴组织,由巨噬细胞或淋巴细胞携带入血循环。此时为第一次病毒血症(第 2 ~ 3 d)。病毒经血循环至全身网状内皮细胞和呼吸道上皮细胞内继续繁殖,引起第二次病毒血症(第 5 ~ 7 d),并发生全身麻疹病毒感染,主要为呼吸道、眼结膜及其他脏器(第 7 ~ 14 d)出现临床症状和皮疹。此后 2 ~ 3 d 内机体产生免疫反应,体内病毒迅速减少,进入恢复期。

(二)病理改变　麻疹病毒在淋巴细胞和巨噬细胞中增殖,病变特征是出现具有核内包涵体的多核巨细胞,称为华-佛氏(Warthin-Finkeldey)巨细胞。见于肝、脾、扁桃体、淋巴结、阑尾等处。核内外均有嗜酸性包涵体,尤多见于胞浆,电镜下包涵体内有排列整齐的病毒核衣壳体。另一种在呼吸道及其他上皮层可发现上皮巨细胞,核内外也具有嗜酸性包涵体。在病初的前驱期这种上皮巨细胞常从表面脱落在分泌物中或玻片压片法可找到,对诊断有参考意义。在呼吸道和消化道黏膜下腺体发生单核细胞浸润,颊黏膜下层分泌腺发炎、浆液渗出,上皮细胞增殖和坏死,形成柯氏斑(koplik spot)。呼吸系统可见气管、支气管周围炎症反应、肺间质炎症。

(三)免疫反应

1. 体液免疫:麻疹病后第 14 d 可出现血凝抑制、补体结合和中和抗体,4 ~6 周效价达高峰。补体结合抗体消失早,其他两种抗体一年内即下降至 1/4 的低水平,但可持续存在。另外麻疹特异性 IgM 抗体在发热 2 ~3 d 即可阳性,出疹 1 ~2 周达高峰,以后下降,到 1 ~ 3 个月时几乎不能检出。IgM 抗体阳性是近期感染的依据,IgG 抗体可同时或稍晚于 IgM 抗体出现，发病第 25 ~ 30 d 达高峰，6 个月下降 2 ~ 4 倍，以后下降缓慢维持一定水平，是循环中抗体主要成分，可持续存在 10 年以上，婴儿获得的胎传抗体可存在 6 ~ 8 个月，最长不超过一年。

2. 细胞免疫：麻疹病毒感染恢复过程，细胞免疫占据着极主要的位置，免疫活性细胞受病毒刺激活化，细胞毒性 T 细胞可直接杀伤感染的靶细胞。NK 细胞依赖抗体的细胞毒作用（ADCC）也杀伤靶细胞。在抗体的协同下清除病毒，使机体逐渐康复。

3. 其他免疫反应：在麻疹病程中非特异性免疫力下降，如白细胞总数及中性粒细胞数均下降。T、B 淋巴细胞、补体 C1q 、C3、C4、C5 及血小板均有不同程度下降。结核菌素试验在患儿出疹后 2 ~ 6 周常为阴性，1 ~ 2 个月后始恢复阳转，原有结核病灶可活化，原有湿疹、哮喘症、肾病综合征患者，因患麻疹免疫反应降低，使原病病情有所缓解。

四、临床表现及分型

潜伏期 7 ~ 10 d，最长 21 d。在接受过被动免疫制剂预防者，潜伏期可延长至 28 d。

（一）普通型　可分为四期。

1. 前驱期（3 d）：开始发热、咳嗽、流涕、喷嚏、畏光、流泪、眼结膜充血、眼睑水肿、厌食、倦态、腹泻。在发病的 2 ~ 3 d，口腔颊黏膜可见针尖大小的白点，周围有红晕，即为麻疹黏膜斑（柯氏斑）。初起时数目少，以后迅速增多，并可融合成片。在出疹后 1 ~ 2 d 完全消失。

2. 出疹期（3 d）：在发热后 4 d 左右出现皮疹，先见于面部、耳后、发际，渐及前额、面颈、躯干、四肢、手心足底，初为细小淡红色斑丘疹，呈散在性，随即增多，呈鲜红色，以后融合成暗红色，疹与疹之间皮肤颜色正常。皮疹不痒，出疹期发热更高，可达 40℃，咳嗽加重，气促，有时谵妄、抽搐。肝脾轻度肿大，肺部可闻湿性啰音，X 线胸片可见轻重不等弥漫性肺部浸润改变或肺纹理增多。

3. 退疹期（3 d）：按出疹顺序逐渐隐退，体温于 1 ~ 2 d 内降至正常，上呼吸道及全身症状迅速好转，但咳嗽及体力恢复较慢。

4. 恢复期（约 10 d 左右）：皮疹出齐后症状消失，皮疹处呈细小糠麸状脱屑，以后呈色素沉着，约有 7 ~ 10 d 后消失，精神、食欲逐渐好转。

（二）重型　中毒现象严重，高热、谵妄、发绀、呼吸急促、脉速、皮疹色暗紫、融合成片，有时呈出血性或疱性，并可出现循环衰竭、休克症状，面色苍白，四肢厥冷，脉细弱，心音低钝，血压下降，皮疹色暗淡稀少。预后差，若不及时抢救，可很快死亡。

（三）轻型　潜伏期长，全身症状轻，低热 2 ~ 4 d 即退，上呼吸道症状不重，麻疹黏膜斑不典型，病程短，多为近期内接受过麻疹减毒活疫苗或被动免疫制剂者。接触史、接种史及流行病学史，可协助诊断。

（四）成人麻疹　在 EPI 后，成人麻疹日渐增多，病程经过比较典型，但症状反应重，往往发病第一日即高热、头痛、乏力、精神萎靡，全身中毒症状严重，也具上呼吸道卡它症状，咳嗽加重。疹型为粗大斑丘疹，融合成片，甚至可有出血性皮疹，柯氏斑消失较晚，有时不典型，常有腹泻等肠道症状，中毒症状重者可发生中毒性脑病或称虚性脑炎、心肌炎、也可发生 DIC，不可低估预后，合并肝炎者也不少见，多发生在麻疹急性期，肝脾大、黄疸、血清转氨酶升高，多 3 ~ 4 周恢复，预后良好。

五、实验室检查

（一）血象　白细胞总数前驱期增多，出疹期较少，淋巴细胞占多数。

（二）快速诊断　前驱期患者鼻咽、眼分泌物涂片可查见多核巨细胞，或采用直接荧光法检查剥脱细胞中麻疹病毒抗原，有助于早期诊断。

（三）病原学检查　前驱期患者鼻咽部分泌物、血液、尿液经组织培养可分离出麻疹病毒，但阳性率不高。

（四）血清学检查

1. 有三种方法，即红细胞凝集抑制试验、中和试验和补体结合试验。在病程早期及恢复期各采血一次，测定抗体效价，增加 4 倍以上者为阳性。

2. IgM 抗体检测：早期特异诊断方法，用抗体捕捉 ELISA 法，发病第2 d IgM 即开始出现,出疹后1～2周阳性率达100%,一个月后下降或转阴。

3. IgG 抗体检测:用ELISA间接法,双份血清抗体升高4倍,可确定诊断。

六、诊断要点

(一)接触史和流行病学史。

(二)临床表现　前驱期有发热、流涕、眼结膜充血、上呼吸道炎症、麻疹黏膜斑即可确诊。出疹后,根据发疹的顺序皮疹特点或色素沉着,亦可确诊。

(三)轻型或不典型麻疹诊断较困难,可参考预防接种史及测定血清IgM抗体,红细胞凝集抑制试验进行诊断。

七、并发症

年幼体弱、营养不良、治疗护理不当者,以及病室空气欠佳,环境卫生不良,均易发生并发症。

(一)出现下列症状及体征,提示可能有并发症。

1. 皮疹尚未出齐而突然隐退。

2. 出疹期面色苍白,四肢发凉。

3. 皮疹已透发体温仍不下降。

4. 出疹期体热过高,有嗜睡、烦躁、抽搐者。

5. 皮疹退后体温仍高而无下降趋势。

6. 出疹期白细胞显著增高。

7. 出疹期反而少咳,或疹退期食欲仍不恢复,精神萎靡者。

8. 心音无力,心率很快。

(二)常见的并发症

1. 肺炎:多发生于婴幼儿,在出疹期或疹后高热,气促,鼻煽,发绀,两肺出现湿性啰音,或有心力衰竭。X线检查可见肺纹理增多,小点状浸润或局限性块状浸润。常为细菌或其他病毒(如腺病毒)继发感染,或为细菌与病毒的混合感染。麻疹肺炎常较一般肺炎严重,病程也较长,易并发脓胸、脓气胸、肺脓肿、心包炎,或迁延日久引起支气管扩张。

2. 口腔炎:易发生于体弱儿,口腔清洁护理不当,或长期应用抗生素者。一般为溃疡性口腔炎或鹅口疮，严重者可发生走马疳。

3. 喉炎：麻疹常有轻度喉炎，随麻疹恢复而症状消失。严重者常由于金黄色葡萄球菌或其他细菌继发而引起，表现为声音嘶哑，哮吼样咳嗽，吸气性喘鸣，呼吸困难，吸气时胸骨上窝、锁骨上窝及心窝部凹陷、缺氧和较严重的中毒症状。

4. 心血管功能不全：多见于 2 岁以下的小儿。常见者为心肌炎，成人也可发病，表现为气促、烦躁、面色苍白，皮疹隐退或不透发、四肢冷厥、脉搏细弱等末梢循环衰竭症状，或面色苍白、气促、发绀、心率增快、心音低钝、短期内肝脏急剧肿大等心力衰竭症状。心电图检查可有低电压、T 波低平、P-R 间隔延长等。

5. 脑炎：发病者多为小儿。常出现在出疹后 4 ~ 6 d，表现为高热、头痛、恶心、呕吐、嗜睡、惊厥、昏迷、肢体瘫痪等。脑脊液改变与一般病毒性脑炎相似，病死率高，生存者常遗留瘫痪、智力障碍等后遗症。

6. 亚急性硬化性全脑炎：此病少见，为病毒在麻疹急性期侵入脑部潜伏，呈慢性感染状态而引起，从患麻疹到本病的发生的潜伏期约 2 ~ 17 年。起病隐袭，呈进行性，初起时为性格异常，数月后出现明显智力障碍，言语不清，嗜睡，共济失调，最后痴呆，失明，昏迷及去大脑强直。脑脊液检查蛋白增高，血清内麻疹抗体增高，本病预后不佳。

7. 中毒性脑病：亦称虚性脑膜炎，发生在高热出疹期，表现中毒症状严重，神志不清，嗜睡谵语，如无其他心血管并发症预后良好。

8. 肠炎：大量应用抗生素时易发生金黄色葡萄球菌肠炎，有大量水泻，呈黄绿色或绿色水样便，有时可见假膜，易致水与电解质平衡失调。

9. 角膜炎：体弱婴幼儿，喂养护理不当，长期“忌口”，维生素 A 缺乏。常致角膜炎、角膜软化、溃疡穿孔，以致失明。

10. 其他：原已静止的结核病可以复发，甚至播散成粟粒性结核、结核性脑膜炎。此外尚有中耳炎、颈淋巴结炎、急性副鼻窦炎等。

八、鉴别诊断

（一）风疹　前驱期短，低热，上呼吸道症状轻，无麻疹黏膜斑，第 1 ~ 2 d 即出疹，为淡红色斑丘疹，1 d 出满全身，自面部开始，手掌足跖无疹，消退也快 1 ~ 2 d 即消失，不留色素沉着，耳后及枕部淋巴结常肿大。

（二）幼儿急疹　仅见于婴幼儿，1岁以内者多见，起病急，发热高，但全身症状轻微，持续3～5 d，体温下降同时出现皮疹，数小时内遍及全身，1～2 d退尽，不留疹痕，发热期白细胞总数降低，淋巴细胞显著增多。

（三）猩红热　发热，咽痛，第2 d出皮疹，呈弥漫潮红，指压退色，疹间无正常皮肤，有口周苍白圈及杨梅舌，疹退后脱屑明显。皮疹有痒感

（四）药物疹　有服药史，皮疹形态不一，四肢多，躯干少，常对称性，无麻疹前驱症状及上呼吸道炎症状。

（五）肠道病毒感染　柯萨基病毒、ECHO病毒常引起皮疹，多在夏秋季流行，低热、呼吸道症状轻，皮疹呈多形性，有斑疹、斑丘疹、淤点等，经1～2 d消退，不留疹痕，不脱屑。颈部枕后淋巴结常肿大，可伴腹泻。

九、治疗

（一）一般疗法　应在家内由社区医生指导隔离治疗，室内保持清洁，温暖，空气新鲜，注意口腔、鼻、眼的清洁卫生，可用4%硼酸水或生理盐水清洗。多喂水，宜给易于消化富有营养的饮食，不必长期“忌口”、“忌油”。

（二）对症疗法　高热时可给予少量的退热药，或用物理退热法。咳嗽频繁，可用镇咳剂。烦躁不安可给予镇静剂如苯巴比妥钠、安定等。轻度喉炎可用蒸气吸入或增加室内湿度。一般无并发症者，不必用抗生素。

（三）中药疗法

1. 前驱期：应辛凉宣透。桑叶6 g，前胡5 g，芥穗5 g，连翘10 g，银花10 g，白茅根15 g，芦根15 g，桔梗5 g，大便稀者加葛根5 g，升麻3 g。

2. 出诊期：宜清热透表。蝉衣5 g，薄荷5 g，银花10 g，连翘10 g，赤芍10 g，白茅根15 g，紫苑5 g，牛蒡子10 g，桔梗10 g，生地10 g。

3. 疹退及恢复期：应养阴清热。川贝5 g，麦冬10 g，知母10 g，黄芩10 g，生地10 g，甘草3 g。

（四）并发症治疗

1. 肺炎：呼吸急促、发绀，应给予氧气吸入。痰黏稠应给氧气雾化吸入。

分析可能的致病菌，选择 1～2 种有效的抗生素：青霉素、红霉素、先锋霉素、庆大霉素、氨苄西林头孢类抗生素等。疗程在体温正常后持续用药不少于 3 d，肺部啰音基本消失停用。

高热中毒症状严重，可用氢化可的松，小儿 5～10 mg/(kg・d)，分 2～3 次静脉滴注，2～3 d 病情好转即停用。

哮喘可给氨茶碱，成人 0.1 g，小儿每次每千克体重 4～6 mg，每天 3 次。或给肾上腺皮质激素类药物。

严重烦躁不安，给予镇静剂。不能进食者，应予输液，每天总量及含钠溶液，不宜过多，以维持生理需要量为准，必要时掌握缓慢滴注，防止发生肺水肿及心力衰竭。心力衰竭时，可给去乙酰毛花苷或毒毛花苷 K。

2. 心血管功能不全：心力衰竭者，宜早期使用快速洋地黄类药物，如：毒毛花苷 K 成人 0.125～0.25 mg，小儿每千克体重 0.007～0.01mg，以 10% 葡萄糖 20 mL 稀释后缓慢静脉注射，必要时 4～6 h 后重复一次。

去乙酰毛花苷成人 0.4～0.8 mg，以 10% 葡萄糖 20 mL 稀释后缓慢静脉注射，必要时 4～6 h 后可重复一次。小儿每千克体重 0.03～0.04 mg，首剂给总量的 1/3～1/2，稀释于 10% 葡萄糖内静脉缓慢注射，其余剂量分 1～2 次，必要时间隔 2 h 后给予，可同时用呋塞米利尿。

有严重心肌炎时，应给予肾上腺皮质激素，如氢化可的松、泼尼松或地塞米松。

有末梢循环障碍者，应静脉输液，纠正酸中毒，按感染性休克处理。

3. 喉炎：氧气雾化吸入或蒸气吸入，应用一种适当的抗生素。喉梗阻Ⅰ～Ⅱ度时应静脉滴注氢化可的松，以后继服泼尼松直至梗阻缓解，或喉梗阻在Ⅲ度或以上时，应做气管切开。术后应严格护理，以防加重肺部感染。

4. 其他：中耳炎、副鼻窦炎、颈淋巴结炎，可采用抗生素，并配合局部治疗,必要时外科引流。眼角膜溃疡,可肌肉注射维生素 A、D,并口服浓鱼肝油,必要时输以新鲜血液,局部应用抗生素眼药水或眼膏。

5. 脑炎:急性脑炎按流行性乙型脑炎治疗。

十、预防

麻疹的预防,在非流行时期,应做好易感儿的调查登记工作,并进行麻疹减毒活疫苗的预防接种工作。

(一)对传染源的措施

1. 早期发现及时隔离患者,要求及时在家隔离至出疹后 5 d,有并发症者延长至 10 d 始可解除隔离,医务人员应作好家庭访视、指导治疗和护理。严格疫情报告制度。

2. 未患过麻疹的接触者,应检疫 21 d。对 3 岁以下体弱小儿可进行被动免疫接种,或对接触者进行麻疹减毒活疫苗接种,并延长其检疫期至 28 d。

(二)切断传染途径 麻疹病毒在外界存活时间不长,故没有必要进行终末消毒,开窗通风 20 ~ 30 min,即可达到消毒目的。在流行期间,应减少婴幼儿集中,不带幼儿到公共场所,以减少传染机会。

(三)对易感者的措施

1. 自动免疫:接种减毒活疫苗为预防和消灭麻疹的最好办法和关键性措施,一次接种可维持免疫力 4 ~ 6 年,反应轻微,便于推广。

(1)接种对象:为 7 个月以上的易感儿,成人未患过麻疹者也应接种。

(2)接种方法:皮下注射 0.2 mL,成人、小儿剂量相同。应在流行前 1 个月完成接种工作。小儿 18 ~ 24 个月内应加强注射一次,以加强保护。

(3)接种反应:一般局部和全身反应都很轻微,少数小儿在接种后 5 ~ 14 d 可出现低热,1 ~ 2 d 内即恢复正常。个别可出现高热,对症治疗后 1 ~ 2 d 即退。偶见散在皮疹,短期内可自行消失。

(4)禁忌证:发热、急性传染病、活动性肺结核、其他严重疾病如白血病、恶性肿瘤等,过敏体质以及正在应用肾上腺皮质激素、抗代谢药物、放疗治疗者均不宜接种。1 个月内服过脊髓灰质炎疫苗,8 周内注射过被动免疫制剂者,可影响成功率,宜缓种。

此外,由于麻疹的潜伏期长,接种麻疹减毒活疫苗后,其产生抗体的时间可与麻疹的潜伏期接近,故作应急接种仍可预防麻疹的发生。易感儿若在接触后两天内接种,可以防止发病;两天以后接种可能减轻症状,减少并发症。在麻疹流行期间,及时组织易感儿接种,可控制该地区的流行。

2. 被动免疫:应用丙种球蛋白、胎盘球蛋白,对接触麻疹后 6 d 以内的易感儿进行被动免疫,可不发生麻疹或减轻症状。剂量:丙种球蛋白预防剂量每千克体重 0.2 mL;减轻症状剂量为每千克体重 0.05 mL;胎盘球蛋白预防剂量为每千克体重 0.5 ~1.0 mL;减轻症状剂量为每千克体重 0.2 ~0.5 mL。被动免疫效果仅维持 3 ~4 周,主要用于 3 岁以内的体弱儿。

(张迈仑)

第十四节 风疹

风疹(Rubella)是由风疹病毒引起的小儿时期常见的急性呼吸道传染病。其临床特点是:低热、上呼吸道轻度炎症、红色斑丘疹及耳后和枕后淋巴结肿大。以往认为本病轻微,但近年来风疹暴发流行中有重症病例报道。妊娠早期感染风疹病毒,可造成胎儿先天性感染而致畸形或死胎。

一、病原学

风疹病毒为 RNA 病毒,属披膜病毒科,是仅限于人类的病毒,呈不规则球形,直径为 60 nm。风疹病毒有 3 ~8 种结构蛋白,以衣壳蛋白 C、外膜蛋白 E1 和 E2 为主要成分。风疹病毒只有一种血清型,人是主要宿主。病毒在体外的生活力弱,不耐热,56℃ 30 min 即可灭活大部分活性,干燥冰冻下可保存 9 个月。对有机溶剂及胰蛋白酶、紫外线敏感。

二、流行病学

(一)传染源 风疹患者、无症状带毒者和先天性风疹患者为本病传染源。疹前 7 d 至疹后 5 d 均可以从患者咽部分离出病毒,故此期间均具传染性。先天性风疹患儿出生后即能从鼻咽部和大小便排出病毒，可长达数月。

（二）传播途径　主要由飞沫经呼吸道传播，密切接触、母乳和胎盘也可传播。

（三）易感人群　多见于5～9岁小儿，成人亦可发病。冬春季多发，病后可获持久免疫。

（四）流行特征　风疹呈世界性分布，疫苗使用前，大多数国家每间隔3～4年呈周期性流行。风疹病毒感染后约1/3的人群发病。

三、发病机制

风疹病毒主要侵犯上呼吸道黏膜，引起上呼吸道炎症，而后侵及耳后、枕部、颈部等浅表淋巴结，并可发展为病毒血症，出现发热、皮疹、淋巴结肿大等临床表现。妊娠早期特别是前3个月感染风疹病毒，可经胎盘感染胎儿，直接影响胎儿生长发育。

四、临床表现

潜伏期2～3周。

（一）前驱期　约1～2 d，体温常在38℃～39℃之间，患儿表现食欲不佳，疲倦乏力，轻微的咳嗽、喷嚏、流涕、咽痛、结膜充血，偶有腹泻、呕吐。

（二）出疹期　于发热1～2 d后出疹，皮疹迅速由面部延及躯干和四肢。疹形细点状，为粉红色斑丘疹，直径约2～5 mm，手掌、足底大都无疹，皮疹一般持续3 d。出疹第1 d斑疹稀疏，散在，压之褪色；第2 d出现弥漫性红斑疹，第3 d皮疹完全消退，疹后极少脱屑也无色素沉着。此期上呼吸道感染的症状继续存在，并有脾肿大及全身浅淋巴结肿大，其中尤以耳后枕部、颈后淋巴结肿大最明显，略有压痛。

（三）新生儿风疹（先天风疹）　妊娠初3个月内的妇女感染风疹后，病毒通过胎盘使胎儿发生先天性风疹，可引起死产、早产及各种疾病和先天性畸形，常见者为先天性心脏病，肝脾肿大，血小板减少性紫癜，出生体重下降、发育迟缓、白内障、视网膜病等。

五、实验室检查

（一）血象　白细胞总数减少，淋巴细胞增多，可出现异型淋巴细胞和浆细胞。

（二）血清学检查　红细胞凝集抑制试验、补体结合试验和中和试验。双份血清抗体效价增高4倍以上为阳性。目前多采用ELISA和间接免疫荧光检测特异性IgM抗体，一般患者在出现风疹时即可检测到风疹IgM抗体，快速敏感，具有早期诊断价值。新生儿IgG抗体在出生6个月后持续存在，且效价升高者可诊断为先天性风疹。

（三）病毒分离　取患者鼻咽部分泌物，先天性风疹患儿的尿、脑脊液、血液、骨髓等培养于RK-13、Vero或SIRC等传代细胞可分离出风疹病毒，再用免疫荧光法鉴定。

（四）快速诊断　近年来采用直接免疫荧光法查咽拭涂片剥脱细胞中风疹病毒抗原，其诊断价值尚需进一步观察。

六、并发症

风疹并发症较少，少数患者可并发脑炎、中耳炎、肺炎、心肌炎、胰腺炎、肝炎、紫癜、肾病综合征等，较严重的并发症有以下3种。

（一）脑炎　少见，发病率为1/5 000～1/7 000，一般发生于出疹后1～7 d，表现为突起头痛、嗜睡、颈强直、惊厥、昏迷、共济失调、肢体瘫痪等。脑脊液中细胞数轻度增多为（15～30）$\times 10^6$/L，分类以淋巴细胞为主，蛋白增加（180～750 mg/L）。病程短，多数在3～7 d自愈，少数留有后遗症，也可发展为慢性进行性风疹全脑炎。

（二）心肌炎　患者常诉有胸闷、心悸、头昏、四肢无力等症状。心律、心电图和心肌酶谱也可有改变，多于1～2周内恢复。

（三）出血　常见有血小板减少，少数患者可有出血倾向或紫癜，表现为出疹后3～4 d，皮肤黏膜出现淤点、淤斑，可有鼻出血、齿龈出血，严重者呕血、便血、血尿，经对症治疗后多数可于1～2周恢复，极少数可死于颅内出血。

七、诊断

（一）流行病学资料　既往无风疹病史，发热前2～3周内有风疹患者接触史。

（二）临床表现　轻度或中度发热，轻微的上呼吸道感染症状，起病后，24 h内出现粉红色皮疹，第1 d皮疹稀疏似麻疹，第2 d皮肤弥漫性红斑疹似猩红热，第3 d则消退，无色素沉着，手掌、足掌无皮疹，耳后枕部、颈后可触及肿大淋巴结。

（三）实验室检查　血象白细胞减少，淋巴细胞增多，并出现异常淋巴细胞和浆细胞。有条件者可做血清学检查，如红细胞凝集抑制试验及荧光抗体检查。

（四）先天性风疹的诊断　IgM 及 IgG 两种风疹抗体，在血清中，前者存在不超过 1 年，后者虽然可以从母体获得，但 6 个月后即消失而由患儿自身产生代替，故 6 个月以上婴儿血清查出风疹抗体或幼婴血中查出风疹 IgM 抗体，可诊断先天性风疹，但阴性者不能排除诊断。

八、鉴别诊断

（一）麻疹　有明显的卡他期表现，第 2 d 可见科氏斑，皮疹起自发病第 3 ~ 4 d 由面部发际开始，3 ~ 5 d 出齐，疹退时有色素沉着。轻型麻疹有时易与风疹混淆，应注意询问麻疹接触史及仔细检查科氏斑，进行分析诊断。

（二）幼儿急疹　起病即有高热，持续 3 ~ 4 d，无明显卡他症状，热退时，突然出现皮疹迅速遍及全身，无融合倾向，但面部及膝以下很少。

（三）药物疹　一般不发热，也无卡他症状，多对称发生，四肢伸侧比较多见，疹型大小较规律，出疹前有服用过敏药物的历史，仔细询问有助诊断。

（四）猩红热　起病发热，伴明显咽疼，检查时咽峡充血明显，皮肤有弥漫性潮红点疹持续 3 ~ 7 d，指压退色，有痒感，口周苍白，第 2 d 以后可见杨梅状舌，白细胞计数及中性粒细胞明显增加，有助诊断。

（五）柯萨奇病毒及 ECHO 病毒感染　卡他症状少见，可单独出现皮疹，而且皮疹多样化，稀疏分明，不痒，除伴有轻度呼吸道症状外也常伴有消化道症状，如腹泻等，多发生在夏秋季。

九、治疗

风疹感染无需特殊治疗，症状明显者卧床休息，对发热，头痛，咳嗽可予对症治疗。若并发脑炎应按乙型脑炎治疗原则。干扰素、利巴韦林（病毒唑）等有助于减轻病情。先天性风疹患儿应有良好的护理和教育，密切观察患儿生长发育情况，必要时采用手术治疗青光眼、白内障、先天性心脏病。

十、预防

（一）控制传染源　主要是隔离患者，出疹后 5 d 即无传染性。

（二）切断传播途径　流行期间少到公共场所以免通过空气飞沫传播，尤其是妊娠早期。

（三）保护易感人群

1. 主动免疫：接种风疹疫苗，95% 人群可产生抗体，可维持 7 年以上。目前风疹疫苗有两种：一种是单价风疹减毒活疫苗，一种是麻疹－风疹－流行性腮腺炎疫苗，接种对象为 15 个月龄至 12 岁儿童及易感育龄妇女。

2. 被动免疫：接触患者后，可用丙种球蛋白被动免疫，可使症状减轻。

3. 孕妇的保护：未患过风疹的育龄妇女都应注射风疹疫苗，孕妇如已感染风疹，应考虑做人工流产。

（王　怡）

第十五节　幼儿急疹

幼儿急疹（exanthena subitum）是由人疱疹病毒 6 型（herpesvirus-6，HHV-6）引起的婴幼儿期常见的一种急性出疹性疾病。6 月至 2 岁发病最多。临床特征为突然高热 3～5 d，体温骤降时，全身出现皮疹，很快消退，预后良好。

一、病原学

人疱疹病毒 6 型是引起幼儿急疹的病原，病毒直径为 160～200 nm，有包膜和一不规则的核心，病毒核心外依次为病毒衣壳、内膜和包膜。在感染细胞质内，大多数未获包膜的病毒衣壳均带有内膜，此点不同于单纯疱疹病毒。人疱疹病毒 6 型可分为 A 组和 B 组，目前 A 组的致病作用尚不清楚。B 组病毒可引起幼儿急疹。人感染后能在外周血淋巴细胞、唾液腺、脑脊液中查出病毒。

二、流行病学

（一）传染源　患者及隐性感染者为主要传染源，但同一家庭很少有2人以上发病者。

(二)传播途径　主要经空气飞沫传播,也可经唾液由母亲传给婴儿。

(三)易感人群　90%~95%为2岁以下小儿,病后可获持久免疫力。

(四)流行特征　终年散发,以冬春季发病最多,多数为隐性感染。

三、临床表现

潜伏期1~2周,平均10 d。

起病急骤,突然高热39℃~41℃,伴烦躁,精神不佳,轻度上呼吸道感染的症状,如咳嗽、鼻炎、流涕等,结膜充血,伴有呕吐、腹泻。多数患儿虽然高热,但一般情况良好,少数可导致高热惊厥。颈后和枕骨下淋巴结轻度肿大。发热持续3~5 d,多数患儿于热退后出现皮疹,为粉色红晕不规则的小型玫瑰斑点或斑丘疹,分散存在,直径2~3 mm,压之退色,起自颈部、躯干,迅速遍及全身,躯干部较多,面部及膝以下则极少,于1~2 d内全部退尽,不留痕迹。

四、实验室检查

(一)血象　早期白细胞总数和中性粒细胞可增高,发热期间则可减少,以淋巴细胞显著增多。

(二)血清学检查　多采用间接免疫荧光法,近年来采用纯化的人疱疹病毒6型核衣壳抗原建立的酶免疫方法,已用于检测人疱疹病毒6型特异性血清IgG和IgM,抗HHV-6 IgM阳性或双份血清抗HHV-6 IgG增长4倍有诊断意义。

(三)分离病毒　取患儿外周血淋巴细胞、组织、唾液及气管分泌物可分离出病毒。

(四)病毒核酸检测　可采用PCR法来检测人疱疹病毒6型DNA。

五、诊断

(一)临床表现　发生在婴幼儿,突然高热,而一般情况良好,早期常以上呼吸道感染对待,当3~4 d热退时,全身迅速出现小斑疹。

(二)血象　白细胞减少,淋巴细胞增多,可资诊断。

六、鉴别诊断

(一)上呼吸道感染　在热退前皮疹尚未出现时,应注意排除婴幼儿常见的感染性疾病,如中耳炎、肾盂肾炎、肺炎、各种脑膜炎等,如果症状表现与发热不相称,或虽有惊厥发作,但神经系统的症状、体征缺如,则应密切观察是否为本病。

(二)风疹　发热不高,出疹时间也较早,多在第 1 ~2 d,耳后枕部淋巴结肿大明显。

(三)麻疹　询问麻疹接触史,上呼吸道感染症状明显,咳嗽、流涕、流泪、喷嚏、结膜炎、畏光等,口腔颊黏膜可见科氏斑,出疹在第 3 ~4 d,随出疹有体温升高等特点。

(四)药物疹　有些药物如磺胺、青霉素等,可引起细小的斑点疹,尤其在一般上呼吸道感染后用药极易混淆,注意用药史、发热与出疹的时间,密切观察做出诊断。

(五)柯萨奇病毒、ECHO 病毒感染　也可有皮疹出现。

七、治疗

因往往有高热,故宜卧床休息,给予充足水分和易消化软食,高热时可用物理法降温,或口服退热剂,辅以镇静剂以免发生高热惊厥,一般不需抗生素。

八、预防

目前尚无有效预防方法。

(王　怡)

第十六节　水痘

水痘(Chicken pox)与带状疱疹均系由水痘-带状疱疹病毒(Varicella-Zoster virus,VZV)感染所引起。VZV 的原发性感染多为小儿,表现为水痘(Chicken pox),而 VZV 的隐伏性感染或复发性感染起病表现为带状疱疹(Varicella-Zoster)多见于成人。

一、病原学

VZV 与单纯疱疹病毒同属 α 疱疹病毒亚科(herpesvirus),以感染后病毒常在宿主体内长期潜伏存在，且易复发为其共同特征，VZV病毒只有一种血清型，人类是唯一的自然宿主。VZV对体外环境的抵抗力较弱，在干燥的皮肤疱疹结痂皮内很快失去活性，但在疱疹液中 -65℃长期存活。

二、流行病学

（一）传染源　现症患者是唯一的传染源。

（二）传播途径　是传染性很强的疾病，通过直接接触患者疱疹液，也可通过飞沫及气溶胶由空气传播，室内持续接触水痘后，几乎所有易感者均可被感染，处于潜伏期的供血者可能通过输血传播本病。

（三）易感人群　人对VZV普遍易感，水痘可在托儿机构，小学校内形成流行，尤其为儿童医院或儿科诊室候诊，发生院内感染的重要疾病之一。水痘患病多在小儿时期，成年人不足2%，孕妇分娩前6 d内患水痘可致胎儿感染，出生后10～14 d内发病。水痘患者病后有一定的免疫力，但有的患者可在10年后复发，表现为带状疱疹。

（四）传染期　在疱疹出现前即潜伏期末即有传染性，直至出疹后5 d传染性即消失。

易感者接触带状疱疹患者后，一般只能引起水痘，而不会发生带状疱疹。

三、发病机制和病理改变

水痘病毒侵入上呼吸道的上皮细胞内复制，然后进入血流，在白细胞内复制后进入血流形成病毒血症，病毒散布全身各器官组织，引起全身病变。在皮肤主要为棘状细胞层的细胞水肿、变性，胞核分裂成多核巨细胞，核内有嗜酸性包涵体形成。早期疱疹液中含有大量病毒。由于病变表浅，愈合后一般不留瘢痕。眼、鼻、口、咽等黏膜处也可有疱疹形成，易破溃形成溃疡，但易愈合。

四、临床表现及分型

（一）水痘　潜伏期12～21 d，平均14 d。

1. 普通型

（1）前驱期：起病急，有低热或中等热度、头痛、全身不适，食欲缺乏、咳嗽等症状，在数小时或1 d左右出现皮疹。

(2)出疹期:开始见于面部、头皮、躯干向心性分布,似虫叮咬样的红色斑疹,数小时后变为红色丘疹,在1 d左右又变为疱疹,部位表浅,如卵圆形,赤豆大,亮晶似露珠,周围红润,疱疹继发化脓性感染而形成脓疱,疱疹有痒感。水痘发疹经历斑疹→丘疹→疱疹→结痂四个阶段。自疱疹形成后1~2 d开始中心部位枯干结痂,再经数日痂皮脱落,约2周脱尽。

(3)水痘的特征是皮疹分批发生演变四个阶段,在发疹后第2~3 d即可在同一部位见到各阶段的皮疹。这一特点有诊断意义。

2. 特殊形态的水痘:此类水痘多发在原患有白血病、淋巴瘤等,长期用抗癌药物、肾上腺皮质激素的患者,免疫力低下,感染VZV后发展为较严重性的水痘。

(1)播散型大疱型水痘:病情严重,病毒血症持续时间较长,有高热及全身中毒症状,皮疹不断出现,且密集,疱疹较大,可融合成大疱。

(2)出血型水痘:可伴消化道、呼吸道及鼻腔出血,疱疹不易结痂,甚至发生大片坏死。在正常皮肤上有时见到淤点和淤斑。

(3)融合型水痘:VZV细胞感染邻近细胞而融合成多核巨细胞。

(二)水痘原发肺炎　多见于年长儿或成年患者,症状轻者无明显表现,重者可有高热、咳嗽、胸痛、咯血、呼吸困难及发绀,胸部听诊,或有少量干、湿啰音及哮鸣,血象白细胞增加,胸部X光片可见双肺弥漫性结节状阴影,肺炎常随皮疹消退而好转,少数病愈后,X线阴影可持续存在2~3个月。

(三)水痘脑炎　可为病毒直接侵犯神经系统,脑脊液中可检出VZV,或为感染后引起的脑实质变态反应所致。多发生在出疹后4~8 d,亦有少数在出疹后2周至出疹后3周,以5~7岁男性小儿多见,与其他病毒性脑炎的脑脊髓液变化相似,常见头疼、呕吐、感觉异常,可无发热及脑膜刺激征;常伴有共济失调、眼球震颤、眩晕及语言障碍等小脑受损症状,或发生GuillamBarre Syndrome,严重者有惊厥、瘫痪、昏迷。病死率5%~25%。获治者1~3周恢复,常留有精神异常、智力迟钝及癫痫发作等后遗症。

(四)水痘肝炎　多发生在重症水痘患者,导致肝细胞灶性坏死,肝细胞及胆管上皮细胞内有典型的核内包涵体,患者可有呕吐、黄疸、肝大,肝功能异常。

(五)妊娠水痘　妊娠早期感染水痘可能引起胎儿先天性水痘综合征,如肢体发育不全,视力萎缩,脉络丛视网膜炎,精神、运动发育迟缓,小儿出生体重轻。妊娠中、晚期感染水痘,可造成婴儿期或儿童期带状疱疹。在产期、分娩前6 d或分娩后2 d感染水痘,可造成播散的新生儿水痘,多在分娩后10～13 d发病,表现严重甚至死亡。

五、实验室检查

(一)血象　白细胞计数与分类无特殊变化。

(二)疱疹刮片　以新鲜疱疹基底刮取物,用姬姆萨或瑞特染色,在镜下查到多核巨细胞,用酸性染色可见核内包涵体。

(三)血清学检查　早期及恢复期双份血清,测定补体结合抗体,效价成4倍增高有意义。

(四)免疫学检测　可有直接免疫荧光法检查疱疹基底刮片或疱疹液中的疱疹病毒抗原;也可检测患者血清中的带状疱疹抗体。

(五)电镜检查　可观察疱疹液中的疱疹病毒颗粒。

六、诊断

(一)流行病学资料　2～3周前有水痘-带状疱疹患者接触史。

(二)典型皮疹分布和形态　发热第1 d出疹,2 d后同时可见不同时相的皮疹是其特点。

(三)少数皮疹不典型诊断困难,有条件可采取上述实验室第(二)、(三)项检查方法协助诊断。

七、并发症

(一)皮肤感染　由疱疹继发化脓性感染,以金黄色葡萄球菌或溶血性链球菌多见。疱疹间的皮肤潮红,严重者可发生蜂窝组织炎及败血症进而发展成DIC。

(二)肾炎、间质性心肌炎、严重的心律失常可致患者猝然死亡。

八、鉴别诊断

(一)丘疹样荨麻疹　由过敏反应引起,以婴幼儿多见,对称分布、色红、绿豆大、顶端有小水泡、剧痒、不结痂,口腔黏膜、头皮不出现。

(二)脓疱疹　主要发生在小儿,病原菌以金黄色葡萄球菌为主,皮肤损害表浅，多发生在颜面及四肢暴露部位，散在红斑或小疱，继成脓疱，破溃后排出少量稀薄脓液而结痂，不成批出疹。口腔黏膜无疹，亦无全身症状。

（三）天花应与水痘鉴别，见表3－10。

表3－10　天花与水痘的鉴别

		天花	水痘
种痘史		未种痘或多年来未复种	与种痘无关
流行病学资料		以往未患过天花，当地有天花患者	以往未患过水痘，当地有水痘患者，且有接触史
全身症状		严重，高热	轻，多为低热
开始发疹		第3～4 d	第1～2 d
部位		离心性分布，头面及四肢多	向心性分布，躯干多见
皮疹	发展规律	单批出现，皮疹同一类型斑疹→丘疹→疱疹→脓疱→结痂	分批出现，各阶段皮疹同时并存，斑疹→丘疹→疱疹→结痂
	形态特点	较密，多为圆形，深在，疱疹多有脐凹，扪之坚实，大小相似呈多房性	卵圆形，表浅，多无脐凹，壁薄易破，大小不等，呈单房性
瘢痕		常终身存在	一般能恢复

九、治疗

（一）一般治疗和护理　发热者应卧床休息，注意手及皮肤的清洁，应勤换贴身衣服，修剪指甲，包裹双手，防止抓破疱疹感染。止痒可用含0.25%冰片的炉甘石洗剂及5%碳酸氢钠溶液涂搽，破溃者可涂1%龙胆紫溶液或抗菌软膏。

（二）抗生素　一般不用，若合并有皮肤感染、蜂窝组织炎、败血症及肺炎时可选用适当抗生素。

（三）肾上腺皮质激素　禁用于水痘，在其他疾病应用肾上腺皮质激素治疗期间，感染水痘者，如用激素时间不长可停药，若用药时间较久,则应逐渐减量。在病程后期,水痘多已结痂如并发败血症、DIC 者,除采取相应抢救措施治疗外,肾上腺皮质激素仍可选用,以减轻症状提高治愈率。

十、预防

(一)本病传染性很强,在儿童密集机构,应做好晨间检查,接触后隔离观察 21 d,但最初 10 d 内无传染性,故可不作检疫。带状疱疹患者不必隔离,但应避免与易感儿和孕妇接触。

(二)对密切接触者,可在 72 h 内注射丙种球蛋白,每千克体重 0.3 ~0.5 mL,常可减轻症状,或达到完全保护。对预防带状疱疹无效。

(三)患者病室可用紫外线每天照射两次,每次 20 min,病儿衣物可在日光下曝晒。

(四)终末消毒　可以紫外线照射,或打开门窗彻底通风换气。

(五)隔离　患儿疱疹全部结痂并脱落,即可解除隔离。

(六)自动免疫　VZV 灭活疫苗或减毒活疫苗预防效果为 46% ~100% ,保护力可持续 10 年。

附:带状疱疹

带状疱疹(Varicella-Zoster)由 VZV 所引起,可见于任何年龄,但以 50 岁以上成人更多见。

一、发病机制

一般认为带状疱疹多发生于具有部分免疫的机体,在小儿时期感染发生水痘 2 ~5 d 后,体内开始产生 IgM、IgG、IgA 抗体,2 ~3 周达高峰,获得部分免疫力,即使在水痘痊愈后,有部分病毒仍可持续存在于体内,表现为无临床症状的潜隐性感染状态。VZV 的基因组潜伏于脊髓后根神经节内或颅神经的三叉神经节内。一旦机体抵抗力下降,如受凉、疲劳,患淋巴瘤、白血病、使用免疫抑制剂等,均可使潜伏的病毒激活,沿感觉神经轴索下行,到达该神经所支配的皮肤细胞内增殖而发疹。由于病毒系经由该神经干沿途增殖,故疱疹形成带状分布的特征。

二、临床表现

潜伏期可长达十余年或数十年，水痘病史可有可无。

患者在发疹前沿神经节段的皮肤常先有感觉异常，刺痛，深闷痛，有时易考虑为心绞痛、肋间神经痛、十二指肠溃疡、胆囊炎等。数天内出现成簇的红斑丘疹，沿一支或数支脊神经或颅神经感觉支发病，单侧性，很少超过身体中线延及对侧，有半数病例疱疹散在分布于身体其他部位。局部淋巴结肿大、压痛。皮疹可分批出现。患者自觉不适、头痛，少数可有发热。斑丘疹发展至绿豆大，逐渐变成脓疱终至结痂。从出疹至结痂可长达2～4周，落痂后疼痛仍可持续一段时间，疼痛是带状疱疹一大特点。老年患者有时留有顽固性的神经痛，皮疹分布，胸部约占50%，颈部、腰部、面部各约占15%，骶部约占5%。

其他眼部带状疱疹，20岁以下的患者少见，常发展为角膜炎与虹膜睫状体炎，可遗留角膜瘢痕或失明。带状疱疹脑脊髓炎，以颈脊髓节段受病损时多见，可有头痛、嗜睡、谵语等中毒性脑病症状，脑脊液淋巴细胞增多，蛋白偶可增高。少数可有瘫痪，胃肠、膀胱张力异常，听力及味觉障碍等症状。

其他尚有头部带状疱疹、面部带状疱疹。面部带状疱疹发生于一侧头面部，头部带状疱疹多在头前部三叉神经节第一支分布区，可造成脱发及永久性瘢痕。此外，额部、臂部、背部及腋部等亦可发生带状疱疹。黏膜带状疱疹可侵犯眼、口腔、阴道及膀胱黏膜。如膝状神经节受侵而影响面神经的运动和感觉纤维可出现面瘫、耳痛和疱疹三种症状，称为Rsmany—Hunt syndrome。

带状疱疹呈自限性，大多能自愈，愈后获得终身免疫，仅偶有复发。

三、诊断

1. 发病以少年及成年人多见，小儿少见。

2. 疱疹成簇发生沿感觉神经支呈单侧性分布，伴有疼痛，局部淋巴结肿大、压痛等表现。

3. 必要时可利用病毒分离及补体结合试验进行确诊。

四、鉴别诊断

单纯疱疹性角膜炎与神经分布一致者，易与带状疱疹混淆，鉴别须注意病史。单纯疱疹易复发,带状疱疹复发者极罕见,或所致角膜炎可具典型的树枝状或地图状病灶,必要时做血清,病毒学检查。

五、治疗

1. 对症治疗:镇静剂如溴剂、甲丙氨酯(眠尔通)、氯氮䓬(利眠宁)等。止痛剂如阿司匹林、吲哚美辛(消炎痛)等均可用。剧痛时可肌肉注射垂体后叶素 5~10 U,隔天一次或普鲁卡因局部封闭。

2. 局部可用5%碘苷(疱疹净)溶于50%二甲基亚砜制成溶液外涂。

3. 物理疗法:音频电疗法、氦-氖激光照射与皮肤损害相关的脊髓后根、神经支配区或疼痛区,对消炎止痛,缓解症状效果较好。

4. 重症患者:特别是眼部带状疱疹应采用全身及局部抗病毒治疗,可用阿昔洛韦做全身性应用,每次 5~10 mg/kg,静脉滴入,1次/8 h,共7~10 d。也可用单磷酸阿糖腺苷(Ara-AMP)5~10 mg/(kg·d),静脉或肌肉注射。病情极严重者可加用 α 干扰素,每日 100 万~300 万 U 肌注,连续5 d。

5. 眼部治疗:对有虹膜睫状体炎、角膜炎时,为防止虹膜粘连及视力障碍,需进行眼科处理,局部也可用碘苷或阿昔洛韦滴眼液每日数次。

六、预防

一般成人不需要隔离,但本病与水痘的病因相同,故对未患水痘的小儿应与之隔离。

(张迈仑)

第十七节　流行性腮腺炎

流行性腮腺炎(epidemic parotitis, mumps)是一种由腮腺炎病毒引起的急性呼吸道传染病,主要发生在小儿和青少年。病毒侵犯腮腺,也可侵犯各种腺体组织或神经系统及肝、肾、心脏等器官,因此除腮腺炎外还可引起脑膜脑炎、睾丸炎、胰腺炎、卵巢炎等。

一、病原学

腮腺炎病毒(mumps virus)属于副黏液病毒科的单股 RNA 病毒,

呈球型，大小悬殊，直径为 85～300 nm，平均 140 nm。该病毒有 v 抗原（病毒抗原）和 s 抗原（可溶性抗原）两种。S 抗体在感染后一周左右即可出现，可用于早期诊断，但无保护作用。V 抗体出现较晚，大约 2～3 周，但持续时间长，约半年左右，具有保护作用。在病程早期可自患者唾液、血液、尿液、甲状腺中分离出病毒。人是腮腺炎病毒的唯一宿主。腮腺炎病毒对理化因子作用敏感，紫外线、乙醇、甲醛和 56℃ 均可灭活，耐低温 4℃时能存活数天，该病毒只有一个血清型。

二、流行病学

（一）传染源　早期患者及隐性感染者均为传染源。腮腺肿大前 7 d 至肿大后 9 d 可从唾液中分离出病毒，均有传染性。病毒也可存在于血液、尿液及脑脊液中。

（二）传播途径　主要经飞沫传播。

（三）易感人群　普遍易感，主要发生在小儿和青少年，感染后可获得持久免疫力。

（四）流行情况　本病为世界性疾病，全年均可发病，以冬春季为重。

三、发病机制与病理改变

腮腺炎病毒从呼吸道侵入人体后，经黏膜上皮细胞和局部淋巴结繁殖后进入血液引起病毒血症。由于特殊的亲合性，病毒定位于腮腺和中枢神经系统，进一步繁殖后再次侵入血液累及其他器官。病理改变以腮腺非化脓性炎症为特征，颌下腺及其他腺体如睾丸、卵巢、胰腺、乳腺及甲状腺等也可受累，腺体周围组织充血、水肿，腮腺导管的壁细胞肿胀，管腔充满坏死细胞及渗出物。此外脑、脑膜、肝、心肌和肾脏也常被受累。

四、临床表现

潜伏期：约为 2～3 周。

（一）起病大多较急，发热、寒意、头晕、头疼、恶心、呕吐。一侧或双侧腮腺以耳垂为中心的肿胀，表面不红，边缘不清，肿大明显时有胀痛，触之有弹性及轻度触痛，咀嚼及吃酸性食物时胀痛更甚。腮腺导管口红肿，唾液因潴留而排出减少时，有口干感。腮腺四周的蜂窝组织也呈水肿，下可达两颌、下颏、颈部，少数患者可出现胸骨前水肿，此种肿胀现象，与临床症状轻重无平行关系。腮腺肿胀通常持续5～7 d消退，病程约10～12 d。

（二）部分病例颌下腺或舌下腺也可同时被波及，颌下可触及柔韧的椭圆形腺体。

五、实验室检查

（一）常规检查　白细胞计数和尿常规一般正常，有睾丸炎者白细胞可增高，有肾损害时尿中可出现蛋白和管型。

（二）淀粉酶和脂肪酶　90%患者血清和尿中淀粉酶在早期可增高，同时有脂肪酶升高则有助于胰腺炎的诊断。

（三）血清学检查　采用ELISA法检测血清中IgM抗体，有早期诊断意义。阳性率可达90%以上。近年来有应用特异性抗体或单克隆抗体来检测腮腺炎病毒抗原，可作早期诊断，应用PCR法检测病毒RNA，可提高疑似患者的诊断。

（四）病毒分离　早期患者的唾液、尿、血液、脑脊液及甲状腺组织均可分离出腮腺炎病毒。

六、并发症

（一）睾丸炎和卵巢炎　腮腺炎病毒侵犯成熟的生殖腺体，多见于青春期以后患者。此种并发症多在腮肿后数日发生，也可在无腮腺肿大的情况下单独发生。

（二）脑膜炎和脑炎　可发生在腮腺肿胀前2～4 d，或与腮腺同时或继腮腺肿胀后1～2周内发生，也有的患者始终没有腮腺肿胀而表现脑膜脑炎的症状。另外，还有的患者除腮腺肿胀外，并无脑膜脑炎的症状，而查脑脊液有细胞数增多，此种现象可视为腮腺炎病毒感染的一种表现。合并脑膜炎时有高热、头疼、呕吐、嗜睡、脑膜刺激征等。谵妄、昏迷和惊厥较少见，多为良性过程，病程约10 d。

（三）心肌炎　约有4%～5%的患者出现在病程第5～10 d，表现为面色苍白、心率增快或减慢、心音低钝，可有心电图改变。

（四）感染性多发性神经根炎　一般发生在腮腺炎病后2～3周，患者体温不高，可出现四肢弛缓性瘫，或因呼吸肌受累而影响呼吸，部分患者表现延髓麻痹，易致咳嗽、吞咽障碍。

（五）其他　乳腺炎、骨髓炎、肝炎、甲状腺炎、血小板减少、关节炎等。

七、诊断

根据流行病学资料及接触史，以及发热和腮腺肿大的临床特征，诊断并不困难。对不典型病例可进行血清学检测及病毒分离以确诊。

八、鉴别诊断

(一)化脓性腮腺炎　多见于久病衰弱者，常为一侧性，胀疼和压疼明显，皮肤红热，腮肿初期质硬后转软，挤压时有脓液自腮腺导管口溢出。血象中白细胞总数和中性粒细胞明显增高。

(二)颈部及耳前淋巴结炎　肿大的中心点不在耳垂，且压痛较明显，可触及边缘清楚而质地坚硬的核心，有时表浅能活动，口腔或咽部常有显著的病灶，如咽峡炎和扁桃体炎等。

(三)非特异性腮腺肿大　如糖尿病、营养不良、肝硬化、肥胖病、肾病综合征等。有时也可伴有腮腺肿大，病程长，不发热、多无肿胀及压痛。另有间歇出现的无痛性腮腺肿大，可因牙托不适合引起。

(四)其他病毒所致的腮腺炎　A 型流感病毒、A 组柯萨奇病毒、副流感病毒以及淋巴细胞脉络丛脑膜炎病毒等可引起腮腺炎，确定诊断需要靠血清学检查和病毒分离。

九、治疗

(一)一般治疗　隔离患者，卧床休息，避免酸性及刺激性食物，高热、头痛、呕吐可综合对症治疗

(二)抗病毒治疗　早期应用利巴韦林，成人 0.75 ~ 1 g/d，小儿 15 mg/kg 静脉滴注，或干扰素 100 万 ~300 万 U，疗程 5 ~ 7 d，可缩短病程，减少并发症。

(三)并发症治疗　对重症和并发睾丸炎，脑膜炎，脑膜脑炎，及心肌炎者可短期使用肾上腺皮质激素，可用甘露醇降低颅内压。

十、预防

隔离患者至腮腺肿胀完全消失。采用腮腺炎减毒活疫苗皮内、皮下接种，90% 以上可产生抗体，但不能用于孕妇及免疫功能低下者。一般免疫球蛋白或胎盘球蛋白无预防作用。

（王　怡）

第十八节　传染性单核细胞增多症

传染性单核细胞增多症(infections mononucleosis, IM)是由 EB(epstein - barr)病毒引起的一种良性预后的急性传染病,其临床特点有发热、咽炎、淋巴结肿大,血中淋巴细胞增多和变异。

一、病原学

EB 病毒于 1964 年由 Epstien 和 Barr 等从非洲小儿恶性淋巴瘤的细胞培养中首先发现,故名为 EBV,系双股 DNA 的基因组,是普遍存在人类的疱疹病毒,95% 以上成年人获得抗体,1968 年首次发现 EBV 是引起 IM 的病原。此外与病毒相关的疾病,尚有鼻咽癌、淋巴瘤、霍杰金病、白血病等。

二、流行病学

多为散发,也可小流行。

(一)传染源　病毒携带者和患者,疾病痊愈后患者的口咽部带病毒可长达 18 个月。

(二)传播途径　密切接触患者的口腔唾液而传染,飞沫传播的可能性较小(又称接吻热 kissing fever),10% ~20% 正常成人,50% 肾移植、白血病、淋巴瘤患者口咽分泌物中有 EBV 排出。

(三)易感人群　普遍易感,以 15 ~30 岁年龄组为多,6 岁以下多呈隐形感染或表现轻症咽炎和上呼吸道炎症。在发展中国家 90% ~95% 的成年人均已获得 EBV 抗体,曾毅院士调查,我国 3 ~5 岁以上年龄组抗体阳性率达 90% ~100%,被感染的年龄很早,症状隐蔽。

三、发病机制及病理改变

EBV 感染通过口咽部感染咽部淋巴组织中的 B 细胞引起 IM,产生 EBV 抗原的抗体及抗绵羊、马、牛红细胞等不相关抗原的循环抗体。IM 多是良性过程(尸检受限),急性期患者全身淋巴结肿大、淋巴滤泡增生,脾大红髓增生、可有灶性出血、扁桃体增大。致死性 IM,神经系统并发症是常见原因,可见神经元退行性变,血管周围出血,星状细胞增生等。

四、临床表现

潜伏期 5 ~ 15 d，多为 7 ~ 10 d。

（一）发热　可呈弛张、稽留或不规则热，伴畏寒、肌肉酸痛、乏力，发热可持续数天至数周。

（二）咽炎　咽、扁桃体充血、水肿，少数有溃疡或假膜形成，有的患者在软硬腭交界处有针尖样红色斑点或出血斑。

（三）淋巴结肿大　60% 患者浅表淋巴结肿大，以颈部最常见，纵隔及肠系膜淋巴结也可肿大，直径约 0.5 ~ 2 cm，压痛不明显。

（四）皮疹　起病后 1 ~ 2 周躯干部多见，为斑丘疹、猩红热样、荨麻疹、丘疹等，偶有出血性，多为多发性针尖样淤点，在软硬腭交界处，3 ~ 7 d 消退。

（五）肝脾肿大　约 10% ~ 15% 患者伴有肝大，黄疸发生率 < 10%，90% 患者肝功能异常，ALT 轻度升高，易误诊为病毒性肝炎，也有无黄疸型者。1/2 患者脾肿大。

（六）神经系统症状　比较少见，可表现为无菌性脑膜炎、脑膜脑炎、脑脊液有改变、周围神经炎，偶可作为 IM 首发病唯一的症状。

五、实验室检查

（一）血象

1. 末梢血白细胞数升高，总数可达 $(30 \sim 50) \times 10^9/L$。

2. 淋巴细胞增多是本病最主要的血液系统表现，病程第 2 周达高峰，有临床表现时 70% 的患者出现相对或绝对单核细胞增多，单核细胞或淋巴细胞可占白细胞总数的 60% ~ 70%。

3. 异常淋巴细胞是 IM 血液学的标志，可占 10% ~ 20% 或更高，异常淋巴细胞对 IM 不是特异的，在巨细胞病毒（CMV）、病毒性肝炎、弓形虫病、风疹、流腮及药物反应时可出现。

4. 血小板减少：50% 患者血小板 $< 140 \times 10^9/L$，偶可导致出血。

5. 中性粒细胞减少：60% ~ 90% 的患者出现。

（二）噬异凝集抗体检测　患者血清中存在可使绵羊、马、牛红细胞凝集的嗜异性抗体——称嗜异凝集反应（Paul - Bunnel R）。噬异凝集抗体，在 IM、血清病、单核细胞白血病、TB，及正常人血清中均含有，可用豚鼠肾、小牛红细胞做吸附试验来鉴别，见表 3 - 11。

表3－11 嗜异性凝集抗体的鉴别吸附试验

各种疾病血清嗜异凝集抗体	羊红细胞凝集素	吸附后	
		豚鼠肾	牛红细胞
IM	＋＋	＋＋	－
血清病	＋＋	－	－
正常人或其他疾病	＋	－	±

注：(＋＋)：强阳性；(＋)：阳性；(＋)：弱阳性；(－)：阴性

凝集素效价1∶80有诊断价值，连续逐周检测效价成4倍增长有意义。

(三)EBV特异性抗体检测　病毒衣壳抗原(VCA)抗体，包括VCA IgM及VCA IgG。

1. VCA IgM抗体：用间接荧光法，早期患者90%呈阳性，(滴度>1∶5)，很快下降，普通人群为阴性，若为阳性具有急性EBV感染的意义。

2. VCA IgG抗体：用IFA技术检测，在IgM后不久出现，即可阳性(滴度≥1∶80)有诊断价值，疾病痊愈后此抗体持续存在终生。

(四)抗早期抗原抗体(EA抗体)

1. 以间接荧光法检测抗D抗体，在病后3～4周达高峰，阳性率70%，持续存在3～6个月，比VCA抗体出现晚，普通人群中不存在。

VCA IgG阳性同时抗D抗体阳性，表示最近EBV感染。

2. 抗R抗体：在IM中偶见。

3. 抗EBV核抗原抗体(抗EBVA)：发病后4～6周出现，阳性效价较低，可持续终生，原血清VCA阳性，并出现EBNA抗体是EBV近期感染的证据，有助于嗜异凝集阴性患者的诊断。

(五)肝功能检测　几乎90%患者有肝功能异常，谷丙转氨酶、谷草转氨酶及乳酸脱氢酶水平升高，但多为各酶类正常值上限2～4倍，如果升高在上限10倍，需进一步进行诊断。

六、诊断

(一)依据临床症状　典型血象及阳性嗜异凝集试验为主要依据可确立诊断。

(二)嗜异凝集试验阴性的IM，可检测VCA IgM抗体可为85%

~90%的IM提供病原学诊断。

(三)噬异凝集试验阴性的分析

1.小儿易出现阴性的IM。

2.嗜异凝集的敏感性:以马红细胞比小牛、绵羊红细胞凝集试验,更易检测到嗜异抗体。

3.重复检查:在典型IM出现症状时,可能为阴性,病程1~2周变化显著,甚或在数月后始升高呈有意义的水平,故应多次重复检查,1~2次阴性不能否定诊断。

4.CMV感染引起的噬异凝集试验阴性IM:其特点:①表现为伤寒样综合征;②无咽痛、淋巴结肿大;③异常淋巴细胞不明显。

七、并发症

(一)肝炎　可出现自限性肝炎,不会慢性化,甚至导致肝硬化。

(二)血液系统　自身免疫性溶血性贫血,在病程2~3周出现,1~2月内消退。

(三)脾破裂　罕见但严重,第2~3周发生,可作为首发症状,应警惕患者左上腹疼,向左肩胛放射。

(四)神经系统　除脑膜脑炎外,偶有发生格林-巴列综合征,预后良好。

(五)血管系统　可有心肌炎,心电图表现T波倒置、低平、P-R间期延长,重者可猝死。

(六)其他　可合并肾炎(水肿、蛋白尿等)及胃肠道出血。

八、鉴别诊断

(一)病毒性肝炎　尤以甲型肝炎常需鉴别,其异常淋巴细胞轻度增高,少于白细胞总数的10%,肝炎病毒抗体阳性。

(二)急性弓形虫病症　淋巴细胞增多较轻,可用弓形虫血清试验诊断。

(三)风疹　皮疹不同,淋巴细胞轻度增多,用风疹血清学诊断。

(四)传染性淋巴细胞增多症　为成熟小淋巴细胞组成的淋巴细胞增多,小儿多见,与EBV无关。

(五)乙型溶血性链球菌感染的咽峡炎　淋巴细胞无特殊变化,中性多型核细胞百分比增高,咽拭培养可获阳性。

（六）艾滋病毒（HIV）感染　发热、淋巴结肿大、咽炎、嗜异凝集试验阴性，可查 HIV－1 P24 抗原。

（七）CMV 感染　临床表现相似，嗜异凝集试验阴性，且多数为 CMV 感染所致，无咽峡炎，发病 20% 为 4 岁以下小儿，可用特异性血清学试验鉴别。

九、治疗

95% 患者可痊愈，以对症、支持治疗为主，卧床休息，尤其病程第 2～3 周时，不要求隔离，有脾肿大者少活动。

（一）抗生素无效　合并细菌感染的咽峡炎，可选用青霉素 G 7～10 d，不宜用氨苄西林，因 95% 患者应用后可见皮疹（与本病免疫异常有关）。

（二）肾上腺皮质激素的选择　因本病多系自限性，无特殊指征，不宜採用，下列情况可考虑应用：

1. 咽部及喉头有严重水肿。
2. 严重血小板减少。
3. 溶血性贫血。
4. 中枢神经受累。
5. 心肌炎、心包炎。

开始泼尼松 60～80 mg/d，分 2 次口服，1～2 周后逐渐减量。

十、预防

目前尚无疫苗，缺乏有效预防措施，不需隔离。

十一、预后

多数 2～3 周痊愈。少数伴有神经系统并发症。脾破裂、肝功能衰竭者预后差。

（张迈仑）

第十九节　巨细胞病毒感染

巨细胞病毒（cytomegalovirus，CMV）属疱疹病毒科，因受染细胞体积明显增大，胞质、胞核内可见包涵体，故又称巨细胞包涵体病。

一、病原学

CMV 是人疱疹病毒科中最大、结构最复杂的病毒，呈球形，直径为 200 nm，由双层含脂糖蛋白外膜包被，核心为双股 DNA。病毒核衣壳是由 162 个子粒组成的 20 面体。不同病毒株 DNA 的同源性达 80% 左右。其基因组具有单一的长片断（US）和短片断（UL）结构。CMV 至少有 200 个开放阅读码框。CMV 在 pH 小于 5，于 20% 乙醇中 2 h 或置于 56℃ 30 min 以及紫外线照射 5 min 可完全灭活。CMV 复制与单纯疱疹病毒类似，可分为三个阶段，具有“时相性”。其主要结构蛋白分为衣壳蛋白、被膜蛋白和包膜糖蛋白。

二、流行病学

（一）传染源　患者和无症状感染者为传染源。病毒广泛存在于唾液、尿液、乳汁、精液及宫颈和阴道分泌物中。

（二）传播途径　可有水平传播、垂直传播和医源性传播。易感者可通过直接接触上述分泌物被感染，也可通过母婴垂直传播，还可通过输血、器官移植、体外循环和心脏手术等医源性传播发生感染。

（三）易感人群　其易感性取决于年龄、免疫功能状态和社会经济等因素。年龄越小，易感性越强，症状越重。年龄大则以隐性感染居多。当免疫功能下降时，可转化为显性感染。宫内未成熟胎儿最易感，可致畸形。

三、发病机制和病理改变

当机体的免疫功能严重受抑制时，CMV 的感染率明显增加，其中相当一部分是由于体内潜伏的 CMV 活化所致，引起原发感染。人体通过不同途径感染后，CMV 与胞膜融合后经吞饮作用进入宿主细胞，可见于各组织器官，CMV 可能借淋巴细胞或单核细胞播散，在各种体液中发现。特征性的病理改变为受染细胞体积增大 3 ~4 倍，胞质内首先出现嗜碱性包涵体，大多位于边缘，染深蓝色；继而胞核内出现嗜酸性包涵体，位于核中央，染红色，周围有一透明晕与核膜分开，颇具特征性。CMV 在体内活化后，引起间质炎症或灶性坏死等病变，脑内可有坏死性肉芽肿及广泛钙化。

四、临床表现

（一）先天性感染　病情轻重不一，典型重型先天性感染的特征表现为黄疸伴肝脾肿大，淤点状皮疹和多系统器官损害。患儿出现嗜睡、惊厥、呼吸窘迫综合征，可在数天或数周内死亡。播散性内脏或神经系统损害较罕见。先天性感染还可致流产、死产、早产等。

（二）围生期感染　是指胎儿分娩时经产道或出生后通过吸吮带毒的母乳及多次输入受染血制品而获得的感染方式。大多数无症状。可能是由母体内潜在病毒激活所致。

（三）后天获得性感染　大多无症状，但血清抗体可呈阳性，病毒可自尿中排出。儿童感染后多无症状，偶有肝大伴肝功能异常。正常成人多表现为隐性感染，或呈单核细胞增多症表现，预后良好。

（四）免疫缺陷者 CMV 感染　可无症状，或最常见为单核细胞增多症表现。器官移植者中，接受骨髓移植者 CMV 感染较严重，肾移植者最轻，肝移植的患者易发生 CMV 肝炎。

五、实验室检查

（一）常规检查　外周血白细胞升高，淋巴细胞增多，出现异型淋巴细胞。尿常规可发现蛋白及少量红、白细胞。累及肝脏时可出现肝功能异常。

（二）病毒分离　可从体液如尿、乳汁、唾液、精液、阴道宫颈分泌物、肝活检、外周血细胞及尸检等不同组织标本接种于人胚肺成纤维细胞，进行 CMV 分离是最直接的诊断方法。

（三）抗体检测　方法很多，如免疫荧光抗体法（IF），较敏感，可检测 CMV 感染所产生的 IgG 和 IgM 抗体，尤其对检测先天性 CMV 感染有用途，可测脐带血中 IgM 抗体。ELLSA 法测定血清中特异性 IgM 抗体，简便省时，易有假阳性。国外建立了全自动快速微粒子酶联免疫检测法（MEIA），更为敏感准确，对 IgG 和 IgM 抗体可做定量分析。

（四）抗原检测　早期抗原免疫荧光检查（DEAFF）是一种早期快速诊断技术，通过测定 DNA 合成前产生的早期抗原（EA）来确定 CMV 的存在。白细胞抗原血症试验是在外周血白细胞中检测 CMV 抗原，是反应 CMV 感染的重要病毒抗原。

（五）病毒核酸检测　PCR 法敏感性特异性极高，对无症状潜伏感染者能检出 CMV-DNA，可做定性、定量检测。

六、诊断和鉴别诊断

（一）诊断

1. 婴幼儿患者母亲于妊娠有可疑 CMV 感染史（如肝功能异常、肺炎、异常淋巴细胞增多症等）；先天性畸形；新生儿黄疸延迟消退，肝脾肿大，重度溶血性贫血；白细胞增多伴异常淋巴细胞增多；有颅内钙化、脑部症状而原因不明。

2. 年长儿童及成人单核细胞增多而噬异凝集试验阴性；发生间质性肺炎或病原不明的肝炎；器官移植后接受免疫抑制治疗，发生传染性单核细胞增多症表现而血清噬异凝集试验阴性者均应考虑本病。

3. 确诊有赖于检出病毒或找到包涵体以及血清学检查。

（二）鉴别诊断　先天性 CMV 感染应与弓形虫病、风疹、单纯疱疹、新生儿败血症等鉴别；后天获得性 CMV 感染应与 EBV 所致的传染性单核细胞增多症、病毒性肝炎、肺炎等鉴别。

七、治疗

（一）更昔洛韦（Ganciclovir，GCV）又称丙氧鸟苷，是目前首选的抗 CMV 治疗药物，常用静脉给药，剂量为 5 mg/kg，每日 2 次，疗程 14 ~21 d，继以每天 5 ~6 mg/kg，5 ~7 d。

（二）膦甲酸钠（Foscarnet）是一种非竞争性 CMV-DNA 聚合酶抑制剂，并能抑制人类免疫缺陷病毒 Ⅰ 型的反转录酶活性，常用于不能耐受更昔洛韦或用更昔洛韦无效的患者，并已批准用于 AIDS 患者并发 CMV 视网膜炎。剂量为 60 mg/kg，每日 3 次，共 3 周，继以每日 90 mg/kg 维持。主要副作用有肾毒性、电解质紊乱、恶心等副作用。

（三）其他　如基因治疗、干扰素治疗、联合治疗等。

八、预防

预防的重点是新生儿，特别是预防先天性感染以及免疫功能低下者特别是器官移植患者。阳断传播途径如对妊娠早期发现有原发性感染，应终止妊娠；对已宫内感染的新生儿应隔离；应对器官移植供体进行血清抗体筛查。亦可试用疫苗预防 CMV 感染。

（王　怡）

第二十节　登革热(登革出血热)

登革热(dengue fever)和登革出血热(dengue hemorrhagic fever)是由登革病毒(dengue virus)经蚊媒传播引起的急性传染病。临床以发热、皮疹、出血、淋巴结肿大、白细胞减少等为特征,登革出血热是登革热的一种严重类型,临床以出血、休克为主要特征。

一、病原学

登革病毒属于黄病毒科黄病毒属,为有包膜的单股正链 RNA 病毒,呈哑铃状、球形或杆状,直径 50 nm。有 3 个结构蛋白,7 个非结构蛋白。4 个血清型,各型之间有交叉免疫。登革病毒不耐热,50℃ 30 min,100℃2 min 即可灭活,耐低温与干燥。对乙醚、甲醛、紫外线敏感。

二、流行病学

(一)传染源　患者和隐性感染者是主要的传染源。某些动物如蝙蝠等可能是登革热的自然宿主,有可能是本病的传染源。患者从发病前 1 d 至病后 3 d 内传染性最强。

(二)传播途径　本病通过蚊虫的传播,主要有埃及伊蚊和白色伊蚊。伊蚊叮咬患者后,即可成为传染源并终身具有传染性。

(三)人群易感性　人类普遍易感。在新流行区居民普遍易感,但临床症状明显者以青壮年居多,地方性流行区因成年人均获免疫力,因此以儿童多见。感染后对同型病毒具有持久的免疫力,对异型病毒有 1 年的免疫力。感染 2 种亚型以上,对登革病毒可获持久的免疫力。

(四)流行特征　本病呈世界性分布,主要流行于东南亚、北非、太平洋岛屿。我国台湾、东南沿海曾有过流行。本病由蚊虫传播,有一定的季节性,雨季为高发季节。

三、发病机制与病理改变

登革热和登革出血热的发病机制至今未明。登革病毒随蚊虫叮咬侵入人体后,在单核巨噬细胞内增殖达一定数量后进入血液循环,形成第一次病毒血症,继而再次侵入单核巨噬细胞和淋巴组织内,复制增殖后再释放入血，形成第二次病毒血症。登革病毒与血液中已存在的抗登革病毒抗体结合形成免疫复合物，激活补体系统，引起血管通透性增加，血浆外渗，血液浓缩。同时病毒可抑制骨髓，使血小板、白细胞减少，出现出血倾向。目前登革出血热的发病机制有两个学说：一是抗体依赖性增强反应作用。二是认为可能与感染病毒的毒力、变异有关。

登革出血热主要病理改变是全身微血管损害，造成出血和蛋白质渗出。脏器充血、出血，浆膜腔积液，浆膜有淤斑，淋巴细胞增生，在淋巴结和脾内有浆细胞样物质浸润，肝脏有灶性坏死和枯否细胞的透明变性。皮疹活检显示血管内皮细胞肿胀、血管周围水肿和单核细胞浸润。

四、临床表现

潜伏期 2 ~ 15 d，一般 5 ~ 8 d。多数起病急，小儿起病较慢。

（一）典型的临床表现

1. 发热：以畏寒、发热开始，体温迅速升至 39℃以上，热型多不规则，小儿起病缓慢，体温较低，伴有头痛、肌肉痛、关节痛（曾有“断骨热”之称）、眼眶痛、眼球后疼痛等全身症状。有相对缓脉、恶心、呕吐、腹痛、腹泻、严重乏力，颜面、球结膜充血，颈部、上胸部皮肤潮红等。

2. 皮疹：病后 3 ~ 6 d 出现皮疹，伴有体温及全身症状的加重。皮疹为淡红色斑丘疹或麻疹样皮疹，也可见猩红热样皮疹。初见于掌心、脚底、腹部，渐及颈部和四肢、全身，有痒感，大多不脱屑，持续 3 ~ 4 d，一般同体温消退。

3. 出血：于发病后 5 ~ 8 d，部分病例会出现不同部位、不同程度的出血。如牙龋、鼻、消化道、皮下、胸腔、尿道、阴道出血等。

4. 其他：全身淋巴结可有轻度肿大，肝脾肿大，可见黄疸。

（二）登革出血热有如下临床特征

1. 有典型登革热的临床表现。

2. 在病程 2 ~ 5 d，病情突然恶化，发生休克、多脏器出血。

3. 肝大。

4. 血小板明显减少。

五、实验室检查

（一）血象　白细胞明显减少，粒细胞减少，血小板减少，最低可达 $10 \times 10^9/L$，以下。

（二）病毒分离：急性期血清接种于 C6/36 白蚊、伊蚊传代的细胞中，进行病毒分离，阳性率达 60% ~80%。

（三）PCR 法检测登革病毒 RNA，敏感性特异性均高。

（四）血清学检查：取患者早期及恢复期血清做补体结合试验或血凝抑制试验，恢复期血清效价比早期升高 4 倍或以上者有诊断价值。

六、诊断

依据流行病学特征，临床表现，应考虑本病的可能。病原学检测可明确诊断。

七、鉴别诊断

应与流感、猩红热、麻疹、肾综合征出血热、暴发型流脑、钩端螺旋体病等疾病鉴别。血清学检查及病毒分离、流行病学史是重要的鉴别依据。

八、治疗

本病无特效疗法，应采用综合治疗，保持内环境的稳定。急性期应卧床，予以高热量、高维生素、易消化饮食。高热者可物理降温，必要时可考虑冬眠疗法或激素的应用，慎用解热镇痛药以免引起出血的加重或由于大量出汗而致休克。纠正出血及休克。及时使用脱水剂减轻脑水肿。

十、预防

（一）管理传染源　在有防蚊设备的病室内隔离患者，至热退为止。

（二）切断传播途径　防蚊、灭蚊是预防的关键。

（三）保护易感人群　目前尚无安全有效的疫苗供临床使用。

（赵桂鸣）

第二十一节　肾综合征出血热

肾综合征出血热(epidemic hemorrhagic fever with renal syndromes,EHF)又称流行性出血热(epidemic hemorrhagic fever,EHF),是由汉坦病毒(hantaviruses,HV)引起的,临床上以发热、低血压、出血、肾脏损害等为特征的自然疫源性疾病。

一、病原学

汉坦病毒属于布尼亚病毒科,为单股负链 RNA 病毒,有圆形、卵圆形和长形等不同形态,双层包膜,表面是糖蛋白,直径为 70 ~ 210 nm。汉坦病毒的基因组由 S、M 和 L 三个片断组成,分别编码核蛋白、膜蛋白和聚合酶。核蛋白有较强的免疫原性,其抗体出现最早,可用于早期诊断;膜蛋白可诱导机体产生中和抗体,具有保护作用;L 蛋白在病毒复制中起重要作用。由于抗原结构的差异,汉坦病毒至少有 20 个以上血清型,其中 1 型汉坦病毒(hantaan virus,HTNV 野鼠型)、2 型汉坦病毒(seoul virus,SEOV 家鼠型)、3 型普马拉病毒(puumala virus,PUUV)、4 型希望山病毒(prospect hill virus,PHV 田鼠型)已被 WHO 认定。20 多个血清型并非均对人类致病,并且由于型别不同,导致临床症状有所不同,其中 1 型较重,2 型次之,3 型多为轻型。还有新型病毒正在研究中。汉坦病毒对一般脂溶剂和消毒剂敏感,如氯仿、乙醚、丙酮、苯酚、甲醛等均可灭活。在 pH 5.0 以下、56℃30 min、紫外线照射 30 min,可使之灭活。

二、流行病学

(一)传染源　鼠类是主要传染源。

(二)传播途径　主要的传播途径有呼吸道传播和消化道传播,接触传播感染机会较少,孕妇可将病毒经胎盘感染胎儿,虫媒传播尚未得到公认。

(三)易感人群　人群普遍易感,感染后是否发病与感染病毒的型别有关。发病以青壮年男性为主,多数人呈隐性感染,部分人可获终生免疫。

(四)流行特征　本病流行较广,主要分布于亚洲,我国分布广泛,随四季均能发病,但有明显的高峰季节,姬鼠传播者以 11 ~1 月为高峰,家鼠传播者以 3 ~5 月为高峰。

三、发病机制和病理改变

本病发病机制尚未完全阐明。近年研究提示可能与病毒作用和机体免疫反应参与有关。病毒随血液到全身各脏器,特别是在血管内皮细胞中繁殖并释放至血液,引起病毒血症,出现发热和中毒症状。当小血管和毛细血管受到损害,引起血管通透性增加,血浆外渗,有效循环血量下降,导致低血压休克。在血管损害的基础上,血小板损害、聚集、破坏和功能障碍,以及凝血机制失调,DIC 形成等引起的全身广泛性出血。肾血管损害,血管通透性增加,引起肾间质水肿。肾小球基底膜损伤、肾小管上皮细胞变性、坏死、脱落和肾小管阻塞等,引起蛋白尿、少尿和肾衰竭等一系列病理生理变化。

本病的基本病理变化是全身小血管广泛性损害,血管壁内皮细胞肿胀、变性和坏死。

管壁呈不规则收缩和扩张,最后呈纤维素样坏死和崩解,管腔内可有微血栓形成,引起各组织器官充血、出血、变性和坏死。肾脏、脑垂体前叶、肾上腺皮质、皮肤等处病变尤为显著。

四、临床表现及分型

潜伏期多为 7 ~14 d,最长可达 46 d。

(一)普通型　临床经过,一般有发热期,低血压休克期,少尿期,多尿期和恢复期。但轻型及非典型者并非全部出现,有时各期重叠,有时缺少低血压休克期、少尿期或多尿期。

1. 发热期:突然高热,恶寒,并伴有全身酸痛,头痛、眼眶痛、腰痛最为明显,疲乏无力;颜面、颈部、上胸部充血潮红,眼结膜充血、出血、水肿,呈特殊酒醉样外貌;皮肤及黏膜可见出血点,咽部、软腭、悬雍垂常有黏膜出血点,严重者有鼻出血、咯血、呕血、便血。本期持续 3 ~6 d,热退病情反而加重,出现低血压休克。

2. 低血压休克期:多开始于病后第 5 d,皮肤以潮红,温暖变为发绀,冷湿,脉搏细数,血压下降,脉压变小,以致休克。

3. 少尿期:由于血液浓缩及低血压,使肾循环障碍,肾脏缺血性坏死,可导致急性肾衰竭。尿量急剧减少,24 h 内尿量在 500 mL 以下,甚至尿闭(24 h 内尿量在 50 mL 以下),并出现头昏,恶心,呕吐,呃逆。本期持续约 1 ~4 d。重者常发生高氮质血症,高血钾症,高血压,脑水肿,肺水肿,急性心力衰竭。

4. 多尿期:此时病情好转,血容量增加,肾滤过功能恢复,但回吸收功能尚差,故排尿多,24 h 尿量可达3 000 ~ 5 000 mL,甚至高过10 000 mL。由于电解质大量丢失,如补充入量不足或不当,可严重脱水,电解质紊乱,以致再度出现休克。此期持续数天至数周不等。

5. 恢复期:症状改善,肾功能逐渐恢复,尿量渐正常。此期一般开始于发病后的第四周,约持续 1 ~3 月。

(二)非典型　指有流行病学史,但病程五期不明显者。

1. 有发热期症状和出血现象,但肾脏损害不明显,尿中仅微量蛋白及少数红、白细胞。

2. 有发热期症状和肾脏损害,但出血现象不明显,仅少数淤点。

3. 有出血和肾脏损害表现,但发热不明显或无自觉发热者。

五、实验室检查

(一)一般检查　血象白细胞总数及中性粒细胞增高,可见异常淋巴细胞,血小板减低,尿常规检查可有蛋白、红白细胞、管型等。

(二)血清学检查　是确诊本病的主要方法。用间接免疫荧光试验,酶联免疫吸附试验等可检测特异性 IgM 和 IgG 抗体,IgM 阳性有助于早期诊断。发病早期和恢复期两次血清特异性抗体效价递增 4 倍以上有诊断价值。患者血液和尿中分离到病毒或检出病毒抗原亦可确诊。近年采用聚合酶链反应(PCR)直接检测病毒抗原,特异性强,敏感性高。

六、并发症

主要有心源性肺水肿,支气管炎,急性呼吸窘迫综合征,肾脏破裂,腔道出血和其他继发感染以及肝、心肌受损。

七、诊断

(一)流行病学史　包括流行地区、季节、与鼠类直接和间接接触史,进入疫区或两个月以内有疫区居住史。

(二)临床表现　包括早期三种主要表现和病程的五期经过。发病急,发热、头痛、腰痛、眼眶痛、酒醉貌、球结膜水肿、充血、出血、皮肤黏膜出血点。不典型者可越期或几期重叠。患者热退后症状反而加重有助诊断。

(三)实验室检查　包括血象白细胞及中性比例增高,异常淋巴细胞出现,血小板减少和大量蛋白尿等。

八、鉴别诊断

(一)以发热为主要表现者,应与发热性疾病鉴别。

1. 流行性感冒:发病急,发热,头痛,上呼吸道症状明显,尿常规常无改变,白细胞偏低,热退后症状好转,无病情加重现象。

2. 流行性脑脊髓膜炎:多发生于春季,突然发热,头痛,呕吐,皮肤可见出血点或淤斑,有脑膜刺激征及脑脊液的改变,涂片镜检可查到脑膜炎双球菌。

3. 败血症:发病前常有原发性感染病灶,高热,寒战,常呈弛张热型,全身皮肤可见散在小淤点或皮疹,血培养可检出病原菌。

(二)以出血现象为主要表现者,应与下列血液病相鉴别:

1. 急性白血病:有高热,全身出血倾向及进行性贫血,骨髓涂片可有典型改变。

2. 过敏性紫癜:皮下紫癜多见于下肢及臀部,分布对称,常伴有关节痛或腹痛。血小板计数与出血时间、凝血时间均正常,束臂试验阳性。

(三)以肾脏损害为主要表现者,应与肾脏疾病相鉴别。

1. 急性肾炎:无季节性发病及流行病学史,发热前常有溶血性链球菌感染史,发热不高、颜面、眼睑水肿,血压升高,但无充血及出血现象。

2. 急性肾盂肾炎:起病急、高热、腰痛、尿频、尿急、尿痛,尿镜检可见大量脓细胞,无充血体征及出血倾向。

九、治疗

目前尚无特殊疗法,主要是针对各期的特点,采取综合治疗措施。

(一)发热期

1. 支持疗法:早期卧床休息,给予高热量、易于消化饮食。补充足够的液体和电解质,液体应以等渗液和盐水为主,可用平衡盐液或葡萄糖生理盐水，每天1 000～2 000 mL 或尿量加1 000 mL 静脉滴入，并根据体温、血压等予以调整。高热者可予物理降温。中毒症状重者可予肾上腺皮质激素，如地塞米松 5～10 mg/d 或氢化可的松 100～200 mg/d 静脉滴入。

2. 抗病毒治疗：用于早期（病程 5～7 d）病毒血症治疗，具有减轻病情、缩短病程的显著作用。常用药物为利巴韦林（Ribavirin，病毒唑），为一广谱抗病毒药物，对 DNA 及 RNA 病毒均有作用，尤对汉坦病毒更为敏感。能有效的抑制病毒在细胞内复制。用法为1 000mg 加入葡萄糖液静脉滴入，疗程 5～7 d。可应用干扰素 100 万 U 肌肉注射，每天一次，疗程 3～5 d。两者联合应用，具有协同作用。

3. 预防出血及 DIC：适当给予低分子右旋糖酐，每天 250～500 mL 或丹参注射液 40～80 mL/d 静脉滴入，以降低血液黏滞性及改善微循环、防止多脏器功能衰竭。病程中应注意检测凝血时间。维生素 C 和安洛血可降低毛细血管通透性，减少血浆渗出。维生素 C 3～5 g/d，稀释后静脉滴入，安洛血 5～10 mg，口服或肌注，2～3 次/d。

（二）低血压休克期

1. 补充血容量：宜早期、快速、适量，胶体液、晶体液结合。

可用低分子右旋糖酐 500 mL/次，1～2 次/d，其余液体可用平衡盐液、葡萄糖盐水及葡萄糖液，必要时可补充血浆或白蛋白。每日液体总量一般不超过3 000 mL，速度不宜过快，以防发生肺水肿和心力衰竭。

2. 纠正酸中毒：可选用 5% 碳酸氢钠静脉滴入，用量可根据血气结果或经验确定，24 h 不宜超过 800 mL。

3. 血管活性药：在扩充血容量及纠正酸中毒后血压仍不稳定者可应用血管活性药。如多巴胺 10～20 mg/100 mL、山莨菪碱（654－2）0.3～0.5 mg/kg 静脉滴入。同时也可应用地塞米松 10～20 mg/d 静脉滴入。

（三）少尿期

1. 稳定内环境：少尿早期须与肾前性少尿鉴别，若尿比重 >1.20，尿钠 <40 mmol/L，尿尿素氮与血尿素氮之比 >10:1，应考虑肾前性少尿，可输入电解质溶液 500～1 000 mL 使尿量增加，或用

20% 甘露醇 100 ~ 125 mL 静脉输入，观察 3 h 尿量若少于 100 mL，则为肾实质损害所致的少尿，宜严格控制输入量。每天补液量为前一天尿量和呕吐量加 500 ~ 700 mL，主要输入高渗葡萄糖及纠正酸中毒。

2. 促进利尿：早期因有肾间质水肿压迫肾小管，可用 20% 甘露醇 125 mL 静脉输入以减轻肾间质水肿，但不宜长期应用。利尿药物如呋塞米（速尿），剂量可逐渐增加至 100 ~ 300 mg/次，4 ~ 6 h 重复一次。亦可应用血管扩张剂 654 – 2。

3. 导泻：为防止高血容量综合征和高血钾，可口服甘露醇 25 g/次，2 ~ 3 次/d，或 50% 硫酸镁 20 ~ 30 mL/次以及中药大黄煎水口服。以患者出现能耐受的腹泻为宜。

4. 透析：明显氮质血症、高血钾或高血容量综合征患者可应用血液透析或腹膜透析（参阅“血液透析节”）。

（四）多尿期　多尿早期治疗同少尿期。多尿后期主要是维持水和电解质平衡，防止继发感染。补充液体和钾盐，补液量为尿量的 3/4。

（五）恢复期　注意休息和营养，出院后休息 1 ~ 2 个月。定期复查肾、肝功能及心电图。

（六）并发症治疗　有出血表现者可静脉输入血小板或新鲜血、凝血因子，纠正 DIC；出现心力衰竭、肺水肿、脑水肿时积极利尿、强心、降低颅内压。

十、预防

做好疫情检测，防鼠灭鼠，搞好食品卫生和个人卫生，防止鼠类排泄物污染食物，不用手接触鼠类及其排泄物，动物试验时要防止被鼠咬伤。

我国研制的地鼠肾细胞（GHKC）疫苗、沙鼠肾细胞（MGKC）疫苗及纯化乳鼠脑（PSMB）疫苗，均采用初免 3 针，一年后加强 1 针的免疫方案，保护率可达 93% 以上。

（王　怡）

附：肾综合征出血热合并肝损害

一、临床表现

肾综合征出血热(HFRS)同时出现肝脏功能紊乱，所有肝损害患者丙氨酸转氨酶(ALT)均高于正常值。

根据肾综合征出血热轻、中、重型，肝损害发生率逐渐增高。重型HFRS患者肝损害发生率达100%。

肝功能变化情况，以总胆红素及ALT增高最常见，患者常有乏力，食欲缺乏，但可被原发病所掩盖，当黄疸明显时始被发现。可以发生在病程的各期，其中以低血压休克期、少尿期、多尿期更常见。经治疗基本可以恢复正常。

二、诊断

HFRS诊断，按1997年全国肾综合征出血热会议制定的诊断标准进行，ELISA法检测特异性抗体均阳性。

肝功能异常，ALT、总胆红素增高，白蛋白降低。

三、治疗

及时应用有效的保肝药物，对改善肝功能、提高Alb及凝血因子的合成、减轻渗出及出血、改善预后有积极意义。

1. 卧床休息，保证足够的入量及热量。

2. 予保肝药物治疗，谷胱苷肽100 mg/次，每天1～2次，静脉注射；甘草酸二铵150 mg/次，每日3次口服；

3. 补充白蛋白及凝血因子，改善肝功能。

肾综合征出血热合并心肌损害

一、临床表现

肾综合征出血热同时出现心肌损害，心悸，气短；心肌酶谱即肌酸激酶、肌酸激酶同工酶、乳酸脱氢酶、天冬氨酸转氨酶异常。

心电图异常改变，可以出现窦性心动过速，窦性心动过缓，房性期前收缩，室性期前收缩，心肌损害，左室肥大，低电压，Q－T间期延长;P-R 间期延长等改变。异常心电图可以分布在各期。

二、诊断

1. 在肾综合征出血热同时出现心肌损害,心率加快,心悸气短。

2. 心电图异常改变,异常心电图可以分布在各期。

3. 心肌酶谱的改变。

三、治疗

1. 对症治疗。

2. 对心电图、心肌酶谱等有异常者,尤其是心肌酶谱明显升高者,在少尿期时心肌负荷加重,应注意保护心肌,减慢输液速度,防止心功能衰竭的发生。

3. 心脏损害出现越早,病情愈重。在诊治出血热过程中应注意心电图监测,及时应用保护心脏药物,可使患者尽快恢复健康。

心脏损害的症状及体征表现多样且无特征性,易为疾病本身的临床表现所掩盖,应予以高度重视。异常心电图在低血压期发生率低,而在发热末期、少尿期、多尿期高,可能由于低血压期易延误心电图检查,或在扩容及利尿治疗后,大多数病例可较快度过低血压期。

(王　怡)

第二十二节　黄热病

黄热病(yellow fever)是由黄热病毒引起的急性传染病,经伊蚊传播,主要流行于非洲和中、南美洲。临床特征有发热、剧烈头疼、黄疸、出血和蛋白尿等。因黄疸较明显,黄热病也因此得名。

一、病原学

病原为黄热病毒,属黄病毒科的黄病毒属,为单股负链 RNA,与同属的登革热病毒等有交叉免疫反应。病毒颗粒呈球形,直径约 40 nm,外有脂蛋白包膜,包膜表面有刺突。病毒基因组主要编码 3 个结构蛋白(C、M、E 蛋白)和 7 个非结构蛋白。E 蛋白是主要的包膜糖蛋白,含有病毒血凝集素和中和抗原决定簇,可能是某些宿主细胞表面受体的配体,当它与受体结合,可对细胞产生感染。E 蛋白还可能是一种膜融合蛋白,可诱导病毒颗粒的包膜与细胞膜融合,促使病毒颗粒进入细胞引起感染。M 蛋白能导致病毒的感染性增加,并形成病毒颗粒的表面结构。非结构蛋白的作用不十分清楚,可能在病毒免疫反应中起重要作用。

黄热病毒有嗜内脏(肝、肾、心脏等)和嗜神经(小鼠)的特性。经鸡胚多次传代后可获得毒力减弱株,可作为疫苗。易被热、乙醚、消毒剂、去氧胆酸钠等迅速灭活,在50%甘油溶液中可存活数月,在冻干情况下可保持活力多年。小鼠和恒河猴是常用的易感实验动物。

二、流行病学

(一)传染源 城市型的主要传染源为患者和隐性感染者,特别是发病4 d以内的患者。丛林型的主要传染源为猴及其他灵长类,在受染动物血中可分离到病毒。

(二)传播途径 传播媒介为蚊虫,城市型以埃及伊蚊为唯一的传播媒介,以人-埃及伊蚊-人的方式流行。丛林型的媒介蚊种较复杂,在非洲伊蚊、辛普森伊蚊、趋血蚊属、煞蚊属等,以猴-非洲伊蚊或趋血蚊属等-猴的方式循环。人因进入丛林中工作而受染。蚊吸入患者或病猴血后经9~12 d即具传染性,并可终身携带病毒。

(三)易感者 在城市型中无论男女老少均属易感,但成年人大多已经获得免疫力,故患者以儿童居多。丛林型中患者大多为成年男性。感染病毒后可获持久免疫力。

(四)流行特征 黄热病的轻型和隐性感染病例多见。无免疫力的人群大批进入会造成黄热病的暴发流行。黄热病主要流行于非洲、中美洲、南美洲等热带地区,3~4月份发病较多。近几年发病率有所上升,在非洲常有城市型黄热病周期性暴发,在没有接种疫苗的地区,流行期间病死率达50%。我国部分地区有与原发地相似的地理、气候、蚊虫、猴等条件,但至今为止尚无确诊病例报道。由于目前国际交流的进一步发展,运输业越来越发达,由外输入受染病蚊的可能性存在,国内相关工作者需提高警惕。

三、发病机制与病理改变

病毒侵入人体后扩散到局部淋巴结,并在其中复制繁殖,数日后进入血循环形成病毒血症,主要累及肝、脾、肾、淋巴结、骨髓、横纹肌等。以后病毒从血中消失,而在脾、骨髓、淋巴结等处仍可检出。病毒的强毒株常主要侵犯肝脏,引起严重病变。

黄热病的病理变化是由病毒聚集在各器官组织,并在其中复制增殖引起的。肝脏病变主要见于小叶中间带,肝细胞肿胀、点状凝固性坏死、嗜酸性透明变性,形成具有相当特征性的康氏小体(Councilman bodies),严重者可发生重症型肝病的病理表现。肾病轻重不一,见于近曲小管,小管上皮肿胀、脱落或坏死,管腔内充满颗粒样碎屑。心脏有广泛退性病变及脂肪变性,病灶常累及窦房结和希氏束。脑常出现继发性改变。各脏器组织无炎症细胞浸润是本病的特征性改变。

四、临床表现

黄热病病毒感染后,5% ~20% 出现临床症状,其余为隐性感染。潜伏期约 3 ~7 d,轻症可仅表现为发热、头痛、轻度蛋白尿等,而不伴有黄疸和出血,持续数日后即可恢复。重症一般可分为感染期、中毒期、恢复期 3 期。

(一)感染期　起病急,伴寒战,继而高热、剧烈头痛、全身疼痛、显著乏力、恶心、呕吐、便秘等。患者烦躁、颜面绯红、结膜充血、舌绛紫色、皮肤干燥。心率初与发热平行,继而出现相对缓脉。本期持续约 3 d,期末有轻度蛋白尿、黄疸。

(二)中毒期　一般开始于病程第 4 d,部分病例可有数小时至 1 日的缓解期,体温稍降后复升,呈鞍型。本期仍有相对缓脉,黄疸加深,患者神志淡漠,面色灰白,频繁呕吐,蛋白尿进一步加重,出现少尿,全身各部位出现出血倾向如:牙龈、鼻、皮肤、胃肠道、尿道、子宫等。另外伴有心脏扩大,心音低钝,血压低等,严重患者可出现谵妄、昏迷、顽固呃逆、无尿等。本期持续约 3 ~4 d,死亡大多发生于此期。

(三)恢复期　体温于病程 7 ~8 d 逐渐下降至正常,症状及蛋白尿逐渐消失,乏力症状持续时间较长,可达数月之久。一般无后遗症。

五、并发症

常见肠出血、休克、心脏损害、多脏器功能减退等并发症。

六、实验室检查

（一）一般常规及生化检查　血常规早期提示中性粒细胞数减少，血小板计数正常或减少。发病4～5 d尿蛋白可增高至3～5 g/L。大便潜血可阳性。脑脊液压力可增高，细胞数正常。血生化检查可提示DBIL，TBIL，ALT，AST等异常。严重黄疸病例可出现PT，APTT延长。

（二）病毒分离　发热后4 d内血清和全血中可分离到黄热病毒，经幼鼠脑内接种会致幼鼠死亡；接种于Vero细胞可发现细胞的病理改变；接种于细胞培养液3～6 d后免疫荧光实验呈阳性。

（三）血清学检查　取急性期及发病后2～4周的恢复期血清，IgM抗体、血凝抑制抗体、中和抗体在发病后5～7 d内出现，CF抗体在病后7～14 d内出现。恢复期血清的抗体效价呈4倍以上增高者可确诊本病。由于IgM和CF抗体存在的时间相对较短，效价升高时提示近期感染。如血清内的特异性IgG抗体升高，但无动态改变，则提示既往感染。采用ELISA方法检测发病早期血清的病毒抗原，有助早期诊断，此法特异性、敏感性均较高，可在数小时内获得结果，在一般实验室常用。

（四）病毒核酸的检测　应用反转录（RT-）-PCR方法检测黄病毒RNA，特异性强，敏感性高。

七、诊断

根据流行病学及典型的临床症状，如颜面显著充血、相对缓脉、呕吐黑色血性物质、大量蛋白尿、显著黄疸等可以确定诊断。但轻症及隐性感染诊断困难，常需要依赖血清免疫学、PCR或进行病毒接种才能确立诊断。患者为初次感染，血凝抑制试验、中和试验、补体结合试验等阳性即可诊断。如第二份血清仍无特异性抗体，则除外黄热病的可能。

八、鉴别诊断

黄热病需与多种疾病相鉴别。

（一）登革热、流行性出血热　黄热病与二者临床症状无明显特异性，流行病学和病毒学检查是明确诊断的关键。

（二）钩端螺旋体病　钩端螺旋体病也有明显的黄疸、发热，鉴别诊断主要依据于流行病学及病原学检测。

(三)病毒性肝炎、药物性肝损害　与黄热病相比,病毒性肝炎一般无特异性的临床表现,无黄热病的流行病区活动史,但有肝炎病毒学异常。药物性肝损害常有明确的伤肝药物服用史。

(四)伤寒　伤寒也有典型的相对缓脉,但无明显的多脏器损害的临床表现,常表现为腹泻、腹痛、玫瑰疹、肝脾肿大。细菌学检查及肥达反应等免疫学检查常可明确诊断。

九、预后

重症病例病死率约30%~90%,因流行区域或时间而异。临床表现:血清胆红素迅速升高、严重的出血倾向、DIC、肾衰竭、早期低血压、休克、昏迷、顽固性呃逆,临床表现常提示病情的严重性,死亡率高。另外心衰可发生于任何时期,重者也是致死原因。

十、治疗

本病无特异性治疗,主要采用综合治疗。早诊断、早治疗,重症患者早期进入ICU可能是治疗的关键。

(一)一般治疗　不管轻症还是重症患者,均应卧床休息至完全恢复。康复期活动时也应逐渐增加活动量,谨防心衰的发生。饮食以流质或半流质为宜,食物应富于营养、易消化。

(二)对症治疗　高热患者以物理降温为主,慎用解热镇痛药,禁用阿司匹林、吲哚美辛等。可用甲氧氯普安等肌肉注射。保持内环境稳定是治疗的重点,如酸碱平衡,水、电解质平衡。及时处理DIC、肾衰竭、心衰等并发症。

十一、预防

不同地区、不同情况预防的重点不同。在非洲由于住所分散,宜推行疫苗接种。在南美洲应以防蚊虫为主。在暴发流行时,应同时进行疫苗接种,灭蚊、防蚊处理。

WHO强力推荐黄热病疫苗接种,尤其对于儿童更为重要。危险人群年龄在满9个月以后皮下接种黄热病疫苗,7~10 d后出现抗体,接种一剂可维持10年的免疫力。注射黄热病疫苗安全有效,95%的疫苗接种者在一周内即具有免疫力。但接受疫苗的极少数人可能发生严重的副反应。怀孕期及6个月以下婴儿禁用。对于城市型以灭蚊、防蚊为主，必要时可进行疫苗接种。丛林型最好进行疫苗接种。另外疫区进行丛林操作时，如未进行主动免疫，应用防护衣等防护措施是必须的。未曾接种疫苗的人及接种未满一周的禁止进入已发生感染的丛林。

（赵桂鸣）

第二十三节　口蹄疫

口蹄疫是由口蹄疫病毒引起的人畜共患的急性传染病。临床表现以发热、唾液增多、皮肤黏膜水泡及糜烂为特征。

一、病原学

口蹄疫病毒是一种小的 RNA 病毒，直径 25～30 nm，有 7 个血清型，65 个亚型，各型间无交叉免疫。在动物皮毛上可存活 2 周，土壤中可存活 4 个月，在冻肉中可存活时间更长。对热及一般消毒剂敏感，65℃ 30 min，80℃ 5 min，1% 甲醛，5% 的来苏均能迅速灭活。

二、流行病学

（一）传染源　潜伏期或患病的病畜是主要的传染源。

（二）传播途径　家畜由于吸入含病毒的空气，接触受染的皮毛，误饮病畜的奶，或误食病畜的肉而受染。人偶尔感染，病毒可通过受伤的皮肤或黏膜侵入人体。

（三）易感人群　人类对此病的易感性低，病后对同一种亚型可获持久免疫力。

三、发病机制及病理改变

病毒最初在侵入部位的上皮细胞中增殖，细胞溶解，形成水疱。病毒在侵入处繁殖 24～48 h 后进入血流，形成病毒血症，随血流达到全身各处器官，并在其中繁殖，引起相应部位皮肤黏膜的水疱。

四、临床表现

潜伏期 2～18 d，在最初侵入的部位常出现透明的小水疱，基底部发红，疱液很快变浊，成为原发性疱疹。1～2 d 后就会出现全身其他部位的继发性疱疹，数日后结痂或破溃，以后脱落而愈，如发生在口腔可出现流涎。病程中伴有全身症状,如发热、头痛、乏力、恶心、呕吐等,严重者可有神经炎、心肌炎。本病为自限性疾病,发热一般在数日内消失,水泡在两周内消失。

五、实验室检查

补体结合试验:以水疱液为抗原与标准免疫血清反应,不仅可用于诊断还可用于病毒分型。

中和试验:可提示口蹄疫抗体阳性。

六、诊断

在1~2周内有接触病畜或饮用未消毒的牛奶,特别是牧区出现发热、流涎、皮肤黏膜水疱者。特异性免疫试验可明确诊断。

七、鉴别诊断

因与水痘、单纯疱疹、手足口病鉴别,鉴别诊断依赖于病原学。

八、治疗

本病无特殊治疗。对口腔溃疡可盐水漱口,对于其他部位的溃疡用碘甘油合剂外擦。

九、预防

加强进出口动物检疫,一旦发现疫情,应立即封锁疫区,宰杀病畜,销毁病畜及焚烧受染饲料、草垫,棚圈及用具立即消毒。粪便和泥土应发酵处理。

对于易感牲畜应进行疫苗接种。

(赵桂鸣)

第二十四节　埃博拉出血热

埃博拉出血热(Ebola hemorrhagic fever EHF)多发于非洲中部,是由埃博拉病毒引起的急性传染病,传染性强,病死率高。临床特征为急性起病、发热、头痛、关节痛、肌痛、咽喉炎、皮疹、胃肠道症状、出血,随后出现肝、肾功能障碍、迟发性眼病等。

一、病原学

病原为埃博拉病毒(EBOV),属丝状病毒科,单股负链 RNA,能编码核蛋白、病毒粒子结构蛋白 VP35、VP40、糖蛋白、VP30、VP24、RNA-依赖 RNA 多聚酶7个结构蛋白,其中糖蛋白基因对埃博拉病毒的复制具有独特的编码和转录功能。

现知埃博拉病毒有4个不同的亚型,分别为 EBO-Z、EBO-S、EBO-R、EBO-CI。不同的亚型具有不同的特性,EBO-Z、EBO-S 感染对人类和非人灵长类动物的致死率很高。EBO-R 对非人灵长类动物具有致命性,而对人类不致病。EBO-CI 对黑猩猩的致死率很高,对人类也有明显的致病性,但一般不致命。EBOV 在常温下较稳定,对热有中等度抵抗力,56℃不能完全灭活,60℃30 min 方能破坏其感染性;紫外线照射2 min 可使之完全灭活。对化学药品敏感,乙醚、去氧胆酸钠、β-内酯、甲醛溶液、次氯酸钠等消毒剂可以完全灭活病毒感染性;^{60}钴照射、γ 射线也可使之灭活。EBOV 在血液样本或病尸中可存活数周;4℃条件下存放5周其感染性保持不变,8周滴度降至一半。-70℃条件可长期保存。

二、流行病学

(一)传染源　患者是明确的传染源。埃博拉出血热流行地区的蝙蝠可能是埃博拉出血热的动物宿主,因为当地有捕食蝙蝠的习惯而受染。对于无症状感染者,至今仍无明确的材料证实其传染性。

(二)传播途径　传播途径至今不是非常明确。健康人群可通过密切接触患者而受染,血液和体液的接触是主要的传播途径。

(三)易感者　埃博拉病毒是人类迄今为止已知的毒力最强的病原体之一。人群普遍易感。病死率高。

(四)流行特征　埃博拉出血热自1976年在非洲中部扎伊尔(现在的刚果民主共和国)和苏丹暴发流行后,已在非洲中部形成地方流行。

三、发病机制和病理改变

病毒可侵袭多种细胞,主要是免疫系统的巨噬细胞,其病毒蛋白可引起明显的免疫系统紊乱及内皮细胞的严重损害甚至凋亡。内皮细胞通透性增加及毛细血管受损是埃博拉出血热病理损害的关键。全身器官明显淤血、出血,可见肝、淋巴结、肾、卵巢、睾丸等多脏器的急性坏死,并有弥漫性出血,镜下可见微循环系统的损害和广泛的出血。电镜下可见病毒颗粒及包涵体。发病的轻重与病毒在体内的载量及良好的免疫应答明确相关。埃博拉出血热存活者多为病毒载量低,有着良好的体液与细胞免疫应答者,表现为 IgM 和 IgG 特异性抗体的早期出现,当从血液清除病毒抗原时,继而激活细胞毒 T 细胞持续对病毒核蛋白应答;而死亡者病毒载量处于高滴度,体液应答损害,T 细胞早期活化,不能控制病毒复制,继而引起明显的内皮细胞凋亡。

四、临床表现

潜伏期约 4 ~ 16 d,也可更短或稍长。

(一)急性期　急性期典型病程可分两期。

1. 一期:一般不超过一周,常见有发热、腹痛、恶心、呕吐、腹泻、厌食、头痛、关节痛、肌痛、结膜和口腔黏膜充血、咽喉炎、吞咽困难、皮疹等现象。皮疹为斑丘疹,不痒,多在起病一周末出现,最早出现在躯干的两侧、腹股沟、腋窝,继而波及除颜面外的全身皮肤。有时可成淤斑。

2. 二期:一般在病程的一周左右,部分患者在一期之后可有 1 ~ 2 d 的相对缓解期,病情有所改善,有的患者可起床并恢复进食。但随即出现皮肤穿刺处、牙龈、鼻腔、胃肠道等多脏器的出血。患者神志异常,如神志淡漠、意识不清、抽搐等,伴有少尿。个别患者有突发双眼失明,发音困难,躯体的难以忍受的烧灼痛及急性心源性肺水肿。15% 的患者可出现呃逆。呃逆及除黑便外的肉眼可见的各脏器出血常为死前的先兆。妊娠期妇女常有严重的生殖道出血,继之出现妊娠妇女及胎儿的死亡。

(二)恢复期　埃博拉出血热患者常在 2 周内死亡。如病程大于 2 周,或在病程 2 周左右,病情趋于好转,食欲增加,则可能进入恢复期。恢复期患者体重明显减轻,常有非对称性关节痛,呈游走性,常累及大关节。部分患者仍有发热、头痛、乏力、肌痛、闭经,以及轻度面瘫、单侧睾丸炎、化脓性腮腺炎、听力丧失、耳鸣、眼结膜炎、单眼失明、葡萄膜炎等迟发损害。患者的持续的关节痛、肌痛、乏力,常持续多年。

五、辅助检查

ELISA 血清学检测埃博拉病毒抗原、抗体,PCR 法检测埃博拉病毒 RNA 或从各种标本分离病毒可确定埃博拉病毒的感染。但由于处理标本和实验室操作的过程存在相当的危险性,故给检测带来一定的困难。最近 Zaki 提出一种新的免疫组化的方法可能为此病的检测提供好的前景。方法是取患者腋下的一小块皮肤,经甲醛溶液固定后,做免疫组化。可以检测到 EBOV 的抗原,电镜可见 EBOV 颗粒。由于经甲醛溶液固定后病毒已经失活无传染性,可常温保存,安全度高,特异性强,敏感性高。

六、诊断与鉴别诊断

依据流行病学资料,典型的临床表现,如急性起病、发热、头痛、肌痛、关节痛、双眼结膜充血、咽喉炎、皮疹、恶心呕吐、多脏器出血、多脏器衰竭、迟发性眼病及相关的病原学检测可以做出诊断。

鉴别诊断:由于非洲还存在黄热病、拉沙热、马尔堡热等急性传染病,临床表现相似,需进行鉴别诊断。相关流行病学及病原学检测是明确诊断的关键。

七、预后

埃博拉病毒是迄今为止人类发现的致病力最强的病原体之一。其体内病毒载量与死亡率呈正相关。大多数患者在感染发病后 5 ~ 7 d 内死亡。病死率高达 53% ~ 88%。呃逆、无尿、呼吸急促、休克及肉眼可见的脏器出血常为死亡的前奏。年龄在 15 ~ 29 岁的患者生存几率高于其他年龄组。若在发病 2 周后仍存活者生存几率提高。

八、治疗

本病无特效疗法。干扰素和现有的抗病毒药物对埃博拉病毒无效。目前仍以支持对症治疗为主。适当补液、补充营养物质、保持内环境稳定、纠正血容量不足、纠正肾功能不全、减少机体组织消耗,有助于降低病死率。另外应用患者恢复期血浆是否达到治疗效果不能得到肯定。临床应用需谨慎。对于其迟发疾病应予以相应处理。

九、预防

快速灵敏准确地诊断埃博拉出血热是防治的关键。至今为止 EBOV 的专用疫苗尚在研究阶段,在灵长类动物已显示效力,人体实验尚在实验阶段。本病的预防主要集中于患者、接触者和周围环境的控制。其基本措施如下:

（一）避免感染

1. 加强对国际旅行者健康教育，广泛宣传埃博拉出血热以及预防常识。加强自我防护意识，避免进入流行区。

2. 从埃博拉出血热流行区入境的人员、动物、交通工具及货物邮件，进行卫生检疫。

3. 做好个人防护。

（二）对任何可能接触埃博拉病毒的实验室和医院工作人员，都必须采取严格个人防护措施，包括用品、用具和必要的消毒措施。

（三）意外暴露处置　在工作中，人的皮肤、黏膜如直接暴露于埃博拉患者或可疑患者的血液、体液、分泌物或排泄物环境时，应立即用肥皂水清洗皮肤，用适当的消毒剂消毒；黏膜应用大量清水或洗眼液冲洗。

（四）患者严格隔离治疗

1. 如怀疑出血热，要立即在隔离措施防护下送到传染病医院隔离治疗。

2. 医院收治患者时，应开设专用通道和隔离病区，与其他病区完全隔离开，并做好随时消毒和终末消毒。

（五）接触者医学观察　所有治疗、检验、护理人员，以及处理患者排泄物、分泌物的人员都应进行医学观察，每日进行体温测量和症状记录，直到结束接触后 21 d。

（六）标本采集、检验等安全措施　从患者或疑似患者身上取来的用于病毒学、血清学和病理检查的标本（血液、分泌物或尸体标本组织材料等），都将它看作有高度传染性。标本必须置于密封的有螺旋盖的容器内，在转运前，应将容器放入有消毒剂的塑料袋内，外边再加一个坚固安全的箱体，直接送到指定的实验室。

（七）按照我国卫生部公布的《人间传播的病原微生物名录》埃博拉病毒、病毒感染标本的操作要在 BSL-3 级以上安全条件下进行，确认灭活后的材料操作需要 BSL-2 级生物安全条件。

（八）疾病监测　中国目前虽未发现埃博拉出血热病例，也未见该病毒踪迹，但不能排除通过患者输入传入我国的可能。

（九）跟踪掌握发病信息　密切注意国外埃博拉出血热的疫情，

及时掌握 WHO 信息。

（十）开展出血热病例监测工作　对于出血热综合征的患者进行病原学诊断，及早甄别发现埃博拉病例。

（十一）加强口岸检疫　来自流行地区，如苏丹、民主刚果、加蓬等中非地区进口的动物，回国入境人员，检疫。

（赵桂鸣）

第二十五节　狂犬病

狂犬病（Rabies）又名“恐水病”，是由狂犬病毒引起的一种人畜共患的中枢神经系统急性传染病，人和一切温血动物均可受染，但以犬、狼、猫、狐等肉食动物多见，是目前仍然无法治疗的致命性疾病。但早期进行暴露后治疗，预防死亡可能达到100%。

一、病原学

狂犬病毒系 RNA 病毒由感染的人和动物分离出来的狂犬病毒，称为自然病毒或街毒。自然病毒经动物脑内传代多次后称为“固定毒”。前者毒力强，脑内接种潜伏期长（12～21 d），能在唾液腺中繁殖，通过各种途径感染均可致病，对人的致病力强。后者，脑内接种的潜伏期短（3～6 d），不能在唾液中繁殖，仅脑内接种能使动物发病，对人和犬失去致病力，但仍保留抗原性，故可用以制备疫苗。以前认为狂犬病病毒只有一种，近年来应用单克隆抗体技术可将狂犬病毒及其相关病毒分为 6 个血清型。除 1 型为狂犬病病毒外，其他型均为狂犬病相关病毒，各型病毒之间无明显交叉免疫，本病毒易被日光、紫外线、热、甲醛、70% 酒精、苯扎溴铵灭活。其悬液经 56℃，30～60 min 或 100℃2 min 即可灭活，但不易被苯酚杀灭。狂犬病病毒具有两种主要抗原，一种为病毒膜上的糖蛋白抗原，可使受染者体内产生有保护作用的中和抗体，另一种为核蛋白抗原，其产生的抗体无中和病毒的功能。

二、流行病学

（一）传染源

1. 被感染的病犬、狼、猫以及家畜中的牛、鸟、猪、羊感染均可作为传染源。

2. 隐性感染者：目前认为健康犬、幼犬均可貌似健康却携带病毒，其他如猫、狐、鼠也可带病毒成为传染源。

3. 患者作为传染源，既往罕见报告，但国内梅林于 1994 年报告一例，母亲护理狂犬病患儿而感染狂犬病病毒，于 7 个月后确诊狂犬病死亡。*

（二）传播途径　病犬以及病毒携带的犬、猫等唾液中含有病毒较多，通过咬伤、抓伤、擦伤、舔皮肤破损处而被感染发病。咬伤部位在头面部、颈部、手指等处以及大而深的损伤发病机会较多。咬后应及时彻底清洗创口以减少发病。

（三）易感人群　人对狂犬病普遍易感，近年城市圈养宠物日渐增多，狂犬病发病呈上升趋势，并成为病死率高、占首位的传染病，以小儿更多见。

三、临床表现及分类型

潜伏期：波动范围很大，一般为 30 ~ 60 d，短者为 10 d，长者可达数年至十余年。

（一）普通型　临床经过可分为三期。

1. 前驱期：有低热、头痛、倦怠、食欲缺乏、精神恍惚、烦躁，继而恐惧不安，咽喉有紧缩感觉。伤口附近有麻木、痒感、持续疼痛。四肢有蚁行感。此期约 1 ~ 3 d。

2. 狂躁期：患者出现高度兴奋状态，并逐渐出现恐水、怕风、怕声、发作性咽肌痉挛、呼吸困难等症状；流涎满口，向四周胡乱喷吐，多数患者因饮水而引起严重的咽喉痉挛，且常伴发辅助呼吸肌痉挛而导致呼吸困难。发作后仍有烦躁不安，并有出汗及脱水现象，体温迅速上升，血压升高，瞳孔散大，声音嘶哑，唾液分泌增加但神志大多清楚。随着兴奋状态的增强，可出现精神失常，谵妄，幻视幻听，冲撞号叫等。在发作中可死于呼吸或循环衰竭。此期约 2 ~ 3 d。

3. 麻痹期：痉挛停止，出现瘫痪，以肢体软瘫多见，昏迷，呼吸微

* 中华预防医学杂志，1994. 28(4). 194

弱或节律不整，瞳孔散大，血压下降，脉搏细数，心音低钝，四肢厥冷，持续约数小时，因呼吸循环衰竭而死亡。

狂犬病病程一般不超过6 d，超过10 d者少见。

（二）除普通型外，尚有麻痹型者，患者无兴奋期及恐水现象，而以高热、头痛、呕吐、咬伤处疼痛开始，继则出现肢体软弱，部分或全部肌肉瘫痪，大小便失禁等，瘫痪可为弛缓性、上行性或横贯性。

四、实验室检查

（一）血象　白细胞总数(10～30)×10^9/L，中性粒细胞在80%以上。

（二）尿　有轻度蛋白尿，偶有透明管型。

（三）脑脊液　白细胞总数每立方毫米大多在200以下，主要为淋巴细胞。蛋白稍增多。压力正常或稍增高。

（四）病毒分离　小鼠对狂犬病毒非常敏感，常用于病毒分离。待检标本接种于3周龄乳鼠脑内，当出现行为异常，弓背，后肢麻痹，痉挛等症状，濒死前取脑组织，用免疫荧光法或ELISA法查抗原，需一周才有结果。

（五）内基小体检查　用于死后进行，用动物或死者脑组织切片染色后，用荧光显微镜检查，阳性可确诊。系狂犬病特征性病理形态学变化，在感染的细胞内出现嗜酸性包涵体，也称内基小体，系由Negri于1903年发现。

（六）免疫学检查

1. 免疫荧光技术检测法：自1958年开始采用免疫荧光技术检测标本中的包涵体及病毒抗原，脑标本比皮肤标本阳性率高，可达90%。其方法在脑标本印压片或切片上荧光素标记抗狂犬病毒抗体染色，在荧光显微镜下检查。

2. 免疫酶技术检测法：为实验室诊断中常用方法，有狂犬病快速免疫诊断法（R-REID）和ELISA法。前者尚可用于狂犬病流行病学调查。

3. 斑点免疫结合试验（DIA）：检测标本中的抗原、抗体，可做病因诊断和流行病学调查。

4. 病毒中和试验：检测血清内病毒中和抗体。

五、诊断

（一）被动物咬伤史，及与犬、猫等动物密切接触史。

（二）典型的症状，如兴奋躁动、恐水怕风、咽喉痉挛、满口流涎、出现瘫痪等。

（三）捕捉咬人的动物，隔离观察10 d。如证实动物有病时，则被咬者就有发病危险，可将动物杀死。近年来国内外有"貌似健康狗咬"伤后发病的报告，应引起注意。可在动物的脑组织内寻找内基小体，以做确诊。

六、鉴别诊断

（一）破伤风　有外伤史。牙关紧闭，全身性肌肉痉挛持续较久，常伴有角弓反张，无兴奋及恐水现象及咽喉肌间歇性痉挛发作，多数患者经治疗后痊愈。

（二）类狂犬病性癔症　患者在被咬后不定时的出现喉头紧缩感，不能饮水，并有精神兴奋等症状，但无怕风、发热、流涎及瘫痪，观察数日后不见恶化，经暗示，对症治疗等很快恢复。

（三）狂犬病疫苗接种后反应　可有发热，关节酸痛、肢体麻木、运动失调，以及瘫痪等症状，不易与狂犬病麻痹型相区别，但经停止疫苗接种、采用肾上腺皮质激素治疗后大多恢复。死亡者则需靠动物接种、病理检查，以及免疫荧光试验做最后鉴别。

七、治疗

（一）咬伤后伤口的及时处理　在防止发病或延长潜伏期以争取预防注射能达到很好的效果，有重要的作用。

1. 在被咬伤或抓伤后2 h以内，即以20%肥皂水或0.1%苯扎溴铵彻底冲洗伤口30 min，如无上述溶液，清水也可，冲洗后用75%酒精或2%～3%碘酒擦涂。

2. 对深刺伤必要时可用浓硝酸烧灼，用免疫血清注入伤口底部及四周，伤口不宜缝合及包扎。

（二）发病后处理

1. 应严格隔离于较安静、光线较暗的单人房间内，避免各种刺激，减轻患者的痛苦。

2. 应用镇静剂，如巴比妥类、安定、氯丙嗪等，以减轻兴奋状态。

3. 纠正脱水和电解质紊乱、酸碱平衡失调。

4. 由呼吸肌痉挛而引起窒息时可做气管切开，间歇加压给氧。

5. 肌肉注射抗狂犬病免疫血清 10 ~ 20 mL，每天或隔天 1 次。同时鞘内注射氢化可的松 50 ~ 75 mg/(d·次)。

狂犬病发病后，预后不佳，但国内外均有积极抢救终于恢复的报道，故应千方百计地维护其呼吸系统、循环系统的功能，以挽救之。

八、预防

(一)控制传染源　捕灭野犬，管理好家犬，应进行登记和给予预防注射。对咬人的犬或其他动物，应设法捕获，加以隔离，观察 14 d，如有狂态出现，应取其脑组织做检查。狂犬死后应深埋，焚毁，切勿剥皮。

(二)疫苗接种　国内于 1980 年开始制备地鼠肾细胞佐剂疫苗，1993 年制备浓缩地鼠肾细胞佐剂疫苗，效价提高了，不良反应增多。我国疫苗生产大多数都加入 $Al(OH)_3$ 作为佐剂，虽然可提高机体免疫应答，但是产生中和抗体较迟，用于暴露后免疫有时会因此难以发挥保护作用。相比无佐剂疫苗局部不良反应低，7 d 阳转率更高，有快速产生中和抗体的优点。

1. 接种指征

(1)确为狂犬或其他病兽咬伤、抓伤者。

(2)被狼、狐或其他未被捕获的野兽咬伤、抓伤者。

(3)咬人动物失踪或被捕获后而未做检查者。

(4)皮肤伤口被病兽唾液污染者。

(5)头颈部被可疑狂犬病动物咬伤或咬人动物无法观察者。

2. 接种过程有严重反应者，如高热、神经炎、脊髓炎、脑膜脑炎者，应中止注射，给予皮质激素治疗。治愈后在医务人员密切观察下还应继续注射疫苗。

3. 接种方法(暴露后的免疫)

(1)免疫方案(咬伤后 5 针法)

0*，3，7，14，28(或 30)d 三角肌内侧各接种 1 针 2 mL，严重咬

---

*0 代表暴露的当天

伤者0~3 d接种应加倍剂量，并于0 d合并注射抗血清或免疫球蛋白并在全程免疫后第15 d、75 d或10、20、90 d各再加强注射1针疫苗。

(2)暴露前接受过全程免疫者：血清抗体效价≥0.5 IU/ mL者，在一年内再被健康犬咬伤者可以肥皂水彻底清洗伤口，不必注射疫苗。一年以后被健康犬咬伤者应于当日及第3 d各注射1针疫苗，如被狂犬或可疑犬咬伤，一年内者应于当日及第7 d各注射1针疫苗，一年以上者则应全程接种疫苗5针。如对以前接种疫苗有效性怀疑，或暂时无法证明血清中和抗体达到要求者，应进行全程暴露后免疫，必要时注射抗血清或免疫球蛋白。

(3)间歇期预防发病：狂犬咬伤接种疫苗，最快7~10 d才能产生中和抗体。此期中和抗体阴性或效价低，不能抵御病毒侵袭，这段时间只能用抗血清或免疫球蛋白填补。如用马抗血清或免疫球蛋白，剂量40 IU/kg。用人抗血清或免疫球蛋白，剂量20 IU/kg。以上两法应尽量多地注射于伤口深部和浸润在伤口周围，如有剩余做肌肉注射。

4.疫苗接种注意事项

(1)抗血清或免疫球蛋白不能使用过量，否则会抑制机体主动免疫应答。

(2)抗血清只能一次性使用，不可反复注射。

(3)抗血清不能单独使用或早于疫苗使用。凡用上述被动免疫者，应全程免疫后第10 d、20 d和90 d分别再加强注射1针疫苗，每次2 mL，以达到有足够抗原刺激保证免疫效果。

5.免疫血清用量40 IU/kg，抗狂犬病免疫球蛋白20 IU/kg一次肌肉注射。

6.WHO推荐和采纳的两种免疫程序

(1)肌内2,1,1程序

当日左右臂三角肌(2)，第7、21 d肌内(1,1)各注射一个剂量。

优点：①减少一针疫苗用量。②抗体产生早，水平高。③7 d抗体阳转率83%，14 d为100%，抗体达高峰，常规免疫5针，30 d达高峰。④对潜伏期短，治疗开始晚，免疫应答差或得不到抗血清时尤其有利。

(2)皮内多点程序:①0,7,28,30 d(8,4,1,1,部位)皮内注射。②0,3,7,30,90 d(2,2,2,1,1,部位)皮内注射。③上两法多个部位每次 1 个剂量,为 0.1 mL 或 0.2 mL 根据疫苗种类不同而定。此法的优点是多点刺激,使更多淋巴细胞产生免疫应答,从而抗体产生快,水平高,减少了疫苗用量。

7. WHO 推荐的处理原则,见表 3 – 12。

表 3 – 12　与动物接触情况不同的处理

分类	与动物接触情况	推荐治疗方法
1	触摸或喂养动物舔及完整皮肤	如有可靠病史无需处理
2	无流血多轻度擦伤	立刻接种疫苗
3	一处或多处皮肤穿透性咬伤,唾液污染黏膜	立刻接种狂犬病抗血清并接种疫苗

注:一个剂量的疫苗是 2.5 IU/ mL,成功免疫的血清滴度为 > 0.5 IU/ mL(WHO 推荐的标准)

(张迈仑)

第二十六节　猴痘

猴痘(monkey pox)是由猴痘病毒引起的一种人畜共患的急性传染病。1970 年在刚果民主共和国首见患者,是人感染猴天花病毒所引起的天花样疾病。

一、病原学

猴痘病毒属于痘病毒科正痘病毒属第二群,为双股 DNA 病毒,1958 年在哥本哈根从患病猕猴中首次分离到猴痘病毒,1970 年在刚果民主共和国,始从患者身上分离到猴痘病毒。猴痘病毒与天花病毒关系密切,有共同抗原,互相间有很强的血清交叉反应和交叉免疫。天花已消灭,牛痘苗接种也已停止,给猴痘发病、流行创造了条件,本病病死率高,这是值得关注的。

二、流行病学

(一)传染源　人类患病的传染源主要是动物,在非洲发现至少有五种猴能感染猴痘病毒,松树也是传染源。

(二)传播途径　接触受染动物或被咬伤,食入受染动物的肉,可能通过食入传播。人与人密切接触,空气中的悬浮颗粒经呼吸道均能传播。

(三)人群易感性　普遍易感,小儿居多,15 岁以下为主,因为牛痘苗的接种,也能有效预防猴痘,所以未接种牛痘的接触者易感。

(四)流行特征　我国未见猴痘患者,在非洲多见于热带雨林地区,全年可散发,7、8 月份发病率高,与雨量大有关。

三、临床表现

临床表现酷似天花,潜伏期为 7 ~ 21 d,平均为 10 ~ 14 d。

(一)前驱期　起病急骤,发热、乏力、全身不适,可有颈、颌下及腹股沟淋巴结肿大,可单侧也可双侧。

(二)出疹期　起病后 1 ~ 4 d 出疹,很快遍布全身,离心分布,直径 0.5 ~ 1.0 cm。手掌和足底、口腔黏膜、舌和生殖器也可累及。皮疹依序类似天花表现为斑疹-丘疹、疱疹和脓疱疹。中心脐形凹陷,同一部位疹形相同,根据皮肤损害出疹的多少分轻、中、重型,一般 100 处以上为重型,25 处为轻型。

(三)结痂期　疱疹形成后,皮疹渐干瘪结痂,病后 2 ~ 4 d 痂皮脱落,常留下瘢痕。

四、实验室检查

(一)血凝抑制试验　取急性期与恢复期双份血清,抗体成四倍升高为阳性,可作为参考,因与痘病毒间有交叉免疫反应。

(二)PCR 法　可准确鉴定出痘病毒的属和种。

(三)电镜检查　可取疱疹液,脓疱或痂皮液,在电镜下观察病毒颗粒的形态。

(四)病毒分离　皮肤刮片可分离猴天花病毒。

(五)荧光抗体法和放射免疫法　可检出猴天花病毒抗体。

五、诊断与鉴别诊断

因目前患者主要见于非洲,应了解到过疫区、雨林地带,有无与疫区动物及患者接触史。一旦发病,需与水痘鉴别,水痘为向心性分布,发病 2 d 后同时可见皮肤各期不同疹形。猴痘发疹可见淋巴结肿大。

六、治疗

一般应卧床休息，注意水分的补充，保持皮肤、口腔、眼、鼻清洁。有继发感染时可选用适宜抗生素治疗。疱疹痂皮脱落可解除隔离。

七、预防

牛痘苗接种，可获交叉免疫，避免接触疫区动物。

（张迈仑）

第二十七节　单纯疱疹病毒感染

单纯疱疹（herpes simplex）是由人疱疹病毒通过接触或呼吸道传播的疾病，临床特征是皮肤、黏膜交界处发生局限性成簇的小水疱。全身症状轻，易复发，新生儿疱疹感染严重者可致死。

一、病原学

本病系 DNA 病毒中的单纯疱疹病毒（HSV）所致。单纯疱疹病毒直径约为 120～150 μm，向外依次由包膜、体被、衣壳三种同心结构组成，根据其抗原性质的不同，人类单纯疱疹可有多种型别，其中 I 型主要引起头面部皮肤、黏膜感染；II 型主要引起生殖器和肛门感染。两者之间存在交叉免疫。单纯疱疹病毒对乙醚及脂溶剂特别敏感。它在低温下可生存数月，在湿热 50℃ 及干燥 90℃ 条件下 30 min 可消灭。

二、流行病学

（一）传染源　人类是单纯疱疹病毒唯一的天然宿主，患者及隐性感染者是传染源。

（二）传播途径　直接接触及呼吸道飞沫传播。

（三）易感人群　普遍易感，感染后在体内不产生永久性免疫力。一旦存在月经、疲劳、急性发热性疾病就会复发。

（四）流行病学　全世界内均有发病，体弱者或伴有免疫缺陷者好发。

三、发病机制与病理改变

病理表现为表皮内水疱，早期为多房性，后期为单房性，疱疹内可见气球状细胞。胞质嗜酸性,胞核内可见 3 ~ 8 μm 大小的嗜酸性包涵体。发病机制在于感染人疱疹病毒后,病毒在皮肤及黏膜上皮细胞的基底层旁及中层局部增殖,细胞溶解,形成薄壁水疱。原发感染恢复后,病毒常潜伏在神经细胞内。有诱因存在时,病毒被激活,病毒沿神经到达皮肤后导致皮疹复发,故复发性单纯疱疹更为常见。常见于口腔附近,有时也可累及生殖器。

四、临床表现

发病较少,单纯疱疹分为原发感染及复发感染两种方式。常见复发性单纯疱疹,多有诱因(流感、大叶性肺炎、月经等),见于皮肤与黏膜的交界处如口角,初起时局部有痒、灼热、刺痛,数小时后皮肤潮红,随即出现一群粟粒样水疱,密集成群,疱疹间并不融合。水疱壁薄,透明,水疱易破,数日后结痂脱落,可有一过性色素沉着。病程约一周左右。合并感染病程可延长。

生殖器疱疹是常见的性传播疾病,病灶在生殖器,水疱多不明显,常表现为小片状浸渍糜烂面、溃疡,常伴局部淋巴结肿大。

原发感染常见于婴幼儿,多为隐性,仅有约 10% 可以出现症状。表现为疱疹性湿疹、疱疹性牙龈炎、疱疹性角膜结膜炎、单纯疱疹性脑炎及肝炎。

新生儿疱疹常较严重,皮肤仅有少数疱疹或不出现疱疹,但常累及多脏器如肝、中枢神经系统。可迅速致死。多出现在出生后 4 ~ 7 d,始为发热、咳嗽、气急,继而黄疸、出血倾向、抽搐,见肝脾肿大,皮肤、口腔疱疹、发绀、意识障碍,常于出生后 9 ~ 12 d 死亡。病死率约 70%。

五、诊断与鉴别诊断

根据发生于皮肤黏膜交界处的簇状小水疱疹,发热、劳累等诱因,病程短,极易做出诊断。本病应与带状疱疹相鉴别,后者常沿单侧外周神经分布,有典型的神经痛。鉴别困难时可做疱液涂片、组织培养、动物接种、血清抗体测定及 PCR 检查。

六、预后

复发感染预后良好。结痂脱落后无疤痕。原发感染重症病变常为致死因素。

七、防治

以缩短病程、防止继发感染和减少复发为主。局部可外涂3%阿昔洛韦软膏。忌用糖皮质激素。反复发作的病例可考虑应用左旋咪唑50 mg/次,每日3次,每2周连服3 d为一疗程,常需连服数月见效。病情严重者可注射丙种球蛋白,静脉应用阿昔洛韦(常用剂量5 mg/kg)。

(赵桂鸣)

第二十八节　流行性出血性结膜炎

流行性出血性结膜炎(epidemic haemorrhagic conjunctivitis,EHC)亦称急性出血性结膜炎(acute haemorrhagic conjunctivitis,AHC)。是由新型肠道病毒引起的一种传染性极强,近30年来广泛流行于世界各地的急性结膜炎。

一、病原学

关于新型肠道病毒,在1969年以前已确定肠道病毒有67个血清型(脊髓灰质炎病毒有3型,柯萨奇A组24型、B组6型、埃可病毒有34型)。由于根据宿主范围划分肠道病毒标准已不适用,1976年国际会议决定将1969年以后发现的肠道病毒称为新型肠道病毒。现已公认者有68、69、70和71四个血清型。这些病毒具有其他肠道病毒典型的理化特性,但不能被已知肠道病毒免疫血清中和,引人注目的是70型可引起急性出血性结膜炎的大流行,1969年首发于加纳,很快席卷全球,AHC的病原为微小RNA病毒组中的70型。

二、流行病学

(一)传染源　患者为唯一的传染源,传染性很强。

(二)传播途径　为患眼-水-健眼或患眼-手或物-健眼。患者用过的毛巾、洗脸盆、游泳池等。

(三)易感人群　普遍易感,多见于成年人,小儿较少,家庭内成员极易续发。感染后可形成短暂的免疫力,因此易致重复感染。

三、临床表现

潜伏期:起病急,潜伏期短,一般为12～24 h,最短可2～3 h。

症状:可有发热、乏力、咽痛及耳前淋巴结肿大等,以及上呼吸道感染的症状。

眼部表征:双眼同时或先后发病,有异物或烧灼感、痒、结膜充血;患眼畏光、流泪、疼痛、眼睑肿胀、起病 2 d 后可见球结膜下出血,成点状或片状,甚至可覆盖全眼球结膜、睑结膜上可出现小滤泡,可伴有浅表性角膜炎。常见的角膜并发症是角膜上皮多发性点状剥脱,反复发生,可持续数年。自然病程约 7 d,可长达 2 周以上。

在结膜炎发病 1 ~ 8 周(平均 2 ~ 4 周)可发生神经系统的并发症。出现脊髓神经根炎,急性下运动神经元性瘫痪,软腭轻瘫及面神经麻痹,轻者可恢复,重者亦可致后遗症。

四、诊断与鉴别诊断

在大流行中,有结膜炎发生时,诊断本病不难,但在初期或散发病例,应与其他细菌或病毒引起的结膜炎鉴别,见表 3 - 13。

表 3 - 13　三种常见结膜炎的鉴别

	急性细菌性结膜炎	流行性角结膜炎	急性出血性结膜炎
病原	细菌	腺病毒 8.1937 型	小 RNA 病毒
潜伏期	1 ~ 2 d	5 ~ 10 d	1 d 以内
视力影响	正常	下降	轻度下降
分泌物性质	黏脓性,量多	水样	黏液性
滤泡	偶有或无	有	偶有
耳前淋巴结	不肿大	可肿大	常有肿大
结膜	充血.出血少	中度充血,结膜下出血	高度充血,结膜下出血多见
角膜	正常	7 ~ 10 d 出现上皮浸润	与结膜同时出现上皮糜烂
神经系统并发症	无	一般无	可有

五、治疗

(一)抗病毒滴眼剂　如 5% 吗啉双胍,0.1% 碘苷,0.2% 阿糖腺苷,0.5% 利巴韦林等均可应用,每 1 ~ 2 h 滴 1 次。

（二）抗生素眼药水　配合应用，防止细菌感染。

（三）合并前葡萄膜炎者　可用散瞳剂，适当加用皮质激素类药物。

此外恢复期血清滴眼，可缩短病程，预防角膜炎的发生。

六、预防

一经发现病例，应严格隔离，不去公共浴室及淋浴场所。毛巾、脸盆不公用，患者用具经常消毒，集体单位或家属中发现病例，及时滴预防眼药水。

（杨大峥）

第二十九节　亚急性硬化性全脑炎

亚急性硬化性全脑炎（subacute selerosing panencephalitis，SSPE）是一种少见的、缓慢进展的、病毒感染性中枢神经系统的炎症性疾病。一般认为本病是一种由麻疹病毒引起的神经系统病毒感染性疾病。临床特征为进行性行为改变伴痴呆，局部或全身性以肌阵挛为主的不自主多动，最终常呈大脑强直衰竭死亡。SSPE 也叫亚急性包涵体脑炎，1933 年 dawson 发现，SSPE 患者脑组织有包涵体，认为与病毒感染有关；1965 年 bouteille 用电镜观察发现黏液病毒核内壳体的结构，是由直径 17 nm 微管缠结形成的核内包涵体，证实此种核内包涵体是一种麻疹病毒。1967 年 connoly 证明患者脑组织中有麻疹病毒的抗原，1977 年 modin 统计 350 例 SSPE 的患者，证明 85% 患过麻疹，其中 18% 在 2 岁以前患过麻疹，10% 的患者注射过麻疹疫苗。至今发病机制仍未完全阐明。

一、发病机制与病理改变

由 SSPE 分离出的病毒多为 m 多肽缺损的不完全型，推测 m 多肽缺损与中枢神经系统病毒持续感染有某种关联。一般认为宿主感染普通麻疹病毒后，病毒产生变异株，即“缺损型病毒”，或由于宿主免疫机能发生异常，造成长期慢性病毒感染而发病。宿主的免疫调节机能，如抗体有无等对麻疹病毒是否演变为不完全型起着很重要的作用。miller 等(1982 年)将麻疹病毒接种于单层培养的小鼠神经母细胞,发现加罂粟碱后可抑制病毒颗粒产生,单克隆荧光抗体法证明 m 蛋白多肽消失。罂粟碱为 CAMP 磷酸二酯酶抑制剂,有促进神经母细胞分化的作用。用单克隆抗体组织免疫检查法等均未证实不完全型 sspe 病毒(新泻 1 株)有 m 多肽。carte 等(1983 年)发现,尽管新泻 1 株 m 多肽缺损,但 m 多肽的信息核糖核酸(mRNA)则仍存在,因而推测 m 多肽缺损是因为由信息核糖核酸至 m 多肽的翻译程序发生故障。

病变广泛累及大脑各部,常为多发性及局灶性神经细胞丧失,特殊性病变为:在神经细胞内可见 cowdry a 型及 b 型包涵体,灰质和白质内可见弥漫的星形细胞及小胶质细胞增生,白质内可见广泛的髓鞘消失;脑实质血管周围可见袖口状浸润。

二、临床表现

SSPE 多发生于儿童及青年,大多数在 20 岁以前,隐渐或暴发起病,呈进行性发展。一般认为具有特殊的临床表现,可分四期:

第一期,进行性大脑功能障碍,表现智能低下、情绪不稳、淡漠、行为异常、言语不清等。

第二期,运动障碍,出现局部或全身性不自主多动,以肌阵挛为多见,严重时行走困难易跌倒,还可有癫痫、运动失调、舞蹈或手足徐动等。

第三期,昏迷、角弓反张,由意识不清逐渐进入昏迷,常呈左大脑强直,皮层性失明,丘脑下部功能释放症状等;

第四期,大脑功能丧失,出现四肢强直、眼球浮动、病理性哭笑,可呈醒状昏迷等。

三、脑电图及脑脊液检查

脑电图(EEG)呈周期性同步暴发的高幅(200 ~600 μV)慢波(3 ~4 次/s),持续时间约 0.5 ~2 s,周期间隔约 4 ~8 s,常在相对正常或 b 波的背景上出现,两侧大致对称,以顶枕部明显。此异常可见于疾病早期,以第二期最显著,至第三期即减少,第四期消失。典型病例肌阵挛时可见 2 ~4 ~8 次/s 同步性慢波;有些病例在广泛皮层活动异常中伴有周期暴发活动;有些病例在暴发性慢波时可伴有棘波及棘慢波综合；个别病例基本波率变慢、失律。脑脊液常规正常或细胞、蛋白轻度增高，胶金曲线呈麻痹型，IgG 持续升高；血清和脑脊液中抗麻疹病毒抗体滴度升高。

四、诊断

根据典型的临床症状、特征性 EEG 改变及脑脊液胶金曲线呈麻痹型等，临床上可做出诊断。但 SSPE 在早期时容易发生误诊，故早期患者须密切观察病情改变加以鉴别。

五、鉴别诊断

(一)精神分裂症　一般精神分裂症以思维障碍、妄想、知觉障碍为主，而智能大都正常，不出现肌阵挛发作及局部神经系统体征等。

(二)散发性脑炎　多为急性起病，早期意识障碍明显，以癫痫发作为多见，EEG 呈广泛皮层活动异常，病程较短，预后较佳。

(三)多发性硬化　鉴别一般不难，该病以脑干、小损害症状为突出，病程中有缓解与复发，对激素治疗反应良好。

(四)如患者有明显锥体外系症状者，尚需与肝豆状核变性、扭转痉挛、手足徐动症、舞蹈症等加以鉴别。

六、治疗

至今尚无有效的治疗方法，曾有人提到用干扰素、转移因子治疗，其疗效有待今后临床观察。一般认为预后较差，大都在 3 个月至 1 年内死亡，个别病例 1 个月死亡，但也有病程超过 10 年以上甚至个别有恢复者。近年来文献曾报道使用减毒疫苗预防麻疹，可能有减少 SSPE 的发生。

(赵桂鸣)

第三十节　病毒性肝炎

甲型肝炎

甲型肝炎(hepatitis A)是由甲型肝炎病毒(hepatitis A virus,

HAV)所引起的急性肝脏炎症。主要通过粪-口途径传播,可造成暴发或散发流行,病程急,但预后良好。

一、病原学

(一)HAV的病毒学特征　HAV于1973年发现,1977年首次在狨猴原代肝细胞培养成功。HAV属于小RNA病毒,其宿主范围狭窄,只能感染人和几种高等灵长类动物。HAV病毒颗粒直径约为27 nm,衣壳呈球形二十面体对称,无包膜。HAV对热具有较高的耐受性,在60℃1 h环境中保持稳定,100℃ 5 min可灭活。在水中、海水中、泥土中、毛蚶中能存活数天至数月,这种稳定性对HAV通过食物和水传播十分有利。HAV可被紫外线、甲醛溶液等灭活。HAV在体外细胞中复制缓慢,滴度低,不引起细胞病变。

(二)HAV基因组　HAV基因组是一条线状正单链RNA,具有感染性。基因组结构主要分为四个部分,即5'非翻译区、翻译区、3'非翻译区和多聚A尾巴。其中翻译区又分为P1、P2和P3区,分别编码不同的结构蛋白和功能蛋白,P1区包括4种衣壳蛋白:1A、1B、1C和1D,HAV免疫决定簇抗原位点主要限定在1C。P2区包括3种结构蛋白:2A、2B和2C,2C可能参与病毒的转录。P3区包括4种非结构蛋白3A、3B、3C和3D,3B可能参与病毒体的组装。3D是HAV-RNA依赖的RNA多聚酶。

(三)HAV血清型和基因型　HAV只有一个血清型和7个基因型(基因型间差异15%~25%),基因型Ⅰ、Ⅱ、Ⅶ仅来源于人;基因Ⅲ型来源于人或猿猴;基因Ⅳ、Ⅴ和Ⅵ仅来源于猿猴。目前世界上流行或散发的人源HAV株绝大多数为基因Ⅰ型,约占80%,少数为基因Ⅲ型,其他型极少,基因型与地理位置和流行特点密切相关。

(四)HAV的复制　HAV在钙离子的参与下,与细胞表面的特异性受体结合通过细胞摄粒作用进入细胞,在核体内或(和)溶酶体内脱衣壳后进入细胞质,并直接与细胞核糖体形成多聚核糖体,然后将HAV的RNA翻译成一个多聚蛋白。3D蛋白作为复制酶将病毒正链RNA复制成负链RNA,形成复制中间体。复制中间体解链后,以负链RNA为模板复制产生多条正链RNA分子。子代RNA分子一部分继续参与复制 RNA 的循环,另一部分与核壳蛋白结合包装,形成完整病毒颗粒。

二、流行病学

甲肝是全世界范围的传染病,但各国流行情况不同。发达国家发病率明显下降;但在发展中国家,仍以病毒性肝炎为主要病因。我国属于甲肝高发区,感染率在 80% 以上,农村高于城市,北方高于南方。

(一)传染源　为急性期患者和亚临床感染者。传染期是患者潜伏期后期至发病后数周,黄疸出现后粪便排病毒明显减少,黄疸出现后 2 周粪便仍可能排毒,但传染性明显减弱,报道最长至起病第 5 周末再检测到病毒。HAV 与 HBV 重叠感染时,粪便排毒有时可达 1 年以上。隐性感染是一个重要的传染源,临床无肝炎的表现,但具有传染性。本病无慢性 HAV 携带者。HAV 病毒血症持续时间较短,一般在临床症状出现前 7 ~ 14 d,至 ALT 高峰时,血清 HAV 达到最高峰。

(二)传播途径　本病主要通过粪-口途径传播,污染的水源和食物传播是其最主要的传播途径,其中食用受污染的水生贝类如毛蚶等可引起甲型肝炎暴发流行,如 1988 年我国上海甲肝暴发流行,共有 31 万余人发病,是历史上最大的一次流行,无贝类水生物如龙虾类则不存在此类危险。患者的血液、唾液也有传染性;呼吸道、尿液及性接触传播的可能性目前尚无定论,但可能性很小。孕妇患急性甲肝不会传染给胎儿。

(三)易感人群　未感染者普遍易感。在甲肝流行地区,由于绝大多数成年人通过隐性感染血清中都含有抗 HAV-IgG 抗体,并可通过胎盘从母体传给胎儿,因此 6 个月以下的婴儿由于先天性被动免疫而不发生 HAV 感染。6 个月以后,血中抗-HAV 逐渐消失而成为易感者,故在流行地区甲型肝炎的发病主要集中在幼儿。随着年龄增长,由于隐性感染,血清中产生抗-HAV 抗体(主要是抗 HAV-IgG),易感性亦随之下降。感染后可获得持久免疫力,故再次发病少见。

三、发病机制与病理改变

HAV 经口进入体内后,经胃肠道进入血流,引起病毒血症,约过 1 周后才到达肝细胞,随即通过胆汁排入肠道并出现于粪便之中,粪便排毒一般可持续1～2周。HAV在肝内复制的同时,亦进入血液循环引起低浓度的病毒血症。甲型肝炎的发病机制至今仍未完全阐明,目前认为HAV直接细胞毒作用较弱,引起肝细胞损伤的机制主要是通过免疫反应。在感染的早期,自然杀伤细胞(NK细胞)对感染肝细胞进行攻击,引起细胞溶解;随后,特异性T淋巴细胞被激活,在人类白细胞抗原(HLA)的介导下,特异性的CD_8^+T淋巴细胞直接发挥作用,使感染肝细胞发生膜穿孔,导致肝细胞变性,肿胀、溶解和坏死。在正常情况下,肝细胞表面表达的HLA水平不高,T细胞被激活后,可产生γ-干扰素促进HLA的表达,使T淋巴细胞对感染细胞作用进一步加强。

病理改变主要表现为肝小叶内炎症和肝细胞水肿变性,坏死多不严重。最常见和最早期的肝细胞病变为气球样变。其次为肝细胞嗜酸性变,形成嗜酸性小体。然后为肝细胞核空泡变性,继续发展为核溶解。最后为肝细胞灶性坏死与再生。其特点是汇管区可见炎症细胞浸润,主要为大单核和淋巴细胞,与汇管区周围的坏死与炎症混在一起,而中心区病变轻微。肝脏病变在黄疸消退后1～2个月后才恢复正常。急性重型肝炎较为少见。病理特征为大量肝细胞坏死融合成片,病变多自肝小叶中心开始,向四周扩延,溶解坏死的肝细胞迅速被清除,残余肝细胞淤胆,呈黄色,肝脏体积缩小,故称急性黄色肝萎缩。淤胆型肝炎病理改变无特殊表现,一般炎症坏死较轻,毛细胆管淤胆较重,病变主要位于小叶中心部位,毛细胆管内可形成胆栓,汇管区有炎症细胞浸润。上述肝脏病变是可逆的,短时间可完全恢复。

四、临床表现及分型

潜伏期2～6周,平均30 d。感染HAV后多表现为亚临床感染(尤其6岁以下小儿),亦可表现为临床感染。后者常表现为急性黄疸型肝炎,亦可表现为急性无黄疸型肝炎,部分表现为急性淤胆型肝炎,偶可发展为重型肝炎。一般不发展为慢性肝炎。

(一)急性黄疸型　临床表现较典型,可分为三期,总病程1～4个月。

1. 黄疸前期　开始出现临床症状但未出现黄疸的时期。起病急,多数患者有短暂发热、体温38℃～39℃。突出临床症状为乏力、消化道症状（如食欲缺乏、厌油、恶心、呕吐、腹胀、腹泻）。少数小儿患者出现上呼吸道感染症状或类似急腹症。少数患者可伴有关节酸痛、皮疹、出血倾向及心律失常。此期血清转氨酶尤其 ALT 已明显升高，尿胆红素阳性。病毒标志抗 HAV-IgM 阳性。此期持续 1 周左右。亦有患者缺乏此期而直接进入黄疸期。

2. 黄疸期　各种典型症状先后出现，自觉症状常好转，发热消退，而尿色加深似浓茶，巩膜、皮肤出现黄疸，约 1 ~2 周内达到高峰。黄疸多为肝细胞性。80% 患者有肝脏轻度肿大，肋下 1 ~3 cm，压痛，也可有轻度脾肿大。少数患者可出现大便颜色变浅、皮肤瘙痒等梗阻性黄疸表现，一般不严重，持续时间亦较短。血清转氨酶，尤其 ALT 升高，此期约持续 2 ~6 周。

3. 恢复期　黄疸消退，临床症状减轻以至消失。食欲增加、体力恢复、肝脾逐渐回缩至正常。肝功能恢复正常。本期一般 2 周至 4 个月不等，平均 1 个月左右。

（二）急性无黄疸型　临床表现除不出现黄疸外，基本与黄疸型相同，在小儿和青少年中临床症状较轻，易被忽视。原有明显慢性活动性乙肝，感染 HAV 后病情往往加重，可出现重型肝炎，所以推荐乙肝患者注射甲肝疫苗。

（三）急性淤胆型　主要表现为黄疸持续时间较长，多超过 3 周，为肝内梗阻性黄疸，较深，黄疸指数多大于 17. 1 μmol/L，伴皮肤瘙痒，大便颜色变浅。而自觉症状相对较轻，血清转氨酶中度升高，以直接胆红素升高为主，需与其他肝内、外梗阻性黄疸鉴别。预后良好，病程持续较长，可达 2 ~3 个月以上。

五、实验室检查

（一）病原学检查

1. 血清抗 HAV-IgM 和抗 HAV-IgG 检测：常用 ELISA 法，抗 HAV-IgM 在急性期早期即可出现，在 1 ~2 个月后抗体滴度和阳性率下降，3 ~6 个月消失。特异性高，对早期诊断非常重要，也是流行病学区分新近感染和既往感染的有力证据。血清抗 HAV-IgG 在急性期后期和恢复期早期出现，持续数年或以上，主要用于流行病学调查及人群中免疫水平判断。急性期和恢复期双份血清抗 HAV 抗体（主要是 IgG 抗体)有 4 倍以上升高。

2. 甲肝病毒抗原检测:常用酶联免疫法检测,因 HAV 抗原主要存在于发病前患者的粪便中,故只用于科研。

3. HAV-RNA 检测:主要有反转录聚合酶链反应(RT-PCR)和分子杂交法。

(二)血清生化学检查　主要为 ALT 升高,可达正常最高值 10 ~ 20 倍以上。黄疸型血清胆红素增高。淤胆型患者,血清胆汁酸和碱性磷酸酶增高。

(三)血常规检查　白细胞总数正常或稍低,淋巴比例相对升高,偶有异型淋巴细胞。黄疸型患者尿胆红素阳性。

六、诊断

(一)流行病学资料

1. 发病前有与甲肝病人明确的接触史。

2. 发病前曾在甲肝流行地区逗留并有不洁饮水、食物史。

3. 发病前曾食用毛蚶、牡蛎等 HAV 污染食物史。

4. 在甲型肝炎流行的集体单位工作或生活者。

(二)临床表现　起病急,伴有发热而出现无其他原因可解释的乏力和胃肠道症状的患者,应立即检查血清转氨酶,做出早期临床诊断。

(三)病原学诊断　一般检测抗 HAV-IgM 阳性即可诊断,或急性期和恢复期双份血清 HAV-IgG 抗体有 4 倍以上升高,或粪便中检测 HAV 抗原或发现 HAV 颗粒或 HAV-RNA 阳性均可诊断。

七、鉴别诊断

(一)需与其他原因引起的黄疸如溶血性黄疸,肝外梗阻性黄疸等鉴别。

(二)需与其他原因引起的肝炎鉴别

1. 其他病毒引起的肝炎:如 HEV 等肝炎病毒及 EBV 和 CMV 均可引起肝炎。鉴别诊断应根据原发病的临床特点和血清学检查结果鉴别。

2. 感染中毒性肝炎:细菌、立克次体、钩端螺旋体、病毒感染所致疾病都可引起肝大、黄疸及肝功能异常。根据原发病的临床特点和实验室检查来加以鉴别。

3. 药物引起的肝损害:有用过能引起肝损害药物的历史。

4. 酒精性肝炎：长期嗜酒可导致慢性肝炎、肝硬化，可根据嗜酒史和血清学及 B 超检查加以鉴别。

八、并发症和后遗症

急性甲肝并发症较少。常见的是胆囊炎（主要为超声波改变）和心电图的一过性改变。比较严重的是再生障碍性贫血、血小板减少性紫癜、溶血性贫血、粒细胞减少症，偶可见肾小管性酸中毒、急性感染性多发性神经炎、视神经炎、脑膜炎、横贯性脊髓炎、胰腺炎、关节炎、格林-巴利综合征等。

后遗症较少，极少数黄疸型患者痊愈后可遗留有“残余黄疸”，称肝炎后高胆红素血症。少数可发生脂肪肝，亦有继发糖尿病的报道，多为 2 型。

九、治疗

甲肝为自限性疾病，不需特殊治疗，主要是对症及支持治疗，一般均能顺利恢复。抗甲肝病毒药物研制工作尚处于初级阶段，因其必要性得到质疑，缺乏临床应用的资料。

1. 早期强调卧床休息，饮食清淡，易于消化，必要时可静脉补液治疗。禁酒。

2. 药物宜简，提倡中西医结合。中药以清热利湿为主，黄疸型可用茵陈蒿汤加减，亦可试用单方、验方；西药主要应用维生素类或对肝和（或）代谢有益的药物。可改善症状，但不能缩短病程。禁用有肝损害的药物。

十、预防

1. 管理传染源：患者消化道隔离期为发病后 3 周。小儿接触者应观察检疫 45 d。

2. 切断传播途径：为最根本措施，严格管理和改善饮食、饮水卫生、食具卫生和个人卫生，不生食可疑的水产品和食物。

3. 保护易感人群：对抗 HAV-IgG 阴性者可注射灭活或减毒疫苗以获得主动免疫，近期有与甲肝患者接触的易感者，观察期间可用丙种球蛋白作为被动免疫，注射越早越好，最迟不超过受染后 7～10 d。

（王　怡）

乙型肝炎

乙型肝炎(hepatitis B)是由乙型肝炎病毒(Hepatitis B virus ,HBV)所引起的肝脏疾病,主要经输血、注射和母婴传播。临床表现有疲乏无力、食欲缺乏、恶心、呕吐、腹胀、黄疸、肝脾肿大、肝功能异常和肝组织有程度不等的炎症、坏死和纤维化病变。本病常导致慢性感染,少数患者最终可形成肝硬化和肝癌。

一、病原学

(一)HBV 的病毒学特征　HBV 属嗜肝 DNA 病毒科,直径 42 nm 的球形颗粒,称 Dane 颗粒。由双层衣壳和核心组成。外层衣壳为包膜(cnvelope),由乙型肝炎表面抗原(HBsAg)组成。内层衣壳为核壳,(nuclear capsid),由乙型肝炎核心抗原(HBcAg)组成。核心(core)内有双股部分环状 DNA 和 DNA 多聚酶。HBV 感染者血清中存在三种形式的病毒颗粒:①小球形颗粒;②柱状颗粒;这两种颗粒均为不含病毒的核酸。③大球形颗粒,亦称 Dane 颗粒,为 HBV 完整的病毒体,即 HBV 颗粒。HBV 对外界抵抗力很强。30℃ ~32℃可存活至少 6 个月;-20℃可存活 15 年。121℃高压消毒 20 min、煮沸 10 min、0. 5% 过氧乙酸、3% 漂白粉液及环氧乙烷等均可使其灭活。HBV 对黑猩猩及恒河猴易感,但体外培养尚未成功。

(二)HBV 基因组结构及功能　环状双链 HBV-DNA 即 HBV 基因组,其负链(长链)有 4 个主要开放读框(open reading frame,ORF):S 基因区、C 基因区、P 基因区和 X 基因区。

1. S 基因区:由 S 基因、前 S1 基因及前 S2 基因组成,分别编码 S 蛋白、前 S1 蛋白及前 S2 蛋白。HBV 复制时 HBsAg 可出现于受感染肝细胞浆、肝细胞膜和血液循环中,还存在于许多体液和分泌物中,如唾液、乳汁及精液等。HBsAg 本身无传染性,但由于 HBsAg 与 Dane 颗粒常同时存在,此时可被认为是传染性标志之一。肝细胞 DNA 复制时,其内的 S 基因表达较强,故不断产生 HBsAg。在这种特定情况下,即使 HBV 复制停止和从体内完全清除,血清 HBsAg 仍可长期阳性。

HBV 包膜蛋白中前 S1 蛋白和前 S2 蛋白与 HBV 侵犯肝细胞有

关。血清前 S1 蛋白和前 S2 蛋白出现较早,是传染性标志。HBsAg 共有 10 个亚型,主要为 adr、adw、ayr、ayw 等四个亚型。共同抗原决定簇 a 的抗体对不同亚型感染有保护作用,但交叉免疫不完全。我国长江以北以 adr 占优势,长江以南 adr 和 adw 混存,新疆、西藏、内蒙古当地民族几乎均为 ayw。近年根据进化树图和扩增 HBV DNA S 基因的限制性片断长度多态性(restrictive fragment length polymorphism,RFLP)分析,将 HBV 分为 7 个基因型,即 A、B、C、D、R、F 及 G 型。A 型主要在北欧和非洲,B 型和 C 型在东亚,D 型在中东、北非和南欧,E 型在非洲,F 型仅在南美。我国以 B 型和 C 型为主,其中北方主要是 C 型。与 B 型相比,C 型更易发生肝硬化,且对干扰素应答较差。

急性 HBV 感染患者血清 HBsAg 转阴与其特异性抗体抗-HBs 转阳之间相隔数周,血清中既测不出 HBsAg,也测不出抗-HBs,称为"空白期"。此期 HBsAg 和抗-HBs 实际上以免疫复合物形式存在于血液循环内。抗-HBs 为保护性抗体,是 HBV 感染终止及有免疫力的标志。血清前 S1 蛋白和前 S2 蛋白特异性抗体抗-前 S1 和抗-前 S2,出现时间比抗-HBs 早,也是 HBV 复制减弱或将被清除的标志。

2. C 基因区:由前 C 基因和 C 基因组成。前 C 基因编码的多肽称为功能性信号肽。C 基因编码核心蛋白(即 HBcAg)。从前 C 区开始编码,连续编码至 C 基因,可以产生乙型肝炎 e 抗原(HBeAg)的前体蛋白,即形成 HBeAg。

HBV 复制时 HBcAg 表达于肝细胞内,分胞核型、胞浆型和胞膜型。血清中检测不出游离 HBcAg,其特异性抗体称抗-HBc。高滴度抗-HBc-IgM 阳性间接表示 HBV 复制,是传染性标志,抗-HBc-IgG 阳性表示既往感染。

HBV 复制时 HBeAg 在肝细胞的分布有胞浆型和胞膜型,血清 HBeAg 阳性表示 HBV 复制活跃,是传染性强的标志。抗-HBe 阳性如系抗病毒治疗或机体产生了对 HBV 的免疫清除作用,表示 HBV 复制减弱,传染性降低;如系前 C 基因变异所致,则仍常见 HBV 复制,并有传染性。

3. P 基因区:编码 HBV-DNA 多聚酶,为 HBV-DNA 生物合成所必需,具有 DNA 指导的 DNA 多聚酶、RNA 指导的 DNA 多聚酶(系反转录酶)和 RNA 酶 H 活性,血清 HBV-DNA 多聚酶阳性是 HBV 复制和有传染性的标志。

4. X 基因区:编码含 154 个氨基酸的多肽,称为乙型肝炎 X 抗原(HBx-Ag),血清 HBxAg 阳性也是 HBV 复制和有传染性的标志。HBxAg 有反式激活功能,可激活肝细胞基因组内原癌基因,促使肝细胞癌变,故与原发性肝癌发生有关。血清抗-HBx 阳性一般提示复制减弱,但 HBeAg 阳性的慢性乙型肝炎、肝硬化和原发性肝癌患者血清中也常捡出。

HBV-DNA 负链的 4 个 ORF 有所重叠,以反复利用长度有限的基因组。HBV 基因组,见图 3 - 1。

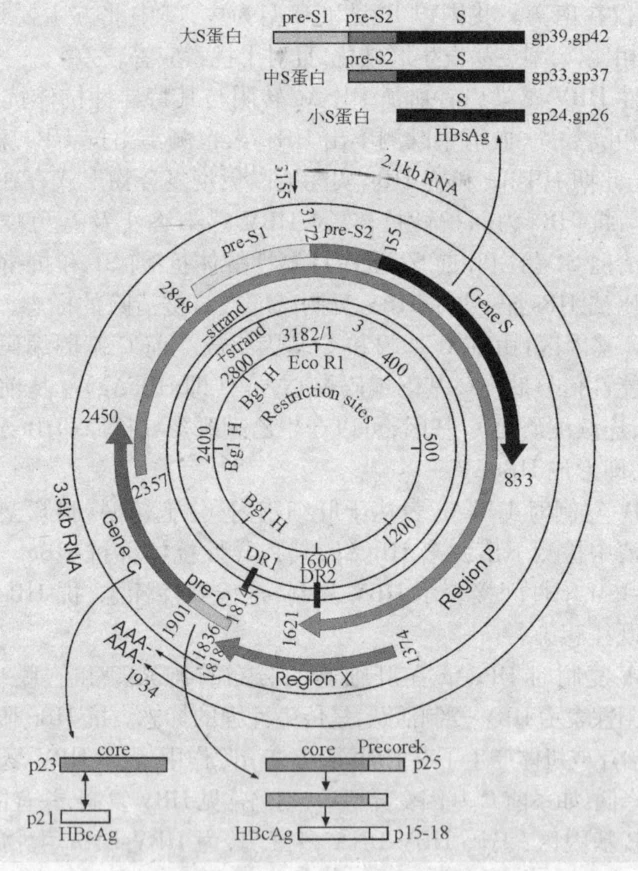

图 3 - 1 HBV 基因结构图

（三）HBV-DNA 的复制与表达　HBV-DNA 正链（短链）在自身的 DNA 指导的 DNA 多聚酶作用下先延伸将正链缺口封闭而形成共价闭合环状 DNA（covalently closed circular DNA，cccDNA），以此为模板在宿主肝细胞转录酶即 DNA 指导的 RNA 多聚酶的作用下转录成复制中间体-前基因组 RNA（pregenomic RNA，即 HBV mRNA），再以此为模板在病毒反转录酶作用下反转录成子代负链 DNA。前基因组 RNA 模板即被病毒 RNA 酶 H 降解。然后在病毒反转录酶作用下以子代负链 DNA 为模板合成子代正链 DNA。该双链部分环化，即完成 HBV 基因组复制。因此，HBV 的生活周期涉及病毒进入细胞，HBV-DNA 进入胞核形成 cccDNA，HBV-RNA 转录，HBV-DNA 复制，HBV 病毒的包装、成熟和排泌等过程，见图 3－2。

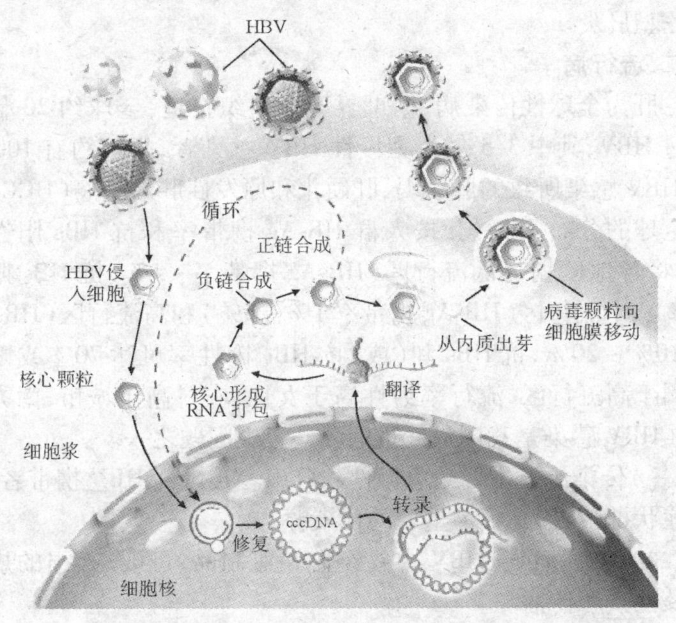

图 3－2　HBV 复制周期图

HBV 复制时，HBV-DNA 可出现于肝细胞和血清中。存在于肝细胞和血清中的游离型 HBV-DNA 是 HBV 复制且传染性强的标志。慢性 HBV 感染者常见 HBV-DNA 整合入肝细胞 DNA 序列，整合的 X 基因可顺式激活其附近的原癌基因，也是诱导肝细胞癌变的重要因素。

（四）HBV 变异　HBV 复制方式的一个最显著特点是以 mRNA 中间体进行反转录，这一过程因缺乏校对酶而容易发生错误，从而在 HBV-DNA 序列内发生一些突变形成准种（quasispecies），即存在于同一宿主中相互关联而又各不相同的病毒株。S 基因区突变可引起 HBsAg 亚型转变及血清 HBsAg 阴性乙型肝炎，或 HBsAg 阴性/抗-HBs 双阳性乙型肝炎。P 基因区突变可导致 HBV 复制水平降低。X 基因区突变可使 HBxAg 合成障碍，影响 HBV 复制；C 基因调控序列核心启动子（basal core promotor，BCP）突变，可抑制 HBeAg 的表达，使 HBeAg 水平降低。前 C 基因突变则可引起 HBeAg 阴性/抗 HBe 阳性乙型肝炎。

二、流行病学

乙肝为全球性传染病，据世界卫生组织报道，全球约 20 亿人曾感染过 HBV，其中 3.5 亿人为慢性 HBV 感染者，每年约有 100 万人死于 HBV 感染所致的肝衰竭、肝硬化和原发性肝细胞癌（HCC）。乙肝在全球的分布不均匀，按人群 HBsAg 携带率和抗 HBs 阳性率高低，可将各地区划为低流行区（HBsAg 携带率 <1%，抗 HBs 阳性率 <10%）、中流行区（HBsAg 携带率 1% ~5%）和高流行区（HBsAg 携带率 10% ~20%，抗 HBs 和（或）抗 HBc 阳性率可达 70% 或以上）。我国属于高流行区，流行率男性高于女性，农村高于城市，南方高于北方。HBV 感染是我国最严重的公共卫生问题之一。

（一）传染源　主要是急慢性乙肝患者及慢性 HBV 携带者，尤其是无症状携带者，是更为重要的传染源。

（二）传播途径　HBV 主要经血和血制品、母婴、破损的皮肤和黏膜及性接触传播。

1. 母婴传播：由带有 HBV 的母亲传给胎儿和婴幼儿，可通过宫内感染、围生期传播和出生后的水平传播。围生期传播是母婴传播的主要方式，多在分娩时接触 HBV 阳性母亲的血液和体液传播。宫内感染约占 5% ~10%。HBsAg 和 HBeAg 双阳性或仅有 HBsAg 阳性母亲所生婴儿，如不接种乙肝疫苗，将分别有 90% ~95% 及 25%

~40%成为 HBsAg 携带者。婴儿期感染 HBV 将长期和终生带毒。国内慢性 HBsAg 携带者约40%是通过母婴传播所致。出生后的婴幼儿亦可通过 HBV 携带者的母亲、父亲及家人经生活密切接触水平传播。HBV 感染常呈家庭聚集现象，主要通过母婴传播和家庭内水平传播所致。

2. 医源性传播：主要发生于使用未经严格消毒而又反复使用的被 HBV 污染的医疗器械、注射器、侵入性诊疗操作和手术等。尤其是在预防接种中，只换针头不换针筒在幼儿园和小学中引起传播。这种医源性传播引起的 HBV 感染是很重要的传播途径。

3. 经血或血制品传播：输入被 HBV 污染的血液和血制品后，可引起输血后乙型肝炎的发生。近年来，由于对献血员进行严格筛查，输血后乙型肝炎的发生率已经明显降低。但常规筛选献血员对一些 HBsAg 阴性的 HBV-DNA 携带者仍易漏检，冻干血浆、凝血因子Ⅷ及凝血酶原复合物系多个血浆混合制品，更易传播乙型肝炎。

4. 性传播：HBV 可以经性接触传播。已婚夫妇一方如患急性乙型肝炎，可在2~4个月内感染对方（蜜月肝炎）。但夫妻间大多为非显性感染，经5~10年绝大部分易感者已出现抗 HBs 阳性。一组新婚夫妇一方 HBsAg 阳性，对方为 HBV 易感者，婚后2年，易感者一方有52.6%发生 HBV 感染，其中14%成为 HBV 携带者。此外，性乱者、妓女 HBsAg 阳性率较高。

5. 生活密切接触传播：日常密切接触传播可以通过破损的皮肤黏膜如皮肤湿疹、疥疮、口腔黏膜溃疡及糜烂等，也可在日常生活中共用剃须刀、牙刷等引起传播。

（三）易感人群　人类对 HBV 普遍易感，感染后可获得一定免疫力。HBV 各亚型之间有交叉免疫。静脉吸毒者、性传播疾病患者、血透及肾移植患者以及接触乙型肝炎患者的医护人员是 HBV 感染的高危人群。新生儿和未接受感染的易感者应是重点预防对象。

（四）流行特征　我国各地 HBsAg 携带率从4.94%~17.83%，以河北省为最低，广东省最高，长江以南高于长江以北，农村高于城市。国内一项流行病学调查表明，在未经乙肝疫苗免疫接种的1~59岁人群，HBsAg 携带率平均为9.75%。HBV 感染的年龄及性别：HBsAg 携带率在 1 岁时已达人群平均水平，在 10 ~ 14 岁和 30 ~ 35 岁两个年龄组相对较高，而 50 ~ 59 岁组则低于平均水平。HBsAg 携带率、HBV 感染率和乙型肝炎发病率均为男性高于女性。HBV 感染率亦随年龄增加而递增。1 ~ 4 岁为 38.4%，50 ~ 59 岁达到 70.69%，较 1 ~ 4 岁组增加近一倍，提示我国 HBV 感染除母婴传播以外，水平传播的机会也很多。

三、发病机制

乙型肝炎的发病机制比较复杂，目前还不是十分清楚，有很多问题有待于进一步研究。

（一）急性乙型肝炎　多发生于免疫功能健全者。当 HBV 感染后，可迅速诱生细胞免疫和体液免疫，尤其是特异性免疫功能。细胞毒性 T 淋巴细胞（CTL）和辅助性 T 淋巴细胞（Th）可以对 HBV 感染的肝细胞产生免疫杀伤及诱生肝细胞凋亡，引起肝细胞损伤及肝细胞炎症和坏死病变。并由此清除 HBV 和使肝组织病变修复。在免疫过程中产生的细胞因子，如干扰素可使肝细胞建立抗病毒状态，病毒清除，感染中止，故病情呈自限性。

（二）慢性乙型肝炎　HBV 感染后，在免疫功能低下的患者，不能诱生足够的细胞免疫和体液免疫。CTL 和 Th 细胞功能不健全，只能溶解和清除部分 HBV 感染的肝细胞，使 HBV 感染持续存在。同时，已被溶解和破坏的 HBV 感染细胞，释放入血的 HBV 因特异性抗体生成不足而不能被有效清除。此外，由于干扰素产生较少，被感染的肝细胞抗病毒状态不全，HBV 则持续复制，重新侵入和感染新的肝细胞，造成感染慢性化。患者同时尚有白细胞介素-2（IL-2）产生不足，以及免疫细胞膜上 IL-2 受体表达减少，使已经减少的 IL-2 不能充分利用，因而不能充分激活免疫细胞分化、增殖和活化，致使免疫功能进一步降低。

（三）重型肝炎　发生于特异性免疫反应亢进的个体。目前认为重型肝炎病人在 HBV 感染后，细胞免疫和体液免疫亢进，CTL 和 Th 细胞对大量 HBV 感染肝细胞引起强烈的免疫应答及肝细胞凋亡，迅速破坏大量感染的肝细胞，导致大片肝细胞坏死。或由于早期产生大量抗-HBs，与 HBV 结合，形成免疫复合物，沉积于肝血窦内，激活补体，当抗体大大超过抗原量时，导致肝脏局限型第三型超敏反应（Arthu 反应），并引起微循环障碍，使肝细胞缺血、缺氧，引起变性及坏死。在此基础上，由于肝内屏障受损，肠源性内毒素侵入体循环形成内毒素血症，内毒素可刺激单核巨噬细胞产生肿瘤坏死因子（TNF-α）、IL-1、IL-6 等炎性细胞因子，直接或间接促进肝细胞损害，产生“第二次”损伤，即所谓“二次打击”，引起广泛肝细胞坏死。HBV 感染可使肝细胞对 TNF-α 溶细胞作用敏感性增强。TNF-α 还能损害血管内皮细胞，促使肝窦内纤维蛋白沉积、微血栓形成和微循环障碍，导致大量肝细胞缺血、缺氧，加重肝细胞坏死。

（四）慢性 HBV 携带者　多发生于母婴传播，在宫内或新生儿期发生 HBV 感染更易发展为慢性 HBV 携带者。目前认为其原因为免疫耐受，婴幼儿感染后的免疫应答水平很低，不能清除病毒，使感染持续而成为慢性 HBV 携带者；另一原因为免疫功能低下，成年期感染 HBV，如发生在艾滋病、恶性肿瘤等疾病或长期应用皮质激素的患者中，可能由于细胞免疫功能降低，而成为慢性 HBV 携带者。

（五）淤胆型肝炎　急性和慢性乙型肝炎均可表现为淤胆型肝炎。其发病机制是由于乙型肝炎引起肝细胞膜流动性异常、转运蛋白对胆红素转运至毛细胆管的功能障碍、胆酸代谢异常，疏水性胆酸增加、亲水性胆酸减少、小胆管绒毛脱落和运动失常以及炎症、水肿引起小胆管阻塞及破坏等因素，使结合胆红素和胆汁排泌障碍，引起肝内胆汁淤积。

四、病理改变

乙型肝炎的基本病理改变包括肝细胞变性、坏死和凋亡与再生，炎性细胞浸润，小胆管及纤维组织增生。

（一）急性乙型肝炎　主要表现为肝细胞肿胀、气球样变、嗜酸性变、嗜酸性小体形成、肝小叶内有散在的点状及灶状坏死。肝细胞变性，点、灶状坏死均匀分布和小叶内显著的炎症，是急性病毒性肝炎的特征。同时有肝细胞再生、肝窦库普弗细胞增生，肝窦内、肝实质有炎性细胞浸润，以淋巴细胞为主，其次为单核细胞和浆细胞。汇管区呈轻度至中度炎症，缺乏明显的汇管区纤维化和胆小管增生。黄疸型肝炎的肝细胞和毛细胆管内有淤胆现象，亦可见嗜酸性变，可见小叶内有胆汁淤积，毛细胆管内有胆栓。上述病变呈弥漫性，但肝小叶结构完整。

（二）慢性乙型肝炎

1. 慢性肝炎的基本病变：慢性肝炎时，病毒由汇管区向肝实质侵犯，病变始于汇管区炎症；较重的病例汇管区形成 P-P 桥接坏死，或由此与终末肝小静脉连接成 P-V 桥接坏死。汇管区周围肝细胞嗜酸性变和凋亡，或气球样变和坏死，从而刺激再生，较重的病例再生的肝细胞聚集成团。汇管区胶原沉积，向其周围发展，在小叶内伸展形成纤维间隔。较重的病例在侵袭性病变周边有活跃的"胆小管反应"。界面性炎症发展为融合性坏死，坏死带在终末肝小静脉与汇管区之间架桥，继续发展至肝硬化。

2. 慢性肝炎的分级和分期，见表 3－14。

表 3－14　慢性肝炎的分级和分期

分级	汇管区炎症	小叶内	分期	纤维和程度
G0	无或轻微	无	S0	无
G1	汇管区炎症	点、灶状坏死	S1	汇管区纤维化，芒状纤维
G2	界面炎症较轻	灶性坏死，嗜酸性小体	S2	纤维间隔形成，少数
G3	界面炎症较重	灶性坏死重，桥接坏死	S3	纤维间隔伴小叶结构变形
G4	界面炎症重	多小叶融合坏死，花结形成	S4	结节形成（早期肝硬化）

3. 慢性肝炎的程度划分：慢性肝炎按活动度（G）可分为轻、中、重。

（1）轻度慢性肝炎：表现为 G1-2 和 S0-2。①肝细胞变性，点、灶状坏死或有凋亡小体。②汇管区有（无）炎症细胞浸润、扩大，有或无局限性碎屑样坏死（界面坏死）。③小叶结构完整。

（2）中度慢性肝炎：表现为 G3 和 S3-4。①门管区炎症明显，伴中度碎屑样坏死。②小叶内炎症严重，融合坏死或伴有少数桥接坏死。③纤维间隔形成，小叶结构大部分保存。

（3）重度慢性肝炎：表现为 G4 和 S3-4。①门管区炎症严重或伴重度碎屑样坏死。②桥接坏死范围广泛，累及多数小叶。③大量纤维间隔，小叶结构紊乱，或形成早期肝硬化。

（三）重型乙型肝炎

1. 急性重型肝炎：肝细胞广泛坏死，坏死面积大于肝实质的2/3，或亚大块坏死，病灶内肝细胞消失，遗留有网状支架。肝窦充血。有中性粒细胞、单核细胞、淋巴细胞及大量巨噬细胞浸润。残存的网状结构中可见小胆管淤胆。

2. 亚急性重型肝炎：肝组织新、旧不一的亚大块坏死。

（1）较陈旧的坏死区网状肝纤维塌陷，并可有胶原纤维沉积。

（2）残存的肝细胞增生成团。

（3）可见小胆管增生和淤胆。

3. 慢性重型肝炎：在慢性肝炎或肝硬化的基础上继发亚大块或大块肝坏死，即新鲜亚大块或大块坏死有慢性陈旧病变的背景。炎细胞浸润密集，淤胆显著，肝组织结构高度变形。

（四）肝硬化

1. 活动性肝硬化：肝硬化伴明显炎症，包括纤维间隔内炎症，假小叶周围碎屑样坏死及再生结节内炎症病变。

2. 静止性肝硬化：假小叶周围纤维间隔内炎症细胞少，间质和实质界限清楚。

五、临床表现及分型

HBV 感染后可造成急、慢性肝炎和无症状携带者，少数为重型肝炎。我国以无症状携带者最多见，估计在 1.2 亿左右。HBV 感染时的年龄是影响慢性化的最主要因素。在围生期和婴幼儿时期感染 HBV 者中，分别有 90% 和 25% ～30% 将发展成慢性感染；在青少年和成人期感染 HBV 者中，仅 5% ～10% 发展成慢性。

（一）急性乙型肝炎　潜伏期 1 ～6 个月，平均 60 d 左右。可分为急性黄疸型、急性无黄疸型和急性淤胆型。起病常隐匿，前驱症状大多不明显。多无发热，乏力及消化道症状与一般急性肝炎相同，无黄疸型比黄疸型多见，一般至少需要 3 个月或更长时间才能恢复。偶见淤胆型，并发重型肝炎的发生率低于 1%。

（二）慢性乙型肝炎　急性乙型肝炎病程超过 6 个月，仍有肝炎症状、体征及肝功能异常者可诊断为慢性乙型肝炎。婴幼儿期感染

HBV 即 ASC,成年后免疫耐受逐渐消退出现免疫反应期,如病变明显活动,转氨酶反复升高,即是慢性乙型肝炎。发病日期不明或虽无肝炎病史,但肝组织病理学检查符合慢性肝炎,或根据症状、体征、化验、B 超及 CT 检查综合分析,亦可作相应诊断。

1. 轻度:临床症状、体征轻微或缺如,肝功能指标仅 1 或 2 项轻度异常。

2. 中度:症状、体征、实验室检查居于轻度和重度之间。

3. 重度:有明显或持续的肝炎症状,如乏力、食欲缺乏、腹胀、便溏等。可伴有肝病面容、肝掌、蜘蛛痣或肝脾肿大而排除其他原因且无门脉高压症者。实验室检查血清 ALT 反复或持续升高,白蛋白减低或 A/G 比例异常,球蛋白明显升高,凡白蛋白≤32 g/L、胆红素 > 85.5 μmol/L、凝血酶原活动度 60% ~ 40%,三项检测中有一项达上述程度者即可诊断为慢性肝炎重度。

慢性肝炎的实验室检查异常程度参考指标,见表 3 – 15。

表 3 – 15 慢性肝炎的实验室检查异常程度参考指标

项 目	轻度	中度	重度
ALT 和/或 AST(IU/L)	≤正常 3 倍	3 ~ 10 倍	>10 倍
TBIL(μmol/L)	≤正常 2 倍	2 ~ 5 倍	>5 倍
A(g/L)	≥35	33 ~ 34	≤32
A/G	1.3 ~ 1.5	1.0 ~ 1.2	≤0.9
电泳 γ 球蛋白	≤21	22 ~ 25	≥26
凝血酶原活动度(PTA)(%)	>70	60 ~ 70	40 ~ 60
胆碱酯酶(CHE)(U/L)	>5400	5400 ~ 4500	≤4500

随着 HBV-DNA 前 C 基因突变的研究深入,目前国内外很多指南及意见均主张按 HBeAg 状况将慢性乙型肝炎分为两大类:

(1) HBeAg 阳性慢性乙型肝炎:也称经典型慢性乙型肝炎,由野毒株 HBV 感染引起,血清 HBsAg、HBV-DNA 和 HBeAg 阳性,抗-HBe 阴性,血清 ALT 持续或反复升高,或肝组织学检查有肝炎病变。

(2) HBeAg 阴性慢性乙型肝炎:也称异型慢性乙型肝炎,主要由前 C 基因突变株 HBV 感染所致。血清 HBsAg 和 HBV-DNA 阳性,

HBeAg 持续阴性，抗-HBe 阳性或阴性，血清 ALT 持续或反复异常，或肝组织学检查有肝炎病变。

（三）重型乙型肝炎

1. 急性重型肝炎（急性肝衰竭）：以急性黄疸型肝炎起病，起病后 2 周内迅速出现精神神经症状（按Ⅳ度分，肝性脑病Ⅱ度以上），凝血酶原活动度低于 40% 而排除其他原因者，同时患者常有肝浊音界进行性缩小，黄疸急剧加深、肝功能明显异常（特别是血清胆红素大于 171 μmol/L）应重视昏迷前驱症状（行为反常、性格改变、意识障碍、精神异常）以便做出早期诊断。因此，急性黄疸型肝炎患者如有严重的消化道症状（如食欲缺乏，频繁呕吐、腹胀或呃逆）、极度乏力，同时出现昏迷前驱症状者，即应考虑本病，即或黄疸很轻，甚至尚未出现黄疸，又具有上述诸症状者，亦应考虑本病。

2. 亚急性重型肝炎（亚急性肝衰竭）：急性黄疸型肝炎起病后 15 日至 24 周内同时凝血酶原时间明显延长（凝血酶原活动度低于 40%）具备以下指征之一者：

（1）出现Ⅱ度以上肝性脑病症状。

（2）黄疸迅速上升（每天血清胆红素上升大于 17.1 μmol/L 或血清胆红素大于正常值 10 倍），肝功严重损害（血清 ALT 升高或酶胆分离、白/球蛋白倒置，球蛋白升高）。

（3）高度乏力及明显食欲减退或恶心呕吐，重度腹胀或腹水。

可有明显出血现象（对无腹水及明显出血现象者，应注意是否为本型的早期）。首先出现Ⅱ度以上脑病者，称脑病型；非脑病型中首先出现腹水者，称腹水型。

3. 慢性重型肝炎（慢性肝衰竭）：临床表现同亚急性重型肝炎，但有慢性肝炎、肝硬化或乙肝表面抗原携带史，体征及严重肝功能损害，或虽无上述病史，但影像学、腹腔镜检或肝活体组织检查支持慢性肝炎表现者。慢性重型肝炎其他临床表现同亚急性重型肝炎，也分脑病型和非脑病型。

为便于判定疗效及预后估计，根据临床表现，亚急性和慢性重型肝炎又均可分为早、中、晚三期：

（1）早期：符合急性肝衰的基本条件，如严重的周身及消化道症状,黄疸迅速加深,但未发生明显的脑病,亦未出现腹水。血清胆红素≥171 μmol/L,凝血酶原活动度≤40%,或经病理证实。

(2)中期:有Ⅱ度肝性脑病或明显腹水,出血倾向(出血点或淤斑)。凝血酶原活动度≤30%。

(3)晚期:有难治性并发症,如肝肾综合征、消化道出血、严重出血倾向(注射部位淤斑)、严重感染、难以纠正的电解质紊乱或Ⅱ度以上肝性脑病、脑水肿,凝血酶原活动度≤20%。

(四)淤胆型肝炎　起病类似急性黄疸型肝炎,但自觉症状常较轻,常有明显肝大,皮肤瘙痒、大便发白。肝功能检查血清胆红素明显升高,以直接胆红素为主,表现为梗阻性黄疸如碱性磷酸酶、γ-转肽酶、胆固醇均有明显增高。梗阻性黄疸持续3周以上,并除外其他肝内外梗阻性黄疸者,可诊断为急性淤胆型肝炎。在慢性肝炎基础上发生上述临床表现者可诊断为慢性淤胆型肝炎。

(五)肝炎肝硬化　乙型肝炎肝硬化是慢性乙型肝炎发展的结果,慢性乙型肝炎患者发展为肝硬化的估计年发生率为2.1%。早期肝硬化单凭临床资料很难确诊,而必须依靠病理诊断。肝组织学表现为弥漫性纤维化及假小叶形成,两者必须同时具备才能做出肝硬化病理诊断。影像学(B型超声波、CT)诊断及腹腔镜诊断有参考价值。凡慢性肝炎病人具有肯定的门脉高压证据,如腹壁、食道静脉曲张,腹水。影像学提示肝脏缩小,脾脏增大,门静脉、脾静脉增宽。且除外其他能引起门脉高压的原因者,均可诊断临床肝硬化。

原发性肝癌和肝硬化的发生密切相关,在我国乙型肝炎肝硬化是导致肝癌的主要原因,持续性HBV感染和长期反复肝炎复发,成为原发性肝癌最主要的危险因素之一。

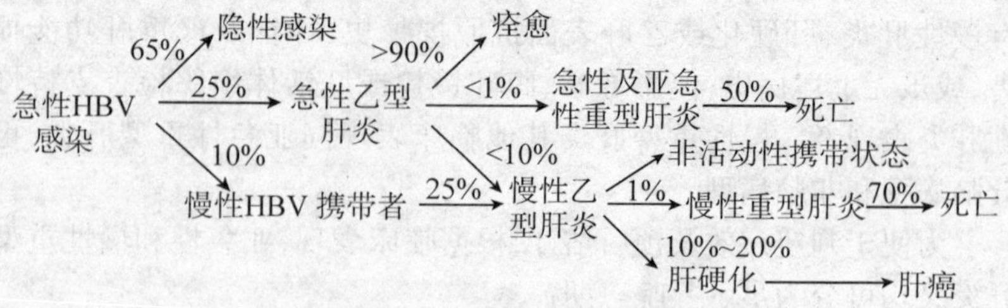

图3-4　成人HBV感染的转归

（六）HBV 携带者

1. 慢性 HBV 携带者：慢性 HBV 携带者血清 HBsAg 和 HBV-DNA 阳性，HBeAg 或抗-HBe 阳性，但 1 年内连续随访 3 次以上，血清 ALT 和 AST 均在正常范围，肝组织学检查一般无明显异常。

2. 非活动性 HBsAg 携带者：携带者血清 HBsAg 阳性、HBeAg 阴性、抗-HBe 阳性或阴性，HBV-DNA 检测不到（PCR 法）或低于最低检测限，1 年内连续随访 3 次以上，ALT 均在正常范围。肝组织学检查显示：Knodell 肝炎活动指数（HAI）＜4 或其他的半定量计分系统病变轻微。

（七）隐匿性慢性乙型肝炎　血清 HBsAg 阴性，但血清和（或）肝组织中 HBV-DNA 阳性，并有慢性乙型肝炎的临床表现。患者可伴有血清抗-HBs、抗-HBe 和（或）抗-HBc 阳性。另约 20% 隐匿性慢性乙型肝炎患者除 HBV-DNA 阳性外，其余 HBV 血清学标志均为阴性。诊断需排除其他病毒及非病毒因素引起的肝损伤。

六、实验室检查

（一）病原学检查

1. HBV 标志物检测：HBV-DNA 血清学标志包括 HBsAg、抗-HBs、HBeAg、抗-HBe、抗-HBc 和抗-HBcIgM，目前常采用酶免疫法（EIA）、放射免疫法（RIA）、微粒子酶免分析法（MEIA）或化学发光法等检测。

（1）HBsAg 和抗-HBs：血清 HBsAg 出现在疾病早期，在感染 HBV 两周后即可阳性。HBsAg 阳性表示 HBV 感染，急性感染时血清 HBsAg大多持续 1～6 周，在慢性携带者和慢性肝炎中可持续存在多年，甚至终身。抗-HBs 为保护性抗体，其阳性表示对 HBV 有免疫力，见于急性乙型肝炎恢复期及接种乙型肝炎疫苗者，一般抗-HBs 水平≥10 mIU/ mL，对 HBV 感染才有有效的保护作用。

（2）HBeAg 和抗-HBe：HBeAg 阳性可在 HBV 感染早期出现，与 HBV-DNA 有良好的相关性，可作为 HBV 复制和传染性的指标。随着感染的恢复和 HBV 复制减少，HBeAg 逐渐转阴，而抗-HBe 出现阳性，称为 HBeAg 血清学转换，长期抗-HBe 阳性，且 HBV-DNA 阳性者，部分可能由于前 C 区基因变异，并不代表病毒复制停止或无传染性。

(3)HBcAg和抗-HBc:HBcAg存在于乙肝病毒核壳中,在外周血不易检测到,其临床意义同HBeAg。抗-HBc IgM阳性提示HBV复制,多见于HBV感染早期,在急性肝炎和慢性肝炎急性发作均可出现,但在急性乙肝时,抗-HBc IgM滴度很高。而慢性肝炎急性发作时,抗-HBc IgM滴度较低。抗-HBc总抗体主要是抗-HBc IgG,只要感染过HBV,无论病毒是否被清除,此抗体均为阳性,并在血清中长期存在。

2. HBV-DNA:是病毒复制和传染性的直接标志。血清HBV-DNA在潜伏期末至ALT出现异常前即可出现阳性。在慢性HBV感染者血清中,HBV-DNA可持续阳性,一般用荧光PCR定量法。血清HBV-DNA检测,不仅可以诊断HBV现症感染、HBV复制和传染性,还可作为抗病毒治疗疗效评估指标。

3. 前S蛋白和抗-前S抗体:前S蛋白包括前S1和前S2蛋白。前S蛋白在急性HBV感染早期出现,甚至早于HBV-DNA出现。阳性提示HBV复制及传染性。前S蛋白较HBsAg有更强的免疫原性。出现前S蛋白后,很快出现抗-前S抗体,提示病毒的清除。

(二)肝功能检测

1. 血清酶学检测

(1)血清丙氨酸氨基转移酶(ALT)和血清天冬氨酸氨基转移酶(AST):是反映肝细胞功能的常用指标,在发病早期即可出现,在病毒、药物、酒精及其他病因引起的肝损伤均可升高。急性肝炎时明显升高,可达1 000 IU/L以上,ALT与AST比值大于1,恢复期逐渐下降和恢复正常;慢性肝炎和肝硬化时,ALT和AST轻度或中度升高或反复异常,ALT与AST比值≤1,肝硬化时更为明显;重型肝炎由于肝细胞大片坏死,ALT快速下降,胆红素不断升高,出现“胆酶分离”现象。

(2)γ-谷氨酰胺转肽酶(γ-GT)和碱性磷酸酶(ALP):在急性及慢性肝炎、脂肪肝、肝癌及胆道阻塞疾病造成肝内、外胆汁排泄受阻,如胆管炎、胆囊炎、胆石症等,血清γ-GT和ALP可升高。

(3)胆碱酯酶(CHE):由肝细胞合成,其活性降低,提示肝细胞有损害。在重型肝炎时,血清 CHE 活性明显降低。活性愈低,肝细胞坏死愈重,预后亦愈差。在慢性肝炎的中、重度时,血清 CHE 活性也可降低。

2. 血清胆红素:在急性和慢性黄疸性肝炎时,血清总胆红素(TBIL)升高,活动性肝硬化时亦可升高,且消退缓慢。重型肝炎常超过 10 倍正常值,且上升迅速,预后较差。直接胆红素在总胆红素中的比例可反映淤胆的程度。

3. 血清蛋白

(1)主要由白蛋白(A)、α_1、α_2、β 及 γ 球蛋白组成,前四种主要在肝脏合成,急性肝炎时,血清蛋白质和量可在正常范围,慢性肝炎、肝硬化、重型肝炎时出现白蛋白降低,γ 球蛋白升高,白/球(A/G)比例下降甚至倒置。测定血清前白蛋白水平,能较早反映肝脏损害及其严重程度。

(2)凝血酶原时间(PT)和凝血酶原活动度(PTA):PTA 高低与肝脏损害程度成反比。当肝脏发生严重病变时,经肝脏合成的多种凝血因子如凝血酶原、Ⅴ、Ⅶ、Ⅸ、Ⅹ、Ⅺ、Ⅻ、ⅩⅢ和纤维蛋白原合成障碍,至 PT 延长,PTA 降低,PTA 小于 40%,是诊断重型肝炎的主要依据,也是判断预后的敏感指标。

(3)血氨和血浆氨基酸谱:肝衰竭时清除氨的能力降低或丧失,使血氨升高,导致肝性脑病,同时也可发生血浆氨基酸谱的变化,表现为支链氨基酸水平下降,而芳香族氨基酸水平升高,使二者比值(支/芳比值正常为≥3)降低。

(4)甲胎蛋白(A fetoprotein, AFP):在各种急、慢性肝炎及重型肝炎、肝硬化时,血清 AFP 水平均可升高,预示肝细胞再生活跃,预后良好。一般升高水平较低而且持续时间较短。在肝细胞肝癌时,血清 AFP 水平可明显升高,而且呈持续性升高。

(5)胆固醇(Cho):肝细胞严重损伤时,胆固醇在肝内合成减少,故在重型肝炎、肝硬化时,血清胆固醇明显下降,降低的程度与预后有关。梗阻性黄疸时,血清总胆固醇水平升高。

七、影像学检查

可对肝脏、胆囊、脾脏进行 B 超、电子计算机断层扫描(CT)和磁共振成像(MRI)等检查。影像学检查的主要目的是鉴别诊断和监测慢性乙型肝炎的病情进展及发现肝脏的占位性病变如 HCC 等,对急性肝炎诊断价值不大。

八、诊断

乙型肝炎的急性黄疸型、急性无黄疸型及急性淤胆型,临床诊断与甲型肝炎相应临床型相同。慢性肝炎临床表现典型者诊断不难,对临床表现不典型者,应进行 B 超、CT 及肝穿刺病理检查以确诊。慢性 HBV 感染急性活动与急性乙型肝炎的鉴别,见表 3-16。

表 3-16 慢性 HBV 感染急性活动与急性乙型肝炎的鉴别

	慢性 HBV 感染急性活动	急性乙型肝炎
初发症状	较轻	典型
既往史	曾检查出乙肝标志物	无
家族史	常有	常无
黄疸	少见	有或无
ALT 升高	5~15×ULN	经常>15×ULN
IgM 抗 HBc 滴度	(-)或较低(<1:1 000)	滴度较高(>1:1 000)
HBeAg	持续阳性或较迟转换	早期血清转换
HBsAg	炎症可消退,但 HBsAg 持续阳性	6 个月内转阴
肝活体组织学	汇管区炎症明显,可有纤维化	小叶炎症明显而均匀
病程	超过 6 个月	6 个月内

(一)乙型肝炎 B 超检查所见

1. 轻度慢性肝炎:肝脾无明显异常改变。

2. 中度慢性肝炎:可见肝内回声增粗,肝脏和(或)脾脏轻度肿大,肝内管道(主要指肝静脉)走行多清晰,门静脉和脾静脉内径无增宽。

3. 重度慢性肝炎:可见肝内回声明显增粗,分布不均匀,肝表面欠光滑,边缘变钝;肝内管道走行欠清晰或轻度狭窄、扭曲;门静脉和脾静脉内径增宽;脾脏肿大;胆囊有时可见“双边征”。

(二)急性、亚急性及慢性重型肝炎各有特殊的临床表现,但亚急性及慢性重型肝炎的脑病型易与急性重型肝炎混淆,起病似“急性肝炎”的慢性重型肝炎易与亚急性重型肝炎混淆,应特别重视详细询问病史及体检,参考病史长短及有无慢性肝病体征等资料,以获得准确诊断。实践证明,通过肝活检病理检查,可将不少临床诊断为亚急性重型肝炎的病例纠正诊断为慢性重型肝炎。对慢性 HBV 携带者和非活动性 HBsAg 携带者的临床诊断亦应慎重,因为许多病例通过肝活检病理检查可发现肝组织有炎症及纤维化,部分病例甚至已经达到肝硬化。

九、鉴别诊断

在诊断乙型肝炎时,需与下列疾病加以鉴别:

(一)药物性肝炎　药物性肝炎与乙型肝炎临床表现相似。常见的容易引起药物性肝炎的药物有对乙酰氨基酚、水杨酸制剂、异烟肼、利福平,抗甲状腺药物如丙基或甲硫氧嘧啶、甲硫咪唑,麻醉药如氟烷、甲基多巴、甲睾酮、磺胺药和多种抗生素等。目前还发现有些中药成分可引起肝损伤。如有应用上述药物史,停药后肝脏损害恢复;再次服药又出现肝损伤者,应考虑为药物性肝炎。

(二)胆囊炎和胆管炎　临床表现为黄疸和 ALT 升高,易与乙型肝炎混淆。但此类病人以往常有多次胆囊炎和胆管炎发作史,常以寒战、高热骤然起病,伴有上腹部或右上腹部剧烈疼痛,局部有明显压痛和肌紧张,Murphy 征阳性。外周血象白细胞和中性粒细胞明显升高,并有核左移现象。B 超可显示有胆囊炎和胆管炎影响学改变。另外,黄疸及肝功能异常随胆囊炎和胆管炎的发作而出现,随着其缓解而迅速降低或恢复。

(三)胰头癌　中年以上男性病人多见。主要临床表现为无痛性、进行性梗阻性黄疸,或伴有消化道症状,消瘦明显,查体有时可在右上腹部触及肿大的胆囊,X 线上消化道钡餐造影检查,可见十二指肠肠曲扩大,降部内侧有压迹、狭窄,充盈缺损或黏膜破坏的表现。B 超和 CT 检查,除有肝内、外胆管扩张及胆囊肿大等肝外胆管梗阻的表现外,还有胰头增大的影响学改变。用内镜逆行胰胆管造影(ERCP)可进一步诊断。

(四)乏特壶腹周围癌　因乏特壶腹癌极易坏死、出血,表现有上消化道出血、有黑便或大便潜血阳性,并有贫血。黄疸可因癌瘤梗阻胆管或因癌瘤坏死脱落,梗阻减轻而呈波动性升高或降低。此外,壶腹周围癌易并发胆管炎,可出现寒战和高热。因此,如出现贫血,胆管炎和波动性黄疸,大便潜血阳性为壶腹周围癌临床表现的特点。进一步做 B 超,CT 及 ERCP 检查有助于诊断。

(五)原发性硬化性胆管炎　多见于男性病人,临床主要表现为进行性梗阻性黄疸,肾上腺皮质激素治疗在疾病早期有效。诊断依靠 ERCP,可见肝内、外胆管狭窄、扩张、迂曲等胆管慢性炎症表现。

(六)原发性胆汁性肝硬化　多见于 40~60 岁女性病人。临床表现为进行性梗阻性黄疸。90% 以上病人血清抗线粒体抗体阳性,有助于诊断。确诊需依靠肝组织学检查。

(七)其他病毒引起的肝炎　CMV、EBV、风疹病毒、单纯疱疹病毒、肠道病毒如 ECHO、Coxsackie 病毒等均可引起肝炎。临床表现与乙肝不易区别,只能依赖病原学检查,如检测血清特异性 IgM 抗体或病毒分离。

其他还需与酒精性肝炎、寄生虫性肝病、脂肪肝等鉴别。

十、并发症和后遗症

常见的并发症有关节炎、肾小球肾炎、结节性多动脉炎等。少见的并发症有糖尿病、脂肪肝、再生障碍性贫血、多发性神经炎、胸膜炎、心肌炎、心包炎和横贯性脊髓炎等。

十一、治疗

急性乙肝的治疗与急性甲肝基本相同,包括:适当休息,对症治疗,补充热量和维生素,中医辨证论治,不需特殊抗病毒治疗。在病程中严密观察有无肝衰竭发生,恢复期随访有无慢性化。

慢性乙型肝炎治疗的总体目标是:最大限度地长期抑制或消除 HBV,减轻肝细胞炎症坏死及纤维化,延缓和阻止疾病进展,减少和防止肝脏失代偿、肝硬化、HCC 及其并发症的发生,从而改善生活质量和延长存活时间。慢性乙型肝炎治疗主要包括抗病毒、免疫调节、抗炎保肝、抗纤维化和对症治疗,其中抗病毒治疗是关键,只要有适应证,且条件允许,就应进行规范的抗病毒治疗。

抗病毒治疗一般适应证包括：

A. HBV-DNA ≥ 10^5 拷贝/ mL（HBeAg 阴性者为 ≥ 10^4 拷贝/ mL）。

B. ALT≥2 × ULN；如用干扰素治疗，ALT 应≤10 × ULN，血总胆红素水平应 <2 × ULN。

C. 如 ALT < 2 × ULN，但肝组织学显示 KnodellHAI ≥4，或 ≥ G2 炎症坏死。

具有（A）并有（B）或（C）的患者应进行抗病毒治疗。

对达不到上述治疗标准者，应监测病情变化，如持续 HBV-DNA 阳性，且 ALT 异常，也应考虑抗病毒治疗。应注意排除由药物、酒精和其他因素所致的 ALT 升高，也应排除因应用降酶药物后 ALT 暂时性正常。在一些特殊病例如肝硬化，其 AST 水平可高于 ALT，对此种患者可参考 AST 水平。

（一）干扰素（interferon，IFN）抗病毒治疗

干扰素根据其细胞来源、结构和抗原性可分为 α、β、Υ 型，其中 INF-α 抗 HBV 作用最强。其种类可分为普通 IFN 和聚乙二醇化 IFN（pegINFα-2a）。

1. 普通 IFN-α：HBeAg 阳性慢性乙型肝炎经 IFN-α5MU 皮下注射，隔日 1 次治疗 4 ~ 6 个月后，治疗组和未治疗组 HBV-DNA 转阴率（杂交法）分别为 37% 和 17%，HBeAg 转阴率分别为 33% 和 12%，HBsAg 转阴率分别为 7.8% 和 1.8%，其疗效与基线血清 ALT 水平和肝组织学病变程度呈正相关。有关 HBeAg 阴性患者的 4 次随机对照试验表明，治疗结束时应答率为 38% ~ 90%，但持久应答率仅为 10% ~47%（平均 24%）。大量资料表明，普通 IFN-α 疗程至少 1 年才能获得较好的疗效。

2. 聚乙二醇化干扰素 α-2a（PegIFNα-2a）（40KD）治疗 HBeAg 阳性慢性乙型肝炎（87% 为亚洲人）48 周并停药随访 24 周，HBeAg 血清学转换率为 32%；HBeAg 阴性患者（60% 为亚洲人）治疗 48 周后随访 24 周，HBV-DNA < 2 × 10^4 拷贝/ mL 的患者为 43%，随访 48 周时为 42%。亚太地区一项 II 期临床研究显示，每周 1 次 PegIFNα-2a

(40KD)治疗 24 周,随访 24 周时的 HBeAg 血清学转换率高于普通 IFNα(32%:25%,$P<0.05$)。

3. 对普通 IFNα 治疗后复发的患者,再用普通 IFNα 治疗仍可获得疗效,亦可换用其他普通干扰素 α 亚型、PegIFNα-2a 或核苷(酸)类似物治疗。

4. 干扰素抗病毒疗效的预测因素:下列因素者常可取得较好的疗效:①治疗前高 ALT 水平;②HBV-DNA $<2\times10^8$ 拷贝/mL;③女性;④病程短;⑤非母婴传播;⑥肝脏纤维化程度轻;⑦对治疗的依从性好;⑧无 HCV、HDV 或 HIV 合并感染者。

其中治疗前 HBV-DNA、ALT 水平及患者的性别是预测疗效的主要因素。治疗 12 周时的早期病毒学应答对预测疗效也很重要。

5. 干扰素治疗的监测和随访

(1)治疗前应检查:①生化学指标,包括 ALT、AST、胆红素、白蛋白及肾功能。②血常规、甲状腺功能、血糖及尿常规。③病毒学标志,包括 HBsAg、HBeAg、抗-HBe 和 HBV-DNA 的基线状态或水平。④对于中年以上患者,应做心电图检查和测血压。⑤排除自身免疫性疾病。⑥尿人绒毛膜促性腺激素(HCG)检测以排除妊娠。

(2)治疗过程中应检查:①开始治疗后的第 1 个月,应每 1~2 周检查 1 次血常规,以后每月检查 1 次,直至治疗结束。②生化学指标,包括 ALT、AST 等,治疗开始后每月 1 次,连续 3 次,以后随病情改善可每 3 个月 1 次。③病毒学标志,治疗开始后每 3 个月检测 1 次 HBsAg、HBeAg、抗-HBe 和 HBV-DNA。④其他,每 3 个月检测 1 次甲状腺功能、血糖和尿常规等指标;如治疗前就已存在甲状腺功能异常,最好先用药物控制甲状腺功能异常,然后再开始干扰素治疗,同时应每月检查甲状腺功能;治疗前已患糖尿病者,也应先用药物控制糖尿病,然后再开始干扰素治疗。⑤应定期评估精神状态,尤其是对出现明显抑郁症和有自杀倾向的患者,应立即停药并密切监护。

6. 干扰素的不良反应及其处理

(1)流感样症候群:表现为发热、寒战、头痛、肌肉酸痛和乏力等,可在睡前注射 IFNα，或在注射干扰素同时服用解热镇痛药，以减轻流感样症状。随疗程进展，此类症状可逐渐减轻或消失。

（2）一过性骨髓抑制：主要表现为外周血白细胞（中性粒细胞）和血小板减少。如中性粒细胞绝对计数≤1.0×10^9/L，血小板 $<50\times10^9$/L，应降低 IFN-α 剂量；1～2 周后复查，如恢复，则逐渐增加至原量。如中性粒细胞绝对计数≤0.75×10^9/L，血小板 $<30\times10^9$/L，则应停药。对中性粒细胞明显降低者，可试用粒细胞集落刺激因子（G-CSF）或粒细胞巨噬细胞集落刺激因子（GM-CSF）治疗。剂量为 50ug 每周 3 次或 100 ug 每周 2 次皮下注射，可使白细胞和中性粒细胞明显回升，再次降低可再次使用，此方面的经验需进一步观察积累。

（3）精神异常：可表现为抑郁、妄想症、重度焦虑等精神病症状。因此，使用干扰素前应评估患者的精神状况，治疗过程中也应密切观察。抗抑郁药可缓解此类不良反应，但对症状严重者，应及时停用 IFN-α。

（4）干扰素可诱导产生自身抗体和自身免疫性疾病：包括抗甲状腺抗体、抗核抗体和抗胰岛素抗体。多数情况下无明显临床表现，部分患者可出现甲状腺疾病（甲状腺功能减退或亢进）、糖尿病、血小板减少、银屑病、白斑、类风湿性关节炎和系统性红斑狼疮样综合征等，严重者应停药。

（5）其他少见的不良反应：包括肾脏损害（间质性肾炎、肾病综合征和急性肾衰竭等）、心血管并发症（心律失常、缺血性心脏病和心肌病等）、视网膜病变、听力下降和间质性肺炎等，发生上述反应时，应停止干扰素治疗。

7. 干扰素治疗的禁忌证

（1）绝对禁忌证：妊娠、精神病史（如严重抑郁症）、未能控制的癫痫、未戒掉的酗酒/吸毒者、未经控制的自身免疫性疾病、失代偿期肝硬化、有症状的心脏病、治疗前中性粒细胞计数 $<1.0\times10^9$/L 和治疗前血小板计数 $<50\times10^9$/L。

（2）相对禁忌证：甲状腺疾病、视网膜病、银屑病、既往抑郁症史、未控制的糖尿病、未控制的高血压、总胆红素 >51 μmol/L 特别是以间接胆红素为主者。

（二）核苷（酸）类似物治疗

1. 拉米夫定（3TC）：每天口服 100 mg 可明显抑制 HBV-DNA 水平，HBeAg 血清学转换率随治疗时间延长而提高，治疗 1、2、3、4 和 5 年后 HBeAg 血清转换率分别为 16%、17%、23%、28% 和 35%。长期治疗可以减轻炎症，降低肝纤维化和肝硬化的发生率。但随用药时间的延长患者发生病毒耐药变异的比例增高（第 1、2、3、4 年分别为 14%、38%、49% 和 66%），部分病例在发生病毒耐药变异后会出现病情加重，少数甚至发生肝功能失代偿，另外，部分患者在停用本药后，会出现 HBV-DNA 和 ALT 水平升高，个别患者甚至可发生肝功能失代偿。

2. 阿德福韦酯：口服阿德福韦酯 10 mg/d，可明显抑制 HBV-DNA 复制，应用 1、2、3 年时的 HBV-DNA 转阴率（ <1 000拷贝/ mL）分别为 28%、45% 和 56%，HBeAg 血清学转换率分别为 12%、29% 和 43%；其耐药株主要为 N236T 或 A181V/T。阿德福韦酯治疗 HBeAg 阴性慢性乙肝的三期临床试验结果显示，治疗 1、2、3、4、5 年时累积基因型耐药发生率分别为 0%、3.0%、11%、18% 和 29%。

3. 恩替卡韦：是环戊酰鸟苷类似物，对 HBV 复制过程的三个不同的环节起抑制作用，分别是 HBV-DNA 多聚酶引物的抑制、前基因组 RNA 反转录为负链 DNA、正链 DNA 的合成。体外试验显示其抗乙肝病毒作用优于拉米夫定和阿德福韦酯，也可抑制拉米夫定引起的 YMDD 变异病毒株感染。Ⅱ/Ⅲ期临床研究表明，成人每天口服 0.5 mg/d 能有效抑制 HBV-DNA 复制，疗效优于拉米夫定；Ⅲ期临床研究表明，对发生 YMDD 变异者将剂量提高至 1 mg/d 能有效抑制 HBV-DNA 复制。初治患者应用 1、2、3 年时的 HBV-DNA 转阴率（ < 300 拷贝/ mL）分别为 58%、85% 和 90%，HBeAg 血清学转换率分别为 21%、31% 和 39%。恩替卡韦的耐药发生在拉米夫定耐药的基础上，变异位点除了 YMDD 变异外，还有 A180G，S202I 和 M250V 等位点的变异。对初治患者治疗 3 年时的耐药发生率仍 <1%，但对已发生 YMDD 变异患者治疗 1、2 年时的耐药发生率分别达到 7% 和 16%。

4. 替比夫定：是左旋胸腺嘧啶脱氧核苷类似物，剂量为600 mg/d口服。GLOBE研究表明，替比夫定治疗基线ALT≥2×ULN的HBeAg阳性慢性乙型肝炎2年时HBV-DNA转阴率（<300拷贝/mL）为60%，（基线ALT≥2×ULN）HBeAg血清学转换率为36%，HBeAg转阴率为41%；在治疗24周时，HBV-DNA阴转率为49%，阴转后继续治疗至2年时，HBV-DNA阴转率为86%，HBeAg血清转换率为49%，ALT复常率为85%，说明24周时HBV-DNA阴转则2年时治疗效果更显著。因此，用药24周时HBV-DNA水平可预测2年的疗效。替比夫定变异位点包括M204I、L801I/V、L180M和L229W/V，以M204I最常见。在三期临床试验中发现，治疗2年时耐药发生率在HBeAg阳性患者中为21.6%，在HBeAg阴性患者中为8.6%。

5. 核苷（酸）类抗乙型肝炎病毒耐药的概念及处理：用于抗乙型肝炎病毒（HBV）治疗的核苷（酸）类似物有拉米夫定（LAM）、阿德福韦酯（ADV）、恩替卡韦（ETV）和替比夫定（LdT）。大多数接受核苷（酸）类似物治疗的患者必须长期治疗才能有望实现持久应答，这必将增加抗病毒耐药的发生风险。因此，需要对HBV耐药变异的相关概念和命名方法、耐药变异的检测方法以及耐药变异发生后的临床处理等问题进行规范化，提高临床诊治水平。

（1）乙型肝炎病毒耐药的病毒学基础：HBV属于嗜肝DNA病毒科（hepadnaviridae），基因组长约3.2kb，是部分双链环状DNA结构。HBV基因组含有4个部分重叠的开放读框（ORF），即前-S/S区、前-C/C区、P区和X区。不同患者血清中的HBV基因序列存在差异，根据HBsAg蛋白质一级结构和抗原性的不同，HBV可分成不同的血清型，如ayw、ayr、adr、和adw等；根据HBV全基因序列差异≥8%或S区基因序列差异≥4%，HBV可分为A～H8个基因型，各基因型又可分成若干个基因亚型。基因变异及其导致的药物靶位氨基酸的替代是导致病毒耐药的基础，在临床中首先出现基因变异，然后出现病毒学突破和病毒反弹，再出现生物化学突破。

（2）核苷（酸）类似物耐药变异相关概念

A. 原发性治疗失败(primary treatmentfailure):指核苷(酸)类似物治疗3~6个月后,病毒载量的下降幅度较治疗前小于1Log[10]。

B. 完全病毒学应答(complete virologicresponse):指治疗24周,患者血清中HBV-DNA载量低于60 IU/mL或300拷贝/mL。

C. 部分病毒学应答(partial virologicresponse):指治疗24周后,患者血清HBV-DNA载量介于60~200 IU/mL或300拷贝/mL。

D. 不充分病毒学应答(inadequate/suboptimal virologicresponse):指治疗24周,血清中HBV-DNA载量下降幅度大于2log10以上,但仍≥2 000 IU/mL或≥拷贝/mL。

E. 病毒学突破(virologic breakthrough)和病毒反弹(viral rebound):指在治疗过程中,虽然患者对药物治疗有良好的依从性,相隔1个月的连续两次检查,血清HBV-DNA载量比获得应答后的最低值的上升值均大于1log10,病毒学突破常常提示耐药的产生。当血清病毒载量达到20 000IU/mL(注:1 IU/mL≈5.26拷贝/mL,Cobas Amplicor)以上或高于治疗前水平可称为病毒反弹。

F. 生物化学突破(biochemicalbreakthrough):指治疗达到血清ALT复常后,在继续治疗的过程中,ALT水平又升高超过正常值上限。

G. 基因型耐药(genotypicresistance):指出现了导致药物靶位氨基酸变异的单核苷酸变异,这些变异在体外的表型分析研究中被证实与抗病毒药物耐药相关。通常通过对治疗中发生病毒学突破的患者治疗前后HBV株的核苷酸及其编码的氨基酸比较分析而确定是否存在基因型耐药。

H. 表型耐药(phenotypicresistance):指将检测到的核苷酸变异及其编码的氨基酸替代变异病毒株,通过体外复制系统证实降低了其对抗病毒药物的敏感性。

I. 交叉耐药(cross resistance):指在抗HBV的治疗中,当使用一种药物造成这些靶位氨基酸变异后,这一耐药病毒株对其他具有相同作用靶位的药物也具有耐药性。

(3)核苷(酸)类似物常见耐药变异位点,见表3-17。

表 3－17　耐药性变异的位点及对药物敏感性的影响

核苷(酸)类似物	耐药变异位点	药物敏感性下降的倍数
LAM	rtM204v/1	>1 000
ADV	rtA 181V 或 rtN236T	3～15
ETV	rt1169T 或 rtS202G/I	1
	RtT184A/G/I/S 或 rtM250V	2～10
	RtM204V/I+1 个 ETV-R 位点	10～250
	RtM204V/I+2 个 ETV -R 位点	>200
LDT	RtM2041 或 rtL180M+rtM204V	>1 000

rt（ reversetranscriptse）反转录酶区，HBV 聚合酶、耐药变异均含于此区

(4)乙型肝炎病毒耐药变异的临床处理

A. 乙型肝炎病毒耐药变异的预测因素：多种因素可预测 HBV 对核苷(酸)类似物发生耐药几率。①如治疗开始时 HBV-DNA 载量高；②有肝纤维化/肝硬化基础；③曾接受过核苷(酸)类似物抗病毒治疗；④早期病毒学应答情况也是预测耐药发生率的重要指标；⑤男性患者、体重指数高及酗酒等也是抗病毒治疗中易发生耐药变异的高危因素；⑥非活动性携带者和处于免疫耐受期的 HBeAg 阳性患者。

B. 乙型肝炎病毒耐药变异的预防策略：免疫耐受期或非活动期 HBV 感染者，尤其是年龄较轻者，不建议应用核苷(酸)类似物，合理选择抗病毒治疗方案，选用核苷(酸)类似物，尽量选用抗病毒作用强、耐药变异发生率低的药物，同时，一定要了解既往抗病毒治疗情况，避免单药序贯治疗，提高患者的依从性，反复强调遵医嘱按时、足量服药。

C. 定期监测应答情况，及时调整治疗方案：治疗期间每 3 个月检测一次 HBV-DNA 水平。HBV-DNA 水平的动态变化是早期

发现耐药变异的重要指标(如果出现病毒学突破,应进行耐药检测)。但分析结果时需注意不同实验室和不同检测方法的敏感性有所差异。

D. 已发生耐药变异的临床处理建议:根据病毒对不同核苷(酸)类似物耐药特点加用或换用无交叉耐药的核苷(酸)类似物;如无禁忌证,亦可选用 IFN-α 或聚乙二醇化干扰素(PEG-IFN-α),见表 3-18。

表3-18 乙型肝炎病毒耐药变异的处理策略

耐药类型	处理策略	
	加 用	换 药
LAM-R	ADV TFV(尚未批准)	• 倍剂量的 ETV • I FN-α 或 PEG-IFN-α • Truvada(尚未批准)
ADV-R	LAM 或 ETV(对未用过 LAM 者好)	• I FN 或 PEG-IFN-α • Truvada 或 TFV(尚未批准)
ETV-R	ADV 或 TFV(后者未批准)	IFN-α 或 PEG-IFN-α
LdT-R	与 LAM-R 的处理相同	
MDR	对 LAM + ADV 的 MDR:Truvada 或 TFV + ETV(尚未批准) 对 LAM + ETV 的 MDR:TFV 或 Truvada(尚未批准)	

注:LAM-R:表示对 LAM 耐药,其他药以此类推。MDR:多药耐药。Truvada:为 TFV + FTC(恩曲他滨)复合剂。未批准:指未被 SFDA 国家食品药品监督管理局批准。

(三)免疫调节治疗　免疫调节治疗是慢性乙型肝炎治疗的重要手段之一,但目前尚缺乏乙型肝炎特异性免疫治疗方法。胸腺素 α_1 可增强非特异性免疫功能,不良反应小,使用安全,对于有抗病毒适应证,但不能耐受或不愿接受干扰素和核苷(酸)类似物治疗的患者,有条件可用胸腺肽 α_1 1.6 mg,每周 2 次,皮下注射,疗程 6 个月。

(四)其他抗病毒药物及中药治疗　苦参素(氧化苦参碱)系我国学者从中药苦豆子中提取,已制成静脉内和肌肉内注射剂及口服制剂。我国的临床研究表明,本药具有改善肝脏生化学指标及一定的抗 HBV 作用。但其抗 HBV 的确切疗效尚需进一步扩大病例数，进行严格的多中心随机对照临床试验加以验证。中医中药治疗慢性乙型肝炎在我国应用广泛，但多数药物缺乏严格随机对照研究，其抗病毒疗效尚需进一步验证。

（五）抗炎保肝治疗　甘草酸制剂、水飞蓟宾类等制剂活性成分比较明确，有不同程度的抗炎、抗氧化、保护肝细胞膜及细胞器等作用，临床应用这些制剂可改善肝脏生化学指标。联苯双酯和双环醇等也可降低血清氨基转移酶特别是 ALT 水平。抗炎保肝治疗只是综合治疗的一部分，并不能取代抗病毒治疗。

十二、预防

接种乙肝疫苗是预防 HBV 感染的最有效方法。目前规定乙肝疫苗接种对象为新生儿和 HBV 感染的高危人群，如 HBsAg 阳性的配偶及密切接触者、密切接触血液的医护人员、血液透析病人、同性恋者、静脉药瘾者、娼妓和性乱者等。接种乙肝疫苗后有抗体应答者的保护效果一般至少可持续 12 年，因此，一般人群不需要进行抗-HBs 监测或加强免疫。但对高危人群可进行抗-HBs 监测，如抗-HBs < 10 mIU/ mL，可给予加强免疫。

（一）传播途径预防　大力推广安全注射（包括针刺的针具），对牙科器械、内镜等医疗器具应严格消毒。医务人员应按照医院感染管理中标准预防的原则，在接触患者的血液、体液及分泌物时，均应戴手套，严格防止医源性传播。服务行业中的理发、刮脸、修脚、穿刺和文身等用具也应严格消毒。注意个人卫生，不共用剃须刀和牙具等用品。进行正确的性教育，若性伴侣为 HBsAg 阳性者，应接种乙肝疫苗；对有多个性伴侣者应定期检查，加强管理，性交时应用安全套。对 HBsAg 阳性的孕妇，应避免羊膜腔穿刺，并缩短分娩时间，保证胎盘的完整性，尽量减少新生儿暴露于母血的机会。

（二）意外暴露 HBV 后预防　在意外接触 HBV 感染者的血液和体液后，可按照以下方法处理：血清学检测应立即检测 HBsAg、抗-HBs、ALT 等，并在 3 和 6 个月内复查。主动和被动免疫如已接种过乙型肝炎疫苗，且已知抗-HBs≥10 mIU/ mL 者，可不进行特殊处理。如未接种过乙肝疫苗，或虽接种过乙肝疫苗，但抗-HBs < 10 mIU/ mL

或抗-HBs水平不详,应立即注射HBIG200~400 IU,并同时在不同部位接种1针乙肝疫苗(20 μg),于1和6个月后分别接种第2和第3针乙肝疫苗(各20 μg)。

(三)对患者和携带者的管理　各级医务人员诊断急性或慢性乙型肝炎患者时,应按照中华人民共和国传染病防治法,及时向当地疾病预防控制中心(CDC)报告,并应注明是急性乙型肝炎或慢性乙型肝炎。建议对患者的家庭成员及其他密切接触者进行血清HBsAg、抗-HBc和抗-HBs检测,并对其中的易感者(该三种标志物均阴性者)接种乙肝疫苗。对急性或慢性乙型肝炎患者,可根据其病情确定是否住院或在家治疗。患者用过的医疗器械及用具(如采血针、针灸针、手术器械、划痕针、探针、各种内镜及口腔科钻头等)应严格消毒,尤其应加强对带血污染物的消毒处理。对慢性HBV携带者及HBsAg携带者,除不能献血和国家法律规定不能从事的特殊职业(如服兵役等)外,可照常生活、学习和工作,但要加强随访。

(四)HBV感染的母婴阻断　自20世纪90年代开始,乙肝疫苗在新生儿的广泛应用,对新生儿预防HBV感染已经取得了明显效果。但仍有母婴传播阻断失败现象,可能与免疫注射的时间、方法等有关。

1.传播方式:母婴传播是HBV传播的主要途径,阻断HBV的母婴传播是控制乙肝的关键。目前认为其传播有三种方式:产前传播(包括宫内传播和经卵子或精子传播)、围生期传播、出生后的水平传播;针对三种不同途径,阻断方法也有差异。

(1)产前传播:主要是宫内传播,是指胎儿在HBsAg阳性母亲体内生长发育的过程中感染了HBV,其感染率占母婴传播的10%以上。从妊娠早期到后期都有可能受到感染。经卵子或精子传播,其可能性已被证实。

(2)围生期传播:是HBsAg阳性母亲所生婴儿发生HBV感染最重要的方式,约占新生儿感染的90%。

(3)出生后的水平传播:是指HBsAg阳性孕妇分娩结束后婴幼儿通过水平传播感染了HBV。

2.阻断方式:目前HBV母婴阻断最重要的方式为抗病毒治疗和

免疫治疗。

(1)抗病毒治疗:宫内感染与母血 HBV-DNA 浓度密切相关,田庚善认为出生后经注射 HBIG 加乙肝疫苗,6 个月后检测 HBsAg,如持续阳性则定为宫内感染,这一标准目前尚不统一。并认为应对病毒载量高的孕妇采用高效、安全的抗 HBV 治疗,抑制病毒复制,有效的降低孕妇血清 HBV-DNA 水平。可使用经国内外公认的抗病毒药物阻断。拉米夫定(3TC)是用于临床时间较长的核苷类药物,有报告在妊娠第 28 周开始使用拉米夫定 100 mg/d,可减低孕妇血液中 HBV-DNA 病毒载量,减少新生儿的 HBV 携带率,但这一方法尚未达成共识。3TC 是一种对 HBV 和 HIV 均有很强抗病毒活性的核苷类似物,属于妊娠、哺乳期用药中 FDA 分类的 C 类药物,国外已将 3TC 广泛应用于 HIV 阳性的孕妇,并被证实是安全有效的。2006 年美国 FDA 已将 3TC 列为孕妇抗 HBV 治疗的一线用药。林坚等建议妊娠前使用高效抗 HBV 药物,显著降低体内 HBV-DNA 水平后再妊娠。李文凡等对 36 例 HBsAg、HBeAg 双阳性孕妇,在自愿接受 3TC 抗病毒并自愿承担可能发生的有关问题的情况下,自孕 24 周起口服 3TC 100 mg 每天 1 次,至分娩后停药,比较治疗组和对照组 HBV 母婴垂直传播的阻断率分别为 97.3% 和 84.1% ($P<0.05$),且未发现婴幼儿的不良反应。苏关关等对服用 3TC 过程中怀孕且不愿中止妊娠而继续服药的 38 例孕妇进行随访,母婴垂直传播的阻断率为 100%,也未发现婴幼儿异常情况。总之,国内外已有众多研究证明妊娠前及妊娠期使用 3TC 治疗,有可能提高母婴宫内传播的阻断率。

(2)免疫治疗:单纯对新生儿行乙肝疫苗接种有 15% ~20% 的失败率,对新生儿进行乙肝疫苗加乙肝免疫球蛋白(HBIG)双重免疫能较好阻断(围生期和出生后)母婴传播。在分娩过程中,由于子宫强烈收缩,有可能将母血挤到胎儿体内,此时应该即刻注射乙肝免疫球蛋白(HBIG)200 IU/ mL,就可能把新生儿血液中的 HBV 中和掉,达到阻断的目的。除采取注射 HBIG 紧急措施阻断外,还要做好分娩过程中感染的预防,即给新生儿注射乙肝疫苗和 HBIG。对 HBsAg 阳性母亲的新生儿,应在出生后 12 h 之内尽早注射 HBIG,剂量应≥100 IU,同时在不同部位接种 10μg 重组酵母或 20μg 中国仓鼠卵母细胞(CHO)乙肝疫苗。也可在出生后12 h内先注射一针HBIG,1个月后再注射第二针HBIG,并同时在不同部位接种一针乙肝疫苗,间隔1和6个月分别接种第二针和第三针乙肝疫苗。

田庚善认为对宫内感染的阻断还可采用另一方法即妊娠后3个月,每月注射一针HBIG,婴儿出生后再按常规程序接种乙肝疫苗。这个方法尚有争议,还需进一步临床研究。

(王 怡 张迈仑)

丙型肝炎

丙型肝炎(hepatitis C)是由丙型肝炎病毒(Hepatitis C virus,HCV)所引起的一种肝脏疾病。主要通过血液传播,少数通过性接触和母婴等其他途径传播。HCV急性感染常呈隐匿性经过,约80%的感染者可发展成慢性肝炎、肝硬化。

一、病原学

(一)HCV的病毒学特征 HCV属黄病毒科丙型肝炎病毒属,是黄病毒科中唯一的嗜肝病毒,球形病毒颗粒的直径为50~70 nm,病毒外表有脂溶性外膜,内有由核心蛋白和核酸组成的核衣壳,对有机溶剂敏感,用10%~20%氯仿可杀灭HCV。经1∶1 000的甲醛37℃96 h处理或加热60℃10 h可使其失去感染性。

(二)HCV基因组 HCV基因组为一单股正链RNA病毒,基因组两侧分别为5'和3'非编码区,中间为开放读码框架(ORF)。编码区包括结构区和非结构(nonstructural,NS)区。结构区分C区和E区,相应的编码产物分别是核心蛋白(core protein)和包膜蛋白(envelope protein),由它们组装病毒颗粒。非结构区分别为NS1、NS2、NS3、NS4a、NS4b、NS5a和NS5b基因。相应的编码产物依次是NS1、NS2. NS3、NS4a、NS4b、NS5a和NS5b蛋白。E区又分为E1区和E2区,NS1基因实际上就是E2区,故用E2/NS1表示,属包膜结构基因而不属于非结构基因。C区和E1区、E2/NS1区表达产物(核心抗原和包膜蛋白)均含重要的抗原表位。NS3蛋白为病毒蛋白酶和HCV-

RNA 的螺旋酶(helicase),NS5 蛋白为 HCV-RNA 指导的 RNA 多聚酶。故非结构蛋白主要是参与 HCV 复制的功能酶。目前世界各地分离的 HCV RNA,以 C 区和 NS3～5 区最保守,E 基因核苷酸同源性较低,特别是 E2/NS1 区变异性最大,见图 3－5。

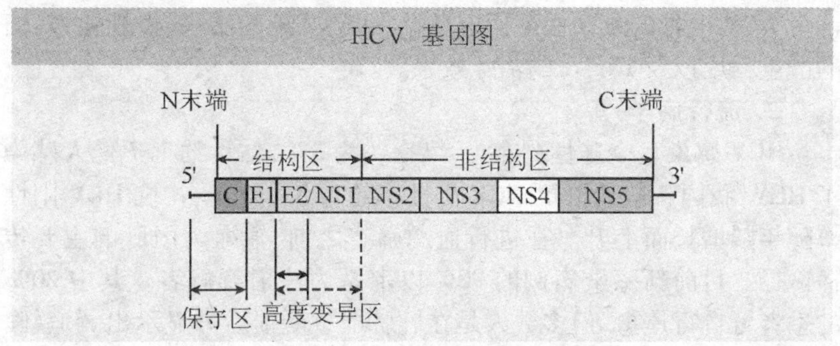

图 3－5　HCV 基因结构图

(三)HCV 复制　免疫组化和原位杂交证实,HCV 主要存在于肝细胞浆内,肝细胞是 HCV 复制的主要场所。现在证实 HCV 还可在外周单个核细胞内复制。HCV 肝外复制作为 HCV 的储藏地,可能是干扰素(INF)治疗后复发,移植肝脏再感染和输入 HCV 抗体和 HCV-RNA 阴性血液感染的一个原因。HCV 复制是以正链 RNA 基因组作为病毒复制的模板,复制成负链 RNA,再转录成多个正链 RNA。

(四)HCV 基因型与变异　HCV 呈现广泛的基因异质性,目前已将 HCV 分成 6 个基因型。其意义在于研究不同的基因型与临床和流行病学的关系。

1. 与地理分布有关:中国、日本以 1b、2a 为主,美国以 1a、1b 为主,美洲、欧洲以 3a 为多,埃及以 4a 为主,6 型主要见于香港和澳门。

2. 与疾病严重性相关:多数人认为 1b 型 HCV-RNA 载量高,肝脏病理变化较重,易致肝硬化和肝癌。

3. 与 INF-α 疗效相关:多因素分析表明 1b 型和血清 HCV-RNA 高水平是唯一对 INF-α 治疗无反应的独立预测因素。

4. 与疫苗有关:疫苗设计应覆盖不同基因型的序列,能诱导机体不同型的广泛免疫反应。

(五)准种　HCV 在体内常以准种分布。准种(quasispecies)是有一个优势株为主,由不同变异株共同构成的病毒群。准种的产生可能是病毒感染过程中在宿主免疫压力下发生突变累积的结果,或是在多个病毒株同时感染机体的致病过程中引发突变的结果。目前认为 HCV 准种的复杂性可影响急性 HCV 感染的结果、慢性化、疾病的严重程度以及 INF-α 的治疗效果。

二、流行病学

HCV 感染呈全球性分布,感染率约为 3%,估计约 1.7 亿人感染了 HCV,我国一般人群抗 HCV 阳性率约为 3.2% 左右,抗 HCV 阳性率随年龄增长而上升。在进行血源筛查之前,输血为丙肝的主要传播途径。目前新感染病例的 90% 以上系为注射毒瘾者。其中 20% 的患者可自行痊愈,但多数人是在肝脏严重受损后方显示出黄疸、腹痛、虚弱及恶心的症状。

(一)传染源　为丙肝患者(包括临床型和亚临床型急、慢性患者)及 HCV 携带者。

(二)传播途径

1. 血液传播

(1)经输血和血制品传播:自我国对献血员进行严格筛查后,该途径得到了有效抑制。由于抗 HCV 存在窗口期等原因,无法完全筛除 HCV-RNA 阳性者,大量输血和血液透析仍有可能感染 HCV。

(2)经破损的皮肤和黏膜传播:这是目前最主要的传播方式,未经严格消毒的牙科器械、侵袭性操作和针刺也是经皮暴露的主要途径,共用剃须刀、牙刷、文身等也有可能传播 HCV。

2. 性传播:有研究表明精液和阴道分泌物中存在 HCV-RNA,说明 HCV 存在性传播。多个性伴侣及同性恋者属高危人群。

3. 母婴传播:抗 HCV 阳性母亲将 HCV 传给新生儿的危险性为 2%,若母亲在分娩时 HCV-RNA 阳性,则传播的危险性可达 4% ~ 7%。

部分 HCV 传染者的传播途径不明。

(三)易感人群　人类对 HCV 普遍易感。已感染者仍可感染其他亚型和变异株。

三、发病机制与病理改变

（一）HCV 感染肝细胞的机制　可能是通过包膜蛋白 E2 与肝细胞表面相应受体 CD_8^+ 分子相结合而实现的。为病毒因素、机体因素或者是二者相互作用的结果。以下几点提示丙型肝炎的发病可能有免疫机制参与：

1. 受 HCV 感染的肝细胞数量少，而肝细胞炎症反应明显。

2. 免疫组化证明丙型肝炎肝实质坏死区主要为 CD_8^+ 淋巴细胞浸润，免疫电镜观察到 CD_8^+ 细胞与肝细胞直接接触。

3. 从丙型肝炎患者肝脏中分离出 HCV 特异性 T 细胞克隆。

4. 干扰素治疗可使肝内 CD_8^+ 细胞数量减少。

5. 丙型肝炎患者肝细胞表面表达主要组织相容性复合体（MHC）分子及细胞间黏附分子（ICAM-1）。

（二）丙型肝炎的病理特征

1. 以肝细胞坏死和淋巴细胞浸润为主。肝细胞肿胀、灶性坏死和炎性浸润，较常见肝细胞嗜酸性变、凋亡小体。肝组织门管区有密集的淋巴细胞浸润，常形成淋巴滤泡，甚至存在生发中心，对识别丙型肝炎有一定意义。

2. 胆管损伤也是丙型肝炎较为常见的特征，周围常伴淋巴细胞浸润，而碎屑样坏死、界板破坏和纤维化程度较轻或缺如。

3. 肝脏脂肪变性为丙型肝炎较常见病变，早期可表现为肝细胞内许多细小滴脂肪空泡，呈灶状分布或不规则分布；也可在肝小叶内或汇管区周围出现大滴脂肪空泡。

四、临床表现及分型

（一）HCV 感染的自然史　研究表明急性 HCV 感染初期多数不出现明显的症状和体征，部分可出现 ALT 轻度升高或黄疸，极少数可发生暴发性肝炎。在急性感染中 80% ~85% 不能完全清除病毒而进入慢性持续性感染，其中 25% ~35% 的患者缓慢发展并进入终末期肝病，其中 1% ~2% 可发展至 HCC。影响丙型肝炎进展的因素除有病毒因素外，也与感染的年龄、性别、持续时间、免疫状况、有无合并 HIV 或 HBV 感染、酗酒以及接触有毒物质等相关。上述因素以及糖尿病等均可促进 HCC 发生。40 岁以下人群及女性感染 HCV 后自发清除病毒率较高。

（二）丙型肝炎的临床表现　潜伏期15～180 d，平均50 d左右。潜伏期可因感染病毒量和感染方式不同有所不同。感染HCV后仅15%短期内病毒被清除，疾病自行痊愈，其余绝大部分发展成慢性肝炎。极少数病例表现为无症状HCV携带状态，主要见于免疫缺陷患者。

1. 急性丙型肝炎：多数为无黄疸型肝炎，起病较缓慢，一般无发热，消化道症状较轻，伴ALT异常。少数为黄疸型肝炎，7%的患者可有发热，黄疸呈轻度或中度。急性丙肝中15%为急性自限性肝炎，在急性期ALT升高或伴有黄疸，HCV-RNA阳性和抗-HCV阳性，经1～3个月黄疸消退，ALT恢复正常，常在ALT恢复前HCV-RNA阴转，因病毒持续阴性，抗HCV滴度也逐渐降低。有85%的急性丙肝发展为慢性持续性感染。

2. 慢性丙型肝炎：急性丙肝后HCV-RNA持续阳性伴ALT异常者，病程超过6个月为慢性丙肝。在慢性丙肝中，仅少数患者能自行清除病毒而自限，大部分患者为慢性持续性感染。慢性丙型肝炎患者多数很少或无明显临床表现，其症状多为非特异性、轻度、间歇性症状。常见乏力、食欲缺乏、恶心、右上腹痛和尿色变深等。一般在数十年后才出现明显的临床表现，多已发展成肝硬化。

3. 重型肝炎：少数丙肝表现为急性重型肝炎，但多数为亚急性过程。其临床特征为黄疸进行性加深，肝脏缩小、出血、中毒性鼓肠、腹水、肝肾综合征、肝性脑病等，与乙肝不同的是乙肝因宿主免疫因素增强病毒滴度可下降，而丙肝所致的肝衰竭HCV仍处于高复制状态。

4. HCV感染的肝外表现：少数患者可有肝外表现，主要有冷球蛋白血症、肾小球肾炎、淋巴组织增生紊乱、斯耶格伦综合征等，此外还有甲状腺疾病（常与IFN治疗有关）、糖尿病、迟发性皮肤卟啉症等。其中冷球蛋白血症患者HCV感染率可高达50%～90%。本病常见女性多系统综合征，其特征为关节痛、脉管炎、紫癜、神经病变和肾小球肾炎。可有肝脾肿大，ALT轻度升高，但肝组织学呈进行性损害。肾小球肾炎以膜性坏死性肾小球肾炎多见，在HCV感染者中占10%～20%，临床多见蛋白尿、血尿、多数患者有轻度肾功能不全。

5. HCV与HBV重叠感染：急性HCV和HBV混合感染可见于大

量输血后,患者可出现抗-HCV 和 HCV-RNA 阳性,抗 HBc-IGM 阳性伴低水平的 HBsAg,HBeAg 和 HBV-DNA 可为阴性,提示 HCV 可干扰 HBV 复制。慢性乙肝重叠感染 HCV,在我国慢性乙肝中抗 HCV 阳性约占 2% ~5%,在重症肝炎中约占 1/3,HBV/HCV 重叠感染的重型肝炎较单纯乙肝重型肝炎为重,重叠感染可加重肝脏损害。

五、实验室检查

(一)病原学检查　HCV 感染的特异性检查包括抗 HCV 和 HCV-RNA 两大类。

1. 抗 HCV 的检测:主要用 ELISA 法。检测的主要是 IgG 抗体,出现较晚,于发病后 4 ~32 周(平均 15 周)方可测出,故不利于早期诊断,只能说明有过感染。患者出现症状时,仅 50% ~70% 阳性,感染后 3 个月,检出率可达 90%。近年有检测 IgM 抗体的试剂,但其意义并未能得到肯定。

2. HCV-RNA 的检测:HCV 感染早期,血清 HCV-RNA 比抗 HCV 早出现数周,只有 HCV 病毒血症时,血清 HCV-RNA 方呈阳性。HCV 感染者血清病毒数量很少,应用反转录聚合酶链反应(RT-PCR)或套式聚合酶链反应(nested—PCR)技术检测血清 HCV-RNA,具有敏感性高、有助于早期诊断及判断传染性的优点,缺点是易污染而出现假阳性。HCV 核酸扩增荧光检测(荧光 RT-PCR)试剂盒可用于 HCV-RNA 定量检测,对了解患者血清 HCV 复制水平、评价抗病毒药物疗效、血液安全性筛查中发现 HCV 感染的窗口期等方面均有重要意义。

3. HCV 基因分型:可把 HCV 分为 1 ~6 基因型和若干亚型,可作为追踪传染源和判断干扰素疗效的参考指标。

(二)生化学检查　感染后 15 ~150 d(平均 50 d)血清 ALT 升高,反复波动或持续升高,但也有 ALT 始终正常。对评价肝病严重程度有局限性。

(三)肝纤维化的检测　目前有多种非侵入性试验监测慢性 HCV 感染者是否出现肝纤维化。包括与肝脏相关的生化学检查、血小板计数、PT 等,也有纤维化特异性的血清标志物的监测,如 HA、LN 等。但没有任何一种单一检测能对肝纤维化所处的阶段进行评估。

（四）肝脏活检　为诊断肝纤维化和评估肝组织学改变提供了重要依据。汇管区淋巴细胞的聚集是丙型肝炎病毒感染的主要特征，点灶样肝细胞坏死和不同程度的炎症、胆管损伤、肝脂肪变性是丙肝较为常见的特征。

（五）检测抗 GOR 抗体　目前认为抗 GOR 是 HCV 感染时特有的自身抗体。血清抗 GOR 阳性率在 HCV 所致肝炎、肝硬化和肝癌中分别为 80%、65% 和 65%。其意义在于若抗 GOR 阳性伴抗核抗体、平滑肌抗体阳性提示为 HCV 诱发的免疫性肝炎。

六、诊断

除参考流行病学资料、临床特点及常规实验室检查外，主要依靠特异血清病原学进行确诊。HCV 感染与 HBV 感染特征区别，见表 3-19。

表 3-19　HCV 感染与 HBV 感染的临床特征比较

	HCV 感染	HBV 感染
潜伏期	15～180 d	45～160 d
病毒血症水平	低，10^2～10^4 copies/mL	高，10^5～10^8 copies/mL
发病机制	病毒直接致病与免疫损伤	免疫损伤
肝脏病理	损伤较轻，以脂肪变性多见	损伤较重，炎细胞浸润和坏死显著
活动期血清 ALT 水平	低，常 <300 IU/L	高，常 >400 IU/L
黄疸	发生率低，且多 <50.5 μmol/L	发生率高，且常 >50.5 μmol/L
重症肝炎发生率	极为少见，且多合并其他肝炎病毒感染	常见
成人感染慢性化	发生率 >60%	发生率约 10%
合并自身免疫现象	常见	少见
肝硬化发生率	高，可达 20% 以上	较低，2%～7%
肝癌发生率	高，约 3%	低，约 0.5～2%
重复感染	自愈后可感染	自愈后可获得较持久免疫

七、治疗

血清 HCV-RNA 阳性的急、慢性丙型肝炎患者需要抗病毒治疗。

(一)抗病毒治疗的目标　最大限度的清除或持续抑制体内的 HCV,以改善或减轻肝损害、阻止进展为肝硬化、肝衰竭或 HCC,并提高患者的生活质量。

(二)抗病毒治疗应答的类型　依据所观察的指标不同,可分为生化学应答、病毒学应答及组织学应答。

1. 生化学应答:ALT 和 AST 恢复正常。

2. 病毒学应答

(1)早期病毒学应答(EVR):指治疗 12 周时血清 HCV-RNA 定性检测阴性(或定量检测小于最低检测限),或定量检测降低 2 个对数级(Log)以上。有早期 EVR 者易获得 SVR,无 EVR 者不易获得 SVR,因此 EVR 可作为预测 SVR 的指标。

(2)治疗结束时病毒学应答(ETVR):即治疗结束时定性检测 HCV-RNA 为阴性(或定量检测小于最低检测限)。

(3)SVR:即治疗结束至少随访 24 周时,定性检测 HCV-RNA 阴性(或定量检测小于最低检测限)。

(4)无应答(NR):指从未获得 EVR、ETVR 及 SVR 者。

(5)复发(relapse):指治疗结束时为定性检测 HCV-RNA 为阴性(或定量检测小于最低检测限),但停药后 HCV-RNA 又变为阳性。

(6)治疗中反弹(breakthrough):治疗期间曾有 HCV-RNA 载量降低或阴转,但尚未停药即出现 HCV-RNA 载量上升或阳转。

3. 组织学应答:是指肝组织病理学炎症坏死和纤维化的改善情况,可采用国内外通用的肝组织分级(炎症坏死程度)、分期(纤维化程度)或半定量计分系统来评价。

(三)抗病毒治疗方案

1. 急性丙肝的治疗:IFNα 治疗能显著降低急性丙型肝炎的慢性化率,因此,如检测到 HCV-RNA 阳性,即应开始抗病毒治疗。目前对急性丙型肝炎治疗尚无统一方案,建议给予普通 IFNα 3MU,隔日

1 次肌肉或皮下注射，疗程为 24 周，应同时服用利巴韦林 800～1 000 mg/d。

2. 慢性丙肝的治疗：目前国际上一致认为 α-干扰素（IFN-α）联合利巴韦林是治疗慢性丙型肝炎抗病毒治疗的最佳方案，尤其是聚乙二醇干扰素（PEG-IFN）联合利巴韦林，可以使 60%～70% 的患者取得持续病毒学应答（SVR）。

HCV-RNA 定量 $\geqslant 2\times10^6$ 拷贝/ mL 者，可选用下列方案之一：

（1）PEG-IFN-α 联合利巴韦林治疗方案：PEG-IFNα-2a 180 μg，每周 1 次皮下注射，联合口服利巴韦林 900 mg/d，至 12 周时检测 HCV-RNA：①如 HCV-RNA 下降幅度 <2 个对数级，则考虑停药。②如 HCV-RNA 定性检测为阴转，或低于定量法的最低检测限，继续治疗至 48 周。③如 HCV-RNA 未转阴，但下降≥2 个对数级，则继续治疗到 24 周。

如 24 周时 HCV-RNA 转阴，可继续治疗到 48 周；如果 24 周时仍未转阴，则停药观察。

（2）普通 IFN-α 联合利巴韦林治疗方案：IFN-α 3MU-5MU，隔日 1 次肌肉或皮下注射，联合口服利巴韦林 900 mg/d，建议治疗 48 周。

（3）不能耐受利巴韦林不良反应者治疗方案：可单用普通 IFN-α、复合 IFN 或 PEG-IFN，方法同上。

3. 对于治疗后复发或无应答患者的治疗：对于初次单用 IFN-α 治疗后复发的患者，采用 PEG-IFNα-2a 或普通 IFN-α 联合利巴韦林再次治疗，可获得较高 SVR 率（47%～60%）；对于初次单用 IFN-α 无应答的患者，采用普通 IFN-α 或 PEG-IFNα-2a 联合利巴韦林再次治疗，其 SVR 率较低（分别为 12%～15% 和 34%～40%）。对于初次应用普通 IFN-α 和利巴韦林联合疗法无应答或复发的患者，可试用 PEG-IFNα-2a 与利巴韦林联合疗法。

4. 丙型肝炎肝硬化

（1）代偿期肝硬化（Child—Pugh A 级）患者，尽管对治疗的耐受性和效果有所降低，但为使病情稳定、延缓或阻止肝衰竭和 HCC 等并发症的发生，建议在严密观察下给予抗病毒治疗。

(2)失代偿期肝硬化患者,多难以耐受 IFNα 治疗的不良反应,有条件者应行肝脏移植术。

(四)影响抗病毒疗效的因素　慢性丙型肝炎抗病毒疗效应答受多种因素的影响,下列因素有利于取得 SVR:①HCV 基因型 2、3 型;②病毒水平 $<2\times10^6$ 拷贝/mL;③年龄 <40 岁;④女性;⑤感染 HCV 时间短;⑥肝脏纤维化程度轻;⑦对治疗的依从性好;⑧无明显肥胖者;⑨无合并 HBV 及 HIV 感染者;⑩治疗方法:以 PEG-IFNα 与利巴韦林联合治疗为最佳。

(五)抗病毒治疗的不良反应及处理

1. IFNα 的主要不良反应

(1)流感样症候群:通常在注射后 2~4 h 发生,表现为发热、寒战、头痛、肌肉酸痛、乏力等,可给予解热镇痛剂等对症处理。随疗程进展,此类症状逐渐减轻或消失。

(2)骨髓抑制:主要表现为外周血白细胞和血小板减少,一般停药后可自行恢复。如中性粒细胞绝对数 $\leqslant 0.75\times10^9$/L,血小板 $<50\times10^9$/L,应降低 IFN-α 剂量;1~2 周后复查,如恢复,则逐渐增加至原量。如粒细胞绝对数 $\leqslant 0.50\times10^9$/L,血小板 $<30\times10^9$/L,则应停药。对于中性粒细胞明显降低者,可用粒细胞集落刺激因子(G-CSF)或粒细胞巨噬细胞集落刺激因子(GM-CSF)治疗。

(3)神经精神症状:如焦虑、抑郁、兴奋、易怒和精神病。使用 IFN-α 前应评估患者的精神状况,治疗过程中也要密切观察。对症状严重者,应及时停用 IFN-α。

(4)诱发自身免疫性疾病:如甲状腺疾病(甲状腺功能减退或亢进)、糖尿病、血小板减少性紫癜、溶血性贫血、银屑病、白斑、类风湿性关节炎和系统性红斑狼疮样综合征等,严重者应停药。

(5)其他:失眠、轻度皮疹、脱发,视病情可不停药。出现少见的不良反应:如肾病综合征、间质性肺炎和心率失常等时应停药观察。

2. 利巴韦林最常见的不良反应是轻度溶血性贫血,常发生在治疗后 2 个月内,须定期做血液学检测,包括血红蛋白、红细胞计数和网织红细胞计数。在肾功能不全者可引起严重溶血,应禁用利巴韦林。当 Hb 降至≤100 g/L 时应减量;Hb≤80 g/L 时应停药。男女患者在治疗期间及停药后 6 个月内均应采取避孕措施。

并非所有患者均出现上述不良反应,且持续时间也有所不同,干扰素的主要不良反应,部分患者约持续一周左右。

(六)特殊丙型肝炎患者的治疗

1. 小儿和老年人:有关小儿慢性丙型肝炎的治疗经验尚不充分。65 岁或 70 岁以上的老年患者原则上也应进行抗病毒治疗,但一般对治疗的耐受性较差者应根据其意愿及基础病等因素全面衡量。

2. 酗酒及吸毒者:慢性酒精中毒及吸毒可能促进 HCV 复制,加剧肝损害,因此,治疗丙型肝炎必须同时戒酒及戒毒。

3. 合并 HBV 或 HIV 感染者:对于 HCV-RNA 阳性/HBV-DNA 阴性者,先给予抗 HCV 治疗;对于两种病毒均呈活动性复制者,建议首先以 IFN-α 加利巴韦林清除 HCV,对于治疗后 HBV-DNA 仍持续阳性者可再给予抗 HBV 治疗。对此类患者的治疗尚需进行深入研究,以确定最佳治疗方案。

合并 HIV 感染也可加速慢性丙型肝炎的进展,抗 HCV 治疗主要取决于患者的 CD_4^+ 细胞计数和肝组织的纤维化分期。免疫功能正常、尚无即刻进行高活性反转录病毒治疗(HAART)指征者,应首先治疗 HCV 感染;正在接受 HAART 治疗、肝纤维化呈 S2 或 S3 的患者,须同时给予抗 HCV 治疗;但要特别注意观察利巴韦林与抗 HIV 核苷类似物相互作用的可能性,包括乳酸酸中毒等。对于严重免疫抑制者(CD_4^+ 阳性淋巴细胞 $<2\times10^8$/L),应首先给抗 HIV 治疗,待免疫功能重建后,再考虑抗 HCV 治疗。

4. 慢性肾衰竭:对于慢性丙型肝炎伴有肾衰竭且未接受透析者,不应进行抗病毒治疗。已接受透析且组织病理学上尚无肝硬化的患者(特别是准备行肾移植的患者),可单用 IFN-α 治疗(应注意在透析后给药),一般不应用利巴韦林联合治疗。

(七)目有正在研制新的抗 HCV 药物,如新的三氮唑核苷类制剂、HCV 蛋白酶抑制剂、HCV 解旋酶抑制剂、HCV-NS5B-RNA 聚合酶抑制剂;基因治疗如免疫核糖核酸 iRNA、反义核酸、核酶 ribozyme

等。这些新的药物和治疗方法，尚在实验或临床研究阶段。

八、预防

目前最主要的是对献血员及血制品应用检测，保证血液及其制品的质量。避免注射毒品及医源性传播。丙肝疫苗正在研究中。

丁型肝炎

丁型肝炎（hepatitis D）是由丁型肝炎病毒（hepatitis D virus, HDV）与 HBV 共同感染所引起的肝炎。HDV 是具有高度传染性的缺陷病毒，与 HBV 协同或重叠感染，可使病情加重、慢性化，进而发展成肝硬化。

一、病原学

HDV 发现于 1977 年，1983 年国际会议正式命名，是一种缺陷 RNA 病毒，颗粒呈球形，直径为 35～37 nm，其外壳为乙肝病毒的表面抗原（HBsAg），核心为丁型肝炎抗原（HDAg），内含单股环状 RNA。HBV 等嗜肝病毒为其提供 HBsAg 外壳，才能装配完整的 HD 病毒颗粒。因此 HDV 和 HBV 呈混合感染。基因组是目前发现的最小病毒基因组。

HDV-RNA 的复制过程比较特殊。其环状基因组 RNA 以滚环机制进行拷贝。

二、流行病学

丁型肝炎呈全球性分布，意大利是 HDV 感染的发现地。我国各地 HBsAg 阳性者中 HDV 感染率为 0%～32%，慢性乙型肝炎重度和重型肝炎患者 HDV 感染率明显高于无症状慢性 HBsAg 携带者。

（一）传染源　急性和慢性丁型肝炎患者和 HDV 及 HBV 携带者。

（二）传播途径　与乙肝相似，可通过血液及血制品、注射（包括静脉吸毒）、密切生活接触、不安全性行为和母婴垂直传播。

（三）易感人群 HDV 感染分两种类型

1. HDV/HBV 同时感染，感染对象是正常人群或未受 HBV 感染的人群。

2. HDV/HBV 重叠感染，感染对象是已受 HBV 感染的人群，包括无症状慢性 HBsAg 携带者和乙型肝炎病人。

三、发病机制与病理改变

HDV 可能借助前 S1 和前 S2 蛋白，通过类似 HBV 机制感染肝细胞。目前认为 HDV 对肝细胞有直接致病作用，其机制为 HDV-RNA 竞争性地借助宿主肝细胞某些酶类进行复制，同时也干扰宿主肝细胞蛋白质的合成加工，均可使肝细胞代谢障碍而导致病变。另外也与免疫反应有关，在 HDV 与 HBV 重叠感染时，也有无明显肝脏病变者及无症状携带者，肝组织门管区炎症反应、CD_8^+细胞为主的淋巴细胞浸润和伸入肝细胞现象比乙肝更常见。HDAg 可能是最易受免疫反应攻击的靶抗原，因此其发病机制很可能既有 HDV 的直接致病作用参与，也有宿主免疫反应介导。

HDV 感染本身是否能引起独特的病理变化，目前尚无定论。多数学者认为丁型肝炎的肝组织以嗜酸性变及小泡状脂肪变性为特点，伴以肝细胞水肿、炎症细胞浸润及汇管区炎症反应。在重型肝炎，除大块肝坏死外，可见残留肝细胞小泡状脂肪变性、假胆管样肝细胞再生及汇管区炎症更加明显。

四、临床表现及分型

HDV 感染一般只发生在 HBV 感染患者中，因而其临床表现部分取决于 HBV 感染状态。潜伏期 4～20 周，可表现为急性肝炎、慢性肝炎、肝硬化、暴发型肝炎及终末期肝病等与 HBV 感染类似的临床现象，很难与单独乙肝相区别。

（一）协同感染（co-infection） HDV 与 HBV 同时感染时多与急性自限性乙型肝炎相似，多数为急性黄疸型肝炎。因两种病毒潜伏期不同，部分病例在病程中可先后发生两次肝功能损害。整个病程较短，HBV/HDV 两种病毒可相互影响，HDV 出现后可抑制 HBV 的复制，致 HBV 减少，而 HDV 感染又可随 HBV 感染的消失而终止，促使丁型肝炎病情恢复，故多数同时感染病例病程较短，预后良好。极少数病例由于双重病毒感染，加重肝损害的程度，可出现重型肝炎。

（二）重叠感染（super-infection）　在慢性 HBV 感染的基础上发生 HDV 感染，临床表现轻重不一，复杂多样。

1. 急性肝炎样丁型肝炎：在无症状慢性 HBV 感染的基础上重叠感染 HDV 后，最常见的临床表现为急性肝炎样发作，但病情常较单纯 HBV 感染时为重，血清 ALT 及胆红素可持续升高达数月之久，在 HDV 感染期间，血清 HBsAg 常可下降，甚至转阴，有时可使 HBsAg 携带状态终止。

2. 慢性丁型肝炎：无症状慢性 HBV 感染者重叠感染 HDV 后，更易发展为慢性肝炎，且其肝硬化发展的进程加速，如原有慢性乙型肝炎基础，则可表现为慢性肝炎急性发作和恶化，甚至可发展为重型肝炎，导致肝衰竭。近年来在病理诊断为原发性肝癌的患者中，HDV 标志阳性者可达 11% ~22%，故丁型肝炎与原发性肝癌的关系亦不容忽视。

（三）暴发型丁型肝炎　在慢性 HBV 感染的基础上重叠感染 HDV 时，可使原有慢性乙型肝炎病情加重，极易发展成急性或亚急性重型肝炎。有些慢性乙型肝炎患者，病情本来相对稳定或进展缓慢，血清 HDV 感染标志转阳，临床状况可突然恶化，继而发生肝衰竭，甚至死亡。

HDV 与 HBV 同时感染和重叠感染临床表现的区别，见表 3 - 20。

表 3 - 20　HDV 与 HBV 同时感染和重叠感染临床表现的区别

	同时感染	重叠感染
潜伏期	6 ~ 12 周	3 ~ 4 周
临床特点	急性肝炎，可在病程中先后两次发生黄疸及肝功能损害	“急性”肝炎和易发生重型肝炎
慢性化	很少形成慢性 HDV 携带者及慢性肝炎	颇易慢性化，形成慢性活动性肝炎和肝硬化者较多
血清学标志		
抗-HDV-IgM	阳性，持续时间短	阳性，慢性感染持续存在
抗-HDV-IgG	反应较弱，亦可持久	阳性，水平高，持续时间长，尤其慢性化时

五、实验室检查

（一）病原学检查　HDV 的特异性诊断方法。

1. HDAg：用免疫酶法或放射免疫法检测，有助于早期诊断，慢性感染时，因 HDAg 多以免疫复合物形式存在，需用免疫印迹法分离 HDAg。

2. 血清抗-HDIgM：急性感染时出现较早，一般持续 2～20 周，可用于早期诊断；慢性感染时也呈高水平；感染终止则该抗体滴度迅速下降，连续监测可用于判断预后。

3. 血清抗-HDIgG：在急性感染时，滴度较低或阴性，慢性感染时，呈持续性高滴度，并可保持阳性水平，可以此作为慢性丁型肝炎的血清学指标。

4. HDV-RNA 的检测：RT-PCR 检测有助于 HDV 感染的早期诊断，亦可用于监测抗病毒效果。

（二）生化学及常规检查与乙肝基本类似。

六、诊断

我国是 HBV 感染高发区，应随时警惕 HDV 感染。HDV 与 HBV 同时感染所致急性丁型肝炎，仅凭临床资料不能确定病因，凡无症状的慢性 HBV 感染者突然出现急性肝炎样症状、重型肝炎样表现或迅速向慢性肝炎发展者，以及慢性乙型肝炎病情突然恶化而进展为肝衰竭者，均应想到 HDV 重叠感染。应及时进行特异性检查，以明确病因。

七、治疗

（一）协同感染　一般预后良好，多为自限性经过，与急性乙肝一样无需特殊治疗。

（二）重叠感染和慢性 HDV 感染　主要治疗慢性乙型肝炎，一旦 HBsAg 阴转，HDV 很难复制成完整病毒。但慢性乙肝目前很难达到 HBsAg 阴转。临床试用 IFN-α 抗病毒治疗（剂量与疗程和乙肝相同），可使部分患者症状改善，但停药后大部分患者均出现复发。

（三）暴发型肝炎　治疗同重型肝炎。

八、预防

对 HBV 易感者广泛接种乙肝疫苗，通过预防 HBV 感染以达到预防 HDV 感染。对已有 HBV 感染者,避免与 HDV 感染者密切接触,尽量减少输血及血制品。

戊型肝炎

戊型肝炎(hepatitis E)是由戊型肝炎病毒(HEV)所引起的以肝脏损害为主的感染性疾病。通过粪-口途径传播,散发或流行。

一、病原学

(一)HEV 的病毒学特征　HEV 为十二面对称体圆球状颗粒,无包膜,直径为 27～34 nm,平均为 32 nm。HEV 不稳定,对高盐、氯仿、氯化铯敏感。在碱性环境中较稳定,在镁和锰离子存在下可保持其完整性。HEV 可感染食蟹猴、恒河猴、非洲绿猴、黑猩猩、须狨猴、猬毛猴等。我国用 HEV 试验感染国产猕猴也获成功,并可传代。

(二)HEV 基因组　HEV 基因组为单股正链 RNA,由 5'端非结构区(NS)和 3'端结构区(S)组成,在 5'端有 5'非编码区(5'-NCR),3'端有 3'非编码区(3'-NCR),具有多聚腺苷(poly A)尾状结构,含有 3 个 ORF。5'-NCR 可能在病毒的基因转录和表达中起作用。ORF1 编码产物为多种非结构蛋白,包括病毒螺旋酶和 RNA 指导的 RNA 多聚酶;ORF2 编码产物主要是病毒衣壳蛋白和信号肽序列;ORF3 编码产物主要是病毒型特异性免疫反应抗原。HEV 至少有 7 个基因型。

二、流行病学

戊肝主要流行于亚洲、非洲和中美洲等一些发展中国家,在发达国家仅有散发病例报道,多为到戊型肝炎地方性流行地区旅游或探亲者。我国各省自治区均有报道。流行常有明显季节型,多发生于雨季或洪水后;散发则无明显季节高峰。发病主要见于青壮年。

(一)传染源　戊肝的传染源主要为潜伏期末和急性期病人。最近从猪、羊及大鼠等动物血清也检测到 HEV,但是否可作为传染源还需进一步证实。

（二）传播途径　HEV 主要经水传播，迄今报道的戊肝大流行，多由水源污染所致；也可因食物污染传播，有聚餐而造成暴发的报道；也可由日常生活接触传播，但发病率较甲肝明显要低。

（三）易感人群　人类对 HEV 普遍易感，但青壮年发病率高，小儿和老人发病率较低，可能与小儿感染后多呈隐性感染有关。男性发病率一般高于女性，男女发病率之比为 1.3∶1 ~ 3∶1。孕妇感染后病情较重，病死率较高。病后会有一定的免疫力，但免疫持续时间较短，因此，即使年幼时感染戊肝病毒后获得一定免疫力，到青壮年时期免疫力下降，可再次感染而发病。

三、发病机制与病理改变

戊型肝炎的发病机制目前尚不清楚，动物实验表明，主要为 HEV 诱发的细胞免疫反应介导的肝细胞溶解。HEV 经口感染、由肠道侵入肝脏复制，于潜伏期末及发病急性期自粪便排出病毒。

戊型肝炎的病理改变同其他嗜肝病毒性肝炎，其主要为门脉区炎症，库普弗细胞增生，细胞气球样变和形成双核，胞浆和毛细胆管胆汁淤积。肝细胞坏死可表现为灶状或小片状至亚大面积或大面积坏死，门脉周围区尤为严重。本病康复后，肝组织病理学改变可恢复正常。

四、临床表现及分型

潜伏期 10 ~ 60 d，平均 40 d。人感染 HEV 后，可表现为临床型和隐性感染；临床型戊肝可表现为急性黄疸型、急性无黄疸型和重型肝炎。

（一）急性黄疸型戊型肝炎　与甲型肝炎一样，可分为黄疸前期、黄疸期和恢复期。

1. 黄疸前期：起病急，有发热、畏寒、咳嗽、鼻塞、头痛等上呼吸道感染症状，伴有全身乏力，继而出现上消化道症状如食欲缺乏、厌油、恶心、呕吐、上腹部不适、肝区疼、腹胀、腹泻等。部分病人可有肝脏轻度肿大、触痛和叩击痛，尿色逐渐加深。黄疸前期持续数天至半月，平均为 10 d，然后进入黄疸期。

2. 黄疸期：进入黄疸期后，尿色逐渐加深，大便变浅，皮肤巩膜黄染，肝脏肿大，有压痛和叩击痛，部分病人有脾大，此期持续 2 ~ 4 周。

与甲型肝炎不同的是:黄疸前期出现的各种症状尤其是消化道症状持续至黄疸出现后 4 ~5 d 方可缓解。

3. 恢复期一般为 2 ~3 周,少数可达 4 周。

(二)急性无黄疸型戊型肝炎　临床表现相对较轻,部分患者无临床症状,呈亚临床型。黄疸型与无黄疸型之比为 1∶5 ~10。

(三)重型戊型肝炎　戊肝为自限性疾病,一般预后良好,而部分患者,尤其见于孕妇和原为慢性 HBV 携带者或老年人,可进展为重型肝炎。孕妇感染 HEV 后易发展成暴发型肝炎,其病死率达 10% ~20%。我国曾调查 379 例孕妇戊型肝炎,妊娠早、中、晚期孕妇的病死率分别为 1.5%、8.5% 和 21%。此外,孕妇感染 HEV 后常发生流产和死胎。其原因可能与血清免疫球蛋白水平低下有关。老年急性病毒性肝炎以戊型肝炎较多见,其特点是黄疸发生率高,黄疸较深,持续时间较长;淤胆型较多见;并发病较多;重型肝炎比例高;预后较差。

五、实验室检查

(一)免疫学检测

1. 血清抗 HEV 抗体:抗 HEV-IgM 阳性有助于急性戊型肝炎诊断。由于急性戊肝发病早期即可出现抗 HEV-IgG,且持续时间相对较短,因此,目前把抗 HEV-IgG 的动态变化可作为急性戊型肝炎的诊断指标。一般该抗体发病第 2 d 即阳转,至发病后第 2 周达高峰,于发病后 3 个月逐渐阴转,至 1 年时仅不足 30% 患者仍为阳性。因此,如急性期抗 HEV-IgG 水平较高,在 1∶40 以上,呈动态变化(由低水平到高水平,或由高水平到低水平,或阴转),可以诊断是急性 HEV 感染。

2. 免疫电镜检测粪便中的 HEV 抗原。

3. RT-PCR 检测血清或粪便中 HEV-RNA,可以用于确诊。

(二)血清生化学及血象检查,同甲型肝炎。

六、诊断

根据流行病学资料、临床表现和实验室检查可作诊断参考,特异性病原学检查是确诊的依据。急性黄疸型戊型肝炎,黄疸持续时间较长,特别是老年戊肝、孕妇戊肝、慢性乙肝基础上合并戊肝病毒感染,重型肝炎发病率高,孕妇可发生流产、死胎等。

七、治疗

戊肝亦为自限性疾病,不需特殊治疗,主要是对症及支持治疗(同甲肝)。无需抗病毒治疗。

八、预防

主要的预防策略是以切断传播途径为主的综合性预防措施,包括保护水源,防止水源被粪便污染,保证安全用水;加强食品卫生和个人卫生;改善卫生设施,提高环境卫生水平。目前国内外尚没有被正式批准的戊肝疫苗。

TTV 病毒感染

目前,除已明确的甲、乙、丙、丁、戊、庚型肝炎的实验室诊断方法进行病原学分型外,不明原因的肝炎仍占大约 10% ~20%。1997 年日本学者 Nishizawa 等应用代表性差异分析(RDN)技术,在 1 例非甲至非庚病因不明的输血后肝炎患者血清中克隆到 500 碱基长的 DNA 片断,该病毒克隆称为 N22。根据患者的名字 TT 将其命名为 TTV,而 TTV 又恰是输血传播的病毒(transfusion-transmitted virus)的缩写。

一、生物学特性

TTV 系由 3852 个核苷酸组成,是一个 3.7kb 无包膜的单股环状 DNA 病毒。含有两个编码病毒蛋白的开放阅读框架(ORF),ORF1 位于该基因组的 589 ~2898 位核苷酸,编码 770 个氨基酸,ORF2 位于 107 ~712 位核苷酸,编码 202 个氨基酸,属非结构蛋白。另有研究表明,ORF3 和 ORF4 为最近报道的两个开放读框,各自编码一个联系蛋白。现已发现 TTV 有 6 个基因型。另外 ORF1 的中部还存在 3 个高变区,此处的核苷酸序列高度变异,这可能与 TTV 是细小病毒科病毒更为相似,将 TTV 列为单独一个病毒科——圆环病毒科,是人类第一个圆环病毒。

二、流行病学

流行病学研究已证明,TTV 不但可通过血液、肠道传播,也可经非肠道途径传播。一般人群的阳性率为 7.8%,正常献血员为 5% ~

14.7%，血清 ALT 异常的献血员阳性率可达 31%，在非甲至非庚型肝炎患者 TTV 阳性率为 46.8%。也有研究报道，从 TTV 感染者的咽部检出高浓度 TTV-DNA，故可认为 TTV 可经口或飞沫传播。另外，通过对哺乳期与母婴传播率的研究表明，两者具有明确的相关性，尤其哺乳六个月以上时婴儿均可感染。TTV 的分布非常广泛，人群中携带病毒者较常见，并可与 HAV、HBV、HCV 伴随感染。而血友病、血透患者、静脉吸毒者和非甲至非庚型肝炎患者是 TTV 感染的高危人群。

三、致病性研究

TTV 的致病性目前尚有争论。部分学者认为 TTV 与 HGV 相似，在人群中广泛存在，并无明显致病性。也有学者认为 TTV 可能是非甲至非庚型肝炎病原之一，可引起急性、慢性和重型肝炎。近年多数学者认为，TTV 与肝炎的相关性不大，即使有关，也远比乙肝、丙肝引起的肝炎轻微。国内有研究表明，TTV 的阳性率无论是在肝炎、肝癌患者、健康体检者还是献血员的阳性率均在 20% ~30% 左右；在急、慢性肝炎患者中，TTV 阳性率都在 25% 左右，均未见明显差异，只在重型肝炎略高为 34% 左右，可能与治疗输血有关。另外在绝大多数 TTV 阳性肝炎病例中，均无明显的肝损伤的生化或组织学依据，因而认为 TTV 在人类无明显的疾病相关性。

四、检测方法

目前国内外 TTV 检测的主要方法是 PCR，ELISA 方法检测 TTV 抗体正在研究中。也有人探索利用斑点杂交的方法。PCR 方法与斑点杂交方法比较，前者灵敏性高，后者特异性高，把二者结合起来不失为一个理想的方法。利用 PCR 法检测 TTV-DNA，引物的设计是重要的影响因素。另外 TTV 在血清中的滴度远低于 HBV 和 HCV，为提高检测的敏感性必须优化核苷提取的办法并采用两次 PCR。

五、治疗

TTV 感染目前尚无针对病因的特效药物治疗。国外有报道，对 TTV 感染者用拉米夫定治疗，一年后有 6% 血清 TTV-DNA 阴转，治疗 30 个月，仍有 94% 的感染者 TTV-DNA 阳性，提示 TTV 对拉米夫丁的治疗不敏感。也有报道疗程持续 5 年，有 88.1% 的患者 TTV-DNA 阴转。对干扰素治疗效果各家结论不一，报道较少。

关于TTV的研究，在诸多方面尚未完全阐明，还有待于今后更广泛更深入的研究。

（王　怡）

婴儿肝炎综合征

婴儿肝炎综合征（infantile hepatitis syndrome，IHS）是指一组于婴儿期（包括新生儿）起病、伴有血清胆红素升高、病理性肝脏肿大和肝功能损害的临床症候群。其病因复杂，临床表现不一，如能查出病因，即按原发病因诊断。

一、病因

（一）感染

1. 病毒感染

（1）巨细胞病毒（CMV）：是婴儿肝炎综合征的主要病原。国内文献报道，CMV检测阳性率占婴儿肝炎综合征的40%～80%，CMV可通过胎盘宫内感染，或在分娩时或出生后感染胎儿。其感染后出现临床症状较早。宫内感染者除黄疸，肝、脾肿大，肝功能异常外，还可出现中枢神经系统症状如脑炎、小头畸形等，还可并发肺部感染，出现血小板减少性紫癜等。

（2）肝炎病毒：甲、乙、丙、丁及戊型肝炎病毒都可引起婴儿肝炎综合征。但HBV感染是婴儿肝炎综合征的重要病原，其检测阳性率占婴儿肝炎综合征的20%左右。我国为HBV感染高发区，正常人群包括孕妇中HBV感染率与携带率较高，婴儿可通过宫内传播、分娩过程中传播以及出生后与HBV感染母亲密切的生活接触传播。还有部分婴儿由于输注被HBV污染的血制品感染。

（3）风疹病毒：一般在妊娠早期感染胎儿，造成先天性风疹综合征，其中20%的患儿可有肝炎，在出生后1～2 d内出现黄疸，肝、脾肿大，肝功能异常，偶尔可引起胆道闭锁。除肝脏症状外，常伴有先天性心脏病、先天性白内障、耳聋、血小板减少性紫癜等。

(4)EB 病毒感染:临床上表现为传染性单核细胞增多症。常累及肝脏、骨髓、脑、淋巴结、肺等,表现为急性肝炎、血小板减少症、溶血性贫血和脑膜炎等。

(5)肠道病毒、柯萨奇病毒和埃可病毒:可通过胎盘感染或出生后感染,可伴有皮疹、脑膜炎、全身严重感染甚至可引起暴发性肝功能衰竭。

(6)单纯疱疹病毒、流感病毒、麻疹病毒、水痘病毒、HIV 等:均可通过胎盘或出生后感染引起婴儿肝炎症状。

2. 细菌感染:常见的有葡萄球菌、大肠杆菌、沙门菌、链球菌、李斯特菌、志贺菌等。起病急,有原发感染的一些症状、体征。局部感染如肝脓肿伴肝炎症状,脓肿周围肝细胞受到损害,引起肝炎的症状、体征。

3. 其他病原体感染:包括弓形虫、疟原虫、梅毒螺旋体等,弓形虫感染是国外婴儿肝炎综合征的重要病原,国内流行病学调查,弓形虫感染的比例占到婴儿肝炎综合征的 10% ~20%。可通过宫内感染,出生后除出现肝炎的症状外,可有小头畸形、巨颅、脑膜脑炎等。

(二)遗传性代谢异常

1. 糖代谢障碍

(1)遗传性果糖不耐受症:除肝炎症状外,显著特点是在喂食加蔗糖的乳制品后,出现低血糖,有出血倾向,生后发育迟缓、呕吐、食欲缺乏、尿糖和高氨基酸尿症,摄入果糖即产生果糖尿。

(2)半乳糖血症:出生时即有呕吐、生长发育障碍、出血倾向和伴有败血症,可有精神发育异常、白内障,晚期进展为肝硬化。

(3)糖原累积病:是由于酶缺陷而造成糖原累积异常的一种常染色体隐性遗传疾病。依其所缺陷的酶可分为 13 型。与婴儿肝炎综合征有关的有Ⅰ、Ⅲ、Ⅳ型,各型临床表现不一,可有肝大、低血糖、生长发育障碍等。

2. 氨基酸代谢异常:遗传性酪氨酸血症,可以急性或慢性起病。急性起病在新生儿期出现症状,在 3 ~9 个月内死于急性肝功能衰竭。慢性起病则晚,主要症状为发育不良,呕吐、腹泻,食欲缺乏,肝脏肿大,腹水,水肿,黄疸等。检查有肝功能异常,血清胆红素升高,血浆蛋白偏低，贫血，血小板减少等。

3. 脂类代谢异常

（1）Woiman 病：为常染色体隐性遗传，由 Wolman 及其同事首先证实，在肝、脾、淋巴结和肾上腺广泛的胆固醇和甘油三酯的沉积，临床表现为急性和重型，主要症状为喷射性呕吐、腹泻、腹胀和生长发育障碍，一般在 6 个月内死亡。

（2）胆固醇酯累积病：为常染色体隐性遗传，呈良性经过。临床表现为肝、脾肿大，肝纤维化，门静脉高压，中等程度肝硬化等。有高胆固醇血症和高甘油三酯血症。

4. 胆汁酸代谢异常

（1）Byler 病（进行性肝内胆汁淤积症）：1 ~ 10 个月内起病，出现黄疸和皮肤瘙痒，伴有尿色加深和灰白便。可有维生素 D 缺乏症、生长发育障碍、出血倾向。血清总胆红素升高，肝功能异常，凝血酶原时间延长，血清总胆汁酸增高等，但 r-GT 往往正常。

（2）肝动脉发育不良：临床特征为慢性肝病，特殊的小脸宽额，眼距很宽，下颌骨尖呈三角脸形，伴有心血管畸形如周围性肺动脉狭窄、室间隔缺损，主动脉缩窄等，脊椎畸形、椎弓根间隙变窄、指趾骨变短、眼角膜环、视网膜色素改变、高度近视等；生长发育受阻、智力发育与性腺发育迟缓、肾功能受损。血清总胆红素、三酰甘油升高，碱性磷酸酶和 5’核苷酸酶水平明显升高，血清转氨酶轻度升高。

（3）Zellweger 综合征：又称脑-肝-肾综合征，主要临床表现为严重的肌张力降低，手指卷曲如猴爪，前额高，眉弓间距狭窄，扁平脸，吸吮和吞咽困难，精神发育迟缓，肝肿大，脾大少见，半数患者有黄疸，患儿一般于出生后 1 年内死于营养不良、肝衰竭和感染。

5. α_1-抗胰蛋白酶缺乏症：患儿通常在出生后 4 个月内出现急性肝炎伴结合性胆红素升高，但临床表现不一，部分患儿除黄疸和体重增长缓慢外，无明显其他症状；部分患儿有激惹和嗜睡，明显的体重不增，伴呕吐、张力低下、血小板减少性紫癜、凝血酶原时间延长和败血症，血清胆红素水平明显升高，黄疸持续时间长者可达 1 年以上。急性期转氨酶可升高，伴碱性磷酸酶和胆固醇升高。少数病人在新生儿期即出现肝硬化，大多数患儿到儿童期和青年期，出现肝硬化和

其他并发症如门静脉高压,出血等。肝脏病变可表现为3种类型:

(1)肝细胞损害,胆管正常。

(2)汇管区纤维化伴胆管增生,有时可出现肝硬化。

(3)胆管发育不良,轻微的肝细胞损害。

(三)肝内、外胆管发育障碍

1.先天性胆道闭锁:由于某种原因导致肝内和肝外胆管阻塞,使胆汁排泄的通道梗阻,产生一系列临床症状如进行性黄疸、无胆汁便、胆红素尿等。是发生于胎儿后期、出生后早期及新生儿期的一种进行性病变,大多数病例在初期黄疸消退后,再出现持续性黄疸并逐渐加深。一般于出生后2~3周出现黄疸,大便颜色由黄变淡,最终成为陶土色。伴皮肤瘙痒,眼睑黄斑瘤。因脂肪吸收障碍,出现脂肪泻,钙和镁吸收减少,脂溶性维生素吸收障碍,表现有出血倾向、维生素D缺乏症、夜盲、溶血性贫血。患儿生长发育落后,少数病例可发生杵状指、长期胆汁淤积,最终导致肝硬化、门静脉高压、肝衰竭。

2.先天性胆管扩张:一般在1~3岁起病,有的出生后数月内就发病。主要症状为黄疸、腹痛和腹部肿块。腹痛发作往往与进食有关,尤其进油腻食物后,禁食2~3 d后,减少了消化液的分泌可使症状缓解。肿块位于右上腹,光滑呈球形,可有囊性弹性感,在感染、疼痛发作、黄疸加深时肿块可增大。临床表现为梗阻性黄疸。

3.先天性肝内胆管扩张症:又称Caroli病,为常染色体隐性遗传,男性多见,以复发性胆管炎为主要表现。反复发作右上腹痛、发热、黄疸,发作时肝脏明显肿大,发作缓解时,肝脏可很快缩小。可伴有先天性肝纤维化、肝外胆管扩张或其他纤维囊性病,出现肝硬化、门静脉高压症状,以及肝外胆道梗阻、泌尿系感染症状。

二、发病机制

本病发病机制复杂,因病因而异。病毒感染时,病毒直接损伤或免疫损伤,导致大量肝细胞坏死和凋亡;细菌感染时,由于毒素等使肝细胞受损;代谢障碍者,常为异常的毒性代谢中间产物损害肝细胞;肝内外胆管发育障碍时,首先引起肝细胞胆汁淤积,进而影响肝细胞的营养代谢而产生病变。

三、病理改变

主要有三种表现。

（一）肝细胞坏死，巨多核细胞形成。

（二）汇管区和边缘胆小管增生。

（三）在增生的胆小管周围见到成纤维细胞活动。

四、临床表现及分型

（一）肝炎型　胃肠道症状明显，有纳差、恶心、腹胀、腹泻等症状；大便色泽较黄或正常。黄疸轻至中度，肝脏轻至中度肿大，质地偏硬或中等硬度。少数患儿表现为急性重症或亚急性重症肝炎，黄疸进行性加重，有明显的精神神经症状和出血倾向，可出现多系统功能衰竭，预后差。

（二）淤胆型　黄疸较深，持续时间较久，大便浅黄或呈白色陶土色。肝脏进行性肿大，质地中至重度坚硬。由于胆汁淤积，十二指肠胆汁量减少或缺乏，常伴有脂肪泻，脂溶性维生素吸收障碍，生长停滞及出血，可出现胆汁性肝硬化。

五、实验室检查

（一）肝功能检查　血清胆红素升高，通常以结合胆红素升高为主。血清 ALT 升高程度不一，与肝细胞损害有关。伴有胆汁淤积者，血清 γ 谷氨酰转肽酶、5' 核苷酸酶、碱性磷酸酶升高，凝血酶原时间延长。

（二）病原学检测

1. 病毒感染标志物检测：可明确病原，如为 HAV 感染则抗 HAV-IgM 阳性；血清 HBsAg、HBV-DNA 可明确有无 HBV 感染；血清抗 CMV-IgM 和血清抗 EB-IgM 检查有无 CMV 和 EB 病毒感染。新生儿因为产生 IgM 抗体的能力较弱，因而会有假阴性存在。尿液 CMV 培养，能提高阳性率。

2. 细菌培养：血培养和中段尿培养以检查有无败血症和泌尿系感染。

3. 血抗弓形虫抗体检查以发现弓形虫感染。

（三）代谢病筛查　测尿液中的还原物质和空腹血糖、半乳糖值以发现半乳糖血症、果糖不耐受症或糖原累积病。测血清 α1-AT 值

以发现 α1-AT 缺乏症。其他检查包括氨基酸、有机酸、脂肪酸代谢产物测定和酶活性测定等。

(四)影像学检查　肝脏超声、CT 或 MRI 检查或经皮胰胆管逆行造影可发现肝内胆管发育障碍。

六、诊断

凡是具备婴儿期发病、黄疸、病理性肝脏肿大和肝功能损害四大特征就可确立临床诊断。应尽可能根据流行病学资料、临床特点和各种检查做出病因诊断。

(一)发病时间　婴儿肝炎综合征多见于6个月内患儿,尤其3个月以内最多见。甲型、乙型、丙型肝炎病毒感染出现较晚。细菌感染则在新生儿及较小婴儿出现。半乳糖血症、酪氨酸血症在进食乳类后出现。果糖不耐受症在进食含果糖的食物后出现。

(二)脾脏肿大　甲型、乙型、丙型肝炎病毒感染时一般脾脏不大;CMV、风疹病毒、弓形虫感染时脾常肿大;氨基酸、碳水化合物代谢障碍(除Ⅳ型糖原累积病外)脾脏一般不肿大;肝内胆管发育异常初期脾脏亦不肿大,发生肝硬化、门静脉高压后才出现脾脏肿大。

(三)其他伴随症状　淤胆者常伴有脂溶性维生素缺乏;神经系统损害见于先天性 CMV 风疹病毒、弓形虫感染和半乳糖血症。先天性心脏病见于先天性 CMV 风疹病毒、弓形虫感染。白内障见于风疹、半乳糖血症。

七、鉴别诊断

应与先天性肝外胆道闭锁症鉴别,该症为出生后一贯排灰白色大便,黄疸进行性加深,肝脏进行性肿大,肝功能早期正常,以后出现异常,于3~4个月发现胆汁性肝硬化。

八、治疗

(一)一般治疗

1. 利胆退黄:茵栀黄注射液5~10 mL/次,加入50 mL葡萄糖液中,静脉点滴,1次/d;大黄0.5 g/kg,每天泡服;白蛋白1 g/kg,每天或隔日1次。

2. 防治出血倾向:可选用维生素K、鲜血或凝血酶原复合物溶于5 mL注射液中静脉滴注。

3. 支持治疗：适当的营养供给，补充适量脂溶性维生素，维生素 K 110 mg，每2周静脉滴注一次。维生素 E 10 mg/kg，每2周肌肉注射一次，每次总量不超过 200 mg；维生素 A 10 万 U，每2月肌肉注射一次；维生素 D 30 万～60 万 U，每月肌肉注射一次。对有丙种球蛋白低下及反复感染者可考虑应用人血丙种球蛋白。

（二）病因治疗

1. 若为 CMV 感染，可试用更昔洛韦，能抑制 CMV-DNA 多聚酶，又可作为该酶的错误底物而干扰病毒复制。每次 5 mg/kg 静脉滴入（1 h 以上），2 次/d，每次间隔 12 h，一般疗程 2～4 周，注意骨髓抑制等不良反应。

2. 某些遗传性代谢病如半乳糖血症应停用一切奶类和奶类制品，改用豆浆及蔗糖喂养；酪氨酸血症给予低苯丙氨酸、低酪氨酸饮食。

（三）肝移植　（参见第十六章第五节肝移植）。

（王　怡）

肝衰竭（重型肝炎）

一、肝衰竭的诊断与治疗

肝衰竭（重型肝炎 Liver failure）是各种病因所致的病情急剧加重并迅速出现肝功能衰竭的一类危重疾病。多年来国内外对其在认识、诊断、标准等方面存在差异和分歧。中华医学会感染病分会与人工肝学组、中华医学会肝病学分会与人工肝学组于 2006 年发表了我国的《肝衰竭诊疗指南》，将肝功能衰竭简称为“肝衰竭”（liver failure 或 hepatic failure），以规范我国肝衰竭的诊断和治疗。

（一）病因　肝炎病毒感染是我国肝衰竭的主要病因，各型肝炎病毒均可引起肝衰竭，其中以乙型肝炎发病率最高。有统计显示由乙型肝炎病毒导致的占 81%，甲型肝炎病毒仅占 1%～6%，丙型肝炎病毒所致不同地区报道参差不一，约 13%～44%；戊型肝炎病毒仅在感染妊娠妇女及老年人时易发生肝衰竭，可达 20%；而两种或以上肝炎病毒混合感染时也是造成肝衰竭的重要原因，约50%以上。另外，药物、酗酒、化学毒物、感染等也是引起肝衰竭的重要病因，特别是在欧美国家，主要以此为主。肝衰竭的主要诱因有过劳、饮酒、感染、电解质紊乱等。还有其他原因也可导致肝衰竭。见表3－21。

表3－21　肝衰竭的病因

常见或较常见	少见或罕见
肝炎病毒	代谢异常
甲型、乙型、丙型、丁型、戊型肝炎病毒（HAV、HBV、HCV、HDV、HEV）	肝豆状核变形、遗传性糖代谢障碍等
其他病毒	缺血缺氧
巨细胞病毒（CMV）、EB病毒（EBV）、肠道病毒等	休克、充血性心力衰竭等
药物及肝毒性物质	肝移植、部分肝切除、肝脏肿瘤先天性
异烟肼、利福平、对乙酰氨基酚	胆道闭锁
抗代谢药、化疗药物等	其他
酒精、毒蕈等	创伤、辐射等
细菌及寄生虫等病原体感染	
严重或持续感染（如败血症、血吸虫病等）	
妊娠急性脂肪肝	
自身免疫性肝病	

（二）发病机制　肝衰竭发病机制非常复杂，首先病毒本身及免疫因素导致肝细胞坏死，肝脏的防御、代谢、解毒等能力下降，出现内毒素血症及有毒代谢产物在体内蓄积，有毒代谢产物和内毒素血症所诱发的炎性因子对肝细胞及其他脏器可造成进一步损伤，形成恶性循环，病情迅速加重以至死亡。

（三）肝衰竭的分类及诊断　根据中华医学会感染病分会与人工肝学组、中华医学会肝病学分会与人工肝学组于2006年制定的我国《肝衰竭诊疗指南》（以下简称“指南”）肝衰竭的分类和诊断标准如下：

1. 分类:根据病理组织学特征和病情发展速度,肝衰竭可被分为四类:

(1)急性肝衰竭(acute liver failure, ALF)。

(2)亚急性肝衰竭(subacute liver failure, SALF)。

(3)慢加急性(亚急性)肝衰竭(acute - on - chronic liver failure, ACLF)。

(4)慢性肝衰竭(chronic liver failure, CLF)。

急性肝衰竭的特征是起病急,发病2周内出现以Ⅱ度以上肝性脑病为特征的肝衰竭症候群;亚急性肝衰竭起病较急,发病15 d~26周内出现肝衰竭症候群;慢加急性(亚急性)肝衰竭是在慢性肝病基础上出现的急性肝功能失代偿;慢性肝衰竭是在肝硬化基础上,肝功能进行性减退导致的以腹水或门脉高压、凝血功能障碍和肝性脑病等为主要表现的慢性肝功能失代偿。

2. 分期:根据临床表现的严重程度,亚急性肝衰竭和慢加急性(亚急性)肝衰竭可分为早期、中期和晚期。

(1)早期:①极度乏力,并有明显厌食、呕吐和腹胀等严重消化道症状。②黄疸进行性加深(血清总胆红素≥171 μmol/L或每日上升≥17.1 μmol/L)。③有出血倾向,30% <凝血酶原活动度(PTA) ≤40%。④未出现肝性脑病或明显腹水。

(2)中期:在肝衰竭早期表现基础上,病情进一步发展,出现以下两条之一者。①出现Ⅱ度以下肝性脑病和(或)明显腹水。②出血倾向明显(出血点或淤斑),且20% <PTA≤30%。

(3)晚期:在肝衰竭中期表现基础上,病情进一步加重,出现以下三条之一者。①有难治性并发症,例如肝肾综合征、上消化道大出血、严重感染和难以纠正的电解质紊乱等。②出现Ⅲ度以上肝性脑病。③有严重出血倾向(注射部位淤斑等),PTA ≤20 %。

3. 诊断

肝衰竭的临床诊断需要依据病史、临床表现和辅助检查等综合分析而确定。

(1)急性肝衰竭:急性起病,2周内出现Ⅱ度及以上肝性脑病(按Ⅳ度分类法划分)并有以下表现者。① 极度乏力,并有明显厌食、腹胀、恶心、呕吐等严重消化道症状。② 短期内黄疸进行性加深。③ 出血倾向明显，PTA ≤40 %，且排除其他原因。④ 肝脏进行性缩小。

（2）亚急性肝衰竭：起病较急，15 d～26 周出现以下表现者。① 极度乏力，有明显的消化道症状。② 黄疸迅速加深，血清总胆红素大于正常值上限 10 倍或每日上升≥17.1 μmol/L。③ 凝血酶原时间明显延长，PTA≤40% 并排除其他原因者。

（3）慢加急性（亚急性）肝衰竭：在慢性肝病基础上，短期内发生急性肝功能失代偿的主要临床表现。

（4）慢性肝衰竭：在肝硬化基础上，肝功能进行性减退和失代偿。诊断要点为：①有腹水或其他门脉高压表现。②可有肝性脑病。③血清总胆红素升高，白蛋白明显降低。④有凝血功能障碍，PTA≤40%。

4. 肝衰竭诊断格式：肝衰竭不是一个独立的临床诊断，而是一种功能判断。在临床实际应用中，完整的诊断应包括病因、临床类型及分期，《指南》建议按照以下格式书写，例如：

（1）药物性肝炎：急性肝衰竭。

（2）病毒性肝炎，急性，戊型：亚急性肝衰竭（中期）。

（3）病毒性肝炎，慢性，乙型：病毒性肝炎，急性，戊型；慢加急性（亚急性）肝衰竭（早期）。

（4）肝硬化，血吸虫性：慢性肝衰竭。

（5）亚急性肝衰竭（早期）：原因待查（入院诊断）；原因未明（出院诊断）（对可疑原因写出并打问号）。

（四）病理改变　肝衰竭时（慢性肝衰竭除外），肝脏组织学可观察到广泛的肝细胞坏死，坏死的部位和范围因病因和病程不同而不同。按照坏死的范围程度，可分为大块坏死（坏死范围超过肝实质的 2/3），亚大块坏死（约占肝实质的 1/2～2/3），融合性坏死（相邻成片的肝细胞坏死）及桥接坏死（较广泛的融合性坏死并破坏肝实质结构）。在不同病程肝衰竭肝组织中，可观察到一次性或多次性新旧不一的肝细胞坏死病变。目前，肝衰竭的病因、分类和分期与肝组织学改变的关联性尚未取得共识。鉴于在我国 HBV 感染所致的肝衰竭最为多见，因此《指南》以 HBV 感染所致的肝衰竭为例，介绍各类肝衰竭的典型病理表现：

1. 急性肝衰竭：肝细胞呈一次性坏死，坏死面积≥肝实质的2/3；或亚大块坏死，或桥接坏死，伴存活肝细胞严重变性，肝窦网状支架不塌陷或非完全性塌陷。

2. 亚急性肝衰竭：肝组织呈新旧不等的亚大块坏死或桥接坏死；较陈旧的坏死区网状纤维塌陷，或有胶原纤维沉积；残留肝细胞有程度不等的再生，并可见细、小胆管增生和胆汁淤积。

3. 慢加急性（亚急性）肝衰竭：在慢性肝病病理损害的基础上，发生新的程度不等的肝细胞坏死性病变。

4. 慢性肝衰竭：主要为弥漫性肝脏纤维化以及异常结节形成，可伴有分布不均的肝细胞坏死。

（五）实验室检查

1. 血常规：急性、亚急性肝衰竭早期可正常，中晚期及慢性肝衰竭常有全血细胞减少，以血小板下降明显为特征。

2. 凝血酶原时间及凝血酶原活动度（PT、PTA）：肝衰竭时，肝细胞严重受损和坏死，凝血因子Ⅱ、Ⅴ、Ⅶ、Ⅸ、Ⅹ合成减少，数天之内血清 PT 及 PTA 即可明显改变，表现为 PT 延长，PTA 下降。PTA＜40%为诊断肝衰竭的一个主要指标，由于其变化迅速，便于早期诊断，是目前最灵敏最可靠的方法之一，也是准确判断预后的一项重要指标，PTA 愈低，出血发生率及病死率愈高。

3. 肝功能

（1）胆红素：肝衰竭时，肝细胞严重坏死和损伤，血清内直接胆红素、间接胆红素均增加（肝细胞性黄疸），总胆红素一般＞171 μmol/L。急性肝衰竭由于在短期内肝细胞严重受损，在起病 3～5 d 内并不太高，但随着肝细胞坏死进展，血清胆红素平均以每日 17.1～34.2 μmol/L 的速度上升，这是急性肝衰竭的特点之一，胆红素升高速度更有意义。亚急性和慢性肝衰竭血清胆红素水平较高，且随病程延长而升高。胆红素愈高，病死率愈高，预后愈差。

（2）胆酶分离：在胆红素持续进行性增高的同时，谷丙转氨酶（ALT）达到一定的峰值后却逐渐下降甚至最后可以降到正常，但是病情不见减轻反见加重，形成与胆红素互相分离的现象，简称为“胆酶分离”,提示预后不良。“胆酶分离”现象在肝细胞严重坏死 10 d 以后较为显著,但不是所有的肝衰竭均有此现象。慢性肝衰竭“胆酶分离”现象较为常见,急性肝衰竭的早期和存活者多无此现象。

(3)AST/ALT 比值:门冬氨酸转氨酶(AST) 80%存在于肝细胞线粒体内,正常肝细胞浆的 AST/ALT 比值为 0.6 左右。肝衰竭时,AST/ALT 比值升高。两者的比值可反映肝细胞损伤的严重程度,并可估计预后。肝衰竭存活者 AST/ALT 比值在 0.31 ~0.63 之间,而死亡者多大于 1.2。

(4)血清胆碱酯酶(CHE):胆碱酯酶主要由肝细胞合成,肝衰竭时血清胆碱酯酶活性降低。胆碱酯酶也是判断预后的一个指标,但其敏感性不如 PTA。

(5)胆固醇(CHO):胆固醇在肝细胞微粒体内合成,在肝衰竭时,血清胆固醇含量降低。临床所见的肝衰竭生化指标“一高三低”现象(高血清胆红素、低 PTA、低胆固醇、低 ALT),是发展至晚期的标志和预后不良的表现。

(6)谷胱甘肽 E-S-转移酶(GST):GST 被认为是一个新的肝细胞损伤指标。GST 是一组与肝脏解毒功能和结合功能有关的小分子蛋白,又称胆红素结合蛋白,存在于细胞质,分子量较 ALT 小,更易通过肝细胞入血,反映肝细胞损伤比 ALT 更敏感。正常值为 13.6 ± 5.81 U/L。GST 增高幅度:肝衰竭 > 慢性肝炎 > 急性肝炎 > 肝硬化。肝衰竭时 GST 水平持续升高,ALT 进行性下降,是预后不良的表现。

(7)甲胎蛋白(AFP):肝衰竭时伴有肝细胞再生,可检测到 AFP 的升高,排除妊娠、肿瘤等因素所致后,其升高幅度与肝细胞再生程度成正相关。

4. 内毒素(ET):检测肝衰竭患者血液中内毒素水平具有重要的临床意义,能明确患者有无内毒素血症,判定病情及预后,为临床治疗提供依据。内毒素血症在肝衰竭的发生率为 64% ~100%。

5. 血氨:在绝大多数的肝性脑病患者中,血或脑脊液氨浓度均见增高。急性肝衰竭患者血氨可正常,且与预后无明显关系。但亚急性和慢性肝衰竭患者血氨增高者预后差。

6. 血浆支链氨基酸/芳香氨基酸比值(BCAA/AAA):肝脏是芳香

氨基酸分解代谢的主要部位，血浆中芳香氨基酸浓度取决于肝脏对其处理的能力。正常时 BCAA/AAA 比值为 3～4，急性肝衰竭 BCAA 可轻度升高，亚急性和慢性肝衰竭 BCAA 均降低，各型肝衰竭 AAA 均增高。若患者 BCAA/AAA <1，病死率为 81%，预后极差。

（六）肝衰竭的治疗　以综合疗法为主，主要措施是加强护理，进行监护，密切观察病情；加强支持疗法，维持水电解质平衡，补给新鲜血液或血制品，含高支链氨基酸的多种氨基酸；抑制炎症坏死及促肝细胞再生药物；改善肝微循环，降低内毒素血症，预防和治疗各种并发症（如肝性脑病、脑水肿、大出血、肾功能不全、继发感染、电解质紊乱、腹水及低血糖等）。

1. 综合支持治疗

（1）实施重症护理：可能时要进行 ICU 监护；严格消毒隔离，预防院内交叉感染。

（2）保证足够的热量：每日2 000 kcal 以上，进食量不足时应静脉补给。酌情输注白蛋白、新鲜血浆或全血，以补充白蛋白、凝血因子及调理素、补体等。

（3）保持水、电解质平衡：液体量 1500～2 000 mL/d 为宜，并根据出入量情况适当增减；注意低钾、低钠血症及代谢性碱中毒等电解质紊乱情况。

2. 减少肝细胞坏死，促进肝细胞再生　目前使用的保肝、护肝药物品种繁多，疗效不一，在重型肝炎治疗方面应用较多的有下列药物：

（1）前列腺素 E1：可改善肝内循环，抑制磷酸脂酶对肝细胞的破坏，抑制 TNF 的释放，促进肝细胞的再生。常用剂量为 10 μg，加入葡萄糖液 200 mL 内静滴，无副反应时可逐渐加量至 30～40 μg，10～20 d 为一疗程。

（2）促进肝细胞再生的药物：促肝细胞生长素可促进肝细胞 DNA 合成及肝细胞增殖，并抑制 TNF 的释放，有减轻肝细胞坏死，修复肝组织及抗肝纤维化等作用。剂量为 100～200 mg/d，静脉滴入，直至患者病情明显好转。

（3）解毒护肝药：如还原型谷胱甘肽，其结构含有活性巯基，可清除过氧化物、超氧离子等毒性物质，阻断其对肝细胞的损伤作用。常用剂量 1.2 ~2.4 g/d，加入 0.9% 生理盐水 100 mL 中静脉滴入。

3. 合理应用免疫调节剂

(1)肾上腺皮质激素：应用肾上腺皮质激素治疗肝衰竭尚存在争议，但如果适应证选择适当，部分病例仍可取得较好的效果。通常选择发病早、病情进展迅速而无并发症的急性或亚急性肝衰竭患者，采用中等剂量、短疗程激素疗法。另外，甘草酸类药物具有类激素样作用，可迅速抑制肝衰竭强烈的免疫病理反应，阻断肝细胞的继续坏死，而无肾上腺皮质激素引起继发感染和出血的危险，可以在临床中应用。常用剂量为 150 mg/d，加入葡萄糖液 250 mL 中静脉滴注。需要注意的是，此类药物有水、钠潴留的副作用，在使用过程中应密切观察。

(2)胸腺素类药物：胸腺素有较好的免疫调节功能，可增强机体抵抗力，减少肝衰竭患者严重感染的发生。常用剂量 30 ~ 40 mg/d 肌肉注射，或 40 ~100 mg 加入 10% 葡萄糖液 100 mL 内静脉滴注，每日或隔日一次；胸腺喷丁及胸腺素 α_1（商品名 Zadaxin，日达仙）亦可应用，1.6 mg/次，每日 1 次或隔日 1 次，皮下注射。

4. 抗病毒治疗（见慢性乙型肝炎抗病毒治疗）。

5. 积极防治并发症（见肝衰竭的并发症及治疗）。

6. 人工肝支持治疗　人工肝支持系统可部分代替肝脏功能，是目前的研究热点之一，可分为非生物人工肝支持系统、生物人工肝支持系统和混合型生物人工肝支持系统。目前非生物人工肝支持系统在临床中已得到广泛应用，生物人工肝支持系统和混合型生物人工肝支持系统也已进入临床实验阶段。人工肝支持治疗可降低病死率，延长生命，可以作为肝移植治疗的过度，使患者能等到肝源并提高手术成功率。

(1) 非生物人工肝支持系统：主要通过机械作用、吸附作用以及人工半透膜技术替代肝脏的解毒功能，并可补充凝血因子、白蛋白、调理素、补体等物质，调节水、电解质，酸碱平衡，稳定内环境。目前已用于重型肝炎治疗的人工肝技术和方法主要有血液滤过、血液（血浆）灌流、血浆置换、分子吸附循环系统（MARS）等，技术成熟，易于推广应用,已获得较好的效果。

(2)生物人工肝支持系统:生物人工肝的基本原理是将体外培养增殖的肝细胞置于特殊的生物反应器内,利用体外循环装置将肝衰竭患者血液或血浆引入生物反应器,通过反应器内的半透膜与肝细胞进行物质交换与生物作用。目前主要用于研究的培养肝细胞为猪肝细胞、人肝胚瘤细胞(C3A)等。理论上生物人工肝支持系统可替代人类肝脏的大部分功能,是最理想的人工肝替代方法,但肝细胞来源及安全性问题尚未解决,因此生物人工肝目前还停留在临床研究阶段。

(3)混合型生物人工肝支持系统:将生物人工肝与偏于解毒功能的非生物人工肝支持系统结合,能充分利用各种人工肝支持方法的优点,并克服各自的缺点,最大限度的实现临床肝衰竭人工肝辅助支持治疗所需的效果,因此是目前先进的人工肝系统,正处于临床试验阶段。具体实施详见“人工肝”章节。

7. 肝移植:随着肝移植技术的进一步成熟,HBV 抗病毒治疗方案的进一步完善,肝移植已成为肝衰竭治疗最有效的方法,符合肝移植适应证者应及时与移植外科联系。

详见第十六章第五节“肝移植”章节。

(杨积明)

二、肝衰竭的并发症及治疗

(一)出血　肝衰竭并发出血是最常见、最严重的并发症之一。其发病机制是由多种因素造成的,既有肝细胞合成凝血因子减少,又有肝脏对活化凝血因子的灭活作用降低;既有内毒素血症、弥漫性血管内凝血(DIC)消耗掉大量凝血因子,又有脾功能亢进引起血小板质和量的异常;常见出血部位为上消化道出血、肺出血、脑出血、腹腔内出血、痔出血、皮肤大片淤斑等,其中上消化道出血最常见。上消化道出血除与以上因素有关外,尚与既有门脉高压引起食管、胃底曲张静脉破裂及肝衰竭时应激反应引起弥漫性胃黏膜腐蚀性糜烂有关。上消化道出血主要表现为呕血、黑便,严重者可发生低血容量性休克。上消化道出血可使患者原有的肝脏损害进一步加重,继以导致腹水骤增、肝性脑病、严重感染、肝肾综合征的发生,甚至导致多脏器功能障碍。

出血的治疗:避免使用抗血小板聚集药物,严格肾上腺皮质激素的适应证,重度凝血障碍时可注射维生素K,输鲜血,新鲜血浆,凝血酶原复合物和血小板。对有肝硬化门脉高压性胃黏膜病变的患者给口服β受体阻滞剂或胃黏膜保护剂,患者应安静卧床休息、吸氧,适当的给镇静剂,如安定等。可根据病情给巴曲酶(立止血)、奥美拉唑、补充凝血因子,降低门静脉压力等治疗。

(二)肝性脑病(Hepatic encephalopathy. HE)　HE系因肝衰竭而出现的一系列精神神经症状。

1.临床表现

(1)肝性脑病的诱发因素①利尿剂引起低钾、碱血症和低血容量。镇静剂和肝毒性药物,进食蛋白过多。②消化道出血。③低钾血症、氮质血症。④感染、便秘、缺氧。

(2)急性肝衰竭时,脑病症状可先于其他肝病症状,而被误诊为精神性疾病;出现嗜睡,性格改变,烦躁,谵妄,昏迷。

(3)在迟发性肝衰竭和慢性肝衰竭,最终发生昏迷,早期是一些精神障碍。扑翼样震颤是特征性的神经体征,但不是特异的,也见于尿毒症、慢性呼吸或心脏衰竭时的低氧血症。同时有高反应伸肌反射,肌张力增高,出现踝阵挛。肝性脑病一般为对称的神经表现。

2.诊断:肝性脑病有精神症状,扑翼样震颤,嗜睡,性格改变,烦躁与谵妄,昏迷,抽搐,锥体束损害体征,血氨增高。

3.实验室检查:血液电解质、尿素氮、肌酐和血糖试验,除外其他原因的代谢性脑病。

肝功能试验。肝性脑病时血氨和脑脊液中谷氨酰胺水平增高,但有时与脑病重度不完全一致。

4.治疗

(1)除去诱因:祛除损伤肝细胞功能的因素,稳定肌体内环境。防止血氮质水平增高。对门体短路引起的脑病有显著效果。

(2)降氨措施:肠道内细菌分解食物产生含氮物质,由门静脉吸收。某些措施可减少这些物质的产生和吸收。

A. 口服乳果糖或活菌制剂:乳果糖在结肠被分解为乳酸,酸化肠内环境,减少氨吸收。乳果糖不仅使产生内毒素的细菌排出,并能与内毒素结合排出。

乳果糖 10 ~ 30 mL 口服 3 次/d,调整剂量至每日软便 2 ~ 3 次。

B. 限制饮食蛋白入量。限制饮食蛋白对晚期肝硬化病人预防门—体脑病很重要,而长期限制有害。

C. 选择性服用抗菌药物,减少肠道菌群从而减少氨的产生。

D. 大黄液灌肠清理肠道,加强肠动力。

(段毅力)

(三)肝肾综合征　肝肾综合征(Hepatorenalsyndrom, HRS)是肝衰竭患者在无肾脏原发病变的情况下发生的一种进行性功能性肾衰竭,其特征为:①肾脏无器质性病变,肾小管回吸收功能良好;②肝移植后肾功能可完全恢复,而将肾脏移植于非肝病肾衰竭患者,移植肾的功能良好。通常将 HRS 分为两型:Ⅰ型发病急骤,外周血管阻力升高而血容量降低,心脏指数正常或降低,常伴有自发性腹膜炎、肝性脑病等,多见于急性或亚急性重型肝炎,停用利尿剂和扩张血容量可有短暂疗效,除非肝移植,否则病死率高达 100%。Ⅱ型发病较缓,外周血管阻力下降而血容量正常,心脏指数升高,往往和难治性腹水并存,常有过度使用利尿剂或放腹水、肾毒性药物、消化道出血等诱因,多见于慢性肝衰竭患者,扩张血容量无明显疗效,而透析疗法可显著延长生存时间。

1. 临床表现:由于强烈利尿、放腹水或腹泻引起血容量锐减而出现急性肾衰竭,也可无诱因。当氮质血症逐渐进展。有顽固性腹水。厌食、衰弱。尿量减少,血尿素水平增高。肾小管对钠重吸收增强,尿渗透压增高。出现稀释性低钠血症。病人恶心、呕吐、口渴、神志昏沉。血清尿素和肌酐水平持续升高。血清钠低于 120 mmol/L,尿钠排泄极低,此时可发生急性肾小管损害。少尿、尿钠超过 10 mmol/L,等渗尿。病人昏迷加深,难以分清由于肝衰竭或肾衰竭时,氮质血症、低钠血症和低血压的联合出现常已是病程的终末期。

2. 诊断:肝肾综合征的特点。

(1)发生于肝衰竭患者,常有难治性腹水无休克、非药物性肾损害。

(2)少尿,24 h 尿量 <500 mL,扩容不能利尿。

(3)尿常规正常或轻微异常,无蛋白尿。

(4)氮质血症:血浆肌酐 >150 μmol/L。

(5)尿钠低 <10 mmol/I。

当血清肌酐水平 >225 μmoL/L。预后恶劣,肾衰后 2 周的生存率 <20%。

3. 治疗

(1)防止诱发因素:避免强烈利尿,及时纠正水盐失衡,积极防止出血和感染,不用抑制前列腺素合成的非甾消炎药物。谨慎应用甘露醇。

(2)扩充血容量:在疾病早期,尤其与肾前性肾功不全难以区别时可试行扩容治疗。在 2 h 内静脉滴入 500 ~ 1 000 mL,如尿量达 30 mL/h 以上或超过补液前尿量,则可继续补液。必须纠正低血容量,而后严密注意出入量平衡,

(3)限制液体、钠、钾和蛋白。试用大剂量呋塞米(240 mg/次)利尿。

氮质血症需血液透析,在高钾、酸血症、水超负荷也可考虑透析。注意过快滤除尿素和其他溶质会诱发脑水肿。

(4)血管收缩剂:提高外周血管阻力可以改善肾血流、纠正肾血容量不足和缓解肾皮质血管收缩。

下列 1 种药物或联合用约:①去甲肾上腺素 0.5 ~ 3.0 mg/h 静脉滴入。②米多君 7.5 mg 3 次/d,口服。③甘氨加压素 0.5 ~ 2.0 mg,4 ~ 12 h 静脉滴入。

同时白蛋白:第 1 d 1 g/kg 静脉滴入,以后 20 ~ 40 g/d,疗程:5 ~ 15 d 或血清肌酐水平降至 <1.5m/dL。

早期持续输注肾血管扩张剂,如多巴胺或山莨菪碱,可能降低肾血管阻力,但效果未能肯定。

(5)分子吸附再循环系统进行白蛋白透析:急性肾衰竭是肝病最严重的并发症,病死率高达 90%,人工肝支持通过解毒延长病人的生存期。分子吸附再循环系统(molecular absorhents recirculating system,MARS)以白蛋白作为透析液中的分子吸附剂,用特定的滤膜,使毒素能从血液过滤进透析液中。白蛋白透析可能使血清生化指标改善,尿量增加,脑病减轻,能维持病人过渡到肝移植。

(6)肝移植:肝肾综合征预后凶险,在肝移植后数周内肾功能多能恢复正常。只有肝移植才可能有显著而且持续的效果。

(段毅力　杨积明)

(四)原发性细菌性腹膜炎　原发性细菌性腹膜炎(Spontaneous bacterial peritonitis SBP)是指在已有腹水存在的基础上,无腹腔脏器损伤和感染灶,又无其他直接污染途径存在,而发生的腹膜细菌感染,是肝硬化腹水患者常见的并发症之一。据报道肝硬化腹水住院患者常规腹水检查,SBP 的发生率达 10% ~27% 。

1. 病原学:SBP 多由单一病原体引起,绝大多数为肠道内的正常需氧菌群,其中 60% ~80% 为需氧的革兰阴性菌,常见者由大肠杆菌属占 43% ,肺炎球菌占 15% ,肺炎杆菌及肠球菌各占 11% ,葡萄球菌占 4% ,其他还有脑膜炎双球菌、巴氏特菌属等。近年来有李斯特菌、大肠弯曲菌及 B 组肠道沙门菌属感染的报道。厌氧菌及微氧菌较少见。

2. 发病机制:SBP 患者腹水细菌分离多为肠道细菌,表明细菌可能通过肠壁直接到达腹腔。但更多患者是通过血源性感染,因为此病患者可以在血液及腹水中分离出同种细菌。若胸腔内感染,还可以通过横膈淋巴结到达腹腔,引起 SBP。感染可引起或加重内毒素血症,直接或间接导致微循环障碍,加重肝损害并促发多脏器功能衰竭甚至死亡。早期诊断、积极防治感染是降低病死率的关键之一。

3. 临床表现

(1)临床表现差异很大,典型表现为发热、倦怠、厌食、腹胀加剧、腹痛、腹痛主要位于下腹或脐周,以持续性胀痛为多见,其次为阵发性绞痛或持续性剧痛,腹部压痛、反跳痛与肠鸣音减弱。

(2)原有的全身症状加重,有时出现低血压甚至休克、腹泻、恶心、呕吐、肾功能不良、肝性脑病、肠梗阻、体温低于正常或腹水增加迅速、利尿效果不佳等。

(3)有30%的患者症状不明显,或仅有腹部不适,或仅有全身症状如低热、乏力而无腹膜炎的症状和体征,有的甚至无任何症状。因此,SBP的诊断有时较为困难,需仔细询问病情,详细体检,特别对腹水骤增、利尿剂效果不佳、腹胀明显时,应进行腹水检查。

4. 实验室检查

(1)血常规:白细胞计数升高,60%的患者高达$(10 \sim 30) \times 10^9/L$,中性粒细胞升高,亦有部分患者白细胞在正常范围。

(2)血培养:约50%的SBP患者血培养可检出与腹水培养相同的细菌,也有1/3患者腹水培养阴性而血培养阳性。

(3)腹水

A. 腹水常规:白细胞计数$>0.5 \times 10^9/L$,多形核白细胞(PMN)$\geqslant 0.25 \times 10^9/L$时对SBP诊断准确率达83%~92%,有些患者临床症状,腹水表现和外周血白细胞计数均符合SBP,但腹水涂片染色和传统培养检查致病菌均阴性,称为培养阴性的中性粒细胞增高腹水(CNNA)。现有人认为CNNA是SBP的一种变异形式,CNNA的诊断条件:①腹水致病菌培养阴性;②腹水PMN$\geqslant 0.25 \times 10^9/L$;③无腹腔感染源;④7 d内未用过抗菌药;⑤排除其他原因引起的腹水如结核病、胰腺炎、腹膜癌和腹腔出血等。SBP的另一种变异类型是PMN不增高的单株细菌性腹水(monomicrobial nonneutrocytic bacterascites, MNB),也称无症状性细菌性腹水,其特点是:①患者肝病程度较SBP轻;②治疗后腹水细菌复发率与SBP相似;③多数MNB未经抗生素治疗可自行消退。MNB者应用抗生素可防止发展SBP。

B. 腹水蛋白:血清白蛋白与腹水白蛋白梯度差(SAAG)> 11 g/L有诊断意义。

C. 腹水培养:腹水细菌培养阳性对SBP有确诊意义,但常规培养和涂片阳性率很低。床边无菌法抽取腹水10 mL,立即注入血液瓶中培养,使培养阳性率大大提高。另外,应注意厌氧菌感染的可能,如果一般腹水培养阴性或治疗效果欠佳,可能为厌氧菌感染,做厌氧菌培养可获得阳性结果。

D. 腹水肿瘤坏死因子α(TNFα)及白细胞介素-6(IL-6)在SBP

者明显升高，而血清中升高幅度不大，当抗生素治疗48 h后，腹水中TNFα及IL-6即显著降低。

5. 诊断　严重肝病及肝硬化失代偿者，如有不明原因发热，突然出现腹部不适及轻度腹痛，腹泻或腹水量增加，且利尿剂效果不明显，不明原因的白细胞或中性粒细胞升高，均应考虑腹膜炎的可能。可以参考以下指标。

(1)发热、腹痛及腹部压痛、反跳痛等腹膜刺激征。

(2)凡腹水白细胞 $>0.5\times10^9/L$，多形核白细胞(PMN) >50%，腹水培养有致病菌生长，或涂片阳性者可诊断为SBP。

(3)凡腹水白细胞 $>0.3\times10^9/L$，PMN >50%，结合临床表现，可诊断为SBP。

(4)凡腹水白细胞 $>0.3\times10^9/L$，PMN >25%，即使无临床表现，也应高度怀疑为SBP，并按SBP治疗。

6. 鉴别诊断　SBP应与下列疾病鉴别。

(1)结核性腹膜炎：①全身可能有结核病灶。②腹壁柔软或呈揉面感。③腹水蛋白 >25 g/L，或白细胞数 $>0.25\times10^9/L$，PMN <25%，淋巴细胞增多，结核杆菌涂片或培养阳性。④抗结核治疗有效。

(2)继发性腹膜炎：①有腹腔内感染灶。②腹水蛋白 >10 g，葡萄糖 <2.75 mmol/L，乳酸脱氢酶(LDH) >225 U/L或高于血LDH上限。③腹水细菌培养有多种细菌生长(混合感染)而非单一菌种。④抗生素治疗无效。

(3)恶性腹水：除原发癌性病灶外，下列情况有2项阳性者应考虑恶性腹水。①腹水脱落细胞检查。②腹水染色体检测，恶性腹水为异倍体，以多倍体为主。③腹水癌胚抗原(CEA)测定，恶性腹水CEA升高，腹水CEA/血清CEA比值 >1。④腹水纤维连接蛋白(Fn)检测，有报道以57 μg/mL为良恶性腹水界限，恶性腹水中Fn明显升高。

7. 治疗：SBP确诊者应即刻应用抗生素治疗，对疑诊者具有下列情况之一，应试用抗生素。①有典型临床表现；②腹水PMN $>0.25\times10^9/L$，且与临床表现相一致；③腹水PMN $>0.5\times10^9/L$。治疗要及时,不必等待培养结果,因为这类患者致病菌扩散很快,约有 1/3 患者死于发病后 5 d 内,因此迅速控制感染十分重要。

(1)选用静脉给药,以迅速提高腹水中药物有效浓度。要考虑药物对肝、肾有无损害作用。在无细菌培养结果前,可先按大肠杆菌感染进行治疗。宜选用杀菌剂,给予适宜剂量,使抗生素有足够浓度渗入腹腔,可单一或联合用药。

(2)第三代头孢菌素已成为 SBP 治疗的首选药物,头孢噻肟对 98% 的菌群有效,且不导致双重感染或肾毒性。静脉内用量 2 g/8 h,可在腹水中有较高的药物浓度,5 d 疗程效果同 10 d。治疗后 48 h 应再行腹水检查以监测对治疗的反应性。首剂头孢噻肟使用后,86% 的患者的腹水培养为阴性,治疗 48 h 后腹水 PMN 平均下降 75%。

(3)使用 β-内酰胺酶抑制剂如克拉维酸甲 20 mg 联合阿莫西林 1 g,3 次/d,有较好疗效。氨曲南为单环 β-内酰胺类抗生素,对革兰阴性菌作用强,对革兰阳性球菌无效。

(4)患者可以口服抗菌药物如氟喹诺酮类如诺氟沙星、氧氟沙星等。

(5)如发现有厌氧菌感染,应选用抗厌氧菌药,如甲硝唑 0.5 g 静脉滴入或替硝唑 0.8 g 静脉滴入,每日 1 次,共 6 d。广谱抗生素碳氢酶烯类如泰能(Tienam)等对需氧、厌氧菌均有效。

(6)如感染重亦可全身用药和腹腔内局部用药联合使用,全身与局部可用同一种抗菌药物,亦可选用不同药物,如用同一种药物应注意全身和腹腔内给药的总量是否超过允许剂量。一般腹水量很少不宜腹腔用药。用药量一般应能达到抑菌或杀菌的浓度。注射时应用腹水反复稀释,缓慢注入。腹腔内注射可每日或隔日 1 次,注射后应预防针孔漏液。

用药疗程除根据临床症状、体征外,腹水中 PMN 的变化可作为疗效考核指标。一般抗生素治疗 48 h 后,腹水 PMN 渐下降,静脉给药 7 ~ 10 d 为一疗程。

(王　怡)

（五）肝肺综合征　肝肺综合征（hepatic pulmonary syndrome，HPS）由 Keennedy 和 Knudson 于 1977 年首先提出，是肝硬化等慢性肝病终末期合并严重肺功能异常的一种综合征，是活动性肝病肺血管的并发症之一，它可发生于至少 1/3 的肝病患者。是一个临床三联征：①存在基础肝脏疾病。②在室内常氧条件下，肺泡-动脉氧分压差[（A-a）DO_2]增大〔>2.67 kPa（20 mmHg）〕，动脉血氧分压（PaO_2）降低〔<9.33 kPa（70 mmHg）〕。③肺内血管扩张。研究证实，40%的肝硬化患者有肺内血管扩张，其中 8%～15%出现血液氧合障碍导致明显的肺功能受限。

1. 病因：HPS 常见于肝炎后肝硬化、酒精性肝硬化及其他原因肝硬化，也可见于慢性肝炎、急性重型肝炎、胆汁淤积、非硬化性门脉高压（如门体静脉或脾肾静脉吻合后）、α-抗胰蛋白酶缺乏症、Wilson 病和酪氨酸血症等。而肝硬化引起的肝功能不全是产生 HPS 最常见的原因。

2. 病理改变：尸检肺组织发现，有前毛细血管和毛细血管扩张和动-静脉交通外，胸膜及胸膜下可见许多动脉痣，这些胸膜上的动静脉吻合支较粗，类似血管"蜘蛛痣"，即所谓的胸膜蜘蛛痣，且血管病变多位于肺中叶至下叶。

3. 临床表现：HPS 主要以原发肝病、肺内血管扩张和动脉血氧合不足为特征的临床三联症。

（1）表现为严重低氧血症，多有呼吸困难、发绀和杵状指。

（2）慢性肝病的表现有：肝检查脾肿大，肝掌，蜘蛛痣，食道、胃底静脉曲张出血，肝功能异常等。

（3）心肺物理无异常发现，既往无心肺疾患史，HPS 出现与否于肝病严重程度不完全平行。

（4）HPS 的患者多为晚期肝硬化，但是低氧血症程度并不影响肝功能各项生化指标异常程度。有学者认为，食管静脉曲张严重程度和皮肤蜘蛛痣与 HPS 有明显的关系。一些研究表明，伴有皮肤蜘蛛痣的 HPS 患者比不伴有蜘蛛痔的患者有更严重的低氧血症。

（5）HPS 的自然病史尚不十分清楚。通常在确诊慢性肝病后几年才出现 HPS 的呼吸系统症状。Korwka 等的研究资料表明，出现呼吸系统症状的持续时间为(4.8 ±2.5)年。最明显的肺部症状是进行性呼吸困难,运动后或站立位(斜卧位呼吸)时加重,最明显的体征是杵状指(趾)、发绀。胸部检查常无改变。HPS 患者 PaO_2 降低为其主要特征,但变化范围较大,轻者可以正常,重者则显著降低。

4. 实验室检查

(1)血气分析:低氧血症是 HPS 的基本病理生理特征,血气分析为必要检查。排除了原发心肺疾病的肝病患者如有 PaO_2 降低,则提示 HPS。由于过度通气和高动力循环,只检测肝脏病患者的 PaO_2 可能会低估其血氧异常的程度,因此,肺泡-动脉氧分压差(alveolar to arterial difference, $A\text{-}aDO_2$),$A\text{-}aDO_2$ 可能对于描述氧含量异常更准确,因为它包含了部分动脉压力中的 PaO_2 的测定,在过度通气状态下 PaO_2 下降。Krowka 等认为在室内常氧条件下,$A\text{-}aDO_2 > 2.67$ kPa(20 mmHg)和 $PaO_2 < 9.33$ kPa(70 mmHg)为 HPS 的诊断标准。

(2)肺功能检测:HPS 患者肺通气功能检测可正常,部分患者因肺间质水肿、胸腹水的形成使横膈上抬、胸腔容积缩小,肺组织受压而通气不足,表现为肺活量(vital capacity, VC)、功能残气量(functional residual capacity, FRC)、最大通气量(maximal voluntary ventilation, MVV)、肺总量(total lung capatity, TLC)、1s 用力呼气容积(forced expiratory volume in one second, FEV1)等指标明显下降。但也有报道 HPS 患者不仅没有通气不足,反而表现为通气过度,出现呼吸性碱中毒。

(3)影像学诊断

A. 二维对比超声心动图:是目前公认最有效及最敏感的非损伤性检查方法。有经胸腔对比超声心动图(transthoracic contrast echocardiography, TTCE)、经食管对比超声心动图(transesophageal contrast cchocardiography, TOCE)两种。研究表明对比超声心动图检测 IPVD 比 PaO_2 更敏感,应用 TTCE 可发现部分 PaO_2 正常的肝病患者已经存在 IVPD,可出现亚临床肺血管扩张和气体交换异常,而 TTCE 是一种在肝病早期发现 IPVD 的最有价值的检查手段。TOCE 对肺内血管扩张的诊断和分级较 TTCE 更敏感,并且与气体交换异常有更好的相关性。但 TTCE 或 TOCE 不能区分肺内血管病变的不同类型,毛细血管、前毛细血管扩张、动-静脉交通形成抑或是胸膜血管扩张。

B. ^{99m}Tc 标记的巨凝白蛋白(^{99m}Tc-labeled macroaggregated albumin, ^{99m}Tc-MAA)肺灌注扫描:是另一种可证实肺内血管扩张的非损伤性检查方法。正常情况下,^{99m}Tc-MAA 应不能通过肺毛细血管床而集中在肺组织中。HPS 时由于肺内血管扩张,^{99m}Tc-MAA 可通过毛细血管而沉积于脑、肾、肝组织中。该项技术可对肺血管扩张程度进行量化分析,也可追踪病情变化。并有助于区别血管和肺血管因素引起的缺氧,因此,^{99m}Tc-MAA 肺灌注扫描是一种有价值诊断 HPS 的非损伤性技术。

C. 肺血管造影:是一种损伤性检查技术,是确诊肺血管改变和定位的标准影像学方法。有严重缺氧但对吸入100%纯氧疗效不佳者应行肺血管造影,同时栓化治疗以消除动静脉交通是一种可供选择的治疗方法。

D. X 线胸片:HPS 患者胸片多正常或可见双下肺间质结节状阴影,反映了肺底部血管扩张。胸片对 HPS 的诊断无特异性价值。

5. 诊断:2000 年 Krowka 提出 HPS 的诊断标准。

(1)有慢性肝脏疾病。

(2)动脉血氧分压 < 9. 33 kPa(70 mmHg),A-aDO_2 > 2. 67 kPa(20 mmHg)。

(3)经影像学证实有肺内血管扩张。

6. 治疗

(1)氧疗:纠正低氧血症是治疗 HPS 的根本措施。对于单纯的前毛细血管、毛细血管扩张的患者,氧疗可收到较好的效果。一般开始鼻导管给予低氧流量(2 ~4L/min),以后由于氧气需要量的增加,对部分患者可以气管内给氧。

(2)药物治疗

A. 亚甲蓝(NOS 抑制剂):通过阻断 NO 或超氧阴离子对可溶性鸟苷酸环化酶的激活作用,而抑制 NO 介导的肺血管扩张,可能是亚甲蓝改善低氧血症和高动力循环状态的机制,其长期疗效如何尚需进一步探讨。

B. 前列腺素(PG)抑制剂:有报道采用前列腺素抑制剂,可使肝源性的肺血管异常患者的低氧血症得到轻微的改善。

C. 阿米脱林双甲酰酸:该药具有增强慢性阻塞性肺疾病患者和动物血管收缩的作用,改善通气/血流比例。

D. 生长抑素八肽类似物(奥曲肽):可阻断神经肽对肺血管的扩张作用,有报道在肝移植前,使用奥曲肽可以成功地关闭肺内动静脉短路,认为胰高血糖素可能是导致肺血管扩张的主要因素之一。但也有研究表明对 HPS 的治疗并无明显疗效。

E. β-肾上腺素受体阻滞剂:有人用普萘洛尔 140～160 mg/d,可使肺动脉高压明显改善,腹腔静脉扩张减轻,肝血流量改善,肺血流恢复正常,低氧血症改善。一般主张口服给药,剂量从 30 mg/d 开始,逐渐加量,直至心率减缓至用药前的75%。长期用药无副作用,但不能骤然停药,否则有心跳骤停的可能。

F. 其他:有报道大蒜素、泼尼松、环磷酰胺、化疗等对减轻呼吸困难、提高 PaO_2 有帮助,尚需大样本进一步验证及观察。雌激素拮抗剂 、血浆置换、肺血管栓塞术等曾用于 HPS 的治疗,疗效有待进一步证实。

(3)肝移植:对于肝移植对 HPS 的治疗作用尚有争议。目前尽管有少量报道肝移植后 HPS 并未缓解,但大量文献资料显示肝移植后,成人和小儿HPS 患者的肺内血管扩张消失,并且不再需要补充性给氧治疗。因此多数学者认为肝移植是治疗 HPS 唯一有效的措施。肝移植后 HPS 能否被纠正尚无法预测。

(王　怡)

(六)水、电解质紊乱和酸碱失衡　肝衰竭时患者极易发生内环境紊乱,势必造成水电解质和酸碱代谢失衡,常见为水钠潴留、低钾血症、高钾血症、低钠血症、呼吸性碱中毒、代谢性碱中毒、呼吸性碱中毒合并代谢性酸中毒、呼吸性碱中毒合并代谢性碱中毒、三重性酸碱失衡等。

肝衰竭患者水电解质紊乱和酸碱失衡非常复杂,要及时根据电解质检查及血气分析结果予以调整。治疗过程中要注意出入量及补液种类，防止发生医源性水电解质紊乱和酸碱失衡。对于碱中毒可给予精氨酸治疗。严重水电解质紊乱和酸碱失衡要及时考虑行血液透析或血液滤过治疗。

（杨积明）

肝硬化

肝硬化（Liver cirrhosis）是指各种病因所致的弥漫性肝脏纤维化伴肝小叶结构破坏及假小叶形成。它不是一个独立的疾病，是许多慢性肝病的共同结局。在临床上主要表现为肝细胞功能障碍及门脉高压症，晚期则可并发食管胃底静脉曲张破裂出血、肝性脑病、腹水、自发性腹膜炎及肝肾综合征等，部分病人可发生原发性肝细胞癌。

一、病因

包括慢性病毒性肝炎、化学性肝损伤（酒精性、药物性及其他化学毒物所致）、自身免疫性、胆汁淤积性、遗传代谢性等。在我国肝硬化的最主要病因为慢性乙型肝炎病毒感染，而酒精性肝硬化也有明显增高趋势。

二、临床表现

（一）临床症状　肝硬化一般由慢性肝炎发展而来，往往起病缓慢，症状隐匿。症状包括食欲减退、体重减轻、乏力、腹泻、腹痛、皮肤瘙痒。

（二）主要体征　有低热、面容黝黑、蜘蛛痣、肝掌、黄疸、下肢水肿、腹水、胸水、腹壁静脉曲张、脾脏肿大，早期肝脏可触及、晚期因肝脏萎缩而触不到。

三、辅助检查

（一）肝功能　肝硬化初期，肝功能检查无特殊改变或仅有慢性肝炎的表现，如转氨酶升高等。随肝硬化发展、肝功能储备减少，则可有肝硬化相关的变化，如 AST > ALT，白蛋白降低、胆碱酯酶活力降低、胆红素升高。

（二）血液学　肝硬化时因营养不良、吸收障碍以至叶酸、维生素 B_{12}、铁等减少，失代偿期对维生素 B_{12} 贮备减少，均可致大细胞性或小细胞性贫血。发生脾大、脾功能亢进，则可有全血细胞减少，但多以白细胞及血小板减少明显。由于肝脏合成的凝血因子减少,可有凝血酶原时间延长,凝血酶原活动度降低。

(三)影像学检查

1. B 超见肝脏缩小,肝表面明显凹凸不平,锯齿状或波浪状,肝边缘变钝,肝实质回声不均、增强,呈结节状,门静脉和脾门静脉内径增宽,肝静脉变细、扭曲,粗细不均,腹腔内可见液性暗区。

2. CT 诊断肝硬化的敏感性与 B 超所见相似,但对早期发现肝细胞癌更有价值。

3. MRI 对肝硬化的诊断价值与 CT 相似,但在肝硬化合并囊肿、血管瘤或肝细胞癌时,MRI 具有较大的鉴别诊断价值。

(四)上消化道内镜或钡餐 X 线食管造影检查　可发现食管胃底静脉曲张的有无及严重程度。一般认为,如果首次检查无食管胃底静脉曲张,可在 2 年后复查;如果首次检查发现轻度或中度静脉曲张则应每年复查一次,以观察其进展情况并适时给予相应的治疗。

(五)病理学检查　肝穿病理组织学检查仍为诊断肝硬化的金标准,特别是肝硬化前期(S3 期)、早期肝硬化(S4 期)如不做肝穿病理检查,临床上往往不易确定。肝组织学检查对肝硬化的病因诊断亦有较大的帮助。

四、诊断

(一)依据是否存在活动性肝炎,肝脏功能有否衰竭,门脉高压是否已经形成,临床症状及体征有较大差异。临床上常区别代偿期肝硬化及失代偿期肝硬化,按 2000 年中华医学会制定的全国防治方案,其诊断要点为:

1. 代偿性肝硬化:指早期肝硬化,一般属 Child—Pugh A 级。虽可有轻度乏力、食欲减少或腹胀症状,但无明显肝衰竭表现。血清白蛋白降低,但仍≥35 g/L,胆红素 < 35 μmol/L,凝血酶原活动度多大丁 60%。血清 AIT 及 AST 轻度升高,AST 可高于 ALT,r-谷氨酰转肽酶可轻度升高,可有门静脉高压症,如轻度食管静脉曲张,但无腹水、肝性脑病或上消化道出血。

2. 失代偿性肝硬化:指中晚期肝硬化,一般属 Child—Pugh B、C 级。有明显肝功能异常及失代偿征象,如血清白蛋白 < 35 g/L, A/G

<1.0，明显黄疸，胆红素>35 μmol/L，ALT 和 AST 升高，凝血酶原活动度<60%。患者可出现腹水，肝性脑病及门静脉高压症引起的食管、胃底静脉明显曲张或破裂出血。

（二）根据肝脏炎症活动情况，可将肝硬化区分为：

1. 活动性肝硬化：慢性肝炎的临床表现依然存在，特别是 ALT 升高；黄疸；白蛋白水平下降；肝质地变硬，脾进行性增大。

2. 静止性肝硬化：AIT 正常，无明显黄疸，肝质地硬，脾大，伴有门静脉高压症，血清白蛋白水平低。

3. 肝脏功能储备的评估：为了评估肝脏功能储备是否良好，以有助于判断预后及预测对手术的耐受性，多采用 Child—Pugh 肝功能分级方案，见表 3－22。

表 3－22　肝功能分级

	异常程度记分		
指标	1	2	3
肝性脑病	无	1～2	3～4
腹水	无	轻	中度以上
血清胆红素（μmol/L）	<34.2	34.2～51.3	>51.3
血清白蛋白（g/L）	≥35	28～34	<28
凝血酶原时间（s）	≤14	15～17	≥18

注：5～6 为 A 级，7～9 分为 B 级，10～15 为 C 级

五、治疗

肝硬化的治疗是综合性的。首先应去除治疗各种导致肝硬化的病因。对于已经发生的肝硬化则给予：一般支持疗法；抗纤维化的治疗；并发症的治疗。

（一）去除病因　对于已经明确病因的肝硬化，应去除病因。例如，酒精性肝硬化者必须绝对戒酒。其他病因所致肝硬化亦应禁酒；有血吸虫病感染史者应予抗血吸虫治疗；对于血中乙肝病毒标志物及 HBV-DNA 有活动性复制者，可视情况给予抗乙肝病毒治疗。对于有先天性代谢性肝疾患者应给予相应的特殊治疗（如对肝豆状核变性进行驱铜治疗）。

（二）一般支持疗法　肝硬化患者往往全身营养状况差，支持疗法目的在于恢复全身情况，供给肝脏足够的营养以利于肝细胞的修复、再生。

1. 休息：代偿期的肝硬化可适当工作或劳动，但应注意劳逸结合，以不感疲劳为度。肝硬化失代偿期应停止工作，休息乃至基本卧床休息。

2. 饮食：饮食原则上应是高热量、足够的蛋白质，限制钠摄入，保证充足的维生素。应供给热量 105～146J/（kg·d），蛋白饮食以 1～1.5 g/（kg·d）为宜，其余的热量由糖类和脂肪供给（比例 60:40）。可食用瘦肉、鱼肉、鸡肉、豆制品及乳类，食物应少含动物脂肪。宜吃富含维生素的蔬菜、水果，必要时口服复合维生素制剂。

对有肝性脑病前驱症状者，应暂时限制蛋白摄入。有食管静脉曲张者应避免坚硬粗糙的食物以免损伤食管黏膜引起出血。因肝硬化患者多有水钠潴留，故应注意少盐饮食，尤其有腹水者更应限制钠的摄入。

六、肝炎后肝硬化

慢性乙型肝炎和丙型肝炎引起的肝硬化，是我国肝硬化患者发生的主要原因。在不同阶段，可以是活动性或非活动性病变。活动性肝硬化多伴有活跃复制状态的病毒感染，有轻重不等的炎症坏死。非活动性病变是稳定的病变，活动性的病变是在进展中的病变。

（一）病变发生

1. 病毒状态：患者多在长期感染后发展为活动性肝硬化，此时病毒复制水平已较低，多有变异。病毒感染持续，可引起不同程度的病变活动，炎症坏死激活再生修复机制，从而发展为硬化病变。肝衰竭和癌变的发生率也比无病毒复制的患者显著较高。

2. 肝细胞坏死、再生：肝细胞坏死是先决因素，但并不是所有坏死（如甲型肝炎）、甚至广泛严重的坏死（如急性重型肝炎）都能引起肝硬化，长期持续的肝细胞的损伤和坏死，桥接坏死具有肝硬化的高危性。

正常成年人的肝细胞处于生长的静息期，具有分化肝细胞的特征，只有0.001%的肝细胞处于生长周期中。不同程度的坏死使不同数量的肝细胞进入生长周期，由许多血液因子（激素、生长因子和原癌基因的表达产物）调控，患者的个体素质，如年龄、营养状态等，限定了对血液因子的应答性。再生细胞发育良好，细胞核呈多形性，肝细胞索扩张性排列。肝炎肝硬化时发生肝细胞癌的可能性较大。

3. 肝纤维化：肝细胞坏死区在修复中发生纤维化，桥接坏死及其后的桥接纤维化是肝硬化发生的前期病变，肝内门—体循环短路存在于桥接纤维索中。腺泡1区的界面性炎症导致汇管区—汇管区（P—P）桥接纤维化；腺泡3区的融合性坏死导致终末肝小静脉—汇管区（V—P）桥接纤维化；灶性坏死引起灶性纤维化。肝纤维化是多种慢性肝病共有的组织学改变，细胞外基质沉积在Disse间隙，形成不完全的基底膜（肝窦毛细血管化），不仅在肝细胞周围形成弥漫性滤过屏障，导致肝功能不全，而且可使肝窦狭窄，增加肝内阻力，形成门静脉高压。

肝硬化的特征是肝内弥漫性纤维化和肝细胞再生结节形成，正常结构改建，使肝功能容量缩减，肝硬化使血流阻力增加而并发门静脉高压。纤维化发生在肝细胞坏死后。肝脏对坏死的应答方式很有限，最重要的是肝小叶塌陷，弥漫性纤维隔形成和肝细胞结节性再生。

（二）组织学要点

1. 自然史：乙型肝炎肝硬化可以是大结节型，也可以是小结节型，取决于炎症坏死进展的速度和程度。慢性乙型肝炎病变不重，迁延多年，可发展为亚腺泡小结节性肝硬化：病情严重、进展迅速的，在多腺泡坏死后，大量纤维化和再生，可能发展为大结节性肝硬化。慢性乙型肝炎后原已形成的小结节肝硬化一旦炎症活动加重，发生融合性坏死，即在小结节基础上发展为大结节性肝硬化（混合结节型）。

早期纤维化是可逆的，甚至已有再生结节和纤维隔的硬化性肝炎也可能逆转，肝组织病变将逐渐修复；但已发展为成熟的胶原纤维束就难以降解。

肝炎后肝硬化病变静止或进展，取决于乙型肝炎病毒感染的持续和炎症活动。病毒感染清除、炎症活动静息的小结节性肝硬化，只遗留静止的病变。然而，病毒复制静止前肝脏的病理状态对最后结局是关键的。如肝硬化已进展至相当阶段,能进入病变自身加重循环。即使复制的病毒已完全清除,肝硬化仍可缓慢而无症状的进展,细胞坏死,病变反复加重,可能以肝衰竭而告终。

2. 肝硬化的活动性:活动性肝硬化时,其间隔因实质界面炎症而显模糊,假小叶中的肝细胞肿胀、气球样变性,有效残留在扩展的纤维组织中。胆小管增生显著,炎细胞明显浸润,散在灶性坏死。肝硬化时肝功能容量不足,炎症坏死使肝功能破坏更趋严重,实质损害和门静脉高压不断发展,易失代偿,有发生肝衰竭的高危性。活动性肝硬化的终末期临床表现为急性肝衰竭,组织学有广泛的融合性坏死。

3. 病理生理:肝细胞生理状态下的再生只是替代单个衰老细胞,按小叶梯度,多发生在腺泡的第 1 区带,沿网状支架,保持细胞—细胞间的正常接触。肝硬化时是在炎症坏死区域中再生,失去细胞极性,不按小叶结构,微血管混乱,高度增生形成结节。小结节中的肝细胞再生而结节增大,压迫纤维组织、胆管和血液通道,形成被致密纤维素分割的大结节。血流受阻而引起组织缺血坏死,胆管受阻使小胆管增生、局部水肿,都可使肝硬化进一步发展。

肝细胞融合性坏死和纤维化,可在汇管区与末端肝静脉之间架桥,形成不经血窦的旁路,肝动脉和门静脉血液直接进入末端肝静脉。在硬化的肝脏中,大约有 20% ~50% 的肝动脉血、大约相同的门静脉血,由于这种肝内血流短路进入肝静脉。

肝内血流异常比纤维化的总量更重要。纤维化发展至相当程度后,就是病毒清除,结节的改建和血流的短路可使病变进一步加重。

(三)抗病毒治疗

1. 代偿期乙型肝炎肝硬化患者:HBeAg 阳性者的治疗指征为 HBV-DNA≥10^5 拷贝/ mL,HBeAg 阴性者为 HBV-DNA≥10^4 拷贝/ mL ALT 正常或升高,治疗目标是延缓和降低肝功能失代偿和肝细胞癌(HCC)的发生。

(1)拉米夫定 100 mg,每天一次,需长期服用。

(2)阿的夫韦酯 10 mg,每天一次,需长期服用。

(3)恩替卡韦 0.5 mg,每天一次,需长期服用。

(4)替比夫定600 mg,每天一次,需长期服用。

(5)干扰素,因有导致肝功能失代偿等并发症的可能,应十分慎重。如果认为有必要,应从小剂量开始,根据患者的耐受情况逐渐增加到预定的治疗剂量。

2.失代偿期乙型肝炎肝硬化患者:治疗指征为HBV-DNA阳性,ALT正常或升高。治疗目标是通过抑制病毒复制,改善肝功能,以延缓或减少肝移植的需求。抗病毒治疗只能延缓疾病进展,但本身不能改变终末期肝硬化的最终结局。干扰素治疗可以导致肝衰竭,因此,属于禁忌证。应用核苷药物是当前主要的选择。

(段毅力)

肝炎的病理诊断及生化学诊断

一、肝炎的病理诊断

(一)急性病毒性肝炎的组织学特点　急性病毒性肝炎的组织学特点是腺泡内炎症和肝细胞明显变性,分布均匀。不能区分病毒感染类型。

(二)慢性乙型肝炎的组织学特点　明显的汇管区炎症,浸润的炎症细胞主要为淋巴细胞,少数为浆细胞和巨噬细胞;炎症细胞聚集常引起汇管区扩大,并可破坏界板引起界面肝炎,又称碎屑性坏死。汇管区炎症及其界面肝炎是慢性乙型肝炎病变活动及进展的特征性病变。小叶内肝细胞变性、坏死,包括融合性坏死和桥形坏死等,随病变加重而逐渐显著。肝细胞炎症坏死、汇管区及界面肝炎可导致肝内胶原过渡沉积,肝纤维化及纤维间隔形成,如进一步加重,可引起肝小叶结构紊乱,形成假小叶并进展为肝硬化。慢性乙型肝炎肝组织炎症坏死的分级(G)、纤维化程度的分期(S),可参照2001年《病毒性肝炎防治方案》。目前国际上常用Knodell HAI评分系统,亦可采用Ishak、Scheuer和Chevallier等评分系统或半定量计分方案,了解肝脏炎症坏死和纤维化程度,以及评价药物疗效,见表3－23。

表3－23 慢性肝炎分级、分期标准

炎症活动度(G)			纤维化程度(S)	
级	汇管区及周围	小叶内	期	纤维化程度
0	无炎症	无炎症	0	无
1	汇管区炎症(CPH)	变性及少数坏死灶	1	汇管区扩大,纤维化
2	轻度碎屑状坏死(轻度CAH)	变性、点、灶状坏死或嗜酸小体	2	汇管区周围纤维化,纤维间隔形成,小叶结构保留
3	中度碎屑状坏死(中型CAH)	变性、融合坏死或见桥接坏死	3	纤维间隔伴小叶结构紊乱,无肝硬化
4	重度碎屑状坏死(重型CHA)	桥状坏死范围广,累及多个小叶(多个小叶坏死)	4	早期肝硬化

(三)重型肝炎的组织学特点

1. 急性重型肝炎:以肝脏缩小,大量肝细胞坏死,网状纤维支架塌陷,肝细胞淤胆为特征。肝细胞呈大块性坏死(坏死面积≥肝实际面积的2/3)或亚大块坏死,或大灶性坏死伴肝细胞重度水肿。既往曾称为急性水肿(变性为主)型及急性坏死型(坏死为主,坏死面积≥肝实际面积的2/3)。水肿型是坏死型早期的表现,可以转变为坏死型或亚急性重型肝炎,如病情好转可以存活而转变为急性肝炎的病理改变。

2. 亚急性重型肝炎:肝细胞坏死伴增生。肝细胞新旧不等的亚大块坏死(坏死面积≤50%);小叶周边出现团块状肝细胞再生;小胆管增生,并常于增生的肝细胞移行,重度淤胆,尤其是小叶周边增生的小胆管及小叶间胆管较为显著。

3. 慢性重型肝炎:表现为在慢性肝病(慢性肝炎或肝硬化)的病变背景下,出现大块性(全小叶性)或亚大块新鲜的肝实质坏死。

(四)慢性丙型肝炎的组织学特点 慢性丙型肝炎组织学与肝功能常不一致,组织病变一般较轻,然而在转氨酶正常的患者中半数会有肝炎病变;轻微的临床病情活动也可出现大范围的界面炎症,甚至汇管区-终末肝小静脉间的桥接坏死，也存在肝组织学基本正常的慢性无症状携带。慢性丙肝有一些特征性但非特异性的病变如：急性和慢性肝炎组织学表现相似；界面炎症轻，常为区域性界板破坏；汇管区淋巴细胞聚集，甚至有淋巴滤泡形成；胆小管损害；腺泡内炎症活性不定，凋亡多见；70%的患者可见轻度肝细胞脂肪变性，主要含微脂滴；病变常轻微，但易纤维化。

二、肝炎的血清学诊断

（一）HAV感染早期可检出IgM抗HAV，这一试验灵敏特异，单一血清即可确诊。IgG抗HAV提示既往感染和对HAV的免疫。如滴度持续上升则为近期感染。

（二）HBV血清学标志包括HBsAg、抗-HBs，HBeAg、抗-HBe、抗-HBc和抗HBc-IgM，目前常采用酶免疫法（EIA）、发射免疫法（RIA）、微粒子酶免分析法（MEIA）或化学发光法等检测。HBsAg阳性表示HBV感染；抗-HBs为保护性抗体，其阳性表示对HBV有免疫力，见于乙肝康复及接种乙肝疫苗者；HBsAg阴转而抗-HBs转阳，称为HBsAg血清转换；HBeAg阳性可作为HBV复制和传染性高的指标；抗-HBe阳性表示HBV复制水平低（前C区变异者除外）；HBeAg阴转而抗-HBe转阳，称HBeAg血清转换；抗-HBe IgM阳性提示病毒复制，多见于乙肝急性期；抗-HBe总抗体主要是抗-HBcIgG，只要感染过HBV，无论病毒清除与否，此抗体均可阳性。

可进行HBV-DNA定性和定量检测，主要用于慢性乙肝的诊断、治疗。HBV基因分型可对治疗提供一定帮助，耐药突变株检测可对抗病毒治疗提供巨大的帮助。

（三）血清HCV-RNA在感染1～2周内即可检出，发现HCV阳性伴有肝功能异常即可诊断现症丙肝患者，PCR法可检出HCV-RNA。发病未超过一个月的患者IgG抗HCV可阴性；HCV清除后患者可痊愈。但IgG抗HCV仍可持续数月阳性。

（四）HDV血清学在检测HBV阳性的基础上，可测定抗HDV-IgM、抗HDV-IgG和HDV-RNA。

（五）以重组克隆表达的蛋白或合成寡肽作为试剂抗原发展的EIA，已用于临床，目前IgM抗HEV试剂盒有待完善，IgG抗HEV在感染后又可持续多年，故在除外其他肝炎的前提下才做出戊型肝炎的诊断。

三、肝炎的影像学诊断

可对肝脏、胆囊、脾脏进行B超、电子计算机断层扫描（CT）和核磁共振成像（MRI）等检查。B超急性肝炎可示肝脏增大，胆囊壁可水肿分离；慢性肝炎时肝脏回声不均匀，胆囊壁粗糙、增厚，脾可出现体积增大；肝衰竭时可显现肝脏进行性缩小，个别患者有胆囊增大。影像学检查的主要目的是鉴别诊断和检测慢性肝炎病情进展以及用于原发性肝癌的鉴别诊断。

四、肝炎的生化学诊断

（一）谷丙转氨酶（ALT）和谷草转氨酶（AST）　血清ALT和AST水平可反映肝细胞损伤的程度，临床常用。ALT存在于细胞质中，细胞膜通透性增加或肝细胞坏死，可引发ALT的增高；急性期ALT升高明显，一般高于正常值的4倍以上，而AST一般存在于细胞的线粒体中，在肝细胞坏死后进入血液，AST的明显增高常提示病情的严重性。须注意的是ALT、AST升高还见于其他如发热等有细胞坏死的情况，但一般升高幅度不大，常常是一过性。

（二）胆红素　通常会有直接胆红素和间接胆红素的同时升高，一般以直接胆红素升高为主。

胆红素水平与肝细胞坏死程度有关，需与肝内和肝外胆汁淤积所引起的胆红素升高鉴别。肝衰竭患者血清胆红素常较高，常呈进行性升高，每天升高≥1倍正常值上限（ULN），可≥10 ULN，并可出现胆红素与ALT、AST分离现象。

（三）凝血酶原时间（PT）及凝血酶原活动度（PTA）　PT是反映肝脏凝血因子合成功能的重要指标，PTA是PT测定值的常用表示方法，对判断疾病进展及预后有较大价值。近期内PT时间明显延长，PTA进行性下降至40%以下为肝衰竭的重要诊断标准之一，<20%者提示预后不良。国际标准化比值（INR）也可表示病情的轻重，INR值升高的意义同PTA下降的意义。

（四）血清白蛋白　反映肝脏合成功能，慢性肝炎、肝衰竭时会有不同程度的血清白蛋白降低，同时伴有球蛋白的升高；出现白蛋白/

球蛋白比例的下降。

(五)胆碱酯酶 主要由肝细胞合成,与白蛋白及凝血因子的合成密切相关。反映肝脏合成功能。急性肝炎时可升高,随肝功能的损害加重而进行性活性下降。

(六)碱性磷酸酶(ALP) ALP活性是胆道梗阻、肝内阻塞的灵敏指标。急性期时常升高,肝衰竭时如下降,常提示肝细胞严重广泛损害。

(七)甲胎蛋白(AFP) 明显升高往往提示原发性肝癌。AFP轻度升高也可提示大量肝细胞坏死后再生。应结合临床及影像学资料进行综合分析。

(赵桂鸣)

肝硬化的病理诊断及生化学诊断

一、肝硬化病理诊断

肝硬化病理发展的基本特征是肝细胞的坏死、再生和肝纤维化。可分为小结节性肝硬化、大结节性肝硬化。小结节性肝硬化:肝切面可见直径小于3 mm的结节;大结节性肝硬化一般在肝实质大量坏死的情况下发生,结节直径大于3 mm,最大可达5 cm。镜下显示:正常的肝小叶结构破坏,假小叶形成,纤维结缔组织增生,纤维间隔形成,肝细胞变性坏死、再生。

二、肝硬化的血清学检查

肝纤维的血清学标志物:提示胶原合成的Ⅲ型前胶原(PCⅢ)、层黏素(LN)、透明质酸(HA)可异常。

三、肝硬化的影像学、CT检查

B超:三分之一的肝硬化患者无异常影像,常用于门脉高压的筛检及与肝癌的鉴别。肝脏影像可增大,也可缩小,较常为右叶缩小、左叶和尾叶增大。肝表面不规则,有时可呈波浪状,肝实质常不均匀,在致密回声区内光点增粗并分布不均,进而融合呈不规则斑片状,门静脉增宽超过15 mm者提示门脉高压。可准确测量脾脏大小,可发现腹水。

CT 不能单独提供肝硬化的确诊诊断。一般显示肝变形，各肝叶大小比例失常，左叶、特别是尾叶增大，常有脾脏增大，外缘超过 5 个肋单元。腹水呈围肝一周的低密度影。

四、肝硬化的生化学诊断

（一）血清转氨酶增高不是肝硬化的特征性改变　活动性肝硬化时 AST、ALT 可轻度增高，AST 增高比 ALT 明显，AST/ALT≥1。

（二）胆红素　活动性肝硬化病人常有黄疸，出现较深的黄疸是活动性肝硬化的特征。血清胆红素常大于正常值，黄疸程度是判断肝细胞破坏的可信标志。

（三）白蛋白　肝脏合成功能下降。检测血浆白蛋白降低，白/球比例倒置。

（四）胆固醇降低，凝血酶原时间可延长。

（五）γ-酰转酶（γ-GT）　90% 的肝硬化患者可升高。

（六）碱性磷肽酸酶（ALP）　70% 的病人可升高。

（赵桂鸣）

病毒性肝炎常见并发症

一、再生障碍性贫血

病毒性肝炎和再生障碍性贫血的关系比较肯定，称为病毒性肝炎相关再生障碍性贫血（hepatitis associated aplastic anemia，HAAA），是一种与病毒性肝炎相关的骨髓造血组织明显减少、造血功能衰竭的严重疾病，是病毒性肝炎最严重的并发症之一，病情凶险，病死率高。1955 年由 Lorenz 和 Quaiser 首次报道。病毒性肝炎与再生障碍性贫血（简称再障，AA）的关系已经引起广泛注意。

（一）流行病学　HAAA 占再障总患者人数的比例，在东、西方国家分别为 4% ~10% 和 2% ~5%，这可能与病毒性肝炎在上述地区间发病率的差异有关。多数文献报道病毒性肝炎患者中 HAAA 的发病率大约为0.1% ~0.2%。我国上海地区病毒性肝炎患者中 HAAA 的发病率为 0.033%，在再障患者中占 3.2%。到目前为止的研究发现绝大多数 HAAA 是由甲型、乙型及丙型肝炎病毒以外的其他肝炎病毒感染所致，但有关的具体肝炎病毒尚不明确。Kurtzman 等认为，由于许多乙肝感染是潜隐性的，可以不伴明显肝损害，因而可能导致乙肝 HAAA 的实际发病率被低估。1975 年 Nakamura 等人就曾报告急性乙型病毒性肝炎并发了再障。洪尚游等对乙肝与再障的关系进行了研究，认为乙型肝炎是一种累及全身多系统的疾病，尽管 HBV 主要表现为肝脏损害，但也侵犯全身其他脏器，骨髓造血功能的抑制是它最严重的肝外表现之一。肝炎相关性再障好发于急性肝炎的恢复期，一般在肝炎后 1 年之内，但可以发生于肝炎的任何阶段，与肝炎的严重程度无明显关系。

（二）发病机制

1. 病毒对造血干细胞的直接抑制作用：肝炎病毒感染骨髓造血细胞后，肝炎病毒的某些遗传物质能够与骨髓造血细胞的遗传物质整合，既可导致骨髓造血干/祖细胞的直接损伤破坏，也可通过对骨髓造血细胞增殖和分化产生负调控而导致骨髓造血功能障碍。

2. 损伤造血微环境：造血细胞在骨髓内拥有的微环境，对造血细胞的生长、分化和发育起着重要的作用。病毒感染后引起了机体的细胞免疫和体液免疫异常，导致机体内细胞因子的改变，其结果可能影响到骨髓的微环境。部分 HAAA 患者出现骨髓基质细胞活性受损，细胞因子分泌减少，影响造血干/祖细胞增殖。

3. 病毒介导的自身免疫异常或产生抗造血干细胞抗体：HAAA 患者血液及骨髓中淋巴细胞总数减少，并有 CD_8^+ T 细胞增加，CD_4^+ T 细胞减少，CD_4^+/CD_8^+ T 细胞比例失调，导致 CD_4^+ T 细胞对造血的刺激活性下降，CD_8^+ T 细胞对造血的抑制活性增加。还表现为血清免疫球蛋白水平减低，对病毒的清除能力进一步下降，病毒持续损伤造血系统。另外骨髓造血细胞与病毒宿主细胞具有某些交叉抗原，病毒能够通过免疫应答直接攻击并破坏骨髓造血细胞而影响造血功能。

4. 细胞因子的作用：与 HAAA 关系密切的细胞因子主要有白介素-6（IL-6）、γ-干扰素（IFN-γ）、促红细胞生成素（Epo）等。病毒感染后 T 细胞活性升高可以使 IFN-γ 的分泌增加，而 IFN-γ 是引起再障发生发展的重要抑制因子。骨髓基质中的成纤维细胞合成IL-6减少,使IL-6对骨髓造血过程的正调控作用减弱。病毒感染还会造成Epo及粒细胞集落刺激因子(G-CSF)的基因损伤,从而使Epo、G-CSF正常合成及功能受到影响,造血细胞生成减少。

5.其他机制:有学者认为对再障不能用单一机制来解释,故提出再障(包括HAAA)的混合型发病机制,即干细胞-免疫-微环境交互作用的多因素发病机制。还有其他因素包括:肝炎后不能提供足够的造血所需营养成分;肝脏的解毒功能减退,不能灭活某些有毒的中间代谢产物;肝炎时服用了某些骨髓毒性药物或干扰了正常雌激素的代谢,使雌激素水平增高而抑制骨髓功能等。

(三)临床表现

1.HAAA一般均为重型再障,多见于青少年。其临床表现为在急、慢性肝炎恢复期内,肝功能已趋正常,但逐渐出现食欲缺乏、乏力、面色苍白,贫血进行性加重。

2.重者出现感染、发热,皮肤黏膜出血、鼻出血、呕血、黑便、血尿、眼底出血。

3.女性月经过多。

4.实验室检查外周血全血细胞减少,网织红细胞绝对值减低,骨髓三系增生低下。

5.一般无淋巴结及脾肿大:肝炎和再障发生的间隔时间平均为6周,多数HAAA病情危重,平均生存时间仅2~5个月,病死率高达90%。

6.杨子文等主张将HAAA分为两型。

(1)甲型:绝大部分为此型,发病年龄较一般再障早;多发病在肝炎后10周;肝炎表现轻,多数处于恢复期,但再障表现重、难以治疗,平均生存10周。

(2)乙型:占少数,常在慢性肝炎的基础上发生,肝炎发作一年后发病;年龄多在40岁左右;生存期较长;多有HBVM阳性。

(四)诊断依据

1.肝炎诊断按2000年全国肝炎与肝病会议诊断标准。

2.肝炎初期血象正常,数月后出现血细胞减少,骨髓造血功能低下，中性粒细胞碱性磷酸酶染色，阳性率及积分明显增高。

3. 再障诊断参考《血液病诊断及疗效标准》。*

（五）治疗

1. 一般治疗：HAAA 的对症支持治疗与重型再障基本相同，如血红蛋白 <60 g/L，且有明显贫血症状者可以输血或成分输血。中性粒细胞 $<0.5\times10^9/L$ 应采用隔离措施，并做好皮肤、口腔及肛周护理。一旦发生感染及早寻找感染源，应用有效抗生素控制感染。血小板 $<20\times10^9/L$，且出血较重者可输注血小板。

2. 抗病毒治疗：病毒感染在 HAAA 的发生发展过程中起重要作用，积极的防治病毒感染可以改善预后。抗病毒常用的药物有阿昔洛韦、膦甲酸钠、拉米夫定等。拉米夫定属核苷类似物，对于抑制乙肝病毒具有良好疗效，可稳定肝功能，从根本上控制 HBV 相关再障的发生。

3. 免疫调节治疗

（1）可用糖皮质激素如甲泼尼龙以及环孢霉素 A（CsA）等，CsA 可通过抑制白介素-2（IL-2）、干扰素等负性调控因子的合成与释放，阻断免疫细胞的活化与增殖。

（2）抗胸腺细胞球蛋白（ATG）或抗淋巴细胞球蛋白（ALG）是目前治疗重型再障的主要药物。

（3）雄激素可刺激骨髓造血，对慢性再障疗效较好，司坦唑醇是常用药物，但有肝功能损害的不良反应。

（4）造血细胞因子包括粒系集落刺激因子（G-CSF）、粒-单系集落刺激因子（GM-CSF）及 Epo 等可促进骨髓造血功能，对延缓病情进展，有重要的支持治疗作用。

（5）ATG 与雄激素、CsA 及造血生长因子联合应用有协同作用，比单一治疗效果好，但费用较高。糖皮质激素常用来配合 ATG 的治疗，通过稳定白细胞的溶酶体膜，阻止趋化作同及细胞因子的释放，从而增强免疫抑制作用，并可减少 ATG 的不良反应，减少血清病的发生。

4. 造血干细胞移植：造血干细胞移植是目前该病最有效的治疗

---

* 张之南. 血液病诊断及疗效标准. 第二版. 北京：科学出版社

措施,理想的适应证应为:①年龄患者小于40岁。②无高危排斥因素(如移植前多次输血史等)。③无感染。④有合适的供体。移植物排斥是移植失败的最主要原因之一。

二、肝源性糖尿病

肝脏是维持血糖代谢平衡的重要器官,慢性肝病时由于肝实质损害导致糖耐量进行性减退,糖代谢紊乱而诱发糖尿病,临床上将这种在慢性肝病基础上发生的糖尿病称为肝源性糖尿病(Hepatogenic diabetes)。约50%~80%的慢性肝病患者有糖耐量减低,其中20%~30%最终发展为糖尿病。

(一)胰岛素对肝脏的作用

1.胰岛素促肝细胞膜的运转功能:胰岛素与肝细胞结合后的快速效应是使蛋白质或酶磷酸化和去磷酸化,并激活膜的转运系统功能。膜糖蛋白的水解、受体的聚集和氧化、受体蛋白激酶的活化等均可使细胞膜通透性改变,促进肝细胞膜对许多代谢底物的主动摄取。

胰岛素可激活肝细胞膜 Na^+/H^+ 交换系统、Na^+-K^+ ATP酶(钠泵)、Cl^-/HCO_3^-交换系统、及 $Ca^{2+}-Mg^{2+}$ ATP酶交换系统的活性。Na^+/H^+交换系统的激活使 H^+ 排出细胞外与 Na^+ 交换,故细胞内pH值增加,细胞内钠降低。

葡萄糖可自由通过肝细胞膜,但胰岛素可诱导肝酶促进葡萄糖的摄取并减少其释放。胰岛素对肝细胞主要作用为抑制cAMP依赖性蛋白激酶,该酶的失活即使磷酸化酶和糖原合成酶去磷酸化,又使果糖磷酸增加,从而促进糖原合成和糖原酵解,并刺激肝细胞摄取葡萄糖。

2.胰岛素促肝细胞生长效应:肝脏合成的蛋白质中约20%用于自身器官的需要,约80%释放入血。胰岛素是肝细胞再生的生长因子和调节因子之一,它促进肝结构蛋白和血浆蛋白在肝内合成。胰岛素能抑制肝脏糖原异生酶而减少肝对氨基酸的需要。同时,胰岛素在促使氨基酸合成肌蛋白时肌肉释出氨基酸减少。因此,作为促合成激素的胰岛素促进肝外组织的蛋白质沉积,却使肝内蛋白质减少;相反,胰高血糖素等分解代谢的激素使肝外组织的蛋白减少,而使蛋白质在肝内沉着。当血中胰岛素水平降低而胰高血糖素水平增高时,肝释出氨基酸减少而入肝氨基酸增多,据认为这种代谢改变特点反映肝脏处于增生状态。

3. 胰岛素对肝脏代谢的影响:胰岛素对肝脏代谢的主要作用在于胰岛素诱导的肝酶改变常呈连锁反应,而且体内观察还常受胰岛素敏感性靶组织代谢改变相互影响的干扰。在离体灌流肝实验中,胰岛素的直接作用表现为:①葡萄糖排出减少。②尿素和酮体生成减少。③蛋白质分解减少。④cAMP 水平下降。⑤Mg^{2+}、K^{+}、无机磷酸的摄取增加。

(二)肝源性糖尿病的发病机制　肝源性糖尿病的发生是胰岛素抵抗及分泌进行性损害的共同结果。

1. 胰岛素抵抗:肝源性糖尿病时,由于病变肝脏对胰岛素的降解功能减退,血浆胰岛素水平常常是升高的,但由于外周组织靶细胞如肝细胞、脂肪细胞和肌肉细胞胰岛素受体数目减少,受体构象改变,受体与胰岛素的亲和力降低(敏感性降低)或受体后缺陷(结合后反应降低),可影响靶细胞与胰岛素结合发挥其生物效应,表现为骨骼肌摄取葡萄糖减少,非氧化代谢增加,肌糖原合成减少等,总的结果是外周组织对葡萄糖的利用减少。胰岛素抵抗主要取决于受体或受体后缺陷。另外,糖皮质激素、胰高血糖素、生长激素及游离脂肪酸等胰岛素拮抗物质水平由于肝脏对其灭活减少而升高,从而产生外周组织的胰岛素抵抗。

2. 肝细胞损害:肝功能损伤时糖代谢紊乱,糖代谢的酶如葡萄糖激酶、糖原合成酶、己糖激酶等酶的活性降低,影响葡萄糖的磷酸化和糖原合成及葡萄糖的利用,致使调节糖代谢的功能减退。

3. 肝炎病毒对胰腺的直接损害或免疫损害:有学者认为对乙肝后肝硬化患者的胰腺组织检测到 HBsAg、HBeAg 及 HBV-DNA,组织超微结构显示胰岛组织细胞粗面内质网扩张,有些形成空泡状,线粒体肿胀,酶原颗粒减少,使得胰腺腺泡组织中出现炎症、坏死、再生、实质萎缩、硬化等病理损伤,导致功能异常,使 β 细胞不能分泌成熟的胰岛素。HCV 也可在胰腺组织复制。HCV 感染时存在肝细胞脂肪变性及肝内铁含量增加,均可导致胰岛素抵抗。已有研究表明,肝脂肪变、铁沉积、胰岛素抵抗与2型糖尿病之间存在密切联系。肝内脂肪沉积可以减弱胰岛素对肝糖输出的抑制作用，而肝脏铁含量增加可能同时伴有胰腺铁沉积增多，使胰腺外分泌功能降低，影响胰岛素的分泌。

4. 其他因素：肝硬化糖耐量减低的患者其β细胞不能增加足够的分泌速率来补偿胰岛素抵抗，胰岛素抵抗引起的高糖血症长期刺激β细胞，致使其负荷增加，胰腺内分泌功能逐渐减退；肝硬化门脉高压侧支循环建立及开放，口服糖类后直接从侧支进入体循环，肝对葡萄糖的摄取率降低，发生餐后高血糖；肝硬化患者可出现电解质紊乱，尤其是低钾血症，可致胰岛细胞变性，影响胰岛素的合成和分泌；酒精性肝硬化患者的胰腺损害发生率较高，可能系酒精中毒直接引起；近来有学者报道，在应用干扰素治疗乙肝和丙肝时，亦可导致肝源性糖尿病的发生。

（三）肝源性糖尿病的临床特点

1. 儿童和青少年肝病引发糖尿病的发病率较低，以中老年肝病患者多见，说明肝源性糖尿病具有随着年龄的增长发病率增高的趋势。

2. 肝源性糖尿病的发病多与HBV和HCV感染相关，其发病率在乙型肝炎为10%左右，而在丙型肝炎为23%～50%，慢性HCV感染较HBV感染与糖尿病的发生有着更密切的联系。糖尿病的发生还与肝病程度有关，慢性肝炎为7.3%～22.9%，肝硬化患者为19.8%～62.9%，随着肝病病情的进展，糖尿病的发病率逐渐增加。

3. 多数患者有肝病表现，如上腹饱胀不适、乏力、食欲缺乏，查体可见黄疸、肝掌、蜘蛛痣、肝脏肿大或缩小、脾肿大、腹水等，但典型糖尿病“三多一少”症状者较少，部分患者血糖波动很大，有高血糖和低血糖交替，糖尿病轻重与肝损害程度呈正比。随着肝功能的好转，血糖逐渐恢复正常，并极少有酸中毒、微血管病变等并发症。

4. 一旦确诊肝源性糖尿病，可根据不同情况制订治疗方案，及时有效的治疗，可使糖尿病迅速好转，避免并发症的出现。

（四）诊断要点

1. 糖尿病发病前有肝病史，或与肝病同时发生。

2. 无糖尿病的既往史和少有家族史。

3. 有肝病的临床表现、生化检查或组织学变化。

4. 血糖和糖耐量的好转或恶化与肝功能的改变呈一致性。

5. 实验室检查:空腹血糖可轻度升高或正常,但餐后血糖 >11.1 mmol/L。口服葡萄糖耐量试验,餐前血糖正常或轻度升高,餐后血糖 >11.1 mmol/L 可确诊为糖尿病,若 >7.8 mmol/L 而 <11.1 mmol/L 则诊断为糖耐量减低。胰岛素释放试验示空腹血浆胰岛素水平偏高,餐后胰岛素反应不良或反应延迟。且血清 C 肽一般正常或下降,C 肽与胰岛素的比值下降。

6. 除外原发性糖尿病,尤其是 2 型糖尿病。

7. 肝源性糖尿病与原发性糖尿病的鉴别,见表 3-24。

表 3-24 肝源性糖尿病与原发性糖尿病的鉴别要点

	肝源性糖尿病	原发性糖尿病
发病因素	肝硬化等慢性肝病	2 型糖尿病:肥胖
人类白细胞抗原	不明确	2 型糖尿病:A2;1 型糖尿病:B_8、DR_3
遗传史	少于 15%	25% 以上
病理生理	胰岛素分泌能够抗酮体生成	胰岛素不足未能限制胰升糖素及对抗肝糖及酮体过量产生
血浆胰岛素	增高	降低
C 肽	正常	降低
胰岛素细胞抗体	阴性	阳性(肥胖型阴性)
糖尿病并发症	少见	较多见
胰岛素补充	很少需要	常需要
肝脏病理检查	可见程度不等的肝细胞变性、凋亡、坏死,炎性细胞浸润,纤维组织增生。	脂肪浸润、水肿变性及肝细胞核内糖原空洞
血清肝炎病毒标志	常可检出 HBV 或 HCV	无
肝功能	程度不等的异常	正常
慢性肝病体征	常见	无

（五）治疗与预后　积极治疗肝病改善肝功能，是防治肝源性糖尿病的关键。轻型患者可通过控制饮食达到降糖目的，饮食控制的重点是低脂、低糖和增加蛋白质、维生素的摄入，高植物纤维的天然食品，可减少单糖和饱和脂肪酸，有助于降低餐后高血糖反应。肝源性糖尿病患者多空腹血糖正常，餐后血糖增高，可用α-葡萄糖苷酶抑制剂如阿卡波糖，可延缓并减少小肠中碳水化合物的吸收，从而改善餐后高血糖，但可引起肝损害，应慎用。磺酰脲类、双胍类降糖药均可加重肝损害或诱发乳酸性酸中毒，尽量避免使用。对于糖尿病较重或出现并发症者，应及早使用胰岛素。胰岛素能促进肝糖原的生成，同时具有护肝作用。由于肝源性糖尿病患者对外源性胰岛素不敏感，以及胰岛素的对抗物增加、受体异常等因素，因此胰岛素用量需较大，血糖控制水平适当高于原发性糖尿病患者。尽量选用短效型人胰岛素，于每餐前注射。每天总量一般不超过20 U，以免出现低血糖反应，尤其在夜间，建议患者在睡前加餐。随时监测空腹及餐后血糖，以调整胰岛素剂型及剂量。直至空腹血糖 <7.0 mmol/L，餐后2 h血糖 <11.1 mmol/L为宜。

肝硬化患者使用呋塞米、噻嗪类利尿剂，由于抑制胰岛素释放可加重糖耐量异常。门静脉高压患者使用普萘洛尔降门脉压，由于β受体阻滞，糖酵解作用受抑制，加之低血糖所致交感神经兴奋症状被普萘洛尔所掩盖，易忽略低血糖症的发生。应合理使用氨基酸制剂以避免加重糖代谢紊乱，如精氨酸可刺激胰岛素和胰升糖素增高，临床上对后期肝病患者尤应注意。

肝源性糖尿病患者的预后取决于肝病的轻重、类型及并发糖尿病的严重程度，一般预后尚好。

三、甲状腺功能异常

肝脏与内分泌系统关系密切。肝细胞的许多生理、生化功能，都离不开激素的调节；激素发挥生化效应后的灭活和清除，也离不开肝脏。肝脏也是制造甲状腺结合蛋白的器官，当肝脏疾病时既有降解异常、又有蛋白质合成障碍等改变，致使下丘脑-垂体-甲状腺轴的调控功能受到严重干扰，几乎所有甲状腺激素的生理作用都受到影响，这种改变在肝功能损害严重的肝硬化时尤为明显。由于肝脏在甲状腺素和肾上腺素代谢中的重要作用,发生急、慢性肝脏疾病的患者,可以出现甲状腺激素分泌的改变;酒精性肝病患者会发生类似库欣(Cushing)综合征的临床和生化表现。

(一)甲状腺激素的分泌与调控

甲状腺激素主要是甲状腺素(T_4)、少量三碘甲状腺原氨酸(T_3)、和微量的反T_3(r T_3),大部分T_3和r T_3由T_4在外周脱碘转变而来。甲状腺素分泌入血后主要与甲状腺结合球蛋白(thyroid binging globulin,TBG)等蛋白质结合,血中仅有少量具有生物活性的游离甲状腺素(FT_3、FT_4)。FT_3的总浓度明显低于FT_4,但其相对活性为FT_4的3~5倍,故更重要,r T_3则无生物活性。TSH的分泌又受丘脑分泌的促TSH释放激素(thyriod releasing homone,TRH)的影响。血中的甲状腺激素对TSH起负反馈作用,对TRH起正反馈作用,从而形成下丘脑-垂体-甲状腺轴。

(二)肝病时甲状腺功能的异常改变

1. 急性病毒性肝炎:多发生明显的甲状腺功能改变,主要有以下3个特点:总T_4升高;甲状腺结合球蛋白水平(TBG)升高;反T_3(r T_3)升高。TGB升高的机制尚不明确,可能与肝细胞再生导致TBG合成增加、减少TBG降解和损伤的肝细胞释放TBG有关。在急性病毒性肝炎时,TBG水平与AST水平成正相关,据此推断损伤肝细胞释放TBG是导致TBG水平升高的主要原因。急性病毒性肝炎时,T_4向T_3的转化减少;T_3水平升高、正常或降低均有可能,但T_3水平的降低有与疾病的严重程度成正比的趋势,在暴发性肝衰竭时,T_3水平最低。

2. 慢性肝脏疾病:原发性胆汁性肝硬化(PBC)和慢性肝炎患者常见TBG和T_4升高。各种慢性肝脏疾病均常见循环T_3水平降低,肝硬化患者常有血清T_3降低而临床上并无甲状腺功能低下表现,称之为“生化性低T_3综合征”,其机制可能是:

(1)慢性肝病患者T_4在外周组织脱碘代谢转化异常,主要转化为r T_3而非T_3。

(2)肝硬化有腹水者可引起“稀释性低T_3、T_4综合征”。

(3)下丘脑垂体功能障碍可使TSH水平增高。部分患者虽出现促甲状腺素(TSH)升高,但甲状腺功能仍正常。临床上低 T_3 综合征的严重程度和肝硬化失代偿程度以及出血、脑病等并发症的有无相关。慢性肝病患者可同时见 r T_3 升高、T_4 降低、甲状腺结合前白蛋白水平减低。T_3、T_4 水平降低和 r T_3 升高同时发生是肝脏疾病严重和预后不良的征象。当 $T_3<0.6$ nmol/L,r $T_3>1.54$ nmol/L 时,3 个月内病死率极高。

3. 干扰素治疗与甲状腺功能异常:干扰素-α(IFN-α)是治疗慢性丙型肝炎(CHC)的常用药物,也是诱发甲状腺功能异常的常见原因,IFN 诱发的甲状腺功能异常常见有:甲减、甲亢、甲减和甲亢先后发生、桥本病和抗甲状腺抗体的单独升高,多发生于治疗开始的6 周内或 12 个月后,甲亢的发生多于甲减。使用干扰素治疗慢性乙肝(CHB)出现甲状腺功能异常的机会仅 1.2%,但抗甲状腺抗体和抗甲状球蛋白抗体阳性率为 45%,提示在 HCV 感染和干扰素治疗两种因素中,后者是导致甲状腺功能异常的主要诱因。尚没有证据表明使用干扰素的种类和剂量与甲状腺功能异常的发生有关。甲状腺功能异常多在停药或临时进行甲状腺相关治疗后恢复,个别患者需要长期治疗。干扰素诱导的甲状腺功能异常发生的原因尚不清楚,可能与干扰素的免疫调节作用有关。个别学者认为,干扰素的使用激发了治疗前存在的自身甲状腺炎,导致了甲状腺功能的异常;也有学者认为甲状腺功能异常是由于干扰素毒性所致。

(三)甲状腺激素引起的肝脏损害　生理状态下甲状腺激素作用于肝脏的甲状腺激素受体,但不产生肝损害,在长期未予控制的严重甲亢患者则可引起肝损害。这是由于过量的甲状腺激素导致肝循环障碍、组织缺氧、肝脏酶活力障碍以及蛋白质、糖原分解代谢亢进所致。临床表现有不同程度的肝功能损害。

1. 甲状腺功能亢进性肝病:甲亢患者病程中出现肝肿大和(或)肝功能异常,排除肝胆疾病及抗甲亢药物等引起的肝损害,经治疗甲亢控制后肝大及肝功能恢复,可诊断为甲亢性肝病。主要表现有食欲缺乏、恶心、腹胀、黄疸等一般肝炎的表现,肝功能 ALT 轻中度升高,无黄疸者以甲亢症状为主要表现,肝病症状相对不明显。治疗应抗甲亢治疗与保肝治疗同时进行,选用对肝脏毒性较小的抗甲亢药物,如丙硫氧嘧啶等。

2. 甲状腺功能亢进伴发病毒性肝炎:甲亢时可伴发急性、慢性或重型肝炎,黄疸常见,可出现多种肝脏并发症,如上消化道出血、脑病、腹水等,病死率高,应尽早控制甲亢,肝炎与甲亢治疗同前。重型肝炎可采用皮质激素治疗。

四、乙型肝炎相关性肾炎

乙型肝炎病毒相关性肾炎(Hepatitis B virus associated glomerulonephritis)是1971年由Comber首先报道,是指乙型肝炎病毒(HBV)直接或间接诱发的肾小球肾炎,并经血清免疫学及肾活检免疫荧光所证实。肾小球肾炎是因HBV感染常发生的一种疾病,如膜性肾炎、膜增生性肾炎、系膜增生性肾炎、IgA肾病、狼疮性肾炎、微小病变等。这类肾炎患者多数属于慢性HBV携带状态,肝脏可无病变或病变轻重不一,也有慢性活动性肝炎、肝硬化,甚至急性重型肝炎者。

(一)发病机制　HBV与肾炎在发生机制上的联系尚未完全清楚,可能通过以下三种方式致病。

1. HBV抗原-抗体复合物致病:HBV抗原-抗体复合物可积聚于肾小球引起免疫性损伤,有两种致病方式:

(1)循环免疫复合物:HBV感染人体后,依次在血清中产生抗HBc、抗HBe及抗HBs。抗原抗体在血循环中形成免疫复合物可沉积于肾小球毛细血管襻,激活补体造成免疫性损伤。

(2)原位免疫复合物:近年来,许多作者认为上皮下免疫复合物主要为原位形成。分子量较小的HBeAg可能穿过肾小球基底膜植入上皮下,与循环中的特异性抗体在上皮下原位形成免疫复合物,在HBV相关性膜性肾病的发病中起重要作用。

2. HBV感染引起自身免疫致病:HBV可直接侵犯淋巴细胞及单核细胞,造成免疫功能紊乱;在肝细胞内繁殖的HBV可能改变自身抗原成分,并随肝细胞破坏而释放入血,刺激机体产生多种自身抗体(如抗平滑肌抗体、抗细胞骨架成分及抗肝细胞膜脂蛋白抗体等),从而导致自身免疫性损害。这种自身免疫状态有可能累及肾小球,产生非特异性炎性病变。狼疮性肾炎、慢性活动性肝炎患者的肾组织中常能检测出 HBV 抗原,提示 HBV 相关性肾炎的发病具有潜在的自身免疫因素。

3. HBV 直接感染肾脏:目前有很多研究者利用原位杂交和 Southern 印迹杂交法在 HBV 相关性肾炎患者肾组织的肾小球及肾小管上皮细胞中检出了 HBV-DNA。另有研究者用免疫电镜观察到肾小球内有完整的 HBV 颗粒。

HBcAg 在肾组织中的检出以及 HBV-DNA 在肾组织中的存在,提示了除血清抗原外,肾组织同样有可能成为 HBV 抗原的来源,提示 HBV 直接感染肾脏致病的可能。

4. 免疫缺陷及遗传因素:HBV 相关性肾炎的患者可能存在免疫调节功能的缺陷,不能产生高效抗体以中和体内存在的抗原,容易转变为慢性 HBsAg 携带者。循环中存在的游离抗原和抗体有利于免疫复合物的形成。血清中足够的抗 HBe 对 HBV 相关性肾炎的发病起一定的保护作用。抗 HBe 阳性率通常随年龄的增长而上升,儿童、青少年抗 HBe 反应不完善,可能是易患 HBV 相关性肾炎的原因之一。

(二)病理改变　HBV 相关性肾炎的病理组织学改变主要为膜性肾炎,其次为系膜增生性肾炎,IgA 肾病,膜增生性和局灶增生性肾炎。其中以膜性肾炎居多,在小儿病例可高达 66.0% ~69.7%。在组织形态学上,各病理类型的 HBV 相关性肾炎与相应类型的原发性肾小球肾炎表现类似。

1. 膜性肾炎:为非典型膜性肾炎,在光镜下除可见弥漫性肾小球基底膜增厚及钉突外,增厚的基底膜常见连环状,同时系膜组织明显增生,系膜区扩张,系膜细胞增多,不伴有细胞增殖或中性粒细胞浸润。免疫荧光检查可见 IgG(100%)及 C3(75%)与 HBsAg 呈颗粒状沉积,主要分布于肾小球毛细血管襻。电镜下可见大块电子致密物呈多位分布,见于上皮细胞下、内皮细胞下及系膜区,并有直径为 30 ~70 nm 的病毒颗粒。

2. 膜增生性肾炎:在光镜下除使毛细血管壁明显增厚外,还有系膜基质及细胞增生。荧光免疫镜检发现毛细血管襻和系膜区有 HBsAg 阳性荧光物质。电镜下见增生的系膜细胞及基质向毛细血管襻伸展形成间位现象。电子致密物主要沉积于内皮下及系膜区,亦可见上皮下。

(三)临床表现 HBV 相关性肾炎起病年龄多为儿童及青少年,男性占明显优势。临床表现与相同组织类型的原发性肾小球肾炎相似,常见肾病综合征和肾炎综合征。膜性肾炎临床上与特发性膜性肾病有许多不同点,少数可出现肉眼血尿,15% ~64% 的患者血清补体 C3 降低,免疫复合物常增多。膜增生性肾炎约 40% 血压升高,20% 发生肾功能不全,但临床经过较特发性膜毛细血管性肾炎为好。患者多无明显肝炎临床症状,血清 HBsAg 及抗 HBc 几乎多呈阳性。

(四)实验室检查

1. 尿常规异常,大多数患者有蛋白尿、血尿,多数患者肾功能正常,仅少数患者肾功能不全时,血肌酐和尿素氮增高。

2. 血沉增快,C3 正常或降低。有些患者可测出循环免疫复合物及有冷球蛋白血症,血清白蛋白下降,血脂升高。

3. 血清中可检出 HBV 感染标志。

(五)诊断

1. 血清 HBV 抗原阳性。

2. 患肾小球肾炎、并可除外狼疮性肾炎等继发性肾小球疾病。

3. 肾组织切片中找到 HBV 抗原。

其中第三点为基本条件,缺此不能诊断。

(六)治疗

1. 对症治疗:适当保肝治疗。对少尿、腹水、低蛋白血症者可应用白蛋白、血浆及利尿剂。糖皮质激素及免疫抑制剂必须慎用。有文献报道成人特发性膜性肾炎应用糖皮质激素和(或)细胞毒药物可取得一定疗效。小剂量能促进机体吞噬细胞吞噬作用,中、大剂量则可抑制细胞的吞噬作用,抑制抗体产生,促进肝细胞合成蛋白质,保护肝细胞的溶酶体膜和线粒体的作用。但也有研究提示激素治疗可抑制抗体的产生,可能延缓宿主清除 HBV 的能力。使用指征为:

(1)临床表现肾病综合征。

(2)血清 HBV 复制指标阴性。

2. 抗病毒治疗:经过抗病毒治疗后,部分病例 HBV 复制停止,血清及肾组织中 HBV 标志物转阴,蛋白尿减少或消失。目前抗病毒药物主要有干扰素和核苷类。干扰素对膜性肾炎有一定疗效。有人推荐干扰素剂量为 300 万~500 万 U/次,每周 3 次,疗程为 12 个月,在 HBV 复制指标阴转后,一些患者肾病表现如蛋白尿等明显好转。而核苷类似物拉米夫定能有效治疗慢性乙型肝炎病毒感染,但抗病毒治疗能否缓解乙肝相关性膜性肾病尚未明确。HBV 相关性肾炎大多能自行缓解,尤其是儿童。在成人患者,特别是膜增生性肾炎患者中预后较差。

五、脂肪肝

脂肪肝与 HBV 感染并无特定的关系,是慢性肝炎临床较常见的问题。

脂肪肝原则上可分为酒精性脂肪肝与非酒精性脂肪肝,两者可有肝细胞的脂肪变性到有坏死性炎症改变的脂肪性肝炎的可能性。

脂肪肝在慢性乙型肝炎与慢性病毒性肝炎中较为常见。

(一)高危因素

1. 丙型肝炎时:肝细胞内的微脂滴为其病理特征。

2. 肥胖:超过标准体重 10% 肝脏脂肪变性发生率为 15%,如为病态肥胖的患者,发生肝脏脂肪变性的几率更高,有的可发展为肝坏死性炎症。

3. 糖尿病:慢性肝炎伴有糖尿病者,1/3 的 2 型糖尿病患者有肝脂肪变性。糖尿病控制不好可使脂肪肝患者导致肝纤维化的可能性增加。

4. 不科学的营养:饮食调剂不当,脂肪与碳水化合物的摄取过多,引起甘油三酯超标。

5. 慢性肝炎恢复过程过分强调营养:活动少,体重增加,导致脂肪代谢异常。

(二)症状表现

1. 一般性脂肪变性和非酒精性脂肪肝通常无症状。

2. 有非特异的表现:疲劳、乏力、不适等。

3. 偶尔存在上腹疼痛。

4. 肝大:甚至有蜘蛛痣,腹水,提示肝硬化。

（三）实验室检查

1. 转氨酶（AST，ALT）可以正常，如果升高提示脂肪变性，而且是非酒精性脂肪性肝炎，是常用生化指标。

2. 非酒精性脂肪性肝炎 ALT > AST 有时 > 2∶1。

酒精性脂肪性肝炎 AST > ALT 通常 > 2∶1。

3. 血清碱性磷酸酶水平，γ-谷氨酰转肽酶（γ-GT）升高，可作参考。

（四）影像学检查

1. 超声影像：当脂肪蓄积到一定程度时，超声可测出脂肪变性。

2. CT：在平扫中和脾脏相比，脂肪肝的影像密度低。

3. MRI：较为敏感的检查脂肪肝的方法，对弥漫性肝脂肪变性超声检查优于 CT，而 CT 优于 MRI。

（五）肝活体组织检查

1. 脂肪变性：肝细胞内脂肪滴（甘油三酯）可以很大，而将细胞内容物挤到细胞周边。

2. 炎症：小叶内有混合的中性粒细胞及单核细胞的浸润，汇管区可见浸润，但此点丙型肝炎也可见。

3. 乌洛小体：由嗜酸性的细胞骨架、蛋白质的胞浆聚集组成，比在酒精性肝炎见的更小。

4. 肝纤维化：与酒精性肝病相似。

（六）治疗

1. 消除高危因素，治疗原发病。

2. 合理调节饮食，蛋白质缺乏者应有序补充，限制碳水化合物的摄取。

3. 根据病情进行适当活动，减轻体重，每天进行至少 1 h 中等强度的锻炼（快速行走）。

4. 易善复作为辅助治疗药物可参考选用，3 次/d，每次 2 粒。水飞蓟宾（水林佳）也可选用。

六、格林巴利氏综合征

（一）发病机制　本病约半数以上患者在发病前数日到数周有感染史，常在以下疾病，如带状疱疹、水痘、流行性感冒、流行性腮腺炎和病毒性肝炎等发病后发生。

（二）前驱症状　最常见的是喉痛、鼻塞、发热等，上呼吸道感染及腹泻、呕吐等消化道症状。病情高峰一般在 4 ~ 10 d 内。

（三）发生在病毒性肝炎后　小儿及青少年多见，消化道前驱症状被掩盖，可能无发热，患者多数伴有双下肢无力的主诉或伴有感觉异常，继而瘫痪逐渐上升加重。

（四）临床表现

1. 瘫痪：为弛缓性，多先起于下肢，双侧对称性，腱反射减弱或消失，病情发展累及上肢及颅神经，严重者呼吸肌麻痹而危及生命。

2. 感觉障碍：多为主观感觉异常，麻木、蚁走感、但客观检查浅感觉损伤不明显。

3. 颅神经损伤：约半数以上患者出现双侧舌肌、吞咽肌和眼外肌麻痹，吞咽困难、咽反射消失。

4. 预后：本病能在 10 d 内见恢复者，预后较良好。

（五）治疗

1. 对症处理：少活动，保证水电解质平衡并用多种维生素。

2. 免疫调节剂：免疫球蛋白的应用。

3. 皮质激素的应用：有争议。

4. 血浆置换疗法：可清除血液中的有害抗体，免疫复合物，炎性物质以及不利的补体。

5. 人工呼吸机的应用：可辅助呼吸，对呼吸肌麻痹者有较好效果。

（王　怡　张迈仑）

第四章　支原体和衣原体疾病

第一节　支原体肺炎

支原体肺炎(Mycoplasma pneumonia)是由肺炎支原体(Mycoplasma pneumoniae,MP)引起的呼吸道感染的重要表现。病理改变以间质性肺炎为主。起病缓慢,发热、乏力、持久的阵发性剧烈咳嗽等表现,肺部体征多不明显。病程长,可呈自限性过程,预后良好。少数可引起呼吸系统以外病变,累及神经、血液、心血管及消化等多个系统,预后较差。

一、病原

肺炎支原体介于细菌和病毒之间。兼性厌氧,能发酵葡萄糖,不水解精氨酸和尿素。肺炎支原体革兰染色阴性,吉姆萨染色呈淡紫色。在相差显微镜下,液体培养的肺炎支原体具有高度多形性。

电镜下,肺炎支原体无细胞壁,最外层是荚膜、黏附结构与黏附相关蛋白;其内为3层结构的细胞膜;内部结构位于胞浆内,为核质、核糖体、胞质颗粒等。支原体的荚膜化学成分为多糖,具有抵抗宿主细胞吞噬的作用。

二、流行病学

(一)传染源　患者及携带者为主要传染源,潜伏末期即有传染性,一般病后4~6 d传染性最强,而患者痊愈后肺炎支原体可在咽部存留1~5个月,成为携带者,健康人很少携带。

(二)传播途径　呼吸道传播,传染性较小,需长时间密切接触才能被感染发病,主要通过直接接触或经口、鼻分泌物与痰的飞沫或气溶胶微粒的形式传播。

(三)易感人群　人群普遍易感,可见于任何年龄组。免疫力低下者较易感染。男女之间发病率无明显区别。病后不能获得有效免疫,可再感染。

(四)流行特征　肺炎支原体感染广泛存在于世界各地,也是我国急性呼吸道感染的常见病因。全年均可发病,以寒冷季节较多见。平时散发或以集体为单位小流行,每 3 ~7 年出现一次地区流行,流行时间可持续 1 ~2 年,流行时发病率增加 3 ~5 倍,多为儿童和青少年,也可见暴发流行。由于肺炎支原体生长缓慢,起病前潜伏期较长,流行时常表现为缓慢的间歇性发病,流行时间持久。

三、发病机制与病理改变

(一)发病机制　主要包括直接侵犯及免疫损伤两方面。肺炎支原体侵入呼吸道后,借滑行运动定植于上皮细胞潜隐窝内,以其尖端特殊结构牢固的黏附于支气管黏膜上皮细胞表面的受体上,以抵抗黏膜上皮细胞纤毛的清除和吞噬细胞的吞噬。肺炎支原体细胞膜上的甘油磷脂与宿主细胞有共同抗原成分,逃避了宿主的免疫监视,不易被吞噬细胞摄取,而得以长期寄居。肺炎支原体在呼吸道上皮细胞定植后,吸收自身所需营养成分,并释放有毒代谢产物(如 H_2O_2)及细胞膜上的毒性物质(如脂多糖等)进一步引起局部组织损伤。

肺炎支原体感染后引起的非特异性免疫反应比特异性免疫反应明显。感染后激活 B 淋巴细胞,产生血清特异性 IgM、IgG 及 IgA 抗体,特异性 IgM 抗体出现较早,可维持 6 ~12 个月;IgG 抗体维持 1.5 ~2 年,免疫期限并不持久,过度的免疫反应形成抗原抗体复合物,可在组织局部沉积,激活补体,引起炎性反应,可表现为肺炎或肺外多种病变,如肺炎、皮疹、心肌炎等。

(二)病理改变　为气管、支气管、毛细支气管黏膜充血、肿胀、管壁增厚,上皮细胞核肿胀、胞浆内空泡形成,细胞脱落。管腔内充有单核细胞、中性粒细胞、脱落的上皮细胞及黏液。支气管、细支气管组织周围及肺泡壁水肿及单核细胞、淋巴细胞及浆细胞浸润,并可波及间质。部分病例胸膜可见纤维蛋白渗出并有少量渗液,重者可见弥漫性肺泡坏死、透明膜样变,慢性者可见肺间质纤维化。

四、临床表现

潜伏期2～3周。

（一）临床表现多种多样，从无症状轻型上呼吸道感染到严重的致死性肺炎.其中以上呼吸道感染及支气管炎最多见，仅3%～10%表现为支原体肺炎。支原体肺炎的临床表现较特殊，全身症状比胸部体征明显，而胸部X线检查又比临床体征显著。

（二）起病缓慢，病初与一般上呼吸道感染相似，80%患者有发热，体温高低不一，多数为中低度发热，极少有高热，可呈弛张热或稽留热，常伴有畏寒，少有寒战，可有乏力、全身不适、头痛、食欲缺乏、恶心呕吐等症状，偶可见一过性斑丘疹、荨麻疹，最常见于躯干及四肢，多见于急性期，其他期也可见。2～3 d后症状逐渐加重，出现咳嗽，以晨起或夜间发作较重，持续时间长，约1～3周。持久的阵发性剧咳为支原体肺炎的突出表现，常为干咳，伴有胸痛，无痰或有少量黏痰或血痰，不易咳出，在儿童有时像百日咳样咳嗽，一般情况较好，极少数严重感染者可出现呼吸困难或气促。成人头痛较显著，但一般情况较好。年幼者可有鼻咽炎或耳鼓膜炎，伴局部疱疹而引起咽痛及淋巴结肿大。

（三）体检可见咽部充血，扁桃体有渗出，颈部或颌下淋巴结肿大及压痛，肺部体征不明显，可闻鼾音、笛音及湿啰音，偶有胸膜摩擦音并有少量胸腔积液，肺实变征少见，有实变者叩诊局部有浊音和支气管呼吸音或啰音。亦有在整个病程中无任何肺部阳性体征者。症状重而肺部体征少亦是本病的特征。

（四）胸部X线表现多种多样，无特异性。肺部浸润可呈小点片状或不规则云雾状阴影，以内中带、中下野为多见，肺门部较致密，呈三角形，向外变浅、扩散，有时呈网状、云雾状或间质浸润，偶有呈大叶性实变者，多数为一叶受累，下叶尤以左下叶最多见，少数可呈双侧、多叶或上叶病变。侧位X线胸片常可发现有少量胸腔积液，也有大量积液者。儿童30%可伴有肺门淋巴结肿大。病变常经2～3周后自行消散。

（五）小儿支原体肺炎临床症状及体征较成人复杂，婴幼儿可表现为毛细支气管炎，小儿可呈急性起病，发热程度较高，并可有卡它症状,甚至以呕吐、腹泻为先驱症状。部分可无上呼吸道及肺部表现,而以肺外并发症为主要表现。

(六)本病的自然病程长短不一,短在两周内,长可达4~6周,X线病变消失较早,使用有效抗生素可缩短病程。

五、并发症

(一)肺外表现是肺炎支原体感染的一个特殊表现,小儿较多见。多发生在呼吸道感染的基础上,在呼吸道症状出现后2~32 d,平均10 d发生,也有不伴有呼吸道症状而单独发病者。一般认为,非由肺炎支原体直接侵犯引起,考虑为自身免疫反应或为肺炎支原体肺炎与宿主组织有共同抗原成分引起的交叉反应。

(二)最常见的并发症是神经系统改变,神经系统症状出现在呼吸道症状发作的最初几天,也可延迟到呼吸道症状消失之后。神经症状可表现为脑膜脑炎、无菌性脑膜炎、脊髓炎、神经根炎、颅神经麻痹、周围神经炎、格林-巴利综合征、小脑共济失调及精神障碍等。因此当肺部疾患与神经疾患同时出现时,应高度怀疑肺炎支原体感染。

(三)溶血性贫血仅见于少数患者,多发生在年龄稍大的小儿或青年,且同时伴有皮疹及心肌炎或神经系统并发症,此种溶血为自身免疫性溶血,与冷凝集素有关。可引起阵发性血红蛋白尿、血小板减少性紫癜、雷诺现象及凝血功能障碍,严重者可引起弥漫性血管内凝血(DIC)或血栓形成。

(四)心血管系统病变主要见于小儿患者,表现为心肌炎、心包炎及完全性房室传导阻滞等,可引起充血性心力衰竭和心源性脑缺血综合征。因在患者血清内可检测出针对心肌的自身抗体,故考虑心脏并发症的发生为自身免疫所致。

六、合并其他损害

(一)可引起皮肤黏膜损害,出现皮疹等,自疱疹液中分离出肺炎支原体,皮疹由免疫反应引起,可能是免疫复合物引起的血管损伤,也可能是自身免疫反应或由细胞毒作用损伤血管上皮细胞引起的细胞免疫。

(二)少数患者可引起肌肉及关节酸痛症状,以大、中关节为主。

(三)肺炎支原体感染时常合并其他呼吸道病原体感染,如病毒,细菌、衣原体等，最常见的是副流感病毒，虽不影响病程，但出现上述血液系统，心、肾并发症时病程延长。

（四）极少数可有肝功能异常、肾功能损害。

七、实验室检查

（一）血象　白细胞总数大多正常或稍增高，以中性粒细胞升高为主，嗜酸性粒细胞可轻度升高，淋巴细胞偏低；可有轻度贫血及网织红细胞增加。

（二）尿常规　发热时可出现尿蛋白，溶血性贫血时尿胆红素可阳性。

（三）痰涂片染色　可见有中性粒细胞或淋巴细胞等炎性细胞存在，但无细菌。

（四）脑脊液检查　多正常。可见蛋白轻度升高，白细胞总数轻、中度升高为(0～340)×10^6/L，以淋巴细胞增多为主，糖含量多正常，偶有降低。

（五）血清学检查

1. 冷凝集试验：50%～90%支原体肺炎患者血清中含有非特异性冷凝集素，属IgM型抗体，是抗红细胞膜I抗原的抗体，出现早，发病5～6 d即可出现，滴度高峰在第4周，2～3个月消失。对支原体肺炎的诊断有参考意义。此抗体可见于各种感染者，但在肺炎支原体感染时滴度更高。

2. 支原体IgM抗体：出现较早，40%患者发病1周即可测出，4～5周达高峰，可作为早期诊断，作为确诊试验，由于此抗体可能持续时间较长，且重症感染及再感染者可能无此抗体产生，故不能做唯一的诊断手段。常用有3种检测方法，酶联免疫吸附法（ELISA）最敏感，还可检测支原体IgG和IgA抗体，但特异性较差；间接免疫荧光法（IF）特异性强，其效价大于1∶16为阳性，或双份血清抗体滴度升高4倍以上有诊断意义，但敏感性稍差；而间接血凝法（IHA）操作简单，敏感性及特异性可达90%以上，临床较实用，抗体于发病1周左右出现，2～3周达高峰，2～3个月后降低。

3. 直接检测肺炎支原体抗原：可用的方法有特异性单克隆抗体免疫荧光法、蛋白印迹法和酶联免疫吸附法。可在标本中直接检测支原体 MP 抗原,简便迅速,但须制备具有高度特异性的单克隆抗体。

八、病原检查

(一)肺炎支原体分离培养 可确诊。采集痰、鼻咽洗液及气管分泌物培养,阳性率较高,而脑脊液及脑组织活检不能分离出肺炎支原体。多数于 3 ~4 d,少数于 1 ~2 周方长出典型菌落,有菌落生长后须靠菌落染色、血细胞吸附试验及血清学方法(如特异性抗体抑制试验、免疫荧光试验),甚至 PCR 等进行菌种鉴定。由于操作复杂,检出率低,培养时间较长,故不宜做临床常规诊断方法。

(二)支原体核酸检测 采用 PCR 技术检测患者鼻咽及痰液、气管和支气管分泌物中的肺炎支原体核酸,其特异性好、敏感性高、快速简便,但试剂还有待改进。在神经系统早期病变时,在脑脊液中也可测出肺炎支原体核酸。

(三)基因探针 根据核苷酸链碱基严格互补配对的特性,用放射性或非放射性物质标记已知核酸探针,通过放射自显影或非放射性检测系统检测标本中是否存在互补的目的核酸。特异性强,但敏感性不及 PCR 技术。

九、诊断

综合临床症状、X 线表现及血清学检查结果等以下几方面,进行诊断。

(一)流行病学资料 秋冬季发病,儿童及青少年多见,在家庭或集体中出现呼吸道感染伴肺炎流行时,应考虑本病的可能性。

(二)临床特征 起病缓慢,病初有发热,可伴有乏力、全身不适、头痛、食欲缺乏、恶心呕吐等症状,2 ~3 d 后出现阵发性刺激性咳嗽,持续时间长,无痰或少痰,肺部体征较少,偶有啰音,但 X 线所见病变显著,典型病变为间质性肺炎或斑片状融合性肺炎表现,宜先考虑为支原体肺炎。在上述表现基础上出现出血性、疱疹性耳鼓膜炎,临床可诊断为支原体肺炎。

(三)实验室检查 血清冷凝集试验常作为临床初筛手段,确诊须依靠支原体 IgM 抗体检测或直接检测肺炎支原体抗原,有条件的可行特异性病原检查如支原体核酸检测或肺炎支原体分离培养。

十、鉴别诊断

应与其他病原引起的非典型肺炎鉴别

（一）原发性或继发性细菌性肺炎　最常见的是肺炎链球菌、流感嗜血杆菌引起的肺炎，多见于婴幼儿，起病急，临床症状重，呼吸困难明显，外周血白细胞明显升高。细菌培养可资鉴别。

（二）病毒性肺炎　常见有副流感病毒、呼吸道合胞病毒和腺病毒引起的肺炎，多见于婴幼儿，呼吸困难明显，体征多。病毒分离及血清抗体检测可作为辅助鉴别。

（三）衣原体肺炎　临床表现与支原体肺炎类似，5 岁以下儿童发病率低，起病缓慢，病程长，一般症状较轻，但常伴有咽炎、喉炎及声音嘶哑，鉴别需依靠病原分离及血清抗体检测。

（四）真菌性肺炎　常见于机体免疫力低下人群，起病急、畏寒、高热、咳白色泡沫痰，有臭味，肺部体征明显，双肺或多肺叶病变。抗真菌药物使用有效，痰培养及血清抗体检测可资鉴别。

十一、治疗

支原体肺炎预后较好，不用抗生素大都可以自愈，使用有效抗生素可减轻临床症状，缩短病程，减少并发症的发生，并降低传染性，但不能消除肺炎支原体的寄居。

（一）对症治疗，注意呼吸道隔离，对用品进行消毒处理，以防止再感染和交叉感染。可翻身、拍背、变换体位，促进分泌物排出，应用镇咳、祛痰、平喘药物，重症感染可加用激素类（如氢化可的松）药物。

（二）肺炎支原体引起的肺外并发症，用抗菌药物治疗无效，如严重溶血性贫血，除加用激素外，可输入洗涤红细胞。

（三）口服大环内酯类抗生素，红霉素成人口服，每次 500 mg，4 次/d，小儿 30 ~ 40 mg/（kg · d），分 3 ~ 4 次，疗程 2 ~ 3 周，饭后口服可减轻胃肠道反应。

由于红霉素肝损害及胃肠道反应等较明显，耐受性差；可应用其他大环内酯药物如罗红霉素、克拉霉素及阿奇霉素等，

（四）四环素成人每次 500 mg，4 次/d。临床应用较多的有单用阿奇霉素或红霉素与阿奇霉素联合治疗。另外还有喹诺酮类药物如环丙沙星、洛美沙星及氧氟沙星等。

十二、预防

（一）隔离患者　对预防急性期飞沫传播有一定作用，隔离期2周左右，但由于支原体肺炎病程及带菌时间长，作用有限。

（二）预防性用药　在集体流行时，对易感人群，可试服用大环内酯类抗生素预防，虽不能阻止感染，但可减少发病率。

（三）支原体疫苗　目前疫苗预防尚未普遍应用。

（段毅力）

第二节　泌尿生殖系统支原体感染

支原体是一种能独立生活的最小最简单的原核生物。它广泛存在于自然界中，约有80余种，引起人类疾病的有肺炎支原体、人型支原体、解脲支原体和生殖道支原体。后三种支原体引起泌尿生殖道感染，其中以解脲支原体在非淋菌性疾病的感染中最为多见。目前尚不了解人型支原体及生殖器支原体是否能引起非淋菌性疾病。

一、病原学

支原体大小约0.2 μm，可通过细菌滤器，它无细胞壁，能形成有分支的长丝，故称为支原体。对外界环境抵抗力较弱，在45℃～55℃时15 min即可将其杀死，肥皂、70%酒精亦可将其杀死，对四环素、红霉素和卡那霉素敏感，抗生素如青霉素类、头孢类抗生素对它无效。但是长期使用抗生素后会出现耐药及副作用。

二、发病机制

支原体感染人体后，首先侵入柱状上皮细胞并在细胞内生长繁殖，然后进入单核巨噬细胞系统的细胞内增殖。由于支原体、衣原体在细胞内繁殖，导致感染细胞死亡，同时尚能逃避宿主免疫防御系统，得到间歇性保护。支原体、衣原体的致病机制是抑制被感染细胞代谢，溶解破坏细胞并导致溶解酶释放，代谢产物的细胞毒作用，引起变态反应和自身免疫。

当人体感染支原体、衣原体后，产生特异性的免疫，但是这种免疫力较弱，持续时间短暂，因此，支原体、衣原体感染容易造成持续、反复感染，以及隐性感染。细胞免疫方面，大部分活动性已治愈的衣原体患者，给予相应的抗原皮内注射时，常引起迟发型变态反应。这种变态反应可用淋巴细胞进行被动转移。此种免疫性很可能是T细胞所介导。体液免疫方面，在支原体、衣原体感染后，在血清和局部分泌物中出现中和抗体。中和抗体可以阻止衣原体对宿主细胞的吸附，也能通过调理作用增强吞噬细胞的摄入。

三、传播途径

主要是通过性接触传染，在性行为紊乱的人群中，它的寄居率比正常人高2倍多，亦可通过衣物、用具等间接传染。

（一）直接性接触感染　与患有非淋菌性尿道炎的患者性交时可感染。

（二）间接接触感染　使用患有非淋菌性尿道炎的患者用过的衣裤、床上用品、毛巾、浴盆、坐便马桶等。

（三）产道感染　孕妇为支原体感染者，新生儿则由母婴垂直传染，经血行传播，引起胎盘病变及胎儿宫内感染，或临产时经产道感染后引起新生儿发热、肺炎等病变。另外妇产科医生和母亲的手指也是把病原体带给新生儿的一个重要途径。

四、临床表现

本病潜伏期为1～3周，平均2周。

（一）成年男性主要临床表现　尿道炎，上行感染前列腺炎、睾丸炎；非淋菌性尿道炎症状比淋病轻，起病不如淋病急，症状迁延，时轻时重。尿道有刺痒感或灼热感，偶有刺痛感，尿道口有分泌物，但较淋病的分泌物稀薄，为清稀状水样黏液性或淡黄色黏稠脓性，分泌物的量也较淋病少。在长时间未排尿或晨起首次排尿前才溢出少量分泌物，有时仅表现为晨起痂膜封住尿道口（呈黏糊状，称糊口，痂膜易被尿流冲掉。）或裤裆污染，有分泌物附着。检查时，有的需由后向前按挤前尿道才可见有少许分泌物由尿道口溢出。有时患者有症状无分泌物，也可无症状而有分泌物。有时患者无任何自觉症状。初诊时很易被漏诊。

（二）女性　除尿道炎外，主要是宫颈炎、子宫内膜炎、输卵管炎、盆腔炎及不孕症；新生儿主要为眼结合膜炎和肺炎、鼻炎、中耳炎、女婴阴道炎。非淋菌性尿道炎的特点是症状不明显或无任何症状。当被感染引起尿道炎时，约有50%感染者有尿频、尿道灼热感或排尿困难，尿道口可发现有少许浆液样或黏液脓性分泌物，但一般无尿痛或仅有轻微尿痛的症状。有时宫颈也有炎症或糜烂，宫颈分泌物中有多数分叶型白细胞（高倍镜下每视野超过10个）。检查时发现，宫颈水肿、糜烂，白带增多，所以经常造成外阴或阴道瘙痒。病变累及女性前庭大腺者，可见前庭大腺肿大，局部红肿，也可能形成脓肿，需要切开引流，合并有输卵管炎、子宫内膜炎、盆腔炎的患者，会出现相应的症状。

五、诊断

有不洁性交史，有尿道、阴道分泌物及排尿灼痛表现者而又排除其他病原体感染的，取尿道或宫颈分泌物涂片，在1000倍显微镜下可见多形核白细胞≥5个，可做初步诊断。尚需做实验室诊断，其方法有：

（一）支原体培养

1. 采集标本，一般用泌尿生殖试子或刮片，少数取前列腺液，精液、关节液或取输卵管、直肠活检物，近年来用初段尿标本离心物，以取代尿道拭子。拭子取材时，将拭子插入男性尿道2～4 cm，用力擦取。该方法容易造成尿道损伤及继发感染，用时须慎重。女性则需先清洁宫颈鳞状与柱状上皮结合部，用细胞刷收集宫颈标本，能增加感染细胞的数量，较棉拭子敏感性高。

2. 常用培养基为牛心浸液或蛋白胨，并含1%新鲜酵母浸液，10%～20%动物血清及0.5%氯化钠，还可加葡萄糖和精氨酸以促进MH和MG生长，加入尿素以供UU代谢，适量加入青霉素抑制杂菌。

（二）血清学鉴定法　最常用的是琼脂扩散法，即将支原体接种到琼脂皿上。然后再用浸过适量血清的滤纸放到琼脂表面，观察哪一种能抑制支原体生长。也可用琼脂表面的菌落做荧光抗体染色法，用落射荧光显微镜观察，此法的优点是可以利用最初生长在琼脂表面上的菌落而不必将支原体传代。

血清学检查：酶联免疫吸附试验（ELISA）敏感性高；微量免疫荧光法（MIF）具有快速特点。

（三）基因诊断　利用DNA探针对支原体诊断其敏感性稍差，但特异性高，用聚合酶链反应敏感性、特异性均高。

六、治疗

目前抗生素耐药现象越来越明显，每个地区的耐药的种类和药品都不太相同，因此会有不同的选择。

米诺环素，100 mg，2次/d，首次剂量加倍；阿奇霉素，500 mg，1次/d，疗程3 d；交沙霉素，200 mg，3次/d；对解脲支原体最敏感；经验用药一疗程后效果不显，应积极进行药敏实验。中西医结合既可较快改善症状，也能在一定程度上减少耐药。

七、日常注意事项

1. 在没有治愈前避免性行为。
2. 忌酒，忌吃辛辣食物，多饮水。
3. 家庭中做好必要的隔离，浴巾、脸盆、浴缸、坐便器等分开使用，或用后消毒。
4. 配偶或性伴侣应到医院做检查和治疗。
5. 今后要注意安全性行为，应正确使用安全套。

八、少数未治愈患者的处理

少数患者经正规治疗后仍有症状，或尿道炎反复发作。有以下原因：

1. 治疗药物选择不当，出现耐药菌株。
2. 再感染，性伴未经治疗。
3. 患者未按医嘱用药，饮酒及辛辣食物也可影响药物疗效。
4. 忽视了混合感染，如合并淋菌或滴虫感染等。
5. 合并细菌感染，导致非特异性尿道炎而被忽略。
6. 有些症状是合并前列腺炎引起的。
7. 尿道黏膜炎症性损害如水肿、增生尚未恢复，或局部神经受牵拉，可出现症状，但不需治疗亦可慢慢好转。

（段毅力）

第三节　衣原体病

衣原体病是由衣原体所致疾病的总称。衣原体是一群在光学显微镜下可以看到的细胞内的寄生微生物。仅部分引起人类疾病,部分能使人、禽共患。衣原体含有共同的群抗原,依据抗原性质、形态和胞质中所含糖原的不同,可将衣原体分成:沙眼衣原体、鹦鹉热衣原体、肺炎衣原体3类。衣原体对热敏感,56℃ 5～10 min即可使其灭活。

衣原体是一种专性细胞内寄生物,目前知道它以两种方式进入宿主细胞:一是被动方式——被宿主细胞吸入胞内;一是主动方式——依靠衣原体自身的能量进入宿主细胞。衣原体可侵犯各种细胞,侵犯后机体的反应因组织器官及病原的不同而异。

一、沙眼衣原体

沙眼衣原体可引起沙眼及泌尿生殖道炎症。患者是传染源,通过接触传播受染,泌尿生殖道炎症传播途径为性传播。沙眼衣原体的致病机制目前还不太清楚,其靶细胞为眼结膜、女性的子宫颈、男女泌尿生殖黏膜上皮、直肠上皮细胞。感染后主要是浆细胞浸润,进而形成淋巴滤泡,由于上皮增生而导致乳头增生、肥大,继而纤维组织增生,疤痕形成。

(一)临床表现　沙眼常为地方性流行,是一种慢性滤泡性结膜炎,可引起血管翳和结膜瘢痕,严重者可失明。随着个人卫生和环境的改善,沙眼可自愈。

泌尿生殖道炎症常见的有:非淋病性尿道炎、性病性淋巴肉芽肿。

1.非淋病性尿道炎:临床上可无症状或症状轻微,常因尿中检出沙眼衣原体而确定诊断。

2.性病淋巴肉芽肿:是由沙眼衣原体引起的急性或慢性性传播性疾病。分布于世界各地,以热带和亚热带多见。潜伏期通常为10～15 d,临床常分3期,初期病变在男性阴茎、女性阴道壁或宫颈,表现为单个小的无痛性丘疹、水疱,称为初疮,初疮很快破溃形成溃疡,常不被注意,7～10 d内消失。中期特点是淋巴结炎,男性多累及腹股沟淋巴结,女性侵及肛门。初为淋巴结肿大,继而淋巴结很快化脓形成窦道、瘘管，流出黄色浆液性或血性脓液，为期数月。晚期损害出现在1～2年后，女性可发生慢性直肠炎、直肠阴道瘘、直肠周围脓肿及窦道，男性可因淋巴系统破坏引起外生殖器象皮肿。

（二）实验室检查

1. 有损害处取细胞涂片、染色，查沙眼衣原体的包涵体，敏感性约20%～50%。

2. 细胞分离培养：敏感性80%，特异性100%。

3. 用PCR法寻找核酸。

4. 补体结合实验：效价≥1∶64时有临床意义。但不能区别鹦鹉热衣原体和沙眼衣原体的抗原。

5. 微量免疫荧光试验可检测抗体水平和进行抗体分型，特异性与敏感性高于补体结合实验，效价≥1∶512有意义。

（三）诊断　根据流行病学及临床表现，实验室检查可确定诊断。

（四）治疗

1. 结膜炎：红霉素40 mg/(kg·d)，或磺胺异噁唑150 mg/(kg·d)，疗程14～21 d。

2. 尿道炎：红霉素250～500 mg，4次/d，共7 d。

3. 性病性淋巴肉芽肿：红霉素500 mg，4次/d，连服14 d；复方磺胺异噁唑2片，2次/d，连服14 d。

有波动的淋巴结切忌切开引流，应抽吸脓液；晚期象皮肿、直肠狭窄可考虑外科手术治疗。

二、鹦鹉热

鹦鹉热病原是鹦鹉热衣原体，鹦鹉热是一种急性传染病。寄生于鹦鹉和其他鸟类。存在于禽类的组织、血液、粪便中。通过接触受染的病禽或其排出的粪便或通过呼吸道而感染。在急性期偶有人传染人的情况。人受染后可持续带病原体10年之久。在一些有观鸟习惯的地方约10%～20%的肺炎由此引起。

（一）临床表现　潜伏期10～17 d，人类常为间质性肺炎的表现。病初有发热、头痛、相对缓脉、肌痛、关节痛类流感样症状。1周左右出现咳嗽、咳少量黏痰、痰中带血。可伴有恶心、呕吐、腹痛等消化道症状。严重者可出现肺实变体征。

（二）辅助检查

1. 胸片常显示两肺浸润灶，由肺门向外放射。有时可见胸腔积液。

2. 血中白细胞常增高。

3. 衣原体的分离培养：血、支气管分泌物做细胞分离培养，阳性率约80%～90%，是目前最可靠的方法。

4. 检测抗原：ELISA法，敏感性为细胞培养的70%～80%。

5. 检测特异性DNA：PCR法，具有高度的敏感性及特异性。

（三）诊断　临床表现无特异性。据流行病学史及实验室检查可明确诊断。

（四）治疗

1. 红霉素600 mg每8 h 1次，疗程10～14 d。

2. 阿奇霉素首剂500 mg/d，继之250 mg每日1次应用2～5 d，停用1周后重复1个疗程。

3. 克拉霉素1.0每日1次疗程2周。

4. 左氧氟沙星、加替沙星、莫西沙星等，疗程2周。

三、衣原体肺炎

肺炎衣原体（chlamydia pneumoniae CP）主要引起呼吸道和肺部感染。传染源为隐性感染者和患者。通过呼吸道传播。5岁以下小儿极少受染，8岁以上小儿、青少年易被感染，尤其是人群聚居的场所，如学校、军营、家庭。成人大部分为隐性感染，可加重慢性阻塞性肺疾病（COPD），支气管哮喘、动脉粥样硬化的病情。

（一）临床表现　轻者可无明显的症状，青少年常有声音嘶哑、干咳、咽痛等上呼吸道感染症状，可持续数周之久。肺炎常为轻型，部分患者可出现哮喘；成人肺炎较重，常伴咳嗽、发热等症状。老年人症状更重，可合并细菌感染而加重病情。部分患者可有肺外表现，如心肌炎、结节型红斑等。

（二）辅助检查

1. 胸部X线显示肺亚段少量斑片状浸润灶，可扩展至双肺。少数患者会出现胸腔积液，在病程早期多见。

2. 患者常伴有白细胞的增高。

3. 急性期和恢复期血清补体结合试验可做回顾性诊断，但不能与其他衣原体相鉴别。

4. 微量免疫荧光试验(MIF)双份血清效价4倍升高,IgM 1∶32或更高、或单次IgG滴度1∶512或更高,但需排除类风湿因子所至假阳性。原发感染IgM出现早、效价高,IgG出现晚,继发感染IgG迅速升高,一般不出现IgM。

5. PCR技术可检出肺炎支原体,但需进行质量监控,否则可出现假阳性。

(三)诊断　与其他肺炎,如支原体肺炎不易区分,诊断依赖于实验室检查,如微量免疫荧光试验。

(四)治疗

1. 红霉素600 mg每8 h 1次,疗程10~14 d。

2. 阿奇霉素首剂500 mg/d,继之250 mg每天1次,应用2~5 d,停用1周后重复1个疗程。

3. 克拉霉素1.0每天1次,疗程2周。

4. 左氧氟沙星、加替沙星、莫西沙星等疗程2周。

(赵桂鸣)

第四节　非淋菌性尿道炎

非淋菌性尿道炎(Non-Gonococcal Urethritis,NGU)的概念,这一词国内外学者尚有争论,NGU是由淋病奈瑟菌(Ncisseria gonorrhoeae)以外的病原体引起的尿道炎,病原体包括衣原体、支原体、阴道滴虫、疱疹病毒、白色念珠菌和包皮杆菌等。除衣原体、支原体外,其他病原体所占比例非常小,且感染部位局限,本节不加讨论。NGU为较常见的性病。

一、病原学

(一)沙眼衣原体(Chlamyclia trochomatis CT)　革兰阴性,在宿主细胞内生长繁殖,它分15个血清型。A、B、Ba和C型最常引起沙眼,D-K型主要感染泌尿生殖道,占NGU的50%~60%。衣原体对热敏感,56℃~60℃能活5~10 min,在75%乙醇中30 s即可被杀死。

（二）解脲支原体（mycoplasma urealytium，MU）　支原体是一群介于细菌与病毒之间，能在人工培养基中培植，能独立生活的最小微生物，常可从患者尿道检查到解脲支原体（也可以与沙眼衣原体同时存在），经性接触感染方面不如沙眼衣原体多见，且在正常人群中无尿道炎者也可检出，另外尚有人型支原体及生殖道支原体（mycoplasma genitalium），也经性接触感染致病。支原体因无细胞壁，对理化因素敏感易被清洁剂、消毒剂灭活。

二、临床表现

本病多发于青年期，25 岁以下约占 60%，发病男性多于女性，潜伏期一般为 1 ~3 周，比淋菌性尿道炎潜伏期要长一些（通常为 2 ~6 d）。

（一）男性非淋菌性尿道炎　尿道口痒，刺痛，尿道烧灼感，尿道口有浆液性分泌物或见白色结痂，内裤上有污斑，少数情况下尿道分泌物可呈脓性或带血性。如不经治疗，症状虽然能自行缓解，但无症状感染可持续数月至数年。

有部分患者淋病伴沙眼衣原体感染，青霉素治疗后，尿道炎症状仍持续或复发，可能系衣原体经 1 ~3 周潜伏期后发作，即所谓淋病后尿道炎。

（二）女性沙眼衣原体宫颈炎　发病率不亚于淋球菌性宫颈炎，也有部分患者合并淋球菌感染。在与衣原体阳性男性有性接触的妇女中，宫颈衣原体分离率可达 58%。

女性感染后，约有 1/3 左右患者不表现症状，检查可发现宫颈管口有黏液脓性分泌物（白带），宫颈充血、水肿，有时见较为特征的肥大性滤泡状外观，与男性 NGU 一样，沙眼衣原体成为某些淋病后宫颈炎的病因。

三、并发症

（一）附睾炎　主要由沙眼衣原体未经彻底治疗而引起，少数由解脲支原体引起。常见的临床症状为单侧附睾疼痛、肿大、阴囊皮肤充血，大多数患者同时伴有尿道分泌物。

（二）Reiter 病　典型三联征为尿道炎、结膜炎和关节炎，多发生于 HLA B27 阳性的男性，发生率不高，Reiter 病也可发生在与本病无关的其他肠道细菌感染之后。

（三）不育　解脲支原体引起的男性不育，可发现精子数量低，异常的精子数多，运动力低下和黏滞度异常等，从而引起不育症。女性患者阴道携带解脲支原体，也能对精子的穿透力发生影响，造成不育症。

（四）女性患者尚可合并输卵管炎、盆腔炎，症状较轻，病程较慢，半数的急性发病者可以用间接血凝试验测得抗体，衣原体不寄生于复层鳞状细胞，所以不会引起阴道炎。

（五）新生儿眼炎　母亲有生殖道衣原体感染时，新生儿通过产道可发生眼部感染，在产后 1～2 周出现眼部黏液脓性分泌物，治疗不当，可慢性发作形成瘢痕，严重者丧失视力，眼结膜刮屑可发现细胞内包涵体，如分离出沙眼衣原体可确诊。

四、诊断与鉴别诊断

（一）尿道炎的诊断

1. 性接触史。

2. 尿沉渣镜检：至少在 5 个/400 倍镜检中，每个视野的中性粒细胞≥15 个。

3. 尿道分泌物涂片镜检，至少在 5 个/1000 倍镜检中，每个视野的中性粒细胞≥5 个。

（二）女性宫颈炎　黏液脓性分泌物，黄色，在 1000 倍镜检每视野中性粒细胞＞10 个有诊断意义。

（三）本病与淋病的鉴别诊断

1. 在同一患者中，若同时有分泌物及尿痛二种症状之一者更像非淋菌尿道炎，可见表 4－1。

表 4－1　衣原体尿道炎与淋菌性尿道炎鉴别表

临床症状	衣原体尿道炎	淋菌尿道炎
潜伏期	10～20 d	2～6 d
发病	缓慢	突然
排尿痛	轻度或无	明显尿痛
尿道分泌物		
脓性	35%	75%
黏液脓性	55%	25%
无症状带菌	多见	较少见

2. 尿道拭子的革兰染色，寻找多型核粒细胞内的革兰阴性双球菌，诊断淋球菌感染较敏感且特异，可疑时必须做淋球菌培养。

五、治疗

1. 盐酸四环素：0.5 g，4 次/d，共 7～14 d。

2. 多西环素：0.1 g，2 次/d，共 7 d。

3. 红霉素：0.5 g，4 次/d，7～14 d。

4. 氧氟沙星 0.3 g，2 次/d，4～21 d。

5. 诺氟沙星：0.4 g，2 次/d，共 7～21 d。

6. 环丙沙星：0.5 g，2 次/d，共 7～14 d。

7. 其他：罗红霉，0.15 g，2 次/d，共 7～14 d。克拉霉素，0.5 g，2 次/d，共 7～14 d。

以上药物均为口服。

（八）新生儿结膜炎的治疗

1. 可用红霉素糖浆剂：30～50 mg/（kg·d），分 4 次口服，共两周。如有效再持续 1～2 周。

2. 0.5% 红霉素眼药膏或 1% 四环素眼膏，出生后立即滴入眼中，有预防作用。

（张迈仑）

第五章　立克次体病

立克次体病（Rickettsiosis）是由多种立克次体引起的急性传染病。

1. 人类立克次体病可分为5大组

(1)斑疹伤寒组（流行性斑疹伤寒及地方性斑疹伤寒）。

(2)斑点热组（落基山斑点热、纽扣热、昆士兰斑点热、北亚蜱传斑点热及立克次体痘）。

(3)恙虫病组（恙虫病）。

(4)Q热组（Q热）。

(5)阵发性立克次体病组（战壕热）。

我国已发现有流行性斑疹伤寒、地方性斑疹伤寒、恙虫病、Q热及斑点热中的北亚蜱传斑点热和立克次体痘。

2. 立克次体是介于细菌和病毒之间的微生物，革兰阴性光镜下可检出。有如下特点：

(1)在活细胞内寄生与繁殖，故不能用无细胞的培养基分离。

(2)有型的细胞壁，有RNA及DNA，在各种酶存在时呈二分裂繁殖。

(3)除Q热、立克次体痘和战壕热外，均分别与变形杆菌OX_{19}、OX_2及OX_K有共同抗原，故可用外斐反应（Weil-Felixreaction）来协助诊断。

(4)四环素及氯霉素等抗生素及氟喹诺酮类药物能抑制其繁殖，故治疗有效。

(5)除Q热病原体外，其余病原体对热及一般消毒剂较敏感，但均耐低温及干燥。

3. 立克次体病的共同特点

(1)病原体的贮存宿主是啮齿动物鼠类，主要传播媒介是虱、蚤、蜱及螨等吸血节肢动物。

(2)病理改变主要是小血管炎及血管周围炎,病原体毒素是致病的重要因素。

(3)临床主要表现发热、头痛及皮疹(Q 热除外)、中枢神经系统症状。

(4)广谱抗生素有效,治愈后可获得免疫力。

第一节　流行性斑疹伤寒

流行性斑疹伤寒(Epidemic-Typhus)也称虱型斑疹伤寒(Lous-borme Typhus)或典型斑疹伤寒,是由普氏立克次体(prowajekii-rick-ettsia)引起,以高热、头痛、皮疹及中枢神经系统表现为特点的急性传染病。

一、病原学

为普氏立克次体,革兰染色阴性,在人虱肠壁细胞内呈多形性,与变形杆菌 OX_{19} 株有部分共同抗原,可与患者血清发生凝集反应,即外裴反应。对外界抵抗力不强,对热和一般消毒剂均很敏感。56℃ 30 min,37℃ 5 ~7 h 可灭活,耐低温及干燥,-20℃以下可以长期保存,在干燥虱粪中可存活数月。

二、流行病学

(一)传染源　患者是唯一传染源。

(二)传播途径　人虱,以体虱为主,其次是头虱,阴虱一般不传染。立克次体在虱肠壁细胞内繁殖,4 ~5 d 后胞壁破裂,进入虱肠腔内随粪便排出。虱唾液内无立克次体,故虱叮咬人时不传染,而是叮咬后皮肤瘙痒,而抓伤或虱被压碎,逸出立克次体,通过抓痕侵入皮肤而感染。干燥虱粪内立克次体可污染空气形成气溶胶,通过呼吸道而传染,亦可经眼结膜感染。虱生活在29℃左右的环境,因热度不宜而易新宿主形成人-虱 人的传播链。

(三)易感人群　人群普遍易感,但无虱即无流行性斑疹伤寒。卫生条件差,经常不洗澡,内衣少更换,易孳生体虱,对感染本病创造条件。

（四）流行特征　多在寒冷地区、冬春季发病多，尤其是贫困地区。

三、发病机制与病理改变

（一）发病机制　病原侵入人体后，首先在全身小血管及毛细血管内皮细胞内繁殖，引起血管炎症病变，进入血流，在血循环中繁殖并释放内毒素样毒性物质，引起发热及全身毒血症症状。也可侵入脏器的小血管内皮细胞引起脏器病变，免疫反应出现在病程的第二周，可加重病变。

（二）病理改变　为小血管炎，系增生性血栓性坏死性血管炎及其周围的炎性细胞如浆细胞、单核细胞和淋巴细胞浸润，而形成立克次体肉芽肿，即特征性的斑疹伤寒结节。此病变可遍及全身，以皮肤真皮、心、肺、脑及脑膜、肾、肾上腺、睾丸等部位明显，可有心肌炎症、间质性肺炎。中枢神经系统病变广泛，从大脑到脊髓，因病变严重，患者的神经精神症状在体温下降后仍可持续一段时间。此外脾脏因单核巨噬细胞、淋巴细胞及浆细胞增生而肿大。

四、临床表现及分型

潜伏期：5～21 d，平均 12 d 左右。

（一）普通型　少数患者有前驱症状如疲倦、头痛、恶心、胸痛、表情淡漠等，约持续 2～3 d。大部分患者发病急骤，高热伴有寒战，剧烈而持久的头痛，周身肌肉疼痛，极度疲倦，失眠，食欲缺乏，鼻出血，眼结膜及脸部充血。

1. 发热：体温迅速上升，3～4 d 达高峰，呈稽留型，有时可呈弛张型，至 10～14 d 呈下降趋势，约 2～3 d 速退至正常，骤退者亦有所见，热程约 14～17 d，脉率增快，与体温成正相关。

2. 皮疹：多于第 5 d 出现（4～7 d）初见于前胸上部、腋窝、肩部及上壁两侧，24 h 内迅速扩展至颈、背、腹、四肢等处，严重者波及手心及脚底，但面部及下肢较少见。疹呈不规则形，斑丘疹，稍隆起，大小不等，初出现时为鲜红色，按之退色，一般于病后第 8 d 皮疹极盛，以后转为暗红色，或为出血性皮疹，或为淤斑，压之不退。皮疹一般持续到热退后才消失，遗有色素沉着及小片脱皮。轻者约 2～3 d 可退，在流行期约有 5%～10% 的患者没有皮疹。

3. 神经系统症状:极为明显,早期即可出现,持续时间长,呈惊恐和兴奋的面部表情,持续严重的头痛,失眠,有时神志迟钝或谵妄,狂躁行为异常,甚至昏迷,大小便失禁。脑膜刺激征有时较明显,颅压增高,但脑脊液一般变化不大,仅少数患者有淋巴细胞或蛋白增高。其他尚有肌肉震颤、痉挛、舌震颤、吞咽或呼吸困难、两手颤动或抓空等现象。

4. 心血管系统症状:高热时有脉搏增速、细弱、不整,心音低钝、出现奔马律,血压下降等。

5. 呼吸系统症状:有咳嗽、胸痛;消化系统症状:有食欲减退、恶心、呕吐、便秘、腹胀、肝、脾肿大等。

体温下降后,一般症状好转,神志转清,头痛消失或减轻,食欲恢复。一般病程约 3 周。如曾接受过预防接种或早期应用抗生素治疗者则症状较轻,皮疹也少,神经系统症状不显,病程多在 10 d 以内。

(二)轻型　多为散发,发热持续约 7 ~ 10 d,热度较低,一般为 39℃左右,可呈弛张型。神经系统症状可有头痛、兴奋、失眠、烦躁等,但持续时间较短;1 ~ 2 d 消退,皮疹可见于病程的 5 ~ 7 d,但较少,常为充血性;全身中毒症状较轻,但仍有明显的全身痛、腿痛、腓肠肌痛,肝、脾肿大者甚少。

五、实验室检查

(一)血象　白细胞计数正常或稍高,中性粒细胞增加,嗜酸性粒细胞减少或消失,血小板下降,并可有轻度或中度贫血。白细胞过多或过低皆为病情严重的征兆;白细胞过多常提示可能存在并发症。

(二)尿　尿量常减少,有蛋白尿,并发肾炎时有红细胞及颗粒管型出现。

(三)血清学检查

1. 外裴反应(变形杆菌 OX_{19}株凝集反应):用变形杆菌 OX_{19}为抗原,与患者血清做凝集试验,效价 1∶160 以上对诊断有参考价值,效价随病情逐渐升高者意义更大,病后 5 ~ 6 d 可有阳性反应,第二周末可达最高点,凝集抗体在恢复期迅速消失,3 个月后可转为阴性。特异性不强,不能分辨为流行性斑疹伤寒抑为地方性斑疹伤寒,而且在回归热、布氏杆菌病、结核病也发生凝集反应而出现假阳性。

2. 立克次体凝集反应：以普氏立克次体作为抗原，与患者血清作凝集反应，反应时间较外裴反应为早而具特异性。

3. 补体结合试验：特异性强，可用于与地方性斑疹伤寒及其他立克次体相鉴别。1:40 以上为阳性。病程第一周可有 60% 出现阳性，第二周阳性者可达 100%。持续时间很长，故可用于流行病学调查。

4. 微量间接血凝试验：检测特异性抗体，敏感度高，特异性强，与其他立克次体感染无交叉反应。也可用此种抗原免疫动物，制备抗血清进行间接血凝抑制试验，检测特异性抗原，用于早期诊断。

5. 微量间接免疫荧光试验：检测特异性抗体 IgM，也敏感而特异性强，用于早期诊断及与其他立克次体病鉴别。

6. ELISA 法检测特异性抗体：有较好的敏感性和特异性。

7. 分子杂交法检测普氏立克次体核酸：特异性较好，有助于早期诊断，用 PCR 法可明显提高其检出率。

（四）病原体分离　采取患者血液（早期较好），或从患者身上捕获的体虱做成悬液，接种于雄性豚鼠腹腔，7 ~10 d 后，动物发热，可于睾丸鞘膜腔中找到病原体。或血液接种于鸡胚卵黄囊，但须经多次传代才能大量繁殖分离立克次体。故对临床诊断帮助不大。

六、诊断

（一）流行病学资料　参考当地流行情况、发病季节、接触史、有无被虱叮咬史等。

（二）临床表现　注意热型、发疹日期、皮疹形态、神经系统症状较为明显等。

（三）实验室检查　外裴反应的应用最为普遍，效价逐渐升高有诊断意义。如有条件可做立克次体凝集反应及补体结合试验和动物接种。ELISA 法检测特异性抗体，或 PCR 法检测病原体核酸，具有快速、特异的优点。

七、并发症

（一）支气管肺炎最为常见，并有导致死亡的可能。

（二）下肢端、鼻端、耳轮、阴囊皮肤坏死或坏疽因皮肤血管损害，血栓形成而引起。

（三）其他　心肌炎、胃肠道出血，化脓性腮腺炎、败血症等。重症患者皮肤受压处易发生褥疮。

八、鉴别诊断

（一）钩端螺旋体病　发病急，腓肠肌痛，可有黄疸、出血、咯血等。血清钩端螺旋体补体结合试验阳性。

（二）回归热　季节相同，亦为虱子传染，但有典型热，全身酸痛较剧烈，肝、脾肿大，少有皮疹，偶有黄疸，血中及骨髓涂片可找到螺旋体。

（三）恙虫病　临床表现与斑疹伤寒类似，但有焦痂溃疡及部属淋巴结肿大为特征。变形杆菌 OX_k 凝集试验为阳性。

（四）Q 热　有发热、头疼、主要表现为间质性肺炎，无皮疹，外裴反应阴性，其病原体为贝纳立克次体（Q 热立克次体）凝集试验、补体结合试验及荧光抗体检测均阳性。

（五）肾综合征出血热　本病有“三红”（颜面、眼结膜、上胸充血）、“三痛”（眼眶痛、头痛、腰痛）征及肾损害特点。早期可有尿蛋白阳性，血小板减少。除发热外，具有低血压休克期、少尿期、多尿期、恢复期的表现，血清 IgM 抗体阳性。

（六）其他　大叶肺炎、流行性脑脊髓膜炎、麻疹、猩红热等有时应予鉴别，根据流行情况和临床特点，一般并不困难。

九、治疗

（一）一般治疗　患者应卧床休息，并经常更换体位，以防发生并发症。注意口腔、皮肤卫生。液体入量应保证每天约2 500 ~ 3 000 mL 左右，幼儿应保证 100 ~ 200 mL/（kg · d）。饮食应给予高热量高蛋白流质、半流质饮食。同时应补充大量维生素 B_1 和维生素 C。对神经系统症状严重者应注意保护患者安全。

（二）对症治疗　可给予退热、止痛、强心、镇静等药物，出现严重中毒症状及周围循环衰竭者，可补液、输血以补充血容量，必要时可加用血管活性药。并可采用肾上腺皮质激素治疗。一般用地塞米松 5 ~ 10 mg/d 静脉滴入。

（三）病原治疗　氯霉素与四环素族对本病均有特效。一般用药后 24 ~48 h 左右体温可恢复正常，剂量均为 2 g/d，分 4 次口服。疗程 4 ~6 d。并可加用甲氧苄啶(TMP)100 mg，每天 2 ~3 次，效果更好。

多西环素，每天 1 次口服，每次 200 ~300 mg。连用 3 d，效果与氯霉素、四环素相似。

氟奎诺酮(环丙沙星)每次 0.5 g，2 次/d 口服或静脉滴入，疗程 10 d，对立克次体有杀灭作用。

十、预防

(一)管理传染源　应早期隔离患者，对已经确诊的要住院隔离治疗。对尚未确诊的可疑患者，也应及时加以隔离观察至确诊为止。对接触者要进行灭虱和个人卫生处理，并从最后一次接触开始进行医学观察 21 d。

(二)切断传染途径　要进行卫生宣传教育，勤洗澡，勤换衣，防止生虱。对患者要洗澡，更衣，去毛发，毛发剃下烧掉或用 10% 百部、酒精湿擦头发或六六六粉，敌敌畏或美曲磷酯(敌百虫)等灭虱。衣物灭虱方法可用敌敌畏、六六六粉剂喷洒灭虱，10 d 后重复一次，使已孵化为幼虫者死亡，防止蔓延。将粉笔放入 50% 马拉硫磷中浸 3 ~5 min，稍干后在溶蜡中蘸一下，挂上一层蜡膜以便于保存，用时在衣缝中划道，可使虱死亡，药效可保持 10 d 左右。

中药百部 30 g，加水 500 mL 煎 30 min 再加水 5 倍，擦于头发或身上，可以灭虱。

用物理方法，干热、湿热、煮沸或冷冻，均可杀灭衣虱。

(三)预防接种　能减少发病率，减轻症状，缩短病程，减低病死率。

灭活疫苗：成人皮下注射 3 次，第一次 0.5 mL，第二次及第三次各 1 mL，每次间隔7 d。小儿皮下注射 0.3、0.6、0.6 mL，每次间隔 7 d。以后必要时可每年加强一次。小儿 0.6 mL，成人 1 mL。也可用减毒活疫苗，注射一次即可，效果维持 5 年，但只减轻病情，不能降低发病率，不能代替灭虱。

禁忌证：心脏病、肝病、肾脏疾病、哮喘者不宜注射。

（张迈仑）

第二节　地方性斑疹伤寒

地方性斑疹伤寒(Endemic Typhus),亦称鼠型斑疹伤寒(Murine Typhus),是由莫氏立克次体(Rickettsia meoseri)引起,以鼠蚤为媒介的急性传染病。其发病机制、病理、临床表现及治疗等,均与流行性斑疹伤寒相似,但病程短、病情轻,目前在美国、日本、新加坡及印尼仍有流行、暴发。我国河北、西安也有本病发生及流行。

一、病原学

为莫氏立克次体,其形态特点及在外界环境中的抵抗力与普氏立克次体相似。二者有相同的耐热抗原,因而有交叉反应,而不耐热抗原不同,可借立克次体凝集反应来鉴别。此外莫氏立克次体接种于雄性豚鼠腹腔,除发热,发生脑膜炎外,还可引起阴囊肿胀,称为"豚鼠阴囊莫氏现象",是与普氏立克次体重要的鉴别点。莫氏立克次体对大、小鼠均有致病作用,接种于大、小鼠腹腔后,可引起立克次体血症及腹膜炎,可检出立克次体,故可用来保存立克次体,传代分离病原体。普氏立克次体对大、小鼠均无致病作用。

二、流行病学

(一)传染源　主要是褐家鼠及黄胸鼠。以鼠→蚤→鼠的形式在鼠间传播。鼠感染后并不死亡,当鼠死后鼠蚤咬人而吮血传染。

(二)传播途径　鼠蚤为传播媒介,传播方式与流行性斑疹伤寒类似,鼠蚤叮咬人时并不能将病原体注入人体,当排出带有病原体的蚤粪和呕吐物于皮肤上,在搔抓时通过抓痕植入人体。在干蚤粪内含有病原体,可通过呼吸道、眼结膜感染。

如有人虱寄生于本病患者,也可作为传播媒介进行传播,此时患者则成为传染源。另外螨和蜱等亦可携带此病原体,构成传播媒介。

(三)人群易感性　人群普遍易感,病后可产生强而持久的免疫力。

三、发病机制和病理

与流行性斑疹伤寒基本相同,但血管病变轻。

四、临床表现

与流行性斑疹伤寒相似，但总的分析，本病病程短、病情轻、预后好，详见表5-1。

表5-1　流行性斑疹伤寒与地方性斑疹伤寒的鉴别

流行性斑疹伤寒	地方性斑疹伤寒
流行性	地方性、散发性
多见于冬春	多见于夏秋季
病情重	病情轻
皮疹多，遍及全身，多为出血性	皮疹稀，极少出血性
神经症状明显	神经症状轻
病死率较高	病死率低
病原体只引起轻度豚鼠阴囊肿胀	病原体引起严重的豚鼠阴囊肿胀
患者血清对普氏立克次体有特异性反应	患者血清对摩氏立克次体有特异性反应

五、实验室检查

外裴反应虽可阳性，但滴定度较流行性斑疹伤寒低，二者难以鉴别。且与病毒感染、结核病有交叉反应，而极易出现假阳性反应。需靠立克次体凝集试验鉴别。

其他血清学检测同流行性斑疹伤寒。

六、诊断与鉴别诊断

(一)诊断

1. 居住环境有鼠及被鼠蚤叮咬史。

2. 临床症状。

3. 外裴反应阳性有助于诊断。

(二)鉴别诊断　除流行性斑疹伤寒外，应注意与肾综合征出血热鉴别，二者的传染源，流行特点及临床表现有许多相似处，应注意鉴别(参考流行性斑疹伤寒鉴别)。

七、治疗

与流行性斑疹伤寒相同。

八、预后

多数患者预后良好，经有效抗菌药物治疗后痊愈，极少数严重病例发生多脏器功能衰竭死亡。

九、预防

灭鼠、灭蚤为重要措施,因主要为散发性,故一般不必做预防注射。

(张迈仑)

第三节 恙虫病

恙虫病(tsutsugamushi disease)也称丛林斑疹伤寒(scrubtyphus)。是由恙虫病立克次体(rickettsia tsutsugamushi)也称为东方立克次体(R. orientalis)所致的急性自然疫源性传染病。啮齿类为主要传染源,恙螨幼虫为传播媒介。临床特征为发热、焦痂(或溃疡),淋巴结肿大及皮疹。1948 年我国在广州分离病原体成功,各地陆续有此病发现。

一、病原学

恙虫病立克次体,是双球状,0.2 ~ 0.4 μm × 0.3 ~ 0.5 μm。姬姆萨染色呈紫蓝色,于细胞质内靠近细胞核旁成堆排列。对幼龄小白鼠致病力强,在鸡胚卵黄囊内 Hela 细胞等组织培养中均能生长繁殖,常用小白鼠腹腔内接种法做病原分离和鉴定。于患者发热期间,可从血液、淋巴结、焦痂、骨髓中分离出病原体。

恙虫病立克次体除特异性抗原外,尚具有与变形杆菌 OX_K 相同的多糖抗原,可利用变形杆菌 OX_k 抗原做凝集试验,以辅助诊断。

病原体抵抗力弱,加热 56℃ 10 min 或 0.15 苯酚均可灭活,对氯离素、四环素敏感,但能耐低温和青霉素、链霉素。

二、流行病学

(一)传染源 以鼠类为主。

国内以褐家鼠、黄胸鼠、黄毛鼠、黑浅姬鼠,海南屋顶鼠为主。鼠类感染后多无症状,成为此病的贮存宿主。某些地区的家兔、猪、家禽、野鸡、候鸟、麻雀等均可成为此病的贮存宿主。患者血中虽可出现病原体,但不是重要的传染源。

(二)传播途径 恙螨为此病的传播媒介,主要为红恙螨和地里恙螨,恙螨成虫长度不超过 1 mm,多生活于温度较高、湿度较大的丛林边缘,河湖岸边及农田的土壤中,这些地区常是鼠类活动场所。恙虫的发育周期包括卵、幼虫、蛹、稚虫及成虫,其中只有幼虫为寄生性,且在一生中仅吸吮一次人或动物的体液。如被叮咬的动物带有病原体,则幼虫受染,病原体在幼虫体内繁殖,经蛹、稚虫、成虫和卵而传给第二代幼虫,当第二代幼虫叮咬人或动物时,即能传播恙虫病。即可使人发病,也可使健康鼠感染,因此羌螨既是此病的传播媒介,也是原始贮存宿主。

(三)易感者　人对此病普遍易感。从事野外工作者、青壮年等因暴露机会多而发病率较高,男多于女。病后可获得对同株病原体持久免疫,对异株的免疫则仅能维持数月,故可再次感染发病。

(四)流行特征　一般为散发,流行多发生于夏秋季,见于 5 ~ 11 月,以 6 ~ 7 月为高峰。降雨量集中的季节,即关系到恙虫成虫的产卵、孵化及其各期的生活史,也可引起地面上恙螨的扩散,当雨季结束后,流行趋于停止。

三、发病机制与病理改变

病原体从恙螨叮咬处侵入人体,先在局部繁殖,继而经淋巴系统进入血液循环而形成立克次体血症,在血管内皮细胞和单核-巨噬细胞系统内生长繁殖,病原体死亡后释放毒素,引起全身毒血症状和各脏器的炎性、变性病变。

此病的基本病变为全身小血管炎、血管周围炎及细胞增生。皮肤先有充血、水肿、形成小丘疹,继成水疱,然后坏死和出血,形成黑色痂皮,称为焦痂。溃疡,焦痂附近的淋巴结肿大,并发出血甚至中央坏死。内脏普遍充血,肝脾因充血及单核-巨噬细胞增生而肿大。心肌呈局灶性或弥漫性心肌炎,肺有出血性肺炎,肾有时呈广泛的急性间质性炎症,脑膜可出现淋巴细胞性脑膜炎,胃肠道特别是回肠下端常广泛充血。

四、临床表现

潜伏期 5 ~ 20 d,一般为 10 ~ 14 d。起病急,体温可在 1 ~ 2 d 内上升到 39℃ ~ 40℃以上,呈弛张热型,伴有咳嗽、胸痛,个别患者诉眶后痛及眼球转动痛,寒战剧烈、头痛、全身酸痛、疲乏、食欲减退甚至恶心，呕吐等症状。患者颜面潮红、结膜充血并有焦痂、淋巴结肿大、皮疹、肝脾肿大等。病程第2周，病情常加重，患者表情淡漠、重听、谵妄、甚至抽搐或昏迷，并可有颈项强直等脑膜刺激征；心率快、心音弱、心律失常等心肌炎表现以及肺炎症状。少数患者可有广泛的出血现象。第3周后，体温逐渐下降至正常，症状减轻至消失，患者随之恢复健康。

下述几种特征表现，对诊断有价值：

1. 焦痂与溃疡焦痂对诊断最具特征性，可见于65%～98%的患者，其外观呈圆形或椭圆形，直径1～15 mm，焦黑色，边缘稍隆起，周围有红晕，如无继发感染，则不痛不痒，无渗液。痂皮脱落后，中央凹陷形成溃疡，基底部呈现淡红色肉芽创面，偶继发感染。多数患者只有一个焦痂，个别可有2～3个，甚至10个以上。因幼虫好侵袭人体湿润、气味较浓、较隐蔽的部位，故焦痂多见于腹股沟、肛周、会阴、外生殖器、腋窝等处，偶见于胸、乳房、脐、趾间、眼睑等部位。

2. 淋巴结肿大，绝大部分有之。焦痂附近的局部淋巴结明显肿大，可大如核桃，小如蚕豆，有压痛，可移动，不化脓，消退较慢（可借肿大的淋巴结寻找在附近的焦痂）。全身表浅淋巴结可呈轻度肿大。

3. 皮疹：见于病程第4～6 d，为暗红色斑丘疹，多为充血性，少数呈出血性，不痒，直径2～5 mm，以胸、腹、背部为多，向四肢扩展，面部很少，手掌和足底缺如，少数在第7～8病日于上腭和颊部出现小红色内疹。皮疹持续3～7 d后消退，可遗留少许色素沉着。皮疹的发生率各地报告有较大差异（35%～100%），可能与流行菌株不同，病情轻重、就诊早晚等因素有关。

4. 肝脾肿大：均属轻度，脾肿大（30%～50%）较肝肿大（10%～20%）稍多见。

五、实验室检查

（一）血尿常规　白细胞数减少或正常，有并发症时则增多，分类有核左移现象。50%患者尿呈阳性，偶见红、白细胞和管型。

（二）血清学检查　外裴反应：患者血清可与变形杆OX_K菌发生凝集反应。最早于第4病日出现阳性。病程第1～3周阳性率分别为30%、60%、90%左右，效价自1∶80～1∶1280以上不等。第4周开始下降,至第 8 ~ 9 周多数为阴性。效价 1∶160 以上具有诊断意义,双份血清效价比较更具诊断意义。

2. 补体结合试验:特异性和灵敏性均比外斐试验高,抗体在病程中效价上升快,可维持 5 年左右。因各株间的抗原差别大,宜采用多价抗原或当地代表株抗原。

3. 特异性抗体 IgM:采用斑点酶标法早期可有 70% 以上阳性率。

(三)病原体分离

1. 动物接种,取高热患者全血 0.3 ~ 0.5 mL 接种于小白鼠腹腔,动物一般第 10 月发病,而于 11 ~ 16 d 内死亡。取其脾、肝、腹膜做涂片或印片,经姬姆萨染色可检出位于单核细胞内,靠近核旁的病原体。

2. PCR 法测恙虫病立克次体。

六、诊断与鉴别诊断

(一)诊断

1. 流行病原资料:流行季节,发病前 3 周内到过流行区,有户外作业,露天野营等。

2. 临床表现:起病急,有发热,寒战,焦痂或溃疡,淋巴结肿大,肝脾肿大等。其中焦痂和特异性溃疡对诊断具重要价值。

3. 实验室检查:外裴反应阳性有辅助诊断价值,必要时可进行病原体分离。

(二)鉴别诊断　主要与斑疹伤寒、伤寒、钩端螺旋体病、疟疾、流感等鉴别。

七、预后

病死率各地报道不一,未用抗生素前 9% ~40%,应用氯霉素、四环素后降至 1% ~5%,死亡多发生第 2 ~ 3 周,死因多为肺炎、心衰、感染性休克、DIC 等。老年人、孕妇、有并发症和基础病者预后较差。

八、治疗

氯霉素和四环素有特效。氯霉素和四环素成人 500 mg,4 次/d,口服。小儿每日 25 ~ 40 mg/(kg · d),4 次分服,热退后剂量减半,继续用 7 ~ 10 d。如选用四环素族则以多西环素较好,剂量为 0.2 g 单剂顿服,疗程 5 ~ 7 d,也可使用多西环素 200 mg 顿服或第 1 d 200 mg,第 2 ~ 3 d 各 100 mg,较少复发。

九、预防

(一)消灭传染源,主要是灭鼠。

(二)切断传播途径　改善环境卫生和消灭传播媒介。驻地周围清除杂草防恙螨寄生,驱逐啮齿类动物,屋内外可使用杀虫剂消灭节肢动物。

(三)保护易感者

1. 个人防护:流行季节避免在野外草地上坐卧。野外作业暴露部位涂抹5%邻苯二甲酸二甲酯(驱避剂)等,应扎紧袖口和裤脚。

2. 疫苗:尚无理想的疫苗可供使用。

(杨积明)

第四节　Q热

Q热为立克次体科贝氏柯克斯体(Coxiella burneti)所致的急性自然疫源性传染病。临床特征急起发热、头痛、肌痛,伴有间质性肺炎、肝功能损害等,无皮疹,外裴试验阴性。

一、病原学

立克次体科贝氏柯克斯体呈多形的短杆状或球杆状,约(0.2～0.4 μm)×(0.4～1.0 μm)。姬姆萨染色呈紫色。其对理化因素的抵抗力较其他立克次体强,加热70℃～90℃ 30～60 min、含病原牛乳煮沸10 min以上,方能可靠将其杀灭;0.5%苯酚室温下5昼夜、1%蚁醛24 h,始能将其灭活。可耐低温和干燥,－65℃可存活数年,干燥的砂土中在4℃～6℃时可生活7～9个月,受感染蜱干粪经586 d对豚鼠仍有感染性。在空气中可产生微生物气溶胶,具有高度传染性。

病原体有两组抗原相,第1相:从动物及蜱内新分离出的含有较多内毒素样脂多糖和完整的抗原组分,毒力较强。第2相:失去第1相中的表面抗原,毒力弱。

第1相经鸡胚传代适应后变成第2相,后者经动物传代后又可回复成前者。

二、流行病学

本病呈世界性流行，国内部分省份有暴发流行，且无明显季节性。

（一）传染源　家畜如牛、羊、马、驴等是主要传染源，其他如骡、骆驼、犬、猪、啮齿动物以及鸽、燕等家禽均可自然感染。受染动物大多外观健康，而排泄物中长期带有病原体，痰中所含病原体偶可感染周围人群。

（二）传播途径　蜱是传播媒介。可经呼吸道、消化道和接触传播。接触传播以牧民、兽医、皮革厂工人、屠宰场工人多见。

（三）易感者　普遍易感。病后有持久免疫力。青壮年和特种职业者发病率较一般人群高，且有隐性感染者。

三、发病机制与病理改变

病原体侵入人体后，于局部单核细胞内生长，随后侵入血循环引起立克次体血症。病变范围广泛，如小血管、心、肝、肺、肾等脏器。病原体也可潜伏于人体内 10 年以上。如原有心脏瓣膜病变，则易导致感染性心内膜炎。

死亡患者的肺部常有弥漫性大叶分布的病变，红色肝样变区域内有不同程度的实变，肺泡及支气管中有中性粒细胞、大单核细胞、淋巴细胞、浆细胞组成的凝块，肝实质中有散在粟粒样肉芽肿，可发生肺间质水肿，心肌炎、心包炎和心内膜炎。

四、临床表现

潜伏期 9 ~ 30 d，平均 17 ~ 20 d，起病较急，发热伴畏寒，于 2 ~ 4 d 内体温达 39℃ ~ 40℃，呈弛张热型，伴有明显头痛、肌肉疼痛。除上述全身毒血症状外，还可引起一个以上脏器的损害。病程一般 10 ~ 14 d，短则 3 ~ 5 d。长则数月或 1 年以上。

（一）肺炎　于病程第 4 ~ 5 d 出现咳嗽，胸痛症状，肺部体征不多，可有呼吸音减低和细小湿啰音，X 线检查可见肺部间质性肺炎改变，约半数两肺下叶有一个或多个、大小不等的圆形或锥形实变阴影。

（二）心内膜炎　在少数患者发生，多见于长期发热、病程迁延者。

（三）肝炎　急性期轻微肝损害，发热时间较长者约 1/3 发生肝炎，临床表现与病毒性肝炎相同，有乏力、食欲缺乏、恶心、肝大及转氨酶升高的特点，部分患者有黄疸。

（四）多系统单发或同时受累的表现，如心肌炎、心包炎、心肌梗死、胸膜炎、肾炎、睾丸炎、关节炎、骨髓炎、脑膜炎及末梢神经炎等。

五、实验室检查

（一）血尿常规　白细胞计数多正常，血沉稍快，发热期可有轻度蛋白尿。

（二）血清学检查　特异性高，是诊断本病的重要依据。

1. 补体结合试验：病程第一周开始出现阳性，第 4 周达高峰。效价 1∶64 或双份血清抗体效价 4 倍以上升高有意义。

2. 微量间接免疫荧光法：特异性 IgM，第一周阳性率 50%，IgG 出现较晚。

3. 毛细管凝集试验：灵敏性和特异性均强于补体结合试验，简单易行，适用于一般实验室。

4. ELISA：已用于各种立克次体病的诊断，国内用间接 ELISA 法测定患者血清中的 II 相抗体，发现其灵敏度较间接免疫荧光法为高。以 SPA 协同凝集抑制试验检测 Q 热抗体，10 min 即可获得结果，特异性不低于补体结合试验。

（三）病原体分离　取发热期患者血液 2～3 mL 接种于豚鼠腹腔内，动物发热后处死；做脾脏压印涂片检查，可见存在于胞质内的病原体。也可用鸡胚卵黄囊或组织培养分离病原体。须在有条件的实验室中进行，以免感染播散。

（四）其他　肝功能可有轻度异常，心电图可有 T 波、ST 段改变及胸片的改变等。

六、诊断与鉴别诊断

本病极易误诊和漏诊，疫区居住史和职业有重要参考价值。易被误诊者有普通感冒、流感、肺炎、结核、伤寒、病毒性肝炎、布氏杆菌病等。须加鉴别者尚有钩端螺旋体病、鹦鹉热、登革热等。血清免疫学试验有助于鉴别，恢复期特异抗体效价高于急性期 4 倍以上，对诊断 Q 热有重要意义；必要时（有条件的单位）做动物接种和病原体分离。Q 热的外裴氏试验阴性，有利于与其他立克次体病鉴别。

七、预后

除并发心内膜炎和肝衰竭外,本病的预后良好,未接受抗菌药物治疗者的病死率也仅1%左右,应用后更很少死亡,累及肝脏者的病程较长,可影响劳动力。

八、治疗

一般治疗和对症治疗同流行性斑疹伤寒。病原治疗首选四环素,其他氯霉素、多西环素、林可妥素、复方磺胺甲唑、红霉素对本病也具有相当疗效。四环素或氯霉素的成人量为500 mg,4 次/d,一般于48 h 退热,热退后剂量可酌减或减半,连用1周。多西环素每日成人量为200 mg,疗程10 d,疗程不宜过短以防复发,复发再治仍有效。

慢性患者可联合采用四环素(1 ~2 g/d)和林可霉素(2 ~3 g/d),或复方 SMZ 或合用四环素(每日 2 次,每次 2 片),疗程数月至 1 年以上,效果不满意时需同时进行人工瓣膜置换术。

九、预防

尚缺乏十分有效的措施,宜加强个人防护,接触机会多者进行预防接种。

(一)管理传染源　将患者集中隔离,对血、痰、尿、粪等予以消毒处理。病畜和健康畜宜分区放牧。无 Q 热地区对外来牲口应予检疫,血清学检查阴性后方可合群。病畜的排泄物和畜圈场地用漂白粉或生石灰喷洒或消毒。

(二)切断传播途径　定期用化学杀虫剂给家畜灭蜱。工厂内加强场地消毒,改善通风设备和注意个人防护。流行区的牛和羊乳必须充分煮沸,工作于森林或野外时应穿防护服,避免被蜱叮咬。

(三)保护易感者有灭活疫苗和减毒活疫苗两种,适用于接触机会多者,前者皮下接种3次,每次1 mL;后者用做皮上划痕或供口服,反应较小。采用以超声波处理的可溶性抗原疫苗,也有一定预防效果。流行区家畜也应接种。对用四环素、氯霉素等抗菌药物预防 Q 热,则意见尚不一致。

(杨积明)

第六章　细菌性疾病

第一节　丹毒

丹毒(erysipelas)是乙型溶血性链球菌引起的皮肤淋巴管网的急性炎症感染。好发部位是下肢与面部。临床特点为局部红、肿、热、痛,可伴有畏寒、发热、头疼等全身症状。通常先有皮肤或黏膜破损,如皮肤损伤、足癣、口腔溃疡、鼻窦炎等,发病后淋巴管网分布区域的皮肤出现炎症反应,引流区淋巴结也常累及,病变蔓延很快,全身反应较剧,但很少有组织坏死或化脓。本病易复发。

一、病原学

乙型溶血性链球菌革兰染色阳性,呈球形或卵圆形,常成对或链状排列,无芽孢,无动力,无荚膜,培养时需氧或兼性厌氧。在含有绵羊红细胞的血碟培养基上生长 24 h 后,菌落周围产生 2 ~4 mm 溶血环。本菌的致病力来源于细菌本身及其产生的毒素和蛋白酶类。毒素有致热外毒素和溶血素;蛋白酶有透明质酸酶、链激酶、链道酶、烟酰胺腺嘌呤二核苷酶和血清浑浊因子。此菌通常先在鼻咽部繁殖,引起鼻咽炎症,然后通过患者手指传播,侵入皮肤微细伤口引起丹毒。

二、病理改变

丹毒的典型病理变化是真皮高度水肿,血管及淋巴管扩张,真皮中有广泛的脓性白细胞浸润,可深达皮下组织。

三、临床表现

本病全年可发病,以春秋季节发病为多,潜伏期 2 ~5 d。起病急,开始即可有畏寒、高热,体温可达 40℃,伴头痛、全身不适等。病变可发生于任何部位,但多见于下肢、颜面等。表现为片状皮肤红疹、微隆起、色鲜红、中间稍淡、境界较清楚。局部有烧灼样疼痛,病变范围向外周扩展时,中央红肿消退而转变为棕黄。有的可起水疱,附近淋巴结常肿大、有触痛,但皮肤和淋巴结少见化脓溃破。面部丹毒多见于中年人,面部附近淋巴结肿大疼痛,并可扩展至头皮及下颌边缘,而使整个头面部红肿明显。病情加重时全身性脓毒症加重。此外,丹毒经治疗好转后,可因病变复发而导致淋巴管阻塞、淋巴淤滞。下肢丹毒反复发作导致淋巴水肿,在含高蛋白淋巴液刺激下局部皮肤粗厚,肢体肿胀,甚至发展成"象皮肿"。

四、实验室检查

血象:白细胞总数增高,通常为 $20\times10^9/L$ 或更高,中性粒细胞可达 80% ~95%,偶见蛋白尿和管型尿。

五、诊断

根据皮肤局部红肿热痛,病变边缘微隆起,与正常皮肤界限清楚,伴有高热、寒战及全身不适等以及血中白细胞增高,可诊断丹毒。

六、鉴别诊断

应与接触性皮炎、蜂窝组织炎、类丹毒等鉴别。接触性皮炎有接受外界刺激物的病史,无全身症状,有瘙痒;蜂窝组织炎为境界不清的弥漫性浸润潮红,显著凹陷性水肿,不软化破溃,愈后结疤。类丹毒有接触家畜、鱼类或屠宰时受伤史,病损多在手部,为紫红色斑,不化脓,一般无明显全身症状,猪丹毒杆菌培养和接种试验阳性。

七、治疗

(一)抗菌治疗　首选青霉素,320 万 ~480 万 U/d,静脉滴入。一般在 1 ~2 d 内体温可恢复正常,但应需继续治疗 10 d 左右,以免发展为复发性丹毒。对青霉素过敏者可选用红霉素、阿奇霉素、磺胺等。

(二)局部治疗　卧床休息,抬高患肢,呋喃西林液湿敷,外用抗生素类软膏,如莫匹罗室(百多邦)软膏等。

(三)积极治疗局部病灶,如足癣、鼻炎等。

(四)物理疗法　紫外线照射等。

八、预防

注意皮肤清洁,及时处理小创口;在接触丹毒患者或换药后,应当洗手消毒,防止医源性传染;与丹毒相关的足癣、溃疡、鼻窦炎等应积极治疗以避免复发。

(王　怡)

第二节 军团病

军团病(Legionnaires disease)是嗜肺军团杆菌所致的急性呼吸道传染病。1976 年美国费城召开退伍军人大会时暴发流行而得名。病原菌主要来自土壤和污水,由空气通过气溶胶传播,自呼吸道侵入,引起暴发或散发的严重呼吸道传染病。临床上分为两种类型:一种是以发热、咳嗽和肺部炎症为主的肺炎型,另一种是以发热、头痛、肌痛等为主的非肺炎型,以散发为主,病情较轻,而无肺部炎症,又称庞提阿克热(Pontiac fever)。我国自 1982 年以来南京、北京等地相继报告有本病出现。

一、病原学

嗜肺军团杆菌(Legionella pneumophila)是一种水源微生物,需氧、革兰阴性多形性短小杆菌,长 2~20 μm,宽 0.3~0.9 μm,偶见丝状体(8~20 μm),不形成芽孢,无荚膜;嗜热怕冷。本菌革兰染色困难,Giemsa 染呈红色,有些可见鞭毛。本菌已发现 42 种菌型、64 个血清型,目前已知有 19 种与人类疾病有关。其中以嗜肺军团杆菌引起的感染最多见,已发现有 14 个血清型,尤以 1、4、6 型最多,多引起肺炎。该菌可产生内毒素,是引起中毒病变和症状的主要致病因素。

本菌广布自然界,对外界环境抵抗力强,从河水、溪水、污染的热水中均能分离到,在自然条件下,当水温在 30℃~36℃时长期存活。在普通自来水中可存活 400 d 以上,在蒸馏水中可存活 2~4 个月,在 60℃左右甚至在火山口附近的水塘里都能发现军团菌的踪迹,0.1% 苯酚、戊二醛、盐酸(pH 1.7),2% 甲醛溶液、70% 酒精对本菌有杀灭或抑制作用。

二、流行病学

(一)传染源　受感染的人和动物排出的军团菌污染环境、土壤和水源,成为该病的传染来源。军团菌污染的各种水源为主要传染源。实验结果表明,只有直接感染肺泡的军团菌才会导致发病,侵袭与黏附于上呼吸道的军团菌是不会造成病理损害的。

(二)传播途径　病原菌通过呼吸道传播,含军团杆菌的气溶胶通过空气由人直接吸入肺泡(空气传播)。空调器、冷却水及湿润器、喷雾器内的水均可受本菌污染。也有手术切口被污染而感染发病的报告。本病传播与饮食无关。已排除人间接触传播。

(三)易感人群　各年龄段的人群普遍易感,以40岁以上的中老年人多见,特别是患有慢性病或有免疫功能低下者以及长期吸烟者都是易感人群。本病常是一种机会性感染,男性多于女性。散发病例中医院内感染占5%,院内感染的肺炎中可占20%以上。流行病学调查提示有隐性感染。

(四)流行特征　军团病呈世界性分布,已有数十个国家有本病报告,或呈散发,或呈点状暴发流行。一年四季均可发病。但以夏秋季6~10月份多见,这与其他原因引起的肺炎有着较明显的季节性区别。

三、发病机制与病理改变

嗜肺军团菌经过呼吸道侵入机体,入肺后被肺泡巨噬细胞吞噬,被吞噬的细菌不能被杀死,靠阻断吞噬体-溶酶体的融合并在细胞内繁殖,繁殖的细菌产生细胞毒素可杀死巨噬细胞并被释出细胞外,再至其他巨噬细胞内繁殖,形成细胞内感染循环。繁殖的细菌和产生的毒素引起组织损伤及发生症状。吞噬细胞受病原体刺激后,细菌繁殖加速,活化的细胞能抑制细胞内细菌的繁殖。自然杀伤细胞被军团菌活化后杀伤作用大增,可溶解巨噬细胞,停止细胞内感染循环,疾病发展得以控制。免疫功能低下者,细菌生长不能被抑制,从而多肺叶受累,经周围循环使多个器官受累致脏器功能衰竭。病理改变主要累及肺、肝、肾、肌肉及中枢神经系统,以肺部病变最为显著。肺呈广泛的急性纤维素性化脓性支气管炎的改变。

四、临床表现及分型

军团杆菌可以侵犯身体内许多器官,因此其临床表现常是多种多样。军团菌病根据临床特征,一般分为两种类型:一种是肺炎型,一种是非肺炎型。

(一)肺炎型　潜伏期一般为2~10 d。前驱症状:全身不适、乏力、头痛、全身肌肉酸痛,免疫抑制者可突然发病,体温可达40℃以上,多呈弛张热。病程早期即可出现多系统受累症状,为本病的突出特点。绝大多数患者有咳嗽,起初为干咳,半数患者转成非脓性黏稠痰或略带脓性痰,痰中常含少量血丝,个别可咯血。有些患者有胸痛,胸痛剧烈时可被误认为肺梗死。呼吸困难随病情加重而加剧,如不及时控制可迅速发展为呼吸衰竭而死亡。肺部可闻及细湿啰音,继之可出现明显肺实变体征。约25%有恶心、呕吐及腹泻等消化道症状,有的腹泻为唯一首发症状。神经症状多见于极期,有时非常突出,包括不同程度意识障碍、肌张力增强或阵颤、步态不稳等,可有暂时性肢体软瘫,无神经系统定位体征,脑脊液检查多无异常,提示中枢神经系统症状多为中毒性脑病。多数病例体温于8~10 d下降,肺炎等全身症状随之好转。但重症病例可发生心、肝、肾功能损害,甚至功能衰竭致死,亦可迁延并发肺脓肿等,绝大部分患者在第3 d均会出现胸片异常,部分患者X线胸片初次检查仅累及单侧,表现边缘模糊圆形阴影或片状支气管肺炎象,后可进展为大片状阴影,密度加深,可累及大叶、多叶或双侧,可伴少量胸腔积液。胸片表现形式多样但缺乏特异性。

(二)非肺炎型(庞堤阿克热)　此型为该病菌感染的轻型。潜伏期为1~2 d,半数为36 h左右。似普通感冒或流感样起病,由发冷、发热起病,体温一般不超过39.5℃,伴头痛、肌痛等。呼吸道症状不严重,半数患者仅轻度干咳及胸痛,部分咽喉干痛,X线胸片无肺炎阴影。个别可有腹泻、清水样便,或者失眠、眩晕、记忆力减退、意识蒙眬、颈项强直、震颤等神经系统表现。非肺炎型通常病情较轻,病程一周左右,恢复较顺利。

五、实验室检查

(一)血象　白细胞总数升高,多在$(10\sim20)\times10^9$/L之间,中性粒细胞增多,可见核左移。个别白细胞可下降。

(二)呼吸道分泌物(痰液或气管内吸取物)　革兰染色不能发现大量占优势菌群、仅见少量中性粒细胞。

(三)血清学检查

1.间接荧光抗体法:双份血清抗体效价增高4倍以上,且达1∶128以上,或者恢复期单份血清效价≥1∶956者可以诊断本病,多于3周末(少数6周)血清抗体效价可达诊断标准,本法阳性率约80%左右。

2. 直接荧光抗体法：由已知抗体检测患者呼吸道分泌物的致病菌，阳性率可达50%，可作早期诊断。

（四）细胞培养　痰液、气管内吸取物、支气管镜洗液、胸水或肺组织匀浆接种于 Mueller-Hinton 培养基，加 0.025% 焦磷酸铁和 0.04% L-半胱氨酸，或接种于炭酵母浸液琼脂培养基。目前认为后者阳性率可达60% ~70%。

此外，酶联免疫吸附试验检测患者痰或尿液的嗜肺军团杆菌抗原，亦可用作早期诊断。

六、诊断

军团病杆菌感染的临床诊断比较困难，仅凭其临床表现很难与其他病原所致的肺部感染鉴别，所以必须进行血清学或病原学检查方可确诊。

（一）流行病学资料　于夏秋季节，在同一建筑物内或某些特定环境条件下突然发病。男性老年或中年人多见，长期大量吸烟、酗酒、职业接触大量灰尘者以及有慢性呼吸系统疾病者要高度警惕。

（二）临床表现　无特异性，呈多样性，以下特点可供参考：

1. 无明显上感症状或首发症状为水样腹泻的肺炎。

2. 肺炎伴不能解释的神经系统症状或肝、肾功能异常。

3. 呼吸道分泌物普通培养基培养为阴性。

4. 胸部 X 线表现为多变及伴有胸腔积液。

5. 对 β-内酰胺类和氨基糖苷类抗生素无效。

（三）实验室检查

1. 血象：白细胞总数升高，多在 $(10 \sim 20) \times 10^9/L$ 之间，中性粒细胞增多，可见核左移。

2. 呼吸道分泌物（痰液或气管内吸取物）：革兰染色不能发现大量占优势菌群，仅见少量中性粒细胞。

3. 血清学检查

（1）间接荧光抗体法：双份血清抗体效价增高 4 倍以上，且达 1∶128以上，或者恢复期单份血清效价≥1∶956 者可以诊断本病，多于3 周末（少数 6 周）血清抗体效价可达诊断标准，本法阳性率约

80%左右。

(2)直接荧光抗体法:如已知抗体检测患者呼吸道分泌物的致病菌,阳性率达50%,可作早期诊断。

4. 细胞培养:痰液、气管内吸取物、支气管镜洗液、胸水或肺组织匀浆接种于Mueller-Hinton培养基,加0.025%焦磷酸铁和0.04%L-半胱氨酸,或接种于炭酵母浸液琼脂培养基。目前认为后者阳性率可达60%~70%。

此外,酶联免疫吸附试验检测患者痰或尿液的嗜肺军团杆菌抗原,亦可用作早期诊断。

七、鉴别诊断

1. 早期应与大叶性肺炎、支气管肺炎、病毒性肺炎、支原体肺炎、立克次体病(如Q热)、鹦鹉热、菌痢、耶尔森菌肠炎和某些弧菌所致肠炎等作鉴别。

2. 后期应与慢性肺气肿、肝肾等器质性疾病和某些神经系统感染等相鉴别。

八、治疗

特效治疗以红霉素为首选药物。2.0~4.0 g/d,口服效果欠佳,应予静脉滴入,疗程3~4周。一般用药后48 h内体温下降,全身和呼吸道症状好转。如疗程不足2周,有复发或恢复期延长的可能。若红霉素疗效不满意,或病情严重,加用利福平,每日剂量600~900 mg顿服或分2次口服,一般用3~5 d,但由于易产生耐药菌株,只能作为辅助药物。新一代大环内酯如阿奇霉素、克拉霉素等也可选用。喹诺酮类对军团菌有较好的抗菌作用,且能渗入细胞内杀菌,在器官移植后、院内感染和免疫功能缺陷者应首选。青霉素类、氨基糖苷类、头孢菌素类对本病无明显疗效。

此外,对症治疗对本病亦非常重要。维持水和电解质的平衡,呼吸衰竭时人工呼吸器的应用,休克时血管活性药物和其他抗休克措施,急性肾衰竭时的透析疗法均为重要的治疗措施。

九、预防

目前尚没有预防军团菌病的疫苗,只能靠早发现、早治疗以及预防为主的综合措施进行控制。

1. 饮水消毒:加氯或煮沸可杀灭本菌。

2. 对于中央空调系统应予关闭,进行消毒清洗。对于供水系统、湿润器材、淋浴器等进行卫生管理,以控制暴发流行。

3. 免疫菌苗正在研制中。

(王　怡)

第三节　流行性脑脊髓膜炎

流行性脑脊髓膜炎(Epidemic Cerebrospinal meningitis)简称流脑,由脑膜炎双球菌引起系化脓性脑膜炎之一种,呈季节性流行。临床表现突然发热、头疼、呕吐、皮肤出血点和淤斑、颈强直为其特征。少数暴发型者则表现末梢循环衰竭,或脑水肿。

一、病原

脑膜炎双球菌属奈瑟菌属,革兰染色阴性,有荚膜,不溶血。从带菌者鼻咽分泌物、患者的血液、脑脊液及皮肤淤点可分离出此菌。本菌对外界抵抗力很弱,由于含有自身溶解酶,离开人体后很快自溶。本菌为需氧菌,在普通培养基上不能生长,在巧克力色血平板含5% ~10% CO_2,pH7.4 ~7.6 的条件下生长良好,常用消毒剂均甚敏感,低于30℃或高于50℃均可死亡。细菌产生的内毒素是本病的主要致病因素。因细菌的抗原结构不同,可分为13个血清群,即A、B、C、D、X、Y、Z、29E、W135、H、I、K和L。此外,尚有一些未定群菌株。国外一些国家流行以B群为主,美国在1970年以后,C群已成为主要流行菌群。国内流行以A群为主,其次为由B群和C群引起。近年来,B群所致的发病率逐年上升,其病情较A群感染严重。

二、流行病学

(一)传染源　患者和带菌者是本病的传染源。人感染后约90%为无症状的亚临床感染,出现症状者不足10%。患者在潜伏期末即开始排菌,持续到病后3周,应用有效药物治疗后,排菌时间可缩短。

(二)传播途径　病菌随传染源的鼻咽分泌物排出体外,经空气、飞沫传播。因病菌对外界抵抗力极弱,须与传染源密切接触才能被感染。

(三)易感性　人对本病普遍易感。人群可由隐性感染或轻型感染而获得免疫,病后免疫较牢固,再次感染发病较少见。50%的新生儿从母体获得抗本病的杀菌抗体,出生后抗体滴度很快下降,至12个月时降至最低水平,以后由于感染机会增加,抗体滴度又逐渐上升。

(四)流行情况　我国各地均有本病发生,但不同地区、不同年份流行程度悬殊。本病流行高峰在2月~4月之间,7月~10月份可散在发生。

三、发病机制

脑膜炎双球菌从鼻咽部侵入人体。感染本菌后因病菌的毒力大小、数量多少及机体免疫反应不同,受感染者表现各种不同的临床类型。人群中大多数由于已有一定的免疫力,故对其感受性不强,表现为健康带菌或隐性感染。此种带菌现象因机体产生免疫力而自愈。部分感染者由于抵抗力不强,可表现为有出血点的暂时菌血症,尤其在流行期间、流行地区易于发现。这类感染者症状轻微,可伴有上呼吸道炎症,仅少数发展成为败血症或脑膜炎。另外,少数受感染者表现暴发型败血症或脑膜炎,多在24 h内发生休克或脑疝。现已证实,脑膜炎双球菌的脂多糖内毒素可引起微循环障碍及内毒素休克。暴发型败血症的患者由于多发性出血,严重休克,血小板减少,凝血酶原时间延长,纤维蛋白原减少,血中出现纤维蛋白降解产物,微血管内微血栓形成,因而表现为弥漫性血管内凝血现象。弥漫性血管内凝血一旦发生又加重微循环障碍,使病情进一步恶化。

四、病理改变

(一)脑膜的病变　炎症反应波及各层脑膜,但以软脑膜为主,有充血、少量浆液性渗出和局灶性小出血点。随病情发展则有大量纤维素、中性粒细胞及细菌出现,以大脑半球表面及颅底为显著。

(二)颅神经和脑实质的病变　由于化脓性病变在颅底发生粘连、压迫和直接侵袭,可引起视神经、展神经、动眼神经、面神经、听神经等损害。脑组织表面受毒素影响而有退行性改变。还可因炎症性病变而使脑组织充血和水肿,局灶性粒细胞浸润及出血。

(三)血管的病变　在败血症期尤其是暴发性败血症患者,可见血管内皮损害,血管壁有炎症、坏死和血栓形成,同时可见血管破裂出血。表现皮肤、皮下、黏膜和浆膜的血管有灶性出血现象。

(四)脑疝形成　在暴发型脑膜炎患者,病变以脑组织为主。由于充血和水肿,颅内压明显增高,当压力迫使脑组织向阻力较小的颅内凹陷处突出时,即形成枕骨大孔疝或海马沟回疝。

(五)其他　少数患者病程迁延,脑室孔堵塞而引起脑脊液循环障碍,可发生脑积水。有些患者在病程中可发生变态反应性关节炎,大关节有浆液渗出。此外,还可以发生迁徙性化脓性心包炎、心内膜炎、肺炎等。

五、临床表现及分型

潜伏期2～4 d。由于婴幼儿有其解剖生理特点,如颅骨骨缝未闭合,颅内压增高时,因有缓冲余地,因而脑膜刺激症状不明显,表现前囟饱满或隆起,由于神经系统发育不完善,正常婴儿亦可出现阳性病理反射,故出现病理性反射对临床诊断意义不大。此外,婴幼儿流脑表现起病急剧,除发热、呕吐外常常拒乳,腹泻、睡眠不安、脑性尖叫、惊厥,容易误诊为上感或消化不良。

临床上流脑分为以下四型:

(一)普通型　90%以上的患者属于此型。按病情发展过程可分为以下三个阶段,但临床上常不易明确划分。

1.上呼吸道感染期:以突然发热为主要表现,缺乏明显的上呼吸道感染症状。部分患者有咽喉肿痛,鼻咽黏膜充血。此期持续时间不超过24 h。

2.败血症期:热度更高,恶寒、头痛、全身乏力、肌肉酸疼、神志淡漠。少数患者有关节痛或关节炎。皮疹可见于70%左右的患者,主要为淤点和淤斑,大小1～2 mm至1 cm,分布全身皮肤。数目少者寥寥无几,可散在腋下或鼠蹊部,仔细检查方可发现。多数患者在1～2 d内发展为脑膜炎。

3.脑膜炎期:多数患者于发病24 h左右出现此期症状。有持续高热，头痛剧烈，呕吐频繁，血压可增高，皮肤感觉过敏，怕光，烦躁和惊厥，颈项强直，克氏症、布氏征阳性。1～2 d后可进入谵语、昏迷状态。严重者可出现呼吸或循环衰竭。

（二）轻型 体温中等度升高，呕吐轻微，神志清醒，可无皮肤出血点，易误诊为上感，须做腰穿检查脑脊液以确定诊断。本型也有部分患者以全身出血点为主要表现，脑膜刺激征缺如，脑脊液检查阴性。在流脑流行地区，人群中易发现此型患者，这种患者应诊为脑膜炎双球菌菌血症。

（三）暴发型 又可分为以下三型。

1. 循环衰竭型（休克型）：早期患者面色苍白，唇周青紫，皮肤发花，四肢发凉，脉搏细弱，尿量减少，神志尚清醒，血压正常或脉压减少。晚期患者口唇发绀，四肢末端青紫冰冷，呼吸急促，心率快，心音低钝，血压明显下降或测不出。神志逐渐昏迷，并有鼓肠，吐咖啡样物等症状。有些患者出血点迅速增加，融合成片而成淤斑，此种在病起后短时间内发生严重紫癜、出血和休克，即过去称为华-佛氏综合征。

2. 脑膜脑炎型：早期表现颅内压增高症状，剧烈头痛，躁动不安，频繁呕吐，反复惊厥，双侧肢体肌张力增高或强直，面色苍白，神志尚清楚，但很快转入昏迷状态，患者血压升高，瞳孔对光反应迟钝，边缘不齐，大小不等或忽大忽小，甚至发生脑疝，出现中枢性呼吸衰竭。

脑疝可表现为小脑幕切迹疝（又名颞叶沟回疝）和枕骨大孔疝（又名小脑扁桃体疝）。前者因动眼神经受压可使疝侧瞳孔扩大，大脑脚受压导致同侧或对侧偏瘫，压迫中脑可发生神志障碍，呈去大脑强直状态。后者因压迫延髓可发生呼吸突然的变化如呼吸节律不整，抽泣样、叹息样、点头样或潮氏呼吸，亦可发生呼吸突然停止，随之心跳停止而死亡。

（四）混合型 同时具有休克型和脑膜炎型之症状。

另外慢性败血症型较少见。此型表现长期间歇或不规则发热，有出血点及淤斑，关节疼痛，脾脏肿大，末梢血象白细胞增多，血培养阳性。少数患者可发生化脓性脑膜炎或心内膜炎，则预后不良。

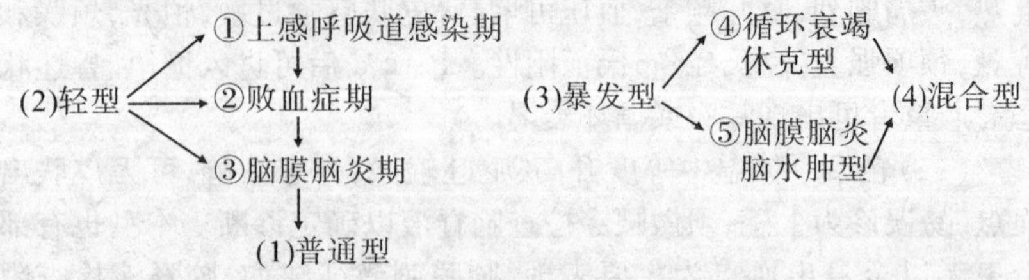

图6－1 流脑发病及临床分型示意图

六、实验室检查

(一)血象 白细胞总数明显增加,高者可达 $40\times10^9/L$ 以上,中性粒细胞常占90%左右。

(二)淤点涂片检查细菌 在新出现之出血点处,用酒精消毒,待干燥后用无菌针头刺破皮肤,挤出少量血液或组织液,置于玻片上,用革兰染色或美兰染色后进行镜检。

(三)脑脊液检查 脑脊液外观混浊,压力增高,白细胞数 $(1\sim10)\times10^9/L$ 以上,中性粒细胞占多数。蛋白增高,糖含量减少,涂片镜检可找到革兰阴性双球菌。

(四)病原菌分离 血液或脑脊液可培养出脑膜炎双球菌。

(五)血清学检查 近年来开展的使用对流免疫电泳、乳胶凝集抑制试验、反向间接血凝试验、免疫荧光抗体法及酶联免疫吸附试验等检测脑膜炎双球菌抗原,阳性率可达80%以上。或用间接血凝试验测定患者病后期血清中之抗体,有助诊断或确诊。

七、诊断

(一)普通型流脑诊断 根据以下5点综合分析判定。

1.流行病学资料:本病多发生于小儿,冬春为流行季节,2～4月为发病高峰。

2.临床表现:发病急,发热,头痛,呕吐,神志改变及脑膜刺激征。

3.皮肤出血点或淤斑。

4.末梢血白细胞明显增多,中性粒细胞常在90%以上。

5.脑脊液检查符合化脓性脑膜炎改变。涂片可找到革兰阴性双球菌。培养脑膜炎双球菌阳性。

(二)休克型流脑的诊断 参考上述各项,患者出现面色苍白,口唇青紫,手脚冰冷,血压下降,脉搏增快和细弱,淤点迅速增多,遍及全身并融合成泡,应考虑休克型诊断。

(三)脑膜脑炎型的诊断

1. 脑水肿的诊断:剧烈头痛,高热,烦躁不安或尖叫,频繁呕吐或惊厥,神志突然变化,清醒→神志恍惚→半昏迷→昏迷,血压数正常值偏高,心率或呼吸次数减慢。

2. 小脑幕切迹疝(又名颞叶沟回疝)的诊断:压迫动眼神→瞳孔不等大(疝侧扩大),压迫大脑脚→同侧或对侧偏瘫,压迫中脑→神志障碍,呈去大脑强直状态。

3. 枕骨大孔疝(又名小脑扁桃体疝)的诊断:压迫延髓→呼吸突然变化或停止,继而发生脉搏血压变化,神志障碍。

八、鉴别诊断

(一)无菌性脑膜炎　多种病因的综合征。肠道病毒、腮腺炎病毒、淋巴细胞脉络丛脑膜炎病毒、单纯疱疹病毒、EB 病毒、钩端螺旋体以及局部病灶如中耳炎、乳突炎、副鼻窦炎等,均可引起无菌性脑膜炎的症状及膜脊液改变。表现发病急,有脑膜刺激症状。脑脊液外观清晰,细胞数轻度或中度增高,细菌学检查阴性。注意观察原发病的临床症状,容易与流脑相鉴别。

(二)肺炎链球菌脑膜炎　多见于婴幼儿。常常继发于肺炎、中耳炎或鼻窦炎,少数可能以上呼吸道或创伤处为侵入途径。本病与流脑的临床表现及脑脊液改变不易区别。但肺炎链球菌性脑膜炎时出血点很少见。脑脊液涂片镜检及细菌培养可鉴别两病。

(三)流感杆菌脑膜炎　主要见于 1 岁以下婴儿,2 个月内和 4 岁以后少见。常继发于脑膜临近的感染灶。临床表现发热、嗜睡、易激动、凝视和突然尖声哭叫。脑脊液涂片检查和培养可检出流感杆菌。

(四)结核性脑膜炎　患者多有肺或其他部位的结核病灶。常缓慢起病、低热头痛、呕吐等。脑实质损害多在起病两周出现,第 3、6、7 对颅神经可受损,颈项强直亦明显。脑脊液检查压力增高、外观透明或呈毛玻璃样混浊,静置后可形成薄膜,白细胞计数(50 ~ 500) × 10^6/L,淋巴细胞占多数,糖及氯化物减少。脑脊液涂片、培养和动物接种检出结核杆菌可确诊。如果抗结核治疗效果显著,亦支持本病的诊断。

（五）金黄色葡萄球菌脑膜炎　为一种严重全身感染性疾病。多见于小儿,尤其2岁以下婴幼儿。半数患儿继发于皮肤疖肿或败血症,个别由中耳炎、乳突炎、颅骨髓炎、扁桃体炎等蔓延而来。本病特点是起病急剧,高度中毒症状,常有各种类型皮疹如淤点、淤斑、荨麻疹、小脓疱等。脑脊液呈化脓性改变,涂片和培养可发现葡萄球菌。

（六）乙型脑炎　发病有严格的季节性,多集中于7、8、9三个月。夏季散发之流脑,尤其皮肤无出血点或不显著的患者,与乙脑区别较困难。本病之惊厥、昏迷等症状多在起病3～4 d才出现,而流脑则多发生于起病24 h内。本病的血中白细胞增高不如流脑显著。脑脊液呈无菌性脑膜炎改变,涂片及培养未发现细菌。血清学（补体结合试验）可最后确诊本病。

（七）于其他原因所致出血点的鉴别　流脑的出血点在不同的患儿,其形态、大小、数目相差很大,有时易于下列疾病相混淆。

1. 过敏性紫癜或血小板减少性紫癜:过敏性紫癜有发热、精神和食欲缺乏,出血点多见于下肢及臀部,常对称分布,分批出现。大部分患儿多合并胃肠道症状,如腹痛、呕吐、关节肿胀、疼痛。有血尿、蛋白尿、管型等肾炎症状。血液白细胞计数正常。根据以上特点可与流脑鉴别。

血小板减少性紫癜之皮疹散在出现,出血点大小不一,血小板计数减少,脑脊液检查正常等而与流脑相区别。

2. 虱子、跳蚤的叮咬:流脑流行季节,尤其在农村,被跳蚤、虱子叮咬后皮肤可出现血点,若又患有上感,发热、头疼时容易误认为流脑。此类出血点大小相似,皮肤发痒,有被抓破的痕迹,可资鉴别。

（八）流脑休克型与休克型肺炎（中毒性大叶性肺炎由肺炎链球菌引起）之鉴别　休克型肺炎除突出表现休克和末梢血白细胞增加外尚具有以下特点,可参考。

1. 起病突然,休克多发生在3 d以内。

2. 发病时有高热,发生末梢循环衰竭时半数患者体温在38℃以下,半数患者体温骤降,持久不升或仅低热。

3. 呼吸系统症状：有咳嗽者多数，但肺部体液少，大部分患者仅可闻及少许啰音和呼吸音减低，少数患者肺部有实变体征，尤其在疾病初始阶段肺部病理变化尚未形成或局限于中心部位时，体征可不明显，仅在X线透视或拍胸片时始发现。

4. 也可出现惊厥及腹泻等症状，尤其是年轻患者。

5. 疑为休克型肺炎，应随时仔细地检查肺部体征，必要时及早做X线胸片检查。

6. 遇有此种病例，应积极抢救治疗休克，待情况好转时，再经X线胸片及脊髓检查可确诊。

7. 多发生在口唇周围的疱疹：流脑及休克型肺炎均可见。但流脑皮肤淤点、淤瘢多见，休克型肺炎罕见。

九、并发症和后遗症

（一）硬膜下积液　多发生于2岁以下的婴幼儿。在脑膜炎治疗的过程中忽又出现发热、烦躁、神志障碍、喷射性呕吐、惊厥等颅内压增高症状，囟门膨隆，颅缝张开，头围增大，听诊有破壶音。进行硬膜下穿刺可确诊。

（二）变态反应性关节炎　发生于少数重症患者。肘关节、肩关节、膝关节等大关节易累及。多在病后6～9 d，流脑症状以明显改善，血液和病变部位细菌培养已阴性，但仍持续发热，关节肿胀疼痛，活动受限。关节腔穿刺抽出混浊液体。可能因在关节等部位形成抗原体免疫复合物，继而引起局部无菌性炎症反应所致。预后良好，不需特殊治疗。短期使用肾上腺皮质激素，能迅速恢复。

（三）脑实质受损的表现　暴发型脑膜脑炎型患者，尤其并发海马沟回疝患者，急性期脑水肿和脑疝抢救缓解后，可出现脑实质受损的征象，如失明、失语、智力障碍及癫痫等。

（四）单纯疱疹　流脑并发单纯疱疹者约30%～60%，多发生在病程的第3 d左右。以口唇周围、面颊部位多见，亦有发生在四肢、指趾、躯干、外阴部等处。此种疱疹出现对流脑诊断有辅助价值。但在其他热性病（大叶性肺炎、流感等）以及肺炎链球菌性脑膜炎患者亦偶可见到。

（五）其他　如心肌炎、心包炎、支气管肺炎偶可发生。

（六）流脑的复发：著者临床曾见两例复发流脑，在不同年份两次发病，发病季节、临床表现、出血点、脑脊髓液化脓性改变、找到细菌，可惜未进行菌群鉴定。均为成年人，一例16岁，一例29岁，后者死于脑疝呼吸衰竭，分析可能系不同菌群感染所致。

十、治疗

（一）一般治疗及护理

1. 密切观察病情变化：急性期患儿病情发展变化快，故对新入院患者要注意观察神志、面色、体温、呼吸、血压、瞳孔，出血点有无继续增多等情况，以及排尿情况，以便早期发现异常及时处理。

脑膜脑炎型患者病情严重，变化迅速，应注意颅内压增高症状。如神志的突然变化，瞳孔的改变等。

2. 饮食与休息：病室要保持安静和空气新鲜。患者应卧床休息，急性期患者应给予易消化富于营养的流质或半流质饮食。保证每日液体需要量。注意口腔卫生。

3. 皮肤出血点较大或成淤瘢者，要加强皮肤护理，防止发生褥疮。

4. 保持呼吸道畅通：因昏迷患者咳嗽反射及吞咽反射减弱或消失，可引起分泌物积聚咽喉，影响呼吸道通畅。患者应侧卧位，勤吸痰。

5. 尿潴留的处理：患者神志不清，有尿潴留时，表现烦躁不安，应及时予以排尿。一般可用下腹部加压按摩法，常可达到排尿目的。必要时可用导管导尿。

6. 患者高热，躁动不安或有惊厥时，应及时予以药物或物理降温，或给镇静药物。此外，应勤翻身，用复方樟脑酊擦身以防褥疮。

（二）病原治疗

1. 磺胺嘧啶：目前在国内仍为治疗脑膜炎双球菌感染的首选药物。剂量为0.15～0.2 g/(kg·d)，分为3次，每8 h 1次，首剂可加量。呕吐不能口服者可用注射剂稀释成5%溶液做静脉注射。无论口服或静脉注入均应加等量碳酸氢钠。疗程5～7 d。

2. 复方磺胺甲基异噁唑：75 mg/(kg·d)，分3次，成人2 g/d，可口服。应注意对磺胺耐药的B、C群的感染，效果不佳。

3. 青霉素：因其不易透过血脑屏障，轻型患者单用磺胺药即可。在皮肤淤斑较多的患者以及普通型流脑，常与磺胺嘧啶合并使用。小儿用量10万～20万 U/(kg·d)，分2～3次肌肉注射，体温一旦下降，即可停药。单独使用青霉素治疗，普通型及循环衰竭的患者则需要大剂量，小儿15万～30万 U/(kg·d)，分3次静脉滴入。成人800万～1 200万 U/d。

4. 氯霉素：对磺胺药过敏或耐药以及休克型患者无尿情况下，可选用氯霉素，80 mg/(kg·d)，分3～4次口服或注射。成人2～3 g/d，最好不要超过7 d。

5. 氨苄西林：对脑膜炎双球菌感染也有较好的疗效。小儿150～200 mg/(kg·d)，分3次静脉滴入或注入。成人1～1.5 g/次，4次/d，用药前需做青霉素皮试。

（三）休克型治疗

1. 纠正酸中毒：及时纠正酸中毒，常选用5%碳酸氢钠溶液静脉注射，5 mL/kg，能提高 CO_2CP10%(V/V)。

2. 扩充血容量：可用生理盐水，2∶1液（二份生理盐水，一份碱性液），含糖盐水或6%右旋糖酐，15～20 mL/kg，一般不超过300～400 mL，约在1/2～1 h内迅速输入。病情好转，仍可继续输入上述液体，待休克恢复后，输含钾维持液（钠盐占1/4）。

3. 强心剂：毒毛花苷K在下列情况下可静脉滴入。①首批输液后，可考虑应用一次。②休克无改善，心率过快，心音低钝者。③有心衰、肺水肿时。

4. 肾上腺皮质激素：凡循环衰竭型，血压不升，中毒症状明显时，可短期应用肾上腺皮质激素，如氢化可的松，每次5 mg/kg或氟米松每次2.5 mg，静脉注射。

5. 血管活性药物：当休克型患者经补充血容量，纠正酸中度和使用强心剂等综合措施后，休克现象仍不改善，血压不升可及时配合使用血管活性药物。

(1)山莨菪碱(654-2)及阿托品：均能缓解血管痉挛，而使毛细血管扩张，改善微循环。654-2每次0.3～0.5 mg/kg，静脉滴入，每隔10～30 min注射一次，一般用药5～7次即可。阿托品每次0.03～0.05

mg/kg。

(2)多巴胺:此药一方面可使皮肤、黏膜、肌肉的血管收缩,另一方面使内脏血管、冠状动脉、肾血管等扩张,还可增加心率及心肌收缩力,提高心排出量,使尿量增多。用法 10 ~ 20 mg,加入 5% 的葡萄糖 100 mL 水中,静脉滴入。根据情况,随时调节输液速度。

(3)间羟氨(阿拉明):为一作用较弱的收缩血管药物,目前多主张与扩张血管药合用。用法:10 ~ 20 mg 加入 5% 葡萄糖 100 mL 液中,静脉滴入。

(4)去甲肾上腺素:具有强烈的血管收缩作用。使肾血管收缩,导致少尿、无尿,故当患者无尿情况下,应慎重选用。用法:1 mg 加入 100 ~ 250 mL 5% 葡萄糖液中,静脉滴入,根据血压调节速度。

6. 肝素的使用:在暴发型流脑休克型中,伴有全身大片淤斑具有增加的趋势,休克现象恶化者,如血液检查血小板计数少于 100×10^9/L,凝血酶原时间延长(正常 12 ~ 14 s)纤维蛋白原减少(正常 2 000 ~ 4 000/L),三 P 试验阳性,可考虑应用肝素。肝素用量每次 1 mg/kg,加于 10% 葡萄糖 50 ~ 100 mL 内,在 1 h 内滴注完毕。

注意事项:①休克型流脑用药一般不超过 3 ~ 4 次,每 4 ~ 6 h 1 次静脉缓滴。②用药时要观察出血情况,使用时应检测凝血时间,使之保持在 15 ~ 20 min 之间(试管法)。③肝素用量过多可致大出血,急救时可用鱼精蛋白,按最后一次肝素量计算,1 mg 鱼精蛋白可中和肝素 125 U,3 ~ 10 min 内缓慢静脉滴入。

(四)脑膜脑炎的治疗

1. 脱水疗法:目的是迅速由静脉滴入高渗液体,利用血液与脑脊液的渗透压差,使肿胀细胞的液体进入血液,以降低颅内压。脱水剂应争取早用,30 min 内由静脉滴入。使用脱水剂时出现心音弱,心率快时,可使用强心剂。常用脱水剂为 20% 甘露醇,25% 山梨醇,30% 尿素。按每次 1 ~ 2 g/kg 计算。尿素每次 0.5 ~ 1.0 g/kg。尿素、甘露醇混合脱水作用更强,在紧急状况下可用。

2. 呼吸衰竭的抢救:除上述措施外,可给呼吸兴奋剂,如洛贝林、二甲弗林(回苏灵)等静脉滴入,必要时每 15 min、30 min、60 min 交替使用。气管切开术的应用请参阅流行性乙型脑炎。

十一、预防

(一)一般预防

1.患者最好就地治疗,有效治疗 3 d 后可解除隔离。对密切接触者应进行医学观察 7 d,并可用磺胺嘧啶治疗 2 d,按治疗量给予。

2.流脑流行期间要搞好室内外环境卫生,注意通风,加强个人卫生。托幼机构或小学尽可能不开或少开大型集会,减少传播机会。

3.基层医务人员和农村医生要早期发现患者,做到早期隔离和早期治疗。

(二)预防接种 A 群流脑多糖菌苗,接种对象为 6 个月~15 岁以下小儿。剂量 7 岁以下第一次注射 0.3 mL,4~6 周后第二次注射 0.5 mL。8 岁以上第一、二次注射均为 0.5 mL。以后每年加强注射一次,均为0.5 mL。A+C 群流脑多糖疫苗接种对象为 2 周岁以上小儿,中小学生及其他高危人群,流行区可对 2 岁以下小儿接种。禁忌证包括癫痫、心脏病、肾脏病、结核病、急性传染病、发热者及过敏儿童,均不应接种。

(张迈仑)

第四节 伤寒

伤寒(Tpphoid fever)是由伤寒沙门菌由消化道侵入引起的急性传染病。由菌血症和毒血症所至全身单核-吞噬细胞增生,回肠淋巴组织肿胀坏死和溃疡形成。临床表现持续发热、相对缓脉、神经系统中毒症状,肝大,玫瑰疹和白细胞减少。

一、病原学

伤寒杆菌属沙门菌属,革兰染色阴性,有鞭毛,能运动,无芽孢,普通培养基上能生长,含胆汁碱性培养基中生长良好,在人体胆囊中易形成慢性带菌。伤寒杆菌发酵葡萄糖产酸,不能分解乳糖和蔗糖,生化试验能将伤寒杆菌与其他沙门菌初步鉴别。用血清学试验测定菌体抗原和鞭毛抗原可进一步证实伤寒杆菌。此菌不分泌外毒素,菌体分解后产生强烈的内毒素。内毒素为类脂质、碳水化合物及蛋白质的复合物,是致病的重要因素。

伤寒杆菌具有菌体抗原(O 抗原)、鞭毛抗原(H 抗原)和表面抗原(毒力抗原,VI 抗原)。菌体抗原、鞭毛抗原与其相应抗体的凝集反应(肥达反应),是伤寒血清学血辅助诊断的方法。表面抗原保护菌体抗原不被菌体抗体所凝集,并且能够干扰血清的杀菌能力和吞噬作用,故该菌株可在巨噬细胞内生存繁殖,也是决定细菌毒力大小的重要因素。表面抗原可刺激人体产生毒力抗体,伤寒患者急性期出现毒力抗体,恢复期消失。如果伤寒患者毒力抗体测定阴性,则标志伤寒杆菌从体内已消失。因此,用毒力抗原凝集试验检测可发现人群中伤寒带菌者,因有10%带菌者呈假阴性反应需注意。

伤寒杆菌在自然界中生活能力强,耐低温。水中可存活 1 ~ 3 周,粪便中可存活 1 ~ 2 月,在牛奶、蛋、肉类中能生存繁殖,冰冻环境中可生存数月。常用消毒剂均很敏感,可杀灭。60℃ 30 min 死亡,日光照时数小时即死亡,消毒饮用水含氯达 0.2 ~ 0.4 mg/L 时迅速杀灭。

二、流行病学

(一)传染源　是患者和带菌者,动物不感染本病。患者在病程中从粪便、尿排出大量伤寒杆菌,呕吐物、呼吸道分泌物可存在活菌,排菌直至恢复期或更长。临床症状消退后仍排菌者,称恢复期带菌者。排菌期超过 3 个月以上称慢性带菌者,带菌期限长短不一,有的可持续多年,甚至终身排菌。带菌者排菌量很大,细菌来自胆道。慢性带菌者中,小儿较成人为少。没有伤寒病史,但不断排出伤寒杆菌,称健康带菌者。在流行地区,患者周围常见健康带菌者。各种带菌者尤其是健康带菌者,对传播伤寒起着重要作用。

(二)传播途径　主要通过粪-口途径传播,水源污染是重要途径。牛奶是传播的另一方式之一,常因处理牛奶者污染牛奶所致。苍蝇及蟑螂污染食物可传播伤寒。日常生活接触,主要是污染的手接触食物和不良的卫生习惯等构成。

(三)人群易感性　人群对伤寒普遍易感,病后获得良好免疫,再感染者不多见。伤寒与副伤寒甲、乙之间无交叉免疫(预防接种后产生相应的抗体,对儿童的效果较成人为佳)。

(四)流行特征 伤寒世界各地均有发生,尤以温带地区多见。在居住拥挤、供水卫生及卫生设施差的居民中,伤寒发病率较高。在战争、自然灾害等社会动乱年代,伤寒易于流行。清除一年四季都可发生,夏、秋季为多。目前我国伤寒发病率已大大减少。

三、发病机制

伤寒杆菌进入胃肠道以后,主要通过小肠上部的局部淋巴结,经淋巴进入血流,引起短暂的菌血症。单核-巨噬细胞迅速清除血中的伤寒杆菌,而伤寒杆菌则在淋巴结、肝、脾的细胞内大量繁殖,产生局部的炎症,此时相当临床的潜伏期。细菌从这些部位再次进入血流,引起第二次菌血症。此次菌血症时间较长,细菌播散到全身各器官,引起各个系统的病变,临床症状则变为明显。胆囊是一个很容易受感染的器官,通过肝和胆道,或经血流而受感染。伤寒杆菌在胆囊大量繁殖,大量伤寒杆菌随胆汁进入小肠,再次感染肠。病程第 2 ~ 3 周时,大便容易培养出伤寒杆菌与此有关。脾脏受感染,临床上出现脾肿大,伤寒杆菌在脾脏内停留,形成持续的感染灶,引起伤寒的复发。每例伤寒患者肠壁都受到侵犯,感染来自血流的细菌,可以直接感染肠壁淋巴结和集合淋巴结,淋巴细胞增生,淋巴组织肿胀破裂及坏死,细菌则进入肠腔。

伤寒感染过程中,宿主与细菌进行激烈的斗争,除感染剂量外,宿主的抵抗力,菌株的致病力及内毒素在发病上均有重要的作用。胃内 pH <1.5 时不利于细菌生长,而 pH >4 时则利于存活。

四、病理改变

病理变化随年龄的增加而显著。肠系膜淋巴结、肝和脾充血肿大,有局灶性坏死,单核-巨噬系统增生伴有单核细胞增生,肝细胞混浊肿胀。肠道黏膜、淋巴组织炎症和坏死明显,溃疡愈合后不遗留疤痕,侵蚀血管可引起出血。炎症穿透肌层和浆膜而引起穿孔。胆囊炎症不常见,这与伤寒杆菌在胆囊中大量繁殖不成比例。常有气管炎。玫瑰疹由局部充血、单核细胞浸润和细菌所组成。

五、临床表现

潜伏期多为 10 ~ 14 d(1 ~ 3 周)。

(一)典型伤寒(普通型)

1. 初期:开始即发热,缓慢起病,体温与日俱增,5～6 d 后可高热达 40℃,伴畏寒,无寒战和出汗、轻咳、全身不适。

2. 极期:病程第 2～3 周。

(1)高热,成稽留热,未经治疗者可持续 2 周左右。

(2)相对缓脉或重脉,有此表现者最多不超过 75% 的患者。

(3)消化系统症状:食欲下降,腹胀明显,可便秘也可腹泻,由病变在迴盲部可有右下腹压痛。

(4)神经系统症状:由内毒素引起,表现表情淡漠,无欲状,耳鸣,重听,反应迟钝,甚者可有谵妄,至昏迷等中毒性脑病表现。

(5)肝、脾肿大:约 80% 患者可出现脾肿大,肋下 1 cm 左右肝肿大不如脾肿大多见,可有肝功能异常,ALT 升高,偶可出现黄疸,此系中毒性肝损伤。

(6)皮疹:病程第 6 d 开始,约 1/3 患者在前胸、腹部、上肢伸面表现淡红色充血性小丘疹,称玫瑰疹,数量不多,3～5 d 消退。

3. 缓解期:病程第 3～4 周。

体温逐渐下降,各种症状减轻,脾脏也可回缩,因肠道病变尚未完全愈合,因此期食欲有所改善,往往饮食不当,造成肠出血、肠穿孔,须特别注意。

4. 恢复期:病程第 4～5 周。

体温下降至正常食欲好转,约需一个月恢复正常。

(二)不典型伤寒

1. 轻型:体温 38℃左右,全身中毒症状轻,病程 2 周左右可痊愈。

2. 逍遥型:症状轻微,诊断不明,照常活动,可因突然肠出血、肠穿孔始明确诊断。

3. 迁延型:起病如普通型,发热迟迟不退,长达 2 个月,常见免疫功能低下者,也多见于伴血吸虫病患者。

(三)小儿伤寒　与成人相比症状不典型,相对缓脉或重脉不明显,中毒症状轻,玫瑰疹少见,白细胞计数常有减少,少数病初期白细胞可增高。

(四)伤寒的复发和再燃

1. 复发:患者热退后 1～3 周发热、皮疹、脾肿大等临床表现再次出现,血培养阳性,但一般症状较初发为轻,病程也短,血清抗体滴度仍在较高水平,肠出血及肠穿孔等症状也可发生。既往本院曾报道1例复发达6次之多,其与胆囊,单核-吞噬细胞系统中潜伏的伤寒菌再次进入血液循环有关。

2. 再燃:病程已进入恢复期,但体温尚未降至正常时又再次升高。多因停药过早,细菌未完全控制有关。

六、实验室检查

(一)血象　白细胞可减低,多为(3~5)×10^9/L中性粒细胞减少,嗜酸性粒细胞减少或消失。白细胞减少在小儿病例仅占少数,2岁以下幼儿白细胞数常增高,可高至(200~250)×10^9/L。

(二)病原菌培养

1. 血培养:病程早期阳性率高,发病第一周血培养阳性者可达90%,此后,阳性率逐渐降低。血液的杀菌活性集中于血清,故取血后用血清做凝集反应,余下的血凝块做细菌培养,可提高培养的阳性率,全血培养阴性时,血凝块培养常常仍阳性。

2. 骨髓培养:骨髓培养阳性率较血培养更高,血培养阴转后如做骨髓培养常仍阳性。病程各期均能分离出伤寒杆菌,病程第3~5周时阳性率最高,可达85%。

3. 尿培养:病程3~4周时尿培养阳性率约25%。阳性者为一过性菌尿症。肾脏没有伤寒病灶,肾脏仅仅是排菌的器官。

4. 粪便培养:病程第三周时阳性率最高。大便培养阳性要排除患儿是否为带菌者,或为带菌者伴有其他感染。病程六周后便培养阳性率迅速减低。

5. 胆汁培养:伤寒发病机制提示,肠道是由胆汁感染的,胆汁中所含伤寒杆菌的数量大于大便中伤寒杆菌的数量。大便中含杂菌很多,杂菌含量大大超过伤寒杆菌的数量。十二指肠引流所获之标本不仅含伤寒杆菌量较多,含杂菌量亦较少,如做培养,阳性率明显高于大便培养,诊断价值较大。在判断带菌者是否已经治愈时,十二指肠引流液培养较大便培养提供的证据更为可靠。

(三)伤寒血清凝集反应(亦称肥达反应)　此试验是用已知的伤寒杆菌抗原测定患者体内的相应抗体。由于O为数种沙门菌共有的菌体抗原，而 H、A、B、C 为伤寒、副伤寒甲、乙、丙特异的鞭毛抗原。故诊断伤寒与副伤寒时，必须具有菌体“O”抗体和鞭毛“H”抗体都增高才有意义。多种因素可以影响本试验的结果：

1. 一些细菌如沙门杆菌、大肠杆菌及其他细菌，与伤寒杆菌有共同的抗原成分，因而能激起相同的抗体。

2. 注射伤寒菌疫苗可以刺激抗体产生，而且抗体在血清中持续很长的时间。

3. 一些疾病如结核病、免疫性疾病（系统性红斑狼疮、风湿热、溃疡性结肠炎等）可出现肥达反应假阳性。

4. 一些热病如流行性感冒、布氏菌病、斑疹伤寒等，可以激起“回忆性反应”，导致鞭毛“H”抗体增高。

5. 患者机体反应的差异性：如有的患者在伤寒病全过程中抗体滴度均处于低水平；有的患者的抗体出现较晚；还有少数患者抗体滴度甚至不升高，而血培养伤寒杆菌阳性。

6. 各个医疗、防疫单位实验室条件、技术熟练程度可以有很大差别，因此，同一个患者的血清标本，如在不同的单位检验，可以得出完全不同的结果。肥达反应第一周阳性率仅约 20%，至第四周可达 80%。早期诊断有局限性，一般“O”抗体≥1∶80，“H”抗体≥1∶160 有诊断价值。

据天津市传染病医院既往统计为：入院初诊为伤寒最后确诊结核病 8 例（浸润性肺结核 4 例、粟粒性结核 2 例、结核性脑膜炎 2 例）；细菌性感染 9 例（肺炎 4 例、扁桃体炎 2 例、泌尿系感染 2 例、急性肠炎 1 例）；病毒性感染 6 例；免疫性疾患 6 例（系统性红斑狼疮 2 例、风湿热 4 例）；慢性乙型肝炎 4 例；其他者 1 例。

以上资料说明，由于多种因素可以影响肥达反应的结果，临床医生在判断此试验的报告结果时，必须结合临床表现、流行病学资料及个体免疫反应的差异性加以仔细的分析。

（四）其他免疫学检查　可用酶联免疫吸附试验 ELISA，乳胶凝集试验（LAT），间接血凝试验（HIA），间接免疫荧光试验（IFAT）等方法检测伤寒杆菌的抗原、抗体，尤其检测抗原有助早期诊断。

七、并发症

(一)支气管炎和支气管肺炎　是伤寒最常见的并发症。病程极期常有肺炎,多为其他细菌继发感染所致。

(二)心肌炎　小儿伤寒较常见,多于病程极期出现。轻者心肌炎的临床症状可不明显,如果进行心电图检查可见异常变化,血清AST升高。重症患儿精神萎靡,面色苍白,呼吸急促,心悸,脉搏快速,心脏听诊第一心音低钝,常闻Ⅱ级收缩期杂音。严重者血压下降,甚至出现心力衰竭或心源性休克,心电图出现P-R时间延长,T波改变及ST段偏移等。如能及时发现,及时治疗,待感染控制以后,病情恢复,上述症状亦消失。

(三)肠出血　肠出血仅指肉眼能看到的黑便或便血。此并发症幼儿很少见,多见于5岁以上的小儿及成年人。常发生于病程的2~3周,伴有腹泻、腹痛及脉搏增快,大量出血可发生休克,患者面色苍白,大汗,血压下降,粪便呈暗红血性。出血时间持续1~7 d不等。

(四)肠穿孔　为最严重的并发症,不及早发现及正确处理,往往可以致命。多在病程2~3周中发生,且不一定有肠出血。主要症状有:

1. 突然腹痛,以右下腹为重。

2. 体温突然下降,形成腹膜炎后体温再度上升。

3. 脉搏快而弱。

4. 腹膜炎,有右下腹压痛、腹肌紧张、反跳痛、肝浊音界消失,X线检查可见气腹。坐位时可见膈下积气。

5. 血白细胞突然增高。

6. 中毒症状明显加重,患者表情焦灼,烦躁不安或神志不清,眼球下陷。

(五)中毒性肝炎　血清ALT增高,可见黄疸,血清胆红素多在85 μmol/L以下。临床上常误诊为病毒性肝炎,此并发症随着伤寒病情好转,肝功能迅速恢复正常。

(六)其他　伤寒可并发中毒性脑病,胆囊感染常无症状,转移性脓肿可发生于身体各个器官。心内膜炎、肾盂肾炎、脑膜炎、骨髓炎、腰椎部的脊椎炎及关节炎偶有发生。

八、诊断

1. 流行病学资料:注意流行地区,流行季节。

2. 如患者有持续一周以上不明原因的发热,须考虑伤寒的可能。

3. 如有缓起逐渐上升的发热,相对缓脉,玫瑰疹,肝、脾肿大,血白细胞减少,嗜酸性粒细胞减少或消失,伤寒的临床诊断可成立。

4. 做血或骨髓培养可确定诊断。进行多次肥达试验,如“O”抗体效价逐渐升高,尤其升高四倍以上时,亦可诊断为伤寒感染。

5. 做血清免疫学检查抗原。

九、鉴别诊断

(一)上呼吸道感染　发热多伴有咳嗽和咽充血,有时可闻干鸣音,易误认为上呼吸道感染。夏秋为伤寒流行季节,如患者持续发热一周不退,一般药物治疗无效,不能用上感解释时,应做全面检查,应考虑伤寒之可能,及时取血培养,做肥达反应及做血清免疫学检测,可确定诊断。

(二)粟粒性结核　此病的临床症状与伤寒很相似,有的患者肥达反应偶可阳性,更易误诊为伤寒。肺结核有结核接触史,表现气短,心率快,肺部可闻及捻发样细小啰音,结核菌素试验与X线胸部拍片可协助诊断。结核性脑膜炎依据发热、呕吐、嗜睡、颈抵抗等神经系统症状以及脑脊液之改变,可与伤寒鉴别。

(三)败血症　伤寒的起病和热型常与败血症相似,而且少部分败血症血白细胞计数不增高,应注意与各种细菌引起的败血症相鉴别,血培养结果,肥达反应血清免疫学检测可资诊断。

(四)风湿病　本病有扁桃体感染史,关节痛,皮疹,心脏杂音及抗链球菌溶血素“O”阳性等。

(五)急性血吸虫病　在我国南方血吸虫病流行区须注意与伤寒进行鉴别。本病有与疫水接触史,可有痢疾症状,嗜酸性粒细胞增高,环卵膜试验阳性,可与伤寒鉴别。

(六)疟疾　在疟疾流行地区,与疟疾的鉴别很重要,血涂片查疟原虫可证实诊断。

(七)病毒性肝炎　临床上可将伤寒被误诊为病毒性肝炎者,多因发热、血清转氨酶升高或伴有黄疸而误诊。病毒性肝炎持续发热一周以上者少见,血培养及肥达反应可鉴别两病。

十、治疗

(一)一般治疗及护理

1. 护理:护理常见内容包括:

(1)伤寒患者一旦确诊,应收入伤寒隔离病室治疗,按消化道疾病隔离,隔离至临床症状消失后,间隔5 d送大便培养,连续2次阴性为止。

(2)患者发热期及并发心肌炎、肠出血者应绝对卧床休息。每日用朵贝液漱口2次,重症患者应勤变换体位,防止发生褥疮及肺部感染。

(3)患者饮食采用高热量、多维生素、易消化的流质或无渣半流质,如牛奶、豆浆、米粥、面汤、馄饨、藕粉、果汁、蛋羹、蛋汤、饼干、蛋糕、肉末肉松、鱼片等。

(4)每日注意观察患者大便的颜色及腹部的情况,如遇腹痛、脉搏加快、体温骤降、大便含血等症状,应警惕肠出血、肠穿孔并发症发生。

2. 对症治疗:除早期供给足够的热量外,还应输液纠正水和电解质失衡。高热宜用物理退热法,温酒精浴、冰敷等,应用退热药剂量宜小,用常用量的1/3~1/2即可,以避免出汗过多及虚脱。便秘(3~4 d不排便)可用低压盐水灌肠。毒血症、中毒性心肌炎酌情加用肾上腺皮质激素减轻中毒症状。

(二)抗菌治疗

1. 氟喹诺酮类:有很明显的抗菌作用,是目前治疗伤寒的首选药。

诺氟沙星(Norfloxacin)用量0.4 g,2~3次/d,疗程10~14 d。

氧氟沙星(Ofloxacin)用量0.2 g,3次/d,疗程10~14 d。

环丙沙星(Ciprofloxacin)用量0.25 g,3~4次/d,疗程10~14 d。

左氧氟沙星(Levofloxacin)用量0.2 g,2次/d,疗程10~14 d。

2. 氯霉素:成人剂量1~2 g/d,小儿25~50 mg/(kg·d)分4次口服,待体温降至正常,2~3 d后减半量持续两周,注意对血象的影响。

3. 头孢菌素:第三代头孢菌素疗效较好,有效率可达90%以上,常用头孢他定、头孢曲松、头孢噻肟等。成人2~4 g/d。小儿100 mg/(kg·d)分2次静脉滴入,疗程10~14 d。一般不做首选。

(三)并发症处理

1. 肠出血:患者应禁食,绝对卧床休息,必要时给镇静剂,酌量输血,用止血药,可静脉滴入维生素K止血。上述内科处理无效者,请外科急会诊,考虑手术治疗。

2. 肠穿孔:应禁食,请外科会诊做手术处理,加强抗生素治疗及一般支持疗法。

3. 心肌炎处理:绝对卧床休息,高渗葡萄糖静脉注射;重者加用激素,心功能不全时可小剂量应用洋地黄;静脉滴入维生素C、氯化钾,肌注维生素B_1。

(四)带菌者治疗

1. 药物治疗:带菌者治疗较困难,根据目前初步临床资料表明,利福平和复方磺胺甲噁唑联合用药疗效优于氨苄西林,而且口服给药应用方便,价格亦较便宜,易于推广使用。

2. 手术疗法:药物治疗无效者可以考虑,胆囊摘除术治疗慢性带菌者。

十一、预后

抗生素发现之前,伤寒病死率约15%~20%,发生严重毒血症,循环衰竭,肠穿孔,肠出血,继发性肺炎,预后不良。

十二、预防

预防伤寒流行必须搞好供水卫生,食品卫生粪便及伤寒患者和带菌者的管理,防止病原体播散;带菌者不应从事食品及饮食行业,积极治疗带菌者,目前尚无理想菌苗。

伤寒三联菌苗和五联菌苗为伤寒和副伤寒甲、乙三种沙门菌处理的灭活菌苗,临床使用已久,但效果不理想。

20世纪70年代口服减毒活菌苗用于临床。由于储存条件严格且需多次口服,仅限于6岁以上小儿服用,应用依从性较差。

近年来,广泛应用肌肉接种伤寒VI荚膜多糖菌苗,但仅对伤寒和副伤寒丙有保护作用,因此有局限性。

附:副伤寒

副伤寒是由许多不同血清型沙门菌引起的急性消化道传染病。有副伤寒甲、乙、丙三种。在我国副伤寒发病约占伤寒的1/5左右。它们有共同的菌体抗原"O",有各自特异的鞭毛抗原肥达反应借此可分别做出诊断。

一、流行病学

传染源是患者和携带者,因为副伤寒沙门菌在食物中存活时间较长,故通过食物传播发病的较多。年龄不同各型发病也不同,成年人副伤寒甲多见,小儿则多见副伤寒乙。

二、临床表现

(一)副伤寒甲、乙和伤寒表现相似,但多数病程短约2~3周,病情轻,起病多先有急性胃肠炎症状如腹痛、呕吐、腹泻约持续2~3 d而后症状减轻,发热很快升高,皮疹较大且比伤寒多。可合并肠出血、肠穿孔,但较少。

(二)副伤寒丙临床表现复杂,有三种类型,病程约1~3周不等。

1. 伤寒型:此型与副伤寒甲、乙相似,常有血清谷丙转氨酶升高。

2. 胃肠炎型:以急性胃肠炎症状为主。发热、恶心、呕吐、腹痛、腹泻持续2~5 d。

3. 败血症型:急病起,高热、寒战,热型不规则,持续1~3周,皮疹多见,并有肝、脾肿大,甚至出现黄疸,免疫功能低下者可发展成毒血症。支气管肺炎、胸膜炎、脓胸等。骨关节,局限性脓肿,化脓性脑膜炎、化脓性心包炎、心内膜炎及肾盂肾炎。

三、诊断

靠临床鉴别较困难。肥达反应有一定帮助,必要时需检测特异性抗原抗体或血、便细菌培养。

(张边仑)

第五节　细菌性痢疾

细菌性痢疾(bacillary dysentery)是由志贺菌引起的一种常见的肠道传染病,亦称志贺菌病或志贺菌感染。以结肠的炎症与溃疡为主要病变。主要临床表现为畏寒、高热、腹痛、腹泻、里急后重、排黏液脓血便等,严重者可出现感染性休克和(或)中毒性脑病。

一、病原学

志贺菌也称痢疾杆菌,为革兰阴性的短小杆菌,有菌毛、无荚膜,兼性厌氧,在普通培养基上即可生长。志贺菌属有菌体抗原"O"及表面抗原 K,有其群与型的特异性,根据抗原结构和生化不同将志贺菌属分为 4 群和 42 个血清型。A 群:痢疾志贺菌 10 个血清型;B 群:福氏志贺菌 13 个血清型;C 群:鲍氏志贺菌 18 个血清型;D 群:宋内志贺菌 1 个血清型。各型志贺菌死亡后均能产生内毒素,是引起全身反应如发热、毒血症及休克的重要原因。志贺菌的外毒素即神经毒素,可引起肠毒素样反应,导致相应的临床表现。

志贺菌存在于患者和带菌者的粪便中,在体外生存力较强。温度越低,存活时间越长。进食被污染的食物后,可引起食物型大暴发。志贺菌对各种消毒剂均敏感。

二、流行病学

(一)传染源　为急性、慢性菌痢患者及带菌者。非典型患者、慢性患者和带菌者由于症状不典型,在流行病学中具有重要意义。

(二)传播途径　通过粪-口途径传播。细菌随患者粪便排出体外,污染食物、水和生活用品及手,经口使人感染。在流行季节,食用被手或苍蝇等污染的食物而受感染,为食物型暴发流行;因水源被粪便污染而致水型传播。

(三)人群易感性　人群普遍易感,3 岁以下学龄前小儿和青壮年为多。病后可获得一定免疫力,持续时间短,不同菌群及血清型之间无交叉保护性免疫,易于重复感染。

(四)流行特征　本病终年均可发病,但多流行于夏秋季,主要集中在温带或亚热带地区。

三、发病机制和病理改变

志贺菌经口进入人体后是否发病，取决于人体抵抗力、细菌数量和致病力。目前认为志贺菌致病必须具备以下条件：

1. 具有介导细菌吸附的光滑型脂多糖“O”抗原。

2. 具有能侵袭上皮细胞并在其中繁殖的基因编码。

3. 侵袭、繁殖后可产生毒素。

志贺菌进入消化道后，胃酸可将大部分细菌杀死，正常肠道菌群对志贺菌有干扰作用，肠道分泌型 IgA 可以阻止志贺菌对肠黏膜上皮的黏附。在营养不良、饮食失常、胃酸缺乏或稀释、过劳等人体抵抗力低下的情况下均可增加发病机会。志贺菌侵入肠黏膜上皮和固有层，并在其中繁殖，释放毒素，可致固有层小血管循环衰竭，因而出现炎症、坏死和溃疡，表现为腹痛、腹泻、脓血便、因致病菌很少侵犯黏膜下层，极少进入血流引起败血症，内毒素可致全身发热。

中毒性菌痢多见于小儿，发病原理尚不明确，可能与某些小儿特异性体质对细菌毒素呈现强烈反应，可引起微血管痉挛、缺血、缺氧以及内毒素的直接作用或通过溶酶体酶的释放等多因素，而导致 DIC、重要脏器功能衰竭、脑水肿和脑疝。

肠道病变主要分布在乙状结肠与直肠，重症者可累及整个结肠，甚至回肠下段。急性期的肠黏膜基本病变是弥漫性纤维蛋白渗出性炎症，肠黏膜弥漫性充血、水肿、分泌大量分泌物，严重者肠黏膜大片脱落与黏膜脓性渗出物共同形成灰白色假膜，脱落后可形成黏膜溃疡。病变通常局限在固有层，故肠黏膜穿孔少见。中毒性痢疾结肠病变轻微，显著的病变为全身多器官的微血管痉挛和渗出性增加，大脑及脑干水肿，可见点状出血与神经细胞变性。部分病例有肾上腺皮质萎缩和出血。

四、临床表现及分型

潜伏期数小时至 7 d，多为 1 ~ 3 d。志贺菌感染的表现一般较重，但预后较好；宋内菌引起者较轻；福氏菌感染介于二者之间，但排菌时间长，易转为慢性。

（一）急性菌痢

1. 普通型（典型）：起病急骤，畏寒高热，继以腹痛、腹泻和里急后重，每天排便10～20次，初为稀水样便后为脓血便，量少，左下腹痛伴肠鸣音亢进。自然病程为1～2周。少数可转为慢性。

2. 轻型（非典型）：无明显发热，全身毒血症状和肠道表现均较轻，腹痛不著，腹泻每日不超过10次，为黏液便或水样，无脓血，里急后重不明显，病程3～6 d。易误诊为肠炎或结肠炎。

3. 重型：多见于年老体弱、营养不良等抵抗力低下患者。除发热，腹泻每日30次以上，还可出现严重腹胀和中毒性肠麻痹。部分患者表现为中毒性休克，少数出现心、肾功能不全。

4. 中毒型：多见于2～7岁体质较好的小儿。起病急骤，突起畏寒、高热、体温可达40℃以上，同时出现烦躁、谵妄，伴精神萎靡、四肢厥冷、面色青灰，昏迷等，可迅速发生呼吸和循环衰竭。但肠道病变较轻，甚至无腹痛、腹泻，按临床表现可分为3型。

（1）休克型（循环衰竭型）：此型多见，以感染性休克为主要表现，由于全身血管痉挛，循环衰竭，可出现面色青灰，四肢厥冷，皮肤发花、发绀，血压下降，并可出现心、肾功能不全的症状。

（2）脑型（呼吸衰竭型）：是中毒性菌痢最严重的一种表现。由于脑血管痉挛引起脑缺氧、脑水肿甚至脑疝，临床表现主要为惊厥、昏迷和呼吸衰竭。早期表现为嗜睡、烦躁、频繁呕吐、呼吸增快，后期常神志不清、频繁惊厥、血压升高、瞳孔忽大忽小，两侧大小不等，对光反射迟钝或消失，呼吸深浅不均，节律不整，可呈叹息样呼吸，最后减慢以至停顿。

（3）混合型：一般先出现高热、惊厥，如未能及时抢救，则迅速发展为呼吸衰竭及循环衰竭。预后最为凶险。

（二）慢性菌痢　病程迁延反复超过2个月者即为慢性菌痢。导致慢性化的原因：一为原有营养不良、胃肠道疾患、肠道分泌型IgA减少、急性期治疗不彻底等机体因素；二为细菌菌型因素，如福氏菌易致慢性感染，有些耐药菌株感染也可引起慢性菌痢。临床可分为三型：

1. 慢性迁延型：急性菌痢发作后迁延不愈，常有腹痛、腹泻、黏液或脓血便，或腹泻便秘交替，可长期间歇排菌。

2. 急性发作型：半年内有痢疾史，常因某些因素如饮食不当、过劳受凉而诱发，可出现腹痛、腹泻、脓血便等。

3. 慢性隐匿型：有急性痢疾史，无临床症状，大便培养阳性，乙状结肠镜检查有异常改变，为重要传染源。

五、实验室检查

（一）血象　急性期白细胞总数轻至中度升高，多(10～20)×10^9/L，中性粒细胞有升高。慢性患者可有轻度贫血。

（二）粪便检查　粪质少，外观多为黏液脓血便，无臭味。镜检可见大量脓细胞、红细胞及少量巨噬细胞。大便培养检出致病菌有助于菌痢的诊断及抗菌药物的选择。单克隆抗体点免疫结合夹心法(DIAB)及反向间接血凝法对于检测粪便中福氏痢疾菌的抗原有较好的特异性和灵敏性。

（三）其他检查　对有痢疾样大便而疑有其他结肠疾患时可进行肠镜检查。菌痢急性期可见黏膜弥漫性充血、水肿伴大量渗出、浅表溃疡，偶有假膜形成。慢性期肠黏膜呈颗粒状，可见溃疡或息肉形成，自病变部位刮取分泌物做培养，可提高病原检出率。X 线钡剂检查显示慢性期肠道痉挛、动力改变、袋形消失、肠道狭窄、肠黏膜增厚，或呈节段状改变。

六、诊断与鉴别诊断

（一）诊断　应根据流行病学史、症状体征及实验室检查进行综合分析。确诊则须依赖于病原学检查。菌痢多发生于夏秋季，患者有菌痢患者接触史或有不洁饮食史。急性菌痢的发热、腹泻、腹痛、脓血样便及里急后重等症状有诊断价值。免疫学与分子生物学检查可增加早期诊断的敏感性与特异性。

慢性菌痢患者有急性菌痢史，迁延反复，病史超过 2 月。乙状结肠镜检查及 X 线钡剂检查对于鉴别慢性菌痢和其他肠道疾患有一定价值。

中毒性菌痢以小儿多见，高热、惊厥、意识障碍及呼吸、循环衰竭，而消化道症状不明显，应尽早用肛试取标本或以盐水灌肠取材做涂片镜检和细菌培养。

（二）鉴别诊断

1. 急性菌痢：应与下列疾病鉴别：

(1)阿米巴痢疾：起病一般缓慢，少有毒血症状，里急后重感较轻,大便次数亦较少,腹痛多在右侧,典型者粪便呈果酱样,有腐臭。镜检仅见少许白细胞、红细胞凝集成团,常有夏科-雷登结晶体,可找到阿米巴滋养体。乙状结肠镜检查,见黏膜大多正常,有散在溃疡。易并发肝脓肿。

(2)细菌性胃肠型食物中毒:由进食细菌及毒素污染的食物引起,常见病原菌有沙门菌、变形杆菌、大肠杆菌及金黄色葡萄球菌等。有集体进食同一食物及在同一潜伏期内集体发病的情况。有恶心、呕吐、腹痛、腹泻等急性胃肠炎表现,大便多为稀水便、脓血便,里急后重少见。确诊有赖于从患者呕吐物、粪便及可疑食物中检出同一病原菌。

(3)其他病原菌引起的肠道感染:如侵袭性大肠杆菌、邻单胞菌、气单胞菌及空肠弯曲菌等,其临床表现与急性菌痢类似。诊断有赖于粪便培养出不同的病原菌。

2. 慢性菌痢:应与下列疾病鉴别:

(1)结肠癌及直肠癌:有继发感染时可出现腹痛、腹泻及脓血便,用抗菌药物治疗后症状有所改善。但久治无效,伴进行性消瘦。肛门指诊及进一步做钡灌肠、乙状结肠镜或纤维结肠镜来协助诊断。

(2)非特异性溃疡性结肠炎:有反复的腹泻及脓血便,但抗生素治疗无效。大便培养无致病菌。乙状结肠或纤维结肠镜检查,见肠黏膜脆弱易出血,有散在溃疡。晚期患者钡灌肠 X 线检查,可见结肠袋消失呈铅管样改变。

(3)慢性血吸虫病:有腹泻及脓血便。但有血吸虫病疫水接触史,肝、脾肿大,直肠镜黏膜活检到血吸虫卵。

3. 中毒性菌痢

(1)休克型:应与其他细菌引起的感染性休克和中毒性休克相鉴别,如败血症及暴发型流行性脑脊髓膜炎,均有发热及休克。血及大便培养检出不同的致病菌。

(2)脑型:须与乙型脑炎鉴别,多发生在夏秋季,均有发热、昏迷及惊厥。但乙脑病情发展较中毒型菌痢缓慢,以意识障碍为主,休克极为少见。脑脊液检查有异常改变,除颅压增高外,有蛋白及白细胞轻度增高,乙脑特异性 IgM 抗体阳性。

七、治疗

（一）急性菌痢

1. 一般治疗：消化道隔离至临床症状消失，粪便培养2次阴性。卧床休息，以少渣易消化流质及半流质饮食为宜，注意水、电解质平衡。有失水者应酌情补液。

2. 病原治疗：抗生素的选择应根据当地流行菌株药敏试验或粪便培养结果进行选择。常用药物包括：

（1）喹诺酮类：抗菌谱广，口服吸收好，无毒副作用，已成为成人菌痢的首选药。由于该药可影响儿童骨骼发育，学龄前小儿忌用。可选用诺氟沙星成人0.2~0.4 g，4次/d口服，疗程5~7 d。亦可选用环丙沙星、左旋氧氟沙星等，病情重不能口服者，可静脉滴入。但近年耐药菌株逐渐增多且应注意其毒副作用。

（2）复方磺胺甲基异噁唑。每片含SMZ 400 mg，TMP 80 mg，成人每次2片，2次/d，小儿酌减。对磺胺类过敏、白细胞减少及肝肾功能不全者忌用。

（3）其他：阿奇霉素、多西环素、庆大霉素、氨苄西林及三代头孢等药物，可根据药敏结果选用。

3. 对症治疗：对于高热腹痛患者，可采用退热药物及解痉药物；毒血症状严重者可给予肾上腺皮质激素。

（二）中毒性菌痢

1. 一般治疗：同急性菌痢，由于病情变化快，应密切观察病情变化。

2. 抗菌治疗：可选用喹诺酮类，如环丙沙星0.2~0.4 g静脉滴入，2次/d。亦可选用左旋氧氟沙星静脉滴入，待病情明显好转后改为口服。亦可选用三代头孢类抗生素治疗。

3. 对症治疗

（1）降温镇静：高热易引起惊厥而加重脑缺氧及水肿，应积极用退热药及物理降温，如体温不降并伴躁动不安及反复惊厥者，用亚冬眠疗法，氯丙嗪和异丙嗪各1~2 mg/kg肌内注射，尽快使体温保持在37℃左右；反复惊厥者给予安定、水合氯醛或苯巴比妥钠。

（2）休克型：应积极抗休克治疗。

①扩充血容量，纠正酸中毒，快速静脉滴入低分子右旋糖酐或葡

萄糖氯化钠溶液，首剂10～20 mL/kg，具体视病情及尿量而定。若有酸中毒，可给予5%的碳酸氢钠3～5 mL/kg静脉滴入。

②使用血管活性药物，在扩充血容量的基础上，应用血管扩张剂如山莨菪碱解除微血管痉挛，成人每次10～20 mg，小儿每次0.3～0.5 mg/kg；或阿托品成人1～2 mg/次，小儿每次0.03～0.05 mg/kg静脉滴入，每5～15 min 1次，待面色红润、四肢回暖及血压回升后可停用，一般3～6次可奏效。如血压仍不升则用升压药，多巴胺、酚妥拉明或间羟胺（阿拉明），以增加心肌收缩力降低周围血管阻力及改善重要脏器的血流灌注。

③注意保护重要脏器功能，有心力衰竭者用强心药。

④短期使用肾上腺皮质激素有助改善病情，如氢化可的松5～10 mg/(kg·d)，一般用3～5 d。

(3)脑型

①脑水肿用20%甘露醇，每次1～2 g/kg快速静脉推注，6～8 h重复使用。及时应用山莨菪碱以改善脑血管痉挛。也可应用肾上腺皮质激素。

②防治呼吸衰竭：应保持呼吸道通畅、给氧，如出现呼吸衰竭给予呼吸兴奋剂如洛贝林（山梗菜碱），必要时须行气管切开及应用人工呼吸机。

（三）慢性菌痢　以综合治疗为主。

1. 一般治疗：生活规律，适当锻炼，避免过度劳累与紧张，进食富营养易消化少渣无刺激的食物，积极治疗并存的胃肠道疾病。

2. 抗菌治疗：抓紧致病菌的分离鉴定和药敏检测，致病菌不敏感或过去曾用过的无效药物不宜采用。宜采用联合用药，要足疗程、多疗程。

3. 局部灌肠疗法：用5%大蒜素液100 mL或0.1%新霉素100～200 mL，1次/d，10～15 d为1个疗程，可重复使用。灌肠液内加用小量肾上腺皮质激素，以增加其渗透作用而提高疗效。

4. 对症治疗：可适当应用镇静、解痉药物。

5. 调整肠道菌群：限制乳类及豆制品，应用微生态制剂如乳酸杆菌或双歧杆菌制剂以调整肠道菌群，金双歧成人每次2粒，3次/d。米雅-

BM(酪酸菌,宫入菌)可促进肠道正常细菌生长,每次 40 mg,3 次/d。

八、预防

(一)管理传染源　隔离急、慢性患者和带菌者,予彻底治疗。从事饮食业、保育及水厂工作的人员,更需做较长期的追查,必要时暂时调离工作岗位。

(二)切断传播途径　注意个人和环境卫生,养成饭前便后洗手的习惯。对饮食业、儿童机构工作人员定期检查带菌状态。一旦发现带菌者,应立即予以治疗并调离工作。

(三)保护易感人群　采用口服活菌苗有较好的保护效果。

(王　怡)

第六节　霍乱(O_{139}霍乱)

霍乱(cholera)是一种烈性肠道传染病,由霍乱弧菌(Vibrio cholerae, VC)引起,呈世界性流行,我国列为甲类法定传染病。临床特点:起病急骤,剧烈泻吐,排泄大量米泔样胃内容物,肌痉挛,脱水,电解质紊乱,酸中毒和尿闭为特征,严重者死于循环衰竭所致休克。

一、病原学

霍乱病原是霍乱弧菌(VC)属于弧菌科的弧菌属。在 1883 年第五次霍乱世界性大流行期间,koch 在埃及发现 VC,1905 年 Cotschlich 在埃及西奈半岛 Eltor 检疫站从麦加朝圣者尸体分离出类似 VC。1966 年国际弧菌命名委员会将两种病原性弧菌统称为 VC 的两个生物型即古典生物型和埃尔托生物型(Eltor)。

两种生物型在形态、动力、糖发酵及血清学上均几乎相同,仅某些生物性状略异。各群弧菌有相同的鞭毛(H)抗原,而菌体(O)抗原不同,成为 VC 分群和分型的基础。

借 O 抗原的不同,目前已能分出 200 多个 O 血清群,绝大多数霍乱患者分离到的 VC 属 O_1 血清群,此外为非 O_1 血清群,由于它们不能与 O_1 群诊断血清凝集,也称为不凝集弧菌(non-agglutinaion groupe NAG)。非 O_1 群弧菌一般为非病原性的。但 1992 ~ 1993 年在印度马德拉斯省发现一株非 O_1 群 VC 能引起流行性腹泻,并能产生霍乱肠毒素(CT)此株命名为 O_{139} 群 VC 也不与非 O_1 群弧菌(O_2 ~ O_{138})特异血清发生凝集。WHO 确定 O_{139} 与 O_1 群 VC 引起的霍乱同样对待。

O_1 群 VC(古典型、El-tor 型)根据其菌体抗原因子的不同分为小叶(ogawa)、稻叶(inaba)及彦岛(Hikajima)3 个血清型。VC 还可进行噬菌体分型用于流行病学调查。

霍乱肠毒素是致病的主要因素,O_{139} 群 VC 尚有荚膜对弧菌有保护作用可和 O_1 群 VC 区别,也增加了 O_{139} VC 对宿主的毒性。

一、抵抗力

O_1 群对温热、干燥抵抗力不强,耐碱,不耐酸,在正常胃酸中仅存活 4 min,在 0.5% 碳酸中数分钟死亡,对常用浓度的肠道传染病消毒剂均敏感。1% 漂白粉液内 10 min 致死,对多西环素、链霉素、四环素、复方磺胺甲基异噁唑、诺氟沙星、氧氟沙星等药均敏感,对多黏菌素 B 和庆大霉素具有耐力。

O_{139} 群对复方磺胺甲基异噁唑、呋喃唑酮具耐药性。

VC 在鲜鱼、鲜肉、贝壳类食物上存活 1 ~ 2 周,在蔬菜及水中存活 1 周左右,在食品上的 VC 置冰箱中(5℃ ~ 10℃)比置室温(30℃ ~ 32℃)存活时间长,水产品等受到 VC 污染。如室温和 pH 适合 VC 还能大量繁殖,从而引起食物、水源传播暴发流行。

二、流行病学

在 1817 ~ 1923 年的 110 年间曾引起 6 次世界大流行,起源于印度的恒河三角洲,后席卷全世界,系古典生物型 VC 引起。1962 年至今第七次世界大流行起源于印尼的苏拉威西岛,开始认为系地方病,很快传遍世界各大洲,病原是 Eltor 弧菌,称为副霍乱,现已弃用。

(一) 传染源　患者和带菌者。轻型患者,隐性感染者(可达 60% ~ 75%)和恢复期带菌者是重要传染源。

(二) 传播途径　水、食物、苍蝇,通过日常生活接触而传播。水易受排泄物污染,VC 在水中存活时间较长,污染的水是主要传播因素。

(三) 易感人群　不分性别、年龄,种族普遍易感,病后可获得一定的免疫力,持续时间短,存在再感染的可能性。

O_{139}血清群 VC 引起流行始于 1992 年 10 月其势迅猛，从孟加拉湾海岸线到印度，从孟加拉相继波及泰国、中国、马来西亚、尼泊尔、沙特阿拉伯、巴基斯坦，至 1994 年美国、英国、新加坡、日本、爱沙尼亚、德国、瑞士均有输入性病例的报告。我国于 1993 年 5 月首次在新疆地区的阿克苏发现 O_{139} 霍乱病例，沿海、内陆每年均有 O_{139} 病例报告。

三、发病机制与病理改变

(一) VC 产生三种(Ⅰ～Ⅲ型)毒素

1. Ⅰ型毒素：为内毒素，耐热不能透析系多糖体存在菌体内部，能致豚鼠、小白鼠死亡，对鸡胚及组织细胞具毒性，是制作菌苗引起抗菌免疫力的主要成分。

2. Ⅱ型毒素：为外毒素，即霍乱肠毒素(enterotoxin)或霍乱原(choleragen)不耐热，56℃ 30 min 可灭活，不耐酸，有抗原性可产生中和抗体。Ⅱ型毒素使机体水和电解质从肠腺大量分泌，形成霍乱腹泻的症状。是 VC 在体内繁殖中的代谢产物。此毒素含有 A、B 两个单位，A 为毒性部分，B 为结合部分；两者相互作用，单独存在则无显著毒性。

3. Ⅲ型毒素：耐热，从菌细胞扩散出来，对发病的作用意义不大。

(二) 病理改变　不明显，没有特征性，肠内充满米泔水样液体，含大量 VC，小肠黏膜轻度充血，肠绒毛细胞及隐窝细胞轻度变性，内脏器官表面干燥无光泽，器官缩小，可见出血等。

四、临床表现及分型

O_1 群霍乱与 O_{139} 群霍乱症状相似，只是后者中、重型多见。

潜伏期：1～3 d，短者 4 h，长者可达 5～6 d。

(一) 普通型　病程可分为三期。

1. 泻吐期：多数病例于发病时立即出现剧烈腹泻，多无腹痛，也无里急后重感。大便每天可自数次至数十次之多，初为黄色稀便，继为混有肠黏膜上皮的水样便，以后即排出特征性的米汤样便。少数出现血性水样便，如出血较多可呈柏油样，此种情况以 EL-tor 型霍乱较多见。呕吐多于腹泻后出现，常为喷射性和连续性，一般无恶心，呕吐物初为胃内容物，继为水样无色透明物或呈米汤样。

2. 脱水期：经过剧烈吐泻，大量液体与电解质丢失，产生脱水现象,轻者仅有皮肤、唇舌干燥,眼窝稍陷,无神志改变。严重者则出现眼窝下陷两颊深凹,皮肤皱缩而无弹性,声音嘶哑,四肢冷厥,脉搏细弱,神志淡漠甚至不清,血压下降,无尿,肌肉痉挛尤其以腓肠肌、腹直肌为明显。终至循环衰竭,电解质紊乱,体温下降。

3. 恢复期或反应期:纠正脱水后,大多数患者症状消失,逐渐恢复正常。少数患者出现发热反应,一般体温升高至38℃~39℃,持续1~3 d自行消退。亦有因脱水期肾脏损害严重而在此期出现急性肾衰竭合并尿毒症者,其病死率高。此型如无并发症,均在4~6 d内恢复。

(二)轻型　仅有短期腹泻,无典型的米汤样便,一般无呕吐,无明显的脱水现象,血压、脉搏均正常,尿量可减少。常误诊为肠炎,是重要的传染源。E1-tor型副霍乱此型较多。

(三)暴发型　亦称干性霍乱,非常严重,发病后数小时,不待典型的吐泻出现即因循环衰竭而死亡,目前甚为少见。

(四)根据脱水程度和临床症状可将霍乱分为三型,见表6-1。

表6-1　各型霍乱的临床表现

临床表现	轻型	中型	重型
脱水(体重%)	5%以下	5%~10%	10%以上
精神状态	尚好	呆滞或不安	极度烦躁或静卧不动
音哑	无	轻	失声、音哑难以对话
皮肤	稍干,弹性稍差	干燥无弹性	弹性消失,抓起后不恢复
发绀	无	存在	明显
口唇	稍干	干燥	极度干燥
眼高,囟门凹陷	稍陷	明显下陷	深陷目闭不紧,眼窝发青
指纹皱缩	不皱	皱瘪	干瘪
腓肠肌痉挛	无	痉挛	明显痉挛
脉搏	正常	细速	弱速无脉
血压(收缩压)	正常	9.33~12.0 kPa (70~90 mmHg)	9.33 kPa(70 mmHg)以下或测不到
尿量	稍减少	<500 mL/d	极少或无尿
血浆比重	1.025~1.030	1.030~1.040	>1.040

五、实验室检查

（一）血象　白细胞总数及血浆比重因血液浓缩而显著增高，红细胞可达6 000 ×10^9/L 以上。白细胞可增高至(1.5 ~50) ×10^9/L，中性粒细胞及大单核细胞增多。血液生化检查：在脱水期血清钠、钾、氯降低，二氧化碳结合力降低，非蛋白氮增加。

（二）尿　可有蛋白，红、白细胞及管型。

（三）病原学检查　从粪便或呕吐物中检出病原菌，以及时确诊。

1. 镜检：取吐泻物立即做悬滴检查，可发现许多运动力极强，运动速度快，呈穿梭状的细菌。涂片染色可见革兰阴性弧菌，排列成鱼群状。此仅为初步诊断的参考，不能作为病原菌诊断的依据。

2. 培养：将标本接种于碱性培养基内，以分离病原菌。

3. 鉴定试验：分离后做糖发酵试验，霍乱红（亚硝基靛基质）试验、霍乱血清凝集试验，以做出确定诊断。为区别古典型或 EL-tor 型，尚须做溶血试验、V·P(voges-pros-kauer)二氏试验鸡红细胞凝集试验及第 IV 组噬菌裂解试验，见表 6－2。

表 6－2　噬菌裂解试验

型别	溶血试验	V·P 试验	鸡红细胞凝集试验	第 IV 组霍乱噬菌体裂解试验
古典生物型	(－)	(－)	(－)	(＋)
EL-tor 生物型	(＋)	(＋)	(＋)	(－)

（四）血清凝集试验　6 周内未经预防接种的患者，凝集价在病程第 2 周内达 1∶100 以上；已接种者凝集价超过 1∶200 以上；或两次检查逐渐增高者，均有诊断参考价值。

六、诊断

（一）诊断依据

1. 流行病学资料：对可疑病例，应详细询问其一周内的活动情况，是否来自疫区，是否与本病患者及其污染物有过接触，是否吃过可疑食物，以及是否接受过预防接种等。

2. 临床表现：有典型症状者，诊断较易。轻型患者常居多数，故在流行期间、流行地区应引起注意。

3. 实验室检查：从粪便或呕吐物中检出霍乱弧菌古典型或EL-tor型及 O_{139} 群VC者。

（二）确诊标准

具下列三项之一者，即可确诊（其中尤以1、2两项为重要）。

1. 凡有腹泻、呕吐症状，大便培养霍乱弧菌古典型或EL-tor型阳性者。

2. 在流行期间、流行地区内，如患者具备本病的典型症状，即使粪便培养 O_1 群和 O_{139} 群VC结果阴性，而无其他原因可查者。

3. 凡具有可疑症状，于发病后1～2周内血清凝集价达1∶100以上，或复查凝集价逐渐升高者（6周以内未做霍乱预防接种者）。

4. 在疫源检查中，首次粪便培养 O_1 群或 O_{139} 群VC前后各5 d内出现腹泻症状者。

（三）疑似标准

1. 非疫区首发病例，具有典型的或疑似的临床症状，在细菌培养尚未肯定前，应先按疑似患者处理。包括传染病报告、隔离、消毒等。

2. 流行期间，疫区内有腹泻症状而无其他原因可查者，应先按疑似患者处理。

凡疑似病例，大便隔日培养一次，连续3次阴性时，可否定诊断，并作相应的订正报告。

七、并发症

常见者有酸中毒、尿毒症、低钾综合征、心力衰竭、肺水肿、静脉炎及继发感染如肺炎等，大多由于医疗或护理不当所致。

八、鉴别诊断

（一）非 O_1 群VC（O_{139} 弧菌以外的不凝集菌）性腹泻　常发生在近海水域居民中，弧菌的生化反应与霍乱相同而凝集反映阴性，一般腹泻不严重，不引起大流行，用非 O_1 群诊断血清可用来分型。

（二）产肠毒素大肠埃希菌感染　在腹泻患者中占相当数量，它的病原体可产生不耐热及耐热两种肠毒素，前者与CT相似（有共同抗原关系），但一般腹泻病程短，从病原体形态及生化反应可与霍乱区别开。

（三）食物中毒　发病与某一种食物有关，同食者常有多数人发病。有剧烈腹痛，呕吐在腹泻前，非喷射性，常有发热，大便多有臭味。细菌培养常为沙门菌、变形杆菌、葡萄球菌或嗜盐菌等。

（四）细菌性痢疾　有密切接触痢疾患者或带菌者的历史，或有进食不洁饮食史。腹痛重，发热，呕吐恶心在腹泻之前，人便量少，脓血黏液状，里急后重感明显。

（五）其他　如急性胃肠炎、婴幼儿中毒性消化不良、有机磷中毒及砷中毒等。

九、治疗

（一）一般治疗　严格隔离，卧床休息，剧烈呕吐者，应予禁食。饮食以流质为主。对其吐泻排泄物、食具等均应严格消毒。体温低时应注意保温。

（二）补液疗法　常用生理盐水、5%葡萄糖盐水、复方氯化钠静脉滴入，输入量及速度，应根据患者脱水程度、血压、脉搏、尿量、血浆比重而定。如条件许可应做血浆比重，并测定血清钾、钠、氯、非蛋白氮、二氧化碳结合力，以供治疗时的参考。一般血浆比重每增加0.001需盐水600～1 000 mL。

1. 轻度脱水者：血浆比重在1.025～1.030之间，失水量约等于体重的5%。24 h内补生理盐水总量2 000～4 000 mL，也可以钠、钾、碳酸氢钠适当比例口服补液。

2. 中度脱水者：血浆比重在1.031～1.040之间，失水量约等于体重的5%～10%，24 h内补液总量为4 000～8 000 mL。开始2 h内快速滴注2 000～3 000 mL 2∶1溶液（生理盐水2份，1.4%碳酸氢钠或1/6 mol/L乳酸钠溶液1份），血压恢复后酌情减速，也可采取口服补液。

3. 重度脱水者：血浆比重在1.041～1.050之间，失水量超过体重的10%，24 h内补液量为8 000～12 000 mL。开始应立即静脉按40～60 mL/min推注2∶1溶液1 000～1 500 mL，约30 min输完，以后于2 h内快速滴入2 000～2 500 mL，待血压回升后可改用3∶2∶1溶液（即5%葡萄糖3份，生理盐水2份，等渗碱液1份）及口服补液。

在紧急情况下可用生理盐水代替2∶1溶液。以上均为成人用量，小儿补液，一般轻、中度脱水可按100～180 mL/(kg·d)计算；重度脱水则可按180～200 mL/(kg·d)计算。

近来主张制备单一的液体5:4:1溶液(每升中含氯化钠5 g,碳酸氢钠4 g,氯化钾1 g)以供紧急时应用。此溶液所提供的电解质组成更接近于霍乱大便电解质的组成,能较合理的补充丢失的电解质,可获较满意的治疗效果。

在输液中正确地记录大便及呕吐物的量,补液的量与速度是治疗成败的关键,补液过少、过慢往往是治疗失败的原因,故宜采用较粗大的针头,必要时应做静脉切开以避免耽搁治疗。

在快速输液中,应防止发生急性肺水肿与心力衰竭。老年及有心、肺疾病者,补液不宜太快,若出现心悸、胸闷、咳嗽、肺部啰音或哮鸣音者,应暂停输液。在治疗后期要注意输液过量。

(三)口服补液　临床研究表明,霍乱时肠道对葡萄糖的吸收能力不变,而葡萄糖的吸收又能促进水和钠的吸收。口服补液治疗霍乱是有效的。其优点是应用口服补液对严重患者可减少静脉补液量的80%。此法简单易行,对入院时无休克,呕吐不显著的轻、中度患者均可采用。

处方:①葡萄糖22 g,氯化钠3.5 g,碳酸氢钠2,5 g,水1 000 mL。②葡萄糖24 g,氯化钠4 g,碳酸氢钠3.5 g,氯化钾1.5 g,水1 000 mL。

以上处方各种成分配好后,可装在塑料袋中封口备用,临用时加水溶解即可饮用。

轻、中度脱水患者,最初6 h成人750 mL/h,小儿(20 kg以下)250 mL/h,以后可根据腹泻量适当增减,一般排出1份大便给1.5份口服液,直至腹泻停止时为止。

严重患者,经过静脉紧急补液,血压脉搏恢复正常、呕吐停止即可口服补液,剂量同上。

(四)对症治疗

1.纠正酸中毒:一般轻、中度脱水患者按上述比例输入碱性药物后,均可纠正,严重者可根据CO_2CP测定,给予1.4%碳酸氢钠或0.167 mol/L乳酸钠溶液。

2.补钾:对低钾综合征应补充钾盐。一般中、重度脱水患者,在开始输液后 6 ~ 8 h 失水情况基本纠正后,可在输液中加入氯化钾,每 24 h 总量约 3 ~ 6 g,小儿 100 ~ 150 mg 缓慢滴入,病情好转可改为口服。无尿者不应补钾,静脉滴入时氯化钾浓度不宜超过 0.3%。应随时复查血清钾,以 EKG 作参考,决定氯化钾的用量。

3. 纠正休克及心力衰竭:如经上述补液后,血容量确已基本恢复,但血压仍未上升,可酌情应用血管活性药物,并可加用氢化可的松 100 ~ 200 mg/d 静脉滴入,对解除中毒症状提高血压有一定的帮助。

出现心力衰竭及肺水肿时,除暂停输液外,可用毒毛花苷 K 0.25mg,或去乙酰毛花苷(西地兰)0.4 mg,加入 25% 葡萄糖 20 mL 中缓慢静注。

4. 肌肉痉挛及其他:肌肉痉挛可给予 10% 葡萄糖酸钙 10 ~ 20 mL静注;剧烈呕吐可给阿托品 0.5 mg 皮下注射(肠麻痹及高热者禁用);呃逆者可针刺膈俞及乳根穴。过高热给肾上腺皮质激素,物理降温,小剂量解热药等。

(五)抗生素治疗

1. 四环素:成人 4 次/d,500 mg/次,连服 3 d,不能口服者静脉给药。

2. 多西环素:用于对四环素耐药者 300 mg 一次服用。

3. 喹诺酮类:诺氟沙星 400 mg,2 次/d。氧氟沙星 500 mg,2 次/d。

4. 其他抗菌药:红霉素、氯霉素、呋喃唑酮、复方磺胺甲唑等均有意义,但稍逊于四环素。

5. O_{139} 弧菌:对复方磺胺甲基异噁唑,链霉素耐药应注意。

十、预防

(一)控制传染源

1. 建立和健全疫情报告网,以便能够早发现、早诊断、早报告、早隔离治疗。

2. 设置肠道门诊,及时发现和隔离患者,防止交叉感染,杜绝传播。

3. 做好国境卫生检疫和国内交通检疫。特别是在车站、港口、码头、机场、渔港应设立检疫站,凡出入疫区的交通工具及人员都必须接受检疫、消毒与必要的留验。

4. 患者应立即隔离治疗,至症状消失,大便隔日培养 1 次。连续

3 次阴性为止。无粪便培养条件者,需隔离 14 d 以上方可出院。

5. 疑似患者如大便隔日培养 1 次,连续 3 次阴性及血清凝集效价无确诊意义者,可以否定诊断。对疫区内接触者,应就地观察,进行大便培养,3 次阴性才能解除隔离。

6. 与患者接触,可用四环素治疗,每天 1 g,连续 5 d,以消除感染,预防续发患者。

7. 在医学观察期间发现的患者与带菌者,应转隔离病室治疗,并进行终末消毒处理,对其密切接触者再继续留验 5 d。

(二)切断传染途径　搞好环境卫生,保护水源;饮水煮沸消毒,搞好饮食卫生,严格执行食品卫生监督;粪便消毒处理,消灭苍蝇。对患者的排泄物和被污染的物品,都应进行彻底的随时消毒和终末消毒。

(三)提高人群免疫力

1. 一般接种:对曾发生过疫情的地区及其邻近地区沿交通线的大中城市、港口,应于 5 月间进行一次普遍接种,要求达到当地总人口的 80% 以上。必要时 7 月再普遍加强注射 1 次。

2. 紧急接种:在曾经普遍接种过的地区,有病例发生时,若前次接种已超过 3 个月以上,应在疫情可能扩大的范围内考虑进行一次加强注射。

没有进行过预防接种的地区,突然发生病例时,除对患者、疑似患者及接触者隔离检疫,并对可能污染的地区进行消毒外,应在疫情可能扩大的范围内进行一次普遍接种,要求达到总人口的 80% 以上。

3 接种剂量:皮下注射菌苗 2 次,成人首次 0.5 mL,第二次 1.0 mL,间隔 7 ~10 d。小儿 6 岁以下用成人量的 1/3; 7 ~12 岁用成人量的 1/2。老人用成人量的 1/2。

4. 禁忌证:急性传染病,严重心、肾、肝脏疾患,活动性肺结核、对预防注射有过敏史者、妊娠后 4 个月以前和 8 个月以后的孕妇、前 6 个月哺乳期的母亲,均属预防接种的禁忌者。

(四)疫区的划定与处理　发生疫情后应根据传染源活动的范围划定疫区,一般在农村以一个公社或几个公社,在城市以一个或几个居民委员会或街道办事处为范围。在疫区内加强防疫措施,进行封锁与检疫 5 d,若无患者、可疑患者、带菌者发现,可解除封锁。如发现患者或带菌者时,应自最后一个患者或带菌者隔离处理后,重新封锁 5 d。在疫区内应进行彻底消毒,加强卫生宣传和紧急预防注射。

（张迈仑）

第七节　白喉

白喉(Diphtheria)为白喉杆菌引起的一种急性传染病,其临床特征为局部假膜形成及因强烈的外毒素进入血液循环而致的全身中毒症状,严重的并发症为心肌炎与神经麻痹。

一、病原学

白喉杆菌为纤长形细的杆菌,菌体一端或两端呈粗大的棒状,在显微镜下,常排列成 V,川,Y 字形,体内有浓染的异染颗粒。革兰染色阳性,能产生强烈的外毒素对神经组织和心肌有亲和力,本菌可分为重型、中间型、轻型,但与临床表现轻重无关。在一地区也可以因流行年代不同而菌型有所变化。白喉杆菌的侵袭力较弱,仅局限黏膜、皮肤有损伤处生长繁殖,外毒素是致病的主要原因,人的致死量为 130 ng/kg。外毒素抗原性很强,可刺激人体产生高效价抗毒素,外毒素经 0.3% ~0.5% 的甲醛溶液处理,可使其毒性丧失而抗原性仍存在,成为类毒素,可作为预防注射及免疫动物制备抗毒素血清之用。

二、流行病学

(一)传染源　患者和带菌者,90% 在咽部带菌,占通常人口的 0.5% ~5%,流行时可高达 10% ~20%。

(二)传播途径　主要通过呼吸道飞沫传播,其次可通过被污染的手、玩具、食物等物品传播,被污染的牛奶、冰激凌可引起暴发流行,也可在皮肤破损处或呼吸系统以外的黏膜引起感染。

(三)人群易感性　以小儿为主,7 岁以下多见,新生儿可自母体获得免疫力,但至 1 岁时无免疫力者可达 80% ~90%,以后由预防接种与重复的轻度感染,随年龄增长,对白喉的免疫力也随之增加。人群易感性的高低，可采用间接血凝或 Elisa 法检测血中抗毒素。如人血中含有 10 U/L 抗毒素即有保护力，了解人群抗毒素水平有助于预测白喉的流行，亦可作为随访注射疫苗的效果。病后可获得牢固的免疫力，二次患病者少见。

（四）流行特征　本病冬末初春多见，流行于全世界，在发展中国家，地处温带地区的较大城市中常有流行。我国由于采取积极预防措施，流行已基本控制。

三、发病机制与病理改变

白喉杆菌由上呼吸道侵入，在黏膜细胞内繁殖，产生强烈的外毒素为主要致病因素；分为 A、B 2 个片段，B 片段无毒性，它与细胞表面受体结合后以利于具有毒性的 A 片段进入细胞，可引起局部黏膜细胞坏死，黏膜血管扩张，大量纤维蛋白的渗出及白细胞浸润，这样由坏死的细胞、渗出的纤维蛋白、炎性的细胞及细菌交织凝结在一起形成本病特有的假膜覆盖在破坏的黏膜表面，一般为灰白色，有混合感染呈污秽色，假膜在咽、扁桃体部位由于与位于底层上皮细胞粘连较紧不易剥离，强行剥离会有出血现象，若在喉、气管和支气管柱状上皮处，假膜与之粘连不紧，易于脱落，常可发生窒息。当毒素已进入细胞内，则不能为抗毒素所中和。治疗要早期，一次性足量应用抗毒素。

病理改变：以心肌、末梢神经、肾上腺的变化明显。心肌有混浊肿胀及脂肪变性、玻璃样变，心肌坏死及单核细胞浸润，传导束也可受累。末梢神经可发生髓鞘的脂肪变性，神经鞘断裂，感觉神经与运动神经均可罹患，以运动神经为主，受累神经束部分坏死，所以临床上出现麻痹者均可恢复。肾脏呈混浊肿胀，肾小管上皮脱落，肾上腺充血、出血、退行性变化。

四、临床表现及分型

潜伏期 1 ~7 d，多为 2 ~3 d。

（一）咽白喉

1. 局限型咽白喉：病初起时全身不适、食欲缺乏、关节痛、头晕，体温上升至 38℃左右，咽部疼痛。在两侧扁桃体上可见灰白色假膜，与下面组织紧密附着，不易剥离，强行剥离可引起出血。颈及颌下淋巴结可肿大。

2. 蔓延型咽白喉:起病后体温多上升到38℃～39℃左右,有较重的头痛、头晕、面色苍白、全身倦怠无力及咽部疼痛。假膜常波及扁桃体、腭弓、悬雍垂、咽后壁、颊黏膜、舌、唇或整个口腔,并可波及鼻、喉、气管、中耳及眼等处,假膜呈白色或灰白色,但常因有其他细菌的混合感染,使假膜呈污秽色。扁桃体周围或软腭可呈水肿,柔软而有波动,发亮而稍充血,假膜可附于其上,有时可影响呼吸。颈淋巴结可肿大,有压痛,淋巴结周围可有水肿。若波及喉和气管可有音哑、犬吠样咳、吸入性呼吸困难。病情严重时,体温反可降低,脉快而弱,血压下降,呈循环衰竭的表现。

3. 中毒型咽白喉:可由局限型及蔓延型发展而成,也可为原发性,多有混合感染。起病较急,咽部充血水肿,假膜范围广而厚,多呈污秽色,口中多带特殊腥臭味,颈淋巴结肿大,周围组织明显水肿,甚至达锁骨上窝或超过锁骨而达第2～3肋间隙,形成所谓"牛颈"。中毒情况严重、高热、烦躁,呼吸频急,面色苍白,脉搏频速,心音弱,血压下降,有时可出现心律失常,奔马律,病情最严重时可有黏膜下、皮下、内脏出血,或播散性血管内凝血,此时黏膜或可发生坏疽溃疡、口臭、假膜几乎不可见,称为出血性高度中毒型白喉。

(二)喉白喉　常见于3岁以下幼儿。病初起时可有体温升高、头痛头晕、声音嘶哑,吞咽困难,烦躁不安,犬吠样咳。应用喉镜检查可见假膜、1～2 d后可致完全失声,呼吸困难,若不行气管切开或喉插管术,常可窒息死亡。

(三)鼻白喉　此病较少见,多发生婴幼儿。单纯鼻白喉,全身症状轻,鼻堵塞,并出现浆液或脓性带血性鼻分泌物,鼻孔周围表现浸渍与发红,视诊或可见鼻内有假膜存在。患儿无热或微热,但因鼻堵塞常张口呼吸,哺乳也因而发生障碍,睡眠不安,体重减轻,营养低下,衰弱,维生素缺乏等。

(四)其他部位的白喉　眼结膜、耳、女孩外阴部、新生儿脐带和皮肤操作处均可感染产生假膜及化脓性分泌物。眼、耳、外阴部白喉,多为继发性。

(五)皮肤白喉　常见于皮肤创伤之后,在创口表面被覆一层灰绿色污秽的膜，其下层组织可以发生坏死，可伴有混合感染。另一类型，开始为一水疱，颜色发紫而混浊，渐似脓疱；或开始仅为一红斑，此后水疱破溃或由红斑直接变为一浅层溃疡，覆以黄白色或灰色厚膜，再结成黑色厚痂，周围形成较深而边缘整齐之溃疡，经久不愈，持续数月，愈合后可有黑色素沉着。白喉溃疡常为多发性，并在皮肤上同时可见到不同时期的损害，皮肤白喉全身症状一般很轻，但可并发心肌炎或末梢神经麻痹。热带地区因热多汗，昆虫叮咬，可有原发性，温带地区很少见，一般继发于咽白喉。

五、实验室检查

（一）血象　白细胞增高，一般在（10～30）×10^9/L。1 万以下、3 万以上者均少见，中性粒细胞增高。

（二）尿　约有 30% 的患者尿中可发现红细胞、白细胞、管型及蛋白量增加。

（三）病原学检查　一般采用无菌棉拭涂抹假膜边缘与组织交界处所取之检材，阳性率高。检查方法有以下几点：

1. 直接涂片检查：可用奈瑟、庞氏或阿尔勃脱染色法染色做镜检，因白喉杆菌在形态上有其特点，故此检查有一定的价值。

2. 凝固血清咽拭增菌涂片检查：用无菌棉拭蘸以无菌马血清或羊血清，放入血清凝固器内，加热至 80℃ 保持 30 min 后，室温保存，应用时将血清棉拭蘸以无菌肉汤，使湿润后涂抹患部，取得标本放入 37℃ 温箱中 2～4 h，再涂片镜检并接种在培养基上，其阳性率可达 90% 左右。

3. 培养：可接种于吕氏血清培养基或鸡蛋培养基上，或亚碲酸钾血琼脂培养基上，24 h 后，挑取可疑菌落做涂片检查及生化反应。

4. 毒力试验：将分离所得的白喉杆菌，做毒力试验，以测定是否具有毒力，供诊断时参考。既往方法有豚鼠皮下试验法、皮内试验法、雏鸡试验以及体外毒力测定法——琼脂扩散法等。近年来已建立检测细菌是否为产毒株的 PCR 试剂盒更快速方便。

5. 荧光显微镜检查：用（oriphosphin）溶液染色，荧光显微镜镜检，白喉杆菌染成黑绿色，重型者有时染成黄色，其异染颗粒染成褐红色。类白喉杆菌染成淡绿色，异染颗粒染成黄色，或淡橙黄色。用黄连作荧光染料，染色后白喉杆菌发金黄色明亮的荧光，而类白喉杆菌则呈青银色暗淡的荧光或不发荧光。

荧光染色检查法，能使白喉杆菌的诊断迅速而准确的得出结果。

六、诊断

（一）流行病学资料　根据当地流行情况，预防接种情况，有无接触史，过去是否患过白喉等。

（二）凡发热不高、中毒情况较重、咽部有白膜且不易剥离而局部炎症不显著者，均应考虑咽白喉的可能。

凡幼儿有发热，犬吠样咳嗽，声音嘶哑，烦躁不安及有吸入性呼吸困难，考虑喉炎的同时应想到喉白喉的可能，可做直接喉镜检查。

当幼儿有血性浆液性鼻分泌物，以及鼻孔下面有溃疡者，应考虑是否患有鼻白喉。

皮肤外伤及口腔以外的黏膜部分，如有持久不愈的损害，应考虑有白喉的可能。

（三）病原学检查　从患处取分泌物做涂片与培养，以发现白喉杆菌。

（四）凡有典型症状，细菌检查虽为阴性，亦可作为临床诊断。

（五）症状不典型、细菌检查阳性，应视为可疑病例，须做血清抗毒素测定与细菌毒力试验，二者均为阳性可确诊为白喉，阴性则非白喉。抗毒素测定阴性而毒力试验阳性则可能为带菌者。

七、并发症

（一）心肌炎　多发生在病程的第2～3周的重症患者。表现精神萎靡，面色苍白，食欲减退，恶心呕吐。有周围循环衰竭时可出现青紫，严重时多出现烦躁不安，反复呕吐，腹疼与便意。体检可发现心率快而弱或很慢，心律失常，第一心音低钝，心尖部收缩期杂音，心界扩大、肝肿大、有压痛，血压降低，尿量减少并有水肿等。心电图检查，在轻度心肌炎时可见T波倒置，S-T段移位，较重时可出现房性、室性或房室结性过早搏动，房室结心律，左或右束支传导阻滞，左或右心室扩大（右心室扩大为多见）及第一度或第二度房传导阻滞，心房或心室纤维颤动。如能度过病程的第3周，治愈的希望即增大。一般在病程的第5~7周,心电图才可恢复正常或接近正常。重症患者应注意观察及时发现心肌炎早期治疗,否则预后不良。

部分严重患者,在病程的第2~3 d,因毒血症严重,心血管功能失常,可出现心动过速,血压下降,面色苍白,四肢厥冷等周围循环衰竭现象,若抢救不及时,可以死亡。

(二)神经麻痹　早期神经麻痹,常见者为舌咽神经与迷走神经的麻痹,严重的患者,在第1周末即可发生,其症状为说话带鼻音,喝水发呛或自鼻孔流出,当一侧麻痹时,悬雍垂偏向另一侧。一般约需4周左右恢复,长者可过6~7周才可恢复。其次,为睫状神经麻痹,眼球调节作用发生障碍。展神经麻痹时可有内斜视。动眼神经麻痹则有眼睑下垂。颜面神经麻痹,则较少见。

晚期神经麻痹,见于病程的6~8周,以迷走神经麻痹最为多见。患者心率可达160次/min,大汗淋漓,肠蠕动减弱,痰多,瞳孔扩大,血压或有升高,若心脏神经麻痹,可突然死亡。肋间神经与膈神经麻痹,可出现呼吸困难、青紫、窒息、常继发肺炎或肺不张。脊神经麻痹时,则出现肢体弛缓性瘫痪。此类麻痹可完全恢复,一般需2~3月,长者将近1年。

(三)肺炎　多为幼儿,常为继发感染。喉白喉时常伴有肺不张,导致肺炎的发生。在气管切开后,若护理不当,也可继发肺炎。

(四)中毒性肾病　患者尿中出现蛋白,红、白细胞和管型较常见,但真正的肾炎则少见。少数严重中毒型患者可出现尿毒症,预后多不良。

八、鉴别诊断

(一)咽白喉应与下列疾病鉴别

1. 急性扁桃体炎:起病急,发热高,咽痛重,局部红肿明显,扁桃体上有点状或小片状黄白色渗出物,质松易擦去,不引起出血。

2. 猩红热:咽部变化与急性扁桃体炎相同,起病24 h后应有特殊皮疹。但猩红热与白喉可同时并存。此类患者,中毒症状重,应尽早注射白喉抗毒血清。

3. 传染性单核细胞增多症:咽部可出现与白喉相似的病变,多为分泌物,有假膜也易擦去,不引起出血。血象及嗜异性凝集试验可区别。

4. 白细胞缺乏症:起病急,发热高,咽疼,咽部常有灰白色潜移腐烂物,血象中性粒细胞极度减少,可资鉴别。

5. 鹅口疮:多发生于体弱的婴幼儿,常伴有长期消化不良及营养不良。不发热,有颜色洁白呈豆渣状的附着物散在口腔中,除咽部外,软腭及颊黏膜上均可见到,涂片可找到念珠状菌。

(二)喉白喉应与下列疾病鉴别

1. 急性喉炎:起病急,发热高,呼吸困难,常周期性发作,日轻夜重,咽部及喉镜检查均不见假膜。

2. 变态反应性喉水肿:骤然发病,有变态反应历史,注射肾上腺素有特效。

3. 喉头异物:骤然发病,有吸入异物历史,喉镜检查及 X 线透视,可以确诊。

(三)鼻白喉应与下列疾病鉴别

1. 鼻腔异物:有进入异物历史,限于一侧,直接窥探可发现异物。

2. 慢性鼻炎:分泌物不呈血性,无假膜。

3. 鼻中隔溃疡:检查可见溃疡而无假膜。

4. 外鼻道金黄色葡萄球菌感染:在鼻孔外可见到许多小脓疱及痂,鼻道中脓性分泌物较多,且较黏稠,细菌培养可确定诊断。

九、治疗

原则做到早期治疗,在流行地区,对疑似患者要按白喉处理。

(一)一般疗法

1. 休息:一律卧床休息。轻型局限性咽白喉,可卧床两周;重型蔓延型中毒性咽白喉,应卧床 4 周;如并发心肌炎,则应不少于 8 周;有晚期神经麻痹者,应延长到 10 ~12 周。减少活动,充分休息,对预后有很大的关系。

2. 饮食:急性期,咽部痛时可给流质或半流质饮食;在症状消失之后,可给予富于营养、易于消化的饮食,有心肌炎时以少量多餐为宜。

(二)抗毒疗法

1. 白喉抗毒血清:疗效肯定,但对已遭受白喉外毒素损害的组织没有疗效,故应尽量争取早期注射。

(1)剂量:局限型咽白喉2~4万U;蔓延型、中毒型咽白喉6~15万U;喉白喉2~3万U;单纯性鼻白喉1~2万U;皮肤白喉2~3万U。

应采取一次足量注射,注射之前应做皮肤过敏试验,阳性时采用脱敏注射,阴性时方可注射。在做皮肤试验或注射抗毒血清时应预备0.1%肾上腺素针剂,以备在发生血清过敏性休克时能及时抢救。

静脉滴入较肌肉注射为优,可减少心肌炎的发生和降低病死率。但成人不得超过40 mL血清(目前我国生产的白喉抗毒血清每1万U为5 mL),小儿血清用量为0.8 mL/kg,均用5%葡萄糖溶液稀释为1:20,静脉滴入。各型白喉血清用量按上述方法计算,其余量血清,可先行肌肉注射,在无反应时,可于密切观察下缓慢静脉滴入。

或者将抗毒血清先肌肉注射1/3~1/2剂量,观察30 min,无反应时,再将其余剂量,稀释于5%葡萄糖溶液中,静脉滴入。

(2)皮肤试验与脱敏注射法:用生理盐水将白喉抗毒血清稀释10倍(0.1 mL抗毒血清+0.9 mL生理盐水),然后注射0.1 mL稀释液于患者前臂皮内,另侧注射生理盐水0.1 mL于皮内,作为对照,经15~30 min后,若无局部红肿,表示无过敏。若局部红肿,则可用脱敏注射法。

2. 辅助措施:在白喉的抗毒措施中,除主要的注射白喉抗毒血清外,尚可采用肾上腺皮质激素,如氢化可的松、泼尼松、地塞米松及维生素C、维生素B_1、烟草酸、50%葡萄糖溶液40~60 mL/(次·d)作为辅助治疗,对减轻中毒症状,可有所帮助。

(三)抗生素疗法

1. 青霉素40~80万U/d,肌肉注射。

2. 红霉素30~40 mg/(kg·d)。

3. 四环素50 mg/(kg·d)。

均以7~10 d为一疗程,以青霉素为首选,经治疗后极少成为长期带菌者,抗生素不能代替抗毒血清的作用,抗毒、抗菌同步进行,不可单独使用。

(四)中药疗法

1. 急性期

白喉散:五倍子30 g,冰片10 g共为细末,贮瓶备用。喷咽部,每天喷 3～4 次，适用于咽白喉、喉白喉，并同时服用汤剂。

金银花 15 g、连翘 15 g、黄芩 15 g、鲜生地 30 g、丹皮 10 g、山栀 15 g、锦灯笼 10 g、元参 15 g、杭寸冬 15 g、射干 10 g；如有“公牛颈”加夏枯草 30 g、板蓝根 15 g；如有出血者加用侧柏炭 10 g、茜草 10 g、白茅根 30 g；中毒情况严重时，加犀角粉 0.3～0.6 g，或广角粉 3 g、牛黄 0.3～0.6 g。以上方剂每天 1 剂，水煎服。

2. 用于轻型局限性咽白喉处方

金银花 15 g、连翘 15 g、黄芩 15 g、元参 15 g、鲜石斛 15 g、金银花 15 g、黄芩 15 g，每天 1 剂，水煎服。

以上诸方，在一般情况下均可适用。如遇特殊病例，可据辨证论治，随症加减。对病情严重患者，以采取中西药联合治疗为宜。

（五）并发症的治疗

1. 心肌炎：应绝对卧床休息。每天静脉滴入高渗葡萄糖和维生素 C 3～5 g/d。肌注维生素 B_1 100～200 mg/d，肌注或静脉滴入三磷酸腺苷，40～80 mg/d，小儿酌减。泼尼松 20～40 mg/d，分 3～4 次服，小儿 1 mg/(kg · d)，分 3～4 次服。严重者，有心脏扩大，心音微弱，脉搏细小，心律每分钟超过 140 次，或有心力衰竭时，可静脉注射毒毛旋花素 K，成人 0.125～0.25 mg，以 25% 或 10% 葡萄糖稀释，每天注射一次，小儿 0.007～0.01 mg/kg，一般连续用 7～10 d。

中药：人参 10 g、麦冬 15 g、菖蒲 6 g、鲜生地 30 g、玄参 15 g，每天一剂，水煎服。若并发循环衰竭，面色苍白，血压降低，脉搏细弱，心律失常，可加用黑附子 3～6 g、山萸肉 10 g、五味子 6 g。

2. 晚期神经麻痹：可给予大量维生素 B_1 肌注。若咽喉分泌物过多妨碍呼吸，应做气管切开，以利于吸痰。若有呼吸肌的麻痹，应使用人工呼吸机。中药则可以恢复期处方中，加用天麻 10 g、续断15 g、桑寄生 10 g、南天星 6 g，痰多者则用胆南星。

3. 喉白喉：发生呼吸道梗阻时，可根据情况采用下列办法。

（1）喉部插管法：若假膜已蔓延到气管、支气管，此法无效。

（2）气管切开术：适用于：①在安静情况下，有明显的吸入性呼吸困难及烦躁不安，或有轻度青紫者。②梗阻时间较长，吸入性呼吸困难反不甚明显，但有较重之青紫、苍白、全身呈衰竭状态者。

气管切开术后护理非常重要,需严密观察,及时吸尽分泌物,保证呼吸道通畅,预防窒息及肺炎、肺不张、皮下气肿及其他并发症的发生。

十、预防

(一)发现与管理传染源

1. 对患者及疑似患者,一律及时而早期的隔离治疗,并将疫情报告防疫单位。

2. 流行期间,患者住院后,对其家属及密切接触者,应进行鼻咽拭培养,以早期发现患者及带菌者。在患者出院后,应继续进行培养,以找寻带菌者。

3. 流行期间,托幼机构及小学校应认真执行晨间检查,以及时发现患者。这些地方的工作人员也要进行咽拭及鼻拭培养,以找寻带菌者。

4. 对带菌者,需进一步测定其所带菌是否具有毒力,有毒力者应予隔离治疗,至细菌培养连续 3 次以上为阴性时,可认为其不再带菌。带菌者的药物治疗可采用青霉素、四环素或红霉素,剂量与治疗患者相同,连服 7 d。药物治疗一疗程后,应再做细菌培养,如为阳性,可重复一疗程或换用其他药物治疗。

食品工业及托幼机构的工作人员,如带菌,应隔离治疗,经久不愈者,应调换其他工作。

(二)切断传染途径　患者的分泌物及其用过或接触过的物品,均应随时消毒,可用1% ~3%来苏儿水、1% ~3%苯酚、5% ~10%漂白粉乳剂,或煮沸消毒。

(三)预防接种　有计划地对易感人群,特别是对儿童进行类毒素免疫接种,能极有效地降低发病率,甚至消灭白喉的发生和流行。

1. 自动免疫

(1)白喉磷酸铝精制吸附类毒素:婴儿 6 个月后,也可提前到 2 ~3 个月时,即开始注射,皮下或肌肉注射 2 次,每次 0.5 mL,相隔 1 ~3 月。接种后可在 4 岁与 8 岁时加强 1 次,每次 0.5 mL。

(2)百日咳菌苗、白喉类毒素或百日咳菌苗、白喉类毒素、破伤风类毒素混合制剂:婴儿 6 个月时皮下注射 3 次,第一次 0.5 mL,第二、三次各 1 mL,间隔 1～2 月。2 岁、4 岁时各加强注射 1 次,每次 1 mL。8 岁时可再注射一次单价的白喉精制吸附类毒素。

白喉的流行季节多开始于秋冬季,类毒素接种后又须经过 1～2 月才能产生良好的免疫力,故预防接种工作最好应在上半年内完成。

对发热、消化不良、结核病及 2 月内患过急性传染病者,应暂缓接种。白喉接触者至少应观察 7 d,无症状时,才能接种。

2. 被动免疫:白喉易感者,如为体弱或因病而不能进行类毒素接种时,可用抗毒血清行被动免疫。成人肌肉注射1 000～2 000 U,小儿注射1 000 U(须先做皮试)。有效期仅 2～3 周。

(杨大峥)

第八节　猩红热

猩红热(scarlet fever),为 A 组乙型溶血性链球菌引起的呼吸道传染病,临床特点有发热、咽峡炎、全身弥漫性红疹、有痒感,疹后脱屑,少数患者在恢复期出现变态反应性疾病如风湿热、肾小球肾炎。

一、病原学

链球菌(streptococcus)广泛分布于自然界,为人类主要致病菌之一,可引起猩红热、咽峡炎、丹毒、肺炎、心内膜炎、各种化脓性感染、败血症等,亦可为引起中毒性休克综合征的病原菌之一,部分猩红热患者恢复期可出现感染后变态反应性疾病。

(一)链球菌为革兰染色阳性球菌,目前尚无统一、简便的分类方法。包括有血清学分类、溶血性分类、生化学分类和基因分类法。按血清学分类法可根据其细胞壁的多糖体抗原“C”的不同分为 A、B、C、D、E、F、G、H、K、L、M、N、O、P、Q、R、S、T 等 18 个组。按溶血分类法,根据细菌在含有绵羊红细胞培养基上的溶血情况分为甲型(溶血性弱)、乙型(较强的溶血性)、丙型(不溶血)。A 组是人类最主要的致病菌,呈乙型溶血性反应。生化分类法又称为化脓性链球菌。按其表面蛋白质抗原“M”的不同,到目前为止可分成 90 余种血清型。M 蛋白为 A 组链球菌致病力的重要因素,可抵抗机体细胞对它的吞噬作用。有人认为还有超抗原作用,抗原性不同可产生不同的抗体。

(二)任何一个型的A族乙型溶血性链球菌产生的毒素有:

1. 致热性外毒素亦即红疹毒素,除可使皮肤产生弥漫潮红的皮疹外,尚有细胞毒、化脓、增强内毒素的作用,可导致中毒性休克的发生。红疹毒素已知有A、B、C、D 4种抗原性不同的血清型,所以患过猩红热后,可因感染A组另一型的链球菌或另一种红疹毒素的链球菌而再次感染的可能。也可因感染的链球菌红疹毒素相同,菌型不同感染后患咽峡炎、扁桃体炎而无皮疹。

2. 溶血素,可溶解红细胞、杀伤白细胞、血小板、可损伤心脏,有O、S两种,感染后可产生溶血素"O"的抗体,可作为链球菌近期感染的标志之一,尚未测出S的抗体。

(三)链球菌的致病力除来自毒素外,尚有来自细胞外蛋白(酶类)有:

1. 透明质酸酶(hyaluronidase),能溶解组织间质的透明质酸。

2. 链激酶(streptokinase),即溶纤维蛋白酶,可阻止血液凝固,还可溶解已凝固的血液。

3. 链道酶(streptodornase)又称脱氧核糖核酸酶(DNase),能溶解具有高黏稠性的DNA。

4. 烟酰胺腺嘌呤二核苷酸酶(NADase),可分解某些组织成分而破坏机体的防御能力。

5. 血清混浊因子(Opacity factor),可抑制机体产生特异性及非特异性免疫反应。

(四)乙型溶血性链球菌体外生命力较强,在脓液及其他排泄物中可生存数周。在冰箱中可存活数月,对热及一般消毒剂抵抗力较弱,如在60℃ 30 min和1∶500的升汞液或1∶200的苯酚液中15 min即灭活。

二、流行病学

(一)传染源　为患者和带菌者,鼻咽、皮肤带菌常见。A组菌型之多,红疹毒素抗原性不同,有可能再次感染不同菌型或红疹毒素不同的链球菌而发病,也可能单纯发生咽峡炎,故传染源有可能系咽峡炎患者。

(二)传播途径　经呼吸道飞沫传播,偶可由被污染的玩具、书籍等传播。细菌亦可侵入创伤、产道而引起外科或产科型猩红热。

（三）人群易感性　任何年龄均可感染，发病最多的为小儿，感染后可获得特异性的抗菌及抗毒素免疫力。

三、发病机制与病理改变

A组乙型链球菌侵入机体后，在急性期可出现感染性病变，细菌在入侵部位如咽部黏膜、扁桃体及皮肤破损处定位后，由于M蛋白能抵抗机体白细胞的吞噬作用因而得以增殖并产生毒素和细胞外酶、溶血素、毒素及酶类共同作用，杀伤、溶解、破坏宿主细胞及间质组织，使感染易于扩散，组织发生充血、水肿、炎性细胞浸润和纤维蛋白渗出，形成局部化脓性炎症，如宿主防御屏障受到破坏则可进入血流引起菌血症或败血症。另外尚有中毒性病变，由于细菌产生致热性外毒素可引起全身毒血症的表现，并可由皮肤出现红疹，有增强内毒素的作用而引起中毒性休克。自20世纪80年代以来，此种重型病例已很少见。有少部分患者在恢复期以后发生免疫复合物形成变态反应而致的风湿热和肾小球肾炎。

四、临床表现及分型

潜伏期1～12 d，平均为2～7 d。

（一）普通型　起病急，发热、咽痛、头痛、恶心、呕吐为主要症状，发热一般在39℃左右。绝大多数于次日出现皮疹，先自耳后、颈部、上胸部开始，24 h内可遍及全身。皮疹为在全身皮肤充血潮红的基础上散布着针头大小密集而均匀的点状疹，指压后消退，皮肤则呈黄白色，去压后红色小点再出现，随之融合成一片红色。在皮肤皱褶处如腋窝、肘窝、腹股沟等处皮疹密集并常伴有皮下纤细的出血，形成红色线条，即“柏氏症”。面部潮红，一般无皮疹，口鼻相对苍白，即所谓口周“苍白圈”。舌在初病时被覆白苔，舌乳头红肿，3～4 d，苔退舌面光滑或有裂纹，深红色，乳头突起，即“杨梅舌”。颈及颌下淋巴结常肿大并有压痛，咽部红肿充血、皮疹在48 h内达高峰，持续3～5 d消退。皮疹退后可有脱皮，但轻重程度不等，轻者仅为糠屑样，重者为片状。在出疹期皮肤瘙痒。

（二）轻型　症状轻微，仅有低热及咽痛，皮疹稀少，易被忽视。

（三）中毒型　主要表现为严重的中毒症状，有高热、头痛、神志不清、剧烈呕吐等。咽部症状轻，但皮疹明显，常有出血倾向，并伴有中毒性心肌炎及循环衰竭，病死率高，现较少见。

（四）脓毒型　病情重，体温呈弛张型高热。咽部红肿明显，渗出物多，并可有坏死或溃疡。感染向周围组织蔓延，可引起化脓性炎症。皮疹多。病原菌侵入血流，可引起败血症，病死率高，目前已很少见。

（五）外科型（包括产科型）　病菌从创口或产道侵入而致病。皮疹在创口周围首先出现，且较明显，由此向全身蔓延。咽部无炎症或很轻，其他症状亦轻，预后较好。创口分泌物培养，可获病原菌。

五、实验室检查

（一）血象　白细胞增高，一般在$(10.0 \sim 20.0) \times 10^9/L$左右，中性粒细胞可达80%以上，胞浆内可见到中毒性颗粒。出疹后嗜酸性细胞增加，可达5%～10%。

（二）病原学检查　咽拭、血液、脓液培养，可培养出A组乙型链球菌。

（三）尿　单纯猩红热，尿中可有少量蛋白，若并发肾炎，则可出现红、白细胞和管型。

六、诊断

（一）流行病学资料　询问与患者或咽炎患者接触史，均有助于诊断。

（二）典型临床症状　发热、咽痛、典型皮疹、杨梅舌及病程后期的脱皮等。

（三）细菌培养　检出A组乙型溶血性链球菌，可确诊。

七、并发症

（一）化脓性并发症　可由病原菌或其他细菌引起，常见者有化脓性淋巴结炎（颈及颌下）、中耳炎、乳突炎、蜂窝组织炎。

（二）中毒性心肌炎　发生于猩红热早期，多为一过性，除严重中毒者外，预后多良好。

（三）肾小球肾炎　多发生于病程第3周左右，故此时应做尿检查，以期及时发现。肾炎持续约1个月，大多数可以恢复。

（四）关节炎　病程1周左右，可发生关节炎。大小关节均可累及，呈游走性，可有红肿及渗出液，数日后可以好转。

八、鉴别诊断

（一）麻疹　有上呼吸道卡他症状，颊黏膜在病后 2～3 d，可见麻疹黏膜斑。皮疹多在第 4 d 出现，为大小不等、形状不一的暗红色斑丘疹，面部较多，疹间有正常皮肤。

（二）药疹　有服药史，无咽部炎症。皮疹呈多样化、分布不均匀，多呈对称性。中毒症状较轻。

（三）风疹　症状轻，起病第一天即可见皮疹，无弥漫潮红，面部皮疹多，耳后淋巴结肿大。疹间可见正常颜色皮肤。

（四）金黄色葡萄球菌感染　金黄色葡萄球菌有红疹毒素，可引起猩红热样皮疹。其重型者一般皮肤潮红较重，皮疹较细小，中毒症状较重，病情进展较快，常有化脓性感染灶存在，预后也较差。细菌培养有助于最后鉴别。应及时给予抗金黄色葡萄球菌有效的抗生素治疗，但轻者预后仍良好。

（五）川崎病　参看川崎病鉴别诊断节。

九、治疗

（一）一般治疗　卧床休息，进食富有营养的软食，保证足够的水分，在病情严重时可予输液、皮肤瘙痒重者，可涂炉甘石洗剂。

（二）抗菌疗法

1. 青霉素：为首选药物，一般患者每天肌肉注射双效青霉素一次，每次 40～80 万 U，疗程 7～10 d，至咽部培养连续 3 次阴性为止。中毒型或脓毒型患者可采用水剂，每天 240 万～480 万 U，分 2～3 次肌肉注射或静脉点滴。小儿可 10 万～20 万 U/(kg·d)，分 2～3 次注射，疗程 10～14 d。

2. 对青霉素过敏者，可改用红霉素，剂量小儿 30～40 mg/(kg·d)，成人 0.3～0.4 g/d，分 4 次口服，疗程 7～10 d。此外尚可采用四环素、土霉素，但疗效较差。

3. 磺胺类药物：磺胺嘧啶，0.15 g/(kg·d)，分 4 次与等量的碳酸氢钠同服，并可加用甲氧苄啶，以提高疗效。复方磺胺甲基异噁唑片，成人每次 4 片，2 次/d 服用，小儿 2～5 岁每次小儿片 2 片；5～12 岁每次小儿片 3～4 片，2 次/d。

4. 头孢类：如头孢他定 0.5～1.0 g/次，3 次/d，头孢噻肟静脉滴入,成人 6 g/d,小儿 100 mg/(kg·d),分 2～3 次给药。

(三)中药　黄芩 15 g、银花 15 g、连翘 15 g、山栀 15 g、射干 10 g、板蓝根 10 g、牛蒡子 10 g,每天一剂,水煎服。淋巴结肿大或并有蜂窝组织炎者加用蒲公英 15 g、紫花地丁 15 g、夏枯草 30 g。中药治疗热退较慢,细菌转阴稍差。

(四)脓毒型或中毒型者　除加大青霉素剂量外,尚应给予血浆或输少量新鲜血液,以改善中毒症状。如有中毒性休克,应积极补充血容量,纠正酸中毒及选用血管活性药物等。

(五)并发症治疗

1. 化脓性并发症:如发生在青霉素治疗之前,应加大青霉素剂量;如发生在青霉素治疗之后,应考虑为耐青霉素菌株的继发感染,可改用红霉素、先锋霉素Ⅱ号、氨苄西林等。对已化脓的病灶,如淋巴结炎、蜂窝组织炎等,应予以切开引流。乳突炎、鼻窦炎,必要时手术治疗。

2. 变态反应性并发症:①关节炎:可给予阿司匹林治疗,成人 3～4 g/d,小儿 0.1 g/(kg·d),分 3～4 次口服。②肾炎:可给予中药治疗,白茅根 30 g、生地 30 g、滑石 10 g、小蓟 10 g,每日一剂,水煎服。

(六)带菌者治疗　可给予治疗剂量的青霉素,连续 7 d,一般均可阴转。

十、预防

(一)隔离患者　住院或家庭隔离,咽拭培养 3 次阴性且无化脓性并发症,即可解除隔离,但自治疗起不少于 7 d。对于轻型患者,亦应予以隔离治疗。

(二)对接触者的处理　对密切接触者如为托幼机构的成员,应作医学观察 7 d,认真进行晨间检查,有条件的可做咽拭培养。对可疑患者及带菌者,都应给予隔离治疗。

(三)对传播途径的措施　猩红热主要通过空气飞沫传播,因此要注意室内的通风换气,改善居住的卫生条件。在流行期间,儿童应尽量不去公共场所,外出时戴口罩。医护人员接触患者时要戴口罩。对患者咽鼻分泌物及其污染的东西,应进行随时消毒及终末消毒。

(四)对易感人群的措施　目前尚无理想的自动免疫制剂。在大流行时托幼机构可用药物预防，口服磺胺药3 d，或用黄芩煎服剂连服3 d，均有一定的效果。

（张迈仑）

第九节　布氏杆菌病

布氏杆菌病（Brucellosis）又名波状热，是由各型布氏杆菌所引起的急性或慢性传染病。本病为人畜共患病，人类由于接触病畜（牛、羊、猪）及其分泌物，或食用染菌的食物、乳类而感染发病。其临床特点为病情轻重不一的发热、多汗，关节痛易复发，病程或长或短。

一、病原学

1887年美国军医Bruce从马耳他岛死于“马耳他热”的士兵脾脏中分离到羊种布氏杆菌（Br. melitensis）而得名。根据生化反应与血清试验，1970年（FAO/WHO）订6个种19个生物型，即羊1－3型，牛1－9型，猪1－4型，绵羊附睾型、沙林鼠、犬各1型。各型中羊种对人类有高度致病性，猪种次之，牛种最弱，犬种具一般毒力。分型更重要的意义是对流行病学调查传染源的追踪。布氏杆菌各型具有共同的抗原，故一种有效菌苗对各种均有预防作用，不产生外毒素，内毒素为一种类脂蛋白质和多糖复合物。对实验动物是中等毒性，革兰染色阴性，不产生芽孢，对常用消毒剂、紫外线均很敏感，60℃ 15～30 min，100℃ 1～4 min即灭活。日光曝晒10～20 min可杀死。

二、流行病学

（一）传染源　以羊和牛为主，病菌存在于病畜的组织、乳液、尿、产后阴道分泌物、胎粪、羊水及胎盘内。

（二）传播途径

1. 通过呼吸道以气溶胶颗粒吸入。

2. 经皮肤、黏膜直接接触及性器官黏膜而感染。

3. 经消化道、食用染菌食物如涮烤不熟的污染的肉及未经消毒的奶制品。

（三）易感人群　人人易感，但畜牧者、兽医、屠宰工人多见。从事布氏杆菌实验室的工作人员。病后有较牢固的免疫力。疫区居民通过隐性感染而获免疫力。

三、发病机制与病理改变

病菌自皮肤或黏膜侵入人体,到达淋巴结,细菌在细胞内生长繁殖,形成局部原发病灶。细菌在吞噬细胞内大量繁殖,造成细胞破裂,细菌进入淋巴液和血循环形成菌血症,细菌再次被血液中的单核细胞吞噬,随血流带至全身,在肝、脾、淋巴结、骨髓等处的单核-吞噬细胞内繁殖,形成多发性病灶。病灶释放细菌超过吞噬细胞吞噬能力,则在细胞外生长繁殖。临床呈现明显的败血症。由于机体的因素及病原菌释放出内毒素及菌体其他成分,造成临床上菌血症、败血症以及毒血症的表现。这些表现与病理损伤内毒素起着重要作用。人体免疫功能正常与否,与感染的严重程度及形成新的感染灶或导致疾病的复发有密切关系,使临床表现多样化甚至成为慢性感染。

四、临床表现及分型

潜伏期7~21 d,平均为14 d,长者可达6~9个月。

(一)急性期　起病可急可慢,但大多缓慢,主要症状为发热、疲乏、多汗、关节痛、睾丸肿痛等。患者初期感觉显著疲乏,继而有畏寒、寒战、发热,体温多在下午或晚上升高,清晨稍下降。热型可多种多样,如波状热、弛张热、不规则热、持续低热。发热可历经数周至数月,平均为2~3周,经过1~2周的无热期后又再发热,因此起伏呈波浪形。多数病例要经2~3个波状起伏,偶有达10个波以上者。高热时患者神志清楚,出汗与发热相伴,而于深夜清晨热退时更为明显。关节痛明显且呈游走性,大关节多见,偶伴有局部红肿。肌肉疼痛,多出现于两侧大腿及臀部。睾丸肿痛常为单侧,偶有鞘膜腔积液。其次尚可有头痛、神经痛、咳嗽、淋巴结肿大、肝脾肿大、皮疹等。脑膜亦偶可受侵,主要表现为脑膜炎。

(二)慢性期　多由急性发展而来,病程超过1年。也可无急性期病史,直接表现为慢性,不发热或仅有低热,申诉较多而体征缺如。凡有低热症状、体征反复加重者为慢性活动型。可出现器质性损害,发展成关节强直、肌肉痉挛、畸形、瘫痪、神经炎、脑脊髓膜炎、睾丸炎、附睾炎、卵巢炎、子宫内膜炎,肝脾肿大、淋巴结肿大、视神经炎、视网膜血栓性静脉炎、乳突炎及听神经受损。由于病原菌寄生于细胞内，抗菌药物不易进入，故不易根治，复发者多见。

慢性期相对稳定型：症状体征较固定，因气候变化、劳累时才出现功能障碍，但久病体质弱出现营养不良和贫血。

五、实验室检查

（一）血象　白细胞计数在正常范围以内，或稍偏低在 $5\times10^9/L$ 以下，淋巴细胞增多，可达60%左右，并可出现异常淋巴细胞。贫血仅见于严重患者或有迁徙性病灶的病例。血沉在急性期增速，慢性期则在正常偏高水平，持续增速提示有活动性。

（二）病原学检查　血、骨髓、尿、脓性分泌物，均可做培养以分离病原菌。羊型者血培养的阳性率较高，骨髓培养阳性率更高。牛型布氏杆菌不易生长，需有适宜的二氧化碳含量。各种培养生长较缓慢，须经孵育2～4周后仍无细菌生长，才可认为阴性。必要时可将标本接种豚鼠，以分离出病原体。急性期送血培养阳性率高，骨髓培养阳性率高于血培养。慢性期各种培养的阳性率均很低。

（三）血清学检查

1. 血清凝集试验：在病程的第二周常呈强阳性，效价一般在1∶100以上，两次测定效价成倍上升者对诊断有帮助。做布氏杆菌皮内试验或接种霍乱疫苗后可使凝集素升高。慢性期阳性率较低。

2. 补体结合试验：在病程第三周呈阳性（>1∶16）。在急性期与慢性期的阳性率均较凝集试验为高，且具有较高的特异性。

3. 抗人球蛋白试验：是测定不完全抗体的较好方法。适用于凝集试验阴性的可疑病例，滴定效价大于1∶80为阳性反应。但操作复杂，只用于诊断困难的病例。

4. 其他：被动血凝试验、琼脂弥散试验、免疫电泳试验、间接免疫荧光试验，这些试验均较凝集试验灵敏，且具特异性，有条件时可以采用。

5. 皮内试验：是一种细胞免疫性的延迟超敏反应，在发病后的第三周即可呈阳性，对现症患者诊断意义不大，阴性时可排除本病。

6. 分子生物学检查：用PCR法以及套氏PCR以诊断布氏杆菌病，认为特异性与灵敏性均很好。

7. ELISA 法检测抗体：抗体滴度在 1∶320 为阳性，灵敏性比凝集试验还高，特异性也好。可分别测定 IgM、IgG、IgA 抗体，IgM 抗体出现较早，病后一月达高峰，然后开始下降，IgG 抗体出现较晚，至 6 个月达高峰，10 个月开始下降，复发时 IgG 抗体重新升高，IgM、IgA 抗体常继续下降。

（四）脑脊液　脑膜炎及脑膜脑炎患者的脑脊液的检查可见细胞数增多，主要为淋巴细胞数增多，氯化物减低，糖一般无变化。脑脊液的布氏杆菌凝集试验和补体结合试验均可呈阳性，但效价比血清低。在脑脊液中也有分离出病原菌的可能，但阳性率低。

六、诊断

（一）流行病学资料　流行地区有与牛羊接触史、职业史、饮生乳习惯史。

（二）有反复发作的发热、显著汗多、关节痛、睾丸肿痛、神经痛，应考虑本病。

（三）血、骨髓、尿等的阳性培养为确诊的主要依据，应多次送验，并将培养保存较长时间。

（四）补体结合试验、血清凝集试验，应逐周测定一次，有较高的滴定效价、或效价逐升者具有诊断价值。急性期患者，此二试验大多呈阳性，慢性期患者及与布氏杆菌有经常接触者（如兽医等）则多呈弱阳性或阴性，但抗人球蛋白试验可出现强阳性，故宜同时测定。

（五）慢性期患者的诊断不能仅依靠皮内实验阳性结果，而应有效价较高的凝集试验或抗人球蛋白试验阳性，以为佐证。皮内试验多次或始终阴性时，可排除本病。

（六）也可应用 PCR 法及 ELISA 法检测抗体。

七、并发症

（一）急性期可并发心肌炎、心内膜炎、血栓性静脉炎、胸膜炎、支气管肺炎、脊椎炎、胆囊炎，女性患者尚可有卵巢炎、输卵管炎、子宫内膜炎和流产等。

（二）慢性期可并发局限性病灶的后遗症，如关节或脊椎强直、肌腱挛缩等。

（三）在急性期或慢性期，均可发生神经系统的并发症，如脑膜炎、脑膜脑炎等。

八、鉴别诊断

(一)伤寒与副伤寒　布氏杆菌病的急性期,易与之相混,但伤寒、副伤寒多呈稽留热型,有特殊的中毒状态、玫瑰疹,出汗不著,肥达反应阳性,血培养可分离出伤寒、副伤寒杆菌等,并不难鉴别。

(二)风湿热　有长期发热、出汗、游走性关节痛等症状,常伴有心肌、心瓣膜病变,白细胞增高,血沉明显增快,血清抗链球菌溶血素"O"增高,对水杨酸钠效果好。

(三)肺结核　有长期低热、消瘦、盗汗、咳嗽等症状,胸部 X 线检查及痰液中找到结核杆菌有助于诊断。

(四)疟疾　间歇热呈规则的发作,每次发作先有寒战及体温的迅速上升,血片中可以找到疟原虫、抗疟治疗有迅速疗效。

(五)慢性期应与各种骨和关节病、神经官能症、慢性疲劳综合征相区别。

九、治疗

(一)一般治疗与对症治疗

1. 急性期卧床休息,给予足量的液体及易于消化的饮食,必要时可给予静脉输液。

2. 采用解热镇痛药和镇静剂,以减轻患者的痛苦,给予足够的 B 族维生素及维生素 C 等。

3. 注意皮肤清洁,如有睾丸炎应将肿大的睾丸兜起,以减轻痛苦。

(二)抗菌疗法

1. 四环素与链霉素合用:成人剂量四环素族 2 g/d,分 4 次服用,共 6 周,链霉素 1 g/d,肌肉注射,疗程 3 周。比单独应用四环素疗效要好。宜用药 2 ~3 个疗程,两疗程间间隔 5 ~7 d。

2. 复方磺胺甲基异噁唑与利福平联合:前者 2 ~3 片口服,2 次/d,后者 600 mg/d,共 6 周。

3. 多西环素 0.2 g/d,联合利福平 600 ~900 mg/d 均每日口服一次,共 6 周。

(三)菌苗疗法　应用于慢性期,宜同时应用抗生素,静脉注射效果较好。在静注后以引起明显体温升高者为有效，有效静脉注射7～10次为一疗程，两次静脉注射间歇3～5 d。一次量可分两次给予，先给“准备量”，1.5～2 h后再静脉注射“作用量”。成人的用量：10万个细菌/20万个细菌，30万个/50万个、50万个/100万个、50万个/250万个、50万个/500万个、50万个/800～1 000万个、50万个/1 200～1 500万个、50万个/3 000万个、50万个/8 000万个～1亿个。每1分数代表一天用量，分子为“准备量”，分母为“作用量”，以引起38℃～40℃的体温反应为宜。下一次的剂量取决于上一次的反应强度。目前各地用量很不一致，准备量有用至100～200万个细菌，作用量有用至10～20亿个细菌或更大的剂量者。

体弱小儿和妇女可用肌肉注射法，疗程相同，但每次剂量宜增大，也以出现较高体温反应为度，因疗效差，已少应用。

菌苗疗法对肝肾功能不全、心血管疾病、活动性肺结核、孕妇等忌用。

（四）水解素及溶菌素疗法　为弱毒布氏杆菌经水解及溶菌后制成，可用于急性期和慢性期，也可与抗菌药物同时应用，用于急性期可提高抗菌药物的疗效和降低复发率。每天或隔日静脉注射一次，12～15次为一疗程，宜采用2～3个疗程，疗程间隔5～7 d，静脉注射前后各测体温一次，初1～2次注射后会出现体温升高，并持续4～5 h，以后继续注射反应即减轻，或不出现反应，故副作用较菌苗疗法为轻。

注射方法为：初次量从1/100或1/200开始（即将原液稀释100倍或200倍），以1 mL做静脉注射，以后每天或隔日静注1/50、1/25、1/10、1/10、1/5、1/5、1/2、1/2、各1 mL、以后每天或隔日注射原液1 mL，共2次，再每天或隔日注射原液2 mL 3次，以上为一疗程。出血倾向、活动性肺结核、肝肾功能不全、慢性肝炎、孕妇等忌用。

（五）肾上腺皮质激素　成人口服泼尼松30～60 mg/d，或静脉滴入氢化可的松200～300 mg/d。疗程3～5 d。适用于有严重中毒症状、睾丸显著肿胀、心和脑等重要器官有并发症和全血细胞降低者。

七、预防

(一)管理传染源

1. 患者:应隔离治疗,在疫区应采取就地设点隔离和治疗办法,至症状消失,血、尿培养阴性为止。消毒按肠道传染病处理。

2. 病畜:在牧区发现病畜应立即隔离或宰杀,并连年预防接种(饮水免疫和气雾免疫),使疫源地局限化。对外地输入的牲畜应进行血清学及细菌学检查,确实证明无感染时,方可合群放牧。

布氏杆菌病是由病畜传染给人的,所以只有控制和消灭牲畜中的布氏杆菌病,才能使人的布氏杆菌病得到最后的消灭。

(二)切断传染途径

1. 进行卫生宣传教育,加强水源、粪便管理,防止被患者或病畜的排泄物污染。

2. 加强畜产品的卫生监督,严格管理乳类及肉类食品,乳类最好煮沸后饮用。自疫区收购的皮毛应进行消毒处理。

3. 经常接触牲畜的工作人员应做好个人防护。污染的地面,用具及防护用具等,均应进行严格消毒处理。

(三)保护易感者

1. 对健康牲畜可采用连续免疫 3~5 年,饮水免疫(猪型 2 号活菌苗)和气雾免疫(羊型 M5 号活菌苗)效果好,效率高。

2. 对牧民、兽医、屠宰场工人、实验室工作人员及对经常接触病畜、病原菌的人员,均应接受预防接种。可采用干燥布氏杆菌减毒活菌苗(牛型 M－104),皮上划痕接种法。接种后 3 个月时免疫力最高,6 月以后下降,有效期为 1 年。故每年应接种一次,时间宜在产羔前 2~3 月进行。急性发热者、活动性肺结核、严重心、肝、肾脏疾病者、怀孕 6 月以上及哺乳期妇女,不宜接种。

(杨大峥　张迈仑)

第十节　鼠疫

鼠疫(plague)是由鼠疫耶尔森菌引起的人畜共患的自然疫源性

疾病,是危害人类最严重的传染病,中世纪欧洲流行造成人口的1/4死亡,属国际检疫的烈性传染病,我国列为法定甲类传染病。

一、病原学

鼠疫耶尔森菌,1893年由瑞士细菌学家耶尔森(1863~1943)在香港分离出此菌而命名。革兰染色阴性短小杆菌,有荚膜,无鞭毛,无芽孢的需氧菌,一般培养基能生长,对外界抵抗力弱,对干燥、热敏感。100℃ 1 min灭活,常用消毒剂均敏感,低温存活时间长,在痰液、脓液中可存活10~20 d,粪便中存活1个月,在尸体中存活数周至数月,蚤体内1个月。

鼠疫杆菌含有多种抗原,已证实有19种,与致病性和免疫性有关的有F、T、V、W四种。

(一)F1抗原　是在荚膜上存在的一种外膜蛋白,称之为F1抗原,有高度特异性,已广泛用于血清学诊断,可产生保护性抗体。

(二)T抗原中的鼠毒素(murine toxin)　是一种可溶性蛋白质,加热处理可消除毒性而变为类毒素,故类似外毒素,但存在于细胞内,菌体裂解或自溶释出,仅对鼠类有毒性,而细胞壁内的不溶性脂多糖内毒素可引起人体发热、DIC、补体激活,为本菌致病和致死的毒性物质,毒素抗原均可产生抗毒素,但无明显保护力。

(三)V和U抗原　仅存在于毒型菌株,均具强力的抗吞噬作用,借此保护病菌能在单核巨噬细胞内繁殖。

二、流行病学

(一)传染源　家鼠和肺鼠疫患者,啮齿类动物是保存宿主,有鼠、旱獭、地松鼠、草原大鼠、猫、兔、骆驼等。少数宠物狗、猫也可作为保存宿主。

(二)传播途径　通过鼠蚤叮咬或猎食患病动物的肉、器官,在鼠疫流行时人意外的受鼠蚤叮咬或因接触肺鼠疫患者,通过带菌飞沫感染。另外蚤粪中的病菌经皮肤伤口侵入人体,有的因接触患者含菌的脓、痰,病兽的皮、血,病菌经皮肤、黏膜侵入体内而受染。

(三)易感人群　普遍易感,不分年龄、性别、职业,一般无带菌现象,患病后可获得持久的免疫力。

(四)流行特征　鼠疫流行前,鼠间常先有鼠疫流行,一般先由野鼠传到家鼠,鼠病死后,鼠蚤离开鼠尸另觅宿主,借吸人血而传播于人,感染后均有明显的症状。

三、临床表现及分型

潜伏期1~6 d,经预防接种者可延长至12 d。

(一)轻型鼠疫　患者于感染后仅有蚤咬伤的局部淋巴结反应,全身症状轻微或不显著,有不规则的低热、淋巴结偶可化脓,内含鼠疫杆菌,此型多见于已接受预防接种者。

(二)腺鼠疫　最多见。

1. 全身中毒症状:起病急骤,以畏寒、寒战开始,体温迅速上升至39℃~40℃,头痛及四肢、背部剧痛,恶心、呕吐,意识模糊,表情惊慌,反应迟钝,言语不清,颜面及结膜充血,步态蹒跚似酒醉状。此时患者极度衰竭,脉搏和呼吸快,肝脾肿大,皮下可有出血或淤斑,甚至伴有鼻出血、血尿、胃肠出血等,严重患者血压下降,末梢循环衰竭,有嗜睡昏迷等中枢神经系统症状。

2. 局部淋巴结炎症:因下肢被蚤咬的机会较多,故70%以上发生在腹股沟淋巴结,腋窝淋巴结占20%,偶见于颈淋巴结。受感染的淋巴结肿大迅速,于2~4 d最明显,疼痛剧烈,互相粘连,局部皮肤红热,周围组织发炎出血,肿大的淋巴结很快化脓、破溃。患者常在3~5 d内因严重中毒症状、心力衰竭或继发败血症、肺炎而死亡。经及时治疗者则肿大的淋巴结可迅速消退。患者病情如能度过一周,则恢复机会较多。

(三)肺鼠疫　由鼠疫杆菌经飞沫直接吸入肺组织所致出血性肺炎,为原发性肺鼠疫。少数由腺鼠疫发展而来,病菌播散入肺引起出血性肺炎,为继发性肺鼠疫。原发性者多在感染后2~3 d发病,发热达39℃~40℃、伴有剧烈胸痛、头痛、厌食、咳嗽、咳痰。痰初为稀薄泡沫状,很快成为鲜红色血痰,内含大量鼠疫杆菌。患者有进行性呼吸困难、颜面及皮肤发绀。临床症状严重,但肺部体征不明显,有时肺部叩诊浊音听诊呈散在湿性啰音及胸膜摩擦音。常于3~5 d内死亡。病死率高达80%~100%。

(四)败血症鼠疫　有原发性败血症鼠疫,也可由腺鼠疫发展而来。起病迅速,常有高热或体温不升、极度衰竭、神志不清、谵妄或昏迷等中枢神经系统症状，呼吸急促，心音微弱，血压下降，伴明显出血倾向，如皮下及黏膜出血、鼻出血、咯血、血尿、胃肠出血等，如不及时抢救，常于发病1～3 d内死亡。

（五）皮肤型鼠疫　患者在蚤咬处出现疼痛的红斑点，迅速形成水泡，旋即变为脓性，或混以血液，成为疖或融合成痈，在脓疱破溃的地方，形成黄色渗出物，表面覆有一层黑色痂皮，颇似皮肤炭疽。当发生全身性脓疱者，需与天花和水痘区别。另一类出现皮肤紫癜，可导致皮肤坏死，进展至肢体远端坏疽、发黑，名为黑死病（black death）。

（六）其他罕见型

1. 肠炎型鼠疫：多因食用未煮熟或被污染的病、死动物而感染（旱獭、兔等），可有频繁腹泻、黏液血便、里急后重感、恶心呕吐、体温增高及其他鼠疫的一般症状。

2. 脑膜炎型鼠疫：多数继发于腺鼠疫或其他型鼠疫之后，少数为原发性，可有脑膜刺激征，脑脊液为脓性，涂片或培养可检出鼠疫杆菌。

3. 眼型鼠疫：病菌侵入眼中，致结膜充血肿胀、疼痛显著，迅速成为化脓性结膜炎，有大量脓性分泌物。

4. 无症状的咽喉鼠疫：国外有报道，从腺鼠疫和继发肺鼠疫患者的接触者中，咽喉可带菌，无症状，也无淋巴结肿大史，但咽喉培养可获阳性，此类隐形感染与人体免疫力有关，多数曾有预防接种史。

四、实验室检查

（一）血象　白细胞总数达（20～30）$\times 10^9$/L，2～3 万/mm^3 以上，初为淋巴细胞增多，后则中性粒细胞占优势，红细胞和血红蛋白常减少。

（二）尿量减少，有蛋白尿、血尿。

（三）可见血便或黏液血便。

（四）病原学检查

1. 显微镜检查：是常用的早期诊断方法。取患者的血、痰、脑脊液、淋巴结穿刺物及其他病分泌物做涂片，革兰或亚甲蓝染色镜检。

2. 培养检查：取上述标本接种于普通琼脂培养基或肉汤培养基，阳性率可达70%～80%。

3. 噬菌体裂解试验：在培养检查的同时，找到可疑菌落时，将其接种于普通琼脂培养基上，将鼠疫杆菌噬菌体加入若干滴，放入孵化箱中待次日观察有无噬菌现象。

4. 动物接种：将可疑标本制成生理盐水乳剂注射于豚鼠或小白鼠腹部皮下或腹腔，动物在 3 ~5 d 内死亡，进行病理检查，取材料做涂片和培养检查。

（五）血清学检查

1. 鼠疫被动血凝试验：可用作流行病学调查和可疑患者的追溯诊断，即采用被动血凝法以鼠疫杆菌的 F1 抗原来测定被检血清中 F1 抗体，急性期间隔 2 周。2 次血清抗体滴度呈 4 倍增加可初步诊断，第 5 d 抗体即可出现，2 ~4 周达高峰，一般可持续 4 年。

2. 也可 ELISA 法测定 F1 抗体或抗原。

3. 补体结合试验：以早期和恢复期双份血清，测定其抗体生长情况。

4. 荧光抗体试验：借与免疫血清球蛋白结合在一起的荧光素，再与相应的抗原结合，以荧光显微镜检查只需 1 ~2 h 即可得出结果。

（六）分子生物学检测　主要有 DNA 探针及 PCR，反应快速、敏感、特异应用较广。

五、诊断

（一）流行病学资料　人类鼠疫流行前常先有鼠间鼠疫流行，如死鼠突然增多，应对死鼠进行剖检和鼠蚤的细菌学检查。

（二）临床表现　起病急骤，有严重的中毒症状，淋巴结炎迅速发展，皮肤无感染病灶，无上行性淋巴管炎，伴高热是腺鼠疫的特征；咳血痰，明显呼吸窘迫，肺部体征不明显，是肺鼠疫的特征；有广泛出血，2 ~3 d 内死亡，应考虑败血症鼠疫。

（三）病原学检查　为确诊依据，取淋巴结穿刺液、脓汁、血液、痰等，进行涂片，培养，动物接种或噬菌体试验。

（四）血清学试验　参见实验室检查部分。

六、鉴别诊断

（一）腺鼠疫　应与下列疾病鉴别。

1. 化脓性淋巴结炎：此病乃在外伤后引起，且常有淋巴管炎，全身症状轻微，多由革兰阳性球菌引起。

2. 土拉菌病(野兔热):由土拉杆菌引起,啮齿动物、鸟类及吸血昆虫均可感染,人感染后全身症状轻微,淋巴结肿大,轮廓明显,可移动,皮色正常、无痛,预后良好。

(二)各型鼠疫　早期需与其他急性传染病鉴别,如斑疹伤寒、脑膜炎双球菌败血症、钩端螺旋体病、流行性出血热等。根据各病流行病学特点、疾病的特有表现与病情发展均不相同,必要时做病原学检查。

(三)皮肤型鼠疫　与皮肤炭疽鉴别,此病多由接触动物皮毛而感染,病变部位不痛而水肿明显,溃疡中心呈炭黑色,分泌物涂片可找到巨大竹节样炭疽杆菌。

(四)肺鼠疫　需与流行性感冒、大叶肺炎、支原体肺炎、肺型炭疽鉴别。主要依靠流行病学资料及各病临床表现及痰的细菌学检查。

(五)败血型鼠疫　需与普通败血症鉴别,此病的病原菌常为链球菌、葡萄球菌、脑膜炎双球菌、流感杆菌等,临床经过及表现不同,血培养可获不同的病原菌。

七、治疗

(一)应严格隔离消毒　进行灭蚤,工作人员在进行护理和诊治患者时应穿连衣裤的防护服,戴棉纱布口罩,穿长筒胶靴,戴乳胶手套及防护眼镜。

(二)一般治疗及护理　患者绝对卧床休息,急性期给予流质饮食,供应充分液体或以生理盐水、5%葡萄糖液等静脉滴入,以利毒素排泄,注意保护心肺功能。

(三)抗菌治疗　应争取早期足量给药。

1. 链霉素:治疗腺鼠疫2 g/d,分4次肌肉注射,至退热1~2 d停药。肺型、败血型或治疗较晚者,第1 d可用4 g,以后2 g/d,疗程10~15 d,或查痰连续6次阴性停药。链霉素可单独用,但为避免用量过大,使大量鼠疫杆菌被杀灭而发生严重中毒也可与磺胺类或与四环素联合应用,以提高疗效。用药后体温多数在24~48 h内降至正常。

2. 氯霉素:开始2~4 g/d,小儿50~75 mg/(kg·d),分4次口

服,退热后减量,30 mg/(kg·d),疗程 10 d。

3. 四环素:开始 4 g/d,分 4 次口服,热退减量,30 mg/(kg·d),疗程 7~10 d。

4. 庆大霉素:腺鼠疫每次 4 万~8 万 U(40~80 mg),溶于 5% 葡萄糖液 200 mL 中静脉滴入,每 6~8 h 1 次,疗程 7~10 d。

5. 磺胺嘧啶(SD)或磺胺二甲基嘧啶(SM2):成人首剂 4 g,口服或溶于 5% 葡萄糖液 200 mL 中静脉滴入,轻症者可口服,以后每 4 h 1~2 g,均同时给等量的碳酸氢钠,用药至体温正常后 3 d,磺胺类药只对腺鼠疫有较好的疗效,对其他型鼠疫应与以上抗生素联合用药。

6. 头孢曲松、环丙沙星、氨苄西林也是有效的药物,也可选用。除严重患者外,一般不需要联合用药。

(四)抗鼠疫血清　早期大量应用有一定疗效,但不作首选,对严重患者可与以上抗生素合用。开始两天 100~200 mL/d,第 3 d 以后 50~100 mL,静脉注射,视病情可连续用药 7~14 d。

(五)局部治疗和对症处理　淋巴结肿可用 5%~10% 鱼石脂酒精或 0.1% 雷弗诺尔外敷。化脓未成熟不宜切开,以免播散,切开时注意消毒,以防继发感染。结膜炎可用 0.25% 氯霉素滴眼,每日数次。皮肤型鼠疫,按一般外科处理,创面可贴磺胺软膏,患者有烦躁不安或局部疼痛,可用镇静止痛剂,呼吸困难者给予吸氧,有循环衰竭或心力衰竭者可给予强心剂等。

八、出院标准

患者体温正常,一般情况良好,并达到以下要求即可出院。

(一)腺型鼠疫患者　淋巴结肿完全吸收,淋巴结穿刺液细菌检查 3 次阴性。

(二)皮肤型鼠疫　淋巴结肿完全消退,皮肤伤口完全愈合,经 3 次局部检菌阴性。

(三)败血症型鼠疫　患者热退后一般症状好转,血培养 3 次阴性。

(四)肺鼠疫　患者热退后一般症状好转,痰液细菌检查连续 6 次阴性(每 3 天 1 次)。

九、预防

(一)消灭自然疫源地　充分依靠群众,坚持突击与经常相结合的原则,消灭野鼠和家鼠。在春秋两季,开展大规模的群众灭鼠行动,在蚤类繁殖季节之前,要清理室内外环境,进行药物和土法灭蚤。要加强自然疫源地的调查,及时掌握鼠类和蚤类的分布、密度和自然感染情况以及鼠蚤的细菌学检查情况等。并要建立长期的疫情监视制度,如发现有动物疫情,要立即向卫生防疫部门报告。

(二)及时发现疫情　不论是人间鼠疫或鼠间鼠疫,应立即向上级卫生机关报告,并采取紧急措施。疫区封锁至少 6 d,同时投以四环素或磺胺嘧啶等药物,病区应定期消毒灭菌,隔离圈和警戒圈内要普遍灭蚤灭鼠,防疫人员进入疫区应穿全身防护服,接触患者后可服四环素或磺胺嘧啶,或肌肉注射链霉素进行预防。

(三)患者应严格隔离治疗　入院出院时应做好卫生处理,更衣灭蚤,全身用 1% 来苏儿或 0.1% 升汞水擦澡,对疑似患者及定型明确诊断的患者应分别隔离,肺鼠疫应单独隔离。患者的食具应随时消毒,患者的排泄物、分泌物应用 10% ~20% 漂白粉消毒,1 L 排泄物用 200 ~400 g 的漂白粉浸泡 2 h,或用 5% ~10% 来苏儿溶液浸泡 2 h,倒入坑中深埋。衣被用 2% 碳酸氢钠液煮沸 15 min,或用甲醛熏蒸 4 h,家具用 5% ~10% 来苏儿、0.2% 过氧乙酸、3% 漂白粉澄清液或氯胺液喷洒后关闭 1 昼夜,再进行第二次消毒,关闭 1 昼夜后通风。鼠疫死者遗体应进行火化或深埋 2m 以下。深埋时尸体下铺生石灰,上撒漂白粉。

(四)预防接种　疫区与疫区周围的群众,防疫工作人员及进入疫区的所有人员可用干燥鼠疫活菌苗皮下注射,剂量 2 ~6 岁 0.3 mL,7 ~14 岁 0.5 mL,成人 1 mL,接种后免疫期为半年至 1 年,必要时 6 个月以后再接种一次。接种时要注意制品的说明书,并注意禁忌证,鼠疫菌苗对预防腺鼠疫有保护作用,但不能预防肺鼠疫。

(五)国境检疫　为防止鼠疫从国外传入,对来自鼠疫疫源地的船只、车辆、飞机均应进行严格的国境卫生检疫,对来自疫区如确定为污染的车船飞机,应根据国境卫生检疫条例,实施灭鼠灭蚤消毒和对乘客的隔离留验等措施。污染的船车飞机等,应检疫 6 d。

(张迈仓　杨大峥)

第十一节　炭疽病

炭疽病(Authrax)是由炭疽杆菌引起的急性传染病,原为食草动物牛、马、羊等家畜的疾病,人由于接触病畜及其皮毛或食用未熟的病畜肉而受感染。炭疽病临床上可分为皮肤型、内脏型。内脏型中可表现为肺炭疽和脑膜炎炭疽,并可继发炭疽杆菌败血症,病情凶险,病死率高。

一、病原学

炭疽杆菌是一种粗大,革兰染色阳性,需氧,能形成芽孢的杆菌。形态呈两端平截,在培养基中常呈链状或竹节状排列,菌落呈整型无序的发团样,无鞭毛,不能运动。在人和动物体内可形成荚膜,在体外不适宜其生长的环境下,可形成芽孢,有相当强的抵抗力,在土壤中以及在皮毛上可存活数十年。煮沸 40 min,高压蒸汽 10 min,20%漂白粉和石灰乳浸泡 2 d,5% 苯酚 5 d 以上才能灭活。炭疽杆菌产生强烈的毒素,炭疽毒素有 3 种成分,单独给动物注射均不表现毒性,但混合注射可杀死小鼠,并使豚鼠和家兔注射部位组织发生水肿、出血和坏死病变。

二、流行病学

(一)传染源　动物炭疽病是自然疫源性疾病,人由于接触病畜、死畜或其皮毛而受染。人与人之间的传播极为少见。

(二)传播途径　可经皮肤接触、消化道进食病畜肉类引起肠炭疽,经呼吸道吸入带芽孢的尘埃,引起肺炭疽。

(三)易感人群　可视为一种职业性疾病,见于农民、牧民、屠宰工人、兽医、皮毛加工厂工人等为主。

三、临床表现及分型

潜伏期:一般为 2 ~ 3 d,短者 12 h,长者可达 12 d。可分为皮肤炭疽、肺炭疽、肠炭疽三型。

(一)皮肤炭疽　最为常见,占 98% 左右。病变多见于面、颈、肩、手等外露部分,初为斑疹或丘疹,继而变成水泡,内含渗出液及大量病菌,周围组织发硬而明显肿胀。至第 3 ~ 4 d 中心区稍见下陷,出现出血性坏死，坏死区四周有成群小水泡，水肿区则继续扩大，至第5～7 d坏死区形成浅溃疡，后由血性分泌物结成黑色焦痂，痂下有肉芽组织。局部疼痛与压痛均不显著，也不化脓，黑色坏死区的直径自1～2 cm至5～6 cm不等，但水肿区的直径则可达10～20 cm，此为皮肤炭疽的特点。继水肿消退，焦痂在1～2周后脱落，留下肉芽创面，再过1～2周后，愈合成疤。

发病后1～2 d患者常有中等度发热（38℃～39℃），头痛，周身不适，但也有局部征象显著而全身症状很轻微者。局部淋巴结肿大，压痛不明显，脾脏也可有轻度肿大。

少数患者局部并无水泡及焦痂形成，而仅呈大块水肿，以眼睑、颈、手、大腿等结缔组织松弛处较多见，成为恶性水肿，患处肿胀透明、柔软、迅速扩大，终成大片坏死；全身中毒症状，如高热、头痛、恶心、呕吐、食欲缺乏等极为明显，病情危重。

皮肤炭疽时病原菌可进入血流而产生败血症，并可继发炭疽脑膜炎、肺炭疽。

（二）肺炭疽　大多数为原发性，由于吸入炭疽杆菌芽孢而引起，也可继发于皮肤炭疽。起病急骤，或先有数天不适，如低热、倦怠、干咳、肌痛、心前区压迫感等，然后突然发病，主要表现为寒战、高热、气急、呼吸困难、发绀、咳嗽、胸痛、咯血样痰、心率加快等，肺部先仅有支气管炎体征；继而很快出现肺炎体征及胸腔积液，胸部X线检查示纵隔增宽及肺部炎症。常伴发败血症及脑膜炎，患者常于发病后24～48 h内，因感染性休克、呼吸衰竭、循环衰竭而死亡。

（三）肠炭疽　由于进食病畜肉或因喝了被污染的水和奶类而发病。发病急，潜伏期短（约为12～18 h），多呈急性胃肠炎症状，有持续性呕吐、腹痛、腹泻、大便血水样，无里急后重感，腹胀而有压痛，重者可有腹膜炎征，全身中毒症状明显，常并发败血症和感染性休克。

以上三型均有形成败血症并发脑膜炎的可能，其症状与其他化脓性脑膜炎相似，但病情发展非常迅速而凶险，脑脊液大多呈血性，预后差，多于发病后2～3 d内死亡。

四、实验室检查

（一）血象　各型炭疽的白细胞计数均增多，可达（10～20）×

10^9/L,但可高达(30～60)×10^9/L,中性粒细胞的百分比也见增加。

(二)病原学检查　取不同临床类型患者的创口渗出物、痰、呕吐物、粪便、血液、脑脊液做涂片及培养,易于发现病原菌。

(三)动物接种　取分泌物、组织液或获得的纯培养,接种与小白鼠、豚鼠或兔的皮下组织,注射处于24 h内出现典型水肿、出血和坏死,36～48 h内动物大多死亡,在动物的血、组织液及各器官中可找到炭疽杆菌。

(四)血清学检查　有补体结合试验、ELISA法查特异性抗体、沉淀试验(Ascoli氏试验),沉淀试验主要为检验动物的器官、皮、毛、骨粉是否染菌,可将有关材料切碎磨细,加生理盐水煮沸后过滤,滤液中含有菌体抗原及荚膜抗原;以滤液置免疫血清上,接界处于15 min内出现白色沉淀者为阳性反应。

五、诊断

(一)流行病学资料　患者职业、工作情况,有无与牛、马、羊等频繁接触史,有无食用死畜肉类或接触暴死病畜,剥死畜皮,及是否使用新剃须刷和穿新皮衣等历史。

(二)依临床症状诊断皮肤炭疽一般并不困难,其特点为有典型的皮肤损害(水泡、浅溃疡、黑痂),较广泛的附近组织的水肿,局部痛感不明显。但如继发化脓性球菌感染,局部外貌可有改观,诊断较困难。肺炭疽、肠炭疽如无皮肤病变者,常可能误诊,故对病情变化急剧者,应询问其职业及有关流行病学资料,以免延误治疗。

(三)确诊　为病原菌的发现及特异性抗体的检查。

六、鉴别诊断

(一)皮肤炭疽应与痈、丹毒、蜂窝组织炎相鉴别　这些疾病的病原菌多为金黄色葡萄球菌或溶血性链球菌,局部均有显著的红肿和疼痛,为化脓性感染,故一般不难区别。

(二)肺炭疽应与大叶性肺炎、肺鼠疫等相鉴别　肺炭疽的中毒症状较大叶性肺炎为严重,而且病情恶化迅速。肺部X线照片也有助于区别。肺鼠疫在临床上很难与肺炭疽区分,但流行病学和细菌学检查有助于确诊。

(三)肠炭疽应与细菌性痢疾、沙门菌感染相鉴别　但肠炭疽病情发展迅速,常有腹膜炎征,而细菌性痢疾则里急后重及痉挛性腹痛显著。沙门菌感染所致的胃肠炎大便多为水样便,量多而臭,很少带脓血。

（四）炭疽脑膜炎与蛛网膜下腔出血相鉴别　前者虽有血性脑脊液,但可找到大量炭疽杆菌,并有高热与严重的中毒症状,因此不难鉴别。

七、治疗

（一）一般治疗和护理

1. 应给予足够热量及营养的饮食,对严重患者应予输液,注意体温、血压、呼吸、脉搏、心率的变化。

2. 皮肤炭疽的局部病灶,可应用1:2 000的高锰酸钾溶液洗涤,并禁忌对创口做任何不必要的挤弄,以防止感染的扩散和发生败血症,如创口在四肢,可酌予固定和抬高,并用消毒纱布包扎。

3. 对症治疗:必要时,可给予退热、镇静、止吐等药物对症处理。

（二）抗菌疗法

1. 青霉素:为首选药物。皮肤炭疽,成人剂量为240 万 ~480 万 U/d,分3 ~4 次肌肉注射,或分2 次静脉滴入,疗程 7 ~10 d。肺炭疽、肠炭疽、炭疽败血症并发脑膜炎者,或皮肤炭疽之位于头、颈部者,青霉素剂量宜增大至1 000万 ~2 000万 U 并宜与链霉素(1.5 ~2 g/d),庆大霉素(20 万 ~24 万 U/d)或卡那霉素(1.0 ~1.5 g/d)合用,疗程也需延长至2 ~3 周以上。

2. 四环素、氯霉素也可用于皮肤炭疽,成人2 ~3 g/d,分4 次口服,疗程7 ~10 d。

（三）抗炭疽血清　与青霉素合并使用,150 ~300 mL,静脉滴入,用前做皮肤试验,多用于严重患者。

（四）氢化可的松　200 ~300 mg/d 静脉滴入,或地塞米松10 mg/d 静脉滴入,对减轻局部水肿的发展及改善中毒症状可有一定的疗效。

（五）其他　高热、惊厥、休克者给予相应处理。

八、预防

（一）严格管理传染源

1. 患者:应严格隔离。皮肤炭疽患者应隔离至创口痊愈,痂皮脱落为止。其他类型患者应待症状消失,分泌物或排泄物培养连续3次阴性(每3 d一次)后,才可出院。死者遗体应火化或深埋。

2. 病畜：可疑病畜应立即隔离，已确诊病畜应隔离治疗。畜尸应彻底烧毁或深埋于地面 2m 以下，并加大量漂白粉或生石灰，再用泥掩埋打实，以防其他动物扒出。并且不应解剖畜尸。

3. 疫区进行封锁，禁止出入，禁止收购贩运畜产品。在严格消毒处理后 15 d 内无病畜、患者发生时，方可解除封锁。

（二）切断传染途径

1. 对患者的衣服、被褥等用品须用高压蒸汽消毒，或用环氧乙烷熏蒸消毒。诊疗器械须在 5% 苯酚内浸泡 2 h。排泄物加 20% 漂白粉澄清液或等量的 5% 苯酚处理。伤口敷料和病室内的垃圾应集中焚毁。

2. 做好畜牧检疫，加强兽医卫生监督，发现病畜立即隔离治疗，对可疑染菌的皮、毛、骨粉应予检验并进行消毒处理。

3. 饲料及水源凡有可能被污染时，应即禁止使用并进行消毒处理。污染地区不准放牧。

4. 加强皮革业、兽毛工业及屠宰业工人的防护措施。

（三）保护易感者

1. 对从事畜牧业及畜产品加工厂的工作人员、兽医、疫区人群，每年均应接种炭疽杆菌减毒活疫苗，采用皮上划痕法，严禁注射。

2. 医务人员及兽医要加强个人防护，工作以后 1∶1 000 升汞溶液泡手。

3. 对接触者应进行 8 d 的医学观察。

（杨大峥）

第十二节　破伤风

破伤风（Tetanus）是由破伤风杆菌侵入伤口，产生强烈外毒素引起急性感染性疾病。外毒素主要侵袭神经系统中的运动神经细胞，临床特征为痉挛阵发性发作、肌肉僵直、牙关紧闭。

一、病原学

破伤风杆菌为专性厌氧菌，有繁殖体和芽孢两种形态，繁殖体无荚膜，有周身鞭毛，能缓慢运动。芽孢为正圆形位于菌体的顶端，较菌体大,形似鼓槌状。繁殖体产生两种外毒素:一为破伤风毒素(亦称破伤风痉挛素)是破伤风的致病因子,毒性极强,对小鼠的致死量为 10 ~ 17 mg 仅次于肉毒毒素,该毒素经甲醛处理后可脱毒成类毒素,其抗原性极强,免疫动物后产生抗毒素,可中和破伤风毒素有预防的作用。另一种毒素为破伤风溶解素,对破伤风的发病作用未明。

本菌繁殖体抵抗力不强,极易死亡,而芽孢在外环境中较稳定,抵抗力甚强,能抵御乙醇、酚,甚至甲醛的作用,在土壤中能活几十年,经乙醇作用的孢子仍能生芽引起疾病。

破伤风杆菌在自然界中广泛存在,如牛马羊的肠道中,粪便中,以及某些人群的粪便中,以人畜粪作肥料,有利于此菌的传播,本菌在伤口内或在液体培养基中培养较久时,可呈革兰染色阴性。

二、流行病学

(一)传染源　因自然界中广泛存在此菌,土壤、人畜粪便、氧化生锈的刀、钉常带有此菌,一旦破损伤口有该菌侵入,则造成感染。

(二)传播途径　主要有外伤,表面伤口不大但比较深的伤口易引起破伤风,如伤口较大但不深也可引起破伤风,如褥疮、烧伤、伤口处理不卫生均易引起破伤风。

(三)易感人群　普遍易感,一般男性多于女性,本病免疫力不够持久,可有再次患病的。

三、发病机制与病理改变

破伤风杆菌经伤口进入人体,孢子转为繁殖体,在繁殖中产生外毒素,此外毒素可通过运动神经终板吸收,沿神经纤维间的间隙扩散至脊髓前角,上行达脑干,还可经淋巴系统进入血液循环,再进入中枢神经系统。破伤风毒素能选择性的干扰沿神经下行的抑制性冲动,使肌肉兴奋性增高而表现痉挛等临床症状。当毒素进入中枢神经系统与脊髓前脚细胞及脑干细胞有高度亲和力,致使上下神经之间的抑制性冲动传导受阻,导致兴奋性增强,骨骼肌呈僵直状态,屈肌、伸肌同样强烈收缩,结果形成牙关紧闭、角弓反张特殊的表现。

自主神经也可受到损伤,主要表现为肾上腺的儿茶酚胺分泌不受抑制,表现交感神经兴奋,出现血压上升、心动过速、出汗发热等。毒素一旦与中枢神经结合是不可逆的,病情的恢复有赖于新神经轴的生成。

病理改变:脑及脊髓可有充血及出血,重者脑水肿。运动神经细胞有水肿,核肿大及染色质溶解现象,甚至出现大脑半球脱髓鞘和神经胶质增生。

四、临床表现及分型

潜伏期:短者1~2 d,长者2月余,一般1~2周。

(一)普通型　潜伏期7~10 d。可有低热、全身不适、头痛、肢痛、张口发紧、咀嚼不便等,面肌痉挛,口角向上向外牵引,呈苦笑面容。多数在48 h以上出现全身肌肉强直性痉挛。初起为间歇性、轻而持续时间短,继而发作频繁且较剧烈,持续时间延长。发作时肌肉常伴有剧烈疼痛,发作后大量出汗,患者体力消耗极大。响声、针刺、触动、亮光等刺激均可引起强直性痉挛发作。患者神志始终清醒,无呼吸困难或发绀,但常因咽肌、胸肌和膈肌的痉挛而致吞咽困难。多数患者经积极治疗10 d左右即可缓解,牙关紧闭最后消失。

(二)轻型　潜伏期10 d以上。体温大多正常,症状于3~5 d后逐渐出现,初为局部伤口附近肌肉强直,全身强直痉挛发作短暂而轻,或只有牙关紧闭,无吞咽困难。

(三)重型　潜伏期7 d以内。体温可中等度或高热,多在48 h以内出现全身肌肉强直性痉挛。头部后仰呈角弓反张,腹肌硬如板,两手握拳,两足内翻,可有吞咽困难、呼吸困难、发绀等。剧烈痉挛发作可导致窒息、心力衰竭、合并肺炎、肺不张等。强直痉挛发作频繁,持续时间也长,间隔期间肌肉仍有一定程度的紧张强直。与普通型的区别在于本型有反射性呼吸肌痉挛,呼吸困难与发绀等。

(四)特殊类型

1. 局限性破伤风:痉挛不累及全身肌肉,而只限于面部咀嚼肌或身体的个别肌肉群,与病原菌侵入部位有关,多见于有部分免疫力者。

2. 脑型破伤风:由头部受伤感染引起,可表现为面神经、动眼神经、舌下神经麻痹,或表现为牙关紧闭、面肌和咽肌痉挛等。

3. 其他:未经消毒的人工流产或分娩可引起产道破伤风,经中耳炎引起耳源性破伤风等。

五、实验室检查

(一)血象　白细胞和中性粒细胞可稍增多。

(二)病原学检查　创伤组织或脓液接种于肝或肉渣汤培养基上,经24～48 h即可生长。

(三)动物接种　伤口分泌物接种于小白鼠或豚鼠体内,约半数于12～24 h后出现破伤风特有的症状。

六、诊断

(一)询问病史　最近有皮肤等创伤史,有不洁的包扎伤口、人工流产消毒不严格。

(二)临床表现　肌肉强直性痉挛,张口困难,牙关紧闭,呈苦笑面容,其他的颈背腹肌强直最甚,刺激后易引起发作,吞咽困难,窒息等。无发热和神志清醒为本病特点。

七、鉴别诊断

(一)引起牙关发紧的局部病　扁桃体周围脓肿,咽后壁脓肿,齿龈炎,下颌关节炎等,前二者多有体温升高,咽后壁脓肿严重者可出现吸入性呼吸困难。以上各病局部炎症病灶明显,且不伴有颈强直及全身肌肉强直性痉挛。

(二)引起躯干肌肉疼痛强直的局部原因　脊椎各部病变,尤其颈椎腰椎病及肢体软组织损伤和感染等均可引起,但此类疾病无牙关紧闭,也无强直性痉挛发作。

(三)手足搐搦症　阵发性强直性痉挛主要限于手足、面肌,重者可有咽肌或喉痉挛,但无牙关紧闭,此病多发生在两岁以内的婴儿,尤其是人工喂养者,血钙常降低,Chvostek氏征和Troussean氏征阳性。

(四)中枢神经系统的感染　各种脑膜炎、脑炎等,常有全身性痉挛,甚至有张口困难,但体温多升高,神志不清,脑脊液有变化,必要时血清免疫学试验可协助诊断。

(五)其他　如狂犬病、癔症、士的宁中毒、脑血管意外,皆可出现肌强直,详询病史有助鉴别。

八、治疗

(一)一般治疗和护理　病室应安静,光线适宜稍暗,治疗和护理应集中,严重者专人护理,按时翻身,以防褥疮及坠积性肺炎。

(二)营养及水分的补充　新生儿易引起咽肌痉挛,不宜经口-鼻饲喂养时,可用5%～10%的葡萄糖液与生理盐水做静脉滴入,必要时可少量输血及血浆。成人应给高热量流质饮食,对有吞咽困难者,可采取静脉内输液、输血浆,鼻饲宜在注射镇静剂后、肌肉松弛时插管,或于气管切开后进行,为保持水电解质的平衡,每天给钾盐3～6 g。

(三)伤口处理　伤口未愈者,应彻底扩创,扩创前1 h应给予镇静剂、肌肉松弛剂,及抗毒素(TAT)5 000～20 000 U,扩创后用3%过氧化氢溶液或1∶4 000高锰酸钾液等做局部湿敷。产道破伤风也可用1∶4 000高锰酸钾液维持低压滴入冲洗。耳道病灶可用3%双氧水滴耳。

(四)对症治疗

1. 控制痉挛发作

(1)镇静剂:可选用氯丙嗪,成人每次25～50 mg,小儿每次0.5～1 mg/kg,肌肉注射或静脉滴入。苯巴比妥钠,成人每次0.1～0.2 g,小儿每次3～5 mg/kg,肌肉注射,以上均为6～8 h 1次,也可配合安定交替应用。10%水合氯醛作用较快,可以临时辅助应用,成人每次20～30 mL,小儿每次0.5 mL/kg,口服或肌肉注射。

(2)肌肉松弛剂:安定,成人每次5～10 mg,小儿每次0.5～1 mg/kg,每4～6 h 1次口服,肌肉注射或静脉滴入;重型成人患者,也可取120 mg溶于5%葡萄糖液500 mL中做静脉持续滴入,甲丙氨酯(眠尔通)成人每次剂量为400 mg,小儿每次100～300 mg,新生儿每次50～100 mg,每3～4 h 1次,肌肉注射或静脉滴入。

2. 保护心肺功能:有呼吸困难、发绀者应保持呼吸道通畅,吸氧,重型患者宜气管切开使用人工呼吸机。心动过速者,心律不齐时,可用普拉洛尔(心得宁)5 mg静脉滴入或15～30 mg口服。

3. 肾上腺皮质激素:对重型高热昏迷患者,可用氢化可的松200～300 mg,静脉滴入,每天1次。

(五)抗生素治疗　伤口未愈者,可用青霉素80万～160万U/d,分次肌肉注射或静脉滴入,四环素也有效,成人2 g/d,分4次口服,小儿50 mg/(kg·d),分4次口服。

（六）破伤风抗毒素（TAT） 越早应用越好，对已经与神经组织结合的毒素无中和作用，一次性用药，需先做皮肤试验，阴性时用2万~8万U肌肉注射，或溶于50%的葡萄糖液中做静脉1次滴注；也可用人体抗破伤风免疫球蛋白，剂量为3 000~6 000 U，分三等份肌肉注射三个不同部位，不宜做静脉滴入，否则易导致严重低血压。

九、预防

（一）处理好伤口 外伤后及时进行清创，除去异物及坏死组织，接生和人工流产注意无菌操作。

（二）自动免疫 应用磷酸铝吸附精制类毒素，成人皮下注射，第1年2针，各0.5 mL，间隔4~6周，第二年加强1次0.5 mL，以后每10年或受伤后给予加强量1次，均为0.5 mL。小儿一般采用百白破三联制剂，每次1 mL皮下或肌肉注射，共注射3次，间隔4~6周，第二年加强注射1次，以后每5年加强注射1次，每次1 mL。

（三）被动免疫 凡创伤较大较深，伤口有异物或坏死组织，又未经自动免疫的受伤者，应肌注TAT 1 500~3 000U，小儿与成人剂量相同，创面深大严重污染者剂量加倍，国外有的以抗破伤风免疫球蛋白代替TAT，剂量为1次肌肉注射250 U。

附：新生儿破伤风

新生儿破伤风又称“四六风”、“脐风”、“七日风”等，是由于接生时用未经严格消毒的剪刀剪脐带，或接生者双手不洁，或出生后不注意脐部的清洁保护，使破伤风杆菌自脐部侵入所致。1989年5月第42界世界卫生大会通过了到1995年清除新生儿破伤风的决议。在1990年世界儿童问题高级首脑会议上，我国政府对实现消除新生儿破伤风工作目标做出了承诺。要做好预防新生儿破伤风的发生，降低漏诊率、漏报率和病死率。

一、病原学

参见破伤风章节。

二、流行病学

（一）有不严格消毒接生史或分娩过程中新生儿局部外伤未经消

毒处理史。

(二)有用不洁物品包扎、涂抹新生儿脐带史。

三、临床表现

潜伏期4～6 d,短者3 d,长者28 d。此病首发症状为牙关紧闭,吸吮困难继之面肌痉挛,呈苦笑面容,伴烦躁不安,啼哭不止,或全身抽搐,四肢肌肉阵发强直痉挛,腹直肌痉挛强直如板状,严重时颈项强直呈角弓反张,呼吸肌、喉肌痉挛,可导致窒息、呼吸衰竭、心力衰竭。

有少数病例无牙关紧闭,当下压下颌时有反射性牙关紧闭。一般神志清醒,无发热或只有低热,发热高者可能由于并发症所致。

四、诊断

根据流行病学史和典型的临床表现,有条件可进行病原学检查。

(一)疑似病例诊断　任何出生后吸吮及哭闹正常,第2～28 d出现吸吮困难的病例或继而死亡的病例。

(二)临床确诊的诊断

1.具备流行病学史(一)或(二)者。

2.出生后2 d内正常吸吮及哭闹:和出生后2～28 d出现吸吮困难,随后发生肌肉强直和/(或)痉挛等临床表现。

3.符合上项表现继而死亡的病例。

(三)实验室确诊病例

1.符合流行病学条件(一)或(二)。

2.符合临床确诊条件2或3。

3.脐部伤口处分泌物做厌氧菌培养可有30%病例破伤风杆菌阳性(参看破伤风病原学诊断方法章节)。

(四)排除病例　疑似病例经调查后不符合临床确诊条件1和2可以排除。

五、新生儿破伤风的治疗

(一)一般治疗与护理

1.保持安静、保温、避光等,避免不必要的刺激。必须的操作可先给镇静剂、止痉剂。

2.静脉输液、维持入量、保证水电介质平衡、补给营养,痉挛减轻后即可鼻饲。

3. 做好口腔、皮肤清洁护理。

（二）抗毒素治疗

1. 人破伤风免疫球蛋白（TIG）500 IU 深部肌肉注射1次。

2. 无 TIG 时用破伤风马血清抗破伤风毒素（TAT）1万～2万 IU 静脉滴入1次，用前需做皮肤过敏试验，阳性者按脱敏法给药。

3. 脐部感染严重者可局部注射每次 TAT 500 IU。

（三）止痉剂治疗

1. 首选安定：0.3～0.5 mg/kg，每4～6 h一次，稀释后静脉缓注，也可经胃管给药每次0.5 mg/kg。

2. 苯巴比妥：每次10～15 mg/kg，8～12 h 1次，肌肉注射或静脉滴入，重者可加量至每次15～20 mg/kg，维持量为5 mg/(kg·d)。

3. 10%水合氯醛每次0.5 mL/kg，胃管注入或灌肠。

4. 帕菲龙（pavulon）：为神经肌肉阻滞剂，对重症患者用人工呼吸机时采用每次0.05～0.1 mg/kg，2～3 h一次。

（四）抗生素治疗

1. 青霉素：20万 IU/(kg·d)，分次静脉滴入，疗程7～10 d。

2. 甲哨唑（灭滴灵）：15～30 mg/(kg·d)，分2～3次静脉滴入，疗程5～7 d。

（五）脐部处理　局部用3%过氧化氢溶液（双氧水）或1:4 000高锰酸钾溶液清洗，再涂以碘酊后，以生理盐水拭洗，每日1～2次。

（六）其他

1. 及时给氧。

2. 反复发生痉挛，或呼吸暂停时，应及时做气管插管或气管切开使用人工呼吸机。

六、新生儿破伤风的预防

严格消毒接生，要做到：

1. 手消毒。

2. 接生器械、敷料消毒。

3. 产妇外阴、新生儿脐带断段消毒。

（张迈仑）

第十三节　肺炎链球菌脑膜炎

肺炎链球菌脑膜炎(pneumococcal meningitis)呈散发,多见于冬春季,以2岁以下婴儿及老年为多,成人亦不少见。本病多继发于肺炎链球菌败血症或肺炎、中耳炎、乳突炎、鼻窦炎等疾病,少数患者继发于颅脑外伤或脑外科手术后,约20%的病例无原发病灶可寻。

一、病原学

肺炎链球菌(S. pneumoniae)属链球菌属,为革兰阳性球菌,直径约0.8 μm,常成对或呈短链状排列。有荚膜,具抗吞噬作用,是决定致病力的主要因素,失去荚膜者不致病或致病力极弱。根据荚膜多糖抗原性的不同可将肺炎链球菌分型,目前至少已知84个血清型,对人均有致病性,但临床分离菌株大多属1~23型。

肺炎链球菌常寄居于人体的鼻咽部。该菌对多数理化因子抵抗力弱。阳光直接照射1 h或加热56℃ 30 min即死亡。对一般消毒剂及肥皂均敏感。但在干痰中可存活1~2个月。

二、发病机制与病理改变

病原菌由原发病灶经血循环到达脑膜,引起毛细血管扩张充血、通透性增加,产生大量纤维蛋白等炎性渗出物,分布在大脑表面。肺炎链球菌脑膜炎患者脑脊液形成纤维化脓性膜,容易造成粘连和包裹性积脓,使抗生素难以渗入,致病成迁延,易复发。病程较长时可发生脑室系统脑脊液循环障碍,脑室扩张、积液等,从而继发颅内高压,引起后遗症。

三、临床表现

肺炎链球菌脑膜炎多于原发病后1周以内发生,继发于颅脑外伤者,可在10 d至1个月以上发生。临床表现包括原发病及脑膜炎的表现。大多起病急,有发热、剧烈头痛、呕吐、全身软弱;意识障碍常较明显,可有烦躁、谵妄、昏睡、抽搐及昏迷,或出现失语、偏瘫。颈强直,脑膜刺激征阳性及颅内高压表现,严重者可出现脑疝甚至死亡。皮疹不常见,有时在皮肤或黏膜出现细小出血点,形态上不同于流脑的淤点,发生广泛淤点、淤斑者更少。

婴儿肺炎球菌脑膜炎与成人不同,表现为极度烦躁不安、惊厥、嗜睡、厌食、喷射性呕吐,有时角弓反张。体格检查常可发现囟门隆起,但有严重呕吐、失水者,囟门隆起可不明显,严重的颅内高压可导致脑疝形成。老年患者脑膜刺激征不明显。继发于中耳炎、乳突炎等脑膜炎患者,多发展迅速,可很快出现意识障碍。除化脓性脑膜炎的表现外,往往还有原发病的临床特点。

多次发作的复发性脑膜炎是本病的特征之一,发作间期为数月或数年。反复发作的原因为:①脑脊液鼻漏。②先天性缺陷或后天性颅骨损伤。③脑膜旁感染病灶如慢性乳突炎或鼻窦炎的存在。④儿童脾切除术后。⑤宿主免疫功能缺陷(如先天性免疫球蛋白缺乏症,应用免疫抑制剂等)。⑥脑脊液极度黏稠,易形成粘连及脓性包裹,影响药物的疗效。

四、并发症

由于渗出物中纤维蛋白含量多,易造成粘连,或因确诊较晚及治疗不当而出现并发症,常见的有硬膜下积液、积脓或脑积水等;其次为脑神经损害,主要累及动眼、面、滑车及外展等脑神经。失语、偏瘫、耳聋、共济失调、脑膜炎后癫痫等亦有所见。

五、实验室检查

(一)血象　白细胞总数明显增高,高于 $10 \times 10^9/L$ 者占 94%,其中半数 $>20 \times 10^9/L$,中性粒细胞大多在 95% 以上。

(二)脑脊液检查　压力增加,外观浑浊或呈脓性,细胞数增加,常 $>1\,000 \times 10^9/L$,以中性粒细胞为主,蛋白含量增加,糖和氯化物降低。

(三)细菌学检查　脑脊液涂片和培养是确诊的依据。脑脊液涂片检查肺炎链球菌的阳性率可达 80%,脑脊液及血培养也可分离出肺炎链球菌。

(四)免疫学检查　可用对流免疫电泳和乳胶凝集试验等检测脑脊液中的肺炎球菌荚膜多糖抗原,阳性有助于诊断,但特异性较差。

六、诊断

凡继肺炎、中耳炎、鼻窦炎及颅脑外伤后出现高热不退、神志改变、颅内高压及脑膜刺激征者,应考虑肺炎球菌脑膜炎的可能,及早检查脑脊液以明确诊断。在冬春季发生的脑膜炎，无以上诱因而皮肤无淤点者，也应考虑本病的可能。

七、鉴别诊断

本病应与脑膜炎球菌、流感杆菌、金葡菌、大肠杆菌、铜绿假单胞等化脓性脑膜炎鉴别。如脑脊液外观与细胞数不典型时，应与结核性脑膜炎、脑脓肿等鉴别。

八、治疗

青霉素是首选药物，剂量宜大，成人1 200万～2 400万 U/d，小儿为20 万～40 万 U/kg，分次静脉滴入。待症状好转、脑脊液接近正常后，成人量可改为 800 万 U/d，持续用药至体温和脑脊液正常为止，疗程不应少于2 周。对青霉素过敏者可改用氯霉素，但应密切注意骨髓的毒性反应。也可选用红霉素 1.5～2.0 g/d，静脉滴入。头孢噻肟 4～6 g/d、头孢曲松 1～3 g/d 静脉滴入也能取得良效。

可应用脱水剂 20% 甘露醇或山梨醇等降低颅内压，并适当限制液体入量，严重颅内高压者可联合呋塞米、地塞米松等。

对原发病灶如中耳炎、乳突炎、筛窦炎等需同时根治，以防病情反复。

（王　怡）

第十四节　流感嗜血杆菌脑膜炎

流感嗜血杆菌脑膜炎（HIM，简称流感杆菌脑膜炎）绝大部分是由 B 组流感杆菌所致。发病年龄以 3 个月至 3 岁婴幼儿为主，高峰易感年龄是 7～12 个月，占 70%，5 岁以上及成人很少发病。2/3 病例在发病前有上呼吸道感染，1/3 患者继发于支气管肺炎。本病全年均可发病。但以秋冬季节最多。

一、病原学

流感嗜血杆菌根据其不同的生化反应分为 6 个生物型，即 Ⅰ、Ⅱ、Ⅲ、Ⅳ、Ⅴ、Ⅵ。致病者多见前 4 型。有的菌株有荚膜，有荚膜者致病力大于无荚膜者。根据荚膜多糖抗原的不同，可分为 6 个血清型，即 a、b、c、d、e 和 f 型。其中 b 型对人类（婴幼儿）致病性最强，其次为 e 和 f。根据细菌外膜蛋白（OMP）的抗原性又可分为不同的亚型。

二、发病机制与病理改变

本病患者常伴有菌血症，通过血液循环到达脑膜，引起蛛网膜及软脑膜普遍发炎，大脑顶部出现脓性渗出物，而后蔓延至脑底及脊髓膜甚至脑室内膜。若软脑膜和脑室周围的脑实质也有细胞浸润、出血、坏死和变性，则形成脑膜脑炎。如累及脑神经可致失明、耳聋与面瘫。

三、临床表现

起病较缓慢，病程初期多有明显的上呼吸道感染、肺炎或中耳炎症状。经数日至 1～2 周后出现脑膜炎症状。患儿大多有发热、呕吐、嗜睡、昏迷、惊厥、易激惹或突然尖叫、颈强直及前囟膨隆等表现。极少出现皮疹，此为与脑膜炎球菌脑膜炎的鉴别要点。脑膜刺激征常不明显。

四、并发症

（一）硬脑膜下积液　常发生在 1 岁以下婴儿，可无任何症状，但亦有热退后又上升或治疗数日后体温仍不退者；或症状好转后再度出现惊厥、呕吐、前囟膨隆及头围增大。重症病例可遗留后遗症，如共济失调、瘫痪、失明、耳聋、智力障碍等。

（二）其他　如脑积水、脑脓肿、癫痫和瘫痪等，在新生儿及婴儿癫痫发生率可高达 50%。

五、实验室检查

脑脊液常规同其他化脓性脑膜炎相似。脑脊液涂片和培养阳性是诊断的主要依据。涂片常见革兰阴性短小杆菌，阳性率达 80%。培养阳性率高于流脑。血培养也有检出病原菌的机会。近年来用 ELISA、对流免疫电泳等可检测脑脊液中荚膜多糖抗原，可迅速做出病原学诊断。鲎细胞溶解物试验阳性结果也可助于本病诊断。

六、诊断

根据临床表现，脑脊髓液检查，以及实验室 ELISA 法等可做出病原学诊断。

七、治疗

氨苄西林对治疗本病有良好疗效，剂量成人6～12 g/d，小儿150～200 mg/(kg·d)，分4～6次静脉推注或静脉滴入，疗程不少于10 d或用至退热后7 d。近年来由于β-内酰胺酶菌株的广泛流行，现主张用头孢噻肟或头孢曲松。头孢曲松在脑脊液内的杀菌效力强，药物在脑脊液内的浓度大大超过该菌的最小抑菌浓度，故清除脑脊液内的细菌较快，用药后发生耳聋等后遗症较少，异常神经系统体征恢复快，副作用少。剂量：头孢曲松2～3 g/d，头孢噻肟4～12 g/d，分2～4次静脉给药。

（王　怡）

第十五节　金黄色葡萄球菌脑膜炎

金黄色葡萄球菌(S. aureus)引起的脑膜炎发病率低于脑膜炎球菌、肺炎球菌及流感嗜血杆菌所致脑膜炎，多继发于金葡菌败血症，尤其多见于合并左心内膜炎的患者。新生儿多见。在免疫力低下时易发病，如糖尿病、静脉滥用毒品、血液透析及恶性肿瘤等。常合并有厌氧菌混合感染。

一、病原学

金黄色葡萄球菌呈球形或略呈椭圆形，直径0.5～1.2 μm，平均0.8 μm，典型的排列呈葡萄串状，在脓液或液体培养基中生长者，常为双球状或短链状，无鞭毛，无芽孢。革兰染色阳性，在普通培养基上生长良好。约90%的金黄色葡萄球菌可产生一种细胞壁蛋白，称为A蛋白。该蛋白使金黄色葡萄球菌具有抵抗吞噬细胞的能力。

金黄色葡萄球菌能产生溶血素、杀白细胞素、表皮剥脱毒素、肠毒素、中毒性休克综合征毒素-1和产红疹毒素以及血浆凝固酶、透明质酸酶、溶脂酶及其他多种酶类。

金黄色葡萄球菌的致病力取决于其对吞噬作用的抵抗力及产生胞外毒素和酶的能力。

金黄色葡萄球菌耐药性的产生主要由细菌耐药质粒和细菌染色

体上耐药基因所致。

二、发病机制与病理改变

由脑膜周围组织感染灶如中耳炎、乳突炎、鼻窦炎等葡萄球菌扩散或脓肿破裂而发病，通过细菌栓子经血流侵袭脑膜。面部痈、疖并发海绵窦血栓性静脉炎可进一步导致脑膜炎。颅脑损伤、颅脑手术后及腰椎穿刺时消毒不严也可并发脑膜炎。新生儿脐带和皮肤的金葡菌感染也可继发脑膜炎。病变以蛛网膜下腔为主，脑脊液常较混浊，大量炎性细胞浸润。还可出现硬膜下积液、积脓或脑水肿，颅底炎症粘连可致颅神经损害。

三、临床表现

起病略缓，常于原发化脓性感染数日或数周后发病，多有全身感染中毒症状。畏寒发热伴持久而剧烈的头痛，颈强直较一般脑膜炎明显。除有脑膜炎症状外尚有局部感染灶，败血症患者还可有其他迁徙性病灶。可出现皮疹如荨麻疹、猩红热样皮疹或小脓疱样疹。皮肤可有出血点，但很少融合成片，与脑膜炎球菌脑膜炎不同。病变以蛛网膜下腔为主，额叶、颞叶、顶叶部位较明显，病程中可出现硬膜下积液、积脓，颅底粘连，可致脑神经损害。并发脑脓肿者，可发生肢体瘫痪。

四、实验室检查

脑脊液外观视病变严重程度和病期迟早而异，外观可微浑，毛玻璃样乃至凝集成乳块状等，蛋白质含量一般较高。培养常为阳性，涂片可找到葡萄球菌。血培养常有金葡菌生长。对流免疫电泳、乳胶凝集试验、荧光抗体测定脑脊液中葡萄球菌特异性抗原，有助于快速诊断。

五、治疗

由于金葡菌对不少抗生素都有耐药性，而脑膜炎又是严重的感染，因此应尽力培养出细菌，做药敏试验，以指导合理用药。培养结果出来前，宜采用耐青霉素酶抗生素，可选苯唑西林，成人 8 ~ 12 g/d，小儿 150 ~ 200 mg/(kg · d)，分次静脉滴入，同时口服丙磺舒。青霉素过敏患者或耐甲氧西林菌株所致者，选用去甲万古霉素，成人剂量为 1 ~ 2 g/d，小儿 20 ~ 40 mg/(kg · d)，溶于生理盐水中分 2 次静脉缓慢滴入，可配合庆大霉素5 000～10 000 U/次，小儿1 000～2 000 U/次鞘内注射。利福平的成人剂量为900 mg/d，小儿15 mg/(kg·d)，分2次口服。用药期间注意肝肾功能，磷霉素对多种葡萄球菌均有抗菌活性，毒性小，可进入各种组织和脑脊液中，成人剂量为16 g/d，分2次静脉滴入。疗程应为体温下降后继续使用2周左右，以免复发。停药后还需观察1～2周。治疗期间应给予适当支持治疗，颅内压明显增高者给脱水剂。

（王　怡）

第十六节　兔热病

兔热病(tularemia)是土拉热弗郎西杆菌（简称土拉杆菌）(Francisella tularensis)所致的急性传染病，其临床症状因不同类型而异，主要有发热、皮肤溃疡、局部淋巴结肿大、呼吸道症状、眼结膜充血和溃疡及毒血症等。本病最初发现于美国加州的土拉县，又因常从野兔等野生动物感染而获得，故称该疾病为土热病或土拉热。国内西藏、青海、内蒙古、黑龙江、山东等地均有本病存在。

一、病原学

土拉杆菌是一种多形性、微小的革兰阴性球杆菌，无芽孢和动力，在组织内可见到菌体外有荚膜。该菌在一般培养基上不易生长，用含葡萄糖、胱氨酸和血液的琼脂培养生长最好。本菌对热和普通化学消毒剂均很敏感，60℃加热10 min可杀灭本菌。对低温的耐受性则较强，在4℃水和潮湿土壤中能保存活力及毒力4个月以上。该菌具有内毒素，对一般实验动物均具有致病力，根据对家兔的不同毒力和分解甘油的性能可分为美洲变种和欧亚变种。国内各地所获菌株均属欧亚变种。

本菌具有多糖抗原、细胞壁及包膜抗原、蛋白抗原可等三种抗原。多糖抗原引起速发型变态反应，对机体无保护作用；而细胞壁及包膜抗原则具有免疫原性及内毒素作用。蛋白抗原可引起迟发型变态反应。

二、流行病学

(一)传染源 本病是一种自然疫源性疾病,自然界带菌的动物很多,约百余种,但绝大多数地区的主要传染源是野兔,其次是山鼠、田鼠和羊。未见人传人的报道。

(二)传播途径 主要有以下几条:①直接接触。②吸血昆虫叮咬。③经饮水或食物消化道传播。④吸入含致病菌的尘土或气溶胶。

(三)易感人群 男性成人发病率较高。多见猎民、屠宰工人、肉类皮毛加工厂工人、农民、牧民、实验室工作人员等。病后可获得持久免疫力,偶见再感染者。流行地区隐性感染者较多。

三、发病机制与病理改变

病原菌侵入处皮肤发生明显炎症,经淋巴管侵入附近淋巴结,引起急性淋巴结炎和慢性结核性肉芽肿。肉芽肿无出血现象,可与鼠疫区别。也可经血循环侵入全身脏器,如肝、脾、深部淋巴结、骨髓等网状内皮系统。吸入感染者,细菌沉积于终末支气管和肺泡,引起小灶性肺炎,气管旁和纵隔淋巴结肿大,也可形成菌血症,常散布至全身淋巴结、脾、肺及骨髓等单核-吞噬细胞系统。

四、临床表现及分型

潜伏期1~10 d,一般3~4 d。起病大多急骤,高热可达39℃~40℃以上,伴寒战及毒血症症状如头痛、肌肉酸痛、出汗、明显乏力等。热型多呈持续型,少数呈弛张或间歇型,未治疗者热程可持续1~3周,甚至可迁延数月。因细菌入侵部位不同可有以下不同临床类型。

(一)溃疡腺型和腺型 前者多见,占75%~85%,因节肢动物叮咬或处理染菌动物皮毛而得病。病原菌侵入后1~2 d,局部皮肤出现丘疹,继而化脓、坏死,中心脱落而形成溃疡,边缘隆起有硬结感;周围红肿不显著,伴一定程度的疼痛,有时覆有黑痂。附近淋巴结肿大出现较早,多位于腹股沟及腋下,疼痛明显,可在1~2个月内自行消退。腺型患者仅出现上述淋巴结的病变,而无皮肤损害。

(二)肺型 表现为上呼吸道卡他症状,咳嗽少痰,胸骨后钝痛,咯血少见。肺部可闻及少许干湿啰音。X线示支气管肺炎,偶见肺脓肿、肺坏疽或空洞，肺门淋巴结肿大。胸膜常受累，渗出液以单核细胞为主，轻症患者的病程可长达1个月以上，重症患者可伴严重毒血症、感染性休克及呼吸困难等。

（三）胃肠型　病菌由小肠进入体内，临床表现为腹部阵发性钝痛，伴呕吐和腹泻，偶可引起腹膜炎、呕血、黑便等。肠系膜淋巴结每有肿大，并具压痛。本型毒血症状较严重。

（四）伤寒型或中毒型　可能为大量毒力较强的菌株侵入人体而引起，一般无局部病灶或淋巴结明显肿大。起病急，体温迅速上升达40℃以上，伴寒战、剧烈头痛、肌肉及关节显著疼痛，以及大汗、呕吐等。肝脾多肿大，偶有皮疹。30%～80%的患者继发肺炎，偶可并发脑膜炎、骨髓炎、心包炎、心内膜炎、腹膜炎等。本型较少见，占全部病例总数的10%以下。

（五）眼腺型　眼部受染后表现为眼结膜高度充血、流泪、怕光、疼痛、眼睑水肿等，并有脓性分泌物排出，一般为单侧。结膜上可见黄色小结节和坏死性小溃疡。角膜上可出现溃疡，继以瘢痕形成，导致失明。附近淋巴结肿大或化脓，全身毒血症状较重者，病程3周至3个月不等。本型约占1%～2%。

（六）咽腺型　病菌经口进入后被局限于咽部，扁桃体和周围组织水肿、充血，并有小溃疡形成，偶见灰白色坏死膜。咽部疼痛不明显，颈及颌下淋巴结肿大，伴压痛，一般为单侧。溃疡也可出现于口腔硬腭上。

五、实验室检查

（一）血象　白细胞数多正常或减少，偶高达13×10^9/L者。血沉常增快。

（二）病原学检查　可取局部病灶分泌液、脓性分泌物、淋巴结分泌液、血液等接种于特殊培养基上，以分离病原菌。

（三）免疫学试验

1. 凝集试验：凝集素出现于病程第2～3周，第2～3个月效价最高，可达1∶280以上，以后渐降，维持于1∶20～1∶80滴度，于数年内消失。

2. ELISA法：可测定抗原或抗体。

3.荧光抗体试验：特异性和灵敏度均较高，可用作早期快速诊断。

4.皮内试验：特异性和灵敏度均较高，病程第1～2周的阳性率分别为30%～95%。

六、诊断

流行病学资料，有与野兔的接触史以及相关职业对诊断有重要价值；有昆虫叮咬史；皮肤溃疡、单侧淋巴结肿大、眼结膜充血和溃疡等具有诊断价值。确诊有赖于细菌的分离或特异性免疫检查的结果。

七、鉴别诊断

本病应与鼠疫、炭疽、鼠咬热等的皮肤病灶和腺肿鉴别。鼠疫溃疡的疼痛远较兔热病为剧，炭疽溃疡则有突出的黑色焦痂，周围组织水肿显著，而疼痛则极轻微。鼠疫的腺肿疼痛最著，易溃破；炭疽的腺肿较轻，无痛。此外，还应与各种肺炎以及伤寒、结核、布鲁菌病、类鼻疽、皮肤型孢子丝菌病、组织胞浆病、传染性单核细胞增多症等鉴别。

八、治疗

（一）一般和对症治疗　给予足够热量和适量蛋白质，肿大淋巴结若无脓肿形成则不可切开引流，宜用饱和硫酸镁溶液湿敷。

（二）病原治疗　首选氨基糖苷类抗生素，以链霉素应用最多，剂量为1 g/d，分2次肌肉注射，疗程7～10 d。给药后24 h内起效，48 h内可退热，很少复发。复发再治疗仍有效。四环素和氯霉素的疗效亦佳，可迅速缓解症状，但复发率高。四环素的成人剂量为每次500 mg，4次/d，口服，疗程10～14 d。合并脑膜炎者选用氯霉素50 mg/(kg·d)，成人为1.5～2.0 g，以静脉给药为宜。疗程10～14 d，但复发率可达20%。临床常用的β-内酰胺内抗生素对本菌无效。

九、预防

应强调个人防护，预防接种尤为重要。一般采用减毒活疫苗皮上划痕法，复种5年一次，均为0.1 mL/次，可取得较好的预防效果。亦可采用口服减毒活疫苗及气溶胶吸入法。

疫区居民应避免被蜱、蚊叮咬，在蜱多地区工作时宜穿紧身衣，两袖束紧，裤脚塞入长靴内。妥善保藏食物，防止为鼠排泄物所污染，饮水需煮沸。实验室工作者须防止染菌器皿、培养物等沾污皮肤或黏膜。改进农业管理，以改变环境，从而减少啮齿类动物和媒介节肢动物的繁殖。患者应予隔离，对患者排泄物、脓液等进行常规消毒。

（王　怡）

第十七节　鼻疽

鼻疽（glanders）是由鼻疽杆菌（Pseudomonas mallei）所致的感染性疾病，临床表现主要为急性发热，呼吸道、皮肤、肌肉等处出现蜂窝织炎、坏死、脓肿和肉芽肿。该病原系马、骡及驴等单蹄兽类较为多发的一种传染病，人因接触病畜或染有致病菌的物品而受感染。有些呈慢性经过，间歇性发作，病程迁延可达数年之久。

一、病原学

鼻疽杆菌属于伯克菌属，简称鼻疽伯克菌，革兰染色阴性需氧菌，系微弯棒状杆菌，外形细长，多孤立，无动力、无荚膜和芽孢。在普通培养基上生长不佳，但在1% ~5%的甘油肉汤中发育良好，在马铃薯培养基上能产生一层淡黄色蜂蜜样菌苔，以后逐渐变为棕红色。本菌生长较缓慢，一般需48 h。本菌能产生两种抗原，即特异性多糖抗原和共同抗原（蛋白质成分），不产生外毒素，其菌体内毒素的蛋白质部分即鼻疽毒素（mallein）能使感染动物产生强烈变态反应致死，可制作皮试抗原用于诊断。本菌抵抗力较强，尿、便中可生存 4 h，水中生存 70 d。日光直接照射 24 h 或加热 50℃，15 min 均可杀死，煮沸立即杀死。3%煤酚皂溶液、10%石灰乳、2%甲醛溶液 1 h 可杀死。

二、流行病学

（一）传染源　主要为患病的马、骡和驴。羊、猫、犬、骆驼、家兔、雪貂等也能感染鼻疽杆菌。牛、猪和家禽对鼻疽则无自然感染。患者亦有可能成为传染源。实验室工作人员因不慎亦可感染此病。

（二）传播途径　可能有 3 种。

1. 直接接触：是人感染的主要途径。鼻疽杆菌经皮肤或黏膜破损处侵入人体。

2. 呼吸道传播:通过吸入含致病菌的气溶胶或含致病菌的尘埃而受感染。

3. 消化道传播:是家畜间传播的主要方式。人经饮水或进食被污染的食物受感染者较为少见,但有因吃病畜肉而受感染。

(三)人群易感性　常散发,往往与人的职业有明显关系。多发生于兽医、饲养员、骑兵及屠宰工人中,多数为男性,年龄在20~40岁。

三、临床表现

潜伏期数小时至3周,平均4 d,甚至有达10年之久。临床上可有急性和慢性两种类型。

(一)急性鼻疽　起病急骤,皮肤感染部位出现急性蜂窝组织炎,局部肿胀,继则坏死及溃破,形成边缘不整、创底灰白溃疡,并覆有灰黄色的渗出物。附近淋巴结肿大,沿淋巴管出现多处肌肉及皮下结节性脓肿,脓肿破溃后排出红色或灰白色脓液,其口甚难愈合,可形成瘘管。如致病菌由上呼吸道侵入,可使鼻部出现蜂窝组织炎,鼻腔、口腔黏膜溃疡及坏死,鼻中隔穿孔,腭和咽部亦有溃疡形成,常先排出血性分泌物,继而流出脓性分泌物。致病菌亦可侵犯下呼吸道,造成肺炎、肺脓肿、渗出性胸膜炎和脓胸。常伴有全身不适、头痛、发冷及不规则发热、周身酸痛、食欲缺乏、呕吐、腹泻及脾肿大等。患者常极度衰竭,临床上酷似伤寒或播散性结核。由于面、颈、躯干及四肢均可出现脓肿,常因脓毒血症发生循环衰竭而死亡。

(二)慢性鼻疽　开始全身症状轻微,仅有低热或长期不规则发热、出汗及四肢、关节酸痛。以后间有败血症或脓毒血症发作,皮肤或软组织出现脓肿,附近淋巴结肿大,有时脓肿破溃流出多量脓液,亦可形成长期不愈的瘘管。关节、骨髓、肝、脾、肺、眼和中枢神经系统均可受累,病情发展缓慢,时好时发,病程持续数月至数年以上。患者逐渐衰弱,呈恶病质状,常因逐渐衰竭或突然恶化而死亡,亦有自行痊愈的病例。

四、实验室检查

(一)脓液或分泌物涂片检查及培养　涂片后做亚甲蓝、吉姆萨、瑞特等染色,可见两极浓染的杆菌,但不易与类鼻疽伯克菌相鉴别。

近来以荧光抗体染色法,其特异性最高。培养亦有获得阳性的可能。

(二)血液培养　伴有败血症者,可获得阳性结果,一般患者阳性率不高。

(三)血清学检查　血清可做血凝及补体结合试验,前者敏感性较高,效价在1:640以上才有诊断价值,后者特异性较强,但操作复杂,效价>1:20才有参考意义。应用鼻疽毒素做皮内试验,可在病程4周内呈阳性反应,可持续数年。

五、诊断

因临床表现较复杂,该病常不易确诊,可结合下列各点做出诊断:

(一)有与患病的马类接触或实验中曾处理过致病菌等流行病学史。

(二)分泌物、穿刺及血液培养分离出病原菌,为诊断主要依据。

(三)血清学检查,鼻疽毒素皮内试验,感染物豚鼠接种等检查,有助于本病的诊断。

六、鉴别诊断

临床上应与类鼻疽、孢子丝菌病、链球菌蜂窝组织炎、葡萄球菌感染及播散性结核病等鉴别。

七、治疗

鼻疽杆菌的体外药敏试验表明,头孢他啶、亚胺培南和氟喹诺酮类(环丙沙星、氧氟沙星等)对病原体具高度活性,磺胺药、四环素、氯霉素和氨基糖苷类抗生素(包括链霉素、庆大霉素及阿米卡星)等均有一定的疗效,治疗应积极。

(一)做各种培养后即给足量的β-内酰胺类静注或静脉滴入,如头孢他啶每日100 mg/kg,每8 h/次,快速静滴(20~30 min)。亚胺培南每日50 mg/kg,分2次(每12 h/次)缓慢静滴,每次不少于1 h。也可依药敏而采用其他β-内酰胺类如头孢曲松、头孢哌酮-舒巴坦、哌拉西林-他唑巴坦、阿莫西林-克拉维酸等。重症宜联合应用氟喹诺酮类如环丙沙星静滴,病情改善后改口服。β-内酰胺类也可与阿米卡星、复方SMZ-TMP、四环素、氯霉素等合用。

(二)药敏结果知晓后不宜对原给药方案做调整,如病情已有改善,应按原方案继续用药。

(三)病情改善后头孢他啶、亚胺培南等的剂量可逐减以至停止(一般为3~4周左右),但口服药如复方SMZ-TMP、四环素或氟喹诺酮须继续应用至4周以上。

(四)脓肿应切开引流,但需小心谨慎,以免感染扩散。

(五)其他对症及支持疗法亦很重要。

八、预防

首先消灭马类鼻疽的流行。已证明受感染的马类,不论其症状有无,都应立即处死,并深埋。对污染的马厩杂物,应用含氯石灰等彻底消毒。曾与病马接触的马匹,应隔离观察3周。

对从事马匹工作的人,进行预防知识的教育。患者需隔离,分泌物、排泄物及换药的敷料纱布等均应彻底消毒。对疑似患者进行医学观察3周。从事鼻疽杆菌检验的实验室工作者,必须注意无菌操作与消毒,以防感染。

附:类鼻疽

类鼻疽(melioidosis)是由类鼻疽杆菌(P. Pseudomallei)所致的人畜共患病。人主要是通过接触含有致病菌的水和土壤,经破损的皮肤而受感染。临床表现复杂,有急性败血症者常伴多处化脓性损害,慢性者类似空洞型肺结核表现。病情一般较为严重,如不及时治疗,病死率甚高。

一、病原学

类鼻疽杆菌为革兰染色阴性、短卵圆形或细长多形态的杆菌。常见两极浓染,无芽孢,无荚膜,单端丛毛,有动力,为需氧菌,在普通培养基上生长良好。培养48 h后,菌落呈棕黄色,培养物有强烈的霉臭味。此菌可产生两种不耐热毒素,即坏死性毒素(煮沸4 min灭活)和致死性毒素(煮沸15 min灭活)。类鼻疽毒素具有免疫原性。

类鼻疽杆菌在外界环境中的抵抗力较强,在水和土壤中可存活1年以上。

加热56℃ 10 min可将其杀灭。各种消毒剂常用浓度能迅速杀灭本菌,但苯酚和甲酚皂溶液的杀菌效果不理想。一般选用5%的氯胺-T作为常规的消毒剂。

二、流行病学

类鼻疽杆菌主要是热带地区土壤和死水中的常住菌,特别多见于稻田中,主要流行于东南亚和澳大利亚北部等热带地区。

(一)传染源　主要是流行区的水和土壤,类鼻疽伯克菌在流行区的水或土壤中是一种常居菌,可以在外界环境中生长,不需要任何动物作为它的贮存宿主。动物作为传染源的意义不大。

(二)传播途径　人接触染菌的水或土壤,病菌经皮肤损伤处进入人体,为主要的传播途径。食入、鼻孔滴入或吸入病菌污染物也可致病。一般不会发生节肢动物源性感染。

(三)易感人群　人普遍易感。新近进入疫区、糖尿病、酒精中毒、脾切除、艾滋病病毒感染等为易感因素。男性患者多于女性患者,可能与职业有关。

三、发病机制与病理改变

病原菌从皮肤破损处进入人体后,迅速在局部形成结节,侵入血循环而发展成败血症,累及全身组织和器官,尤以肺、肝、脾和淋巴结最为常见。急性感染时,主要病变为多发性小脓肿形成,病灶外周有出血。慢性感染时,病灶中心可见干酪样坏死、单核细胞和浆细胞浸润、肉芽组织形成等。

四、临床表现及分型

潜伏期一般为3～5 d,偶可有感染后数月、数年,甚至长达20年后发病,即所谓的"潜伏型类鼻疽"。此类病例常因外伤或其他疾病而诱发。临床上可有急性败血型、亚急性型、慢性型及亚临床型4种。

(一)急性败血型类鼻疽　起病较急,寒战、高热,并有气急、肌痛,同时出现肺、肝、脾及淋巴结脓肿形成的症状和体征。特别以肺脓肿最为多见,好发于肺上叶并可累及胸膜,此时患者多有咳嗽、胸痛、咯血性或脓性痰,胸部可闻及干、湿啰音及胸膜磨擦音,并有肺实变及胸膜积液体征。肺部病灶融合成空洞。其他尚有腹痛、腹泻、黄疸、肝脾肿大及皮肤脓疱等。

(二)亚急性型　多数是急性感染消退后而形成多处化脓性病灶

的症状与体征。常见有肺脓肿、脓胸及肺炎,其次为心包积液、骨髓炎、脾脓肿、肝脓肿、前列腺炎及皮下或软组织脓肿等。

(三)慢性型　病程达数年。常由于脓肿溃破后造成瘘管,长期不愈。典型病例以肺上叶空洞性病变为主,颇似结核病,在漫长的病程中,患者常有间歇性发热、咳嗽、咯血性或脓性痰,消瘦及衰弱等。

(四)亚临床型　流行区有相当数量的人群,临床症状不明显,血清中可测出特异性抗体。

五、实验室和X线检查

(一)血象　大多有贫血。急性期白细胞总数增加,以中性粒细胞增加为主。

(二)病原学检查　取患者的血液、痰、脑脊液、尿、粪便、局部病灶及化脓性渗出物做细菌培养或动物接种,以分离类鼻疽杆菌。

(三)血清学检查　对本病的诊断有较大价值。常用的有:

1. 间接血凝试验:效价在1∶40以上为诊断的临界值。

2. 补体结合试验:效价在1∶8以上才有诊断意义。发病1周即可出现抗体,4~5周阳性率可达90%以上,抗体效价可保持1年左右,但特异性较差。

3. 酶联免疫试验:把现已分离到的相对分子量为19 500抗原或2 000 bp片段的特异性抗原用于间接酶联免疫吸附试验,敏感性和特异性均较高,达90%以上。

(四)胸部X线检查　可有肺炎、肺化脓症、化脓性胸膜炎等征象。

(五)尿中类鼻疽杆菌抗原检测

1. 胶乳凝集试验:快速检测尿中的细菌抗原,方法简单,特异性强。但灵敏性较差。

2. 酶联免疫吸附试验:灵敏度和特异度分别为81%和96%。

六、诊断

本病的分布有严格的地区性,患者大多有接触受染史,对于任何不能解释的化脓性疾病(特别是空洞性肺部疾患)或发热性疾病,都应考虑有类鼻疽的可能。尤其是出现下列表现:

1. 暴发性呼吸衰竭。

2. 多发性小脓疮或皮肤坏死、皮下脓肿。

3. X线检查表现为肺结核而又不能分离出结核杆菌时,均应考虑该病。病原学检查及血清学反应对本病有确诊意义。

本病在急性期应与伤寒、疟疾、葡萄球菌肺炎相鉴别。在亚急性期或慢性期应与结核病相鉴别。

七、治疗

患者立即隔离。抗菌治疗最好根据药敏实验,要及早应用,疗程要足,常需联合用药,尤其对急性败血型病例必须采取强有力的治疗措施。推荐第三代头孢菌素与其他有效抗菌药物联用,可选用头孢他啶2~4 g/d加复方磺胺甲噁唑4~6片/d;头孢曲松2~4 g/d或头孢噻肟3~4 g/d加阿米卡星0.4~0.8 g/d。疗程一般30~90 d。亚急性或慢性病例的抗菌药物剂量是急性期的半量,但给药时间要更长些,并应根据抗菌药的不良反应,适当加以调整。

有脓肿者应外科切开引流,对内科治疗无效的慢性病例,可采用手术切除病变器官。

八、预防

目前尚无理想的预防方法。主要防止污染本菌的水和土壤经皮肤、黏膜感染。

在可能染菌的尘土条件下工作,应戴好防护口罩。患者及病畜的排泄物和脓性渗出物应彻底消毒。疫源地应进行终末消毒,并采取杀虫和灭鼠措施。疑似受染者应进行医学观察2周。从疫源地进口的动物应予以严格检疫。

(王 怡)

第十八节 麻风(病)

麻风病(leprosy)在世界上流行甚广,我国则主要流行于广东、广西、四川、云南以及青海等省、自治区。本病在我国流行已有2 000多年历史,长期以来被视为可致畸残和难以治愈的疾病。新中国成立以后50多年来,尤其近20多年来,由于政府的重视、关怀以及科学的进步,该病已成为可防可治的疾病。20世纪80年代初我国政府提出了力争在20世纪末实现基本消灭麻风病的奋斗目标。1991年5月,第44次世界卫生大会(WHA)通过了全球在2000年消除麻风病公共卫生问题的决议,我国政府也做出了承诺。

麻风病是由麻风分枝杆菌(Mycobacterium leprae,简称麻风杆菌)引起的一种慢性接触性传染病。主要侵犯皮肤、黏膜和周围神经,也可侵犯深部组织和器官,皮肤和鼻黏膜是麻风杆菌进入体内的主要途径。宿主的免疫状态决定是否发病以及感染的临床类型。基于机体的免疫状态可将麻风病分为五型和一未定类,为了便于治疗,又将其分为多菌型和少菌型两类。

一、病原学

(一)形态　麻风杆菌是麻风的病原菌,在细菌学分类的位置是细菌门、繁殖菌纲、放线菌目、分枝杆菌科、分枝杆菌属。从染色特性方面,麻风菌和结核杆菌一样,是一种抗酸菌。麻风菌的形态和结核菌相似,菌体呈短小棒状或稍弯曲,长约2~6 μm,宽约0.2~0.6 μm,无鞭毛、芽孢和荚膜。抗酸染色呈红色,革兰染色和荧光染色呈阳性。麻风杆菌的细胞壁结构和成分较为复杂,本菌细胞壁中存在真菌酸(mycolicacid),可能与抗酸性有关。细胞壁富含脂质及大分子物质,分内、中、外层。内层为电子致密的黏肽(peptidoglycan);中层主要含酚糖脂(phenolic glycolipid,PGL-I)和真菌-阿拉伯半乳聚糖(mycoly-arabinogalactan)衍生的酰基链,呈电子透明区;外层主要由多糖组成。这些成分与细菌的致癌性和激发人体免疫反应有一定的关系。

(二)外界抵抗力　麻风杆菌是一种专性的细胞内寄生菌,在缺乏活组织条件下不能长期存活,在自然干燥环境下只能存活2~9 d,在0℃条件下可活3~4周,强阳光照射2~3 h便丧失繁殖能力,煮沸8 min可灭活。常用的消毒方法如煮沸、高压蒸气灭菌、2%氢氧化钠、75%乙醇、2%碘酊、0.5%~1.0%甲酚皂溶液或漂白粉均能很快将其杀灭。

(三)体内分布和排出　麻风杆菌主要侵犯并生存于皮肤、黏膜、周围神经、淋巴结和单核吞噬细胞系统,可通过以下部位排出体外:①黏膜:包括鼻黏膜和喉黏膜,特别是瘤型麻风鼻分泌物中含有大量的麻风杆菌；②皮肤：麻风患者的皮损，特别是瘤型麻风皮肤结节破溃后形成的溃疡可以排出大量麻风杆菌；③其他：如乳汁、汗液、泪液、精液及大小便等分泌物，但含菌量较少。

（四）人工培养和动物接种　人工培养迄今尚未成功。麻风杆菌不能体外培养，使该菌表型鉴定困难。近年来报道播散型多菌性麻风也可在新生大鼠、裸鼠、黑长尾猴、狨猴及非洲绿猴复制成功。

二、流行病学

（一）传染源　麻风患者是本病的唯一传染源，其中瘤型和界线类患者传染性最强。患者的鼻、口分泌液，汗液、泪液、乳汁、精液及阴道分泌物中均可检测出麻风杆菌，具有传染性。

（二）传播途径　麻风杆菌主要是通过破损的皮肤和呼吸道进入人体。通常认为主要传染方式是患者的分泌液或皮肤病变处排出的麻风杆菌感染他人，一般认为是通过长期的直接接触，但间接接触如通过衣服、用具可能也起一定作用。麻风杆菌侵入体内后，先潜伏于周围神经的鞘膜细胞或组织内的巨噬细胞内，受染后是否发病以及发展为何种病理类型，取决于机体的免疫力。对麻风杆菌的免疫反应以细胞免疫为主，机体感染麻风杆菌后，部分受感染者虽然可产生特异性抗体，但抗体对抑制和杀灭麻风杆菌似乎不起重要作用。在细胞免疫力强的状态下，麻风杆菌将被巨噬细胞消灭而不发病；反之，麻风杆菌得以繁殖，引起病变。本病的潜伏期长达 2～4 年，但也有在感染数月后发病者。

（三）易感人群　人类对麻风杆菌的易感性很不一致，发病有两个高峰，即 10～20 岁和 30～60 岁，2 岁以下的婴幼儿及 70 岁以上的老年人很少发病。成人中瘤型麻风多见于男性，男女比例为 2:1～3:1。

（四）流行与分布　麻风为全球性分布，但发病率最高的地区是亚洲及非洲，全球 80% 病例发生于印度、缅甸、印度尼西亚、巴西和尼日利亚。患病率一般与国民收入成反比。1997 年世界卫生组织统计全球麻风病例为 115 万，其中 95% 以上发生于发展中国家。1950～1997 年，我国累计登记发现 49 万名麻风患者。1995 年末，全国现症患者已降至 1 万名以下。麻风在我国分布不均，沿海及西南地区为高流行区，华中为中流行区，西北为低流行区，北方及华北为非流行地区，其中以广东省发现的病例最多，占全国20%。

三、发病机制与病理改变

麻风杆菌侵入人体内发病与否，以及发病后病理演变过程、临床表现等均取决于人体对麻风杆菌的免疫力。对麻风杆菌具有强免疫力者，虽受感染可不发病或发病后能自愈，即使发病也属结核样型。对麻风杆菌缺乏免疫力者，感染后表现为瘤型，传染性较强。Ridley及Jopling(1968年)根据免疫学及组织病理学表现将麻风分为五类，即结核样型(TT)、界线类偏结核样型(borderlin-tuberculoid，BT)、中间界线类(BB)、界线类偏瘤型(borderline-lepromatous，BL)及瘤型(LL)。TT、LL型在临床及组织病理学方面都较恒定，中间界线类可能向两极转化。

麻风的病理变化可从TT型麻风的迟发型超敏反应性肉芽肿，到LL型麻风的弥漫性淋巴细胞性皮肤浸润伴有麻风细胞。组织学改变随免疫应答而变化，抗酸杆菌数目随免疫性降低而增多。真皮及外周神经病变最为突出，但也可在眼、喉、口腔、淋巴结、脾、骨髓、肝、肾上腺及睾丸等处引起损害。中枢神经系统、心脏、肺及胃肠道一般不受侵犯。

(一)结核样型　本型最常见，约占麻风患者的70%，因其病变与结核性肉芽肿相似，故称为结核样麻风。本型特点是患者有较强的细胞免疫力，因此病变局限化，病灶内含菌数量极少，不易被发现。病变发展缓慢，传染性低。主要侵犯皮肤及神经，很少侵入内脏。

1.皮肤：病变多发生于面、四肢、肩、背和臀部皮肤，呈境界清晰、形状不规则的斑疹或中央略下陷、边缘略高起的丘疹。镜下，病灶为类似结核病的肉芽肿，散在于真皮浅层，有时病灶和表皮接触。肉芽肿成分主要为类上皮细胞，偶有Langhans巨细胞，周围有淋巴细胞浸润。病灶中央极少有干酪样坏死，抗酸染色一般不见抗酸菌。因病灶多围绕真皮小神经和皮肤附件，故引起局部感觉减退和闭汗。病变消退时，局部仅残留少许淋巴细胞或纤维组织，炎性细胞可完全消失。

2.周围神经：最常侵犯耳大神经、尺神经、桡神经、腓神经及胫神经，多同时伴有皮肤病变，纯神经麻风而无皮肤病损者较少见。神经变粗，镜下有结核样病灶及淋巴细胞浸润。和皮肤病变不同的是神经的结核样病灶往往有干酪样坏死,坏死可液化形成所谓“神经脓肿”。病变恢复阶段类上皮细胞消失,病灶纤维化,神经的质地因而变硬。神经的病变除引起浅感觉障碍外,还伴有运动及营养障碍。严重时出现鹰爪手(尺神经病变使掌蚓状肌麻痹,使指关节过度弯曲、掌指关节过度伸直所致)、垂腕、垂足、肌肉萎缩、足底溃疡以至指趾萎缩或吸收、消失。在有效的防治措施下,上述肢体改变已不复见到。

(二)瘤型 本型约占麻风患者的20%,因皮肤病变常隆起于皮肤表面,故称瘤型。本型的特点是患者对麻风杆菌的细胞免疫缺陷,病灶内有大量的麻风杆菌,传染性强,除侵犯皮肤和神经外,还常侵及鼻黏膜、淋巴结、肝、脾以及睾丸。病变发展较快。

1. 皮肤:初起的病变为红色斑疹,以后发展为高起于皮肤的结节状病灶,结节境界不清楚,可散在或聚集成团块,常溃破形成溃疡。多发生于面部、四肢及背部。面部结节呈对称性,耳垂、鼻、眉弓的皮肤结节使面容改观,形成狮容(facies leontina)。

镜下,病灶为由多量泡沫细胞(foamy cell)组成的肉芽肿,夹杂有少量淋巴细胞。泡沫细胞来源于巨噬细胞,在吞噬麻风杆菌后,麻风杆菌的脂质聚集于巨噬细胞质内,使后者呈泡沫状。抗酸染色可见泡沫细胞内含多量麻风杆菌,甚至聚集成堆,形成所谓麻风球(globus leprosus)。病灶围绕小血管和附件,以后随病变发展而融合成片,但表皮与浸润灶之间有一层无细胞浸润的区域,这是结核样型麻风所没有的。由于患者对麻风杆菌的细胞免疫缺陷,病灶内不出现类上皮细胞,淋巴细胞也很少。经治疗病变消退时,麻风杆菌数量减少,形态也由杆状变为颗粒状,泡沫细胞减少或融合成空泡,纤维组织增生。最后病灶消退仅留瘢痕。

2. 周围神经:受累神经也变粗。镜下,神经纤维间的神经束衣内有泡沫细胞和淋巴细胞浸润,抗酸染色可在泡沫细胞和 Schwann 细胞内查得多量麻风杆菌。晚期神经纤维消失而被纤维瘢痕所代替。神经病变的临床表现和结核样型相似。

3. 黏膜:鼻、口腔,甚至喉和阴道黏膜均可受累,尤以鼻黏膜最常发生病变。

4. 脏器:肝、脾、淋巴结和睾丸等脏器常被瘤型麻风累及,可伴有肝、脾和淋巴结的肿大。镜下皆见泡沫细胞浸润。睾丸的曲细精管如有泡沫细胞浸润,可使精液含有麻风菌而通过性交传染他人。

(三)界线类　本型患者免疫反应介于瘤型和结核样型之间,病灶中同时有瘤型和结核样型病变,由于不同患者的免疫反应强弱不同,有时病变更偏向结核型或更偏向瘤型。在偏瘤型病变内有泡沫细胞和麻风菌。

(四)未定类　本类是麻风病的早期、过渡期改变,病变非特异性,只在皮肤血管周围或小神经周围有灶性淋巴细胞浸润。抗酸染色不易找到麻风菌。多数病例日后转变为结核样型,少数转变为瘤型。

四、临床表现及分型

麻风的潜伏期通常为 2 ~5 年,最短者仅 3 个月,长者可达 26 年。麻风的临床表现轻重不一,可以是单纯的自愈性无症状皮疹,也可以是进行性破坏性疾患。感觉丧失性皮肤损害、外周神经肿大及皮肤破损处涂片有抗酸杆菌是麻风的三个基本特点,任何一项阳性即表示可能患麻风。本病的体征及症状主要来自三个相互的过程:麻风杆菌的生长及播散、宿主免疫应答及神经受损、但麻风的主要症状仍表现在皮肤和外周神经两方面。

(一)麻风的皮肤损害　形态多样化,有斑疹、丘疹、斑块、浸润、水疱、溃疡及萎缩等。皮肤附件如毛发、眉毛可脱落,汗腺和皮脂腺可被破坏。

(二)外周神经症状　受累的外周神经可呈梭状、结节状或均匀粗大,有痛感或压痛,有时可出现干酪样坏死、纤维性变及钙化。常被侵犯的外周神经干有尺、耳大、正中、腓总、眶上、面、桡及胫神经等。由于神经受累,可出现下列功能障碍:

1. 浅感觉障碍:温觉障碍出现最早,痛觉障碍次之,触觉障碍最晚。

2. 运动障碍:是由肌肉萎缩或瘫痪所致。

3. 营养性障碍:乃调节血管舒缩的自主神经受累,可造成血供不足,皮肤干燥萎缩,易产生水疱和溃疡,指甲增厚失去光泽、易破裂,肌肉萎缩,手足骨质疏松。

4. 循环障碍:出现手足发绀、温度降低或肿胀等。

（三）临床类型及其演变

1. 结核样型麻风(TT)：临床上本型较多见，损害常局限于外周神经和皮肤。皮损为红色斑疹、红色或暗红色斑块，呈圆形或不规则形，边缘清，表面干燥无毛，有时有鳞屑，局部感觉障碍出现早且明显。

2. 界线类偏结核样型麻风(BT)：常见皮损为斑疹、斑块和浸润性损害，基本特点似结核样型，但损害多发。典型皮损中央有明显的“空白区”，周围常有小的卫星状损害，周围神经损害多发，皮损感觉障碍明显。

3. 中间界线类麻风(BB)：典型皮损为斑疹与浸润性的双型损害，基本皮损呈多形性和多色性。可见有特征性的倒碟状、靶状或卫星状损害。面部皮损呈蝙蝠状者，称“双型面孔”。皮损大小不一，数量较多；神经损害多发，但不对称。皮肤与神经的损害和功能障碍介于结核样型和瘤型之间。中间界线类麻风可向结核样型或瘤型麻风转化。

4. 界线类偏瘤型麻风(BL)：皮损有斑疹、斑块、结节和弥漫性浸润等，分布广泛，不完全对称，少数皮损边缘可见。有的弥漫性浸润中央可见空白区。浅神经肿大，多发但不对称。晚期患者皮损融合成片，面部深在性浸润可形成“狮面”，鼻中隔溃疡或鞍鼻。病变还可以侵犯内脏。

5. 瘤型麻风(LL)：早期瘤型皮损多为斑疹，呈淡红色或浅色，边缘模糊，形小数多，分布对称。无明显感觉障碍和闭汗，可有痒和蚁行感等感觉异常。病程长者可出现温觉、痛觉迟钝。

中期瘤型可出现斑疹、弥漫性浸润和结节等损害，边缘不清，表面光亮呈多汁感，分布广泛，局部可出现轻度浅感觉障碍。

晚期瘤型麻风弥漫性浸润更加明显且向深层发展，体表皮肤绝大部分都有浸润。面部皮肤弥漫增厚，额、颞部皮纹加深，鼻唇肥厚，耳垂肥大。四肢和躯干广泛深在性浸润，有明显的感觉障碍与闭汗。

神经损害早期不明显，摸不到神经粗大。中晚期可出现广泛而对称的神经干粗大，可导致严重的残废畸形。

早期眉毛外侧对称性稀疏。随着病程的进展，眉毛、睫毛都可全部脱光。头发等也可逐渐脱落。

黏膜损害出现早而明显,中晚期常有淋巴结、睾丸、眼球及内脏损害。

6. 未定类麻风(I):为麻风病的早期阶段,常见少量斑疹,多为浅色,少数淡红色,边缘清楚或不清楚,有不同程度的浅感觉障碍。

7. 麻风反应:麻风反应(lepra reaction,LR)是在麻风病的慢性过程中,突然出现症状活跃,急性或亚急性变,皮损和神经损害加剧,或出现新的损害,伴发热、全身不适、关节酸痛等全身症状的一种变态反应性现象。

(1) Ⅰ型麻风反应:全身症状轻微,主要表现为皮肤症状和神经症状。①皮肤表现:原有皮损部分或全部活跃,皮疹变红,充血水肿,高出皮面,局部发热。损害向周围扩大,消退时常有脱屑。剧烈反应时可发生坏死,破溃后形成溃疡,愈合后遗留新瘢痕。反应时可在原有皮损附近或其他部位出现新的皮损。②神经症状包括:常见的潜神经干反应,表现为突然神经粗大、疼痛、夜间尤甚,触痛明显。严重者可发生神经脓肿。神经炎可引起各种神经功能障碍,造成畸形残疾。

(2) Ⅱ型麻风反应:最常见的为麻风结节性红斑(ENL)。ENL发生快,消退也快;小如花生米,大如鸡蛋,数目少者1~2个,多者数百个,半球状,高出皮肤表面;开始色鲜红,快者1~2 d,慢者1~2周颜色逐渐消退,消退后留有一色素斑。坏色性结节性红斑消退后往往留下明显的瘢痕。

五、实验室检查

(一)麻风杆菌检查　在皮肤黏膜活动病变上取材,刮取病变处组织液涂片,进行抗酸染色。瘤型麻风菌量最多,界线类偏瘤型次之,中间界线类和界线类偏结核样型菌量逐渐减少,结核样型查菌阴性,未定类一般也呈阴性。

(二)麻风菌素试验　麻风菌素试验是测定机体对麻风杆菌抵抗力的方法,它可部分反映机体对麻风杆菌细胞免疫反应的强弱和有无。在前臂屈侧皮内注射粗制麻风菌素0.1 mL,48 h后注射处有浸润性红斑,根据红斑直径判断阳性程度。注射后21 d观察晚期反应,有无浸润性结节及破溃。早期反应反映机体对麻风杆菌的敏感性,晚期反应表示机体对麻风杆菌的特异性细胞免疫反应的能力。结核样型麻风晚期反应强阳性,界线类偏结核样型和未定类次之,而其他几型的晚期反应均阴性。

(三)麻风杆菌抗体的血清学检测　荧光抗体吸收试验(FLA-ABS)。酶联免疫吸附试验、放射免疫试验等。可协助诊断麻风杆菌的感染,特别是亚临床感染。

(四)组胺试验　用来测试皮肤末梢神经是否受累。

(五)出汗功能试验　测定发汗功能是否正常,判断汗腺是否受累。

(六)立毛肌功能试验　用于测定支配立毛肌的神经功能是否正常。

(七)分子生物学技术　随着分子生物学技术应用于临床,PCR技术也被迅速应用于麻风病的诊断。应用麻风杆菌特异核酸探针,以点印迹杂交可分析活检组织中的麻风杆菌。

六、诊断

根据下列的四项表现,符合其中两项方可诊断麻风病。

(一)感觉障碍　感觉障碍是麻风病常见而出现较早的一种表现。早期麻风有时只有轻度温觉迟钝,而痛觉及触觉正常;一般无深感觉障碍;体检时应注意麻木区皮肤的色调、光泽,是否闭汗;认真检查麻木区周围及其附近有无粗大的皮神经。触诊时如果麻木区发生疼痛,常常提示附近有发炎的神经。

(二)周围神经粗大　周围神经粗大是麻风病的特征,但神经鞘瘤、多发性神经纤维瘤及进行性增殖性间质性神经炎也伴有神经粗大。值得注意的是有些麻风患者仅有皮损而无神经粗大。

(三)皮损内查到麻风杆菌　这是诊断麻风的有力证据。早期瘤型麻风皮损不典型,感觉障碍及神经粗大均不明显,故查菌尤为重要。应注意单纯鼻黏膜查菌的结果有时不能作为诊断依据,因为鼻腔内有其他抗酸杆菌的污染。

(四)组织病理学依据

1. 病变中有典型的麻风杆菌和麻风细胞。

2. 神经组织内有结核样肉芽组织变化。

3. 检查发现麻风杆菌。

七、鉴别诊断

（一）皮肤病　主要皮肤病鉴别有结节病、环状肉芽肿、寻常狼疮、结节性红斑等。与麻风皮疹相似的皮肤病甚多，主要鉴别要点如下：

1. 多数皮肤病有痒感，无麻木汗闭。

2. 浅神经不粗大。

3. 麻风杆菌检查阴性。

（二）神经系统疾病　麻风病与一般神经系统病的主要不同是，麻风病有皮损合并存在，常有浅神经粗大。结合病史、查菌及组织病理检查不难鉴别。易与麻风病混淆的常见神经系统疾病有：

1. 股外测皮神经炎。

2. 非麻风性周围神经炎。

3. 进行性增殖性间质性神经炎。

（三）其他　如类风湿性关节炎、骨髓空洞症、进行性肌营养不良症、周围神经外伤及面神经麻痹等。

八、治疗

对于麻风病的治疗，应采取早期、及时、足量、足程、规则治疗的原则。及时正确处理麻风反应。注意防止耐药性产生，一般采用数种化学药物联合，在达到临床治愈后，应给予巩固治疗防止复发。

（一）联合化疗（multidrug therapy，MDT）　即采用两种或两种以上作用机制不同的有效化疗药物治疗。一般必须包括强力杀菌药利福平。标准的 WHO 推荐的联合化疗方案是：

1. 多菌型麻风（包括 BB、BL、LL 及皮损查菌阳性的 IL 和 BT）

（1）成人：利福平：口服，每次 600 mg，每月 1 次监督服用。氯法齐明：每次 300 mg，每月 1 次监督服用，并每次 50 mg，1 次/d，自服。氨苯砜每次 100 mg，1 次/d，自服。

（2）小儿（10～14 岁）：利福平：每次 450 mg，每月 1 次监督服用。氯法齐明：每次 200 mg，每月 1 次监督服用；每次 50 mg，1 次/2 d，自服。氨苯砜 每次 50 mg，1 次/d，自服。

治疗期限至少 2 年，如有可能应治疗到细菌指数阴性。

2. 少菌型麻风（皮肤涂片查菌阴性者，包括 IL、TT、BT）

(1)成人:利福平体重超过 35 kg 者,每次 600 mg,每月 1 次监督服用;体重低于 35 kg 者,每次 450 mg,每月 1 次,监督服用。共监督服用 6 个月。氨苯砜每次 100 mg,1 次/d,自服 6 个月。

(2)小儿:应按体重适当减少。治疗期限应持续至利福平监督服用 6 个月。

(二)麻风反应的治疗　除严重反应外,一般不必停用抗麻风药。应及时治疗,去除诱因。

1. 雷公藤(Tripterysium Wilfordiihook F):生药 15 ~ 30 g/d,文火水煎 2 次,每次 1 h,合并 2 次煎汁,分上下午 2 次内服。雷公藤对两型麻风反应,特别是Ⅱ型麻风反应效果好。此药的不良反应为白细胞减少和胃肠道反应,故服药期间应定期检查血象。

2. 沙利度胺(酞咪哌啶酮,thalidomide):1965 年开始用以治疗麻风反应。此药对第Ⅱ型麻风反应疗效好。但此药对Ⅰ型麻风反应无效。剂量 200 ~ 400 mg/d,症状控制后,控制量 50 ~ 100 mg/d。此药不良反应有头晕、踝部水肿。因可产生畸胎,故育龄妇女患者应慎用,孕妇禁用。

3. 皮质类固醇:小量至中量激素,如泼尼松初用剂量一般 30 ~ 40 mg/d,分 3 ~ 4 次口服,反应缓解后逐渐减量直至停药。维持 3 ~ 5 个月。在减量过程中或停药后常常出现症状反跳现象,有的患者甚至长期依赖皮质类固醇,以致产生严重的不良反应,故不可滥用。

4. 氯法齐明:治疗麻风反应时应从大剂量开始,200 ~ 400 mg/d,当反应控制后缓慢减量。不良反应有皮肤红染、色素沉着、皮肤干燥、恶心、呕吐及嗜睡等。一般较容易耐受。

5. 锑剂:一般用 1% 酒石酸锑钾溶液静脉注射,每日或隔日 1 次,每次 3 ~ 6 mL,5 ~ 6 次为 1 疗程。也有用斯锑墨克治疗麻风反应者。锑剂治疗麻风反应效果较好,但要注意安全,对心、肝功能不全者忌用。

6. 其他:普鲁卡因封闭疗法、大量维生素 C 静脉注射,抗组胺药物、抗疟药(氯喹 150 mg,3 次/d 口服)、硫酸镁、钙剂、非激素类抗炎药(氟芬那酸、吲哚美辛等)、砷剂和少量输血等均可用以治疗麻风反应。严重的神经炎在药物疗法无效时,可用神经松解术。

(三)巩固治疗　在达到临床治愈标准后,瘤型和界线类应继续巩固治疗5年以上，而结核样型应继续巩固治疗不少于3年。

（四）疗效评价

1. 治愈：症状和体征消失，皮损完全消退，连续一年内查菌4次阴性。

2. 好转：症状和体征改善，皮损消退75%以上，治疗后第一次查菌阴性。

3. 未愈：症状和体征无改善，皮损无变化。

麻风病虽然病死率不高，但死亡病例的报道并不少见。常见的影响为导致患者肢体残废和畸形，使其丧失劳动力。麻风病可发生在任何年龄，男女均可发病。此外，麻风既不胎传，也不遗传。患了麻风病，必须抓紧早期防治，本病目前的治疗药物和方法，其治愈率还是较高的。有些人对麻风患者存在歧视与恐惧心理，致使一些患者讳疾忌医，隐瞒病情，躲避检查，而耽误了早期发现、早期治疗的时机。其它如接触患者使用过的衣物和日用品而被传染的机会是很少见的。现在国内外对麻风患者大多采取在家庭或门诊接受治疗，我国也提倡非住院治疗，主要由各市、县的慢性病防治所负责诊治。目前在治疗方法上，采用多种药物联合化疗，提高疗效，缩短疗程，防止耐药，可很快地消除传染性。经过系统正规治疗，麻风病可以治愈。

九、预防

（一）建立麻风病防治网　在麻风病流行区大力宣传，普及麻风防治知识，开展流行病学调查，力争早发现、早治疗。

（二）定期体检　对流行区小儿、患者家属及密切接触者应定期体检，必要时预防性用药或接种卡介苗。

（胡东胜）

第十九节　百日咳

百日咳（pertussis）是小儿多发的呼吸道急性传染病，病原为百日咳鲍代杆菌，典型的病例其特征为一连串反复的痉挛性咳嗽，接着突然的强力吸气（哮吭 whoop）或有时以呕吐而结束。婴儿患者可以不出现痉挛性咳嗽，表现窒息发作。治疗上还只能做到缩短病程，所以仍难满意。

一、病原学

百日咳杆菌属鲍代菌属，共有四种杆菌。a. 百日咳杆菌；b. 副百日咳杆菌（B. parapertussis）；c. 支气管败血性杆菌（B. bronchiseptica）；d. 鸟型鲍代菌（B. ARIAM）。百日咳杆菌是本病的主要病原。b. c. 所致的病例仅占少部分，临床不易区分。人工培养极不容易，直至1906年才被法国细菌学家 Bordet 与 Gengou 自早期患儿痰内分出，其特制之培养基即称为 Bordet 与 Gengou（薄-姜）培养基（内含甘油、马铃薯、血液琼脂），在发病初期，利用上述培养基，当小儿咳嗽时可以采用咳碟法及深部鼻咽拭子培养，可分离出细菌，其阳性率可达70%以上。本菌不侵犯下呼吸道，主要存在于急性期的上呼吸道黏膜分泌物中。

革兰染色阴性，为细小卵圆形，无鞭毛，不能活动，亦不产生芽孢，难染色，光滑型（R）的具有荚膜。此菌对自然因素的抵抗力很弱，离开人体很快死亡，一般室内温度下可活 2 h，阳光直接照射 1 h，或在 55℃ 以下 30 min 即可灭活，对紫外线很敏感，普通消毒剂都能杀灭。

百日咳杆菌具有多种抗原物质。

（一）凝聚原（agglatimogen）　为百日咳杆菌外膜蛋白中的一种成分，为保护性抗原。

（二）丝状血凝素（fikawentou kemaglutmin FHA）　也称附着因子。可诱导保护性抗体的产生，为研制疫苗重要的抗原成分。

（三）外膜蛋白（pertactin，PRN）　又称百日咳杆菌黏附素，是一种保护性抗原，可诱生细胞免疫和体液免疫应答。

以上三种抗原成分对百日咳杆菌黏附于呼吸道上皮细胞的过程起重要作用。

（四）毒素

1. 百日咳毒素（pertussis，PT）：也称百日咳外毒素，是一种蛋白质，存在于百日咳杆菌的细胞壁中，在介导百日咳杆菌黏附于纤毛上皮细胞中起作用，促使淋巴细胞增多。

2. 内毒素(endotoxin,ET):为耐热的脂多糖,此毒素能引起发热及痉咳等症状。

3. 气管细胞毒素(tracheal cylotoxin. TCT):能特异损害气管纤毛上皮细胞,使之变性坏死。

4. 腺苷酸环化酶毒素(adenglate cyclase toxin ACT):激活腺苷酸环化酶,而损害中性粒细胞和巨噬细胞的杀菌活力,使百日咳杆菌持续感染。此外尚有非保护性抗体的不耐热毒素(heat labile toxin ALT)。

二、流行病学

(一)传染源　传染源为百日咳患者,无带菌者,患儿在初期传染性极强,做细菌学培养时有 90% ~100% 培养阳性,痉挛期的第二周有 60% ~70% 为阳性,第三周 30% ~50% 阳性,第四周只有 10% 为阳性,至第六周末,虽有阵咳但无传染性,恢复期无带菌现象。在青少年、成年人中较长期咳嗽者中 10% ~32% 为百日咳杆菌引起的。在这些人群中症状不典型者往往成为小儿百日咳流行的传染源。

(二)传播途径　百日咳杆菌通过飞沫传播,易感者吸气时,含病原菌的飞沫直接进入呼吸道,间接通过物品其可能传播之机会很小,所以消毒要求不严,这些是与百日咳杆菌对外界抵抗力不强或其严格的寄生特性相一致的。

(三)易感人群　人体对于百日咳的易感普遍,但比麻疹的易感性为低,85% 为学龄前小儿患病,但特别易侵犯年幼儿,生后最初几天的小儿也不能完全幸免,编者曾诊治最小者生后 14 d,患过一次百日咳后有较稳固的免疫力。接种疫苗不能产生长期而强的保护性,故应定期加强免疫接种。

(四)流行特征

1. 地理分布:世界各国均有此病,而在气温比较低的地区较少,一旦发病较重。

2. 季节性及周期性:百日咳在城市中有季节性升高之趋势,以冬春季多见。

3. 流行与生活条件的关系:生活居住拥挤有利于百日咳的传播,小儿集体生活机构传染率的高低取决于传染源是否能及时隔离,以及患儿与健康儿接触的密切程度。百日咳的传播速率不如麻疹快，生活条件可影响发病年龄及传染机会。

三、发病机制与病理改变

（一）发病机制　百日咳杆菌随飞沫到达易感者的呼吸道后在上呼吸道黏膜增殖，由于多种抗原物质，尤其在毒素的共同作用下除引起发热等症状外，细菌黏附于呼吸道黏膜上皮细胞中，使纤毛上皮细胞发生变形，坏死和脱落致使呼吸道的正常排异功能被破坏，宿主吞噬细胞功能受损细菌不能被清除。黏膜内神经末梢到大脑呼吸中枢与咳嗽中枢建立起一非条件反射，由于炎性细菌脓性渗出物大量积聚于气管、支气管内，不能顺利排除，而增加了对神经系统的刺激，因而出现了剧烈的痉挛性咳嗽，在大脑皮层产生强烈的兴奋灶-优势灶，这时呼吸道的任何非特异性的，如精神兴奋，紧张或受了煤气味、辣味等刺激，甚至受到其他轻微呼吸道以外的刺激时，就会引起频繁而剧烈的咳嗽，总之百日咳开始时无条件反射性咳嗽，而后渐渐变为条件反射性咳嗽。百日咳杆菌感染后，对宿主免疫功能也有明显地损害，通过对鼠的试验研究证实 CDT 细胞和 Th1 细胞分泌的细胞因子介导的免疫反应在百日咳杆菌感染中起主要保护作用。

（二）病理改变　因无并发症者很少死亡，所以单纯百日咳呼吸道之病理变化材料不多。黏膜发炎情况在会厌软骨间歇和气管、支气管的上皮病变最为显著，有程度不等的卡它性炎症可能延及所有支气管的黏膜，气管的表面有黏稠的黏液性物质堆积在气管的纤毛上，这是促成痉挛性咳嗽的主要原因，在支气管的中部和底部上皮有坏死及多性核的白细胞浸润，致使支气管周围发炎。

四、临床表现及分型

病初起时并无特殊症状，发病相当缓慢，因此潜伏期很难确定。潜伏期约为 7 ~ 10 d，最长 21 d。

（一）普通型　一般病程约为 6 ~ 8 周或更长，典型的百日咳表现为三个阶段：即卡它或炎症期，痉挛或阵咳期，减退或恢复期。每期持续的时间也颇有参差，常随病势之轻重和是否及时治疗等有所不同。此型多发生在 6 个月以上的小儿，现分述如下。

1. 卡它期或炎症期：在这时期中，起初是一两声干咳，无痰，病状几乎和普通感冒完全相同,故起病时不易发现,此期之症状偶有轻微发热,但在两三天后,体温和一般感冒现象都逐渐减退,而咳嗽仍不见减轻,此点恰与一般感冒相反,咳嗽通常在夜间发生,初很轻微,以后日见加重变为白天咳嗽也频繁,同时伴有打喷嚏,流鼻涕,流泪多,以及食欲、精神欠佳,此时检查,肺部无特殊所见,给予普通药物如化痰止咳剂及一般消炎类药物,并不能阻止病程的发展,在少数病例还可发生声音嘶哑。

2. 痉挛期或阵咳期:由普通感冒样的咳嗽转入痉咳期。咳嗽次数与严重情况日趋加重,痉挛性咳嗽常从夜里开始。在这时期内,气管和支气管的黏膜纤毛失去其向上运动以排出支气管内所分泌黏液的功能,所以这种黏液愈积愈多,妨碍了正常的呼吸。刺激传达大脑后即反射出强烈的痉挛性咳嗽来清除呼吸道的分泌物。表现为由一连串短促的,毫无间歇的咳嗽动作组成的,以后必然要吸一口长气,此时呼吸道上部发生痉挛,声门因而收窄,声带也随之紧张,大量空气通过这样一个变形的气道时,就发出一种特殊的高音声调,极像鸟啼声,称为"回钩"。因此,我国古代医学书籍中鹧鸪咳之名是很切合实际的。这种过程重复出现两三次甚至十几次,并一次比一次严重。初咳时仅面部潮红,微感不适,流涕,流泪,舌外伸,终至脸面发肿,颜色青紫,甚至括约肌松弛,大小便失禁。同时随着剧烈的咳嗽发作以后,前额皮下静脉怒张,充血,以及鼻黏膜、眼结膜等纤细血管破裂出血,还可能发生脱肛现象,咳嗽剧烈时,呼吸道所积聚的大量黏液脓性渗出物即由气管、支气管一涌而出,每次发作,大多以咳后呕吐而告终结,历时几十分钟,至数小时后,再重复发作。这种咳嗽通常没有诱因,但患者如遇各种外界刺激,如气温突变、咽部检查或吸入刺激性的烟味及其他患儿咳嗽等,常可诱发阵咳发作,阵发次数多数在痉挛期的第三周达到最高峰,每昼夜内平均阵发在10~15次之间,晚间阵发次数常比白天多。患儿在阵发咳嗽间歇期内的一般状况亦不尽相同。咳嗽不频繁且无并发症者,每次阵咳结束后,仍能照常饮食、游戏。反之,年龄幼小,身体虚弱,或阵咳频繁,在咳嗽间歇期也是面色苍白,甚至面部水肿,两唇发暗。本期病程轻者1周或2周,重者可达3周以上一般痉挛期约持续4~5周左右。

本期除咳嗽外，中枢神经系统、心血管系统和肺脏均有变化。

(1)呼吸系统：卡他期初期，叩诊、听诊无特殊变化，痉挛期时，部分患儿由于出现肺气肿，叩诊可呈鼓音，X 光所见，肺野透明度增加，膈肌穹隆部平坦，伴有肺气肿相，肺门纹理增强，具有网状或蜂窝状较粗之阴影。除肺气肿外可有纵隔气肿及颈部皮下气肿，也可出现肺不张，以右侧肺上中叶，左侧下叶为多见，也为合并肺炎之基础。

(2)心血管系统：部分患儿，颜面水肿，口唇发绀，皮肤发紫，四肢出现发绀及水肿，血压一般升高，心右界增大，血流速度减慢及毛细血管通透性受损，处于痉挛状态，诱发出血。

(3)神经系统：百日咳的咳嗽发作不一定均因毒素和细菌引起，也可因非特异性刺激引起。如以玩具、动作等诱导患儿时，能使患儿大脑皮层之兴奋灶转移，可抑制咳嗽的发生。

(4)消化系统：以腹泻，呕吐较多见，严重者易发生营养不良，手足搐搦症。剧咳时可引起血压增高、疝气及脱肛。检查口腔时，在已出牙之患儿可发现舌系带溃疡。

3. 恢复期：由第二期终止至完全不咳为止，阵发咳嗽的发作次数逐渐减少，持续时间也缩短，咳后回声也日见小时，而回复到普通支气管炎咳嗽的情况。此期约持续两三周，但亦能迁延不愈持续到半年以上，尤其在不断的患感冒或支气管炎时。

(二)窒息型　新生儿以及 6 个月以下之小儿，患百日咳时，缺乏上述典型之三个过程，通常卡它期缩短，有时甚至无卡它期的表现，在阵咳发作时，而无特殊之痉挛咳，咳嗽的动作快，间歇短往往在几声短促而声小的咳嗽后，出现呼吸停止，持续数秒至数分钟。第一次呼吸暂停，病儿可自行缓解，后随病情之发展，暂时性呼吸停止之时间延长，次数也在逐渐增多，越年小之婴儿常在每次咳嗽后即出现窒息，喉头壅痰，若不能及时吸痰并施行人工呼吸，往往会造成由窒息而死亡的危险。若伴发全身强直性痉挛和肺炎者，则病情更加恶化。人工呼吸下窒息时间可长达 40 min 之久，积极抢救自主呼吸多数仍能恢复。

五、诊断

在卡它期做出百日咳的诊断是较为困难的，当病程不典型，尤其是在生后最初几个月的小儿,诊断同样有困难。

(一)流行病学资料　患儿多系密切直接接触受感染,故应详细询问可疑之接触史,及预防接种史有助于诊断。

(二)临床症状　典型患者可依据痉挛性鸟啼声的阵咳,咳出黏痰和阵发后的呕吐,患者的特殊面貌,舌系带溃疡等很易诊断,但在早期或卡它期能了解到病期中发热减退,一般感冒症状不减轻,咳嗽反而频繁加剧,尤其昼轻夜重,而肺部检查缺乏物理征者,应想到百日咳之可能。无典型咳嗽及窒息患儿,根据接种史及白细胞增加、淋巴细胞占优势等特征,可做出临床诊断。

(三)实验室检查

1. 血象:白细胞和淋巴细胞虽在卡它期中已开始上升,平均白细胞总数约在 20×10^9/L 左右,淋巴细胞高达 60% ~80%,但升至有诊断价值时,往往已到痉挛期,因而用来作早期诊断有局限性。

2. 深部咽拭培养:据上海报道以鼻咽拭子培养,阳性率高达 90% 以上,鼻咽拭子必须确实插入鼻咽,留至 30 ~60 s,等待患儿咳嗽后取出后,立即大量涂在培养基上。不再用铂环划线分布,这些操作必须在清洁无尘土飞扬的室内进行。

上述两种方法皆应注意培养基免受其他细菌和空气的污染,培养基内最好含有 0.35 U/ mL 青霉素。培养愈早实行其阳性率愈高,发病第一周阳性率可达 59% ~98%,第二周为 53% ~79%,第四周不足 45%。依靠细菌培养,目前尚不能达到满意之效果。咳碟法也存在一定的缺点,如一岁以下婴儿与病程早期中不易获得成功,尤其杂菌多也影响阳性率。

3. 鼻、咽部涂片荧光抗体染色早期诊断百日咳:与荧光素(异硫氰基荧光黄)结合的抗血清,能特异地与相应抗原相结合,因而使该抗原具有荧光,借荧光显微镜而被检出,所需要时间短,数小时即可做出鉴定。要求:

(1)所用荧光血清必须与其他抗原无交叉反应。

(2)要熟悉病原菌的形态特征,而且要熟悉引起此种传染病可能有哪些细菌。

4. 血清学检查:留急性期和恢复期双份血清用凝集试验或补体

结合试验方法测特异性抗体。ELISA 法可测 IgM、IgG、IgA 抗体作为早期诊断依据。

5. 分子生物学检测:用 PCR 检测患儿鼻咽分泌物有百日咳杆菌 DNA,具有快速敏感特异的价值。

6. 嘌呤环化酶(AC)活性检测,其优点是快速、阳性率高,早期诊断有较大前途。

六、鉴别诊断

(一)百日咳在卡它期与其他疾病鉴别 此鉴别较困难,注意询问接触史,免疫接种史。咳嗽在夜间出现,白细胞有可能显著增多。

(二)副百日咳 由一种形态上与百日咳杆菌相同而抗原性不同的革兰阴性杆菌引起,也为鲍代杆菌属,两者无交叉免疫,副百日咳一般症状表现轻,缺乏典型浮肿面容,病程也短,潜伏期 6~15 d,但仅从临床症状轻重,百日咳与副百日咳很难鉴别,只有从病原学上区别。

(三)婴儿手足搐搦症与上呼吸道感染合并发生 与婴儿百日咳之不典型发作,缺乏痉挛性及带回钩之咳嗽,而以抽搐为主要表现者,应注意鉴别,详细查体,询问喂养史及可疑接触史。

(四)淋巴性白血病 有少数患儿临床表现不典型,白细胞总数及淋巴细胞分类计数增多现象时,可能怀疑淋巴性白血病,但全身淋巴结不大,无贫血现象。进一步检查骨髓象即可做出正确诊断。

(五)肺门淋巴结结核 当肺门淋巴结结核时,肿胀而压迫气管和大支气管时,可引起阵咳,但无昼轻夜重现象。肺部 X 线检查和其他的结核病感染证据(如结核病接触史,结核性眼结膜炎),即可做出诊断。

七、并发症

(一)肺炎 多发生痉咳期,其病程之第三、四、五周,以年龄幼小和身体瘦弱的患儿居多。肺炎发生时,有不规则发热,表现颜面发绀者,也以年龄小者为明显。在肺炎越严重时,阵咳次数越少,越不典型,当肺炎症状消失时,阵咳次数反而增多。白细胞计数,以淋巴细胞所占百分数不增高为多见。病理以间质性肺炎为多见,或呈小局灶性肺炎或融合性肺炎的过程。胸膜炎也可能发生,年幼儿发生脓性胸膜炎,年长儿多发生叶间胸膜炎。

(二)气胸及皮下气肿　百日咳患儿多有轻重不同之肺气肿,当肺内压力继续增大,发生破裂时,则有空气溢出肺脏而停留在胸膜腔里,发生气胸或纵隔气肿,因而肺部受压而萎缩,患者表现气急。当气体散到皮下时出现皮下气肿,多由颈部开始严重者蔓延至胸部,鼠蹊部,检查由于皮下积气的游动,触摸时有"踏雪"感,若在胸部在听诊时误认为水泡音。气胸和皮下气肿一部分患者可自然吸收痊愈,当积气多时,可影响心脏甚至死亡。此外尚能留下发生支气管哮喘和支气管扩张症的后患。

(三)百日咳脑病　表现高热,抽搐,意识障碍,瘫痪,异常动作,多见于患重型百日咳并发肺炎的年幼儿,表现阵挛性或阵挛强直性癫痫状抽搐,而局限在身体一侧或一肢的较少见。两次惊厥期之间,有多数患儿虽然一切恢复正常,但神志不清,呼吸节律不齐,甚至频繁呕吐,神经反射异常,瞳孔肌和眼球活动发生病变的也不少。甚至在抽搐后,留下肢体不同的瘫痪状态,这种危险的抽搐一天可重复数次,有时因窒息而死亡。其发生之机制可能由于:脑血循环障碍,脑出血,炎症变化,代谢异常,呼吸性碱中毒等几个因素综合作用的结果。

(四)中耳炎　化脓性中耳炎也为常见之并发症,症状不甚严重,应注意检查,及时发现,给予适当处理,很易痊愈。

八、预后

百日咳的病死率,仅次于麻疹,但百日咳发病率比麻疹要低,故死亡率仍很高。一旦百日咳发病,其预后和下面因素相关:

(一)并发症　单纯百日咳,几乎不会造成死亡,死亡多由于并发症存在,其中尤以肺炎为本病死亡的主要原因,约占并发症的70%,其次为百日咳脑病,有抽搐者。

(二)年龄因素　乳儿患百日咳后,死亡率可达40%左右,两岁以下占总死亡率的85%以上,4岁以后很少死亡。

(三)患儿的一般状况　有营养不良、合并佝偻病、结核病、麻疹等,再感染了百日咳,病情较严重,预后也差。

(四)白细胞总数对预后的影响　白细胞计数过高者预后不良,有的学者统计,白细胞在 $45\times10^9/L$ 以上者,死亡占25%,在 $95\times$

10^9/L 以上者，可达 40%，此种影响预后之因素，尚需进一步观察。

九、治疗

(一)一般治疗和护理

1. 痉咳期应卧床休息，给予半流质饮食，少量多餐尤以在咳后喂食较好，必要时鼻饲以保证入量。

2. 保持室内空气新鲜、流通，避免不良刺激，治疗时口服液、注射和查体应集中进行以减少发作。

3. 咳嗽频发者，可用镇静剂(氯丙嗪、非那更、巴比妥等)。止痰药(喷托维林、可待因、咳平等)。祛痰药(乙酰丰胱氨酸、土根糖浆、棕色合剂等)。

4. 对乳婴儿，尤其窒息型婴儿，应注意保持呼吸道通畅，咳嗽发作呼吸停止时，应取头低足高位，拍击背部以助痰液引流或用吸痰器吸引，并施以人工呼吸，有时窒息时间可长达数十分钟，不可惊慌，要树立信心，坚持抢救，可获缓解。此种类型患儿可间断给予氧气吸入。

(二)抗生素治疗　早期应用效果较好，痉挛咳嗽显著时用药，多只能起到缩短病程的作用，用药不少于一周，有些重症患儿需持续用药两周。

1. 无并发症者：红霉素、四环素，均可按 30 ~ 50 mg/(kg · d)，分 4 次服用。

2. 合并肺炎时：选用有针对性的抗生素。有心力衰竭给毒毛旋花子 K 0.007 ~ 0.01 mg/(kg · 次)以葡萄糖液稀释后，缓慢静注，或毛花苷 C(西地兰)0.03 mg/(kg · 次)肌肉或静注。

4. 对婴幼儿窒息型百日咳，可采用红霉素加强的松治疗。

(三)中药的治疗。

1. 中药以清热、化痰、宣肺、顺气和中法，处方：(百日咳合剂)

海浮石 15 g，瓜娄 30 g，百部、黄芪、杷叶、桔梗、杏仁、白前、前胡、枳壳、竹茹各 9 g，鲜茅根、鲜苇根各 20 g，菜子、甘草各 3 g，煎好冷藏分 1 ~ 2 d 服用(此方为天津传染病医院根据实践研制之白日咳合剂，应用临床已 30 多年，取得良好的效果)。

2. 针灸：主要定喘，以天突、肺俞为主，备穴太椎、丰隆。

3. 合并脑病者：按 1 ~ 1.5 g/kg 给予 25% 山梨醇，或 20% 甘露醇及细胞色素 C 15 mg,ATP 20 mg,辅酶 A 50 U 及维生素 C 500 mg 溶于高渗葡萄糖液中静脉滴入。

十、预防

本病在儿童中易造成流行发病,在小儿集体机构主要为消灭传染源,对疑似患儿及早做细菌学检查,同时予以隔离直至排除百日咳为止。

(一)对接触者的检疫措施　在集体小儿机构中,一旦发生百日咳,为防治蔓延,应采取下列隔离措施。

1. 健康儿检疫组:注意是否咳嗽,对曾做过百日咳预防接种者,可即注射 1 mL 的百日咳疫苗,以刺激抗体产生。

2. 百日咳患儿疗养组。

3. 诊断未定的咳嗽患儿组:进行医学观察 7 d。

(二)自动免疫

1. 3 个月以上至 7 岁以下易感儿童:可接种百日咳菌苗,皮下注射共 3 针:0.5、1.0、1.0 mL,每针间隔 7 ~ 10 d,以后每 1 ~ 2 年加强注射 1 mL,免疫期维持 1 ~ 2 年。

2. 百日咳菌苗:白喉类毒素及破伤风类毒素的三联制剂(简称"白、百、破三联疫苗")。其预防效果较单纯百日咳菌苗为佳。皮下注射共 3 针,每次 0.5 mL,每月 1 次,免疫力可维持 2 ~ 5 年,3 岁时再做加强注射一针。

(张迈仑)

第二十节　软下疳

软下疳(Chancroid)是由软下疳杆菌引起的一种性传播疾病。本病以生殖器发生一个或多个软性疼痛性溃疡,伴局部淋巴结肿大(横痃)、化脓,导致溃疡为特点。

一、病原学

病原体为软下疳杆菌(Haemophilas duereyi),又称杜克雷嗜血杆菌,需氧性,革兰染色阴性的杆菌,菌体呈短棒状,两端圆、钝,成鱼群状排列。本菌无芽孢对温热抵抗力弱，43℃～44℃以上温度则失去抵抗力，20 min 即死亡，在37℃中可活6～8 d，10℃～20℃ 7～10 d后死亡。对寒冷有较强抵抗力，5℃冰箱中能生存1周，冻干能生存1年。

二、传播途径

由性交传播，借局部的微小损伤侵入，男性明显高于女性。

三、临床表现

潜伏期2～5 d，少数在数周后发病，女性症状比男性轻，潜伏期也长。

病变在外阴部，皮损在感染局部发生小红斑或红丘疹，疼痛，24～48 h丘疹中心很快变成小脓包，破溃后形成疼痛性溃疡，呈圆形或卵圆形，边缘呈锯齿状，其下缘有潜蚀现象，周围呈炎症红晕。表面有脓性分泌物，剥去脓性分泌物可有出血，局部疼痛明显，触诊柔软称此为软下疳。除外阴部外，见于乳房、唇、手、口腔等部位发生，乃由于性行为的方式不同所致。

（一）下疳的数目　最初仅为1～2个，因可自体接种，故可在邻近出现新病灶。

（二）混合性下疳　乃由与梅毒同时感染而发生的。

（三）下疳的多态性　一过性（4～6 d消退）的软小下疳。软下疳溃疡迅速扩大，组织坏死，外阴部大片破溃称崩蚀性软下疳，常引起大出血，多因并发其他细菌感染所致。另有毛囊性软下疳，丘疹性软下疳。但以上由于抗生素的应用目前已不多见。

（四）横痃（淋巴结炎）　也称软下疳横痃，呈急性化脓性腹股沟淋巴结炎，男性比女性多见，多为一侧（尤其在左侧），发生于起病1周左右，皮肤红肿、破溃形成窦道，伤口外翻呈鱼嘴样，故称“鱼口”。最终愈合形成瘢痕，横痃不破溃的也可自愈。

（五）软下疳的并发症　有包茎、包皮过长者发生嵌顿性包茎。尿道瘘、尿道狭窄。阴囊、阴唇象皮病。

四、细菌学检查

（一）直接涂片　溃疡部位应洗擦干净，以免标本混淆杂菌，用拭子或钝刀从溃疡的潜行性边缘的浆液性渗出液或淋巴穿刺液取材涂片。

革兰染色阴性菌多在细胞外菌体呈球杆菌 两端圆,无芽孢和荚膜,常成双呈平行或链状,即"鱼群状"排列的特点是重要的诊断依据。

(二)培养　杜克雷菌在培养的淋球菌琼脂和培养的 Mueller-Hinton 巧克力琼脂培养基上能长出具有特殊形态的菌落,菌落小,扁平,中央隆起,灰白色,表面光滑,边缘整齐或呈半透明浅灰色和浅黄色。菌落黏着力强,难从培养基上挑下为确诊的依据。

(三)杜克雷菌的鉴定

1. 氧化酶试验弱阳性。

2. 过氧化氢酶试验阴性。

3. 卟啉试验阴性。

4. 硝酸盐还原酶试验阳性。

5. 碱性磷酸酶试验阴性。

五、诊断

(一)病史　不洁性接触史。

(二)典型的起病过程　潜伏期 2 ~5 d,1 周左右发生淋巴结炎,横痃损害的特征。

(三)暗视野镜下检查　未做驱梅治疗,梅毒螺旋体阴性,梅毒血清试验阴性,而在镜下找到革兰阴性杆菌。

(四)标本　在选择性培养基上培养,出现特征性典型菌落。取材涂片见到革兰阴性杆菌,经鉴定后确认杜克雷嗜血杆菌。

六、鉴别诊断

(一)硬下疳　溃疡不痛,基底软骨炎硬,分泌物为浆液性,腹股沟淋巴结无痛性肿大,不破溃,暗视野检查可发现梅毒螺旋体,梅毒血清学反应阳性。

(二)性病淋巴肉芽肿　腹股沟淋巴结炎为主要表现,而外生殖器原发溃疡轻微,而且无明显自觉症状,数日自愈不留瘢痕。

(三)生殖器疱疹　为群集性疱疹,破溃后形成表浅糜烂,少量渗出,局部微痒或疼痛,首次发作的生殖器疱疹伴两侧腹股沟淋巴结肿大。病程不长,约一周左右痊愈,易复发,皮疹处可分离出单纯疱疹病毒。

（四）急性女阴溃疡　见于年轻女性，无性接触史，在阴唇部出现多发性溃疡有疼痛，溃疡分泌物涂片可发现革兰阳性粗大杆菌。

（五）白塞氏综合征　本病不仅阴部有溃疡，常伴有口腔溃疡即眼虹膜炎，虹膜睫状体炎等。且白塞综合征常伴有皮肤针刺反应，有助于鉴别。

七、治疗

（一）局部病损未破溃时，外用鱼石脂，红霉素软膏；破溃可用高锰酸钾溶液或过氧化氢溶液水冲洗，再涂抹红霉素软膏。

（二）药物

1. 阿奇霉素 1 g，一次顿服。

2. 头孢曲松：250 mg，一次肌肉注射。

3. 红霉素：每次 500 mg 口服，4 次/d，共 10～14 d。

4. 氧氟沙星：首次 400 mg，继以每次 200 mg。2 次/d，口服共 6 d。

5. 多西霉素：每次 100 mg，2 次/d，口服，共 10～14 d。

（张迈仑）

第二十一节　淋病

淋病（gonorrhea）是由淋病双球菌（Neisseria gonorrhea）引起的泌尿生殖系统的化脓性感染，主要表现是淋菌性尿道炎和宫颈炎，占性病发病的首位。

一、病原学

与脑膜炎双球菌同属 Neisseria 菌属，革兰染色阴性双球菌，成对排列，相邻面扁平或稍凹陷。此菌即怕冷又怕热，干燥条件下 1～2 h 死亡，39℃能活 13 h，50℃ 5 min，100℃时立即死亡，在潮湿毛巾中可存活 10～24 h，在 35℃～36℃，含 2.5%～5% 二氧化碳环境中生长良好。常用消毒剂均能灭活。菌体有自溶性，离开人体环境即迅速死亡。

二、流行病学

（一）传染源　患者和无症状带菌者，其中女性无症状携带者占重要地位。

(二)传播途径

1.不洁的性行为。

2.非性接触途径:通过污染的内衣裤、毛巾、浴盆、马桶圈等载物感染。新生儿结膜炎多从产道感染,也可经血液引起全身播散。

(三)易感人群　男性与女性淋病患者经性接触受染率仅为20%~30%,如女性与男性淋病患者经性接触受染率约为60%~80%发生宫颈炎。

三、发生机制

淋球菌有黏附受染者的黏膜特性,尤其是单层柱状上皮细胞和移行上皮细胞(前尿道、子宫颈、后尿道、膀胱黏膜),淋球菌在其中被吞噬并开始繁殖,造成局部炎症,上皮细胞坏死、脱落,出现大量脓液。炎症严重时,泌尿生殖道的腺管开口被阻塞,分泌物上行蔓延感染深层部位。另外,母婴传播,由羊膜腔内感染,造成流产、早产。

四、临床表现

(一)无并发症淋病

1.男性淋菌性尿道炎:性交后被感染,潜伏期平均3~5 d,初起尿道口红肿,轻度刺痒或刺痛,流出稀薄透明的黏液,很快变为脓液溢出,伴有尿道刺痛症状,排尿时疼痛明显、排尿困难、灼热感、尿频,晨起尿道口有脓液或脓痂阻塞,称为糊口现象。夜间常因阴茎疼痛而勃起,患者常伴发热,全身不适和腹股沟淋巴结肿大。未经治疗的患者于1~2周后症状逐渐减轻,晨起尿道口仍有少量黏液。

2.女性淋菌性尿道炎:可发生尿频、尿急、尿痛,尿道口红肿,有脓性分泌物,多数症状不明显,潜伏期也难以确定。

3.淋菌性宫颈炎:为女性感染淋病后的常见初发部位。表现为阴道分泌脓物增多或异常。常有外阴刺痒和烧灼,检查宫颈充血、红肿和触痛,宫颈口有脓性分泌物流出,约1/2患者可无任何症状。如前庭大腺受淋菌感染,发生前庭大腺炎,有红、肿、热、痛,严重时形成脓肿。

(二)有并发症的淋病　系指以上单纯泌尿、生殖道的感染未及时控制,同时发生其他组织器官的淋球菌感染。

1. 淋菌性前列腺炎:急性发病有发热、寒战,会阴部疼痛及排尿困难。肛诊可触及肿大的前列腺,有触痛。转为慢性时,症状也变轻,会阴不适有坠胀感,分泌物中可检出淋球菌。

2. 淋菌性精囊炎:急性发病有发热、尿频、尿急、尿痛,肛诊精囊肿大,有触痛。慢性时无明显自觉症状。

3. 淋菌性附睾炎:多为单侧,低热、附睾肿大疼痛,同侧腹股沟和下腹部有反射性抽痛。检查时,附睾红肿、发热、肿大、触疼剧烈,常与前列腺炎和精囊炎同时发生。

4. 淋菌性盆腔炎:是女性淋病的主要并发症,包括输卵管炎,子宫内膜炎,输卵管卵巢囊肿及其破裂后可致盆腔脓肿,腹膜炎。多在月经后突然发疼、高热、寒战、头疼、恶心、呕吐、下腹疼、脓性白带增多,检查腹部有腹膜刺激征,双侧附件增厚、压痛。

5. 淋菌性肝周炎:由淋菌性盆腔炎淋球菌播散到上腹部到达肝脏,发热、右上腹疼痛,深呼吸咳嗽时加重,恶心、呕吐。

(三)播散性淋球菌感染 淋球菌通过上行播散至全身。患者多为女性,发生在月经期或妊娠中、后期。发热,可出现皮疹,有出血性或红斑丘、疱疹样两种。如发生败血症则病情严重,可危及生命,表现发热、寒战、全身不适,90% 患者有多发性关节炎、骨膜炎和腱鞘炎,表现红肿和疼痛。也可发生淋菌性心内膜炎、心肌炎、心包炎,偶见淋菌性脑膜炎。

(四)其他部位淋病

1. 淋菌性结膜炎:主要为新生儿经孕妇产道感染,出生后 2 ~ 3 d 出现眼睑红肿,有脓性分泌物,一旦角膜感染发生角膜混浊浸润,甚至溃疡穿孔,终至失明。成人可因尿道炎自体接种感染眼睛所致,开始多为单侧,继之双侧。

2. 淋菌性咽炎:由口交所致,多数无症状,或轻微咽痛、充血,少数发生急性扁桃体炎伴发热,颈淋巴结肿大。

3. 淋菌性直肠炎:见于男性同性恋者,女性多为阴道分泌物自身感染,出现肛门瘙痒和烧灼感,重者可有里急后重、脓血便和疼痛不适,检查可见肛管及直肠黏膜有充血和脓性分泌物。

4. 小儿淋病:以女孩多见,多为间接感染。女孩阴道分泌物 pH

值偏碱，易被淋球菌感染。症状轻可出现脓性分泌物，会阴部红肿。

5. 淋菌性皮炎：由初发感染的分泌物污染附近或其他部位皮肤所致，会阴部常见。女性大、小阴唇，男性阴茎龟头，冠状沟，偶见手、乳房等部位。初起为红斑、丘疹发展成水疱、脓疱、糜烂，周围有红晕。

五、实验室检查

（一）涂片镜检　先用灭菌生理盐水清洗尿道口，向前挤出脓液，用棉拭或白金耳取脓液涂布于载玻片上，加热固定但不宜太烫以防细菌干缩。可立即革兰染色检查，需放置者应先固定，放在干燥处。检查可发现大量红色脓细胞，或见有被吞噬的淋球菌或在脓细胞外发现为革兰阴性圆形或卵圆形，成对排列，二菌邻近面扁平或稍凹。对男性患者，敏感性、特异性都在95%以上，是诊断的最佳方法。对女性由于宫颈分泌物杂菌较多，故此法不宜用于女性患者的诊断依据。咽部、直肠的检查也不推荐。

（二）淋球菌培养　用来进一步确诊症状高度可疑，但涂片检查阴性的患者。淋菌的培养对症状较轻或无症状的女性和男性都很敏感。因此，是世界卫生组织推荐的筛查淋病患者的唯一方法。

据世界卫生组织的意见：根据涂片（菌体形态）、培养（菌落形态）、氧化酶试验结果对淋病可做出初步诊断。如有某些性状不符合淋球菌时可利用糖发酵试验和直接免疫荧光试验作进一步的鉴定。聚合酶链反应（PCR）用于临床有假阳性存在可能，临床应用有待进一步探讨。

六、诊断

（一）流行病学资料　有不洁性交史，或其他直接或间接接触患者分泌物史。

（二）临床表现　主要有尿痛、尿频、尿急的症状，尿道流脓，或阴道分泌物增多，其他部位感染的症状。女性淋病往往症状轻微。

（三）实验室检查　男性尿道分泌物涂片有初步诊断意义，对女性应进行淋球菌培养。

七、鉴别诊断

（一）非淋菌性尿道炎　有不洁性交史，潜伏期1～3周或更长，临床症状轻微,尿道或阴道有浆液性或黏液脓性分泌物。病原体为沙眼衣原体或解脲支原体,少数由阴道滴虫、念珠菌感染。淋球菌检查阴性。

(二)非特异性尿道炎　常有创伤、机械性刺激等诱因,多为葡萄球菌、大肠杆菌、变形杆菌引起,淋球菌检查阴性。

(三)非特异性阴道炎　多有诱因如损伤、异物腐蚀性药物;常见有葡萄球菌、链球菌、大肠杆菌、变形杆菌引起,表现阴道烧灼、坠胀感、阴道分泌物增多,呈脓性、浆液性,淋球菌检查阴性。

(四)念珠菌阴道炎　外阴、阴道瘙痒伴灼痛,白带增多呈白色豆腐渣样或凝乳样。阴道可见白膜附着,分泌物可查到假菌丝和孢子。

(五)滴虫性阴道炎　阴道有瘙痒感,白带增多呈泡沫状,黏膜充血并有出血,呈草莓状突起,分泌物可检查出滴虫。

(六)细菌性阴道炎　白带增多,pH 增高,涂片乳酸杆菌减少,革兰阴性菌增多,盐水湿片中可查见线索细胞。

八、治疗

淋病的治疗原则:早治疗,及时、足量、规则使用抗菌药物,配偶及性伴侣应同时治疗,注意同时是否有沙眼衣原体及其他性病衣原体感染。

(一)一般处理　患者卧床休息,避免饮酒、辣椒、浓茶及咖啡等刺激性食物,用药期间停止性生活,禁止与婴儿同床、同浴,保持局部清洁卫生。

(二)治疗方案

1. 淋菌性尿道炎和宫颈炎和直肠炎

(1)头孢菌素类:头孢曲松 250 mg,1 次肌肉注射;或头孢噻肟 1 g肌肉注射。

(2)大观霉素(淋必治)2 g,1 次肌肉注射,也有人主张女性 4 g,1 次肌肉注射,尤其适用于对头孢菌素和氟喹诺酮类药不能耐受者。

(3)氟喹诺酮类:环丙沙星 500 mg 或氧氟沙星 400 mg 任选一种均为 1 次口服。

(4)为防治衣原体感染,可加阿奇霉素 1 g,1 次口服;或多西环素 100 mg,2 次/d 口服共 7 d。

2. 淋菌性咽炎：头孢曲松 250 mg，1 次肌肉注射；或环丙沙星 500 mg或氧氟沙星 400 mg 均可，1 次口服。

3. 妊娠期淋病：头孢曲松 250 mg，1 次肌肉注射；或头孢噻肟1 g，1 次肌肉注射；或大观霉素 2 g，1 次肌肉注射。推断或确诊有衣原体感染者加用红霉素500 mg，4 次/d 口服，共 7 d；或加阿莫西林 500 mg 3 次/d 口服，共 7 d。

4. 淋菌性结膜炎：因严重时可致角膜穿孔和失明，需配合全身系统治疗，不能单滴眼药水等局部治疗。成人可用头孢曲松 1 g 或大观霉素 2 g，肌肉注射，均为 1 次/d，连续 7 d，并以生理盐水冲洗眼部，1 次/h。新生儿结膜炎，头孢曲松 25～50 mg/kg，1 次静脉滴入或肌肉注射，1 次/d，连续 7 d；或大观霉素 40 mg/kg，1 次/d，肌肉注射，连续 7 d。

5. 小儿淋病（外阴阴道炎、尿道炎）：体重≥45kg 者，按成人方案治疗，但不用氟喹诺酮类药，体重≤45kg 者，用头孢曲松 125 mg，1 次肌肉注射；或大观霉素 40 mg/kg（最大量 2 g），1 次肌肉注射。

6. 有并发症淋病（淋病性盆腔炎，淋病性附睾炎）头孢曲松 500 mg，或大观霉素 2 g，均为肌肉注射，1 次/d，连续 10 d。若用于盆腔炎，在壮观霉素应用下并加用甲硝唑 400 mg，2 次/d 口服，共 10 d。

7. 播散性淋球菌感染：成人用头孢曲松 1 g，静脉或肌肉注射，1 次/24 h，连续 10 d；或大观霉素 2 g，2 次/d，口服，连续 10 d 以上，淋菌性脑膜炎疗程延长至 14 d，心内膜炎疗效至少 4 周。

（张迈仑）

第七章　结核病

第一节　肺结核

结核病(tuberculosis,TB)是由结核杆菌感染引起的慢性传染病。全身各个器官均可受累,以肺结核(pulmonary tuberculosis)最为常见。临床表现形式多样,多呈慢性过程。肺结核扩散可引起肺外结核。本病可累及所有年龄段,但青壮年居多,男性多于女性,近年来老年人发病有增加趋势。本病属中医"肺痨"范畴。在历史上,它曾在全世界广泛流行,曾经是危害人类的主要杀手,夺去了数亿人的生命。早在1882年人类已发现了结核病的病原菌为结核杆菌,但由于没有有效的治疗药物,结核病在全球广泛流行。自20世纪50年代以来,不断发现有效的抗结核药物,使流行得到了一定的控制。但是,近年来,由于一些国家对结核病的忽视,再加上人口的增长,区域间流动人口加大,艾滋病毒感染及传播等因素,使结核病流行下降缓慢,有的国家和地区还有所回升。因此,世界卫生组织于1993年宣布"全球结核病紧急状态",确定每年3月24日为"世界防治结核病日"。

一、病原学

1882年,罗伯特·科霍(Robert Koch)发现结核分枝杆菌(M. tuberculosis)是结核病的病原菌。结核分枝杆菌简称结核杆菌,在细菌分类学上属厚壁菌门、裂殖菌纲、放线菌目,分枝杆菌科、分枝杆菌属,其中引起人类结核病的主要为人型结核菌,牛型结核菌感染少见。

结核菌为呈细长、略弯的杆菌,大小约(1~4 μm)×(3~6 μm)。无鞭毛,无芽孢,不能运动,无菌丝,其细胞壁脂质含量较高,约占干重的60%,大量分枝菌酸(mycolic acid)包围在肽聚糖层外,影响染料的穿透。近年来发现结核杆菌在细胞壁外尚有一层荚膜,对细菌有一定的保护作用。由于分枝杆菌能抵抗强脱色剂盐酸乙醇的脱色,故又称抗酸杆菌(acid-fast bacilli)。常用齐尼抗酸染色法染色,即以品红加温染色后分枝杆菌为红色,用3%盐酸乙醇不能脱色,再用亚甲蓝复染,其他细菌和物质为蓝色。结核杆菌为严格需氧菌,生长缓慢,在一般培养基中每分裂一代需18~24 h,营养丰富时也需5 h。常用含新鲜全卵液、氨基酸、甘油、马铃薯、孔雀绿及无机盐等的改良罗氏固体培养基,一般2~4周可见菌落生长。在液体培养基中生长较在固体培养基生长迅速,生长时间可缩短1~2周。结核杆菌不发酵糖类。由于其细胞壁中含有大量脂质,故对乙醇敏感,对干燥抵抗力强,对湿热敏感。70%乙醇2 min、湿热62℃~65℃ 15 min或煮沸即可杀灭结核杆菌,但在干燥痰内可存活6~8个月。此外,结核杆菌对紫外线敏感,日光直射数小时即可杀灭。结核杆菌不产生内毒素和外毒素,其致病性可能与细菌在组织细胞内大量繁殖引起的炎症、菌体成分和代谢物质的毒性以及机体对菌体成分产生的免疫损伤有关。

二、流行病学

(一)传染源　结核病是一种人畜共患传染病。该病的传染源主要为开放性肺结核患者。在巴氏消毒法发明之前带菌牛奶亦是重要传染源,现已很少见。

(二)传播途径

1. 呼吸道传播:最为常见,可经飞沫或尘埃传播。当患者咳嗽、喷嚏、大声说话,呼出的气体将含有结核杆菌的大小不等的飞沫扩散到空气中,小的飞沫水分很快蒸发,形成以结核杆菌为核心的飞沫核漂浮在空气中;大的飞沫落在地面上,干燥后结核杆菌附着于粉尘上,漂浮于空气中。健康人吸入含结核杆菌的飞沫或尘埃而被感染。

2. 消化道感染:较少见,饮用未经消毒的牛奶或进食结核杆菌污染的食物可引起消化道感染,偶可经肠壁淋巴滤泡形成感染。

3. 其他途径:罕见经皮肤创口接触或经胎盘引起的母婴垂直传播。

(三)易感人群　人群普遍易感。某些疾病如糖尿病、矽肺、胃大部切除术后、麻疹、百日咳等可诱发感染。过度劳累、营养状况差、妊娠等也是本病的诱发因素。近年因艾滋病、吸毒、免疫抑制剂的应用,耐药菌株的增加,肺结核的发病率呈上升趋势。

（四）流行特征 自20世纪80年代中期以来，在发达国家由于AIDS流行，结核疫情死灰复燃，并出现了多重耐药菌。目前全球约有1/3的人感染结核杆菌，95%的结核病例及98%的结核病死亡发生在发展中国家。WHO估计，当今全球至少有2/3以上患者处于发生多种药物耐药的危险中。2000年第4次全国结核病流行病学调查统计，我国结核菌感染者近3.3亿，活动性肺结核患者600万，约占世界结核病患者的1/4，传染性肺结核150万，每年死于肺结核者25万，为各种传染病死亡人数总和的2倍。近10年以来我国结核病流行表现出高感染率、高患病率、高死亡率及高耐药率的特点。由于卡介苗的广泛使用，本病的发病年龄后移，60岁以上的老年患者数量增加。

三、发病机制与病理改变

（一）结核病的基本病理改变 结核病变的性质和范围、从一种病理类型转变为另一类型的可能性与速度与人体的免疫力及变态反应性、结核菌入侵的数量及其毒力有着密切关系。因此病变过程相当复杂，基本病理变化亦不一定全部出现在结核患者的肺部。渗出、变质、增生是结核病的三种基本病理变化，特征改变是结核结节和干酪样坏死。由于结核杆菌的数量、毒力、感染方式、机体免疫及超敏反应状态的不同，病变部位出现的反应亦有所不同。在渗出性反应中，血管通透性增加的微血管反应是结核炎症的主要特征；变质性反应的特点是干酪样坏死；增殖性反应则表现为类上皮细胞结节（结核结节）的形成。此三种组织反应通常同时存在，互相转换，导致结核病理改变的多样性。

（二）结核病变的转归 干酪样坏死病灶中结核菌大量繁殖引起液化，与中性粒细胞及单核细胞浸润有关。液化的干酪样坏死物部分可被吸收，部分由支气管排出后形成空洞，或在肺内引起支气管播散。当人体免疫力增强及使用抗结核药物治疗，病灶可逐渐愈合。渗出性病灶通过单核-吞噬细胞系统的吞噬作用而吸收消散，甚至不留瘢痕，较小的干酪样坏死或增生性病变亦可经治疗后缩小、吸收，仅留下轻微纤维瘢痕。病灶在愈合过程中常伴有纤维组织增生，形成条索状瘢痕。干酪样病灶亦可因失水、收缩及钙盐沉着，最终形成钙化灶而愈合。

（三）结核病灶的播散与恶化　人体初次感染结核菌时，结核菌可被淋巴细胞吞噬，经淋巴管带至肺门淋巴结，少量结核菌可进入血液循环播散至全身，但可能并无显著临床症状（隐性菌血症）。若坏死病灶侵蚀血管，结核菌可通过血循环，引起包括肺在内的全身粟粒型结核，如脑膜、骨、肾结核等。肺内结核菌可沿支气管播散，在肺的其他部位形成新的结核病灶。吞入大量含结核菌的痰进入胃肠道，亦可引起肠结核、腹膜结核等。肺结核可直接扩展至胸膜引起结核性胸膜炎。结核病理改变的演变与机体全身免疫功能及肺局部免疫力的强弱有关。纤维化是免疫力强的表现，而空洞形成则常表示其免疫力低下。

四、临床表现及分型

典型肺结核起病缓慢，病程较长，有低热、倦怠、食欲缺乏、咳嗽及少量咯血等表现。但多数患者病灶轻微，无显著症状，经X线检查时偶被发现。亦有以突然咯血才被确诊，追溯其病史可有轻微的全身症状。少数患者因突然起病及突出的毒性症状与呼吸道症状，而经X线检查确认为急性粟粒型肺结核或干酪样肺炎。老年肺结核患者，易被长年慢性支气管炎的症状所掩盖。偶见重症肺结核，因继发感染而有高热，甚至发展为败血症或呼吸衰竭而首诊。鉴于肺结核的临床表现常呈多样化，在结核病疫情已基本得到控制、发病率低的地区，医务人员在日常诊疗工作中尤应注意不典型的临床表现。

（一）症状

1. 全身症状：表现为午后低热、乏力、食欲减退、消瘦、盗汗等。若肺部病灶进展播散，常呈不规则高热。妇女可有月经失调或闭经。

2. 呼吸系统症状：通常为干咳或带少量黏液痰，继发感染时，痰呈黏液脓性。约1/3患者有不同程度咯血，痰中带血多因炎性病灶的毛细血管扩张所致；中等量以上咯血，则与小血管损伤或来自空洞的血管瘤破裂有关。咯血后常有低热，可能因小支气管内残留血块吸收或阻塞支气管引起的感染；若发热持续不退，则应考虑结核病灶播散。有时钙化的硬结结核病灶可因机械性损伤血管，或合并支气管扩张而咯血。大咯血时可发生失血性休克；偶因血块阻塞大气道引起窒息。此时患者表现出极度烦躁、心情紧张、挣扎坐起、胸闷气促、发绀等，应立即进行抢救。

病灶炎症累及壁层胸膜时，相应胸壁有刺痛，一般多不剧烈，随呼吸及咳嗽而加重。慢性重症肺结核时，呼吸功能减退，常出现渐进性呼吸困难，甚至缺氧发绀。若并发气胸或大量胸腔积液，其呼吸困难症状尤为严重。

（二）体征　早期病灶小或位于肺组织深部，多无异常体征。若病变范围较大，可查及患侧肺部呼吸运动减弱，叩诊呈浊音，听诊时呼吸音减低，或为支气管肺泡呼吸音。因肺结核好发于肺上叶尖后段及下叶背段，故锁骨上下、肩胛间区叩诊略浊，咳嗽后偶可闻及湿啰音，对诊断有参考意义。肺部病变发生广泛纤维化或胸膜粘连增厚时，患侧胸廓常呈下陷、肋间隙变窄、气管移位及叩诊浊音，对侧可有代偿性肺气肿征。

（三）临床类型　1998 年中华医学会结核病分会将结核病分为五类：原发性肺结核（Ⅰ型）、血行播散型肺结核（Ⅱ型）、继发型肺结核（Ⅲ型）、结核性胸膜炎（Ⅳ型）及肺外结核（Ⅴ型）。

1. 原发性肺结核：指初次感染即发病的肺结核，又称初染结核。典型病变包括肺部原发灶、引流淋巴管和肺门或纵隔淋巴结的结核性炎症，三者联合称为原发综合征。有时 X 线上仅显示肺门或纵隔淋巴结肿大，也称支气管淋巴结结核。此型多见于小儿，偶见于未受感染的成年人。多数原发性肺结核临床症状轻微，少数病例有低热、轻咳、食欲减退、消瘦、盗汗、乏力、疱疹性角膜结膜炎及皮肤结节性红斑等。

2. 血行播散型肺结核：此型多由原发性肺结核发展而来，多见于小儿。成人多为继发性肺结核或肺外结核病灶破溃入血而引起，包括急性、亚急性和慢性三种。急性粟粒性结核为大量结核杆菌一次进入体肺循环并在肺内形成许多散在均一如粟粒大的结核病灶所致，有严重的毒血症状，高热、寒战、虚弱、脉搏细速、呼吸困难，甚至发绀，但咳嗽常不明显。胸部检查常无阳性体征。血液学可见各类血细胞减少或类白血病反应。若结核杆菌少量多次进入肺循环，在肺及其他脏器内形成大小不等、新老不一的病灶，成为亚急性和慢性血行播散型肺结核。亚急性和慢性血行播散型肺结核症状视细菌数量的多少和人体免疫力高低的不同而异。亚急性患者可有反复畏寒、发热，常有盗汗、乏力、食欲缺乏、消瘦、咳嗽、咳痰或咯血等症状。慢性患者常无明显症状。

3. 继发型肺结核：指原发感染过程中肺内遗留下的潜在病灶重新复燃（内源性）或结核杆菌再次感染（外源性）所引起的肺结核，多见于成年人。本型多数患者起病缓慢，只有少数干酪性肺炎的患者发病急剧。继发型肺结核临床表现多种多样，常见症状有两类：一是全身中毒性症状如午后低热、盗汗、乏力、食欲缺乏、消瘦、失眠、心悸和月经不调等；二是结核病灶引起的胸部症状，如咳嗽、咯血、咳痰等。

4. 结核性胸膜炎：是由结核杆菌及其代谢产物进入正处于高度过敏状态的胸膜腔中所引起的胸膜炎症。结核杆菌可通过病变直接蔓延、淋巴播散和血行播散三种途径到达胸膜腔。可分为干性胸膜炎和渗出性胸膜炎两种。干性胸膜炎症状轻重不一，部分患者无明显自觉症状，且可以自愈。有的起病急，有畏寒、发热，主要症状为局限性针刺样胸痛，胸痛可随深呼吸和咳嗽而加剧。查体可有呼吸运动受限，局部压痛，呼吸音减低。听诊可闻及胸膜摩擦音，咳嗽后性质不变。渗出性胸膜炎病变多为单侧，胸腔内可有数量不等的渗出液。典型表现为起病急，有发热、乏力、盗汗等结核中毒症状，病初有刺激性剧烈胸痛，随胸水量增加，胸痛反而减轻或消失。如急性大量积液可出现呼吸困难、端坐呼吸和发绀。查体少量积液可无明显体征；大量积液时患侧胸壁饱满，肋间隙增宽，气管移向健侧，叩诊积液部分呈浊音或实音，听诊呼吸音减低或消失。

五、实验室检查

（一）结核菌检查　结核菌检查是确诊肺结核最特异性的方法，痰中找到结核菌是确诊肺结核的主要依据。涂片抗酸染色镜检快速简便，在我国非典型结核杆菌尚属少见，故抗酸杆菌阳性，肺结核诊断基本即可成立。直接厚涂片阳性率优于薄涂片，为目前普遍采用。荧光显微镜检查适合于大量标本快速检查。无痰或小儿不会咳嗽，可采用清晨的胃洗液找结核菌，成人亦可通过纤维支气管镜检查，或从其刷洗液中查找结核菌。痰菌阳性表明其病灶是开放性的，具有传染性。培养法更为精确，除能了解结核菌有无生长繁殖能力外，且可做药物敏感试验与菌型鉴定。结核菌生长缓慢，使用改良罗氏培养基，通常需4～8周才能报告。培养虽较费时，但精确可靠，特异性高，若涂片阴性或诊断有疑问时，培养尤其重要，培养菌株进一步作药物敏感性测定，可为治疗特别是复治时提供参考。

（二）影像学检查　胸部X线检查可以发现肺内病变的部位、范围、有无空洞或空洞大小、洞壁厚薄等。X线对各类结核病变的透过度不同，通过X线检查大致能估计结核病灶的病理性质，并能早期发现肺结核，以及判断病情发展及治疗效果，有助于决定治疗方案。必须指出，不同病因引起的肺内病变，可能呈现相似的X线影像，故亦不能仅凭X线检查轻易确定肺结核的诊断。

X线摄片结合透视有助于提高诊断的准确性，可发现被肋骨、纵隔、膈肌或心脏遮盖的细小病灶，并能观察心、肺、膈肌的动态。

肺结核的常见X线表现包括纤维钙化的硬结病灶、浸润性病灶、干酪样病灶等。肺结核病灶通常在肺上部、单侧或双侧，存在时间较长，且有多种不同性质的病灶混合存在及肺内播散迹象。

凡X线胸片上显示渗出性或渗出增殖性病灶、干酪样肺炎、干酪样病灶、空洞（除净化空洞外），均提示为活动性病变，增殖性病变、纤维包囊紧密的干酪硬结灶及纤维钙化灶等，均属非活动性病变。活动性病灶的痰中仍可找到结核菌。

胸部CT检查对于发现微小或隐蔽性病变，了解病变范围及病变鉴别等方面均有帮助。

（三）结核菌素试验

1. 旧结核菌素（old tuberculin，OT）：是结核菌的代谢产物，由液体培养长出的结核菌提炼而成，主要含有结核蛋白，OT抗原不纯时可能引起非特异性反应。在人群中作普查时，可用1∶2 000的OT稀释液0.1 mL（5 IU），在左前臂屈侧作皮内注射，经48～72 h测量皮肤硬结直径，如小于5 mm为阴性，5～9 mm为弱阳性（提示结核菌或结核分枝杆菌感染），10～19 mm为阳性反应，20 mm以上或局部出现水泡与坏死者为强阳性反应。结核菌素检查是诊断结核感染的参考指标。

2. 结核菌素纯蛋白衍化物（purified protein derivative，PPD）：由旧

结核菌素滤液中提取结核蛋白精制而成，为纯结核菌素，不产生非特异性反应。国际上常用的 PD-RT23，已经取代 OT。我国从人型结核菌制成的 PPD(PPD-C)及从卡介苗制成 BCG-PPD，纯度均较好，已广泛用于临床诊断，皮内注射 0.1 mL(5 IU)硬结平均直径≥5 mm 为阳性反应。结核菌素试验除引起局部皮肤反应外，偶可引起全身反应。临床诊断通常使用 5 IU，如无反应，可在一周后再用 5 IU(产生结核菌素增强效应)，如仍为阴性，大致可除外结核感染。

3. 结核菌素试验阴性反应：除表示没有结核菌感染外，尚应考虑以下情况：

(1)结核菌感染后需 4 ~8 周才建立充分变态反应，在该变态反应产生之前，结核菌素试验可呈阴性。

(2)应用糖皮质激素等免疫抑制药物，或营养不良、麻疹、百日咳等患者，结核菌素反应亦可暂时消失。

(3)严重结核病及各种重危患者对结核菌素无反应，或仅出现弱阳性，与人体免疫力及变态反应暂时受抑有关，待病情好转，可转为阳性反应。

(4)其他如淋巴细胞免疫系统缺陷(如白血病、淋巴瘤、结节病、艾滋病等)患者或年老体衰者的结核菌素反应亦常为阴性。

(四)其他检查

1. 血常规：结核病患者血象通常无改变，严重病例常有继发性贫血，急性粟粒型肺结核时白细胞总数减低或出现类白血病反应。

2. 血沉：血沉增快常见于活动性肺结核，但并无特异性诊断价值，血沉正常亦不能排除活动性肺结核。

3. 酶联免疫吸附试验：患者无痰或痰菌阴性而需与其他疾病鉴别时，用酶联免疫吸附试验(ELISA 法)检出患者血清中特异性抗体，可能对肺外结核的诊断提供参考。

4. 支气管镜检查：支气管镜检查对于发现支气管内膜结核、了解有无肿瘤、吸取分泌物、解除阻塞或作病原菌及脱落细胞检查，以及取活组织做病理检查等，均有重要诊断价值。浅表淋巴结活检，有助于结核的鉴别诊断。

5. 其他：近年来，应用分子生物学及基因工程技术，以非培养方法来检出与鉴定临床标本中的结核菌，展示其敏感、快速及特异性高等优点，如核酸探针（DNA probe）、染色体核酸指纹术等。

将标本在体外用聚合酶链反应（PCR）法，使所含微量结核菌DNA得到扩增，用电泳法检出。1个结核菌约含1 fg的DNA，40个结核菌即可有阳性结果。该法不必体外预培养，特异性强，快速、简便，并可鉴定菌型，不足之处是可能出现假阳性或假阴性。

六、诊断

病史和临床表现是诊断的基础，凡遇下列情况应高度警惕结核病：

1. 咳嗽、咳痰三周或以上，可伴有痰中带血或咯血、胸痛等。
2. 呼吸道感染经正规抗感染治疗无效。
3. 不明原因长期发热。
4. 肩胛间区有湿啰音或年轻患者有局限性哮鸣音。
5. 有结核病诱因或接受激素和免疫抑制剂治疗者。
6. 有关节疼痛、皮肤结节性红斑、滤疱性结膜炎等变态反应性表现。
7. 有渗出性胸膜炎、长期淋巴结肿大。

对上述情况者应进一步完善相关检查。痰结核菌检查不仅是诊断肺结核的主要依据，亦是考核疗效、随访病情的重要指标。肺结核病患者痰液可呈间歇排菌，故应连续多次查痰。X线检查是诊断肺结核的必要手段，对早期诊断、确定病变部位、范围、性质、了解其演变及选择治疗等均具有重要价值。在临床诊断中，我国现用的分类法包括四部分，即肺结核类型、病变范围及空洞部位、痰菌检查、活动性及转归。

（一）肺结核类型　Ⅰ型：原发性肺结核；Ⅱ型：血行播散型肺结核；Ⅲ型：浸润型肺结核；Ⅳ型：慢性纤维空洞型肺结核；Ⅴ型：结核性胸膜炎。

（二）病变范围及空洞部位　按右、左侧，上、中、下肺野记述。右侧病变记在横线以上，左侧病变记在横线以下。一侧无病变者，以“（－）”表示。以第2和第4前肋下缘内端将两肺分为上、中、下肺野。有空洞者，在相应肺野部位加“O”号。

（三）痰结核菌检查　痰菌阳性或阴性，分别以（＋）或（－）表示,以“涂”、“集”或“培”分别代表涂片、集菌或培养法。患者无痰或未查痰者,注明“无痰”或未查。

(四)活动性及转归　在判定肺结核的活动性及转归时,应综合患者的临床表现、肺部病变、空洞及痰菌等。按肺结核病变的活动程度可将其分为三期:

1. 进展期:新发现的活动性病变,病变较前恶化、增多,新出现空洞或空洞增大,痰菌阳性。具备上述任意一项为进展期。

2. 好转期:病变较前吸收,空洞闭合或缩小,痰菌转阴。具备上述任意一项为好转期。

3. 稳定期:病变无活动性改变,空洞闭合,痰菌连续阴性(每月至少查痰 1 次)达 6 个月以上。如空洞仍存在,则痰菌需连续阴性 1 年以上。

开放性肺结核是指肺结核进展期与部分好转期患者,其痰中经常有结核菌排出,具有较强的传染性,故必须隔离治疗。

活动性肺结核是指渗出性浸润病变或变质性病变如干酪样坏死、空洞形成、支气管播散及血行播散粟粒型结核,临床上症状比较突出。进展期与好转期均属活动性肺结核,其中进展期患者除少数(如急性血行播散粟粒型结核)外,几乎均有排菌。部分好转期患者亦仍排菌,均属开放性肺结核。另一部分好转期患者痰菌阴性则不属开放性。活动性肺结核凡痰中排菌者均需隔离治疗。

稳定期患者属非活动性肺结核,列为初步临床治愈;若经观察两年,病变仍稳定与痰菌持续阴性,可视为临床治愈;如仍有空洞存在,则需观察 3 年以上,如无变化,亦可视为临床治愈。

七、鉴别诊断

肺结核的症状、体征、X 线等表现与多种呼吸道及全身性疾病相混。在表现不典型和缺乏细菌学或病理学确诊根据时容易误诊。因此常需认真询问病史,做相应检查,仔细分析,做好鉴别诊断才能减少误诊、漏诊。

(一)肺癌

1. 肺癌的好发年龄为 40 岁以上患者,中心型在肺门处有结节影或有肺门纵隔淋巴结转移,需与淋巴结核鉴别;周围型在肺周围有小片浸润、结节,需与结核球或结核浸润性病灶鉴别。

2. 中心型以鳞癌为主,常有长期吸烟史,一般不发烧,呼吸困难或胸闷、胸痛逐渐加重,常刺激性咳嗽、有痰血,进行性消瘦,有锁骨上转移者可触及质硬淋巴结,某些患者可有骨关节肥大征。X 线结节可有分叶毛刺,无卫星灶,一般无钙化,可有空泡征。外周型可见胸膜内陷征。

3. 痰 70% 可检得癌细胞而 TB 可 50% 查到结核菌。纤支镜检中心型可见新生物,活检常可获病理诊断,刷片、BAL(支气管肺泡灌洗)可查到癌细胞,结核者可查到 TB。结核菌素试验肺癌往往阴性而结核常强阳性。ELISA 法查血清 PPD - IgG(标准精制结核菌素 IgG 抗体)或 LAM-IgG[LAM 是阿拉伯糖甘露糖脂(lipoarabinomannan)分枝杆菌细胞壁外表面特有的一种成分]结核常阳性。而血清唾液酸与 CEA(癌胚抗原)测定(+),常提示肺癌。

4. 上述各项不能确诊时应剖胸探查。

(二)肺炎

1. 细菌性肺炎可起病急、寒战、高热、咳铁锈色痰,有口唇疱疹而痰 TB(-),肺炎链球菌阳性,抗生素治疗可恢复快,<1 个月全消散。故与炎症鉴别一般不先用抗结核治疗而先抗感染治疗,可较快弄清诊断,避免抗结核药不规则使用造成耐药。

2. 肺部非细菌性(支原体、病毒、过敏)肺炎常显示斑片影与早期浸润性肺结核的表现相似,而细菌性肺炎出现大叶性病变时可与结核性干酪肺炎相混,都需鉴别。支原体肺炎常症状轻而 X 线重,2 ~ 3 周自行消失;过敏性者血中嗜酸细胞增多,肺内阴影呈游走性,各有特点易于鉴别。

(三)肺脓肿　浸润型肺结核如有空洞常需与肺脓肿鉴别,尤以下叶尖段结核空洞需与急性肺脓肿鉴别,慢性纤维空洞型需与慢性肺脓肿鉴别。主要鉴别点在于,肺结核者痰 TB(+),而肺脓肿者(-),肺脓肿起病较急,白细胞总数与中性粒细胞增多,抗生素效果明显,但有时结核空洞可继发细菌感染,此时痰中 TB 不易检出。

(四)慢性支气管炎　常与慢性纤维空洞型患者症状相似,但 X 线与痰菌检查易于鉴别。慢支患者 X 线仅见纹理改变未见实质 TB

灶,而慢性纤维空洞者有明确严重病变,且 TB(+)。

(五)支气管扩张　症状为咳嗽、咳脓痰、反复咯血,易与慢性纤维空洞型相混,但 X 线一般仅见纹理粗乱或卷发影。

(六)其他伴有发热的疾病

1. 急性粟粒结核以高热、肝脾大、白细胞减少或类白血病样反应而与伤寒、败血症、白血病表现有相混处,需要根据各自特点仔细鉴别。

2. 成人支气管淋巴结结核有发热和肺门淋巴结肿大,易与纵隔淋巴瘤、结节病相混,可用结核菌素试验、血清 PPD-IgG 检查、ACE 测定、Kveim 试验(结节病抗原试验)、活检等方法鉴别,必要时可抗结核药治疗观察。

八、并发症

(一)自发性气胸　肺结核患者合并自发性气胸的发生率约为 1.2% ~1.8%。一般认为其发生机制与结核病灶所致气肿性大泡破裂、肺结核空洞或干酪病灶直接破溃入胸膜腔有关。如果为单纯性自发性气胸则危害较小,交通性气胸愈合较慢,张力性气胸则需要紧急处理,否则有可能严重影响呼吸及循环功能,甚至致死。

(二)继发性肺部非特异性感染　是肺结核病的常见并发症之一。尤其是合并支气管病变、胸膜肥厚、肺气肿的重症肺结核和支气管内膜结核患者。常使患者发热、咳嗽及咳痰,或者原有的肺结核症状加重。需与肺结核本身症状和体征鉴别。感染可引起导致结核病灶的引流支气管阻塞,使空洞填塞、扩大,加速肺纤维化、肺气肿的形成。严重者可以诱发呼吸衰竭或多脏器功能衰竭,应及早发现和治疗。

(三)支气管扩张症　结核病变累及支气管及其周围组织,致支气管狭窄、阻塞,最终导致远端支气管扩张。故肺结核并发支气管扩张症,多与结核病灶存在的部位相一致,并多呈柱状扩张。肺结核合并支气管扩张症的临床症状,多为结核病的固有症状,支气管扩张症的症状往往被结核病症状所掩盖。X 线胸片除结核病变阴影外,可见肺纹理紊乱、增粗、网状纹理增加,多与气管走形一致的条带状阴影。仔细观察可以见到大小不同的囊状透光区,似蜂窝状。有继发感染时可见多数小液平面及斑片状影像。

(四)肺不张 肺结核、支气管淋巴结结核或支气管内膜结核,是肺不张常见的原因之一。可发生在一侧肺、一肺叶或一肺段。早期大部分是可逆的,治疗及时肺可以复张。若持续时间较久,大量纤维组织增长,广泛的纤维化,使肺体积缩小,形成肺萎陷则呈不可逆性。

九、治疗

抗结核化学药物治疗对控制结核病起决定性作用,肺结核的治疗原则为早期、规律、全程、适量和联合原则。治疗时也要注意化疗方案的个体化。合理化疗可使病灶内细菌消灭,最终达到痊愈。休息与营养疗法仅起辅助作用。

(一)抗结核化学药物治疗

1. 化疗原则

(1)早期、联合、适量、规律和全程用药:活动性病灶处于渗出阶段,或有干酪样坏死,甚至形成空洞,病灶内结核菌以生长代谢旺盛菌群为主,抗结核药物常可发挥最大的杀菌或抑菌作用。病灶局部血运丰富、药物浓度适当,有助于促使炎症成分吸收、空洞缩小或闭合、痰菌转阴。故对活动性病灶早期合理化疗,效果满意。

(2)药物与结核菌:血液中(包括巨噬细胞内)药物浓度在常规剂量下,达到试管内最低抑菌浓度(MIC)的10倍以上时才能起杀菌作用,否则仅有抑菌作用。常规用量的异烟肼及利福平在细胞内外均能达到该水平,称全杀菌剂。链霉素及吡嗪酰胺亦是杀菌剂,但链霉素在偏碱的环境中才能发挥最大作用,且很少渗入吞噬细胞,对细胞内结核菌无效。吡嗪酰胺虽可渗入吞噬细胞,但仅在偏酸性环境中才有杀菌作用,故两者都只能作为半杀菌剂。乙胺丁醇、对氨基水杨酸钠等均为抑菌剂,常规剂量时药物浓度均不能达到MIC的10倍以上,加大剂量则容易发生不良反应。

早期病灶内的结核菌大部分在细胞外,此时异烟肼的杀菌作用是最强,链霉素次之。炎症使组织局部pH下降,细菌代谢减慢,连同一些被吞噬在细胞内的结核菌,均对利福平及吡嗪酰胺敏感。杀灭此类残留菌,有助于减少日后复发。

2. 化疗方法

(1)“标准”化疗与短程化疗:过去常规采用12~18个月疗法,

称“标准”化疗，但因疗程过长，许多患者不能完成，疗效受到限制。自利福平问世后，与其他药物联用，发现6～9个月疗法(短程化疗)与标准化疗效果相同，故目前广泛采用短程化疗，但该方案中要求必须包括两种杀菌药物，异烟肼及利福平，具有较强杀菌及灭菌效果。

(2)间歇用药、两阶段用药：实验表明，结核菌与药物接触数小时后，常延缓数天生长。因此，有规律地每周用药3次(间歇用药)，能达到与每天用药同样的效果。在开始化疗的1～3个月内，每天用药(强化阶段)，以后每周3次间歇用药(巩固阶段)，其效果与每日用药基本相同，有利于监督用药，保证完成全程化疗。使用每周3次用药的间歇疗法时，仍应联合用药，每次异烟肼、利福平、乙胺丁醇等剂量可适当加大；但链霉素、对氨基水杨酸钠、乙硫异烟胺等不良反应较多者，每次用药剂量不宜增加。

3.抗结核药物：(见表7－1)

(1)异烟肼(ISONIAZID，H)。具有杀菌力强、可以口服、不良反应少、价廉等优点。其作用主要是抑制结核菌脱氧核糖核酸(DNA)的合成，并阻碍细菌细胞壁的合成。口服后，吸收快，渗入组织，通过血脑屏障，杀灭细胞内外的代谢活跃或静止的结核菌。胸水、干酪样病灶及脑脊液中的药物浓度亦相当高。常用剂量为成人300 mg/d〔或4～8 mg/(kg·d)〕，一次口服；小儿5～10 mg/(kg·d)(不超过300 mg/d)。结核性脑膜炎及急性粟粒型结核时剂量可适当增加(加大剂量时有可能并发周围神经炎，可用维生素B_6每日300 mg预防；但大剂量维生素B_6亦可影响异烟肼的疗效，故使用一般剂量异烟肼时，无必要加用维生素B_6)，待急性毒性症状缓解后可恢复常规剂量。异烟肼在体内通过乙酰化灭活，乙酰化的速度常有个体差异，快速乙酰化者血药浓度较低，有认为间歇用药时需增加剂量。本药常规剂量很少发生不良反应，偶见周围神经炎、中枢神经系统中毒(兴奋或抑制)、肝脏损害(血清丙氨酸氨基转移酶升高)等。单用异烟肼3个月，痰菌耐药率可达70%。

(2)利福平(rifampin，R)。为利福霉素的半合成衍生物，是广谱抗生素。其杀灭结核菌的机制在于抑制菌体的RNA聚合酶，阻碍其mRNA合成。利福平对细胞内、外代谢旺盛及偶尔繁殖的结核菌均有作用,常与异烟肼联合应用。成人 1 次/d,空腹口服 450 ~ 600 mg。本药不良反应轻微,除消化道不适、流感症候群外,偶有短暂性肝功能损害。长效利福霉素类衍生物如利福喷丁(rifapentine,RFT)在人体内半衰期长,每周口服一次,疗效与每日服用利福平相仿。螺旋哌啶利福霉素(rifsamycin,利福布汀)对某些已对其他抗结核药物失效的菌株(如鸟复合分枝杆菌)的作用较利福平强。

(3)链霉素(streptomycin,S)。为广谱氨基糖苷类抗生素,对结核菌有杀菌作用,能干扰结核菌的酶活性,阻碍蛋白合成。对细胞内的结核菌作用较弱。剂量:成人每日肌肉注射 1 g(50 岁以上或肾功能减退者可用 0.5 ~ 0.75 g)。间歇疗法为每周 2 次,每次肌肉注射 1 g。妊娠妇女慎用。主要不良反应为第 8 对颅神经损害,表现为眩晕、耳鸣、耳聋、严重者应及时停药,肾功能严重减损者不宜使用。其他过敏反应有皮疹、剥脱性皮炎、药物热等,过敏性休克较少见。单独用药易产生耐药性。其他氨基糖苷类抗生素,如卡那霉素、卷曲霉素、紫霉素等虽亦有抗结核作用,但效果均不及链霉素,不良反应相仿。

(4)吡嗪酰胺(pyrazinamide,Z)。能杀灭吞噬细胞内,酸性环境中的结核菌。剂量:每日 1.5 g,分 3 次口服,偶见高尿酸血症、关节痛、胃肠不适及肝损害等不良反应。

(5)乙胺丁醇(ethambutol,E)。对结核菌有抑菌作用,与其他抗结核药物联用时,可延缓细菌对其他药物产生耐药性。剂量:25 mg/kg,1 次/d 口服,8 周后改为 15 mg/kg,不良反应甚少为其优点,偶有胃肠不适。剂量过大时可起球后视神经炎、视力减退、视野缩小、中心盲点等,一旦停药多能恢复。

(6)对氨基水杨酸钠(sodium para-aminosalicylate,P)。为抑菌药,与链霉素、异烟肼或其他抗结核药联用,可延缓细菌对其他药物发生耐药性。其抗菌作用可能在结核菌叶酸的合成过程中与对氨苯甲酸(PABA)竞争,影响结核菌的代谢。剂量:成人 8 ~ 12 g/d,分 2 ~3 次口服。不良反应有食欲减退、恶心、呕吐、腹泻等。本药饭后服用可减轻胃肠道反应,亦可 12 g/d 加于 5% ~10% 葡萄糖液 500 mL 中避光静脉滴入,1 个月后仍改为口服。

表 7－1 常用抗结核药物剂量及不良反应

药名	每日剂量			间歇疗法		主要不良反应	用法
	成人(g)		小儿	成人			
	<50 kg	>50 kg	mg/kg	<50 kg	>50 kg		
异烟肼(H,INH)	0.3	0.3	10～15	0.5	0.6	肝毒性	1 次/d 顿服
链霉素(S,SM)	0.75	0.75	15～30	0.75	0.75	听力障碍、眩晕、肾功能损害	1 次/d 肌注
利福平(R,RFP)	0.45	0.6	10～20	0.6	0.6	肝功能损害、过敏反应	1 次/d,饭前 2h 顿服
利福喷汀(RFP,R)				0.45	0.6	肝功能损害、过敏反应	1 次/d,饭前或饭后顿服
吡嗪酰胺(Z,PZA)	1.5	1.5	20～30	2.0	2.0	胃肠道不适、肝功能损害、高尿酸血症、关节痛	1 次/d 顿服或分 2～3/d 服用
乙胺丁醇(E,EMB)	0.75	1.0	15～25	1.0	1.2	视神经炎	1 次/d 顿服
丙硫异烟胺(PTH,TH)	0.75	1.0	10～20			胃肠道不适、肝功能损害	3 次/d 服用

（续表）

药 名	每日剂量			间歇疗法		主要不良反应	用 法
	成人(g)		小儿	成人			
	<50 kg	>50 kg	mg/kg	<50 kg	>50 kg		
对氨基水杨酸钠(P,PAS)	8.0	8.0	150～50	10	12	胃肠道不适,过敏反应、肝功能损害	3次/d服用
卷曲霉素(Cp,CPM)	0.75	0.75		0.75	0.75	听力障碍、眩晕、肾功能损害	1次/d肌注
左氧氟沙星(LVFX,V)	0.3	0.3				肝肾毒性、胃肠反应、过敏、光敏反应、中枢神经系统反应、肌腱反应	1次/d或分2～3次/d
氧氟沙星(LFLX,O)	0.4	0.6				同左氧氟沙星	1次/d或分2～3次/d
阿米卡星(AMK)	0.4	0.6	10～20	0.4	0.4	同链霉素	1次/d肌注
异烟肼对氨基水杨酸(帕星肼,PSNZ)	0.6	0.9				同异烟肼	分2～3次/d

4. 初治方案：初治涂片阳性病例，不论其培养是否为阳性，均可用以异烟肼（H）、利福平（R）及吡嗪酰胺（Z）组合为基础的6个月短程化疗方案。

（1）前2个月强化期用链霉素（或乙胺西醇）、异烟肼、利福平及吡嗪酰胺，1次/d；后4个月继续用异烟肼及利福平，1次/d，以2S（E）HRZ/4HR表示。

（2）亦可在巩固期隔日用药（即每周用药3次）以2S（E）HRZ/$4H_3R_3$。（右下角数字为每周用药次数）。

（3）亦可全程间歇用药，以$2S_3(E_3)H_3R_3Z_3/4H_3R_3$表示。

（4）强化期用异烟肼、链霉素及对氨基水杨酸钠（或乙胺丁醇），巩固期用2种药10个月，以2HSP（E）/10HP（E）表示。

（5）强化期1个月用异烟肼、链霉素，巩固期11个月每周用药2次，以$1HS/11H_2S_2$表示。

以上（1）、（2）、（3）为短程化疗方案，（4）、（5）为“标准方案”。若条件许可，尽量使用短程化疗方案。

初治涂片培养均阴性患者，除粟粒性肺结核或有明显新空洞患者可采用初治涂片阳性的方案外，可用以下化疗方案：①2SHRZ/$2H_2R_2$；②$3H_2R_2Z_2/2H_2R_2$（全程隔日应用）；③1SH/11HP（或E）。

对初治患者，国际防痨及肺病联合会推荐的适用于国家防痨的化学方案（表7－2），可供制订治疗方案时参考。

表7－2 国家防痨规划的结核病化疗方案

疗程	化疗方案	疗程	化疗方案
6个月	2RHZ/4RH	8个月	2SRHZ/6TH或6EH
	2ERHZ/4RH或$4R_2H_2$		2SRHZ/$6S_2H_2Z_2$
	2SRHZ/4RH或$4R_2H_2$		

5. 复治方案：初治化疗不合理，结核菌产生继发耐药，痰菌持续阳性，病变迁延反复。复治病例应选择联合敏感药物。药物敏感试验有助于选择用药，但费时较久、费用较大。临床上多根据患者以往用药情况，选择过去未用过的很少用过的，或曾规则联合使

用过药物(可能其致病菌仍对之敏感),另订方案,联合两种或两种以上敏感药物。

(1)2S(E)HRZ/4HR,督促化疗,保证规律用药。6 个月疗程结束时,若痰菌仍未转阴,巩固期可延长 2 个月。如延长治疗仍痰菌持续阳性,可采用下列复治方案。

(2)初治规则治疗失败的患者,可用 $2S_3H_3Z_3E_3/6H_3R_3E_3$。

(3)慢性排菌者可用敏感的一线药与二线药联用,如卡那霉素、丙硫异烟胺、卷曲霉素,应严密观察药物不良反应,疗程以 6~12 个月为宜。氟喹诺酮类有中等度抗结核作用,对常用药物已产生耐药的病例,可将其加入联用方案。若痰菌阴转,或出现严重不良反应,均为停药指征。

表 7-3 及表 7-4 分别提供我国及 WHO 的结核病初治、复治及慢性传染性结核病的治疗方案,可供各位临床医生制订治疗方案时参考。

表 7-3　我国结核病标准化疗方案

类型	强化期	继续期
新发初治涂阳肺结核(包括粟粒性肺结核或伴空洞者)、新发肺结核	2HRZE(S)	4HR
	2HRZE(S)	$4H_3R_3$
	$2H_3R_3Z_3E_3(S_3)$	$4H_3R_3$
新发初治涂阴肺结核	2HRZ	4HR
	2HRZ	$4H_3R_3$
	$2H_3R_3Z_3$	$4H_3R_3$
复治涂阳肺结核(含复发涂阳肺结核)	2HRZES	6HR
	2HRZES	$6H_3R_3E_3$
	$2H_3R_3Z_3E_3S_3$	$6H_3R_3E_3$
慢性传染性肺结核(复治患者经督导化疗仍排菌者)	应根据细菌培养、制定个体化方案	药敏试验结果

注:方案前所列数字代表疗程月数,药物右下角数字代表间歇疗法每周用药日数,如 $2H_3R_3Z_3E_3S_3$ 表示异烟肼、利福平、吡嗪酰胺、乙胺丁醇和链霉素 2 个月强化治疗,每周用药 3 日或隔日用药,周日休息。

表 7－4　WHO 推荐的结核病化疗方案

治疗分类	结核患者	强化期	继续期
Ⅰ	新发涂阳肺结核；	2HRZE(HRZS)	6HR
	新发涂阴肺结核；	2HRZE(HRZS)	4HR
	具有广泛实质病变的肺外结核新病例	2HRZE(HRZS)	$4H_3R_3$
Ⅱ	痰涂片阳性；复发；治疗失败；中断后治疗	2HRZES/1HRZE	$5H_3R_3E_4$
		2HRZE/1HRZE	3HRE
Ⅲ	新发涂阴肺结核（Ⅰ类以外的）；新发、程度较轻的肺外结核	2HRZ	6HE
		2HRZ	4HE
		2HRZ	$4H_3R_3$
Ⅳ	慢性病例（经督导复治后痰菌仍阳性）	无合适方案可推荐（参考 WHO 为专业中心提出的二线药物使用指南）	

（二）对症治疗

1. 毒性症状：结核病的毒性症状在有效抗结核治疗 1～2 周内多可消失，通常不必特殊处理。干酪样肺炎、急性粟粒性肺结核、结核性脑膜炎有高热等严重结核毒性症状，或结核性胸膜炎伴大量胸腔积液者，均应卧床休息及尽早使用抗结核药物。亦可在使用有效抗结核药物的同时，加用糖皮质激素（常用泼尼松，15～20 mg/d，分 3～4 次口服），以减轻炎症及过敏反应，促进渗液吸收，减少纤维组织形成及胸膜粘连。待毒性症状减轻后，泼尼松剂量递减，至 6～8 周停药。糖皮质激素对已形成的胸膜增厚及粘连并无作用。因此，应在有效的抗结核治疗基础上慎用。

2. 咯血：若仅痰中带血或小量咯血，以对症治疗为主，包括休息、止咳、镇静、常用药物有喷托维林、土根散、可待因、卡巴克络（安络血）等。年老体衰、肺功能不全者，慎用强镇咳药，以免因抑制呼吸中枢，使血块不能排出而引起窒息。要除外其他咯血原因，如二尖瓣狭窄、肺部感染、肺梗死、凝血机制障碍、自身免疫性疾病等。

中等或大量咯血时应严格卧床休息，胸部放置冰袋，并配血备用。取侧卧位，轻轻将存留在气管内的积血咳出。垂体后叶素10 U加于20～30 mL生理盐水或葡萄糖液中，缓慢静脉注入（15～20 min），然后以10～40 U于5%葡萄糖液500 mL中静脉点滴维持治疗。垂体后叶素有收缩小动脉、心脏冠状动脉及毛细血管的作用，减少肺血流量，从而减轻咯血。该药尚可收缩子宫及平滑肌，故忌用于高血压、冠状动脉粥样硬化性心脏病的患者及孕妇。注射过快可引起恶心、便意、心悸、面色苍白等不良反应。

若咯血量过多，可酌情适量输血。大咯血不止者，可经纤支镜发现出血部位，用去甲肾上腺素2～4 mg加入4℃生理盐水10～20 mL局部滴入。或用支气管镜放置Fogarty气囊导管（外径1 mm，充气0.5～5.0 mL）堵塞出血部位止血。此外尚可用Kinoshita方法，用凝血酶或纤维蛋白原经纤支镜灌洗止血治疗，必要时应做好抢救的充分准备。反复大咯血用上述方法无效，对侧肺无活动性病变，肺功能储备尚可，又无明显禁忌证者，可在明确出血部位的情况下考虑肺叶、段切除术。

咯血窒息是咯血致死的主要原因，需严加防范，并积极准备抢救，咯血窒息前症状包括胸闷、憋气、唇甲发绀、面色苍白、冷汗淋漓、烦躁不安。抢救措施中应特别注意保持呼吸道通畅，采取头低脚高45°的俯卧位，轻拍背部，迅速排出积血，并尽快挖出或吸出口、咽、喉、鼻部血块。必要用硬质气管镜吸引、气管插管或气管切开，以解除呼吸道阻塞。

3. 手术治疗：外科手术已较少应用于肺结核治疗。对大于3 cm的结核球与肺癌难以鉴别时，复治的单侧纤维厚壁空洞、长期内科治疗未能使痰菌阴转者，或单侧的毁损肺伴支气管扩张、已丧失功能并有反复咯血或继发感染者，可作肺叶或全肺切除。结核性脓胸和（或）支气管胸膜瘘经内科治疗无效且伴同侧活动性肺结核时，宜作肺叶-胸膜切除术。手术治疗禁忌证有支气管黏膜活动性结核病变、全身情况差或有明显心、肺、肝、肾功能不全者。

十、预防

肺结核是一个流行较广的慢性传染病，处理必须以预防为主。预防结核病的传播必须抓好三个环节。

（一）控制传染源　结核病的主要传染源是结核患者，尤其是痰结核菌阳性患者，早期接受合理化疗，痰中结核菌可在短期内减少，以至消失，几乎100%可获治愈，因此早期发现患者，尤其是痰菌阳性者，并及时给予合理的化疗是现代防痨工作的中心环节。

早期发现患者的方法是对以下人群及时进行X线胸片和痰细菌学检查：

1. 慢性咳嗽，咯血经抗生素治疗无效者；
2. 开放性肺结核患者周围的接触者；
3. 结核菌素试验强阳性小儿的家庭成员；
4. 厂矿工人尤其是矽肺患者；
5. 定期对结核病高流行地区的人群进行胸部X线检查，可早期发现一些无症状患者。

（二）切断传染途径　结核菌主要通过呼吸道传染。因此禁止随地吐痰，对菌阳性患者的痰、日用品以及周围的东西要加以消毒和适当处理，室内可用紫外线照射消毒每日或隔日一次，每次2 h，患者用过的食具应煮沸消毒10～15 min，被褥在烈日下暴晒4～6 h，痰盒、便器可用5%～10%甲醛浸泡2 h，最好将痰吐在纸上烧掉或用20%漂白粉溶液泡6～8 h。

（三）接种卡介苗　卡介苗是一种无致病力的活菌苗，接种于人体后可使未受结核菌感染者获得对结核病的特异性免疫力，保护率约为80%。可维持5～10年，因而隔数年后对结核菌素试验转阴者还需复种。接种对象是未经结核菌感染、结核菌素试验阴性者，年龄越小越好，一般在出生后3个月内注射，主要为新生儿和婴幼儿，中小学生和新进入城市的少数民族地区公民，结核菌素试验阴性者进行接种与复种，接种方法有皮内注射和皮下划痕两种，以皮内注射为佳。卡介苗接种效果肯定，尤其是小儿包括急性粟粒型肺结核和结核性脑膜炎的发病率已经明显减少，但种卡介苗所产生的免疫力也是相对的，应重视其他预防措施。

（四）已感染者的预防治疗　对已经感染结核菌的人，用抗结核药物预防结核病的发生是非常有效的。在我国高感染率的情况下，应对以下特殊人群或重点对象进行药物预防，这样可以减少结核病的发生。

1. 人类免疫缺陷病毒(HIV)感染者。

2. 与新诊断传染性肺结核患者有密切接触的结核菌素试验阳性幼儿和青少年。

3. 未接种卡介苗、5 岁以下结核菌素试验阳性的小儿。

4. 结核菌素试验阳性的下述人员:糖尿病患者、矽肺患者、长期使用肾上腺皮质类固醇激素治疗者、接受免疫抑制疗法者。

5. X 线胸片有非活动性结核病变而又没有接受过抗结核治疗的人。

6. 结核菌素试验强阳性者。

(胡东胜)

第二节　肠结核

肠结核(intestinal tuberculosis)是结核杆菌侵犯肠道所致的慢性特异性感染。是临床较多见的疾病,尤其在发展中国家。绝大多数继发于肺结核等肠外结核病,尤其是开放性肺结核。无肠外结核病灶者称原发性肠结核,较少见,约占肠结核的 10% 以下。肺结核的尸检病例中有 51.1% ~70.4% 并发肠结核。此病在我国过去较常见,随着结核病有效的化疗药物的应用,发病率一段时间有所下降,近年又有增多趋势。发病年龄主要为中青年。

一、病因和发病机制

人型结核杆菌是肠结核的主要病原菌,90% 以上由此型病菌引起,少数由牛型结核杆菌引起,即饮用未经消毒的带菌牛奶等乳制品而感染。

肠结核主要由开放性肺结核或喉结核引起,患者吞入含有结核杆菌的痰液而引起肠道感染,或通过饮食使结核杆菌侵犯肠道。结核杆菌被食入后经胃可依次在十二指肠、空肠、回肠、回盲部、阑尾、结肠、直肠等发生病变,其中回盲部发生率最高达82.5% 。此外,全身血行播散及临近病灶(腹腔或盆腔内结核)直接蔓延也是肠结核感染的主要途径。结核菌侵入肠壁,先定居于黏膜腺体的深部,引起局部的炎性反应,然后被巨噬细胞吞噬,携带致黏膜下层,在集合淋巴结中形成特异性病变,并伴有局部动脉内膜炎,因血供不佳,逐渐形成溃疡,溃疡周围纤维增生,因此,当发生穿孔时可形成局限性脓肿,但很少发生弥漫性腹膜炎,大的溃疡在愈合过程中由于肠壁淋巴管呈环形分布,溃疡长轴与肠管垂直,故瘢痕收缩可引起肠腔环形成结核结节,并侵及肠系膜淋巴结引起肠系膜淋巴结结核。

二、病理

肠结核的病变主要位于回盲部,其他部位依次为升结肠、空肠、横结肠、降结肠、阑尾、十二指肠、乙状结肠,少数见于直肠及肛门周围等。偶有胃结核、食管结核。

病理改变随人体对结核菌的免疫力与过敏反应的情况而定。如人体的过敏反应强,病变以渗出性为主;当感染菌量多、毒力大,可有干酪样坏死,形成溃疡,称为溃疡型肠结核。如果机体免疫状态良好,感染较轻,则表现为肉芽组织增生,进一步可纤维化,成为增生型肠结核。两种病变兼而有之者称为混合型或溃疡增生型肠结核。

溃疡型肠结核最为常见,约占肠结核的86.5%。由于动脉管壁增厚,内腔狭窄、闭塞,血管有闭塞性内膜炎,故溃疡大出血者少见。增生型肠结核较少见,约占肠结核的7.5%。多发生于免疫力强,感染菌量少而毒力低的患者。多限于盲肠,有时可累及升结肠近端或回肠末端。早期仅见回盲部黏膜充血、水肿、糜烂、渗出等一般炎性改变。实质上仅为黏膜结核。随着病情进展,病变侵及黏膜下层及浆膜层,产生溃疡、结核肉芽组织形成和纤维组织增生,即成为典型的溃疡型或增生型肠结核。混合型兼有上述两型的改变。溃疡所致的瘢痕狭窄与增生所致的占位性狭窄均可造成肠梗阻。

三、临床表现

肠结核起病缓慢,早期常无明显症状,多数患者多伴有活动性肠外结核,如肺结核等,故多有结核病的全身症状、肠外表现。因此,如肠外结核患者出现明显消化道症状,则应警惕存在肠结核的可能。肠结核的主要临床表现如下:

(一)腹痛　为本病的主要症状。因肠结核好发于回盲部,疼痛多位于右下腹。腹痛可在进食后诱发,可有上腹或脐周疼痛,即回盲部病变引起的牵涉痛，经仔细检查可发现右下腹压痛点。疼痛性质一般为持续性隐痛或钝痛，增殖性肠结核并发肠梗阻时可有腹绞痛，阵发性加剧，伴腹胀，肠鸣音活跃，肠型及蠕动波，便后或排气后有不同程度的缓解。

（二）腹泻与便秘 腹泻是溃疡型肠结核的主要临床表现之一，由于病变肠曲的炎症和溃疡，使肠蠕动加速，肠排空过快而引起。每日排便2~4次不等，如病变严重涉及范围较广者，腹泻次数更多，甚至达每日10余次，不伴里急后重。粪便呈糊状，多不含黏液及脓血，病变严重者粪便有恶臭，也可有较多黏液及脓血，但血便极少见。增生型肠结核多以便秘为主要表现。腹泻可与便秘交替出现，大便呈羊粪状，隔数日再有腹泻，表现为肠功能紊乱。

（三）腹部肿块 约2/3的增生型肠结核可扪及，多于右下腹，一般比较固定，不易推动，中度坚硬，无或轻度压痛。溃疡型肠结核合并局限性腹膜炎者，病变肠曲可与周围组织粘连，或同时存在肠系膜淋巴结结核，均可出现腹部肿块。

（四）全身症状和肠外结核表现 本病常有结核毒血症症状，尤以溃疡型肠结核多见，表现轻重不一，多有午后低热、不规则热、弛张热或稽留高热，伴盗汗、倦怠、消瘦、贫血，随病情发展而出现维生素缺乏、脂肪肝、营养不良性水肿等表现。

增生型肠结核病程较长，全身情况一般较好，无发热或时有低热，可无结核毒血症状。消化道症状可有恶心、呕吐、腹胀、食欲减退等。

四、实验室及其他辅助检查

（一）一般检查

1. 溃疡型肠结核可有中度贫血，无并发症的患者白细胞计数一般正常，淋巴细胞增高。红细胞沉降率多明显增快，可作为评定结核病变活动程度的指标之一。

2. 结核菌素试验呈阳性者可协助诊断本病。

3. 溃疡型肠结核粪便多为糊状，一般不混有黏液脓血，常规检查显微镜下可见少量脓细胞和红细胞。粪便浓缩找结核杆菌有时可为阳性，有助于肠结核的诊断，但必须进行痰液浓缩找结核杆菌，阴性者粪便阳性才有意义。

（二）X线检查　X线钡餐造影检查对肠结核的定性和定位诊断有重要意义。对并发肠梗阻或病变广泛涉及结肠其他部位者，最好进行钡剂灌肠，因为钡餐可以加重肠梗阻，往往促使部分肠梗阻演变为完全性肠梗阻，且钡剂灌肠可更满意的显示结肠器质性病变。

肠结核的X线表现：早期表现为黏膜增粗、紊乱或破坏；溃疡型肠结核钡剂于病变肠段呈现肠腔很难完全充盈，有激惹征象，即排空快、充盈不佳，而病变的上、下部分肠段充盈良好，称为X线钡影跳跃征象（Stierlin's sign），回肠末端可见钡剂积滞，病变肠段如能充盈，显示黏膜皱襞粗乱、肠壁边缘不规则，也有呈锯齿状，也可见肠腔变窄、肠段缩短变形、回肠盲肠正常角度丧失；溃疡穿破肠壁还可见局部脓肿或瘘管形成。增生型肠结核可见肠壁增厚，黏膜呈结节状变形；小肠增生型结核好发于回肠末端，常有盲肠病变，主要表现为黏膜紊乱增生，呈多发小息肉样改变，也可见与增生型肿瘤相似者；在结肠有结肠袋消失，甚至有结节状充盈缺损，晚期可见管腔狭窄或（和）肠管缩短，甚至由于不完全肠梗阻导致近端肠管扩张，出现明显的气液平面。回盲部肠结核可见回肠末端和盲肠多同时受累。有肠管粘连时可见粘连牵拉的征象，结核病变影响到结肠系膜时，可出现肠管移位等表现。

（三）结肠镜检查　采用结肠镜检查可窥察溃疡或肉芽肿的部位、性质和侵及范围，并可做活组织检查，对本病的诊断有重要意义。

如病变在直肠或乙状结肠者，可行乙状结肠镜检查，如病变累及30 cm以上或回盲部时，可用纤维或电子结肠镜检查、并行活检协助明确诊断。

早期肠结核可有回盲部、升结肠起始段黏膜充血、水肿、糜烂、纤维素样渗出，回盲瓣变形，可附有霜斑样白苔，由于结核病灶表浅，活检阳性率高。活检时从黏膜深部取材，如只取黏膜表层则对肉芽肿、干酪坏死、结核菌等发现率低。

五、诊断

典型的肠结核病例诊断可依据以下几点：

（一）青壮年患者有肠外结核，特别是开放性肺结核。

（二）临床有腹痛、腹泻、便秘等消化道症状及发热、盗汗等全身症状。

（三）有腹部，尤其是右下腹压痛、肿块，或出现原因不明肠梗阻。

（四）X线胃肠钡餐检查有发现激惹征象、充盈缺损、肠腔狭窄等征象。

本病早期症状多不明显，诊断困难，内镜黏膜活检有助于本病的确诊。必要时可结合PPD试验及粪便中找抗酸菌等检查进行综合诊断。对疑为肠结核但无法确诊者，予以诊断性抗结核药物治疗2～3周，观察临床症状有无好转，有助于诊断。

六、鉴别诊断

不同部位的肠结核需与以下疾病鉴别：克罗恩病（Crohn病）、右侧结肠癌、阿米巴或血吸虫病性肉芽肿、溃疡性结肠炎合并逆行性回肠炎，还应与慢性阑尾炎、回盲部恶性肿瘤、肠套叠、消化性溃疡、慢性胆囊炎、胆石症等鉴别，有稽留热者应与伤寒、副伤寒等感染性疾病鉴别。

七、并发症

据统计，肠结核出现并发症者约占28.3%，主要并发症有：

（一）肠梗阻　为最常见的并发症，主要发生在增生型肠结核患者，以部分性肠梗阻多见，轻重不一，多呈慢性进行性发展，少数可发展为完全梗阻。

（二）肠穿孔　主要为亚急性及慢性穿孔，可在腹腔内形成脓肿，破溃后形成肠瘘。急性穿孔少见，可发生在梗阻近端极度扩张的肠曲，严重者可并发腹膜炎或感染性休克致死。

（三）肠出血　约占发生并发症者的2.3%，为结核病变侵及血管所致，发生大出血者少见。

（四）其他　腹膜炎、肠粘连、肠套叠、腹腔脓肿、瘘管形成等均可发生。

八、治疗

本病治疗的目的主要是消除症状、改善全身情况、促使病灶愈合及防止并发症。如有肠外活动性结核者更应彻底治疗。

（一）营养—支持治疗　在病变的活动期，休息、营养及支持治疗非常重要，饮食方面宜选用营养丰富、易消化、刺激性小的食物，消瘦、营养不良和因胃肠道症状而妨碍进食者宜予以肠外营养疗法补充营养，有脂肪泻者减少脂肪含量，另应补充维生素 C 和钙。

（二）抗结核药物　关于抗结核药物治疗的常用治疗方案及毒性反应可参阅“肺结核”。本病治疗为使病情早日康复，防止耐药性的发生，多采用具有杀菌作用的异烟肼、利福平联合使用，疗程 6 个月到一年。

（三）对症治疗　腹痛可用阿托品或其他抗胆碱能药物。伴肠梗阻者应禁食、胃肠减压和静脉补充液体。摄入不足或腹泻严重者应补充水、电解质及维持酸碱平衡。

（四）手术治疗

适应证：

1. 完全肠梗阻或部分肠梗阻经内科治疗无效者。

2. 急性肠穿孔，或慢性肠穿孔引起肠瘘经内科治疗而未能闭合者。

3. 肠道大出血经积极止血治疗未能满意止血者。

4. 另对增生型肠结核也可考虑部分肠切除术。

九、预后及预防

本病的预后取决于早期诊断与及时治疗，病变尚在渗出性阶段时治疗可以完全治愈。合理选用抗结核药物，足剂量与长疗程也是决定预后的关键。

肠结核的预防应着重在肠外结核，特别是肺结核的早期诊断与积极治疗。必须加强结核病的卫生宣传教育。肺结核患者不可吞咽痰液，保持排便通畅，牛奶等乳制品必须经过灭菌消毒。

（胡东胜）

第三节　结核性腹膜炎

结核性腹膜炎（tuberculous peritonitis）是由结核杆菌引起的慢性弥漫性腹膜感染。其发病率仅次于肺结核和肠结核，约占结核患者总数的 5%，占腹水病例的 25% ~42%，早期或轻型患者症状不典型,往往被漏诊,故应提高重视。本病与肠结核、肠系膜淋巴结结核、女性输卵管结核统称为腹部结核病,在其疾病进展过程中可侵及其周围腹膜而致局限性腹膜炎。

结核性腹膜炎任何年龄均可发病,但 20 ~ 40 岁的青壮年较多见,女性多发,男女之比为1:1.8。慢性酒精中毒及营养不良也是易感因素。

一、发病机制与病理改变

本病的致病菌为结核杆菌,主要继发于肺结核、肠结核等其他部位结核病,绝大多数为体内其他部位结核病灶扩散侵及腹膜所致。其感染途径主要有两种,即直接蔓延和淋巴血行感染。肠结核、肠系膜淋巴结结核、输卵管结核等结核病灶可直接蔓延致腹膜,约 83.3% 患者由此途径感染,偶有腹腔内干酪样坏死病灶破溃引起急性弥漫性腹膜炎者,本病女性多见,可能与女性生殖器结核有关;少数病例为通过淋巴血行播散而致粟粒型肺结核性腹膜炎,为全身血行播散结核的一部分,常伴有结核性浆膜炎、粟粒型肺结核、结核性脑膜炎或活动性关节、骨、睾丸结核等。据国外相关报道,约 1/3 的此病患者伴有活动性肺结核,另 1/3 肺部有非活动性的纤维或钙化病灶,其余 1/3 不伴肺部病变。根据本病的病理解剖特点可分为渗出型、粘连型、干酪型,也可有两种或三种类型并存者,称为混合型。据统计,粘连型最为多见,渗出型次之,干酪型最少,但主要与临床上发现的早晚及判断腹水有无的标准不同有关。

二、临床表现

结核性腹膜炎的临床表现随其原发病灶、感染途径、病理类型、及机体反应性的不同而各异,发病情况可急缓不一,症状轻重不等,一般起病缓慢,常在发病数周以至数月后出现发热、腹胀、腹痛症状才引起重视。急性发病者也较多见,主要表现为急性腹痛或骤起高热,常被误诊为外科疾病而行手术治疗。本病的主要临床表现有:

(一)全身症状　主要表现为发热、盗汗等结核毒血症症状,热型以低热与中等热常见,约 1/3 渗出型、干酪型病例表现为弛张热,少数可呈稽留热,体温可达 40℃。后期有营养不良表现,如消瘦、水肿、贫血、口角炎、舌炎、维生素 A 缺乏症等。

（二）腹痛、腹泻　约2/3病例有腹痛症状，早期腹痛不明显，以后出现持续性隐痛或钝痛，偶有阵发性腹痛，见于不完全肠梗阻时。腹痛常由于腹膜炎症、肠粘连、肠梗阻及肠系膜淋巴结结核、盆腔结核等其他脏器结核引起，部位多位于脐周、下腹，有时全腹。少数病例表现为急腹症，为肠系膜淋巴结结核或腹腔内其他结核的干酪样坏死病灶破溃所致。部分病例可有腹泻，系因腹膜病变本身引起的神经病病理反射导致肠运动失常而致。腹泻一般2～4次/d，多为糊状便，发生胃肠功能紊乱时可与便秘交替出现，并非为结核性腹膜炎的特异性表现。

（三）腹胀、腹水　早期患者常有腹胀，为结核毒血症或腹膜炎伴肠功能紊乱引起，不一定有腹水。少量腹水在临床检查中不易察觉，一般腹水量超过1 000 mL时经仔细检查可发现移动性浊音，而结核性腹膜炎的腹水量以少量及中等量多见，故需认真检查。

（四）腹壁柔韧感　一般认为腹壁柔韧感是结核性腹膜炎的临床特征，但在血腹或腹膜癌病变的患者也可出现这一体征。常描写为揉面感，是腹膜遭受轻度刺激或慢性炎症、腹膜增厚、腹壁肌张力增高、腹壁与腹内脏器粘连引起的腹壁触诊感觉，常见于粘连型腹膜炎，40%患者可伴有相应部位的压痛。

（五）腹部肿块　结核性腹膜炎的肿块多由增厚的大网膜、肿大的肠系膜淋巴结、粘连成团的肠曲、干酪样淋巴结积聚而成，故多见于粘连型及干酪型患者。肿块部位多为脐周，其形状不规则，大小不一，边缘不整，表面不平，压之疼痛，注意与肿瘤或肿大的内脏鉴别。

三、并发症

粘连型结核性腹膜炎多并发肠梗阻，梗阻近端的肠段可发生急性穿孔；干酪型结核性腹膜炎可并发肠瘘，同时有腹腔内脓肿形成等。

四、实验室和其他检查

（一）血常规、血沉和结核菌素试验　血常规检查白细胞计数多正常或稍偏高，少数偏低，有腹腔结核病灶急性扩散者或干酪型患者白细胞计数可增高；病程长而有活动性病变的患者可有轻至重度贫血。

活动性病变者红细胞沉降率大多增快，病情趋于平稳后可逐渐恢复正常。

结核菌素（OT，5u）皮试呈强阳性者提示有活动性结核病灶，对本病诊断有帮助。

（二）腹水检查　腹水多为草黄色渗出液，静置后可自然凝固，少数为混浊或淡血色，偶见乳糜样，比重大于1.016，蛋白定性试验为阳性，定量多为25 g/L以上，白细胞计数超过500×10^6/L，以淋巴细胞或单核细胞为主，合并低蛋白血症者腹水性质可接近漏出液。测腹水葡萄糖浓度<3.4 mmol/L、pH<7.35者提示存在细菌感染，对判断腹水的性质有帮助。腹水腺苷脱氨酶（ADA）升高不仅有助于结核性腹膜炎的诊断，也有助于同癌性腹水的鉴别。本病腹水培养结果一般为阴性，腹水浓缩找结核杆菌阳性率也较低，腹水浓缩动物接种阳性率较高，可达50%以上，但费时较长。近年来有人采用聚合酶链反应（polymerase chain reaction，PCR）结合地高辛标记核酸探针Southern杂交技术检测腹水结核杆菌DNA，其敏感性达69%，特异性96%，确诊价值明显高于抗酸染色镜检及培养，也有应用酶链免疫吸附试验（ELISA）检测抗结核抗体方法者，检出率可达88%，可供诊断参考。

（三）X线检查　腹平片检查可示有结核性腹膜炎征象，表现为腹膜增厚、腹膜粘连、腹水、肠梗阻、不同程度的肠粘连、肠结核、肠瘘、肠腔外肿块等征象，见到钙化影时提示有肠系膜淋巴结结核钙化。另行胸片检查发现肺结核病变亦助于结核性腹膜炎的诊断。CT和核磁共振（MR）检查对本病的诊断有一定的帮助。

（四）超声检查　超声检查可发现腹腔积液、包裹性积液及腹膜增厚征象，对诊断有一定帮助。且可在超声引导下行腹腔穿刺术抽取腹水送检。

（五）腹腔镜检查　适用于有游离腹水者，临床上出现原因不明腹水，经有关检查不能明确诊断，怀疑为结核性腹膜炎者应行腹腔镜检查。镜下可见腹膜、网膜、内脏表面充血、水肿、有灰白色结节，浆膜失去正常光泽，混浊粗糙，可有腹腔内条索状或幕状粘连。经腹腔镜取壁腹膜活组织做病理检查，可以明确诊断。需注意腹膜有广泛粘连者禁忌行此检查。

五、诊断与鉴别诊断

（一）诊断依据　一般典型的病例诊断并不困难，主要诊断依据为：

1. 发病年龄多为青壮年，尤其是女性。

2. 有腹膜外结核或肺结核病史，有结核中毒症状。

3. 发热同时有腹痛、腹泻、腹胀、恶心、呕吐等症状。

4. 腹部查体有腹壁柔韧感、伴或不伴腹水、腹块等体征。

5. 腹水检查为草黄色渗出液，且ADA明显增高。

6. X线胃肠钡餐和腹平片检查有肠粘连、肠梗阻、腹部淋巴结钙化等征象。

7. 腹腔镜检查及腹膜活检有确诊价值。

（二）鉴别诊断　本病的临床表现复杂，误诊率相当高，可达8%~12.3%，约1/4患者靠腹腔镜检查、剖腹探察或尸体检查才能得到确诊，诊断此病应认真进行鉴别诊断，注意与以下疾病鉴别：

1. 以发热为主要表现者：有稽留热，白细胞计数偏低者需与伤寒鉴别；有弛张热的患者应和败血症、肝脓肿、肝癌、感染性心内膜炎、淋巴瘤鉴别。

2. 以腹痛为主要表现者：可根据腹痛发生的急缓、部位考虑与引起急性或慢性腹痛的各常见疾病鉴别。急性腹痛应和常见的急腹症鉴别；慢性腹痛者应和Crohn病、消化性溃疡、慢性胆囊炎、慢性阑尾炎、非结核性不完全性肠梗阻、慢性盆腔炎等鉴别。

3. 以腹水为主要表现者：应排除其他性质的腹水，与肝硬化、卵巢囊肿等鉴别；血性腹水应考虑癌性腹水的可能；顽固性腹水应与缩窄性心包炎、肝静脉阻塞综合征、胰源性腹水、卵巢癌肿腹腔转移相鉴别。

4. 以腹部肿块为主要表现者：根据腹部肿块的性质、出现部位等的不同，需要与胃癌、肝癌、结肠癌、卵巢癌等鉴别。有时须经剖腹探查方能确诊。

六、治疗

本病的治疗关键在于坚持进行早期、联合、适量、规则及全程抗结核化学药物治疗。治疗原则包括：①早期诊断、彻底治疗、合理用药、避免复发；②同时治疗其他器官的结核病；③注意调整机体的全身情况，以增强患者的抗病能力。

（一）一般治疗　应注意卧床休息，注意营养，必要时予以全肠外营养。

（二）抗结核化学药物治疗　抗结核化学药物的选用、用法、疗程及不良反应等参见肺结核章节。治疗结核性腹膜炎应注意以下各点：

1. 抗结核化学药物治疗本病时，由于有大量纤维增生，药物不易进入病灶达到有效浓度，故不易控制病变发展，因此药物选择应加强。一般选用3～4种药物联合强化治疗，有报道建议应用SHRIE联合化疗1.5～2年。

2. 由于结核性腹膜炎多继发于其他部位结核病，多曾接受过抗结核化疗，已产生耐药性，应根据其用药史或做结核杆菌药敏实验帮助选药，在药敏结果未得出之前可选用以往没用过或少用的药物，以后再根据药敏试验结果进行调整。

3. 对有血行播散而有严重结核毒血症症状者，应在足量抗结核药物治疗的同时加用肾上腺糖皮质激素短期治疗。

（三）手术治疗

1. 适应证

（1）并发完全性、急性肠梗阻，或有不全性慢性肠梗阻经内科治疗未见好转者。

（2）肠穿孔引起急性腹膜炎，或局限性化脓性腹膜炎经抗生素治疗未见好转者。

（3）肠瘘经加强营养与抗结核化疗而未能闭合者。

（4）诊断有困难时行剖腹探查。

2. 禁忌证

（1）广泛粘连及干酪型患者。

（2）广泛腹膜外活动性结核者。

七、预防

对肺、肠、肠系膜淋巴结、输卵管等结核病的早期诊断及积极治疗即是预防本病的重要措施。

（胡东胜）

第四节　结核性脑膜炎

结核性脑膜炎(tuberculous meningitis,TM)是由结核杆菌引起的脑膜非化脓性炎症。可继发于粟粒性结核及其他器官的结核病灶。

一、临床表现

(一)一般症状　起病缓急不一,以缓慢者居多。大多低热,也可高热,常伴畏寒、全身酸痛、乏力、畏光、精神萎靡、食欲减退等。小儿结核性脑膜炎的临床发现多较隐匿,缺少特征性。

(二)神经系统症状、体征

1. 脑膜刺激征:多数病例早期即出现。粟粒性肺结核患者若常规脑脊液检查,脑脊液常已出现显著改变,但患者并无脑膜刺激征。在婴幼儿和老年人,脑膜刺激征多不典型。

2. 颅内压增高征象:有头痛、喷射性呕吐、视盘水肿、意识障碍,严重者出现脑疝、枕骨大孔疝可迅速导致呼吸停止。

3. 脑神经损害征象:面神经常被累及,次为展神经、动眼神经。视神经的损害可为单侧,也可为双侧,多数在疾病充分显现时才出现,但有时可以是结核性脑膜炎的首发征象。

4. 脑实质损害征象:表现多变,偏瘫常见,系由于大脑前部循环区缺血性脑梗死所致,多为于内纹动脉和丘脑穿动脉病变引起。少见的有去大脑强直、手足震颤与徐动、舞蹈样运动等不同表现,均取决于病变损害部位。

5. 自主神经受损征象:表现为皮质-内脏联合损害如呼吸、循环、胃肠和体温调节紊乱等,亦可出现肥胖、尿崩症或抗利尿激素增高综合征。

6. 脊髓受损征象:可出现肌神经受刺激或脊髓压迫、椎管阻塞等症状、体征。

二、实验室检查

(一)脑脊液检查　可出现以下变化:压力增高、外观清晰或呈毛玻璃样,放置数小时后可因纤维蛋白增多而出现纤维薄膜,细胞数$(100\sim500)\times10^6$/L,多以淋巴细胞占多数,但在疾病早期,可以中性粒细胞为主，蛋白增高常在1 000 mg/L以上，糖量降低，氯化物大多低于正常。

以5 mL脑脊液3 000 r/min离心30 min，沉渣涂片作抗酸染色找结核杆菌，脑脊液作培养及动物接种等则可增加病原诊断的机会。

腺苷脱氨酸酶（ADA）是与细胞免疫相关的酶，与T细胞的分化有关，结核性脑膜炎的阳性率90%左右。

溴化物分配是一古老试验，应用口服或静脉给予溴化铵，1～2 d后，测定血和脑脊液中溴化铵浓度，血与脑脊液浓度之比若低于1∶6，可作为结核性脑膜炎的诊断依据，但神经梅毒及某些病毒性脑炎会出现假阳性。

检测脑脊液中结核杆菌抗体或DNA的技术正在摸索中，如用ABC-ELISA测定脑脊液的抗结核抗体，阳性率在70%～80%。

（二）影像学检查　任何一种影像学改变都不能确诊结核性脑膜炎，某些特征性的影像学改变有一定的参考意义。CT扫描常有异常发现，在不增强状态下，CT平扫可以发现脑积水造成的脑室扩张、脑室旁软化灶，低密度区提示存在缺血性脑梗死。增强后CT上可见脑膜增强影，最常见于基底池、大脑侧裂、脑干周围。脑血管造影有助于诊断动脉狭窄，该狭窄最常见于颈内动脉前床突以上部分和大脑前动脉和大脑中动脉近端，大多数患者的侧支循环较明显，有些患者在脑底部有网状的小血管丛。

三、诊断

结核性脑膜炎的诊断要点有：密切的结核接触史；可有肺部、泌尿生殖系、肠道等的结核病灶；发病缓慢，具有结核中毒症状，伴颅内高压、脑膜刺激征及其他神经系统症状体征，脑脊液检查符合非化脓性脑膜炎表现。

四、鉴别诊断

（一）病毒性脑膜炎　柯萨奇、埃可、流行性腮腺炎等病毒及疱疹类病毒等均可引起脑膜炎，起病多急骤，高热者多可伴肌痛、腹痛等；脑脊液中糖和氯化物不减低，蛋白常在1 000 mg/L以下，2～3周后可康复。

（二）化脓性脑膜炎　由化脓性细菌引起，急性起病伴高热、寒战。脑脊液白细胞数每立方毫米达数千以上,且以中性粒细胞为主,糖降低较“TM”更为明显,脑脊液涂片、培养可找到致病菌。脑脊液乳酸定量更为明显,脑脊液涂片、培养可找到致病菌。脑脊液乳酸定量多>300 mg/L。“TM”则多小于此值。但经治疗或治疗不彻底的化脓性脑膜炎,其脑脊液改变与“TM”相似,应仔细询问病史以鉴别诊断。

(三)真菌性脑膜炎　新型隐球菌脑膜炎的临床表现及脑脊液改变酷似结核性脑膜炎,诊断有赖于脑脊液墨汁染色、培养及抗原检测。

(四)流行性乙型脑炎　常在夏秋季发病,急性起病,高热。脑脊液糖含量正常或略高,氯化物不减少,蛋白质<1 000 mg/L 等有助于鉴别。

(五)颅内占位性病变　如脑脓肿、听神经瘤等,常因病程进展较缓,以头痛、呕吐、视盘水肿为主要表现,易与结核性脑膜炎混淆,CT 有助于诊断。

五、治疗

异烟肼、利福平、吡嗪酰胺、链霉素与乙胺丁醇等可供选用。

异烟肼易透入脑脊液,是治疗的主要药物。当口服常规剂量的异烟肼时,脑脊液的峰浓度为 3~5 μg/ mL,而敏感的结核杆菌在异烟肼浓度为0.025~0.05 μg/ mL 时即可被抑制。小儿采用 15~20 mg/(kg·d),症状好转后可改为 10 mg/(kg·d)。为保持脑脊液中的有效抗菌浓度,应提高用药量,成人可采用 600~900 mg/d 静滴,同时加用维生素 B_6。待症状改善后改为 400~600 mg/d 口服,疗程至少 1 年。

利福平,小儿剂量 10 mg/(kg·d),成人 450 mg/d,可与异烟肼合用,注意两药对肝胆的损害密切随访肝功能变化。疗程至少 1 年以上。

吡嗪酰胺对代谢活性高的细胞外菌及活性低的胞内菌均有作用,且该药在脑脊液中的浓度高,近年已成为治疗结核性脑膜炎的主要药物,剂量为 1.5~2 g/d,分 3 次口服。于病程的最初 3 个月使用。

乙胺丁醇于脑膜有炎症时,脑脊液浓度可达血清浓度的 15%~40%,成人剂量为 75~1 000 mg/d,小儿为 20~25 mg/(kg·d),顿服或分两次服用。应注意该药对视神经的副作用。

链霉素总量为 90 g,初为 1 g/d,1 次/d,以后改为隔日 1 次或每周 2 次,达到总量即停药。若因副作用而无法达到总量者,可提前停药。

强化期治疗可采用四联,如异烟肼、利福平、吡嗪酰胺,加链霉素或乙胺丁醇;重症或症状和脑脊液改善不显著者,或病情反有恶化者可考虑鞘内应用异烟肼,每日或隔日鞘内注射,小儿 25 mg,成人 50 mg,加地塞米松每次 2 mg。

早期应用肾上腺皮质激素甚为必要。成人泼尼松 40 mg/d,待症状及脑脊液检查开始好转后,则逐渐减量直至停用。成人亦可采用地塞米松 5 mg/d 静脉滴入。有椎管阻塞者亦可鞘内注射,每次地塞米松 1～2 mg 或氢化可的松琥珀酸钠 34～68 mg,隔日 1 次,好转后每周 1 次。

对症治疗主要是降低颅内压,控制癫痫发作。蛛网膜粘连所致脑积水,可以行脑脊液分流术治疗。

（胡东胜）

第八章　螺旋体疾病

第一节　钩端螺旋体病

钩端螺旋体病(leptospirosis)简称钩体病，是由多种致病性钩端螺旋体引起的自然疫源性急性传染病。其主要临床特点为发热、全身酸痛、乏力、眼球结合膜充血、浅表淋巴结肿大及腓肠肌压痛，重者可伴有肺、肝、脑及肾等脏器损害，而相应出现肺出血、黄疸、脑膜脑炎和肾衰竭等，青霉素治疗有效。

一、病原学

(一)形态与染色　钩端螺旋体属螺旋体目，呈细长丝状，常呈C型或S型，长6～20 μm，直径0.1～0.2 μm，圆柱形，顺时针盘绕螺旋，每个菌体有18个以上螺旋盘绕。在暗视野显微镜下观察，其一端或两端弯曲呈钩状，无鞭毛，运动活泼。革兰阴性染色不易着色，既往用镀银染色显黑色，姬姆萨染色呈淡红色。现多用免疫荧光和免疫酶染色观察。在暗视野显微镜下可直接观察其形态，其菌体发亮似串珠，运动活泼，呈特殊的螺旋运动。电镜下钩体由柱形菌体、轴丝和外膜组成。原生质之外的外膜有保护性抗原。

(二)培养　钩体为需氧菌，含兔血清的柯索夫(Korthof)培养基、pH 7.2～7.4、28℃～30℃条件是其最佳生存环境，生长较缓慢，需1～2周生长。也可用幼龄豚鼠和金黄地鼠腹腔接种分离。

(三)抵抗力　钩体对外界抵抗力颇强，在pH 7.0～7.5的弱碱性和湿冷环境中生存较久，可生存1～3个月。对干燥、热、酸、碱和常用消毒剂(70%乙醇、漂白粉、苯酚溶液)均很敏感，在干燥环境下几分钟即死亡，日光直射2 h，60℃下10 min死亡。

(四)分型　抗原结构复杂，主要为型特异性抗原和群特异性抗原。目前全世界已发现及确定有23个血清群及200多个血清型，人体已分离出99型以上,还不断有新的血清型被发现。其中以黄疸出血群、波摩那群、犬群、秋季热群、澳洲群、七日热群和流感伤寒群分布较广,为大多数国家和地区的主要菌群。我国已发现18个血清群,74个血清型,是世界上发现血清型最多的国家。北方地区以波摩那群为主。南方流行群复杂,以黄疸出血群为稻田型流行区的主要菌群。

二、流行病学

(一)传染源 钩体的宿主非常广泛,多种动物均可感染,家畜如猪、犬、牛、羊、马等,野生动物如鼠、狼、兔、蛇、蛙等均可成为传染源。但主要传染源为鼠类、猪和犬。钩体在动物的肾脏内生长存留,随尿排出,污染水及土壤。带菌期猪排菌可达1年,鼠、犬排菌可长达数月至数年。黑线姬鼠为南方稻田型的主要传染源,其带菌率高、带菌期长,尿液污染稻田水及土壤使农民受染。猪为北方钩体病的主要传染源,是雨水型和洪水型钩体病的主要传染源。犬亦可感染及携带构体,其毒力低、致病力弱。患者血液、尿、痰、精液及脑脊液中亦可分离出钩体,但患者带菌率低且数量少,同时人尿为酸性,不适宜钩体生存,故患者作为传染源的意义不大。

(二)传播途径 主要是间接接触传播。人在下田割稻、接触生活用水、抗洪、泅渡、开荒生产、饲养家畜、宰割病畜及坑道井下作业接触被污染的疫水或土壤均可受到感染;病原体通过破损的皮肤或黏膜侵入体内而受染;患钩体病的孕妇可经羊水、胎盘传给胎儿;亦可通过消化道、呼吸道黏膜受染。

(三)易感人群 人对钩体病普遍易感,隐性感染率较高,疫区人群特异性抗体检出率约为60%。非疫区居民进入疫区,尤易受染。病后对同型钩体产生特异免疫,但仍可感染其他型钩体,故可二次感染发病。

(四)流行特征

1.流行形式:主要为稻田型、洪水型、雨水型和散发型。我国南方水稻区省份以稻田型为主,主要由黄疸出血群钩体引起,传染源是鼠类,以黑线姬鼠为主。北方各省呈洪水型暴发流行,平原低洼地也可呈雨水型,主要传染源为猪。以上各型均可造成流行,国内有多起洪水后暴发流行的报道,亦存在散发型。

2. 流行季节:因钩体生存需要适当的温度和湿度,同时钩体病的发生与流行多是由于水污染传播,故其发病具有明显的季节性。稻田型主要集中于夏秋季之交水稻收割期间,以 7 ~9 月份为高峰;雨水型多在雨季(6 ~9 月);洪水型发病高峰与洪水高峰一致,常在 6 ~9 月。

3. 人群易感性:青壮年发病多,20 ~40 岁约占病例总数 40% 左右,疫区小儿常下河洗澡、嬉水,亦易感染。农民、渔民、畜牧业及屠宰工人发病率高。

三、发病机制

钩体经皮肤、黏膜侵入人体后,经微、小血管和淋巴管进入血液循环,在血流中大量繁殖,形成钩体血症(leptospiremia),并释放溶血素、细胞致病作用物质、细胞毒因子及内毒素样物质等致病物质,引起临床症状。钩体大量侵入内脏如肺、肝、肾、心及中枢神经系统,致脏器损害,并出现相应脏器的并发症。本病感染后发病与否及病情的轻重与钩体的菌型、菌量、毒力及人体免疫力有关。

钩体侵入人体后,血液中粒细胞、单核吞噬细胞增多,呈现对钩体的吞噬作用。发病 1 周后,血液中可出现特异性 IgM 抗体,继之出现 IgG 抗体,3 ~4 周抗体滴度最高。随着抗体水平上升,钩体血症逐渐消除,组织病变亦逐渐恢复。部分患者对钩体毒素出现迟发变态反应,致使首次热退后或于恢复期出现后发热、眼和神经系统后发症。

四、病理改变

钩体病的病变基础是全身毛细血管损伤而引起中毒性微血管功能改变。轻者除中毒反应外,无明显的内脏损伤,重者可有明显的病理改变。

(一)肺脏　是本病常见病变部位,主要表现为肺毛细血管广泛扩张充血、弥漫性点片状出血。肺泡含有红细胞纤维蛋白及少量白细胞。部分肺泡内含有渗出的浆液。肺间质呈现轻重不等的充血、水肿、较轻的炎性反应。电镜下可见肺泡毛细血管和肺泡上皮细胞缺口,缺口处可见毛细血管修复现象。有的上皮细胞与内皮细胞质内线粒体肿胀、变空及嵴突消失。有的细胞内有变性的钩体。

（二）肝脏 肝脏变大，光镜下可见肝小叶显示轻重不等的充血、水肿及肝细胞退行性变与坏死。肝窦间质水肿，肝索断裂，炎性细胞浸润，以单核细胞和中性粒细胞为主；汇管区胆汁淤积。电镜下肝细胞浆内线粒体肿胀，嵴突减少或消失、变空。毛细胆管的微绒毛减少。在肝细胞和星状细胞内可见变性钩体。

（三）肾脏 肾组织广泛充血、水肿。肾小管退行性变与坏死。肾间质水肿，单核和淋巴细胞浸润，见小出血灶。间质内亦可见钩体。电镜下肾小球上皮细胞不规则，呈灶性足突融合和灶性基底膜增厚。近曲小管上皮细胞刷毛显著减少或完全消失。多数肾组织中可查见钩体。

（四）脑膜及脑 可见充血、出血、神经细胞变性及炎性细胞浸润。

（五）其他 心肌呈点状出血，灶性坏死及间质炎。骨骼肌，尤其是腓肠肌肿胀、灶性坏死。出血倾向与菌体内毒素损伤、血液内凝血酶原降低及微循环障碍有关。

五、临床表现及分型

潜伏期2～20 d，平均10 d。钩体临床表现复杂，轻重差异很大，表现不一。根据发病原理可将本病分为败血症期和免疫反应期。据临床特点又可分为流感伤寒型、肺出血型、黄疸出血型、脑膜脑炎型、肾衰竭型及后发症等。

（一）早期（感染中毒期） 起病后1～3 d，表现为发热、头痛、眼结膜充血、乏力腿软、腓肠肌压痛、全身浅表淋巴结肿大等全身毒血症症状。

（二）中期（脏器损伤期） 约在起病第3～14 d，部分患者出现明显脏器损害，分为5型。

1. 流感伤寒型（又称单纯型或感染中毒型）：约80%以上钩体病属于此型，此型主要表现为发热及毒血症症状，无明显脏器损害，特点为：

（1）发热：急起发热，多呈稽留热，部分患者亦可呈弛张热。1～2 d体温达39℃以上。畏寒或寒战，可伴明显乏力。

（2）头痛及全身肌肉疼痛：全身肌肉酸痛，尤以腓肠肌、腰肌为著，外观无任何红肿迹象，局部触痛拒按，但疼痛程度可与发热不平行。

(3)眼结合膜充血:发病第1天即可出现,随后迅速加重,整个结膜充血呈红色或粉红色,重者结膜下出血,但无疼痛、畏光、流泪,也无分泌物。热退后仍可存在。

(4)乏力:全身酸软无力,热不高或热退后仍明显乏力。肢体酸软,甚至难以下床站立和行走。

(5)腓肠肌压痛:发病1 d即可出现,轻者感轻度胀痛,进而压之疼痛,犹如刀割。

(6)表浅淋巴结肿大与压痛:于发病2 d即可出现。主要为双侧腹股沟淋巴结,其次为腋窝淋巴结。常如黄豆大小,个别大如鸽卵,质较软有轻压痛,局部无红肿及化脓。

(7)其他表现:少数患者可有咽痛、扁桃体肿大、鼻出血、食欲缺乏、恶心、呕吐、腹痛腹泻及肝脾轻度肿大等。

以上表现持续时间长短不一,短者3~5 d,重者达10 d左右,但多数为自限性,预后良好。

2. 肺出血型:为本病病情最重、病死率最高的一型,此型亦是我国较常见的一型。起病初期与流感伤寒型相似,但3~4 d后病情加重,可根据病情轻重不同分为普通肺出血型和弥漫性肺出血型。

(1)普通肺出血型(也称一般肺出血型):咳嗽或痰中带血,为鲜红色泡沫。肺部可闻及少量湿性啰音,胸部X线可见肺纹理增粗或散在点、片状阴影,但无明显呼吸困难,经积极治疗可痊愈。

(2)弥漫性肺出血型(又称"肺大出血型"):临床上先有钩体败血症早期表现,于病程2~5 d突然发展成肺弥漫性出血。患者出现烦躁、面色苍白、剧烈咳嗽、口唇发绀、呼吸困难,咯出鲜红色血痰,双肺布满湿性啰音。心率加速并可出现奔马律。X线示双肺广泛的点片状阴影或大片融合阴影。若病情继续恶化,则极度烦躁,神志恍惚,甚至昏迷。喉部痰鸣、呼吸不规则或减慢,极度发绀,继而口鼻涌出大量不凝的血性泡沫液体。最终因窒息或呼吸循环衰竭而亡。少数患者呈暴发型,发病开始未见咯血,而在人工呼吸或死后搬动时才从口鼻涌出大量血液。

3. 黄疸出血型(又称 Weil's disease):早期表现同流感伤寒型。

于病程 3 ~5 d,退热前后,出现乏力、食欲缺乏、恶心、呕吐等症状,并出现黄疸、肝脏肿大及肝功能异常。黄疸多于病程 10 天左右达高峰。深度黄疸者可发展成急性或亚急性重型肝炎,出现凝血机制障碍、肝性脑病及急性肾衰竭等。此型以往为致死的主要原因,近年国内此型已减少,且多表现为轻型病例。

4. 脑膜炎型或脑膜脑炎型:起病后 2 ~3 d 左右,出现剧烈头痛、频繁呕吐、颈项强直、克氏征与布氏征阳性等脑膜炎表现,部分患者出现嗜睡、谵妄或昏迷、抽搐及瘫痪等脑实质受损表现,重者可发生脑水肿、脑疝导致呼吸衰竭而死亡或留有后遗症。单纯脑膜炎者预后较好,可完全恢复,脑炎或脑膜炎者病情较重。

5. 肾衰竭型:各型钩体病患者都有不同程度肾脏损害的表现(故有人认为此型不单独为一型),如尿中有蛋白,红细胞、白细胞与管型,多可恢复正常。仅少数患者因肾衰竭而发生氮质血症。此型常与黄疸出血型合并出现,单独肾衰竭者少见。

(三)恢复期或后发症期　多数患者病情逐渐恢复而痊愈,少数病情恢复后可再次出现发热等临床症状,称为后发症。常见的表现有:

1. 后发热:经治疗或自然热退后 3 ~4 d,再次发热,多无其他感染症状,此时无钩体血症,血中嗜酸性粒细胞可增高,不需治疗,2 ~3 d 可自行消退。少数患者甚至出现第 3 次发热。

2. 反应性脑膜炎:少数患者在后发热时可出现头痛、呕吐及颈项强直等脑膜炎表现,但脑脊液检查正常、培养阴性。用青霉素治疗无效,预后良好。

3. 神经系统后发症:钩体病急性期热退后 2 ~5 个月,个别可在 9 个月后,发生脑内动脉炎、蛛网膜下腔出血、脊髓炎、周围神经炎、精神异常等,其中以闭塞性脑动脉炎较严重。多由波摩那型钩体引起,好发于小儿及青壮年,多系隐性感染,因而诊断困难。临床表现为偏瘫、失语,可短暂反复发作。脑脊液蛋白轻度增多,白细胞轻度或中度增加,脑脊液钩体补体结合试验阳性。血清钩体补体结合试验与显凝试验(也称凝集溶解试验)阳性。脑血管造影显示脑基底部多发性动脉炎。除与迟发性变态反应有关外,亦有人认为系钩体直接损害脑血管所致。

4. 眼后发症：本病在我国北方流行区常见，南方较少，与波摩那群感染有关。常发生于热退后1周至1月。表现为虹膜睫状体炎、脉络膜炎或葡萄膜炎、球后视神经炎，玻璃体浑浊等，其中以葡萄膜炎和虹膜睫状体炎病情较重。

六、实验室检查

（一）血常规　外周血白细胞总数和中性粒细胞轻度增高或正常。黄疸出血型常增高，白细胞总数常为 15×10^9/L。

（二）尿常规　约70%患者有轻度蛋白尿，可见少量红细胞、白细胞及管型。

（三）血沉　黄疸出血型血沉常加快。

（四）肝功能　黄疸出血型患者有肝功能异常，血清转氨酶和胆红素水平均升高。

（五）脑脊液　脑膜炎型患者脑脊液检查可见脑脊液压力升高，脑脊液外观呈毛玻璃状，细胞数为 5×10^9/L 以下，以淋巴细胞为主，蛋白含量增高，糖正常或稍低，氯化物正常。脑脊液中可分离出钩体。

（六）病原学与血清学检查　病原体检查与血清学检查常为确诊依据。

1. 病原体分离与血培养：病程早期取血，有脑膜炎者取脑脊液，取血、脑脊液等标本离心后取沉淀涂片，以暗视野镀银染色或甲苯胺染色后镜检，可查见典型的活动的钩体，阳性率约为50%。也可做血培养，阳性率不高，约为20%～70%。

2. 血清学检查：检测抗原、抗体。

（1）显微镜凝集试验：以活标准型钩体作抗原，与患者血清混合，如血中有特异抗体，则发生凝集现象，称显凝试验。血清效价达到或超过1∶400，或早期晚期两次血清效价递增4倍以上有诊断意义。血清中抗体多在病后1周出现，以后逐渐升高，2～3周达高峰，可持续多年，故多用于流行病学调查，而不能作早期诊断。

（2）补体结合试验：测定特异性抗体。效价1∶20有诊断价值。抗体在病后2～3 d即可查出，可协助早期诊断。但此法不能分型。此外，有酶联免疫吸附试验、荧光抗体测定、反向血凝、红细胞凝集试验等。

(七)采用 PCR 方法检测钩体 DNA　该方法灵敏、特异,在病程第 1 周即可检出,但对实验室要求较高,应严格操作,避免污染而出现假阳性。

(八)X 线胸片检查　肺出血型可见双肺呈毛玻璃状或双肺有弥散性点、片状或融合性片状阴影。

七、诊断

(一)流行病学资料　因目前本病临床表现不典型,故对诊断很重要,在本病流行地区居住或去过,夏秋季节发病,于 1～3 周内有疫水接触史或病畜接触史。

(二)临床表现　早期有发热、毒血症表现,主要有三症状(寒热、酸痛、身乏)及三体征(眼结膜充血、腓肠肌压痛和淋巴结肿大),可归纳为“寒热酸痛全身乏、眼红腿痛淋结大”。

(三)确诊　有赖于病原学和血清学检查结果。

八、鉴别诊断

钩体病的临床表现复杂多样,早期临床表现不典型或在非流行月份,极易出现误诊,故需慎重鉴别。

(一)流感伤寒型应与病毒肝炎鉴别

1. 流感:急起高热,无疫水接触史,无腓肠肌疼痛与压痛,无淋巴结肿痛。发热一般在 3 d 以内,白细胞多不增高,血培养及特异性抗体阴性。

2. 伤寒:起病缓慢,发热呈梯形上升,白细胞数减低,血、骨髓培养可有伤寒杆菌生长,肥达反应阳性。

(二)黄疸出血型应与病毒性肝炎鉴别　急性黄疸型病毒性肝炎主要症状为食欲减退,厌油,发热不高,中毒症状不重,无腓肠肌疼痛与压痛。白细胞中性粒细胞正常或稍低。肝功能 ALT 升高明显,尿胆红素、尿胆原阳性,肝炎病毒标志物阳性。

(三)肺出血型应与下列疾病鉴别

1. 大叶性肺炎:急起发热、胸痛、咳嗽、咳铁锈色痰。肺部有实变体征。白细胞与中性粒细胞显著增高。X 线显示大片阴影。

2. 肺结核或支气管扩张:咳嗽咯血、多无急性发热等中毒症状。常有肺结核或支气管扩张咯血史。X 线示肺结核或支气管扩张,流行病学资料和相应的病原学检查或特异性抗体检测可协助鉴别。

此外脑膜炎型或脑膜脑炎型应与病毒性脑膜炎、结核性脑膜炎及流行性乙型脑炎相鉴别。肾衰竭型需与急性肾炎、肾综合征出血热等相鉴别。

九、治疗

治疗原则为“三早一就”,即早发现、早休息、早治疗、就地治疗,不宜长途转送。治疗措施包括一般治疗、对症支持治疗、病原治疗、各器官损害的治疗及后发症的治疗等。

(一)一般治疗与对症支持治疗　卧床休息,给予易消化饮食,补充足够的液体量及热量,维持体液与电解质平衡,体温过高者可物理降温。密切观察病情,警惕青霉素治疗后的赫氏反应与肺弥漫性出血的征象。烦躁者可给镇静剂,如苯巴比妥钠0.1~0.2 g,或异丙嗪与氯丙嗪各25 mg肌注。

(二)病原治疗　钩体对青霉素G高度敏感,故首选青霉素G,常用40万单位肌注,每6~8 h一次,体温恢复正常后继续用3 d即可,疗程一般5~7 d。但部分患者首剂后会发生赫氏反应。一般在首剂青霉素注射后2~4 h发生,表现为突起发冷、寒战、高热,甚至超高热,持续0.5~2 h,头痛及全身疼痛,心率、呼吸加快,继发大汗,发热骤退,重者可发生低血压或休克。赫氏反应后病情恢复较快,但一部分患者在此反应之后病情加重,诱发肺大出血。因此多主张青霉素G从小剂量如5万单位开始,亦可与肾上腺糖皮质激素联合应用,可能会减少赫氏反应。赫氏反应的机理可能与抗生素使螺旋体死亡、裂解,释放大量内毒素有关。此外,钩体对其他多种抗菌药物,如链霉素、庆大霉素、四环素、氯霉素、红霉素、头孢噻吩等敏感。若对青霉素过敏,可选用上述药物,庆大霉素16万~24万U/d,分次肌注,5~7 d一个疗程;链霉素0.5 g,2次/d,疗程5 d。

(三)各器官损害的治疗

1. 肺出血型的治疗:应采取综合措施。

(1)抗菌治疗:见上。

(2)镇静药物:使患者完全安静,避免一些不必要的检查和搬动。可选用一些镇静药物。如盐酸哌替啶100 mg肌注,或加用适量苯巴比妥钠或异丙嗪肌注。亦可用10%水合氯醛20～30 mL灌肠。

(3)肾上腺皮质激素:氢化可的松200～300 mg加入5%葡萄糖中静滴,可用至400～600 mg/d,毒血症状重者可用至1 000～2 000 mg/d,或地塞米松10～20 mg静脉注入。危重患者可用琥珀酸钠氢化可的松500 mg,用至热退后或主要症状明显减轻立即减量。

(4)强心:心率明显加快者可应用毒毛旋花子甙K 0.125～0.25 mg或10%葡萄糖10～20 mL缓慢静脉注入;必要时4～6 h可重复1次,24 h内毒毛旋花子甙K不超过1 mg。

(5)止血:可酌情给云南白药、三七、维生素K等。有播散性血管内凝血者可给肝素治疗。亦可输新鲜全血、血小板等。

(6)给氧:保持呼吸通畅,及时吸出呼吸道分泌物或血凝块。如血管堵塞气管需气管插管或气管切开,清除血块,加压或高速给氧。病情严重者输液速度不宜过快,一般每分钟20滴左右。如合并感染中毒休克,可在严密观察下适当加快输液速度。

2.黄疸出血型的治疗:病原治疗同上,其他按急性黄疸型肝炎治疗,黄疸重者可按重型肝炎治疗(具体参见"病毒性肝炎"节)。

3.肾衰竭型的治疗:参阅流行性出血热的治疗。

4.脑膜脑炎型的治疗:病原治疗同上,可酌情给予甘露醇降低颅内压,余参阅"流行性乙型脑炎"节。

(四)后发症的治疗　后发热一般采取对症治疗,无需特殊治疗,可自行恢复。

1.眼后发症:虹膜睫状体炎应及早应用阿托品扩瞳、热敷、眼药水滴眼,尽可能使瞳孔扩大至最大限度。将已形成的虹膜后粘连分开。必要时可使用氢化可的松球结膜下注射。口服烟酸、维生素B_1、B_2等。

2.神经系统后发症:早期应用大剂量青霉素,并给予肾上腺皮质激素。口服维生素B_1、B_{12}及血管扩张药,亦可选用中药治疗。

十、预后

本病预后相差悬殊,大多数患者预后良好,可痊愈。预后与治疗的早晚、个体差异、疾病类型有关。起病48 h内接受抗生素与相应治疗者恢复快,很少死亡。但如迁延至中晚期,则病死率增高。低免疫状态者易演变为重型，肺弥漫性出血型病死率为高达10%～20%。葡萄膜炎与脑动脉栓塞者可有后遗症。

十一、预防

采取综合预防措施，灭鼠和预防接种是控制钩体病暴发流行、减少发病的关键。

（一）消灭和管理传染源　开展灭鼠保粮、灭鼠防病群众运动。结合“两管（水、粪）、五改（水井、厕所、畜圈、炉灶、环境）”工作，尤应提倡圈猪积肥、尿粪管理，从而达到防止污染水源、稻田、池塘、河流的目的。疫区在流行前1个月可给猪疫苗注射，对带菌者和病畜进行检查治疗。对患者的血、脑脊液等严密消毒处理。

（二）切断传播途径　做好环境卫生，保护水源和食物，防止鼠和病畜尿污染。在流行地区和流行季节避免在疫水中游泳、嬉水、涉水。收割水稻前放干田水，或放农药处理，加强个人防护，皮肤涂布防护药。

（三）增强个人免疫力　疫区居民、部队及参加收割、防洪、排涝可能与疫水接触的人员，尽可能提前1个月接种与本地区流行菌型相同的钩体多价菌苗。每年2次，间隔7 d。剂量成人第1次1 mL，第二次2 mL。全程注射后人体产生的免疫力可持续1年左右。以后每年仍需同样注射。有心、肾疾患、结核病及发热患者不予注射。

（四）药物预防　对构体病流行地区、流行季节高危易感者如小儿、青少年、老年人可每周口服多西环素0.2 g，实验室工作人员意外接触钩体、疑似感染本病但无明显症状时，可注射青霉素80万～120万 U/d，连续2～3 d。

（胡东胜）

第二节　回归热

回归热（relapsing fever）是由回归热螺旋体引起的急性传染病，经虫媒（虱或蜱）传播，属于虫媒传染病，其主要临床特点为急起急退的周期性高热伴全身肌肉酸痛、肝脾肿大和出血倾向，严重者可有黄症。按其传播媒介不同，分为虱传回归热（louse-borne relapsing fever）和蜱传回归热（tick-borne relapsing fever）两种类型，前者又称流行性回归热（epidemic relapsing fever），后者也叫地方性回归热（endemic relapsing fever）。

一、病原学

回归热螺旋体（B. ricurrentis）属于疏螺旋体属或称包柔螺旋体属（borrelia）。虱传回归热螺旋体仅 1 种，称回归热螺旋体或欧伯门亚螺旋体（B. obermeieri）。蜱传回归热螺旋体有 10 余种。两型回归热螺旋体形态基本相同，长 10 ~ 30 μm，宽 0.3 ~ 0.5 μm，有 3 ~ 30 个粗大而不规则的螺旋体，两端尖锐，运动活泼。革兰染色阴性，瑞氏（Wright）或姬姆萨（Giemsa）染色呈紫红色。培养较为困难，在一般培养基上难以生长，需含血清、腹水或兔肾脏碎片的培养基在微氧条件下培养才能增殖。耐寒，在凝血块中 0℃ 可存活 3 个月，但对热、干燥及化学消毒剂敏感。回归热螺旋体壁不含脂多糖，但有内毒素样活性。体表抗原极易发生变异。

二、流行病学

（一）传染源　虱传回归热的唯一传染源是患者，蜱传回归热的主要传染源是鼠类，患者亦可为传染源。

（二）传播途径　虱传回归热的传播以体虱和头虱为传播媒介。虱吸血后，螺旋体经虱胃肠道壁进入体腔大量繁殖，但不进入唾液腺，故虱叮咬人时不能传播。虱体腔内的螺旋体经皮肤创面，或经手接触眼、口、鼻部黏膜侵入人体而感染。偶可经输血及经胎盘感染。蜱传回归热的传播媒介为不同种类的软蜱。蜱可终身携带螺旋体，并可经卵传代。故蜱不仅是传播媒介，也是病原体的贮存宿主。蜱吸血感染后在其体内大量繁殖，体腔内、粪便和唾液均含有螺旋体，故叮咬吸血时即可传染，亦可经破损皮肤侵入人体，偶可经胎盘或输血感染。

（三）易感人群　人群普遍易感。病后可产生免疫力但不持久，患病 1 年后可再感染。两型回归热之间无交叉免疫。

（四）流行特征　虱传回归热分布广泛，见于世界各地，流行季节为冬春季。平时多为散发，贫困、卫生条件差、战争、灾荒情况下易引起大流行,本病在新中国成立后已基本绝迹。蜱传回归热多流行于热带及亚热带地区,春夏季(4~8 月)多发,常呈散发。

三、发病机制

回归热的发作和间歇与螺旋体的增殖、抗原变异及机体的免疫反应有关。回归热螺旋体侵入人体后在血液和内脏大量繁殖并产生多种代谢产物,引起发热和中毒症状。与此同时,机体逐渐产生特异性 IgM 和 IgG 抗体,可激活补体及吞噬细胞将螺旋体大量溶解杀灭,临床进入间歇期。但在肝、脾、脑、骨髓中残留的螺旋体,通过抗原性变异成为对抗体有抵抗力的变异株,这些螺旋体繁殖到一定数量后再度入血引起第 2 次发热(回归)。如此反复多次,直至机体产生足够免疫力,螺旋体被全部杀灭,疾病方痊愈。

螺旋体产生的毒素及代谢产物,可破坏红细胞引起溶血及贫血,并可损害毛细血管内皮细胞、血小板及诱发 DIC 而导致出血性皮疹和全身出血倾向。

四、病理改变

以脾、肝、肾、脑和骨髓为主。脾脏明显肿大,有散在性梗死坏死及小脓肿,镜检可见巨噬细胞和浆细胞浸润,单核 - 巨噬细胞增生。肝、心、肾可见充血、出血及灶性坏死。脑水肿、充血、脑膜有炎性浸润。

五、临床表现及分型

虱传型回归热潜伏期 2~14 d,平均 7~8 d;蜱传型回归热潜伏期 4~9 d,平均 7~8 d。

(一)虱传型回归热　起病大多急骤,始以畏寒、寒战及剧烈头痛,继之高热,体温 1~2 d 内升至 40℃以上,多为稽留热,少数为弛张热或间歇热。发热时伴头痛剧烈、食欲缺乏、四肢关节和全身肌肉酸痛。部分患者有恶心、呕吐、腹痛、腹泻等症状,也可有眼痛、畏光、咳嗽、鼻出血等症状。面部及眼结膜充血,四肢及躯干可见点状出血性皮疹,腓肠肌压痛明显。呼吸、脉搏增速,肺底可闻细湿啰音。半数以上病例肝脾肿大,重者可出现黄疸。高热期可有精神、神经症状如神志不清、谵妄、抽搐及脑膜刺激征。发热持续 4~7 d,体温迅速下降,伴以大汗淋漓,软弱无力甚至可发生虚脱。以后患者自觉虚弱无力,而其他症状、肝脾肿大及黄疸均消失或消退,此为间歇期。经 3

~27 d(多为7~9 d)后,又复发高热,症状重现,此即所谓“回归”。回归发作多数症状较轻,热程较短,经过数天后又退热进入第2个间歇期。一个周期平均约2周左右。以后再发作的发热期渐短,而间歇期渐长,最后趋于自愈。

(二)蜱传型回归热　临床表现与虱传型相似,但较轻,热型不规则,热程较短,平均约3天,复发次数较多,可达5~6次、甚至10多次。不同之处尚有发病前蜱咬部位多呈紫红色隆起的炎症反应,局部淋巴结肿大。肝脾肿大、黄疸、神经症状均较虱传型为少,但呼吸道症状及皮疹较多。

六、并发症

易并发支气管肺炎。少数病例可发生DIC,偶见脾破裂及大出血。此外有中耳炎、心内膜炎、多发性关节炎等。蜱传型复发病例后期常有眼并发症如虹膜炎、虹膜睫状体炎和脉络膜炎,以及中枢神经系统并发症如脑膜炎及颅神经损害等,并可留有视力障碍和神经麻痹等后遗症。

七、诊断

(一)流行病学　有体虱寄生或蜱叮咬史。

(二)临床表现　根据典型的临床症状如周期性高热伴全身疼痛、肝脾肿大及出血倾向。结合流行病学资料、即可做出初步诊断。确诊有赖于病原学或血清学检查。

(三)实验室检查　多数患者白细胞总数增高,可达(15~20)×10^9/L,中性粒细胞增加。蜱传型白细胞可在正常范围。多次发作后可有贫血。血小板及出凝血时间大多正常,但重症者可有异常。血清丙氨酸转氨酶常升高,血清胆红素可增高。尿中有少量蛋白、管型及红、白细胞。脑脊液压力稍增,蛋白及淋巴细胞轻度增加。发热期取血或骨髓涂片染色镜检或暗视野检查可发现螺旋体。厚血片或离心浓缩后检查,可提高检出率。必要时可行小白鼠腹腔接种。有条件时可用血凝抑制试验等方法检测血清特异性抗体。此外,少数患者血清康氏及华氏反应可短暂阳性,虱传型患者血清可有OX_K或OX_{29}凝集反应阳性,但效价不高,应用较少。

八、鉴别诊断

本病未出现回归热型前,须与斑疹伤寒、伤寒、流感、钩端螺旋体病、流行性出血热、败血症等鉴别。

九、治疗

(一)一般治疗及对症治疗　高热护理,流质饮食,维持水电解质平衡。毒血症状严重者可酌情用肾上腺皮质激素。有出血倾向时可用卡巴克洛、维生素 K 等。高热骤退时易发生虚脱及循环衰竭,应注意观察,及时处理。

(二)病原治疗　首选四环素族抗生素。常用四环素, 2 g/d,分 4 次口服,疗程 7 ~ 10 d,亦可用多西环素 100 mg 顿服。氯霉素、链霉素及青霉素(后者对虱传型有效,蜱传型有耐药株且不能杀灭脑内螺旋体)亦可应用,但疗效不及四环素族。在用抗生素治疗过程中,须防止发生赫氏反应,如有发生,可用激素、强心及升压药物。

十、预防

虱传型回归热的预防应注意隔离患者,并彻底灭虱。热退后需继续观察 15 d。接触者亦应彻底灭虱,必要时口服多西环素 100 mg 预防发病。蜱传型回归热应灭蜱、灭鼠。灭蜱可用马拉硫磷或敌敌畏喷洒,灭鼠可用药物毒杀及捕打等方法。在疫区执行任务时应注意个人防护,必要时口服多西环素或四环素预防发病。

(胡东胜)

第三节　梅　毒

梅毒(syphilis)是由梅毒螺旋体感染的慢性全身性、经性接触传播的疾病。

一、病原学

梅毒螺旋体因透明不易染色,故称苍白螺旋体(Treponema Pallidum, T. P),长约 6 ~ 15 μm,宽 0. 15 μm,有 6 ~ 14 个螺旋,有三种运动方式:①围绕本身长轴旋转向前;②全身弯曲如蛇形运动;③伸缩其旋圈的距离而移动。目前梅毒螺旋体尚未在体外培养成功,是一种微嗜气型嗜气菌,对青霉素敏感。除人类以外,猴、猿类均为天然宿主。梅毒螺旋体感染人体后,主要存在于硬下疳的溃烂面,扁平湿疣和黏膜斑的表面,乳汁、唾液、精液和尿中,神经梅毒患者的脑脊液中,胎传梅毒的内脏中。

梅毒螺旋体通过人和人的直接接触传播,传染性很强,在人体外适应力很弱,1 ~2 h 死亡,加热、冷却、干燥很快死亡,常用化学消毒药很快灭活,因本身不易着色,只能用暗视野显微镜或通过银染色或荧光抗体法检查才能看到。

二、传播途径

(一)后天性梅毒

1. 由性交接触(包括生殖器—生殖器、肛门—生殖器、口—生殖器)传染。

2. 间接接触传染,少数通过内衣、内裤、被褥、毛巾、便器等粘有梅毒螺旋体的载体而被感染。

(二)先天性梅毒 患梅毒的孕妇,妊娠7 周时 T. P 可通过胎盘,经脐带血液使胎儿感染,也称胎传梅毒。母亲患病早期胎传梅毒发生率更高。未经治疗的患病母亲病期大于 4 年者,性接触可能已无传染性,但妊娠时仍有可能使胎儿感染梅毒。

三、临床表现及分期

人感染梅毒螺旋体后,病情可发生多次活动与潜伏交替出现。

(一)后天性梅毒

1. 一期梅毒:潜伏期平均 3 ~4 周,典型损害为硬下疳(hard chancu ulcus duium)。在螺旋体侵入部位出现红色豌豆大小丘疹或硬结,硬结很快糜烂,形成潜在性溃疡,称硬下疳。

(1)硬下疳的特点:①多数患者为单发,由于性行为方式的改变可发生 2 ~3 处,无痛感。②边界清楚,边缘整齐,周边呈堤状隆起,如软骨样硬度。③溃物表面无脓液,稍挤捏有少许浆液渗出,含有大量梅毒螺旋体,传染性很强。④硬下疳经 3 ~4 周不治自愈,可遗留轻度萎缩性疤痕。⑤硬下疳出现后一周左右,一侧或双侧腹股淋巴结肿大,质硬,不痛,表皮不红,不与周围组织粘连,不破溃,称无痛性横痃。

(2)硬下疳的发生部位:①男性:阴茎冠状沟、龟头、包皮系带附近,包皮内侧面、阴茎、阴囊、尿道口常合并包皮水肿。②女性:大小阴唇、阴蒂、阴道口、尿道口,常合并子宫颈水肿。③生殖器外部位:口唇、舌、颊、咽、上腭、肛门、女性阴阜、乳房、乳头、腋窝、外耳、手指等处。

(3)如患者同时合并有杜克莱嗜血杆菌感染引发的软下疳,或由性病淋巴肉芽肿引起的崩蚀性溃疡,则称为混合下疳。硬下疳出现2周后,梅毒血清反应开始呈阳性,至7~8周时100%呈阳性。

2. 二期梅毒:发生在感染后7~10周,即硬下疳消退后3~4周,此期梅毒螺旋体经淋巴入血液引起全身性广泛性损害,包括皮肤、内脏、神经系统。

(1)前驱症状:可有流感样综合征(头痛、低热、四肢酸懒),持续3~5 d,待皮疹出现后即逐渐消退。

(2)皮肤损害:①斑疹:又称玫瑰疹或蔷薇疹,约占二期梅毒患者的70%~80%,为淡红色,约0.5~1.0 cm大小圆形或椭圆形红斑,数目较多,不融合,对称发生,自觉症状不显著,由躯干先发,后延及四肢,数日内满布全身,掌趾部为深红色斑疹,压之不退色,可呈银屑病样鳞屑,此特征对二期梅毒有诊断意义,约经过数日或2~3周以后斑疹变为褐黄色,最后消退,留下暂时的色素沉着。②丘疹:约占二期梅毒患者的40%,发生时间较斑疹稍迟(约晚3周左右),形态有大有小,大型多见,如指甲盖大小,略高出皮肤,呈铜红色,触之平滑坚韧,自觉症状不显,好发于胸腹侧面、四肢屈侧及颜面,当发生于皮肤接触面或多汗部如外阴部、股内侧、乳房下部等部位,因汗液浸渍摩擦,呈湿性丘疹,因长时间刺激,增殖,肥厚有灼痒、痛感的扁平隆起称为扁平湿疣(Condy Loma Latum),含大量梅毒螺旋体。大型丘疹经数周可自行吸收,但可复发,多发生于传染后2~3年或更长时间。小型丘疹较少见,约发于传染后1年左右,呈粟粒梅毒疹或梅毒苔癣,呈铜红色,发生在毛囊口、阴囊部,无自觉症,可查出梅毒螺旋体,梅毒血清反应强阳性。③脓疱疹:已少见,见于营养不良、体弱者、酗酒及吸毒者,常在躯干、四肢及面部,大小差异很大,可呈脓疱样,小者呈痤疮样、蛎壳疮样,常伴有发热、全身不适。

(3)黏膜损害:可单发,也可并发于其他梅毒疹,多发生在口腔、生殖器、肛门等处黏膜,圆形或椭圆形,表面糜烂,呈乳白色为黏膜白斑,表面有大量梅毒螺旋体,传染性极强。

(4)梅毒性脱发:除头发外,也可见眉毛、睫毛、腋毛或阴毛。开始头皮出现糠屑样脱落,继而脱发,常伴剧烈头痛,呈虫蛀状。抗梅治疗后脱发即可停止,可以恢复生长,患者常伴有神经系统梅毒,脑脊髓液检查异常。

(5)梅毒性白斑:多发于女性,于感染后 4 ~5 个月或一年,出现于颈两侧、躯干、四肢、乳房、外阴、肛周等部位,呈指甲大小,边界不清,患部色素脱失,周围色素增加,类似白癜风,存在时间较长,不易消失。

(6)梅毒性甲床炎、甲沟炎:甲板弯曲肥厚,表面不平,甲沟炎周围可有嗜红色浸润。

(7)骨损害:二期梅毒骨损害包括骨膜炎、骨炎、骨髓炎、关节炎、滑囊炎和腱鞘炎,持续性疼痛,昼轻夜重,皮肤表面不红,不热,多发生长骨及肘、膝关节。

(8)二期梅毒除上述受损外,尚可有眼部损害,如虹膜炎、虹膜睫状体炎、脉络膜炎、视神经炎、视神经网膜炎,并可累及神经系统,其中一类无症状,仅脑脊髓液有异常变化,称为隐性神经梅毒,另一类不仅脑脊液有异常变化,尚可发生梅毒性脑膜炎、脑血管梅毒,出现头疼等相应症状,称为显性神经梅毒。还可以发生内脏损害,如梅毒性肝炎、肾炎以及全身浅表淋巴肿大如黄豆大,无痛性,以滑囊上淋巴结肿大更有意义。

总之,二期梅毒损害一般无自觉症状,偶有皮肤微痒,骨膜、骨质有痛感,不经治疗,1 ~2 个月后可以消失。一般早发疹病程短易治愈。而复发梅毒疹病程长,疗效及预后均不如早发梅毒疹。

以上一期、二期梅毒的发病期在 2 年以内总称为早期梅毒。

3. 三期梅毒:也称晚期梅毒,病期 2 年以上,可长达 15 年。

(1)三期梅毒特点:①体内及皮损中梅毒螺旋体少,一般暗视野显微镜查不到螺旋体,传染力弱。②组织破坏性很大,常造成组织缺损,器官破坏,可致残废,甚至危及生命。③全身症状轻微,皮肤缺乏自觉症状。④皮损数目少,一般只有一个或簇集且非对称。⑤可侵犯任何组织器官,包括皮肤、黏膜、骨、关节及各内脏,尤易侵犯神经系统。

(2)三期梅毒的皮肤损害：多数为皮下小结节如蚕豆大，呈铜褐色，质较硬，常见于前额、臀、面部、四肢等处，排列成环形、蛇形或肾形，可自行消失，遗留萎缩性瘢痕，或发生浅溃疡，愈合后留下浅瘢痕。

(3)树胶肿：三期梅毒多见，约占三期梅毒61%，为皮下小硬结，逐渐增大与皮肤粘连，可达4～5 cm以上，最后软化，破溃形成深在溃疡排出血性脓液如树胶样，常一端愈合他端继续发展形成穿凿性溃疡，多见于四肢伸部、前额、胸骨部、小腿、臀部，损害数目不多，非对称性，不治疗经半年或更久可自愈，留下萎缩瘢痕。

深部树胶肿：可发生在肌肉、骨膜、淋巴结、内脏器官，如上腭及鼻中隔黏膜，树胶肿可侵犯骨质，产生上腭及鼻中隔黏膜穿孔及马鞍鼻，引起吞咽困难及发音障碍。

(4)近关节结节：在髋、肘、膝、骶等大关节附近，发生无痛、坚硬、对称、皮肤无炎症、发展慢、不破溃的结节，治疗后逐渐消退，结节内可查到梅毒螺旋体。

(5)骨梅毒：与二期梅毒相似，骨膜炎多见，常侵犯长骨，而骨树胶肿多侵犯扁骨如颅骨。

(6)眼梅毒：可发生虹膜睫状体炎、视网膜炎、角膜炎，可导致失明。

(7)三期心血管梅毒：多发生于未经抗梅治疗的患者，在感染后10～30年发生，梅毒血清反应阳性。①单纯性主动脉炎：常发生在升主动脉，可有痛感，与心绞痛相似，或有阵发性呼吸困难，听诊可闻及一级收缩期杂音，主动脉瓣区第二音亢进，X线片可显示主动脉扩张。②主动脉瓣闭锁不全：发生率约占心血管梅毒患者的30%～40%。常与梅毒性主动脉瘤并发，可有心悸、重者心绞痛发作，舒张压低，脉压增加，水冲脉，X线片左心室扩大、主动脉扩大，甚至发生充血性心力衰竭，导致死亡。③主动脉瘤：发生率约占心血管梅毒患者的20%，多发生于升主动脉及主动脉弓部。一般症状不显，瘤体增大可产生压迫症状，如咳嗽、吞咽困难、气喘、音哑、Horner综合征，上腔静脉受压所致头颈部充血、发绀。X线片可见搏动阴影，瘤体破裂可导致患者立即死亡。④冠状动脉口狭窄：发生率约占心血管梅毒的25%～33%，且90%伴有梅毒性主动脉瓣闭锁不全，出现心绞痛发作，持续时间长且晚上重，对亚硝酸盐疗效不佳，可有心律失常和进行性心力衰竭。

(8)三期神经梅毒:①无症状神经梅毒:无临床症状及体征,但脑脊髓液有异常变化。②脑血管梅毒:感染后7年,临床表现与脑血栓形成的疾病类似,也可发生脑脊髓膜血管梅毒,但很罕见。③麻痹性痴呆:感染后10~20年发生,有慢性脑膜炎引起的脑皮质功能丧失,表现各样神经、精神异常症状和体征。④脊髓结核(也叫脊髓痨):感染后10~30年发生,出现闪电样痉挛,下肢感觉异常,腱反射减弱和消失,内脏危象,触、痛感减退,共济失调等。

(9)其他:三期梅毒心肌树胶肿,呼吸、消化、泌尿系统的内脏梅毒,发生率都不高。

(二)先天性梅毒

1. 先天性梅毒的特点

(1)根据发病迟早,分为早期(2岁以内)、晚期(2岁以上)先天性梅毒,如妊娠早期经充分治疗,胎儿可不被感染。

(2)因系胎盘血行传染,不发生硬性下疳。

(3)感官系统易受累,如角膜、耳、鼻。

(4)影响身体发育,特别是骨的营养障碍。

(5)梅毒孕妇所生的新生儿,其血中可有反应素和梅毒制动抗体(TPI抗体),有些反应素常在出生后6个月消失,因此对出生时无临床症状的新生儿,必须每月进行一次梅毒血清试验,如血清反应滴度不断增高,应该进行治疗。

2. 早期先天性梅毒:常为早产儿,发育营养不良,皮下脂肪少,皮肤松弛,多皱纹,呈老人貌。

(1)皮肤损害:皮疹与后天性梅毒二期略同,有斑疹、丘疹、脓疱疹、斑丘疹等,斑疹及斑丘疹发生在口周者常呈放射性皲裂,愈合后形成放射状的瘢痕,有诊断意义。在肛门及外生殖器潮湿部位呈扁平湿疣,少数发生松弛性大疣,成为梅毒性天疱疮,内均含有梅毒螺旋体。

(2)梅毒性鼻炎:有脓性分泌物,鼻塞,患儿呼吸及吸乳困难,如骨质继续受损可形成鞍鼻即硬腭穿孔。

(3)骨病变:软骨炎、骨髓炎、骨膜炎,因肢体疼痛,似瘫痪表现的称为帕罗(parrot)假性瘫痪,以上肢多见,还可见梅毒性指炎,多见于指骨,呈梭形,不痛,可破溃。

(4)其他损害:可见肝、脾肿大,全身淋巴结炎,肾脏受损出现蛋白尿、管型、血尿等,男婴睾丸炎、附睾炎、阴囊水肿以及梅毒性脑膜炎,脑血管血栓形成。

3. 晚期先天性梅毒:多发生于7~8岁小儿至青春期。

(1)皮肤损害与后天梅毒相似,主要是树胶样肿。

(2)黏膜损害:鼻中隔穿孔,鞍鼻,破坏软腭与硬腭,形成穿孔。

(3)骨髓损害:多见小腿骨膜增厚,胫骨延长、肿胀、弯曲,锯齿样称马刀胫,有疼痛,克鲁顿(clution)关节,发生在肘、膝关节肿胀积液,对称发生,无红、热、痛表现。

(4)基质性角膜炎:发生率占50%,多为双侧或一侧在先,继而另侧发生,病程较长,治疗效果差,易致盲。

(5)神经性耳聋:因迷路炎所致,15岁小儿多见,起病突然,双侧受损,时轻时重,可伴耳鸣、头晕,治疗效果差,终致耳聋。

(6)何秦森齿(Hutchinson's Teeth):表现门齿发育不良,排列稀疏,形状不齐(两端窄中间粗的腰鼓状),咬合缘中间有缺口,臼齿可呈桑葚状。

患者出现以上(4)(5)(6),则成为何秦森综合征(Hutchinson's syndrome)。

(7)内脏损害:与后天性三期梅毒同。神经梅毒可发生幼年麻痹性痴呆及无症状神经梅毒。

(三)潜伏期梅毒(隐性梅毒 Latent syphilis)　潜伏梅毒是指已被确诊为梅毒感染者,皮肤黏膜及任何器官系统和脑脊液检查均无异常发现,梅毒血清反应阳性,并排除其他引起血清反应阳性疾病的存在,感染期在2年内者为早期潜伏梅毒。可以出现二期复发损害。病期在2年以上者称为晚期潜伏梅毒,复发损害少见,潜伏梅毒如不予治疗,部分患者可发生晚期梅毒,晚期潜伏梅毒也可发生心血管梅毒或神经梅毒。

(四)妊娠梅毒

1. 妊娠梅毒可通过胎盘传染胎儿,约2/3以上胎儿发生先天梅毒,其中15% ~20%为早发性先天梅毒。

2. 妇女梅毒患者虽可受孕,但妊娠率明显减低,仅40%左右。

3. 对孕妇的健康影响甚大,如消瘦、乏力,如系早期梅毒,可有发热、盗汗、贫血、骨关节被累,关节疼、骨质脱钙,由于胎盘内血管梗死,为发生胎盘早期剥离而致流产、早产、死产。

4. 如妊娠梅毒未经治疗,至妊娠后期胎儿体内各器官可查见T.P。

四、诊断

如早期明确诊断,治疗及时、规范,完全可以达到临床和血清学痊愈。

(一)感染史　不安全、不正当的性行为。对妊娠梅毒应详询其本人及配偶有无梅毒史,本人有无早产、流产史,对先天性梅毒其生母为梅毒患者。

(二)体格检查

1. 一期梅毒:检查阴部及男、女生殖器外阴下疳的存在及其附近淋巴结;

2. 二期梅毒:病变涉及全身,全面检查是否有二期复发损害;

3. 三期梅毒:也系全身器官、脏器的损伤,重点检查皮肤、黏膜、骨、眼、心血管、神经系统,包括血液、影像等辅助检查。

(三)实验室检查

1. 暗视野镜下查梅毒螺旋体:对成年人一、二期梅毒或先天性梅毒患者,在损害处取材。方法:先用0.9% NS清洗病损表面、戴手套挤压,将分泌物涂片,加盖玻片查梅毒螺旋体。二期梅毒的淋巴结穿刺也可查到螺旋体,对先天梅毒从早期皮肤损害、鼻黏膜分泌物及胎盘、脐带刮片(包括妊娠梅毒者)查螺旋体。

2. 梅毒血清试验:根据抗原不同分为两类。

(1)非螺旋体抗原血清试验,用心磷脂做抗原,检测血清中的抗心磷脂抗体,也称反应素试验:①性病研究实验室玻片试验(venereal disease research laboratory test, VDRL test),可做定量及定性试验,为一絮状反应试验,用低倍显微镜观察结果,抗原必须每天新配置,用于血清检测外还可检测脑脊液。②梅毒的血浆反应素快速环状卡片试验(rapid plasma regain cicele ,RPR test),系VDRL抗原的改良,因加入了高纯度的胶体碳，肉眼观察絮状物呈黑色，优点是患者不需灭活，抗原不需新鲜配置，操作简单，可快速诊断，其特异性、灵敏性与VDRL同。③血清不需加热反应素玻片试验（unheated serum regain test，USR test），是VDRL的改良法，抗原不需每天新鲜配置，要显微镜读结果，敏感性及特异性与VDRL同。

（2）梅毒螺旋体抗原试验：用活的或死的梅毒螺旋体或其成分来检测抗螺旋体抗体。①荧光螺旋体抗体吸附试验（fluorescenl treponeme antibody absorption test，FTA-ABS test），本试验最常用，是以梅毒螺旋体的无毒株吸取待检血清，以除去非特异性抗体，用间接免疫荧光技术检测血清中抗梅毒螺旋体IgG抗体，其特点是特异性及敏感性均高，尤其对一期梅毒敏感性高于其他梅毒血清试验，不足之处是阳性反应不易阴转，常持续数年，甚至终身。因此不能反映病程活动性，不宜于疗效监测和结果判定。②梅毒螺旋体血凝试验（treponeme pallidum hemagglutination test，TPHA test），用被动血凝法检测抗梅毒螺旋体抗体，敏感性及特异性均高，操作简单，近年来广泛应用，有两种试验：一种即TPHA，另一种螺旋体颗粒凝聚试验（passive particle agglutination test），商品名Serodin TP-PA，区别于前者经甲醛处理的羊细胞作抗原载体，后者用纯化的明胶颗粒作抗原载体。

3. 梅毒血清假阳性反应：非梅毒患者而梅毒血清反应阳性称之，除了技术操作等造成者外，尚由于患者有其他疾病造成，虽然血清反应阳性，而此为非梅毒螺旋体感染的真阳性。

生物学假阳性反应：诸多急性非梅毒的感染性疾病，如风疹、麻疹、水痘、传染性单核细胞增多症、病毒性肝炎、肺炎链球菌性肺炎、亚急性细菌性心内膜炎、活动性肺结核、疟疾、鼠咬热、回归热、钩状螺旋体病等都可出现。但血清反应滴度低，很少超过1:8，病后6个月一般都转为阴性。

如系统性红斑狼疮、风湿性心脏病、类风湿性关节炎、布氏杆菌病、SARS、肝硬化、海洛因成瘾者、妊娠、老年等用非螺旋体抗原血清试验可出现慢性生物学假阳性，可持续数月、数年、甚至终生。

4. 治疗后梅毒血清反应的变化：实验方法不同结果也各异。螺旋体抗原血清试验可持续阳性很少变化。若以非螺旋体抗原血清试验则有变化，一期、二期梅毒治疗后3个月血清反应滴度可下降4倍，6个月下降8倍，一期梅毒一年内转为阴性，二期梅毒二年内转为阴性，可借非螺旋体抗原血清试验做疗效观察。多数三期梅毒患者，于正规治疗后第5年时，血清反应转为阴性。

五、治疗

梅毒的治疗原则要求，早治疗，越早效果越好，剂量足够，疗程规范，疗后追踪，对性伴侣、配偶同时检查治疗。

（一）早期梅毒（一、二期及潜伏梅毒）的治疗

1. 青霉素疗法：① 苄星青霉素G（长效西林）240万U，分两侧臀部肌内注射，1次/周，共2~3次。② 普鲁卡因青霉素G，80万U/d，肌内注射，连续10~15 d。

2. 对青霉素过敏者：① 四环素：每次500 mg，4次/d，连服15 d。② 红霉素：同四环素。③ 多西环素；每次100 mg，2次/d，连服15 d。

（二）晚期梅毒（包括三期皮肤、黏膜、骨骼梅毒、晚期潜伏梅毒）及二期复发梅毒的治疗。

1. 青霉素疗法：

①苄星青霉素G：240万U，1次/周，肌肉注射，共三次。② 普鲁卡因青霉素G；80万U/d，肌肉注射，连续20 d。

2. 对青霉素过敏者：

① 四环素：每次500 mg，4次/d，连服30 d。② 红霉素：同四环素。③多西环素：每次100 mg，2次/d，连服30 d。

（三）心血管梅毒的治疗　应住院治疗，如有心衰先治疗心衰，待心功能代偿时，再从小剂量开始。如用水剂青霉素G，首日10万U，1次/d，肌肉注射；第二日10万U，2次/d，肌肉注射；第三日，20万U，2次/d，肌肉注射，为防止赫氏反应，可在青霉素注射前一天口服泼尼松，每次5 mg，4次/d，连服3 d；第四日起按以下方案治疗：

1. 普鲁卡因青霉素G：80万U/d，肌肉注射，连续15 d为一疗程，共两个疗程，疗程间休药2周。

2. 四环素：每次5 mg，4次/d，连服3 d。

（四）神经梅毒的治疗　需住院治疗，为防发生赫氏反应，在青霉

素注射前一天可口服泼尼松,每次 5 mg,4 次/d,连服 3 d。

1. 水剂青霉素 G:每天1 200万 ~2 400万 U,静脉点滴(200 万 ~ 400 万 U 每 4 h 一次),连续 14 d。

2. 普鲁卡因青霉素 G:每天 240 万 U,肌肉注射;同时口服丙磺舒,每次 0.5 g,4 次/d,连续 10 ~14 d。必要时再用苄星青霉素 G 240 万 U,1 次/周,肌肉注射,连续 3 周。

(五)妊娠梅毒的治疗

1. 普鲁卡因青霉素 G:80 万 U/d,肌肉注射,连续 10 d,妊娠初期 3 个月内,注射一疗程,妊娠末期 3 个月注射一疗程。

2. 对青霉素过敏者:用红霉素(禁用四环素)。服法与剂量,与非妊娠患者相同,但其所分娩婴儿应用青霉素补治。

3. 如明确过去曾接受充分治疗,现无复发,无再感染证据者,可不治疗。

(六)先天梅毒的治疗

1. 早期先天梅毒

(1)脑脊液异常者(无条件查脑脊液者):① 水剂青霉素 G:5 万 U/kg,2 次/d,静脉点滴,共 10 ~14 d;② 普鲁卡因青霉素 G:5 万 U/(kg · d),肌肉注射,连续 10 ~14 d;

(2)脑脊液正常者:苄星青霉素 G:5 万 U/kg,一次注射(分两侧臀肌)

2. 晚期先天梅毒(2 岁以上):① 普鲁卡因青霉素 G:5 万 U/(kg · d),肌肉注射,连续 10 d(总剂量不超过成人量)。8 岁以下小儿禁用四环素。② 红霉素(青霉素过敏者),7.5 ~12.5 mg/(kg · d),分四次服,连服 30 d。

赫氏反应(Herxheimer reaction)常发生于用首剂抗梅药物治疗数小时至 24 h 内,由于大量梅毒螺旋体被杀死溶解所致,突然出现寒战、发热、全身不适、头痛头晕、恶心呕吐、多汗等症状,各种梅毒损害加重,心血管梅毒患者可有心绞痛、心律不齐、心力衰竭、主动脉破裂,神经梅毒可引起精神病或突发的神经症状,甚至有生命危险。

七、疗后随访及判愈标准

梅毒经充分治疗,应随访 2 ~3 年。第一年每三个月复查一次,以后每半年复查一次。包括临床和血清 RPR 试验,如在治疗后 6 个月内血清滴度未有 4 倍下降,应视为治疗失败或再感染。除需加倍重新治疗外,考虑做脑脊髓液检查,以观察神经系统有无梅毒感染。一期梅毒在 1 年以内,二期梅毒在 2 年以内多数患者可转阴。少数晚期梅毒血清可持续在低滴度上(随访 3 年以上)可判为血清固定。神经梅毒要随访脑脊液,每半年一次,直至脑脊液完全转为正常。

妊娠梅毒治疗后,分娩前每月复查血清梅毒反应,分娩后观察同其他梅毒,但所生的婴儿要观察到血清阴性为止,如发现滴度升高或有症状应立即进行治疗。

(张迈仑)

第四节 莱姆病

莱姆病(lyme disease, LD)是由蜱传伯氏包柔螺旋体引起的自然疫源性疾病。临床上主要表现为早期的慢性游走性红斑,继而有心脏、神经、关节等损害,致残率高。

一、病原学

病原体是伯氏包柔(Borrelia burgdorfeni, Bb)螺旋体。是螺旋体中疏螺旋体属的新成员。革兰染色阴性,姬姆萨染色良好,形态似弯曲的螺旋。未染色的螺旋体在暗视野及位相显微镜下可查见。菌体不规则盘卷,10~30 μm 长,直径约 0.18~0.25 μm。电镜见菌体末端有 7~11 条鞭毛。伯氏包柔螺旋体只有一个种,但有 9 种以上的蛋白质构成模式,主要成分为 PC、OspA、OspB 和 41KDa 四种。41KDa 为鞭毛抗原,各分离株间无差别,OspA、OspB 为外膜抗原,株间变异较大。

病原体最适宜生长温度 34℃~37℃,微需氧,在含酵母、矿盐、还原剂和牛血清白蛋白、兔血清的培养基中生长良好,其中后两种培养基效果更佳,约 12 h 繁殖一代。对热、干燥及一般消毒剂均较敏感,但在潮湿、低温情况下抵抗力较强。

二、流行病学

(一)传染源　本病的主要传染源是啮齿目的小鼠。仅在感染早期血中存在病原体,故不是本病的主要传染源,但其血液经常规处理并于血库4℃贮存48 d仍有感染性,应警惕输血传播的可能。

目前已查明30余种野生哺乳类动物(鼠、鹿、兔、狐、狼等),49种鸟类及多种家畜(狗、牛、马等)可作为本病的宿主动物。野生动物及家畜感染后,血内出现可检出的抗体,但不表现出临床症状。

(二)传播途径　几种近缘的硬蜱为主要媒介,蚊、马蝇和鹿蝇也可充当传播媒介。节肢动物蜱以叮咬为媒介在宿主动物与宿主动物和人之间造成传播,也可因蜂粪中的螺旋体污染皮肤伤口而传播。无论鼠还是患者都可经胎盘传播。在我国作为传播媒介的蜱主要是全沟硬蜱(I. persulcatus)和嗜群血蜱(Haemaphysalis concinna)。

(三)易感人群　普遍易感。显性感染和隐性感染比例约为1:1,且血清中均可检出高滴度的特异性IgM和IgG抗体。临床上可见重复感染。

(四)流行特征　全球性分布,在我国呈地方性流行,1985年黑龙江省海林县发现本病,在黑龙江、新疆、安徽等地流行,现福建、河南、云南、北京有病例报告,已有19个省、自治区的林区人群存在本病感染,感染率平均5.33%。全年均可发病,以6月及10月为季节高峰,青壮年居多,居住于森林地带和乡村者、室外工作者患病的危险性较高。

三、发病机制与病理改变

(一)发病机制　螺旋体随蜱叮咬人体时的唾液进入皮肤,经3~32 d病原体在皮肤中扩散,移居于皮肤表面,引起具有环形特点的慢性移行性红斑,病原体经血液循环播散到其他脏器,引起螺旋体血症和全身中毒症状并导致多处病变。自螺旋体中提取的脂多糖,其成分具有内毒素的许多生物学活性,能刺激巨噬细胞产生白细胞介素Ⅰ(IL-1),在致病上起重要作用。同时证实病原体直接侵犯可致脑膜炎、脑炎和心脏损害,对神经系统的损伤可能是病原体沿神经末梢逆行侵犯神经根所致。发病机制中不排除螺旋体引起的过敏性血管炎和免疫复合物引起的损伤。

（二）病理改变　从患者的血、皮损、脑脊液以及心肌、视网膜、滑膜可分离并找到螺旋体，故受累组织较多，主要病理改变有皮肤、神经系统和关节等部位。

1. 皮肤病变：早期为非特异性的组织病理改变，可见组织充血，密集的表皮淋巴细胞浸润，还可见浆细胞、巨噬细胞，偶见嗜酸细胞，生发中心的出现有助于诊断，晚期细胞浸润以浆细胞占优势，见于表皮和皮下脂肪。皮肤静脉扩张和内皮增生均较明显，无化脓性和肉芽性反应。

2. 神经系统病变：主要为进行性脑脊髓炎和表现为轴索性脱髓鞘病变。

3. 关节病变：可见滑膜绒毛肥大，纤维蛋白沉着，单核细胞浸润等，出现增生性侵蚀性滑膜炎，伴有血管增生、骨与软骨的侵蚀。

四、临床表现

潜伏期 3 ~ 32 d，平均 9 d，但多数少于 7 d，大部分患者在潜伏期末或慢性游走性红斑发生前后出现“流感”样症状，脑膜刺激征及肌肉关节酸痛，局限性或全身性淋巴结肿大，疲乏，不适可持续数周至数月，“流感”、“脑膜炎”症状多在一周左右消退。约 10% 患者早期有“肝炎”样症状，个别患者有腹泻、脾肿大、睾丸肿痛等表现。典型临床表现可分三期，三期表现可单独或混合出现，也有缺少某期的表现。

第一期（局部皮肤损害期）：慢性游走性红斑是莱姆病主要临床特征，发生率约 90%，首先在蜱叮咬处发生斑疹或丘疹，数日或数周内向周围扩散形成一个大的圆形或椭圆形充血性皮损，外缘呈鲜红色，中心部渐趋苍白，有的中心部可起水疱或坏死，亦有显著充血和皮肤变硬者，单个的游走性红斑的直径平均 15 cm（3 ~ 68 cm），局部灼热或痒、痛感。身体任何部位均可发生红斑，通常以腋下、大腿、腹部和腹股沟为常见，小儿多见于耳后发际，25% ~ 50% 患者出现多发环状皮损，2 ~ 100 个以上不等，除掌、趾、皮肤和黏膜外，还可出现于其他部位。本期内多数患者伴有疲劳、发热、头痛、淋巴结肿大、颈部轻度强直、关节痛、肌痛等。该期平均持续 7 d，皮肤病变不经治疗 2 ~ 3 周可自行消退。

第二期(播散感染期):表现为起病 2 ~4 周后发生的神经和心血管系统损害。神经系统症状在皮损依然存在的早期就可出现轻微的脑膜刺激症状,明显的神经系统症状出现稍晚,多在慢性游走性红斑出现后 2 ~6 周,发生率约 15% ~20%,表现有头痛、呕吐、眼球痛、颈强直及浆液性脑膜炎等。

约 1/3 患者可有中度脑炎改变,表现为兴奋性升高、睡眠障碍、谵妄等,脑电图常显示尖波。

半数患者可发生神经炎,面神经损害最为常见,也常发生得最早,表现为面肌不全麻痹,病损部麻木或刺痛,但无明显的感觉障碍。此外,还可使动眼神经、视神经、听神经及周围神经受到损害,面神经损害在青少年多可完全恢复,而中、老年则常留后遗症,半数病人神经系统病损只发生一次,历时 2 周至 3 个月,另半数患者可多次发作,持续 2 d 至 3 个月。

约 8% ~10% 患者在慢性游走性红斑后 21 d(4 ~83 d)出现心血管系统症状。急性发病,主要表现为心音低钝、心动过速和不同程度的房室传导阻滞,也最为多见,少数病人可有房颤,心包炎的表现,心瓣膜很少受累,数日至 6 周完全恢复。

第三期(持续感染期):通常在 6 个月出现,早者 2 个月、晚者 2 年,约 50% 患者出现关节损害。通常从 1 个或少数几个关节(单侧、非对称性)开始,初呈游走性,可累及多个关节,以大关节如膝、踝和肘关节为多,偶见指、趾关节。表现为关节肿胀、疼痛和活动受限,偶有少量积液。多数患者发生反复发作的对称性多关节炎,每次发作可伴随体温升高和中毒症状出现。

五、实验室检查

(一)血象　多在正常范围,偶有升高伴核左移者,血沉常增快。

(二)病原学检查

1. 组织学染色:取病人皮肤、滑膜、淋巴结及脑脊液等标本,用暗视野显微镜或银染色法检查 Bb 螺旋体,该法可快速做出病原学诊断,但检出率低,亦可取游走性红斑周围皮肤作培养分离螺旋体,约需 1 ~2 个月时间。

2. PCR 检测:用此法检测血液及其他标本中的 Bb 螺旋体 DNA

(Bb-DNA),其敏感水平可达 2×10^{-4} pg。皮肤和尿标本的检出率高于脑脊液。

(三)血清学检查

1. 免疫荧光(IFA)和 ELISA 法:检测血或脑脊液中的特异性抗体。通常特异性 IgM 抗体多在游走性红斑发生后 2～4 周出现,6～8 周达高峰,多于 4～6 个月降至正常水平,特异性 IgG 抗体多在病后 6～8 周开始升高,4～6 个月达高峰,持续至数年以上。

2. 免疫印迹法(western blotting,WB):其敏感度与特异性均优于上述血清学检查方法,适用于经用 ELISA 法筛查结果可疑者,再用该法确认。

六、诊断与鉴别诊断

(一)诊断　本病的诊断有赖于对流行病学资料、临床表现和实验室检查结果的综合分析。

1. 流行病学资料:发病前 30 d 内到过疫区并有疫区暴露史或蜱叮咬史。

2. 临床表现:早期皮损(慢性游走性红斑)有诊断价值。

3. 实验室检查:从感染组织或体液检测到特异性抗原或分离到 Bb 螺旋体;或从血清、脑脊液等检出有诊断价值的特异性 IgM 和(或)IgG 抗体,效价大于 1∶200。

有流行病学史,具有游走性红斑或至少有一种晚期表现并经实验室证实者可诊为莱姆病。非疫区病例,必须具有游走性红斑或两种以上晚期表现并经实验室证实者方可诊断,无游走性红斑者,但出现神经系统、关节病变,且到过流行区应疑似本病,进行相应的实验室检查。

(二)鉴别诊断　应与下列疾病鉴别

1. 鼠咬热:有发热、皮疹、多关节炎,并可累及心脏,易与本病混淆,可根据典型的游走性红斑、血培养等鉴别。

2. 恙虫病:恙螨叮咬处之皮肤焦痂、溃疡,周围有红晕,并有发热、淋巴结肿大等,鉴别要点为游走性红斑与焦痂、溃疡不同及血清学检测等。

3. 风湿病:可有发热、环形红斑、关节炎及心脏受累等,依据抗链球菌溶血素"O",C-反应蛋白、特异性血清学和病原学检查进行鉴别。

其他尚须与病毒性脑炎、脑膜炎、神经炎及真菌感染的皮肤病相鉴别。

七、治疗

(一)病原治疗　早期有皮肤损害时,给予病原治疗可防止慢性化。常采用多西环素或四环素,按每日 400 mg/kg,4 次分服,小儿、孕妇及哺乳期妇女选用阿莫西林每日 2 g,小儿按 50~100 mg/kg, 4 次分服,亦可应用青霉素、头孢曲松等,红霉素疗效略逊。疗程均为 10~21 d,除早期外,均提倡应用青霉素或头孢曲松,治疗中需注意约 6% ~15% 的病人可发生赫氏反应。

晚期有严重心、神经或关节损害者,可应用青霉素 G 每日2 000 万 U 静脉滴入,亦可应用头孢曲松 2 g,每天 1 次,疗程均为 14~21 d,过敏者可用四环素 500 mg,每日 4 次,疗程 30 d。

(二)对症治疗　患者宜卧床休息。注意补充必要的液体。对于有发热、皮肤部位有疼痛者,可适当应用解热止痛剂。高热及全身症状重以及房室传导阻滞、面神经瘫痪者,使用泼尼松 40~60 mg 短期治疗。对有关节损伤者,应避免关节腔内注射类固醇,关节功能受损者可行滑膜切除术。

八、预防

本病的预防主要是做好个人防护,防止硬蜱叮咬,若发现有蜱叮咬时,只要在 24 h 内将其除去,即可防止感染,因为蜱叮咬吸血,需持续 24 h 以上才能有效传播螺旋体。蜱叮咬后给予预防性使用抗生素,可以达到预防目的。

(杨积明)

第五节　鼠咬热

鼠咬热(rat-bite fever)为鼠类咬伤所致的急性传染病。

一、病原学

病原为小螺菌(Spirillum minor)和念珠状链杆菌(Streptobacillus

moniliformis)。

（一）小螺菌　形态粗短，两端尖，有2～6个规则的螺旋，长约3～6 μm，菌体两端有一或多根鞭毛。革兰染色阴性。在暗视野下活动迅速，可循其长轴旋转、弯曲，亦可借助鞭毛多方向快速穿行。动物接种（豚鼠或大、小白鼠）后，腹腔内能分离此菌。目前人工培养未成功。

（二）念珠状链杆菌　菌体呈现短杆状，长2～4 μm，宽0.3～0.7 μm，常排列成长链状，可达100～300 μm，菌体中有念珠状隆起。常呈多形态性。革兰染色阴性，无动力，不耐酸，兼性厌氧，普通培养基中不易生长，须在含有血、血清、腹水的培养基及5%～10%的CO_2环境中才易生长。在固体培养基中生长缓慢，并可变成L型。加热到55℃ 20分钟即被杀灭。

二、流行病学

（一）传染源　小螺菌鼠咬热的主要传染源为家鼠，野生中也有带菌者。念珠状链杆菌鼠咬热的主要传染源为野鼠（带菌率可达50%），其次为实验室的大白鼠，小白鼠、猫、狗等偶也可作为传染源。鼠类感染后，多为隐性感染。

（二）传播途径　人主要通过病鼠啮咬而感染，病原菌从皮肤破损处进入人体。小螺菌一般不存在于病鼠的唾液中，而来自牙龈血液、口腔损害或眼分泌物中。念珠状链杆菌则存在于病鼠或带菌鼠的唾液及鼻咽分泌物中。

另一传播途径为消化道，念珠状链杆菌可经胃肠道黏膜侵入体内，人因进食染菌乳类和乳制品而得病者。

（三）易感者　人均易感，熟睡婴儿可因鼠咬不自觉而受染，实验室工作人员患病也较多见。

（四）流行特征　本病散发于世界各地，但病例均较少。国内所见病例主要为小螺菌所致。

三、发病机制与病理改变

病原体进入人体后，沿淋巴系统侵入局部淋巴结并生长繁殖，引起局部淋巴结炎。小螺菌从初期病灶反复侵入血循环，引起菌血症和毒血症症状，其在血中的消失可能与体内各种抗体如溶菌物质、凝集素等的出现有关。小螺菌鼠咬热的复发机理尚未阐明。在小螺菌所致的局部病灶中可见上皮细胞变性和坏死，真皮和皮下脂肪层有单核细胞浸润和水肿。皮疹内血管扩张，内皮细胞肿胀，并有单核细胞浸润。肝小叶中心充血、出血和坏死，心肌和肾小管上皮细胞有细胞肿胀和退行性变，脾和局部淋巴结肿大，伴增生现象，脑膜偶见轻度充血、水肿，神经细胞有变性。由念珠状链杆菌所致的基本病变为各脏器充血、水肿和单核细胞浸润。小螺菌可在局部病灶、局部淋巴结找到，偶尔在血中找到；念珠状链杆菌则常从局部组织和血中检出。鼠咬热的病变系非特异性。

四、临床表现

（一）小螺菌鼠咬热　潜伏期14～18 d。急骤起病，原已愈合的咬伤处发生疼痛，肿胀发紫以至坏死，其上覆以黑痂，脱痂后成为硬结性下疳样溃疡。局部淋巴结肿大，并有压痛，但不粘连，常伴有淋巴管炎。患者突然寒战、高热，体温迅速上升至40℃以上。热型多为弛张热，持续2～5 d而于1～2 d内体温急剧下降至正常，伴头痛、肌肉酸痛及明显乏力等全身毒血症症状。可有游走性关节痛，但一般无渗出液。经3～9 d间歇期后体温又升高，毒血症症状重又出现，局部伤口及淋巴结肿大也常增剧。此种发热退热常出现6～8次，持续数周至数月，甚至达1年以上，然后逐渐痊愈，但逐次有所减轻。

皮疹比较典型，每于第1次体温又复升高时开始出现，为紫色斑丘疹，呈椭圆形，边界清楚，基底较硬，亦可成结节、淤点或淤斑，偶呈荨麻疹样。大小不一，数目一般不多，多见于四肢或躯干部，手掌足底及面部偶也有疹。退热后皮疹隐退，上升后重又出现。

可有肝、脾肿大，严重患者可有中枢神经系统症状如谵妄、昏迷、脑膜刺激征等。

（二）念珠状链杆菌鼠咬热　潜伏期大多在7 d之内，一般为2～4 d。咬伤处很快愈合，无硬结样溃疡形成，局部淋巴结亦无明显肿大。起病急骤，伴寒战、高热呕吐、头痛，剧烈背痛、关节酸痛等毒血症症状。热呈间歇型或不规则型，可于2～3 d后缓解，但迅又上升而呈马鞍形。复发少见。

关节红肿疼痛是本病特征，以大关节多见，非游走性，可有纤维蛋白性渗出液，常多个关节同时或相继受累。痊愈后可恢复正常，极少数有运动障碍后遗症。于病程 1 ~ 3 d 出现皮疹，一般为斑丘疹，呈离心性分布，也可表现为淤点、淤瘢，偶成脓疮。手掌及足底也可有疹。

两型鼠咬热均有并发心内膜炎（尤易发生于原有心脏病者）、心肌炎及支气管肺炎的可能。

五、实验室检查

（一）周围血象　白细胞计数$(10 \sim 20) \times 10^9/L$。小螺菌型多次复发后出现贫血，嗜酸粒细胞偶有增多。

（二）血培养及暗视野检查　将念珠状链杆菌型患者的血标本接种于含血清、腹水等的特殊培养基中可获阳性结果。以伤口渗出液或淋巴结穿刺液作暗视野检查，可找到典型的小螺菌。

（三）动物接种　取患者血液、伤口渗出液或淋巴结穿刺液接种于小鼠腹腔内，7 ~ 15 d 内取动物血液或腹腔液作培养或暗视野检查，可检出病原菌。动物必先确定为不带菌者。

（四）血清免疫学试验　小螺菌型的梅毒血清反应大多呈弱阳性，链杆菌型约 1/4 阳性。后者病程 10 d 左右血中出现凝集素，3 ~ 4 周达高峰，效价 1∶80 以上或病程后期效价增加 4 倍以上具诊断价值。荧光抗体和补体结合抗体的检出也有助于诊断。

六、诊断与鉴别诊断

（一）诊断　鼠咬史、皮疹、硬结性溃疡、关节症状等是重要参考依据，确诊需病原菌检出或特异性抗体增长 4 倍以上。

小螺菌型：潜伏期较长，局部有硬结性溃疡，病原菌为小螺菌。

念珠状链杆菌：潜伏期较短，无硬结溃疡，有渗出性关节炎、复发少见，病原体为念珠状链杆菌。

（二）鉴别诊断　应与回归热、疟疾、钩端螺旋体病、立克次体病、球菌性脑膜炎败血症等鉴别。

七、预后

未用抗生素前病死率为 10% 左右。及时使用抗生素后很少死亡。有严重中枢神经系统症状的预后较差，心内膜炎者虽使用抗生素也难以控制。

八、治疗

（一）一般治疗和对症治疗

（二）局部病灶治疗　0.02%呋喃西林或0.1%～0.2%新霉素湿敷。

（三）抗生素治疗　首选青霉素G，成人160万U/d，分2次肌肉注射，疗程7～14 d，小螺菌型应用小剂量（防止赫氏反应）。如为L型耐药菌剂量可用至成人每日600万U以上，有心内膜炎等并发症时，成人每日剂量可达1 200万U以上，疗程4～6周。也可选用四环素、红霉素、氯霉素以及链霉素。

九、预防

防鼠、灭鼠为重点，如发生咬伤，除消毒伤口外，可考虑使用抗生素进行预防。

（杨积明）

第六节　雅司病

雅司病（Yams）是由雅司螺旋体引起慢性接触性传染病。

一、病原学

病原为雅司螺旋体，亦称纤细螺旋体（Treponemapertenue），形似梅毒螺旋体，体长10～13 μm，能活泼运动，体外不能生长，特殊培养基中能存活数月但不能增殖。－70℃干冰低温可保存毒力多年。

二、流行病学

（一）传染源　患者。

（二）传播途径　接触传染。雅司螺旋体由外伤处侵入人体而感染，并非通过性传播而感染。

（三）易感人群　易感，青少年多见。

（四）流行特征　流行于中非、南美、东南亚一些热带地区，偶见于温带。第二次世界大战末期我国江苏北部淮阴一带及邻近地区有流行，20世纪60年代中期以后发病极少。

三、发病机制与病理改变

雅司螺旋体经破损皮肤进入血内，其经过类似梅毒而较缓和，可引起骨骼、淋巴结及远处的皮肤损害，但不侵犯心血管系统和中枢神经系统，亦不胎传。组织病理示第一期表皮棘层肥厚、水肿和乳头状增殖，有大量中性粒细胞侵入，形成微脓肿，真皮内主要为浆细胞浸润，血管内皮细胞轻度增殖。第二期病变类似第一期。第三期雅司皮疹真皮内有上皮样细胞以及单核细胞，浆细管浸润，往往见巨细胞，血管壁变化少。在一二期表皮细胞间可查见大量螺旋体。

四、临床表现

本病发展分三期。

(一)第一期(母雅司期)　感染后潜伏期约为2～3周，在潜伏期病人感头痛、倦怠及发热，在螺旋体入侵处出现丘疹，渐增大为结节，上覆有厚薄不一的深褐色痂，常单个，如杨梅大，质硬如橡皮，间有扩大或增殖成圆形或环行小片肉芽肿，或溃破形成边缘微高的浅溃疡，上覆厚痂，直径可达3～4 cm，有痒或痛感，称母雅司，在其周围可出现一些同样但较小的损害，呈卫星状，上可结痂，除痂后表面似杨梅状。本期损害脓液中有大量螺旋体。母雅司多见于面和四肢暴露部位，尤以下肢为多，病程慢性，数月后愈合遗留萎缩疤痕。可发生骨膜炎，特别在小儿。

(二)第二期(雅司疹期)　发生于母雅司出现1～3月后，此时有些病例母雅司尚未愈合，常伴有畏寒、发热、食欲缺乏和全身酸痛等。皮疹主要有两型，一种为玉米粒至黄豆大小结节形，呈圆形或不规则形，表面覆以干燥灰色薄痂，较密但疏散而对称分布全身，以躯干和四肢为多。另一种为杨梅大结节型，上覆黄色或深褐色厚痂，除痂后表面似杨梅状，有少许渗液或出血，质硬如橡皮，有压痛。数目仅10余个至数10个，主要分布于头部和四肢外侧，躯干少许，两型损害去痂后的浆脓性分泌物内含大量螺旋体。第二期雅司经数周或数月后损害可消退不留痕迹，或发生色素沉着。二期雅司局部淋巴结肿胀，但不化脓。

二期复发雅司疹，在第二期雅司疹愈合后，也有二期复发雅司病,也有两型:一种似上述的大结节型,但常反复出现新疹,使有些病例整个背部散发新结节及不同时期的老结节和疤痕,二三十个混杂排列,病期二三十年不愈。另一种为不同时期的大小不一的片状损害,每片约10余个黄豆或更大的脓疱疮样损害,有的密集成群,有的排列成环,有的已愈,有的始发,可同时见到3~5片。

(三)三期(溃疡结节性雅司期)　发生在感染后5~6年,损害为结节,数个或10余个,排列成片,成环形,多环状或匐行性,溃破后形成溃疡,具凿缘,不甚规则。见于臂、腿部屈侧,覆有少许浆液和厚痂,愈合后留下萎缩性或肥厚性疤痕,其下长骨常同时受累及,产生骨膜炎,骨质疏松,甚至腔隙形成。上腭穿孔或鼻骨破坏者也偶有所见。病程慢性,可数年不愈。

五、实验室检查

在一二期损害中,暗视野显微镜检查雅司螺旋体阳性。发病1~2月后血清VDRL或USR试验呈阳性反应。

六、诊断与鉴别诊断

病前有与患者密切接触史,或流行区居住史,具典型皮疹,诊断不难,一二期损害可查螺旋体,发病1~2月后血清VDRL或USR试验有助于诊断。

本病须与梅毒鉴别,后者有冶游史和性病史,损害的形态和分布与本病不同,可予区别。

七、防治

采用苄星青霉性G,240万U 1次肌肉注射。10岁以下小儿120万U。对青霉素过敏者,可用红霉素或四环素,500 mg,每天4次,共2周。小儿剂量酌减。

(杨积明)

第九章 真菌性疾病

第一节 新型隐球菌脑膜炎

新型隐球菌脑膜炎(cryptococcal neoformans meningitis, CNM)是由隐球菌属中某些种或变种引起的一种深部真菌感染。约占隐球菌感染的80%,预后严重,病死率高;也可侵犯肺部、皮肤、骨骼等其他脏器。近年来,隐球菌感染发生率呈上升趋势,特别是艾滋病患者合并中枢神经系统感染,已成为死亡的主要原因。

一、病原学

隐球菌属包括17种和8个变种,致病菌主要是新型隐球菌,有新型变种(Var. neoformans)、格特变种(Var. gattii)和上海变种3个变种。按血清学分类可分为A、B、C、D及AD型5型。此外尚有少量未定型,我国有A、B、D及AD型存在,以A型最多见,尚未发现C型。该菌呈椭圆形或圆形,菌体包绕宽厚的多糖荚膜为其主要毒力因素,除此以外尚有酚化酶系统、代谢产物、甘露醇及细胞外蛋白酶等。37℃时能在各种条件培养上生长、出芽繁殖。

二、流行病学

(一)传染源 新型隐球菌的新型变种广泛分布于世界各地。鸽粪中有许多隐球菌,是重要的传染源,在马、奶牛、狗、猫、山羚羊、猪、鼠等也可分离出本菌。应询问养家鸽史。

(二)传播途径

1. 吸入空气中的孢子是主要途径,到达肺部,成为一过性的肺部感染,继而播散至全身,主要是中枢神经系统。

2. 创伤性皮肤接种。

3. 食入带菌食物,经肠道播散至全身引起感染。

(三)易感人群 健康人对本菌具有有效的免疫力,只有当机体抵抗力下降时,病原菌才易侵入人体致病。本病好发于长期广泛应用抗生素、糖皮质激素、免疫抑制剂及抗癌药物者。有半数以上存在伴发疾病如艾滋病、糖尿病、淋巴瘤、晚期肿瘤、系统性红斑狼疮、器官移植等患者,其中以结缔组织疾病居多,与该类患者往往长期应用糖皮质激素有关。但也有少数隐球菌感染患者无明显免疫缺陷。本病可发生于任何年龄,以青壮年最多见,男多于女。

三、发病机制与病理改变

与许多种因素有关,新型隐球菌的黏液多糖荚膜可抑制机体的免疫反应,而且可分泌抗原对吞噬作用产生抵抗,中性粒细胞、单核吞噬细胞可杀死新型隐球菌或抑制真菌起一定作用。另外,细胞免疫、体液免疫均参与发病过程,细胞免疫缺陷易导致新型隐球菌感染。人患隐球菌病后可出现隐球菌抗体,可降低疾病的严重程度。

主要的病变在大脑、脑膜、中脑、小脑及延髓,以颅后软脑膜损伤最严重,呈广泛细胞肿胀、充血、血管炎症致使脑组织缺氧、缺血和软化,并满布小灰白色肉芽肿结节。

四、临床表现及分型

(一)新型隐球菌脑膜炎　是新型隐球菌感染最常见的类型。

1. 发热:起病缓慢,畏寒、发热、头痛、咽痛、鼻塞、全身不适。发热一般为低热,热型不规则,如果持续在40℃以上,则预后极为不良。

2. 头痛:开始一般较轻,逐渐加重伴恶心、呕吐,头痛从两侧颞部开始,继而前额、枕部,多为两侧,也可单侧。为胀痛头顶部有压迫感,由间歇痛发展为持续性痛并加剧。

3. 恶心呕吐:可与头痛同时出现,多数患者在头痛出现1~2周后才有呕吐,可为喷射性或非喷射性。

4. 脑膜刺激征和锥体束征:可出现颈强直,克氏征阳性,神经系统病理反射阳性,一般在病程晚期出现。

5. 眼部症状:可出现弱视、复视、斜视、怕光、眼球震颤、眼部外展受限、瞳孔大小不等、视网膜炎、视盘水肿、眼底静脉曲张、出血,甚至视神经萎缩,以至完全失明。

6. 神经异常：表现为抑郁、淡漠、谵妄、癫痫大发作、昏迷等。

7. 颅神经受损：如第七对、第八对、第十二对颅神经侵害，则表现相应症状，如面瘫、听力下降、耳聋及舌下伸瘫痪。

发病过程，可呈急性、亚急性和慢性反复出现症状和缓解，可迁延数年。

（二）脑膜脑炎型　本病除脑膜受损外，脑实质如大脑、小脑、脑桥及延髓也受损，可出现相应的症状，如偏瘫、失语或局限性癫痫发作。

（三）肉芽肿型　较少见，可发生在大脑、小脑、脑干和脊髓部位。乃系隐球菌侵犯脑实质后形成类似肿瘤的炎性肉芽肿病变，部位不同症状各异，脑脊髓液及肉芽肿切片可查见新型隐球菌而确诊。

五、实验室检查

（一）病原学检查

1. 直接镜检：以脑脊液直接制片，墨汁染色，可见圆形或椭圆形的厚壁孢子或芽生孢子，外有一层宽荚膜，边缘清楚，菌体可单个出芽。

2. 菌体计数：用血细胞计算盘，在低倍镜下观察，按白细胞计数法计数，脑脊液菌体计数是判断预后的重要指标。

3. 真菌培养：脑脊液接种于沙玻培养基，脑心浸液葡萄糖琼脂培养基或米粉琼脂培养基，25℃～37℃，5～7 日即可生长。采用微生物系统和分析测验指数对快速鉴定有一定意义。培养基内可加少量青霉素、庆大霉素以防止其他细菌生长。

（二）脑脊液检查　压力增高，外观正常或微混，白细胞数增多，早期以中性粒细胞为主，中后期以淋巴细胞为主，在中后期糖和氯化物可明显减少，蛋白含量增高。

（三）免疫学检查

1. 抗原检查：乳胶凝集试验测脑脊液中新型隐球菌荚膜多糖抗原，简便快速，诊断价值高。

2. 抗体检查：检测脑脊液或血清中新型隐球菌抗体，有助于诊断和病情变化的判断。

六、诊断

（一）临床症状和体征　由于无特征性，因而诊断较困难，当出现亚急性、慢性中枢神经系统感染时，尤其疑为结核性脑膜炎时，应警惕本病的可能。

（二）实验室诊断

1. 涂片、脑脊液常规检查及墨汁染色查病原体：特点为壁厚、有反光颗粒、可见芽孢、普通染色不着色。

2. 真菌培养。

3. 抗原、抗体检测：早期90%的病例血清或脑脊液可检出该菌特异性抗体，血清或脑脊液乳胶凝集试验，检测多糖荚膜抗原阳性率90%，最具诊断价值。

七、鉴别诊断

本病应与结核性脑膜炎、病毒性脑膜炎、脑脓肿、脑肿瘤等鉴别：

1. 凡未确诊的脑膜炎、脑炎、脑占位病变的患者，应在脑脊液检查时常规进行真菌学检查。

2. 与结核性脑膜炎临床上一时混淆不清，详见表9－1，应注意以下鉴别点：

表9－1　新型隐球菌脑膜炎与结核性脑膜炎之鉴别

	隐球菌脑膜炎	结核性脑膜炎
病程	慢、长、隐匿	较快速（如无抗结核治疗）
发热	早期可不出现	早期出现低热
视盘水肿	明显，多见	较少见
视神经萎缩	多见	少见
脑脊液	压力高↑↑↑，白细胞100个左右，糖下降明显	压力高↑，白细胞100～500以上，氯化物下降明显
发病年龄	成人多	小儿多
其他部位结核	不一定有（＋－）	肺或淋巴结核
结核菌素试验	（＋－）	（＋＋）
抗结核治疗	无效	佳

(1) 本病起病比结核性脑膜炎缓慢。

(2) 早期发热不明显、视盘水肿及视神经萎缩比结核性脑膜炎多见。

(3) 抗结核治疗无效。

(4) 脑脊液检查隐球菌脑膜炎患者糖下降明显,结核性脑膜炎患者氯化物下降明显。

八、治疗

(一)一般支持疗法　进食高蛋白、高营养食物,补充多种维生素。有免疫功能低下者,可用免疫调节剂治疗,如胸腺肽等。

(二)保证水、电解质平衡。

(三)有基础疾病者,应视情况给予相应的治疗。

(四)颅内压升高者　可用20%甘露醇250~375 mL快速静脉滴入,降低颅内压每6小时1次;或用25%白蛋白溶液20 mL加速尿20~40 mg静脉注射。如两者交替应用效果更好。

静脉注入效果不佳时,可采用腰椎穿刺法,操作特别小心用带针芯穿刺针,穿入脊髓腔,缓慢拔出内芯,放出脑脊髓液,以免发生脑疝。还可用脑室引流法减压。

(五)抗真菌治疗

1. 两性霉素B:为首选药物之一。静脉滴入从小计量开始,开始三天,分别每天依次为1 mg、2.5 mg、5 mg加入500 mL 5%葡萄糖液中静脉滴入,第四天起每天增加5 mg(小儿1~2 mg),直到剂量为0.6~1 mg/(kg·d)。疗程一般2~3个月,根据疗效判定,总量4~6 g。不良反应有寒战、头痛、发热、呕吐及静脉炎,还可有肝、肾、心肌损害及低血钾、房颤和室颤等。为减少不良反应,要采取以下措施:①两性霉素B加入5%葡萄糖溶液(不用生理盐水,以免发生沉淀);②滴速缓慢,每次持续6~8小时;③输液瓶应避光;④输液中加地塞米松2~5 mg;⑤输液前肌肉注射异丙嗪25 mg。

2. 两性霉素B脂质体(amphotericin bliposomes):3~6 mg/(kg·d),不良反应较两性霉素B明显降低。

3. 两性霉素B鞘内注射:对病情重、复发病例及肾功能损害不能用常规剂量者可在静脉滴入同时,以0.05~0.1 mg(逐渐增至每次

1 mg)加地塞米松 2 ~3 mg,以脑脊液稀释后缓慢注入。隔日 1 次或每周 2 次,总量 10 ~20 mg。

4. 5 – 氟胞嘧啶(5 – FC):单用很快产生耐药性,多与两性霉素 B 等联合应用。常用剂量为 50 ~150 mg/(kg·d),分 3 ~4 次口服,也可用 1% 的 5 – FC 注射液静脉滴入。可出现恶心、呕吐、皮疹、寒战,肝、肾、造血系统损害。

5. 氟康唑:能较好通过血脑屏障进入脑脊液。一般首次静脉滴入 400 mg,以后可用 200 ~400 mg/d 静脉滴入,直至脑脊液转阴后改为口服 150 ~200 mg/d,维持 3 ~4 个月。初期与两性霉素 B 联合应用效果更好,并可减少两性霉素 B 的用量和毒副作用,也是首选的药物之一。

6. 伊曲康唑:与氟康唑同属广普三氮唑类抗真菌药,治疗中枢神经系统隐球菌病,主张与两性霉素 B 合用,口服剂量 200 ~400 mg/d。

(六)治疗阶段

参考 2000 年美国真菌治疗协作组制定的隐球菌病诊治指南,其中隐球菌脑膜炎治疗分为三个阶段。

1. 急性期(诱导期):首选两性霉素 B 0.7 ~1.0 mg/(kg·d)联合氟胞嘧啶 100 mg/(kg·d),治疗 2 周。

2. 巩固期:改用氟康唑 400 mg/d,巩固治疗 10 周以上。

3. 慢性期(维持治疗期):氟康唑 200 ~400 mg/d,长期维持治疗。

4. 急性期、巩固期的次选方案:包括两性霉素 B 0.7 ~1.0 mg/(kg·d)联合氟胞嘧啶 100 mg/(kg·d),治疗 6 – 10 周;或单用两性霉素 B 0.7 ~1.0 mg/(kg·d),治疗 6 ~10 周;或两性霉素 B 脂质体 3 ~6 mg/(kg·d),治疗 6 ~10 周。

(张迈仑)

第二节　念珠菌感染

念珠菌感染除浅部毛发、指(趾)甲及皮肤外,咽喉、食管、阴道的念珠菌感染常是AIDS的第一个症状，也是正常人鼻咽部带菌的主要病原。

一、病原学

念珠菌是侵袭人类的主要病原菌，也是正常机体的机会致病性真菌中的主要一属。尤以白色念珠菌、热带念珠菌为最常见。致病力比较强，一般在胃肠道、阴道及口腔黏膜中正常情况即可寄居。当机体免疫功能低下时或某些有利于菌繁殖、出芽等情况下即可转为致病菌而使病人发生浅部感染如鹅口疮、阴道炎、皮肤指（趾）甲，或深部感染如肺炎、肠炎、脑膜炎、肾盂肾炎、败血症等。

念珠菌为双相真菌，有芽生酵母及菌丝，在特定条件下转为菌丝相后致病力增强，表现为对宿主上皮黏附入侵，而念珠菌被抗真菌药物作用后可改变其抗原性，以逃避药物的作用。

在含有玉米琼脂的培养基中可形成大而壁厚的休止期菌体，名为厚膜孢子，以及在37℃血清等条件1～3 h内可形成芽管等，均可作为白色念珠菌诊断的指标。

二、流行病学

（一）念珠菌广泛存在，构成传播的媒介。

1. 人体：正常皮肤、口腔、肠道、肛门、阴道均可分离出本菌，以肠道为主，其次为阴道带菌率高。

2. 食物：如牛奶、蔬菜、水果及饮料也可分离出念珠菌。

（二）新生儿可通过产道吞咽了母体带念珠菌的分泌物而感染，新生儿胎内感染念珠菌病系母体绒毛膜念珠菌感染所致。

三、念珠菌发病与宿主防御力的损伤

念珠菌病的临床类型有浅部、深部、急慢性、轻重型的不同，这与感染菌的数量、毒力有关外，尚与机体防御功能紊乱有关，如：

（一）皮肤黏膜的物理屏障损坏（被损伤）。

（二）广谱抗生素的应用导致正常菌群失调，促进念珠菌繁殖而增加感染率。

（三）皮质激素、免疫抑制剂的应用、化疗、放疗等措施可致机体免疫功能损伤而易感染念珠菌。

（四）糖尿病、慢性肝病、口服避孕药易感染。

（五）大面积烧伤、肿瘤、白血病、器官移植（用大量免疫抑制剂），均可损坏机体的细胞免疫。

（六）HIV 感染与 AIDS 患者 CD_4^+ T 淋巴细胞数目下降可发生念珠菌咽喉炎、食管炎及菌血症。

四、深部念珠菌病临床表现

（一）呼吸系统感染　支气管、肺念珠菌感染。感染从口腔直接蔓延或经血行播散。

1. 症状：低热、咳嗽、黏性痰或硬凝块痰，带血丝或咯血。慢性过程类似肺结核可伴有胸膜炎、胸腔积液。

2. X 光检查：胸部有大小不等、形状不一的均匀阴影，边界模糊，可波及两个以上的肺叶，很少波及肺尖。如为血行播散，肺内可见大小不等融合结节或小结节或实质浸润影像。

（二）泌尿系念珠菌感染　常并发于尿道插管后而侵犯膀胱和肾盂及肾。肾脏更多见于血行播散而致。

1. 膀胱炎：有尿急、尿频、血尿，一旦慢性化时在膀胱镜下可见病变呈柔软的淡黄白色斑片，似奶酪样沉积，吸附较坚固，剥离时常有出血，此点对诊断很有意义。

2. 肾盂肾炎：可有腰痛、腹痛、发热、寒战，影像上可有异常表现。

（三）消化道念珠菌感染

1. 以食管炎、肠炎多见，多由鹅口疮下行感染。

（1）症状：波及食管时则有吞咽困难或痛感，甚或出现上消化道大出血。如有胸骨后灼痛感，食管镜下可见食管黏膜有白色斑块。如黏膜水肿炎症加剧，则有结节溃疡及假膜形成。偶见大息肉，有时与癌症混淆。

（2）X 光检查：念珠菌食道炎时可见食管上下端蠕动不协调，甚至可见小的充盈缺损。

2. 念珠菌肠炎：以小儿发病为主。低热、腹胀，很少腹痛，每日排便 10～20 次，呈水样、豆腐渣样，泡沫呈黄色甚或血便，应考虑念珠菌肠炎。粪便找到大量菌丝可确诊，培养的白色念珠菌为多。

（四）念珠菌脑膜脑炎　多见于新生儿、小儿及衰弱者，可波及大脑皮层、小脑及脊髓。

1. 症状:头痛、谵妄、脑膜刺激征,颅内压增高不明显,可伴发脑脓肿。脑脊液中细胞数不高,糖量可高可低,蛋白量增加,易与结核性脑膜炎混淆。故对不明原因脑膜炎抗结核治疗无效时及时查真菌病原。

2. 脑脊液镜检及培养很少阳性。

(五) 念珠菌败血症　各深部器官均可被侵犯,血中培养仍以白色念珠菌所致多见。热带念珠菌居次要地位。多发生在恶性肿瘤、器官移植后,烫伤及免疫抑制剂的应用。

(六) 心内膜炎　念珠菌尚可引起心内膜炎。类似细菌性心内膜炎,有发热、贫血、心脏杂音、脾大、充血性心力衰竭。

念珠菌可引起皮肤到内脏的过敏反应,手部水疱性丘疱疹、荨麻疹、环状红斑等。

五、实验室检查

(一) 病原学检查

1. 直接涂片:采集伪膜、痰、尿、粪便、血、脑脊液标本,用10% – 20%氢氧化钾或加 Parker 墨水制片,镜下可见卵圆形芽孢菌丝,如量很大说明念珠菌处于致病状态。

2. 革兰染色:菌丝、芽孢呈蓝色,着色不均匀,PAS 染色菌丝呈红色。

3. 免疫荧光法:标记荧光色素的抗体与相应抗原结合形成抗原抗体复合物,在荧光显微镜下显出带荧光的菌丝。

4. 培养:为确定菌种,常用沙氏右旋糖琼脂培养基(Sabouraud's dextrose agar,SDA)。

(二) 血清学检查　方法较多,对念珠菌诊断有一定的价值,但不能解决交叉反应的问题,应用受限。

六、诊断

一定要病原学阳性,结合原发病、用药历史及最近出现的症状方可确诊。

(一) 肺念珠菌　在诊为细菌性肺炎、肺结核等,用抗生素或抗结核治疗病情恶化,又多次找不到病原诊断疾病的细菌,要考虑念珠菌感染的可能性。尤其用皮质激素治疗的患者要考虑此病。患者体温不退或退后又复升,或体温下降一般情况反而恶化者,结合 X 光片改变可帮助诊断。

（二）念珠菌肠炎诊断

1. 腹泻时间较长，全身状态衰弱。

2. 粪便多次检查未发现寄生虫及致病菌，而有念珠菌生长。

3. 抗生素治疗症状反而加重。

（三）念珠菌脑膜炎　脑脊液中查到念珠菌可确诊。

七、治疗

（一）支持疗法　加强营养，可用大量B族维生素，减少抗生素的应用。

（二）药物治疗（针对深部念珠菌感染）

1. 两性霉素B：成人0.5～1 mg/（kg·d），加入5%葡萄糖液静脉滴入，以后每日缓慢增加剂量，总量达1.5～2 g，用药2～6周。

（1）脑膜炎：鞘内注射，0.1 mg开始，逐渐增至0.3～0.4 mg，每周2～3次，加少量地塞米松与脑脊髓液反复稀释后缓慢注入鞘内。

（2）不良反应：①寒战、高热、发抖、头痛、恶心、呕吐、食欲下降。②输入量大、过快时可引起心律失常，心室纤颤，为预防反应可先口服阿司匹林、异丙嗪或苯海拉明。反应严重时可静脉滴入25～50 mg琥珀氢考。③其他不良反应可有低钾、低血压、贫血、外周神经炎、视力障碍、肾功能障碍。因此应定期查血、尿常规，血细胞比容、血清钾、血尿素氮、肌酐及二氧化碳值。

2. 两性霉素B脂质体：对肾毒性小，可加大剂量应用效果好。主要品种有两性霉素B脂质体复合物（ABLC）、两性霉素B脂质体、两性霉素B胶状分散剂（ABCD）三种。

以上三种每日量可达3～4 mg/kg，对重症念珠菌感染有良好效果。

3. 氟胞嘧啶（5－FC）口服制剂。

（1）剂量：100－150 mg/（kg·d），连服1～3个月。

（2）不良反应：较轻，厌食、恶心、呕吐、腹泻，偶有肠穿孔。

（3）血液学改变：可有嗜酸性粒细胞增多，中性粒细胞和血小板减少，ALT、AKP升高，以上减少剂量或停药均可消失，小儿慎用。

4. 制霉菌素：

（1）剂量：成人口服300万～400万U/d。多聚醛制霉菌素钠可用于气溶膀胱冲洗。

（2）不良反应:恶心、呕吐、腹胀、腹泻、食欲下降。

5. 氟康唑:

（1）剂量:第一天 100 ~ 200 mg,此后 50 ~ 100 mg/d 持续 2 ~ 3 周,严重感染可用到 400 mg/d。

（2）不良反应:恶心、呕吐、皮疹、瘙痒、ALT 升高、肝坏死。

6. 伊曲康唑:口服。

（1）剂量:200 ~ 400 mg/d。

（2）不良反应:与氟康唑类似,有肝病及孕妇慎用。

八、预防

（1）勿滥用抗生素及皮质类激素,长期需用药者仔细观察皮肤、黏膜有无念珠菌感染,定期查粪、尿、痰等。

（2）癌症、肝硬化患者及使用导管患者,要随时监测有无真菌感染及时给予处理。

（张迈仑）

第十章　原虫性疾病

第一节　疟疾

疟疾(Malaria)是人类疟原虫感染引起的寄生虫病。主要由雌性蚊(Anopheles,Anopheline mosquito)叮咬传播,疟原虫先侵入肝细胞发育繁殖,再侵入红细胞繁殖,引起红细胞成批破裂而发病。

一、病原学

感染人类的疟原虫有四种:间日疟原虫(Plasmodium viax),卵原形疟原虫(P. ovale),三日疟原虫(P. malariae),恶性疟原虫(P. falciparum)。

疟原虫的生活史见图10-1。

(一)人体内阶段　无性繁殖期(asexual stage)

1. 子孢子(porozoite)

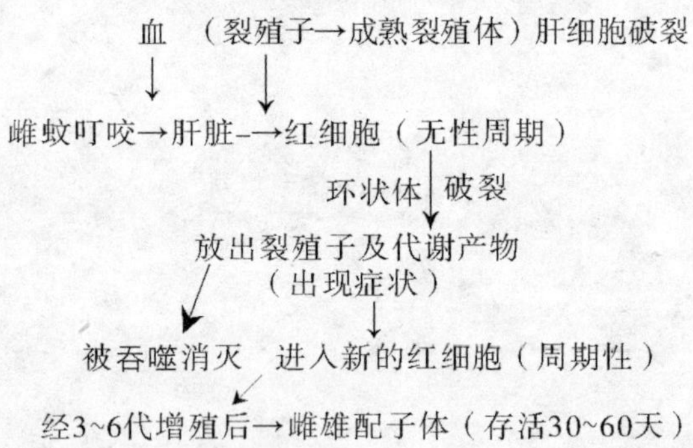

2. 在红细胞发育周期(出现临床症状)发作间隔期:间日疟及卵形疟48 h,三日疟72 h,恶性疟36~48 h,发育先后不一,临床发作无规律。

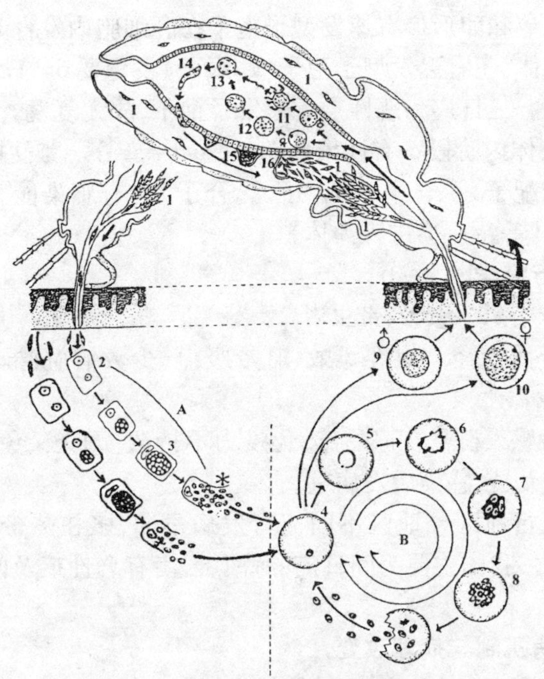

图 10－1　疟原虫的传播及发育*

疟原虫的发育包括有性生殖和无性生殖两个阶段，前者在蚊体内进行。疟原虫子孢子成熟后移行至蚊的唾液腺内。(1)当蚊叮吸人血时，子孢子即进入人体，并随血流进入肝脏，侵入肝细胞内进行红细胞外期裂体增殖(A)；(2)进入肝细胞内；(3)发育成裂殖体，成熟后肝细胞破裂，释出许多裂殖子进入血液并侵人红细胞，开始红细胞内期的裂体增殖(B)；(4)侵入红细胞；(5)形成环状体；(6)发育成为滋养体；(7)发育为裂殖体；(8)裂殖体成熟，红细胞破裂，释出许多裂殖子，继续侵犯其他健康红细胞。疟原虫经过多次裂体增殖后，可以发育为(9)小(雄)配子体及(10)大(雌)配子体，待按蚊吸血时进人蚊体，开始有性生殖，在蚊胃内只有小、大配子体能生存，并继续发育；(11)转变为小(雄)配子；(12)大(雌)配子；(13)小配子与大配子结合而成为合子；(14)发育为动合子，可移行并穿过胃壁，在其纤维膜下形成(15)卵囊，进行孢子增殖；(16)产生许多梭形子孢子，成熟后卵囊破裂，释出大量子孢子，在蚊体腔内移行，最后进人其唾液腺内(1)，等待机会进入人体。

---

* 本图参考斯宗文、王勤环. 传染病学. 北京:北京医科大学出版社,2002. 10

3. 间日疟和卵形疟有速发型子孢子在肝细胞内发育12～20 d即成熟的裂殖体，还有迟发型子孢子(休眠子)发育要6～11个月，为其复发的根源。三日疟和恶性疟无迟发子孢子，故无复发。

(二)蚊体内阶段　有性繁殖期(sexual stage)。雌性按蚊吸血→蚊体(雌、雄配子)→合子(动合子、囊合子)→有感染能力的子孢子→蚊唾液腺(等待机会进入人体)。

二、流行病学

(一)传染源　患者、带虫者。

(二)传播途径　媒介雌蚊、叮咬吸血、少数输血、母婴传播(先天性疟疾)。

(三)易感人群　普遍易感，免疫力不持久，无交叉免疫，来自非疟疾流行区人员，感染后发病重。

(四)流行地区　地区不同流行发病不同，多在热带、亚热带流行、温带次之，我国主要为间日疟，海南、云南有恶性疟及间日疟混合流行。

三、发病机制与病理改变

(一)疟原虫　在红细胞内发育无症状。

(二)红细胞破裂　裂殖子及代谢产物为致热源引起临床症状，部分裂殖子被单核-吞噬细胞系统吞噬，部分再进入红细胞，周期性发作。

(三)疟疾患者临床表现严重程度与感染原虫种类有关。

1. 恶性疟疾：周期短，贫血，可感染任何年龄，20%以上外周红细胞被感染，因而产生巨量的原虫血症，症状明显。

2. 间日疟，卵形疟：侵犯年幼的红细胞，且受染率低。

3. 三日疟：感染衰老红细胞，贫血，症状轻。

(四)脑型疟疾　恶性疟原虫在红细胞内繁殖使其体积增大，彼此粘附成团，粘附于血管上皮，微血管狭窄→堵塞→局部缺血→缺氧→变形坏死。可见于脑、肾、肺器官损伤，引起严重临床表现如脑型疟疾发作。

(五)大量红细胞裂解　造成高HB血症，出现腰痛、黄疸、贫血、肾衰、黑尿热(black waterfever)。

(六)疟原虫能在患者体内长期存在,并能在自然界中持续传播,主要靠繁殖周期中产生大量子代,足以有效的对抗由宿主吞噬功能所致的免疫杀伤作用。其次是不同阶段疟原虫抗原的多样性,不易被宿主免疫反应清除。

四、临床表现:

(一)潜伏期 间日疟及卵形疟13~15天,三日疟24~30天,恶性疟7~12天

(二)典型症状 症状可分为三个阶段,全过程约历时6~10 h。

1. 寒战期:患者感觉发冷,全身肌肉颤抖,口唇指甲发绀,皮肤可见鸡皮状疙瘩,此期约持续15 min~1 h,进入发热期。

2. 发热期:发热可达40℃以上,面红、头疼、全身酸疼,伴恶心呕吐,此期约持续2~6 h。

3. 出汗期:伴随体温下降,患者大汗淋漓,体温可降至正常以下,进入恢复阶段,常感乏力、衰弱、昏睡,约持续2~4 h。

发病之初及恶性疟,其发热多不规则,使临床诊断有一定困难。

反复疟疾发作后,多有贫血及脾大,对临床诊断有重要参考价值。

脑型疟疾发作数日后,出现神志不清,抽搐和昏迷。

可发生急性肾衰竭。

(三)重症或凶险型疟疾 在无免疫力的人群,特别是小儿或来自非流行区的人群感染疟疾特别是恶性疟疾后且感染较重时(无免疫力患者,末梢血液中疟原虫血症>5%或出现恶性疟原虫裂殖体时),常可出现重症或凶险型疟疾,常见有以下几型:

1. 脑型疟:出现头痛、嗜睡及神志障碍至完全昏迷,即脑型疟疾。

2. 厥冷型:收缩压成人<9.3 kPa(70 mmHg),小儿<6.7 kPa(50 mmHg),并伴有冷而黏湿的皮肤或皮肤与中心体温相差>10℃。

3. 急性肾功能不全型:尿量在24 h成人<400 mL,小儿<12 mL/kg,且输液后尿量无改善,血清肌酐值>3.0 mg/dL(265 μmol/L)。

4. 肺水肿型:出现气短、呼吸困难,端坐呼吸,青紫、咳血性泡沫痰。

(四)输血后疟疾 因无肝细胞内繁殖阶段缺乏迟发型子孢子,故不复发。症状与蚊传疟疾相同。

五、并发症

(一)黑尿热　特别是脑型疟疾,患者发生的血管内溶血,临床上有寒战、高热、尿呈酱红色(血红蛋白尿)严重者可出现贫血与黄疸,甚至发生急性肾衰竭,称为溶血尿毒综合征(Hemolytic urinemie syndrome)。

(二)肾病综合征　多见于三日疟患者反复发作而未治疗者,也见于脑型疟,由于疟原虫抗原抗体复合物沉积于肾小球基底膜所致。抗疟治疗不能阻止疟疾性肾病综合征的发展。

六、实验室检查

(一)血液厚、薄涂片直接镜检疟原虫　骨髓涂片阳性率高。寒战早期涂片可发现环状体。

(二)吖啶橙荧光染色法　检查疟原虫具有快速诊断的特点。

(三)PCR 法　可以早期检测到疟原虫的存在,特异性强、灵敏性高。

(四)特异性聚合酶链反应　ELISA、RIA 查抗原抗体　抗体出现晚,其检测没有重要的临床诊断价值,可用于流行病学调查。

七、诊断

(一)流行病学　根据流行季节、来自疫区可参考。

(二)临床症状　脾脏轻度肿大,有寒战、发热、出汗的发作特点。

(三)实验室检查　根据条件,检查疟原虫。

八、鉴别诊断

(一)败血症。

(二)伤寒。

(三)钩端螺旋体病。

(四)肾综合征出血热。

(五)尿路感染。

(六)脑型疟疾应与乙脑,中毒菌痢,散发性脑炎鉴别。

根据上述疾病的特殊临床表现及相关的辅助检查可有较大帮助,临床大多数疟疾误诊病例是对本病缺乏警惕,忽视其可能存在,如能及时做血、骨髓涂片,查疟原虫,绝大多数可获得明确诊断。

九、治疗

(一)病原治疗　根据疟原虫对抗疟药的敏感程度而把疟疾分为氯喹敏感性疟疾和抗氯喹性疟疾两大类。

1. 对氯喹敏感疟疾的治疗

(1)氯喹(chloroquine):磷酸氯喹 1 g(基质 0.6 g)口服,6~8 h 后再服 0.5 g(基质 0.3 g),第 2、3 d 再各服磷酸氯喹 0.5 g,3 d 总量 2.5 g。

(2)伯氨喹(primaquine):磷酸伯氨喹 39.6 mg(基质 22.5 mg),紧接控制发作药物后口服,1 次/d,连服 8 d,主要用于间日疟及卵形疟症控制复发。恶性疟虽无复发问题,需服用 2~4 d 以杀灭配子体防止传播,但在有 G6PD 缺陷的患者,伯氨喹易引起急性溶血性贫血,应减少剂量。

2. 抗氯喹性疟疾的治疗

(1)甲氟喹(mefloquine):为长效制剂,半衰期 14 d,口服 1 次 750 mg,具较强杀灭红细胞内疟原虫的作用,对耐氯喹恶性症有较好疗效,近年也有耐药株存在的报道。

(2)磷酸咯萘啶(pomaridine phosphate):为 20 世纪 70 年代国内研制的抗疟新药,可有效杀灭红细胞内疟原虫,总剂量 1.2 g(基质),第 1 d 口服 2 次每次 0.2 g,第 2、3 d 各 0.4 g 顿服。

(3)青蒿素(arlemismine)及其衍生物:对红细胞内疟原虫有强大且快速的杀灭作用,因而可迅速控制疟疾的临床发作及症状。①双氢青蒿素片首剂 1 g,第 2、3 d 各 0.5 g。②蒿甲醚针剂,首剂 300 mg 肌肉注射,第 2、3 d 各再肌肉注射 150 mg。③青蒿琥酯(artesunate),成人第一天一次 100 mg,第 2~5 d 每天 2 次,每次 50 mg,总量为 600 mg。

3. 凶险型疟疾发作的治疗

(1)奎宁:用于抗氯喹株感染治疗,二盐酸奎宁 500 mg,加入葡萄糖液中,4 h 静脉滴入,12 h 后可重复使用,清醒后改为口服。

(2)氯喹:用于敏感株感染治疗,基质 10 mg/kg 于 4 h 内静脉滴入,继以 5 mg/kg 于 2 h 内滴完,每日总量不超过 25 mg/kg。

(3)青蒿琥酯:用青蒿琥酯 600 mg 加入 5% 碳酸氢钠 0.6 mL,摇匀2 min 至完全溶解，再加5%葡萄糖水5.4 mL，最终成青蒿琥酯10 mg/ mL，按1.2 mg/kg 计算每次用量，首剂注射后4 h、24 h、48 h 各再注射一次。

（二）对症治疗

1. 高热者以物理降温为主，不用阿司匹林，避免加重出血倾向。

2. 脑水肿（对脑型疟疾）用静脉滴入20%甘露醇。

3. 出现急性肾衰竭，可根据条件进行透析或血液透析治疗。

4. 监测血糖以及时纠正低血糖。

5. 应用低分子右旋糖酐以改善微循环堵塞。

十、预防

（一）一般预防　杀蚊，驱蚊，避蚊。

（二）药物　氯喹成人口服0.5 g 每周一次，孕妇小儿也宜服用。耐氯喹者可用甲氟喹0.25 g，乙胺嘧啶25 mg 或多西环素0.2 g 选一种，每周一次。

十一、预后

由于疟原虫抗原性的多样性，给研究疫苗带来困难，故目前尚无疫苗接种。

（张迈仑）

第二节　黑热病

黑热病（Kala-azar）又称内脏利什曼病（Visceral Leishmaniasis），是由杜氏利什曼原虫引起、经白蛉传播的慢性地方性传染病，临床特征为长期不规则发热、消瘦、进行性肝脾肿大和全血细胞减少症等。

一、病原学

（一）形态

寄生于人和其他哺乳动物单核-吞噬细胞内的无鞭毛利杜体，虫体很小，卵圆形，虫体大小为(2.9～5.7 μm)×(1.8～4.0 μm)。经瑞氏染色后原虫细胞质呈淡蓝色或深蓝色，内有一个较大的圆形核，呈红色或淡紫色。

前鞭毛体寄生于白蛉消化道。成熟的虫体呈梭形，大小为（14.3～20 μm）×（1.5～1.8 μm），前鞭毛体运动活泼，鞭毛不停地摆动。在培养基内常以虫体前端聚集成团，排列成菊花状。

（二）生活史　杜氏利什曼原虫的发育过程中需要两个宿主，即白蛉和人或哺乳动物。

1. 在白蛉体内发育：当雌性白蛉（传播媒介）叮刺患者或被感染的动物时，血液或皮肤内含无鞭毛体的巨噬细胞被吸入胃内，经24 h，无鞭毛体发育为早期前鞭毛体。此时虫体呈卵圆形，鞭毛也已开始伸出体外。48 h后发育为短粗的前鞭毛体或梭形前鞭毛体。至第3、4天出现大量成熟前鞭毛体，长11.3～15.9 μm（有时可达20 μm），活动力明显加强，并以纵二分裂法繁殖，虫体自前向后逐渐一分为二个子体。在数量激增的同时，逐渐向白蛉前胃、食道和咽部移动。一周后具感染力的前鞭毛体大量聚集在口腔及喙。当白蛉叮刺健康人时，前鞭毛体即随白蛉唾液进入人体。

2. 在人体内发育：感染有前鞭毛体的雌性白蛉叮吸人体或哺乳动物时，前鞭毛体即可随白蛉分泌的唾液进入其体内。一部分前鞭毛体被多形核白细胞吞噬消灭，另一部分则进入巨噬细胞。前鞭毛体进入巨噬细胞后逐渐变圆，失去其鞭毛的体外部分，向无鞭毛体期转化称为“利杜体”。同时巨噬细胞内形成纳虫空泡。此时巨噬细胞的溶酶体与之融合，使虫体处于溶酶体的包围之中。无鞭毛体在巨噬细胞的纳虫空泡内不但可以存活，而且进行分裂繁殖，最终导致巨噬细胞破裂。游离的无鞭毛体又进入其他巨噬细胞，重复上述增殖过程。

二、流行病学

1. 传染源：黑热病在我国平原疫区传染源为该病患者及带虫者；在山丘疫区以犬为主；自然疫源地地区，传染源可能是野生动物。

2. 传播媒介：全世界各流行地区确定为利什曼病传播媒介的白蛉有20余种，我国传播黑热病的白蛉种类，主要有中华白蛉、长管白蛉、吴氏白蛉和亚历山大白蛉。白蛉一般于5月出现，以后密度逐渐上升，至8月底趋下降。其季节消长与传播利什曼病密切相关。

3. 易感人群:婴幼儿以及从外地新进入疫区的成年人均易受到感染,应视为易感人群,他们的临床表现多较疫区居民为重。黑热病好发于小儿和青少年。山区疫区小儿占多数,荒漠地区则2岁以下患者占90%以上。

4. 流行特征:根据传染来源的不同,黑热病在流行病学上可大致分为三种不同的类型,即人源型、犬源型和自然疫源型。

(1)人源型:多见于平原,分布在黄淮地区的苏北、皖北、鲁南、豫东以及冀南、鄂北、陕西关中和新疆南部的喀什等地,主要是人的疾病,可发生皮肤型黑热病,犬类很少感染,患者为主要传染源,常出现大的流行。患者以年龄较大的小儿和青壮年占多数,婴儿极少感染,成人得病的比较多见。传播媒介为空栖型中华白蛉和新疆的长管白蛉。

(2)犬源型:多见于西北、华北和东北的丘陵山区,分布在甘肃、青海、宁夏、川北、陕北、冀东北、辽宁和北京市郊各县,主要是犬的疾病,人的感染大都来自病犬(储存宿主),患者散在,一般不会形成大的流行。患者多数是10岁以下的小儿。婴儿发病较高,成人很少感染。传播媒介为近野栖或野栖型中华白蛉。

(3)自然疫源型:分布在新疆和内蒙古的某些荒漠地区,亦称荒漠型。主要是某些野生动物的疾病,在荒漠附近的居民点以及因开垦或从事其他活动而进入这些地区的人群中发生黑热病。患者几乎全是幼儿。来自外地的成人如获感染,可发生淋巴结型黑热病。传播媒介为野栖蛉种,主要是吴氏白蛉,亚历山大白蛉次之。

三、发病机制

杜氏利什曼原虫引起的病变主要见于脾、肝、淋巴结、骨髓等器官。最严重的危害是病原体可侵入脑脊液。黑热病患者几乎全身组织内均显示吞噬细胞的大量积聚,且大多数被无鞭毛体所寄生。同时浆细胞也大量增生。在各种器官中受累最重的是脾、肝、骨髓、淋巴结。脾肿大滤泡的数量显著减少且萎缩。

在黑热病患者的血清中,最明显的改变是球蛋白的大量增加和白蛋白减少。出现白蛋白、球蛋白比例倒置。白蛋白的减少可能与浆细胞的大量增加有关。随着病情的发展,常出现全血细胞下降,白细胞的减少一般比红细胞为早,贫血出现较晚,严重的贫血说明病情危重。可能由于脾功能亢进所致。血小板的减少约在发病两个月后明显,且此后下降很快。伴有细菌感染时,贫血常更加严重,血小板急剧下降,引起出血时间延长。

四、临床表现

潜伏期长短不一,一般为3~5个月(10余日至2年以上)。起病隐匿,通常为亚急性或慢性过程,但也有急性起病的。

(一)主要临床表现

1. 发热:早期发热为主要症状,症状轻而不典型,长期不规则发热,约1/2~1/3病例呈双峰热。其他热型可类似伤寒、疟疾、布氏杆菌病、结核等。发热早期多持续3~5周后消失,间歇数周后可再度升高,如此复发与间歇交替出现转为长期不规则发热。发热时可伴有畏寒、盗汗、食欲缺乏、乏力、头晕等症状。患者对发热常能耐受。

2. 脾、肝、淋巴结肿大:其中脾肿大最为常见,出现率在95%以上。脾脏呈进行性肿大,自2~3周即可触及,质地柔软,半年可平脐,呈中等硬度,表面多光滑,年余可达盆腔,后期则因网状纤维结缔组织增生而变硬。若并发脾梗死或脾周围炎,则可引起脾区疼痛和压痛,晚期可伴脾功能亢进。肝脏肿大稍晚,较脾肿大轻,偶见黄疸和腹水。淋巴结呈轻、中度肿大,无明显压痛。

3. 其他:晚期患者可因长期发热营养不良,极度消瘦,致使患儿发育障碍。皮肤有色素沉着,偶至肝硬化,亦可因脾功能亢进,常并发红细胞、白细胞及血小板减少,使患者易发生贫血、感染、鼻出血、牙龈出血等症状。黑热病时出现免疫缺陷,易并发各种感染疾病,如肺炎、麻疹、痢疾、结核、坏疽性口腔炎,是造成黑热病患者死亡的主要原因。

(二)特殊临床表现

1. 皮肤型黑热病:大多分布于平原地区。多数患者皮肤损害与内脏同时并发,一部分患者发生在内脏病消失多年之后,还有少数既无内脏感染又无黑热病病史的原发患者。皮肤损伤除少数为褪色型外,多数为结节型。结节呈大小不等的肉芽肿,或呈暗色丘疹状,常见于面部及颈部，在结节内可查到无鞭毛体。皮肤型黑热病易与瘤型麻风诊断混淆。

2. 淋巴结型黑热病：此型患者的特征是无黑热病病史，局部淋巴结肿大，大小不一，位置较表浅，无压痛，无红肿，嗜酸性粒细胞增多。淋巴结活检可在类上皮细胞内查见无鞭毛体。

五、实验诊断

（一）临床生化

1. 血常规：全血细胞减少，白细胞（1.5～3）×10^9/L，主要是中性粒细胞减少，甚至可完全消失；嗜酸性粒细胞亦减少。常有中度贫血，病程晚期可有重度贫血。血小板明显降低，一般为（40～50）×10^9/L。血沉多加快。但淋巴结型血象多正常，嗜酸性粒细胞常增多。皮肤型白细胞>10×10^9/L，嗜酸性粒细胞增多可达15%左右。

2. 血生化：血浆蛋白为球蛋白显著增高，白蛋白降低，肝功能表现为ALT、TBIL增高。

（二）病原检查

1. 穿刺检查

（1）涂片法：以骨髓穿刺物作涂片，染色，镜检。此法最为常用，杜氏利什曼原虫检出率为80%～90%。淋巴结穿刺应选取表浅、肿大者，检出率为46%～87%。也可做淋巴结活检。脾穿刺检出率较高，可达90.6%～99.3%，但不安全，少用。

（2）培养法：将上述穿刺物接种于NNN培养基，置22℃～25℃温箱内。经一周，若培养物中查见活动活泼的前鞭毛体，则判为阳性结果。操作及培养过程应严格注意无菌。

（3）动物接种法：穿刺物接种于易感动物（如地鼠、BALB/c小鼠等），1～2个月后取肝、脾作印片或涂片，瑞氏染液染色，镜检找利杜体。

2. 皮肤活组织检查：在皮肤结节处用消毒针头刺破皮肤，取少许组织液，或用手术刀刮取少许组织作涂片，染色，镜检找利杜体。

（三）免疫学检测

1. 血清抗体：如酶联免疫吸附试验（ELISA）、间接血凝试验（IHA）、对流免疫电泳（CIE）、间接荧光试验（IF）、直接凝集试验等，阳性率高，假阳性率也较高。近年来，用分子生物学方法获得纯抗原，降低了假阳性率。

2. 血清循环抗原：单克隆抗体抗原斑点试验（McAb-AST）用于诊断黑热病，阳性率高，敏感性、特异性、重复性均较好，仅需微量血清即可，还可用于疗效评价。

（四）分子生物学检测　近年来，用聚合酶链反应（PCR）及DNA探针技术检测黑热病取得较好的效果，敏感性、特异性高，但操作较复杂，目前未能普遍推广。

六、诊断与鉴别诊断

（一）诊断　根据流行病学资料、临床表现、实验室检查、锑剂试验性治疗等综合做出诊断。

（二）鉴别诊断　应与长期发热、脾大、外周血白细胞减少性疾病相鉴别，如白血病、疟疾、血吸虫病、结核病、伤寒、再生障碍性贫血等。

七、预后

取决于治疗是否及时以及有无并发症，如继发细菌感染（齿龈溃疡、走马疳、肺炎等）、急性粒细胞缺乏症（中性粒细胞显著减少或完全消失；患者常有高热、咽部溃疡与坏死等）。未经有效治疗的患者病死率很高，多在病后1～2年因继发感染等而死亡，采用特效治疗后病死率已降至1%左右。

八、治疗

（一）一般治疗　卧床休息。注意口腔卫生。给予富营养、高维生素、易消化饮食。注意水、电解质平衡。贫血者给予铁剂和叶酸，必要时输血。脾功能亢进、脾肿大者且于杀虫治疗后未见缩小、脾亢持续者可考虑切除。

（二）病原治疗

1. 锑剂：五价锑剂、葡萄糖酸锑钠（sodium stibogluconate）仍是治疗黑热病的首选药物，具有疗效迅速显著、疗程短、不良反应少等优点。一般采用6日疗法，总剂量成人90～130 mg/kg（50kg为限）、儿童150～200 mg/kg，等分6次，1次/d，静脉缓注或肌内注射。体质较差者，以上总量等分6次，每周注射2次，3周为一疗程。治疗后3～4 d内体温大多降至正常，一般情况好转，脾肿回缩，血象在治疗后半月逐渐恢复，一疗程原虫消失率和治愈率在80%～95%之间。副作用轻微，有鼻出血、咳嗽、恶心、呕吐、腹泻、腹痛等,有心脏病及肝功能损害者慎用,粒细胞显著减少者忌用。合用重组 IFN-γ 可提高本品的疗效。

2. 非锑剂:对锑剂无效、过敏或并发粒细胞缺乏症者可用喷他脒(pentamidine),临用时新鲜配制成 10% 水溶液,剂量为 4 mg/kg,每日或间日肌内注射一次,10 ~ 15 次为一疗程。治愈率约 70% 左右。副作用有注射局部硬结和红肿,剂量较大时可引起肾脏和胰腺损害,以及过敏反应如荨麻疹等。静脉注射可引起血压下降、出汗、呼吸急促、心悸、胸闷、眩晕、恶心、呕吐等,可给予肾上腺素皮下注射急救。

3. 其他:上述两药均无效者可试用以下药物。

(1)两性霉素 B:剂量自 0.1 mg/kg 开始,逐渐递增至 0.5 mg/kg 或 1.0 mg/kg,每日或间日一次,溶于 5% 葡萄糖溶液中缓慢静脉滴入,总剂量成人为 1.5 ~ 2.0 g。为减轻毒副反应可并用小剂量的肾上腺皮质激素。

(2)别嘌呤醇与酮康唑合用(别嘌呤醇 300 mg/d,酮康唑 200 mg,2 次/d、疗程 6 周)治疗肾移植患者并发黑热病数例获得成功。

4. 治愈标准:体温正常,症状消失,肝脾回缩,血象恢复,原虫消失,随访半年以上无复发。

九、预防

我国在黑热病防治工作成绩卓著,由于在广大流行区采取查治患者,杀灭病犬和消灭白蛉的综合措施,到 1958 ~ 1960 年先后达到了基本消灭的要求。患者数由 1951 年的 53 万人,至 1990 年降为 360 人。

(一)控制传染源　治疗患者,管理犬类,发现病犬应予捕杀。

(二)灭蛉、防蛉　在平原地区采用杀虫剂室内和畜舍滞留喷洒杀灭中华白蛉。在山区、丘陵及荒漠地区对野栖型或偏野栖型白蛉,采取防蛉、驱蛉措施,以减少或避免白蛉的叮刺。

(三)个人防护　在荒漠和山丘地区可用驱避剂防蛉驱蛉。可用细孔蚊帐、纱门纱窗等。

(胡东胜)

第三节　弓形虫病

弓形虫病(Toxoplasmosis)又称弓形体病,是由刚地弓形虫(Toxoplasma gondii)引起人兽共患寄生原虫病。弓形虫尤其在宿主免疫功能低下时,可造成严重后果,属于机会性致病原虫,免疫缺陷者容易感染,发病者临床表现复杂,主要侵犯淋巴结、眼、心、肝及中枢神经系统等。孕妇感染可导致胎儿畸形。

一、病原学

弓形虫为严格的细胞内寄生,需要两个宿主:中间宿主包括人、动物及猫科动物,终宿主为猫科动物。弓形虫发育的过程有五种形态:滋养体、假包囊,包囊,卵囊(囊合子),裂殖体,配子体。五种形态在终宿主体内均存在,前3种形态只存在于中间宿主体内。卵囊由猫科动物肠道排出体外后,在适宜条件下,经2~4 d发育成熟,具有传染性,抵抗力强,可在外界环境中存在1年以上。此卵囊如被中间宿主食入,则可在全身各组织细胞内发育成滋养体,直至宿主细胞破裂,滋养体再侵入其他组织细胞,如此反复繁殖,可造成宿主死亡。但大多数情况下,由于宿主免疫力产生,可使病原体形成包囊,繁殖力减弱,失去破坏力,在宿主体内长期寄生,形成隐性感染。

二、流行病学

(一)传染源　猫为主要传染源,其次为猪、羊等。患者除孕妇可经胎盘传染胎儿外,作为传染源意义不大。

(二)传播途径　先天弓形虫病通过胎盘感染。后天感染与密切接触猫和家畜,食用未煮熟动物肉及饮用被卵囊污染的水有关。

(三)易感人群　胎儿和免疫缺陷(如AIDS)或免疫功能不健全者易感染本病。以养猫者和从事畜牧、兽医、屠宰工作者为高危人群。

三、发病机制

病原体从肠道进入血液,再进入全身组织细胞,在宿主细胞内繁殖,造成宿主细胞破裂,病原体从细胞中释出,再造成新的细胞破裂,产生坏死灶及周边强烈的炎症反应。如感染者免疫功能健全,上述过程可被机体免疫系统中止或限制为隐性感染,不造成病理损伤。

如机体免疫缺陷,则前述过程持续发展,可引起致命的局限性或全身性多系统损害,造成心、肺、肝、脑等组织器官坏死性炎症。

四、临床表现

本病多呈隐形感染。由于病原体可侵犯人体所有细胞,故显性感染者临床表现十分复杂,缺乏特异性。

(一)先天性弓形虫病　流产、死胎、早产、脑积水、无脑儿及各种先天畸形。

(二)后天性弓形虫病　多无特征性改变。可出现淋巴结肿大、视网膜炎、脑膜脑炎、心肌炎等。在免疫功能低下时,弓形虫脑炎是主要表现。

五、实验室检查

(一)病原学检查　直接涂片染色、动物分离虫体,PCR、DNA 探针技术检测患者体液或组织悬液中的弓形虫 DNA。

(二)免疫学检查　血清弓形虫抗体检测。

六、诊断

(一)询问病史及临床表现。

(二)病原学诊断检查阳性或免疫学检查弓形虫循环抗原,特异性 IgM、IgG(4 倍升高)三项中两项阳性可确诊。

七、鉴别诊断

本病应与传染性单核细胞增多症、巨细胞病毒感染及其他感染性脑病等鉴别。

八、治疗

常用药物有磺胺类、乙胺嘧啶等药物。

(一)首选联合用药方案:

1. 乙胺嘧啶:成人:首剂 200 mg,随后 50 ~ 75 mg/d,口服。小儿:1 mg/(kg · d),分两次口服。

2. 亚叶酸(folinic acid;leucovorin):10 ~ 20 mg/d,剂量可加至 50 mg/d。可口服、静脉或肌肉注射。

3. 下列药物任选一种:

磺胺嘧啶:成人:每次 1 ~ 1.5 g,4 次/d,口服。小儿:150 mg/(kg · d),分 4 次口服。

克林霉素:成人:口服或静脉滴入,600 mg/次,剂量可加至1 200 mg/次,6 次/d,口服。小儿:150 mg/(kg·d),分 4 次口服或静脉滴入。

(二)孕妇　应选用毒性小的螺旋霉素,2 ~4 g/d,4 次分服,3 周为 1 疗程,间隔 1 周再重复治疗。孕妇还可应用克林霉素每日 600 ~900 mg/d,亦可联合用药。

九、预防

(一)开展卫生宣教,注意个人、饮食卫生,不食生肉、蛋、奶等食品,加强肉类检查检疫。

(二)注意粪便(猫粪)的管理,防止猫粪污染水源及食物。

(三)孕妇不宜养猫,对孕妇要定期进行弓形虫感染的检测,以防先天性弓形虫病的发生。

(四)对免疫功能低下或缺陷者,要积极进行弓形虫的监测及治疗,以提高患者的生存期及生存质量。

(五)对供血者及器官供体者要进行弓形虫检测。

(段毅力)

第四节　滴虫病

滴虫病(trichomoniasis)是由毛滴虫引起的寄生性原虫病。寄生人体的毛滴虫主要有四种:阴道毛滴虫(trichomoniasis vaginalis),人毛滴虫(trichomoniasis hominis),口腔毛滴虫(trichomoniasis tenax),脆弱双核阿米巴(dientamoeba fragilis)。只有阴道毛滴虫可引起滴虫性阴道炎(trichomoniasis vaginitis),表现为白带增多、腥臭、外阴瘙痒等。一般3% ~5% 正常妇女阴道内有阴道毛滴虫寄生。男性也可感染,并寄生于生殖道内。

一、病原学

阴道毛滴虫属于厌氧性寄生原虫,呈梨形,大小约为白细胞的 2 ~3 倍,顶端有 4 根鞭毛,运动力强。其生活史简单,只有滋养体而无包囊。在 35℃ ~57℃,pH5.5 ~6.0 厌氧环境中最适宜生存。离开人体可生存数小时。

二、流行病学

（一）传染源 为滴虫性阴道炎患者和男女带虫者。

（二）传播途径

1. 直接传染:由性交传播。

2. 间接传染:由公共浴池、浴盆、坐式马桶、游泳池、污染的衣物器具等传播。

（三）易感人群 人群普遍易感。育龄妇女、卵巢功能减退者、月经前后或妊娠时、不良卫生习惯者或有不洁性交史者易受侵袭。

三、发病机制

阴道毛滴虫寄生于阴道,消耗阴道内的糖原,妨碍乳酸杆菌的酵解作用,使阴道内的 pH 值由原来的酸性变为中性或碱性,降低了阴道的自洁作用,使滴虫大量繁殖并给其他细菌的入侵及繁殖创造了条件,促使阴道继发细菌感染,造成阴道黏膜发生炎性病变。

四、临床表现

本病潜伏期为 4 ~7 d。

典型症状为白带增多,外阴搔痒或烧灼感,并有性交痛。阴道分泌物呈现灰黄色、乳白色或黄白色稀薄液体,泡沫状,有腥臭味。合并细菌感染时,白带呈黄绿色脓性或粉红色黏液状。

有尿道感染时,可有尿频、尿急、尿痛甚至血尿。约半数带虫者无症状。另外,滴虫可吞噬精子,造成不孕症。男性带虫者多无症状,但可使配偶重复感染。

五、实验室检查

（一）病原学检查 从阴道分泌物中查到阴道毛滴虫可确诊。常用方法有:悬滴法、涂片染色和培养法。

（二）免疫学检查 用单克隆抗体或荧光抗体检查阴道分泌物中的毛滴虫抗原,敏感度高,检出率高于病原学检查,而且快速、简便。

（三）尿液、前列腺液也可用上述方法检查。

六、诊断

（一）根据症状、体征可做出临床诊断。

（二）阴道内镜检查可见阴道及子宫颈黏膜红肿,散在红色斑点或草莓状突起,后穹隆有多量液性或脓性泡沫状分泌物。阴道分泌物中查到阴道毛滴虫可确诊。

七、治疗

(一)一般治疗　注意外阴及阴道清洁,每日用0.5%～1%乳酸或醋酸,还可用1∶5 000高锰酸钾溶液冲洗阴道。

(二)局部用药　清洁阴道后,用甲硝唑(灭滴灵)片200 mg或乙酰胂胺(滴维净)1片塞入阴道后穹隆,每晚1次,10 d为1疗程。

(三)全身用药　口服甲硝唑每次200 mg,每日3次,7 d为1疗程。注意配偶双方必须同时用药。

八、预防

注意外阴卫生,避免不洁性交。杜绝使用公用浴池、澡盆,不共用浴巾及泳衣。带虫者应自觉不进入公共游泳池。

(段毅力)

第五节　阿米巴痢疾(阿米巴肝脓肿)

阿米巴痢疾(amebic dysentery)是溶组织内阿米巴所致的肠道感染,主要病变部位在远端结肠和盲肠,典型表现有黏液血便等痢疾样症状。本病易于复发,变为慢性。

一、病原学

溶组织内阿米巴又称痢疾阿米巴,有两种形态,即滋养体和包囊。滋养体是阿米巴在人体的生活史中主要阶段。滋养体有大小之分,在患者脓血便或病变处可查出大滋养体,胞浆内常含被吞噬的红细胞,此系组织致病型滋养体,随粪便排出体外后迅速死亡。在无症状感染者体内则以小滋养体形式存在,不侵犯肠壁,仅寄生肠腔,此系肠腔型或共生型滋养体。小滋养体在肠腔内逐渐形成包囊,包囊成为本病的主要感染来源。

二、流行病学

(一)传染源　慢性患者、恢复期患者及无症状排包囊者为本病的传染源。人是溶组织内阿米巴的主要宿主和储存宿主。

（二）传播途径　大多由阿米巴包囊污染的水和食物，经口感染是主要传播途径。水源污染引起地方性流行。苍蝇、蟑螂也可起传播作用。

（三）人群易感性　人群普遍易感。婴儿与小儿发病机会相对较少。感染后可获得高滴度抗体，但不具保护作用，故重复感染较多见。

（四）流行特征　以热带和亚热带地区为高发。农村患者多于城市，夏秋季发病较多，男高于女。本病大多散发。感染率与经济水平、卫生条件及生活习惯有关。

三、发病机制与病理改变

人食入被包囊污染的食物和水后，包囊在小肠下部经胰蛋白酶作用去包囊而逸出小滋养体，寄生于结肠肠腔内，此时宿主成为无症状带虫者。在某些因素影响下，这些滋养体侵入肠壁组织，转变为大滋养体，吞噬红细胞和组织细胞，损伤肠壁，形成病灶。溶组织内阿米巴对宿主细胞具有接触依赖的细胞外杀伤作用，靶细胞常在阿米巴黏附后20 min内死亡。这个过程包括附着、接触后细胞溶解、吞噬和细胞内降解四个阶段。滋养体的黏附作用使靶细胞内 Ca^{2+} 浓度持续显著升高是造成靶细胞死亡的部分原因。溶组织内阿米巴含有较多的蛋白水解酶，蛋白酶溶解细胞外基质固定细胞和组织结构。半胱氨酸蛋白水解酶对人体分泌型 IgA 分子起降解效应以逃避免疫。病愈后血清 IgG 抗体可持续数年，阿米巴患者的 IgM 和 IgG 抗体仅对免疫诊断有重要意义，但无保护作用。

病理的基本改变是组织溶解性坏死。其好发部位依次为盲肠、升结肠、直肠、阑尾和回肠末端。病变自局限性黏膜下小脓肿开始，孤立散在分布。组织破坏自黏膜下层直至肌层，形成口小底大的烧瓶样溃疡，腔内充满棕黄色坏死物质，内含溶解的细胞碎片、黏液和滋养体，溃疡间黏膜正常。继发细菌感染时黏膜广泛充血水肿。如溃疡不断深入，可广泛破坏黏膜下层，使大片黏膜坏死脱落，若再更深累及肌层及浆膜层时可并发肠出血、肠穿孔。在慢性病变中，组织破坏与修复并存，肠壁肥厚或可呈瘢痕性狭窄、肠息肉、肉芽肿等。

四、临床表现

潜伏期长短不一，数月致数周，大多3周以上。

(一)无症状型 粪便中有包囊排出而无症状,其中80%感染的是非致病株,少数患者感染的是致病株,但肠道病变局限表浅,有抗体形成,当机体抵抗力下降时可转变成痢疾或肝脓肿。

(二)普通型 由于病变程度不同,致病情轻重不一,症状无特异性。起病缓慢,常有低热或不发热,腹部不适,腹胀,间歇性腹泻,大便每天数次至10余次,伴里急后重,粪质较多,腥臭,黏液血便呈果酱样。体征有盲肠与升结肠部位轻压痛,间歇期大便基本正常。大便镜检可发现滋养体,症状持续数周至数月,可自行缓解。

(三)暴发型 少见,但病情较重,易见于体弱、营养不良、孕妇或服用激素者。常起病急骤,高热,大便每天10次以上,伴里急后重,剧烈腹痛,大便呈黏液水样或明显脓血,伴呕吐,可有不同程度腹水、电解质紊乱、甚至休克。易并发肠出血与肠穿孔。如不及时抢救,可于1~2周内死亡。

(四)慢性型 由于普通型未治愈而使病程迁延数月或更长,腹泻,每天3~5次,伴腹痛,有少量黏液或血液,或腹泻与便秘交替。症状可持续或间歇。由于病程久可伴有乏力、贫血、腹胀、排便规律改变或肠道功能紊乱等,大便中可找到滋养体或包囊。

五、并发症

(一)肠道并发症

1. 肠出血:肠黏膜溃疡侵袭肠壁血管引起不同程度血便或肠出血。大量出血少见,发生后常致休克。

2. 肠穿孔:多见于阿米巴溃疡深及浆膜或暴发型患者。穿孔以慢性经过多见,常无剧烈腹痛,而有进行性腹胀、肠鸣音消失及局限性腹膜刺激征。穿孔部位常在盲肠、阑尾和升结肠。有肠粘连时形成局部脓肿或内瘘。

3. 阑尾炎:阿米巴阑尾炎症状与一般阑尾炎相似,易发生穿孔或形成脓肿。

4. 结肠病变:由增生性病变引起,包括阿米巴瘤(amoeboma)、肉芽肿及纤维性狭窄。多见于盲肠、乙状结肠及直肠等处,可有腹痛、大便习惯改变或间歇性痢疾样发作,部分患者发生完全性肠梗阻或肠套叠。

5. 肛周瘘管：多为肛周－直肠瘘管，管口常有粪臭味的脓液流出。

（二）肠外并发症　阿米巴滋养体自肠道经血液或淋巴蔓延至肠外远处器官，形成相应各脏器脓肿或溃疡。如阿米巴肝脓肿、阿米巴肺脓肿、阿米巴脑脓肿、阿米巴腹膜炎、阿米巴胸膜炎、泌尿或生殖系阿米巴病等。其中，最常见的是阿米巴肝脓肿。

六、实验室检查

（一）血象　周围血白细胞计数或分类正常，暴发型和普通型伴细菌感染时二者比例升高，慢性患者有轻度贫血。

（二）粪便检查　粪便呈暗红色果酱状，腥臭，粪质较多，含血及黏液，镜检见大量黏集成团的红细胞、少量白细胞和夏科－雷登结晶。找到活动的、吞噬红细胞的阿米巴滋养体具有确诊价值。慢性患者粪便中可查到包囊。经碘或苏木精染色后观察包囊结构可与结肠阿米巴做鉴别。

（三）血清学检查　无症状排包囊者检测为阴性，有侵袭性病变时抗体则为阳性。常用的检测方法为酶联免疫吸附试验（ELISA）、间接血凝试验（IHA）、间接荧光抗体试验（IFAT）、琼脂扩散法（AGD）。检测阿米巴痢疾阳性率约80%左右。单克隆抗体、DNA探针杂交技术、PCR可应用于检测或鉴定患者粪便、脓血或血液中物质与虫种，也是病原特异和灵敏的诊断方法。

（四）纤维肠镜检查　70%有症状的患者可见大小不等的散在溃疡，中心部位渗出，边缘整齐，周边有一红晕，溃疡间黏膜正常。取溃疡边缘部分作涂片及活检可查到滋养体。

七、诊断与鉴别诊断

（一）诊断　典型的阿米巴痢疾起病较慢，中毒症状较轻，有反复发作倾向，有果酱样大便时不难诊断。但确诊有赖于粪便或组织中找到病原体。不典型病例需借助血清学、结肠镜检测手段。如临床上高度怀疑而各种检查又不能确诊时，可选用抗阿米巴药物治疗，疗效确切则可诊断。

（二）鉴别诊断

1. 细菌性痢疾：全身症状较重，腹痛明显，腹泻次数多，左下腹痛为主，大便性状粪质少，黏液脓血便。镜检可见成堆脓细胞，粪便培养可找到痢疾杆菌。

2. 血吸虫病:有疫水接触史,起病缓慢,间歇性腹泻,肝脾肿大。血嗜酸性细胞升高,粪便检出虫卵或孵化出毛蚴,血中查获虫卵可溶性抗原即可确诊。

3. 肠结核:有发热、盗汗,营养障碍,粪便多呈黄色稀糊状,有黏液而少脓血,腹泻与便秘交替。大多有原发结核病灶存在。

4. 结肠癌:一般年龄较大,常有排便习惯改变,并有不畅感,粪便多呈糊状或大便条变细含血液。可有低热、消瘦、贫血等。指肛检查,钡剂灌肠或纤维镜检可助于诊断。

5. 慢性非特异性溃疡性结肠炎:临床表现与阿米巴痢疾较难区别,病原体检查多次阴性,血清阿米巴抗体阴性。抗阿米巴诊断治疗无效时可考虑本病。

6. 阿米巴肝脓肿与以下疾病相鉴别:

(1)细菌性肝脓肿:高热、寒战或黄疸、休克等,急骤发病伴显著毒血症状。肝脏肿大不显著,血清学检查阿米巴抗体阴性。抗生素治疗有效。

(2)原发性肝癌:临床表现酷似阿米巴脓肿。肝脏肿大质坚有结节。经甲胎蛋白测定及影像学检查可明确诊断。

(3)其他:肝包虫病、肝囊肿、肝血管瘤、肝结核、继发性肝癌等。

八、预后

预后良好,治疗不彻底者易复发。有肠外并发症或暴发型者预后差。

九、治疗

(一)一般治疗　急性患者卧床休息,肠道隔离,流质或少渣饮食。慢性患者应避免刺激性食物,维持营养。腹泻严重者适当补液,纠正水和电解质紊乱。

(二)病原治疗　所有致病株感染者,有无症状均应治疗。

1. 硝基咪唑类:甲硝唑为目前治疗肠内外各型阿米巴病的首选药物,对阿米巴滋养体有较强的杀灭作用,口服 0.4 g,每天 3 次,10 天为 1 个疗程。小儿每天 35 mg/kg,分 3 次服,疗程 10 d。严重者静脉滴入。孕妇及哺乳期妇女禁用。替硝唑吸收快,血药浓度高。严重的阿米巴痢疾或暴发型阿米巴病选甲硝唑静脉滴入，首剂 15 mg/kg，继之 7.5 mg/kg，每隔 8～12 h 重复。

2. 吐根碱类：依米丁对组织内滋养体有极高的疗效，但对肠腔内阿米巴效果不显著。该药毒性较大，有心肌损害，现已少用。

3. 双碘喹啉：主要作用于肠腔阿米巴，对包囊有杀灭作用，成人 0.6 g，每天 3 次，15～20 d 为 1 疗程。

4. 二氯尼特：是目前最有效的杀包囊药物，因有致畸作用，孕妇不宜。用量为 500 mg，每日 3 次，10 天为 1 疗程。

5. 抗菌药物：主要通过抑制肠道共生细菌而影响阿米巴的生长繁殖，尤其对阿米巴痢疾伴并发细菌感染时效果最佳。如四环素类每天 1 g，四次分服，5～10 d 为 1 疗程，氨基糖甙类及氟喹诺酮类等抗菌药物亦可选用。

为取得最佳疗效，上述药物可采用联合用药。

（三）并发症治疗　应用甲硝唑或其他杀组织内阿米巴药，并配合有效抗生素。肠出血时及时补液或输血，肠穿孔应在抗阿米巴药及抗菌药物治疗后进行手术治疗。

十、预防

讲究饮水和饮食卫生，加强粪便管理，防止粪便污染食物及水。彻底治疗患者和带虫者，并行肠道隔离。消灭苍蝇和蟑螂。

（王　怡）

第十一章　蠕虫性疾病

第一节　华支睾吸虫病

华支睾吸虫病(Clonorchiasis)又称肝吸虫病,为华枝睾吸虫寄生于肝胆道系统内所引起的疾病,临床表现轻感染者可无症状,重者有消化功能紊乱,肝胆系统的炎症,以至肝硬化。

一、病原学

华支睾吸虫虫体扁平狭长,虫卵外形似葵花子。虫卵随宿主的粪便排出体外,入水后被第一中间宿主淡水螺所吞食,在其肠管内孵出毛蚴,经胞蚴、雷蚴,最后形成尾蚴,自螺体内逸出,在水中间宿主淡水鱼体内,脱尾形成囊蚴。人或猫、犬、猪等食用生的或半生的含囊蚴的鱼肉而感染。囊蚴经胃、肠消化液的作用后,幼虫在十二指肠中破囊而出,循胆总管开口处侵入胆管,在肝内胆管寄生。感染后至粪便发现虫卵约历时 4 周。自虫卵至成虫的全部生活史约需 3 个月,成虫可活 20～25 年。

二、流行病学

(一)传染源　猫、犬、猪、鸭及鼠等其他野生动物可成为保虫宿主。人及动物保虫宿主均是传染源。

(二)传播途径　因生食或半生食鱼肉而感染。

(三)易感人群　普遍易感,可重复感染,感染率与生食习惯成正比。

(四)流行特征　在我国华支睾吸虫的流行地区很广,可作为第一中间宿主的淡水螺已证实有三种,第二中间宿主的淡水鱼有 40 余种,疾病分布在我国南方、北方的 23 个省、自治区,与饮食习惯和烹调方法有关。粪便处理不当而污染河流、池塘的水,养鱼方法不良,是造成本病流行的两个因素。

三、发病机制与病理改变

病变主要与虫体、虫卵及其代谢产物所产生的对胆管阻塞与刺激相关，轻度感染时，肝内胆管病变不明显，临床上通常无症状；严重感染时，由于成虫对肝内胆管的机械刺激及其代谢产物的化学刺激，引起肝内胆管炎症或阻塞，加上成虫摄取宿主的营养物质，临床上出现乏力、食欲减退、消瘦、腹部不适、肝脏肿大等症状、体征。严重者可出现梗阻性黄疸，甚至胆汁性肝硬化。胆管阻塞及胆汁淤积可继发细菌感染，引起急性化脓性胆管炎。胆管内成虫死亡后及虫卵可作为胆结石的核心，形成结石。病理改变主要是肝脏轻度肿大，左叶明显，肝内胆管管壁增厚，上皮细胞高度增生，管壁有淋巴细胞、浆细胞浸润。慢性患者管壁有大量纤维组织及弹力纤维增生，管壁增厚。

四、临床表现

潜伏期不易确定，约1个月左右。

（一）轻度感染　可无任何症状，只在大便中发现虫卵。

（二）较重的感染　可出现消化不良症状，如上腹部饱满钝痛、腹泻、腹痛、体重减轻、肝脏肿大等。

（三）重型感染　可出现腹泻、腹痛、消瘦、营养不良、下肢水肿、肝脾肿大、腹水、肝硬化、食道静脉曲张、胃肠道出血等，可出现急性胆囊炎、胆管炎。

五、并发症

常见梗阻性黄疸、化脓性胆管炎与胆囊炎、胆石症，少数可见胆汁性肝硬化。

六、实验室检查

（一）血象　嗜酸性粒细胞轻度或中度增高，急性期尤著。

（二）肝功能检查　除严重感染者呈异常外，大多在正常范围内。

（三）皮内试验、补体结合试验、红细胞凝集试验　阳性率颇高，有利于流行病学调查，对辅助诊断也具有一定价值。

七、诊断

（一）流行病学资料　来自疫区或到过疫区，有食用生的或未煮熟的鱼虾史。

(二)临床表现　有消化不良症状,如腹胀、腹痛、腹泻、肝脾肿大等。

(三)实验室检查　粪便及胆汁检查可找到虫卵。皮内试验阳性率高,但与其他吸虫病有交叉反应。

八、鉴别诊断

在流行地区,有时需与病毒性肝炎相鉴别,后者肝功能异常明显,病毒血清学检查可明确诊断。

九、治疗

(一)一般疗法　严重者有营养不良、贫血、肝硬化时,应先补充营养、纠正贫血、保护肝脏及其他对症治疗,支持疗法使患者一般情况好转后,再行驱虫治疗。

(二)驱虫治疗

1. 吡喹酮:常用剂量为每次 25 mg/kg,每天 3 次,连用 2 d,为治疗本病的首选用药,副作用轻,偶有头痛,头昏、恶心、乏力等。

2. 阿苯达唑(丙硫咪唑):常用剂量为 5 ~ 10 mg/kg。每天 2 次,连服 7 d。副作用轻,少数有头晕、乏力、腹泻等,可自行缓解,孕妇、2 岁内小儿禁用。

3. 六氯对二甲苯:40 mg/kg(超过 50 kg 的按 50 kg 计算),每天 2 次,连服 7 ~ 10 d,副作用有头晕、头痛,少数有视力模糊、记忆力减退、精神障碍等。

十、预防

采用以切断传播途径为主的综合措施,可达到消灭本病的目的。

(一)改进个人饮食卫生习惯,做到不吃生鱼或半生鱼类,不给猫、犬及其他动物吃生鱼或生鱼的内脏,以避免感染。

(二)加强有关饮食行业的卫生管理,使其自觉的改进烹饪方法。

(三)在流行区进行普查,查出患者要有计划的治疗,以控制和消灭传染源,查明保虫宿主,根据保虫宿主的不同价值,予以捕杀、治疗。

(四)加强粪便管理,不用人粪喂鱼。

(赵桂鸣)

第二节　肺吸虫病

肺吸虫病(paragonimiasis)又名并殖吸虫病,是由卫氏肺吸虫或四川肺吸虫引起的一种慢性寄生虫病。临床卫氏肺吸虫病以慢性咳嗽、胸痛、长期铁锈色痰为特征;四川肺吸虫病以渗出性胸膜炎、游走性皮下包块为特点。

一、病原学

世界上约有50种肺吸虫。我国致病的主要是卫氏肺吸虫和四川肺吸虫。成虫雌雄同体,有口吸盘及腹吸盘各一个。卫氏肺吸虫成虫虫体肥厚,活体呈红褐色,固定标本呈椭圆形,体长约8~16 mm,虫卵金黄色,椭圆形,卵壳甚厚,前端有明显的卵盖。四川肺吸虫体呈梭形,体长约11~18.5 mm。

肺吸虫成虫常寄生于猫狗等终末宿主的肺,在人体内绝大部分处于幼虫期。虫卵随人和保虫宿主的痰和粪排出,入淡水中在适宜的温度下,约3~6周孵出毛蚴,毛蚴在水中游动,遇到第一中间宿主——川卷螺(卫氏肺吸虫)或拟钉螺(四川肺吸虫)体内,经过胞蚴、雷蚴的发育增殖,约2~3个月形成尾蚴;尾蚴从螺体内逸出进入水中。随即再侵入第二中间宿主溪蟹、喇蛄时,尾蚴便钻入或被吞入其体内,在其肝、腮和肌肉中经6~15周形成具有传染性的囊蚴。人或动物因生食或半生食含囊蚴的蟹类,或饮用含囊蚴的溪水而受染。幼虫在宿主肠内破囊而出,穿过肠壁而达全身各组织,发育为成虫产卵。自囊蚴进入体内至发育为成虫产卵约2~3个月,成虫寿命一般为5~6年,最长可达20年以上。四川肺吸虫不能适应人体内环境,不能在人体内发育成熟产卵,所以人不是它的终末宿主。

二、流行病学

(一)传染源　凡能排出肺吸虫虫卵的病兽、病畜,或患者均为传染源。四川肺吸虫在人体内一般不能发育成熟,故患者不是传染源。

(二)传播途径　人因生食或食含肺吸虫囊蚴的醉石蟹、喇蛄及偶尔饮用含囊蚴的生水而感染。

(三)易感人群　人群对其普遍易感,无年龄、性别差异,病后仍可再感染。

(四)流行特征　本病主要流行于中国、菲律宾、日本、朝鲜等亚洲国家。我国东北各省及浙江以卫氏肺吸虫为主,四川、陕西、云南、江西以四川肺吸虫为主。发病以儿童、青少年居多,男女无显著差别。

三、发病机制与病理改变

囊蚴经口进入消化道,囊蚴的囊壁在小肠被消化,幼虫脱壳而出。穿过肠壁进入腹腔,并在腹腔中移行侵入腹内脏器,多数穿过膈肌而达胸腔至肺内,幼虫也可达其他脏器如脑、皮下、眼眶、脊髓、肝、心包等。幼虫在移行的过程中逐渐发育为成虫。成虫可固定于某些器官,也可游走。

肺吸虫的基本病变主要是幼虫和成虫移行过程中的机械损伤和代谢产物所致的全身和局部的过敏反应。以致组织出血坏死、渗出性炎症和愈合过程的纤维化甚至钙化。囊肿形成是肺吸虫病具有特征性的病变。幼虫最常侵入肺,如发育为成虫,则可出现3期典型病变。

1. 脓肿期:虫体移行穿破肺组织,在虫体周围有单核细胞、嗜酸性粒细胞、中性粒细胞浸润,局部出现组织坏死出血,形成脓肿。

2. 囊肿期:脓肿周围纤维组织增生形成纤维囊壁,囊内含褐色果酱状黏稠体,镜检可见虫卵、夏柯雷结晶、嗜酸性粒细胞等,有时可见虫体,囊肿之间偶见"隧道"或"窟穴"。

3. 纤维瘢痕期:囊肿内虫体移走或死亡,囊内容物排出或吸收,纤维组织增生形成瘢痕。其实凡虫体移行所经过或寄生的脏器均可出现上述病变,同时引起对应的症状。虫卵存在于穿行的通路上或囊肿间的隧道内,也可随血流至疏松的结缔组织内引起炎性反应,形成假结核结节及纤维化。

四、临床表现

潜伏期不易确定,卫氏肺吸虫约1~2个月,四川肺吸虫为3~6个月,也有短者1个月,长者可达数年。

(一)卫氏肺吸虫病　起病缓慢,早期有低热、荨麻疹、咳嗽、胸痛、腹痛、腹泻等症状。依据病变部位不同,出现相应的临床表现。

1. 呼吸系统症状：胸痛，10% ~20% 的患者、出现胸腔积液，咳嗽、咳痰，痰量进行性增多，初为白色黏痰，后转为铁锈色或棕褐色，其味腥臭，为本病特征性表现之一。重者可出现痰中带血甚至大量咯血。

2. 腹部症状：腹痛、腹泻、恶心、呕吐等，伴有下腹或右下腹局限性压痛，可触及结节或肿块。

3. 神经系统症状：常同时伴有呼吸系统症状，以儿童及青少年多见，症状常因侵犯部位而异，复杂多样。常见头痛、呕吐、视力模糊等高颅压的症状，有癫痫发作。少数患者可出现瘫痪、视幻觉、肢体感觉异常、失语、共济失调等等。

4. 皮下结节或包块：全身均可发生，以下腹部、大腿间多见，多呈长条形，直径 1 ~6 cm，居深层皮下，质硬，结节呈游走性为突出特点，结节内可见童虫、成虫、虫卵。

5. 其他：如心包积液、泌尿系统症状等。

（二）四川肺吸虫病　以胸腔积液和皮下包块多见。患者可有咳嗽、咳痰，但痰不是典型的铁锈色痰，偶见血丝，胸水呈草黄色或血色，内含大量嗜酸性粒细胞。早期可有腹痛、腹泻，可有肝脏肿大，肝功能损害较重，可有头痛、呕吐、癫痫发作、脑膜刺激征、蛛网膜下腔出血等。可有皮下包块，多见于胸腹部，同样具有游走性的特点。

五、辅助检查

（一）血象　轻度贫血，白细胞总数可增高，嗜酸性粒细胞常增加。特别是四川肺吸虫病急性期更显著。

（二）痰液　镜检可见嗜酸性粒细胞、夏柯雷结晶、肺吸虫虫卵。卫氏肺吸虫患者痰虫卵阳性率约 90%，四川肺吸虫极少查见虫卵。直接痰涂片阴性者可用沉淀集卵法检查。

（三）粪　卫氏肺吸虫患者约有 15% ~40% 在粪内可找到虫卵。

（四）脑脊液　中枢神经系统病变的急性期可有细胞数增高，可见嗜酸性粒细胞，蛋白轻度增高，少数可找到虫卵。

（五）免疫学检查　用肺吸虫成虫制成抗原作皮内试验或血清补体结合试验，可得阳性结果。中枢神经系统感染后，患者血清或脑脊液作补体结合试验，阳性率高，有早期诊断价值。但其特异性差，与其他吸虫如血吸虫、华支睾吸虫等有交叉反应。

（六）皮下结节活检　四川肺吸虫皮下结节、包块病理检查为典型的嗜酸性肉芽肿，部分患者可查见童虫。卫氏肺吸虫还可发现肺吸虫成虫及虫卵。

（七）影像学检查　胸片可见炎性浸润和特殊阴影，有脑部病变者可进一步做 CT、MRI 检查。

六、诊断

（一）流行病学资料　在流行区居住或到过流行区，有进食未煮熟的溪蟹、喇蛄或饮用生水史。

（二）临床表现　有长时间咳嗽、咯铁锈色痰或皮下结节、腹痛、头痛、癫痫等等症状。

（三）辅助检查　痰、粪、皮下结节中找到虫卵，免疫学检查阳性、影像学检查异常可作辅助诊断。

七、鉴别诊断

（一）肺结核、结核性胸膜炎　X 线胸片可以鉴别，实验室查痰菌或虫卵可以明确诊断。

（二）结核性腹膜炎　肺吸虫病可产生广泛的腹膜炎、腹膜粘连等，引起腹痛结节硬块等症状，可与结核性腹膜炎相似，但肺吸虫病发病急，可在数月内不治自愈，痰中找虫卵可明确诊断。

（三）肺阿米巴病　多继发于阿米巴肝脓肿，多先有肝脓肿的表现，痰涂片可找到溶组织阿米巴。

（四）支气管扩张、肺癌　胸部 CT 及痰或活检病理显示肿瘤细胞可协助诊断。

（五）有脑部症状者应与原发性癫痫、脑脓肿、脑肿瘤等鉴别　流行病学、肺部病变对诊断有一定帮助，血清及脑脊液肺吸虫补体结合试验有参考价值。

八、治疗

（一）病原治疗

1. 吡喹酮　为治疗本病首选药物，总剂量 120 ~ 150 mg/kg，均分后每天 3 次，连服 2 d。本药具有疗效高、疗程短、副作用小、服用方便等优点。

2. 硫氯酚：成人 3 g/d。儿童 50 mg/(kg · d)，分 3 次口服。每日或间日用药，10 ~ 15 个治疗日为 1 个疗程，有时需用 2 ~ 3 疗程。

3. 阿苯达唑：200 mg，每天 2 次，连服 7 d。

（二）对症治疗　药物治疗时，必须卧床休息，补充足量的维生素，对咳嗽、咯血可给止血、镇咳剂。如有颅内压增高致头痛者可给脱水剂。癫痫发作者，应予以抗癫痫药物。

（三）手术治疗　皮下结节或包块可手术摘除，有明显肠粘连、肠梗阻、脑及脊髓病变内科治疗无效时可考虑手术治疗。

九、预防

预防本病的关键在于加强健康教育，使居民摒弃生食或半生食溪蟹、喇蛄的习惯。彻底治疗患者、病畜，捕杀有害的保虫宿主以控制传染源。勿随地吐痰及大便以防虫卵入水。结合水利建设，改造溪流，使之不适宜川螺、石蟹、喇蛄的生长繁殖。提倡饲养家鸭，大量繁殖鲶鱼，使其吃掉大量的第一和第二中间宿主。

（赵桂鸣）

第三节　肠绦虫病与囊虫病

肠绦虫病（Cestodiasis）为寄生在肠道内的绦虫成虫引起的一类疾病，我国主要为牛肉绦虫病（Taeniasissaginata）和猪肉绦虫病（Taeniasissolinm），其他如短膜壳绦虫、长膜壳绦虫及阔节裂头绦虫病，均少见。囊虫病（Cysticercosis）为猪肉绦虫的幼虫（囊虫或称囊尾蚴）寄生于人的皮下、脑、眼等组织所引起的疾病。

一、病原学

牛肉绦虫和猪肉绦虫，外形均为白色带状，整个虫体由头节、颈节、体节组成。牛肉绦虫成虫长约 4 ~ 8 m，猪肉绦虫长约 2 ~ 4 m，均寄生于人体小肠的上部，雌雄同体，其妊娠节片及虫卵随粪便排出体外，或自动从肛门逸出。虫卵可在土壤中生存数周。虫卵被中间宿主牛或猪吞食后，卵壳在十二指肠或空肠中被消化，六钩蚴脱出，穿过肠壁经血循环或淋巴系统播散至全身各处，主要侵入横纹肌，发育成囊虫，即牛囊虫病或猪囊虫病。人生食或半生食含囊蚴的肉后，经消化液的作用，囊虫伸出头部。附着于肠壁，发育为成虫。人若吞食了猪肉绦虫的卵，即可在皮下、肌肉、脑、眼等处发育为囊虫。若肠内已有猪肉绦虫寄生，虫卵也可由呕吐或肠的逆蠕动而至胃，再进入小肠，造成自身感染。上述两种方式都可使人患囊虫病。牛肉绦虫与猪肉绦虫二者的终宿主都是人，不寄生于其他动物，但中间宿主不同，牛囊虫仅寄生于牛，而猪囊虫则寄生于人体和猪。

二、流行病学

（一）传染源　患者是唯一的传染源。

（二）传播途径　人因食用生的或未煮熟的含囊虫的牛肉、猪肉而感染。也可通过污染的炊具而感染。

（三）易感人群　普遍易感，可重复感染。

（四）流行特征　绦虫病在我国分布较广，多为散发，少数可发生流行，以畜牧区、少数民族地区为多，男性多于女性。

三、发病机制与病理改变

绦虫病多为成虫在小肠寄生，夺取人体的营养物质造成营养缺乏，并造成局部的胃肠道症状相关。大量节片或虫卵积聚时可出现局部肠梗阻的症状。脑囊虫病的发病率占囊虫病的60% ~80%，多寄生在大脑皮层邻近运动区，引起局灶性刺激症状如癫痫发作。也可从脉络膜丛进入脑室及蛛网膜下腔，使脑脊液循环阻塞产生脑积水等，甚至形成脑疝。大量囊尾蚴在脑组织中可引起脑组织炎症、充血、水肿、脑膜增厚、粘连等。囊尾蚴在皮下和肌肉形成囊虫结节，在眼部常寄生于视网膜、玻璃体、眼肌、结膜，引起视力障碍。

四、临床表现

潜伏期一般为2 ~3 月。

（一）肠绦虫病症状　症状轻，往往不引起注意，或有腹痛、腹部不适、消化不良、食欲亢进、腹泻等，偶尔引起肠梗阻。患者多以粪便中排节片为主诉就医。

（二）囊虫病症状　随部位不同而异。

1. 脑囊虫病：可有头痛、头晕症状，常引起癫痫发作，可以是大发作，也可能是局限性发作或癫痫持续状态。可伴发高颅压症状如头痛、恶心、呕吐、视神经盘水肿等,可有视力减退,位于小脑时可引起共济失调症状。

2. 眼囊虫病:囊虫可寄生于眼内的任何部位,但以玻璃体及视网膜下最常见。症状视寄生部位而定,位于视网膜可有视力减退,并发视网膜剥离;位于玻璃体或前房内可自觉黑点或黑影飘动,可并发玻璃体混浊、虹膜睫状体炎、脉络膜炎与继发青光眼;位于结膜下或眼睑内,则形成肿块。

3. 皮下或肌肉囊虫病:一般无明显症状,在皮下呈圆形或椭圆形结节,似软骨硬度,与周围组织无明显粘连,能活动,无局部压痛、水肿、充血或色素沉着等现象,并可自行消失。在肌肉中如数目较多时,可自觉肌肉酸痛、无力、疲乏。囊虫死亡后,X 线可见钙化影。

五、实验室检查

(一)血象　少数患者有嗜酸性粒细胞增多。

(二)粪便检查　可涂片或沉渣法查虫卵,用肛门拭子涂片查虫卵阳性率高。

(三)妊娠节片检查　主要用于牛、猪绦虫病的鉴别。

(四)头节检查　驱虫治疗后检查头节,也可鉴别绦虫种类。

(五)血清学及皮内试验　阳性率可达 73% ~99%,对诊断囊虫病会有一定帮助。

六、诊断

(一)流行病学资料　当地有绦虫病流行,有食用未煮熟的猪、牛肉史,或与绦虫病患者有过接触等。

(二)临床表现　粪便中发现虫节片或找到妊娠节片。

(三)囊虫病　有肠绦虫病或有绦虫病史,粪便中找到虫卵或妊娠节片,对诊断有帮助。

1. 脑囊虫病:主要根据中枢神经系统症状、体征及身体其他部位有囊虫病或绦虫病史,脑脊液检查,有白细胞总数轻度增高、蛋白增高、压力增高。少数病例颅骨 X 线检查,可见有多数钙化斑点。在流行地区癫痫病例,特别是儿童无发作病史者应考虑脑囊虫病的可能性。全身如有皮下结节。可做活体组织检查。

2. 眼囊虫病:用检眼镜检查,有助于诊断。

（四）血清学及皮内试验 对诊断绦虫病、囊虫病有一定帮助。

七、鉴别诊断

（一）因单纯绦虫病常无典型临床症状，发现粪便中排出的节片常能与其他疾病相鉴别。

（二）囊虫病常需与多种疾病相鉴别。如：脑囊虫病需与原发性癫痫或颅内占位性病变相鉴别，流行病学史、粪便中发现绦虫卵或妊娠节片、其他部位的囊虫结节即应考虑此病的可能。皮下结节活检是除外其他皮下、肌肉结节的可靠依据。

八、治疗

（一）绦虫病治疗

1. 药物治疗

（1）吡喹酮：治疗绦虫病的首选药。剂量 15～25 mg/kg（小儿 15 mg/kg），一次顿服。

（2）甲苯达唑：300 mg，每日 2 次，疗程 3 d。动物实验显示有致畸胎作用，孕妇禁用。

（3）阿苯达唑：疗效与剂量、疗程相关。800 mg/d，疗程 2 d，疗效可达 80% 左右，1 200 mg/d，疗程 3 d，疗效 90% 左右。孕妇禁用。

（4）氯硝柳胺（灭绦灵）：早晨空腹服 1 g，1 小时后再服 1 g，2 小时后服硫酸镁导泻，用药后头节在肠道内溶化，但不能杀死虫卵，因此最好不要用于猪肉绦虫病的治疗，以免自体感染，发生囊虫病。

（5）槟榔南瓜子联合疗法：槟榔使绦虫头节与前段节片瘫痪，南瓜子使中段与后段节片瘫痪，二药合用疗效较好。南瓜子仁 50～90 g研碎，清晨空腹服用，2 小时后服槟榔煎剂（成人 80 g，妇女及体弱者 50～60 g，小儿 30 g，煮 1 h，再浓缩至 100～150 mL），30 min 后再服 50% 硫酸镁 50～60 mL，一般在 3 h 内即有完整、活动的虫体排出。

2. 注意点

（1）驱虫后应留 24 h 全部粪便，以寻找虫头，未获虫头者不一定表示治疗失败，因虫头不一定在治疗当日排出，或驱虫剂使虫头变形而不易辨认。

（2）给绦虫病患者驱虫时，应尽量预防呕吐反应，以避免虫卵返流入胃导致囊虫病,故服药前宜给止吐剂,服药后则给缓泻剂,达到肠腔内体节完全排出的目的。

(3)治疗后3~4个月未发现虫卵可视为治愈,如出现虫卵或体节则应复治。

(二)囊虫病治疗

1.眼囊虫病可以手术取出,脑囊虫病可服镇静剂控制癫痫发作,颅压高者可行减压术。

2.药物治疗:目前国内外公认治疗囊虫病疗效较好的药物有吡喹酮、阿苯达唑。脑囊虫病患者必须入院治疗。因治疗过程中可发生发热、癫痫、颅压高、精神障碍、过敏性休克等,故患者治疗选择宜谨慎。症状一般发生在治疗的头3 d内,治疗中宜辅用脱水剂、抗惊厥药。

(1)吡喹酮:单纯皮肤型,成人,600 mg,每天3次,疗程10 d;脑囊虫20 mg/kg,每日3次,疗程9 d。必要时2~3个月可重复治疗。眼囊虫病患者禁用本药。

(2)阿苯达唑:治疗皮肤囊虫病15~20 mg/(kg·d),分2次口服,疗程7~10 d;脑囊虫病200~300 mg,每天3次,疗程7~10 d。间隔2~3周可重复。

九、预防

(一)流行区广泛开展卫生宣传教育,革除吃生肉陋习,倡导生、熟食灶炊具分开使用。

(二)严格执行食品卫生法规,禁止出售"米猪肉"。

(三)彻底根治绦虫患者,加强粪便管理,改变家畜饲养方法。

(四)注意饮食卫生、饮水卫生,饭前便后洗手,培养良好的卫生习惯。

(赵桂鸣)

第四节 包虫病(细粒棘球蚴病)

包虫病(Hydatid disease)又称细粒棘球蚴病,是人体感染了细粒棘球绦虫的幼虫(包虫)所引起的慢性寄生虫病。临床以肝包虫病最常见，肺包虫病次之。

一、病原学

成虫主要寄生于犬类的小肠内，虫体长 2 ~ 7 mm，雌雄同体，有头节、颈节、幼节、成节、孕节，孕节充满虫卵。包虫呈囊状，大小不一，圆形或卵圆形，囊壁分内外两层，外层为角皮层，内层为生发层，以芽生方式向囊腔内生出许多头节和生发囊，每一生发囊又可发育为子囊，寄生于儿童体内者一般不含子囊。

孕节或虫卵随犬类的粪便排出体外，被牛羊或其他中间宿主（包括人）吞食后，在十二指肠内孵出六钩蚴，六钩蚴钻入肠壁，经门静脉入肝与其他内脏器官，形成包虫囊。含包虫囊的内脏被犬类吞食，其中的头节在小肠内经 3 ~ 10 周发育为成虫。成虫可在犬类小肠内寄生 5 ~ 20 个月或更长。

二、流行病学

（一）传染源　犬类为本病的主要传染源。

（二）传播途径　人类由于和犬类的密切接触直接感染。或因食入被污染的水及蔬菜而受染。

（三）易感人群　普遍易感，感染后可获一定的免疫力。

（四）流行特征　我国已有 22 个省、自治区报告出现包虫病。但主要流行于牧区、农牧区，人的感染主要与环境不佳及卫生不佳有关，以农民、牧民为多。

三、发病机制与病理改变

虫卵被人吞食后，在十二指肠内孵出六钩蚴，六钩蚴钻入肠壁，经门静脉入肝与其他内脏器官，形成包虫囊。受六钩蚴侵袭的周围组织，初期有白细胞、嗜酸性粒细胞及成纤维细胞浸润，最后形成包虫囊肿。包虫囊肿分两层，外层为宿主组织形成的纤维包膜，内囊为包虫囊。包虫囊常十分巨大，囊液可达数百毫升，包虫囊退化后外囊常逐渐增厚形成钙化，囊腔内子囊仍可存活。

包虫病主要病变由囊肿压迫周围组织引起，可表现为被压组织萎缩、坏死、功能失常，受累脏器以肝脏最多见，其次为肺、脑、脾、肾、眼窝、骨、肌肉等。包虫的囊液漏出可产生不同程度的过敏反应，常见过敏性休克，并可移植继发包虫囊肿。

四、临床表现及分型

根据寄生部位、囊肿大小及有无并发症可分为以下几型。

（一）肝包虫病　最常见，约占总数的2/3。包虫囊多表浅，于右上腹或上腹部，可有无痛性肿块，圆形，表与面光滑，质地较坚韧而具有弹性，有时可触及波动感和震颤，叩诊浊音。肿大的包虫囊压迫门静脉，可致腹水；压迫或穿破于胆管，可引起阻塞性黄疸，胆囊炎或胆绞痛等；破入腹腔可有急腹症症状，如剧烈腹痛、休克、发热、荨麻疹等，且可形成继发性包虫囊。外伤或穿刺可引起肝包虫囊虫破裂，因此，绝对禁忌诊断性穿刺。

（二）肺包虫病　多见于右肺下叶，早期一般无明显症状，长大的包囊压迫肺组织与支气管，则有咳嗽、咯血痰等症状。包囊破入大支气管囊液被咯出可自愈；破入小支气管因引流不畅，易继发细菌感染，有阵发性咳嗽、呼吸困难、咯血，少数因呼吸道阻塞而窒息死亡。

（三）脑包虫病　多见于顶叶，可有颅内压增高，如头痛、呕吐、视神经盘水肿、锥体束征阳性、瘫痪、共济失调等表现。脑脊液检查无改变。脑血管造影，常在大脑中动脉分布区显示球形无血管区，周围有被牵拉的血管，形成树枝分支样、圆拱抱状，有助于定位与定性诊断。

五、辅助检查

（一）血象　白细胞、嗜酸性粒细胞均增高。

（二）包虫抗原皮内试验　即刻反应于10～15 min后，在局部出现红色小丘疹，直径达5 cm左右，迟发反应发生在12～24 h后，皮下呈红肿、硬结，可持续1～3 d。

（三）血清学检查　包括补体结合试验、间接血凝试验、免疫电泳试验、酶联免疫吸附试验等，阳性对包虫病的诊断有重要价值。

（四）痰液检查　肝或肺包虫囊破入支气管后，咯出粉皮样包虫囊壁，显微镜检查找到头节或小钩可以确诊。

（五）X线检查　肝包虫蚴死亡后囊壁有钙质沉着，可见弧形阴影。肺包虫病可显示圆形密度一致、边缘清楚的阴影，如破裂后空气进入外囊，则可见新月形透光区。脑血管造影脑包虫病可见球形无血管区。

（六）超声波检查　对肝包虫病诊断率高，可在囊肿部位显示液平段，小于1 cm的囊肿液平段不易测到。可通过超声明确包虫囊肿的大小、位置、数量。

六、诊断

（一）流行病学资料　流行区旅居史，职业与犬类密切接触史。

（二）临床表现　根据囊肿部位的不同，肝包虫病常有右上腹疼痛、局部肿块；肺包虫常见胸痛、咳嗽、咯血；脑包虫病可见高颅压症状、癫痫等症状。

（三）辅助检查　皮内试验，包括补体结合试验、间接血凝试验、免疫电泳试验、酶联免疫吸附试验等，阳性对包虫病的诊断有重要价值。超声波检查、X 线检查可辅助诊断。

七、鉴别诊断

（一）肝包虫病　需要与其他囊肿相鉴别，并发感染时应与肝脓肿相鉴别。流行病学史、免疫学检查可协助诊断。

（二）肺包虫病　需要与肺结核、肺吸虫、肺癌相鉴别，并发细菌感染时应鉴别于肺脓肿。

（三）脑包虫病　需与脑肿瘤鉴别。

八、并发症

主要并发症有继发感染及囊壁破裂。其中囊壁破裂可致过敏性休克。

九、治疗

包虫囊应以手术摘除为主。术中应谨防囊液外溢。

吡喹酮和阿苯达唑均有杀灭原头蚴的作用，丙硫咪唑还能破坏生发层。吡喹酮剂量为 25 mg/kg，10 d 为一疗程，多在术前应用；阿苯达唑 5 ~ 10 mg/kg，一天 2 次，30 d 为一疗程。间隔 15 d 可重复，总疗程不少于一年，适用于不能手术者，孕妇忌服。

十、预防

（一）在本病流行的牧区，做好卫生宣传教育，管好水源，保持环境卫生，注意个人及饮食卫生。

（二）对病畜应登记在册，根据情况予以捕杀或治疗。对含囊蚴的动物内脏进行无害化处理。实行轮流放牧制度，通过轮歇、日晒、干旱等自然条件杀灭虫卵。

（赵桂鸣）

第五节　日本血吸虫病

日本血吸虫病(Schisosomiasis Japonicum)是日本血吸虫寄生在门静脉系统所引起的疾病。由皮肤接触含尾蚴的疫水而感染,主要病变是虫卵沉积于肝脏与肠道而引起的肉芽肿。急性期患者有发热、肝脏肿大与压痛,腹泻或脓血便,血中嗜酸性粒细胞显著增多。慢性期以肝脾肿大为主。晚期则以门静脉周围纤维化病变为主,可发展为门经脉高压症、巨脾与腹水。

一、病原学

日本血吸虫成虫寄生于人的肠系膜静脉中,雌雄异体,存活时间平均4~5年,甚至10~20年以上。成虫在血管内交配产卵,一条雌虫每日可产卵1 000个左右。大部分虫卵滞留于宿主肝及肠壁内,部分虫卵从肠壁穿破血管,随粪便入水,适宜温度下孵出毛蚴。毛蚴在水下侵入中间宿主钉螺,在螺体内发育成胞蚴,胞蚴经过母胞蚴和子胞蚴2代发育繁殖,经7~8周后变成尾蚴。当人、畜接触疫水时,尾蚴在极短时间内从皮肤、黏膜侵入人体,童虫随血流经肺到肝,在肝内发育为成虫,逆血流行至肠系膜下静脉中产卵,完成生活史。日本血吸虫生活史中,人是终宿主,钉螺是必需的唯一中间宿主。

二、流行病学

日本血吸虫病流行于亚洲的中国、日本、菲律宾、印度尼西亚。

(一)传染源　日本血吸虫患者的粪便中含有活卵,为本病主要传染源。钉螺为血吸虫的唯一中间宿主,是本病传染过程的主要环节。

(二)传播途径　主要通过皮肤、黏膜与疫水接触受染。

(三)易感性　人与脊椎动物对血吸虫普遍易感,流行区以学龄儿童及青少年感染率最高,以后逐渐下降,此与保护性免疫力有关。

三、发病机制

尾蚴穿过皮肤可引起皮炎,局部出现丘疹和瘙痒,是一种速发型和迟发型变态反应。童虫在宿主体内移行时,所经过的器官(特别是肺)出现血管炎,毛细血管栓塞、破裂,产生局部细胞浸润和点状出血。当大量童虫在人体移行时,患者可出现发热、咳嗽、痰中带血、嗜酸性粒细胞增多,这可能是局部炎症及虫体代谢产物引起的变态反应。

成虫一般无明显致病作用,少数可引起轻微的机械性损害,如静脉内膜炎等。它的代谢产物、虫体分泌物、排泄物、虫体外皮层更新脱落的表层膜等,在机体内可形成免疫复合物,对宿主产生损害。血吸虫病的病变主要由虫卵引起。虫卵主要是沉着在宿主的肝及结肠肠壁等组织,所引起的肉芽肿和纤维化是血吸虫病的主要病变。

四、病理改变

血吸虫病的基本病变是由虫卵沉着组织中所引起的虫卵结节。虫卵结节分急性和慢性两种。

急性由成熟活虫卵引起,结节中央为虫卵,周围为嗜酸性包绕,聚积大量嗜酸性细胞,并有坏死,称为嗜酸性脓肿,脓肿周围有新生肉芽组织与各种细胞浸润,形成急性虫卵结节。

急性虫卵结节形成10天左右,卵内毛蚴死亡,虫卵破裂或钙化,围绕类上皮细胞、异物巨细胞和淋巴细胞,形成假结核结节,以后肉芽组织长入结节内部,并逐渐被类上皮细胞所代替,形成慢性虫卵结节。最后结节发生纤维化。

病变部位主要在结肠及肝脏,较多见的异位损害则在肺及脑。

五、临床表现

可分为急性、慢性和晚期三期。

(一)急性期　日本血吸虫病当尾蚴侵入皮肤后,部分患者局部出现丘疹或荨麻疹,称尾蚴性皮炎。当雌虫开始大量产卵时,少数患者出现以发热为主的急性变态反应性症状,常在接触疫水后1~2月出现。除发热外,伴有腹痛、腹泻、肝脾肿大及嗜酸性粒细胞增多,粪便检查血吸虫卵或毛蚴孵化结果阳性,称急性血吸虫病。

(二)慢性期　病情逐步转向慢性期,在流行区,90%的血吸虫为慢性血吸虫病,多数患者无明显症状和不适,也可能不定期处于亚临床状态,表现腹泻、粪中带有黏液及脓血、肝脾肿大、贫血和消瘦等。

(三)晚期　在感染后5年左右,部分重感染患者开始发生晚期病变。可分为巨脾、腹水及侏儒三型。

在临床上常见是以肝脾肿大、腹水、门脉高压，以及因侧支循环形成所致的食管下端及胃底静脉曲张为主的综合征。晚期患者可并发上消化道出血、肝性昏迷等严重症状而致死。

小儿和青少年如感染严重，使垂体前叶功能减退，及其他因素可影响生长发育和生殖而致侏儒症。因肝纤维化病变在晚期常是不可逆的，并且对治疗反应甚差，从而导致临床上难治的晚期血吸虫病。

六、并发症

并发症包括异位损害或异位血吸虫病。

（一）肺血吸虫病　多见于急性血吸虫病患者，为虫卵沉积引起的肺间质性病变。呼吸道症状大多轻微，常被全身症状所掩盖，表现为轻度咳嗽与胸部隐痛、痰少，咯血罕见。肺部体征也不明显，有时可闻干、湿啰音，但重型患者肺部有广泛病变时，胸部 X 线检查可见肺部有弥漫云雾状、点片状、粟粒样浸润阴影，边缘模糊，以位于中下肺野为多，肺部病变经病原学治疗后 3 ~6 个月内逐渐消失。

（二）脑血吸虫病　分为急性与慢性两型，均以青壮年患者多见，发病率约 1.7% ~4.3%。

急性临床表现酷似脑膜脑炎，常与肺部病变同时出现，症状为意识障碍、脑膜刺激征、瘫痪、抽搐、腱反射亢进、锥体束征等。脑脊液嗜酸性粒细胞可增高或有蛋白质与白细胞轻度增多。

慢性型的主要症状为癫痫发作，尤以局限性癫痫为多见。

（三）其他　皮肤、胃、眼结膜、输卵管、甲状腺、乳房、心肌、心包、肾、肾上腺等。

并发症多见于慢性和晚期病例，以阑尾炎较多见。

七、实验室检查

（一）血象　血吸虫病患者在急性期外周血象以嗜酸性粒细胞显著增多为其主要特点。白细胞总数在 $10 \times 10^9/L$ 以上。嗜酸性粒细胞一般占 20% ~40%，最多者可高达 90% 以上。慢性血吸虫病患者一般多在 20% 以内，而极重型急性血吸虫病患者常不增多，甚至消失。晚期患者常因脾功能亢进引起红细胞、白细胞及血小板减少。

（二）肝功能检查　急性血吸虫病患者血清中球蛋白增高，血清 ALT、AST 轻度增高。晚期患者由于肝纤维化，出现血清白蛋白减少，球蛋白增高,常出现 A/G 比例倒置现象。慢性血吸虫病尤其是无症状患者肝功能试验大多正常。

(三)粪便检查 从粪便内检查虫卵或孵化毛蚴以及直肠黏膜活体组织检查虫卵。有直接涂片法、毛蚴孵化法、定量透明法。

(四)直肠黏膜活体组织检查 可应用直肠镜检查。

(五)免疫学检查

1. 皮内试验(IDT):皮内试验与粪检虫卵阳性的符合率为 90% 左右,但可出现假阳性或假阴性反应,与其他吸虫病可产生较高的交叉反应,并且治愈后多年仍可为阳性反应。通常用于现场筛选可疑病例。

2. 抗体检测:血吸虫病患者血清中存在特异性抗体,包括 IgM、IgG、IgE 等。

(1)环卵沉淀试验(COPT)。

(2)间接红细胞凝集试验(IHA)。

(3)酶联免疫吸附试验(ELISA)。

(4)免疫酶染色试验(IEST)。

(六)其他检查 近年来一些新方法被引用到血吸虫病的诊断和研究领域。

1. 免疫印迹技术:能对血吸虫抗原的限定组分蛋白进行分析和鉴定,而且能用以诊断和区分血吸虫病不同病期的新型血清学诊断方法。

2. 杂交瘤技术:制备单克隆抗体的应用,用于血吸虫病血清学诊断,为血吸虫病诊断提供新的途径。

3. 检测循环抗原:由于治疗后抗体在宿主体内存留较长时间,其阳性结果往往不能区分现症感染和既往感染,也不易于评价疗效。循环抗原是活虫体排放至宿主体内的大分子微粒,主要是虫体排泄、分泌或表皮脱落物中具有抗原特性,又可为血清免疫学试验所检出。

八、肝影像学检查

(一)B 超检查 可见肝、脾体积大小改变,门脉血管增粗呈网织改变。并可定位行肝穿活检。

(二)CT 扫描 晚期血吸虫病患者肝包膜与肝内门静脉区常有钙化现象,CT 扫描可显示肝包膜增厚钙化等特异图像。重度肝纤维化可表现为龟背样图像。

九、并发症

(一)上消化道出血　为晚期的重要并发症,发生率为10%左右。出血部位多为食管下端和胃底冠状静脉。多由机械损伤、用力过度等而诱发。表现为呕血和黑便。出血量一般较大。

(二)肝性脑病　晚期并发肝性脑病多为腹水型。多由于大出血、大量放腹水、过度利尿等诱发。

(三)感染　由于患者免疫功能减退、低蛋白血症、门脉高压等,极易并发感染,如病毒性肝炎、伤寒、腹膜炎、沙门菌感染、阑尾炎等。

(四)肠道并发症　血吸虫病可引起严重结肠病变所致肠腔狭窄,可并发不完全性肠梗阻,以乙状结肠与直肠为多见。血吸虫病患者结肠肉芽肿可并发结肠癌。大多为腺癌,恶性程度较低。

十、诊断

(一)流行病史　有血吸虫疫水接触史是诊断的必要条件。

(二)临床特点　具有急性或慢性、晚期血吸虫病的症状或体征,如发热、皮炎、荨麻疹、腹痛、腹泻、肝脾肿大等。

(三)实验室检查　结合寄生虫学与免疫学检查指标进行诊断。确诊需要从粪便中检获虫卵或孵化毛蚴,随着血防工作深入开展,血清学诊断方法日趋完善,简便有效。

十一、鉴别诊断

(一)急性血吸虫病　需与败血症、疟疾、伤寒与副伤寒、急性粟粒性肺结核、病毒感染及其他肠道疾病鉴别。

(二)慢性血吸虫病　需与慢性菌痢、阿米巴痢疾、溃疡性结肠炎、肠结核、直肠癌等病鉴别。

(三)晚期血吸虫病　需与门脉性肝硬化及其他原因所致的肝硬化鉴别。

(四)异位血吸虫病　肺血吸虫病需与支气管炎、粟粒性肺结核、肺吸虫病鉴别。急性脑血吸虫病应与流行性乙型脑炎鉴别。慢性脑血吸虫病应与脑瘤及癫痫鉴别。

(五)尾蚴性皮炎　须与稻田皮炎鉴别。

十二、治疗

(一)支持与对症疗法　急性期持续高热者,可先用肾上腺皮质激素或解热剂缓解中毒症状和降温处理。对慢性和晚期患者,应加强营养给予高蛋白饮食和多种维生素,并注意对贫血的治疗。

(二)病原治疗　吡喹酮的毒性小、疗效好、适应证广,可用于各期各型血吸虫病患者。

1. 急性期:成人总量60 mg/kg,每次10 mg/kg,3 次/d,连用2 d。小儿总量70 mg/kg,每次10 mg/kg,3 次/d,连续4~6 d。

2. 慢性期:成人总量60 mg/kg,每次10 mg/kg,3 次/d,连续2 d;小儿总量70 mg/kg,2 次/d。

3. 晚期:因血药浓度高而半衰期长,宜减少总量或延长疗程。

十三、预防

(一)控制传染源　普查普治病人和病畜。

(二)切断传播途径　消灭钉螺、管理粪便。

(三)保护易感人群　防止接触疫水。

(段毅力)

第六节　丝虫病(班氏丝虫病与马来丝虫病)

丝虫病(filariasis)在我国是由班氏丝虫及马来丝虫的成虫寄生于人体淋巴系统引起的慢性寄生虫病。临床特征在早期主要为淋巴管炎与淋巴结炎,晚期为淋巴管阻塞及其产生的系列症状。通过蚊子叮咬传播。血中有丝虫微丝蚴的患者或带虫者为本病的传染源,本病以20~50 岁间感染率与发病率最高,5~10 月份为感染的高峰季节。

我国隋唐时代(公元581~907 年)古籍中记载"两足胫红肿,寒热如伤寒状,从此或一月发,半月数月一发"。民间流传的"流火"、"大脚风"等,说明该病在我国流行已久。

临床特征在早期主要为淋巴管炎与淋巴结炎,晚期为淋巴管阻塞及其产生的系列症状。

一、病原学

世界上寄生于人体的丝虫有8 种,我国仅有班氏丝虫和马来丝虫流行。

(一)形态　班氏和马来丝虫成虫形态相似,细长如线,乳白色,表面光滑,雌雄异体。班氏雄虫身长28.2~42 mm,马来雄虫身长20~28 mm,两种雌虫身长约为雄虫一倍。雌雄成虫常相互缠绕,寄生于淋巴管及淋巴结内。寿命可长达12年或更久。

雌虫胎生幼虫,成丝状活动,称微丝蚴。斑氏微丝蚴长约280 μm,宽约7 μm,马来微丝蚴较班氏短细。微丝蚴从淋巴系统进入血液循环后,白天多藏匿于肺的微血管内,夜间进入周围血液循环,具有明显的夜现周期性。通常马来微丝蚴为晚8时至次晨4时,班氏微丝蚴为夜晚10时至次晨2时。微丝蚴周期性的机理尚未完全清楚,有以下几种:

1. 人在睡眠时,迷走神经处于兴奋状态,肺部微血管扩张,微丝蚴大量从肺进入周围血液。

2. 肺和周围血液中氧分压的变化可改变微丝蚴的周期性。夜间给患者吸入 O_2,提高血的氧分压,则周围血中微丝蚴数量减少。

3. 与微丝蚴体内的自发荧光颗粒有关。凡微丝蚴体内含有荧光颗粒多的,其夜现周期性明显,反之则不明显。

微丝蚴在人体内可存活数月至2年以上。斑氏微丝蝴和马来微丝蚴在形态上有显著差别,两者区别见表11-1。

表11-1　班氏及马来微丝蚴鉴别要点

种别	班氏微丝蚴	马来微丝蚴
大小(染色后)	(244~296 μm)×(5.3~7.0 μm)	(177~230 μm)×(5~6 μm)
体态	柔和,弯曲自然,无小弯	较硬,大弯之外虫体可有小弯曲
头端空隙	较短,长度与宽度约相等或略长	较长,长度较宽度约长1~2倍
体核	圆形或椭圆形,各自分开,排列整齐	不规则,大小不等,排列不整齐,核与核聚集
排泄孔	较小,排泄细胞在排泄孔旁	较大,排泄细胞距排泄孔较远
G细胞	G1较小,与G2距离远	G1较大,与G2距离较近
肛孔	小,常不显著	较大,显著
尾部	渐渐尖细,无尾核	有2个尾核,前后排列,有尾核处较膨大

(二)生活史　斑氏和马来丝虫生活史分为二个阶段:一个阶段在蚊虫(中间宿主)体内,另一阶段在人(终宿主)体内。

1. 在蚊体内：雌蚊叮咬微丝蚴阳性患者时，微丝蚴被吸入蚊胃内，经1～7小时脱鞘，穿过胃壁，经腹腔进入胸肌，约1～3周经二次脱皮，发育成传染期幼虫，离开胸肌，移行至蚊的下唇，再叮咬人时，侵入人体。

2. 在人体内：传染期幼虫侵入人体后，部分幼虫在组织内移行和发育过程中死亡，部分幼虫到达淋巴管或淋巴结，经8～12个月发育为成虫，交配后，产生微丝蚴。

二、流行病学

班氏丝虫病分布极广，但主要在亚洲。马来丝虫病仅流行于亚洲。在我国山东、河南、江苏、上海、浙江、安徽、湖北、湖南、江西、福建、台湾、贵州、四川、广东及广西均有本病。除山东、广东、台湾仅为班氏丝虫病流行，其他省（市、自治区）两者兼有。新中国成立后，由于开展普查普治工作，本病感染率显著下降。

（一）传染源　带微丝蚴的人是本病的主要传染源。马来丝虫还可在猫、犬、猴等哺乳动物体内寄生，有可能成为动物传染源。

（二）传播途径　通过雌蚊叮咬传播。班氏丝虫病主要传播媒介是淡色库蚊、致乏库蚊，马来丝虫以中华按蚊为主要媒介。

（三）易感性　人群普遍易感。男女发病率无明显差异。20～25岁间的感染率与发病率最高，1岁以下者极少。病后免疫力低，常反复感染。

（四）流行季节　5～10月为丝虫病感染季节。在温暖的南方，一年四季都可感染。

三、发病机制与病理改变

丝虫病的发病和病变主要由成虫及传染期幼虫引起。传染期幼虫经蚊叮咬侵入人体后，在淋巴系统内发育为成虫，幼虫和成虫代谢产物及雌虫子宫的排泄物，引起全身过敏反应与局部淋巴系统的组织反应。表现为急性期的丝虫热、淋巴结炎和淋巴管炎。由于淋巴系统炎症反复发作，导致慢性期淋巴管阻塞症状、淋巴管曲张、乳糜尿、象皮肿等。

丝虫病的发生与发展取决于丝虫种类、寄生部位、幼虫侵入数量及机体反应性。马来丝虫主要寄居于四肢浅部淋巴系统，故以四肢症状多见;班氏丝虫寄居于腹腔、精索及下肢深部淋巴系统,则常出现泌尿系统症状。

丝虫病的病变在淋巴管和淋巴结,由成虫的机械刺激或死后虫体分解产物的化学刺激,引起一系列反应性病变。急性期表现为渗出性炎症、淋巴结充血、淋巴管壁水肿、嗜酸性粒细胞浸润、纤维蛋白沉积。淋巴管和淋巴结内逐渐出现增生性肉芽肿反应,肉芽中心为变性的成虫和嗜酸性粒细胞,周围有纤维组织和上皮样细胞围绕,并有大量淋巴细胞和浆细胞聚集,形成类结核结节。慢性期突出表现为大量纤维组织增生,虫体钙化,淋巴结变硬,淋巴管纤维化,形成闭塞性淋巴管内膜炎。淋巴管的阻塞可致远端淋巴管内压增高,形成淋巴管曲张和破裂,淋巴液淤滞,淋巴管内蛋白成分增加。阻塞位于皮下,淋巴液不断刺激组织,使纤维组织大量增生,皮下组织增厚、变粗、皱褶,变硬形成象皮肿。阻塞位于深部淋巴系统,则出现阴囊象皮肿、淋巴腹水、乳糜腹泻、乳糜尿等。由于局部血液循环障碍,易引起继发感染使象皮肿加重及恶化,甚至形成溃疡。

四、临床表现

感染丝虫后,一般在 5 个月至 1 年以后才发病。病初主要表现为局部淋巴结肿大、疼痛,以及细索条状的淋巴管炎,局部呈一条红线,从肢体近端向远端延伸,以股部为多见。同时可伴有寒战、发热、食欲下降、肌肉关节酸痛等全身症状。腹部淋巴管炎时,可出现急剧腹痛,并伴有深部压痛。此外,还可有精索及睾丸的肿大、阴囊疼痛等症状。

上述症状的反复发作,可使病情不断加重。腰部、盆腔及腹股沟等处常出现疼痛;尿液呈乳白色,即“乳糜尿”。下肢及阴囊处皮肤不断增厚,继之变粗变硬,皮肤粗糙,并出现褶沟、疣状结节,俗称“象皮肿”。血中找到微丝蚴即可确诊为本病。

丝虫病临床表现轻重不一,约半数感染者无症状而血中有微丝蚴存在。潜伏期早者 3 个月,晚者 2~3 年,一般约 1 年。

(一)急性期

1. 淋巴结炎和淋巴管炎:呈不定时周期发作,每月或数月发作一次。发作时患者畏寒发热,全身乏力。淋巴结炎可单独发生,而淋巴管炎一般都伴有淋巴结炎。局部淋巴结肿大疼痛并有压痛，持续3～5 d后，即自行消失。继发感染可形成脓肿，淋巴管炎以下肢为多，常一侧发生，也可两腿同时或先后发生，其症状是沿大腿内侧淋巴管有一红线，自上而下蔓延发展，称为“离心性淋巴管炎”。炎症波及毛细淋巴管时，局部皮肤出现弥漫性红肿、发亮，有灼热感及压痛，类似丹毒，称“丹毒样性皮炎”，俗称“流火”，持续2～3 d消退。

2. 丝虫热：周期性突然发生寒战，高热，持续2天至1周消退。部分患者仅低热但无寒战，在屡次发作后，局部症状才渐显露，出现腹痛者多系腹膜后淋巴结炎所致。

3. 精囊炎、附睾炎、睾丸炎：主要见于班氏丝虫病。患者自觉由腹向下蔓延的阴囊疼痛，可向大腿内侧放射。睾丸及附睾肿大，阴囊红肿压痛，一侧或两侧精索可摸及1个或数个结节性肿块，有压痛，炎症消退后缩小变硬。可伴有鞘膜积液及腹股沟淋巴结肿大。

4. 肺嗜酸性粒细胞浸润综合征（肺型丝虫病）：系发育移行的未成熟幼虫引起的过敏反应所致。表现畏寒、发热、咳嗽、哮喘，肺部有炎性阴影，痰中有嗜酸性粒细胞和夏科-雷登结晶。周围血象：白细胞总数升高，嗜酸性粒细胞增多（20%～80%），血中微丝蚴多阴性。少数尚可出现荨麻疹及血管神经性水肿等。

（二）慢性期　由淋巴系统增生和阻塞引起，但多数病例炎症和阻塞性病变常交叉重叠出现。

1. 淋巴结肿大和淋巴管曲张：淋巴结肿大是由于炎症及淋巴结内淋巴窦扩张所致，且常伴淋巴结周围向心性淋巴管曲张。见于一侧或两侧腹股沟和股部，局部呈囊性肿块，中央发硬，穿刺可抽出淋巴液，有时可找到微丝蚴，易误诊为疝。淋巴管曲张常见于精索、阴囊及大腿内侧。精索淋巴管曲张可互相粘连成条索状，易与精索静脉曲张混淆。阴囊淋巴管曲张可与阴囊淋巴肿同时存在。

2. 阴囊淋巴肿：由于腹股沟表浅淋巴结和淋巴管阻塞，致阴囊肿大、表皮增厚似橘柑皮状，可见有透明或乳白色小水泡，破裂后有淋巴渗出或乳糜液渗出，有时可查到微丝蚴。

3. 鞘膜腔积液：多见于班氏丝虫病。可发生一侧或两侧。轻者无明显症状,积液多时阴囊体积增大,呈卵圆形,皮肤皱褶消失,透光试验阳性,穿刺液离心沉淀可找到微丝蚴。

4. 乳糜尿:为班氏丝虫病常见症状。乳糜尿患者淋巴管破裂部位多在肾盂及输尿管。临床呈间歇性发作,隔数周、数月或数年再发。发作前可无症状或有畏寒、发热,腰部、盆腔及腹股沟处疼痛,继之出现乳糜尿。乳糜尿易凝固,可堵塞尿道,致排尿困难甚至出现肾绞痛。把乳糜尿置于玻璃杯中可分三层:上层为脂肪;中层为较清的液体,混有小凝块;下层含红细胞、淋巴细胞及白细胞等,呈粉红色沉淀物,有时能找到微丝蚴。

5. 象皮肿(Elephantiasis):见于马来丝虫病及班氏丝虫病晚期。感染后10年左右发生。常发生于下肢,少数见于阴囊、阴茎、阴唇、上肢和乳房。开始呈凹陷性坚实性水肿,久之皮肤变粗增厚、皮皱加深,皮肤上有苔藓样变,疣状突起等变化,易继发细菌感染形成慢性溃疡。此时仅5%患者血中查到微丝蚴。

五、诊断

(一)临床诊断　结合流行病学史,如3~5个月前在蚊虫滋生季节到流行区旅游或居住,有蚊虫叮咬史。加上典型的周期性发热、离心性淋巴管炎、淋巴结肿痛、乳糜尿、精索炎、象皮肿等症状和体征均应考虑为丝虫病。

(二)实验室诊断

1. 白细胞总数和分类:白细胞总数在$(10\sim20)\times10^9/L$,嗜酸性粒细胞显著增高。

2. 微丝蚴检查:是确诊丝虫病主要依据。

一般在晚10时至次晨2时间验血,阳性率较高。

(1)涂片法:取耳垂血3滴,置于洁净玻片上,用另一张玻片的角涂成约2 cm×1.5 cm的长方形厚血膜,午后放在清水中溶血5~10 min,待干,固定染色镜检。

(2)鲜血法:取耳垂血1滴于玻片上,加水数滴溶血,加盖玻片低倍镜检查。阳性时可见微丝蚴自由摆动,前后屈伸。

(3)浓集法:取静脉血2 mL,注入盛有0.4 mL抗凝剂试管内,加蒸馏水8~10 mL,溶血后离心沉淀,倾上液,取沉淀镜检,此法阳性率高。

(4)白天诱出法:白天口服枸橼酸乙胺嗪(海群生)100 mg,在15、30、60 min 分别采血镜检。

(5)乳糜尿及淋巴尿检查:乳糜尿需加乙醚(5 mL 尿液 +2 mL 乙醚)于试管内摇荡,脂肪溶解,弃乙醚,加水稀释后离心检查。淋巴尿易凝,应先加抗凝剂,后直接涂片或用水稀释10倍离心镜检。

3. 活组织检查:血中微丝蚴检查阴性者可取皮下结节、浅表淋巴结、附睾结节等病变组织活检,确定诊断。

(三)免疫学检查　包括皮内试验、间接免疫荧光抗体检查、补体结合试验、酶联免疫吸附试验等。因与其他线虫有交叉反应,故特异性有限。

六、鉴别诊断

丝虫病的淋巴管炎及淋巴结炎应与细菌性淋巴管炎鉴别。丝虫性附睾炎、鞘膜积液应与附睾结核鉴别。象皮肿应与局部损伤、肿瘤压迫、手术切除淋巴组织后引起的象皮肿鉴别。丝虫性乳糜尿需与结核、肿瘤引起者鉴别。

七、治疗

(一)对症治疗

1. 急性淋巴管炎及淋巴结炎:可口服泼尼松、保太松、阿司匹林,疗程2~3 d。有细菌感染者加用抗菌药物。

2. 乳糜尿:卧床休息,抬高骨盆部,多饮开水,多食淡菜,限制脂肪、蛋白饮食,并用中药治疗。对乳糜血尿者,可服用维生素C、维生素K_4,或肌注卡巴克洛、酚磺乙胺等。无效时可用1%~2%硝酸银10 mL 或12.5%碘化钠溶液作肾盂冲洗或外科手术治疗。

3. 象皮肿

(1)保持患肢皮肤清洁:避免挤压摩擦及外伤。

(2)辐射热烘绑疗法:将患肢放入砖砌腿炉或电烘箱内,温度60℃~100℃,每日或隔日1次,每次30 min,1个月为一疗程,一年内可行2~3个疗程。

(3)外科疗法:对下肢严重者可施行皮肤移植术,阴囊象皮肿可施行整形术。

（二）病原治疗

1. 枸橼酸乙胺嗪（又名海群生、益群生）：对微丝蚴和成虫均有杀灭作用。海群生对马来丝虫病疗效比班氏丝虫病迅速、完全。

（1）短程疗法：适用于体质较好的马来丝虫病患者。成人 1.5 g 于晚上一次顿服或 0.75 g 每日 2 次，连服 2 d。该疗法反应较大。

（2）中程疗法：用于血中微丝蚴较多和重度感染及班氏丝虫病。每日 0.3 g，分 2 次服用，疗程 7 d。

（3）间歇疗法：成人每次 0.5 g，每周 1 次，连服 7 周。此法阴转率高，疗效可靠，副反应小。

副作用：主要是因大量微丝蚴或成虫死亡产生的过敏反应，作用于成虫产生局部症状，一般马来丝虫病较班氏丝虫病反应重。对严重心、肝、肾疾病、活动性肺结核、急性传染病、妊娠 3 月内或 8 个月以上、月经期妇女应缓治或禁忌用药。

2. 左旋咪唑：对微丝蚴有较好疗效。剂量 4～5 mg/（kg · d），分 2 次服，疗程 5 d。与枸橼酸乙胺嗪合用可提高疗效。副作用与枸橼酸乙胺嗪类似，但较后者轻。

3. 呋喃嘧酮：对班氏丝虫成虫和微丝蚴均有杀灭作用。20 mg/（kg · d），分 2～3 次，连服 7 d。副作用与海群生相仿。

丝虫病早期根治效果较好，晚期出现乳糜尿、象皮肿等时，则难以恢复。枸橼酸乙胺嗪（海群生）为治疗本病的首选药物。

八、预防

（一）普查普治　夏季对流行区 1 岁以上人群进行普查，冬季对微丝蚴阳性者或微丝蚴阴性但有丝虫病史和体征者进行普治。

（二）防蚊灭蚊　大力开展爱国卫生运动，消灭蚊虫滋生地。在有蚊季节正确使用蚊帐。户外作业时使用防蚊油、驱蚊灵及其他驱避剂等涂布暴露部位的皮肤，头部可用防蚊网（棉线浸渍 701 防蚊油制成）。

（三）保护易感人群　在流行区采用枸橼酸乙胺嗪食盐疗法，每千克食盐中掺入枸橼酸乙胺嗪 3 g，平均每人每日 16.7 g 食盐，内含枸橼酸乙胺嗪 50 mg，连用半年，可降低人群中微丝蚴阳性率。

（赵桂鸣）

第七节　孢子虫病

孢子虫病(Sporidiosis)是各种孢子虫引起的寄生虫病的统称,包括隐孢子虫病、肺孢子虫病、肉孢子虫病、微孢子虫病等多种疾病。对人危害最大的是隐孢子虫病和肺孢子虫病。免疫功能低下或缺陷者易受侵犯。

隐孢子虫病

是一种隐孢子虫(Cryptosporidium)引起的人畜共患性寄生虫病。临床表现有发热、腹泻、腹痛、胆囊炎和肺炎等。

一、病原学

隐孢子虫属寄生性原虫。全部发育过程在同一宿主体内完成。宿主为各种脊椎动物。卵囊是本虫的唯一感染阶段。当卵囊随宿主粪便排出体外后,被人或易感动物食入后,在其肠上皮细胞内进行繁殖,再不断感染新的肠上皮细胞,完成其生活史,造成宿主受染细胞病变。

二、流行病学

(一)传染源　患者和带虫者是主要的传染源。感染孢子虫的动物因粪便中排出卵囊可感染人发病,所以也是重要的传染源。

(二)传播途径　本病主要经粪口途径传播。

(三)易感人群　人群对本病普遍易感。小儿、去国外的旅行者、免疫受损的患者和照料隐孢子虫病患者的医务人员属高危人群。在发展中国家,所有胃肠炎中的5%由隐孢子虫病所致。

三、发病机制

隐孢子虫是一种在小肠黏膜刷状缘上皮细胞内复制繁殖的球虫类原虫。其感染性卵囊进入肠腔后随粪排出,排出的卵囊被别的脊椎动物摄入后在小肠刷缘转化为滋养体并复制繁殖,约 12 d 后产生卵囊。

隐孢子虫侵入人体后,在肠黏膜上皮细胞中寄生并大量繁殖,并反复自身感染,使黏膜上皮微绒毛受损,破坏了肠道的消化与吸收功能,改变了肠壁渗透压,导致腹泻。

四、临床表现

潜伏期约1周,约80%的感染者有临床症状。起病急,症状有大量水样腹泻,腹部痉挛疼痛和较少见的恶心、食欲缺乏、发热及不适。症状一般持续1~2周,超过1个月偶见,然后消退。

临床症状消失后,粪便排卵囊还可持续数周。在大龄小儿中,常见无症状排卵囊者。

免疫受损的患者,起病可能较缓慢,但腹泻更严重。一般感染不能根除,因此可能终身存在无法治愈的持续或间歇性严重腹泻,液体丧失量>5~10 L/d。

五、实验室检查

(一)粪便镜检　查孢子虫卵囊。

(二)免疫学检查　血清或粪便中隐孢子虫抗体检测,查粪便中隐孢子虫抗原。

(三)PCR(聚合酶链反应)　检测粪便中隐孢子虫DNA,敏感度可达到5~100个卵囊/mL。

(四)白细胞　正常或升高,多数在(15~20)×10^9/L,很少超过20×10^9/L。分类正常或核左移,嗜酸粒细胞轻度增加。

(五)血气分析　pH可正常或升高,氧饱和度降低,低氧血症,二氧化碳分压正常或降低。PCP对肺功能损害大,90%患者有一氧化碳弥散量(DLCO)下降,肺容量减少,PaO_2下降,PaO_2(A-a)增大。晚期肺顺应性明显降低,VD/Vr增大,出现严重缺氧为主的呼吸衰竭。

六、诊断

(一)腹泻患者,水样便,病原学不明,特别是儿童和免疫功能低下或艾滋病患者,应考虑本病可能。

(二)抗酸染色鉴定卵囊可确诊,而一般的粪检不可靠。粪便用甲醛溶液-醋酸乙酯沉淀法或蔗糖漂浮法浓集,可提高诊断检出率。隐孢子虫卵囊可用相差显微镜或Kinyoun改良抗酸染色鉴定。荧光标记单克隆抗体和酶联免疫吸收试验(试剂盒)均是检测卵囊的良好方法。

(三)肠活检是最后的诊断手段。

七、鉴别诊断

主要与霍乱和病毒性腹泻鉴别。

八、治疗

(一)支持治疗　免疫正常者的隐孢子虫病是自愈性的,故只需支持治疗。至今尚无治疗有效的药物。

(二)药物治疗　目前认为有一定疗效的药物为螺旋霉素、克林霉素、阿奇霉素、大蒜素等。螺旋霉素成人用量为2～4 g/d,小儿50～100 mg/(kg・d),7～10 d为一疗程。有人试用螺旋霉素治疗重症患者,可缓解病情,减轻腹泻,但不能避免复发。某些艾滋病患者经反逆转录病毒治疗后,隐孢子虫病的症状可获减轻。对免疫缺陷者给口服或肠外补液以及高营养供给等支持疗法常有维持生命的作用。

九、预防

隐孢子虫病患者的粪便有高度传染性,应严格执行粪便卫生。将水煮沸是最可靠的消毒方法。滤孔小于1 μm的过滤器才能清除隐孢子虫。

肺孢子虫病

肺孢子虫肺炎(pneumocystosis carinii pneumonia,PCP)是由卡氏肺孢子虫(pneumocystosis carinii, PC)引起的急性肺炎,为一种发生于免疫功能低下患者的严重肺部机会性感染。

肺孢子虫是一种广泛存在于动物和人的机会性病原微生物。它的自然栖息地是肺,是导致免疫低下宿主(如艾滋病)肺炎的重要病原体。临床特征为发热、呼吸困难、发绀,症状进行性加重。胸X线为双肺弥漫性或间质性改变或无改变,部分患者经特效治疗可迅速恢复。若并发急性呼吸衰竭预后差。因而,争取早期确诊及治疗是提高生存率的关键。

一、病原学

PC为单细胞生物,兼有原虫及霉菌的特征,组织培养可见其生活周期有包囊(cyst)和包囊外(extracystic)型即滋养体两型,包囊银染呈棕黑色,甲苯胺蓝染呈紫蓝色。滋养体则不能着色。

二、流行病学

(一)传染源　患者和隐性感染者。

(二)传播途径　主要通过呼吸道(空气、飞沫)传播,少数为先天感染。

(三)易感人群　人群普遍易感,但健康人感染后多不发病,仅造成隐形感染。卡氏肺孢子虫病主要见于五种患者:

(1)早产婴儿和新生儿;

(2)先天免疫缺损或继发性免疫低下的患儿;

(3)恶性肿瘤如白血病、淋巴瘤患者;

(4)器官移植接受免疫抑制剂治疗的患儿;

(5)艾滋病(AIDS)患儿。

三、发病机制及病理改变

病变多数局限于肺部,少数可播散到其他器官,肝、脾、脑、心脏、肾上腺及骨髓受累也有报道。

典型病变为细胞间隔的细胞浸润,小儿或成年型淋巴细胞浸润为主,可见巨噬细胞和嗜酸粒细胞。肺泡间隔上皮增生,间隔增厚,导致肺泡-毛细血管阻滞;肺泡充满泡沫样蜂窝状物质,内含虫体;肺泡腔扩大。孢子虫常与多种其他病原体如巨细胞病毒、真菌、分支杆菌并存。

四、临床表现

潜伏期 16 ~ 100 d,平均 1 ~ 2 个月。除起病急和进展迅速外,大多数病例为隐匿起病逐渐开始。

临床可分为两个类型:

1. 婴儿型:主要发生在 1 ~ 6 个月小婴儿,属间质性浆细胞肺炎,起病缓慢,主要症状为吃奶不好、烦躁不安、咳嗽、呼吸增速及发绀,而发热不显著。听诊时啰音不多,1 ~ 2 周内呼吸困难逐渐加重。肺部体征少与呼吸窘迫症状的严重不成比例,为本病特点之一。病程 4 ~ 6 周,如不治疗约 25% ~ 50% 患儿死亡。

2. 小儿,成人型:主要发生于各种原因致免疫功能低下的小儿及成人,起病急骤,与婴儿型不同,几乎所有患者均有发热。体温在

38℃～40℃。常见症状为呼吸加速、咳嗽、发绀、三凹、鼻煽及腹泻，呼吸急促及发绀，干咳，肺部阳性体征少，仅1/3可闻及干湿啰音。最常见症状呼吸困难，其次发热、干咳、胸痛、咯血、盗汗，病程发展很快。

五、实验室检查

（一）血象　白细胞计数正常或稍高，约半数病例淋巴细胞减少，嗜酸粒细胞轻度增高。

（二）病原学检查　依靠支气管吸取物或肺活体组织切片染色见肺泡内泡沫状嗜伊红物质的团块富含原虫。利用乌洛托品硝酸银染色，可查见直径6～8 μm的黑褐色圆形或椭圆形的囊体，位于细胞外。近年有人采用高张盐水雾化吸入提高病原体检出率。支气管肺泡灌洗术和支气管肺活体组织检查时囊虫发现率可达90%，囊虫染色法有Toluidine blue、环六亚甲胺银、Grdm-wright，Grimss和免疫荧光抗体染色等。

（三）免疫学检查　ELISA法检测肺囊虫IgG抗体以及乳胶微粒凝集试验查囊虫抗原。

（四）分子生物学检查　如PCR及DNA探针作快速早期诊断。

（五）X线检查　可见双侧弥漫性颗粒状阴影，自肺门向周围伸展，呈毛玻璃样，伴支气管充气象，以后变成致密索条状，间杂有不规则片块状影。后期有持久的肺气肿，在肺周围部分更为明显。可伴纵隔气肿及气胸。

六、诊断

（一）凡免疫功能低下等易感者出现发热、干咳等肺炎表现时应考虑本病可能。检查到病原才可确诊。

（二）胸片示正常或间质改变，血气分析低氧血症伴呼碱，需高度怀疑PCP的可能，若血LDH增高，有助于诊断。虽然基础疾病如白血病、淋巴瘤等有LDH升高，但PCP发生于基础病缓解时，LDH较前明显升高，提示PCP感染的可能。

（三）纤维支气管镜刷检、肺活体组织检查、支气管肺泡灌洗对诊断有帮助，阳性率可达90%以上，疑难病例可开胸活检，查到病原体可确诊肺孢子虫病。

（四）确诊靠病原学检查，但因 PCP 咳嗽少，虫体包囊又常隐匿于聚集在一起的肺巨噬细胞中，痰液、气管分泌物涂片检查找到病原体机会很少。

（五）补体结合实验和间接免疫荧光试验检测抗体有辅助诊断价值。单克隆抗体检测特异性及敏感性较好，有应用的前途。由于 PCP 患者经常处于高度免疫抑制状态．故其免疫血清学检查经常为阴性。

七、鉴别诊断

本病需与细菌性肺炎、病毒性肺炎、真菌性肺炎，AIDS 及淋巴细胞性间质性肺炎（LIP）相鉴别。其中尤以 LIP 与本病均易发生于 AIDS 患儿更难鉴别，但 LIP 多呈慢性，以咳及干啰音为主，有全身淋巴结增大及唾腺增大，可在肺活检标本中查出 EBV-DNA1，而 PCP 不能查出。

八、治疗

（一）支持疗法　PCP 患者一般治疗需卧床休息，吸氧，改善通气，注意水、电解质平衡，提高机体免疫力。

（二）药物治疗　PCP 患者首选药物是复方磺胺甲唑和戊脘脒。复方磺胺甲唑 SMZ 可口服，剂量 TMP 20 mg/（kg · d）。SMZ 100 mg/（kg · d），非艾滋病患者用 14 d，合并艾滋病时连用 21 d。戊脘脒可肌肉或静脉输入，每日剂量 4 mg/kg，疗程 14 d，在 AIDS 患者可延长至 21 d。非 AIDS 患者的副反应明显胜于 AIDS 患者，故 SMZ 可作为非 AIDS 的 PCP 初始用药，其有效率 70%．副反应发生率 12%，口服治疗在 12 h 临床症状改善，3 d 内体温下降，PaO_2 开始上升。SMZ 副作用有发热、皮疹、中性粒细胞减少、血小板减少及肝炎。戊脘脒副作用包括心血管异常、低血糖症、酮症、中性粒细胞减少和肌肉注射部位发生无菌性脓肿。

九、预后

本病预后不良。病死率平均 40% 左右。但最近认为经过及时积极治疗者，治愈率可高达 70%。

十、预防

（一）积极治疗并严密隔离患者。

（二）进入疫区应注意个人防护，防治蝇叮咬。

（三）怀疑有感染本病可能者，可注射喷他脒1次，剂量4 mg/kg。

（段毅力）

第八节　蛔虫病

蛔虫病（ascariasis）是蛔虫（ascaris lumbricoides）寄生于人体小肠或其他器官所引起的常见病。病程早期其幼虫在人体内移行时产生呼吸道症状。成虫在小肠内寄生引起腹痛，肠道功能紊乱。本病患者儿童居多，大多无明显自觉症状。有时虫体可阻塞小肠或进入胆道、胰腺管、阑尾等器官引起严重并发症。

一、病原学

（一）成虫　虫体较大，雌虫（20～35 cm）×（3～6 mm），雄虫（15～31 cm）×（2～4 mm），尾端向腹侧卷曲，头端有“品”字形唇瓣，体表两侧有侧索，雌虫尾端钝圆。

（二）虫卵　蛔虫虫卵分为受精卵和未受精卵两种。受精卵大小为（45～75 μm）×（35～50 μm），卵壳从内向外分为三层：受精膜（卵黄膜）、壳质层、蛔甙层。卵内为一大而圆的细胞，它与卵壳的两端形成新月形的空隙。虫卵外层为染成棕黄色的蛋白质膜。

未受精卵狭长，大小为（88～94 μm）×（39～44 μm），壳薄，无蛔甙层，卵内为许多大小不等的折光性颗粒。

（三）生活史　成虫寄生在人体小肠中，虫卵随粪便排出体外。如条件适宜，经3周后受精卵内的卵细胞即可发育为感染期幼虫，能在湿土中或水中生存数月。如被人吞食，大部分被胃酸杀死，仅少数进入小肠。之后，幼虫破壳逸出，侵入肠黏膜和肠黏膜下层，然后经血循环移行至心和肺，由肺沿支气管上行至口咽部被吞下回到小肠，在小肠发育为成虫。约在2个月内完成生活史，成虫的寿命6～12个月。

二、流行病学

（一）传染源　人是蛔虫的唯一终宿主，蛔虫患者是唯一的传染源。

(二)传播途径　感染期虫卵经口进入人体,污染的土壤、蔬菜、瓜果等是主要媒介。

(三)易感人群　人对蛔虫普遍易感。

(四)流行特征　蛔虫病呈世界性流行,人群普遍易感,发展中国家及农村发病率尤高。我国大部分农村感染率超过60%。

蛔虫病流行范围广,感染率高,主要由于蛔虫产卵量大,每天24万;虫卵对外界的抵抗力强,主要是卵壳和蛔甙层的保护作用;传播途径广,通过施肥、污染等,蝇及蟑螂机械性传播,人们卫生意识差等;蛔虫生活史简单,不需要中间宿主。

三、发病机制

(一)幼虫致病　幼虫在组织内移行时造成的机械性损伤,代谢产物及死亡幼虫所致过敏、支气管痉挛、哮喘等,患者可有胸痛、咳嗽等表现,血中嗜酸粒细胞增高,异位损害。

(二)成虫致病

1. 机械性损害:唇齿对宿主的损害,大量成虫可造成部分肠梗阻,少数可并发肠套叠、肠扭转、肠坏死。

2. 营养不良。

3. 过敏及变态反应:荨麻疹、皮肤瘙痒等。

四、病理改变

蛔虫幼虫经过肺时其代谢产物和幼虫本身死亡可产生炎症反应,损伤肺微血管引起出血与细胞浸润,以嗜酸性粒细胞为主。

五、临床表现

(一)蛔蚴移行症　蛔虫幼虫经肺移行可引起发热、乏力,咳嗽或哮喘样发作,肺部炎症浸润,嗜酸性粒细胞增多,胸片示肺门阴影增粗,点状絮状浸润影,厌食,腹痛体重下降等。

移行的幼虫可引起"蠕虫性肺炎"。

(二)肠蛔虫症　蛔虫主要寄生在空肠和回肠。成虫通常不引起胃肠道症状,但成虫经口或经肛门排出则可促使患者就医。重度感染,特别是儿童,可引起腹部痉挛性疼痛。即使中度感染也常可导致儿童的营养不良,可能系营养成分的竞争,吸收受损和食欲受抑之故。

（三）异位蛔虫症　蛔虫离开主要寄生部位而至其他器官或脏器称为异位蛔虫症，可引起相应的症状，胆囊炎、肝脓肿、胰腺炎、阑尾炎或腹膜炎。其他疾病所致的发热和某些药物（如四氯乙烯）可促发这种异位移行。

（四）蛔虫性脑病　幼儿多见。蛔虫分泌物作用于神经系统，引起疼痛、失眠、智力发育障碍甚至癫痫、昏迷。经驱虫治疗后好转。

（五）过敏反应　表现为哮喘、荨麻疹、结膜炎和腹泻等。

六、实验室检查

（一）血常规　血中嗜酸性粒细胞增多。

（二）病原学　粪中查出虫卵即可确诊，常用的方法有直接涂片法、沉淀集卵法、饱和盐水浮聚法、改良加滕法。

七、影像学

B 超及逆行胰胆管造影有助于异位蛔虫症的诊断。

八、并发症

胆道蛔虫，胰管蛔虫，阑尾蛔虫，肠梗阻、肠穿孔。

还有部分胆石症患者结石核心为虫卵与蛔虫碎片。缠结的虫团可引起肠梗阻。个别成虫的异位移行有时可导致阻塞性胆管炎。

九、诊断

（一）根据流行病学史，乏力、咳嗽或哮喘样发作，肺部炎症浸润，嗜酸性粒细胞增多，厌食，腹痛，体重下降等。

（二）粪便中查到特征性的虫卵即可确诊。有时成虫可随粪排出或从口中呕出，在生活史的肺期幼虫可在痰中查见。幼虫移行通过肺时嗜酸性细胞明显增多，而当成虫寄居于小肠时则嗜酸性细胞回落。如在蛔虫查不到虫卵，可用驱虫治疗性诊断。

十、治疗

（一）驱虫治疗　阿苯达唑（albendazole）400 mg/d，一次顿服；甲苯咪唑（mebendazole）200 mg/次，1 ~ 2 次/d，共 1 ~ 2 日。广谱驱虫药伊维菌素（ivermectin）每日口服 100 μg/kg，顿服，连服 2 日，治愈率接近 100%。驱虫时间：感染高峰之后的秋冬季节，每 3 ~ 6 个月驱虫一次。

（二）并发症的治疗　肠道蛔虫病应以内科治疗为主，解痉止痛，控制感染，注意水电平衡。

少数有指征的患者需手术治疗。肠道及阑尾蛔虫应及时手术治疗。对机械性不全梗阻的患者禁食、补液、胃肠减压、镇静、解痉止痛，可服豆油，花生油缓解症状，亦可用氧疗法驱虫。出现完全性肠梗阻或腹膜刺激征时应及时进行手术治疗。

十一、预防

（一）管理好粪便　无害化处理人粪，发酵法、堆肥、沼气池等。五格三池贮粪法。

（二）卫生宣教　注意饮食卫生、个人卫生和环境卫生，不生食不洁的瓜果蔬菜等，消灭蝇、蟑螂等昆虫。

（段毅力）

第九节　蛲虫病

蛲虫病(enterobiasis)是蛲虫寄生于人体结肠和回盲部所引起的疾病。儿童常见。以肛门周围和会阴部瘙痒、患儿烦躁不安为主要临床表现。

一、病原学

（一）成虫　成虫细小，白线头状，长约 1 cm，头端膨大，有明显的食道球，雌虫尾尖而细，尖细部达虫体的1/3，雄虫长 2～5 mm，不易见到。

（二）虫卵　无色透明，(50～60 μm)×(20～30 μm)，两侧不对称，一侧凸出，一侧较平，截面为不等面三角体，卵壳透明，两层卵壳，蛋白质膜较薄，内含一胚胎期幼虫。

（三）生活史　虫卵在肛门附近因条件适宜，氧充足，约经 6 h卵壳内幼虫发育成熟，成为感染性卵。当患者用手搔抓肛门附近皮肤，虫卵即污染手指再经口而自行感染。感染性虫卵也可散落在室内用具和食物上，经口吞食或随空气吸入等方式使人感染。被吞食的虫卵在十二指肠内孵化，幼虫沿小肠移行至结肠，发育为成虫。

二、流行病学

世界性分布，城市人口感染率高于农村，小儿高于成人，国内感染率高低不一。有家庭聚集性,学校、幼儿园聚集性。

(一)传染源　人是蛲虫唯一的终宿主,患者是唯一的传染源,排出体外的虫卵即具有传染性。

(二)传播途径　蛲虫主要经消化道传播。

(三)易感人群　人对本病普遍易感,并可反复多次感染。小儿及托幼机构最多见。

三、发病机制与病理改变

蛲虫头部可以刺入肠黏膜,偶尔深达黏膜下层,引起炎症及微小溃疡。偶尔穿破肠壁,侵入腹腔或阑尾,诱发急性或亚急性炎症反应。极少数女性患者可发生异位寄生,如侵入阴道、子宫、输卵管甚至腹腔,引起局部炎症。雌虫在肛门周围爬行、产卵导致局部瘙痒,长期慢性刺激和搔抓产生局部皮肤损伤、出血和继发感染。

四、临床表现

因感染程度及机体状态不同而表现不同,蛲虫爬至肛门外产卵时,刺激局部,常引起肛门及会阴部瘙痒,抓破后引起继发感染。小儿患儿有烦躁不安、夜惊、失眠、夜间磨牙等神经症状。蛲虫引起阑尾炎时可出现右下腹疼痛。异位寄生可引起盆腔肉芽肿损害,有误诊为肿瘤的可能。

五、实验室检查

(一)成虫检查　根据雌虫的生活习性,于患者入睡后 1 ~ 3 h,可在其肛门、会阴、内衣等处查找成虫,反复检查大多可以明确诊断。

(二)虫卵检查　最常用的是棉签拭子法及透明胶纸粘贴法。蛲虫爬出肛门产卵,粪便检查虫卵的阳性率一般仅 5% 左右,检查蛲虫卵的方法均采用肛周刮取物镜检,阳性率较高。常用透明胶纸肛试法。须在早晨起床前未大便及沐浴时检查。

六、诊断

在集体机构内的小儿,肛周及会阴搔痒者应怀疑本病。母亲在小儿入睡后 1 ~ 3 h,检查肛周有无雌虫,可作为诊断方法。

七、治疗

(一)病原治疗　甲苯咪唑(mebendazole)和阿苯达唑(albendazole)为驱蛲虫的首选药物。甲苯咪唑 100 mg/d,成人与小儿剂量相同,连服3 d,治愈率可达100%。阿苯达唑100 mg或200 mg顿服,2周后重复一次,可全部治愈。

(二)外用药　蛲虫膏、龙胆紫等。

八、预防

(一)控制传染源　发现集体性幼儿机构或家庭内感染者,应进行蛲虫感染普查,非单个病例进行普治,7~10 d后重复治疗一次,以消除传染源。

(二)切断传播途径　对污染物品要进行沸煮或高温高压处理。

(段毅力)

第十节　钩虫病

钩虫病(ancylostomiasis,hookworm disease)是由钩虫寄生人体小肠引起的疾病。主要表现为贫血、胃肠功能紊乱、营养不良。严重者可导致心功能不全及发育障碍。轻者可无症状,称钩虫感染。钩虫(hookworm)至少包括17属,数十种,国内报告7属。人体寄生的主要是十二指肠钩虫(Ancylostoma duodenale)和美洲钩虫(Necator americanus),偶可感染人体的有锡兰钩虫线虫、犬钩口线虫和巴西钩口线虫,后者可引起皮肤幼虫移行症。

一、病原学

寄生于人体的钩虫主要是美洲钩虫或十二指肠钩虫。

(一)成虫　成虫长约1 cm左右,半透明,肉红色,头端向脊侧仰曲,具头腺一对,咽腺3个,顶端有发达的角质口囊,内腹侧缘有钩齿2对或板齿1对。雌虫尾端尖,雄虫尾端膨大为交合伞。成虫前端的三种单细胞腺及其分泌物:头腺一对,分泌抗凝血酶、AchE;咽腺三个,分泌AchE、蛋白酶和胶原酶;排泄腺一对,分泌蛋白酶、抗凝血酶。

(二)虫卵　椭圆形,壳薄而透明,大小约(56~76 μm)×(36~40 μm),卵内多含4~8个分裂的细胞,卵细胞与卵壳间有明显的空隙。两种钩虫的虫卵在光镜下无明显区别。

(三)生活史　两种钩虫的生活史相同,虫卵随粪排出后,在温暖潮湿的土壤中1~2日就可孵化出杆状蚴,然后5~8日内转化为细长的丝状蚴。丝状蚴钻入人皮肤后随血流到达肺,然后沿呼吸道爬至会厌被吞入消化道,幼虫吸附于小肠并发育为成虫,长期吸血。成虫产卵量和寿命分别为:十二指肠钩虫产卵量1万~3万个/d,寿命3年左右,多达7年;美洲钩虫产卵量0.5万~1万个/d,寿命最长15年。

二、流行病学

十二指肠钩虫广泛分布于地中海流域、印度、中国、日本和南美洲太平洋沿岸,而在美国和赤道非洲罕见。美洲钩虫主要分布于中南非洲、东南亚、美拉尼西亚和波利尼西亚,也广泛分布于美国南部,加勒比海的岛屿和中南美洲的大西洋沿岸。全世界约25%的人口被钩虫感染。全球感染人数为9亿,我国平均感染率为17.16%,感染人数约为1.9亿人。国内分布情况:海南最高为60.9%,四川为40.88%,广西为37.85%。

(一)传染源　患者及带虫者

(二)传播途径

1. 人粪施肥。

2. 赤手赤足劳动,接触到丝状蚴,经皮钻入。旱地作物:红薯、蔬菜、桑叶、烟叶、玉米等。

3. 煤矿工人等亦易被感染。

(三)易感人群　农民、矿工、婴幼儿。

三、发病机制与病理改变

(一)皮肤损害　幼虫入侵皮肤后局部皮肤充血、水肿,中性及嗜酸性粒细胞浸润,可发生瘙痒性斑丘疹(着土痒)。

(二)肺部病变　大量幼虫通过肺移行有时可引起肺间质和肺泡点状出血与炎症改变,感染严重者可引起支气管肺炎。当幼虫沿支气管向上移行至咽部时,可引起支气管炎和哮喘。

(三)小肠黏膜损伤　钩虫口囊咬附小肠黏膜绒毛,摄取血液、黏膜上皮、肠液为食。且每日更换咬啮部位4~6次,并分泌抗凝物质,引起吸附口渗血,渗血量远多于吸血量。故位于小肠的成虫可引起上腹部绞痛、食欲缺乏、腹胀气、腹泻和体重减轻。慢性感染可导致缺铁性贫血和低蛋白血症而引起面色苍白、气促、虚弱、心动过速、疲乏、阳痿和水肿。严重慢性失血可导致发育生长延缓、心力衰竭和全身水肿。

四、临床表现

钩虫的幼虫和成虫均可致病,但以成虫为主。

(一)幼虫致病

1. 钩蚴性皮炎(粪毒、着土痒):主要症状有针刺感、发痒,随即出现充血斑点、丘疹,进而出现红肿及含浅黄色液体的小疱。若伴发细菌感染,可发展为脓疱。好发部位为皮肤较薄嫩之处,如指、趾间皮肤。十二指肠钩虫引起皮炎者较美洲钩虫多见。

2. 钩蚴性肺炎:与蛔蚴性肺炎相似。

(二)成虫致病

1. 贫血:钩虫的钩齿和板齿咬附肠壁,导致慢性失血,再加上铁和蛋白质供应不足和消化不良,从而导致贫血,其性质为"小细胞低色素性贫血"。

(1)失血的原因:①咬破伤后钩虫吸血;②钩虫边吸边排血;③旧伤口的渗血(抗凝血酶)。

(2)吸血量:美洲钩虫为0.02~0.10 mL,十二指肠钩虫是美洲钩虫的6~7倍。

2. 肠炎与异嗜症。

3. 异位寄生婴幼儿钩虫病。

十二指肠钩虫致病比美洲钩虫为重。

五、实验室检查

(一)血常规　常有程度不等的血红蛋白降低,呈低色素、小细胞性贫血。血清铁浓度降低,多在9 μmol/L以下。网织红细胞和嗜酸性粒细胞轻度增高,严重贫血患者常不升高。

(二)骨髓涂片检查　红细胞系统增生活跃,红细胞发育多停滞于幼红细胞阶段,中幼红细胞显著增多。

(三)粪便检查　粪便隐血试验可为阳性。

1. 病原检查:直接涂片或饱和盐水漂浮法检查,见钩虫卵可明确诊断。

2. 虫卵计数法:用于测定钩虫感染程度、流行病学调查和疗效评价。若粪便中钩虫卵 <3 000个/g 为轻度感染;3 000 ~ 10 000个/g 为中度感染; >10 000个/g 为重度感染。

六、诊断

通过粪便检查,查见虫卵或粪便培养出钩蚴即可确诊。

(一)直接涂片法查出卵,饱和盐水浮聚法检出率高。

(二)加藤法(厚片定量法)。

(三)钩蚴培养法:需 4 ~6 d 出结果。

(四)免疫诊断较少使用。

七、鉴别诊断

其他原因所致的皮炎、贫血、营养不良、胃十二指肠溃疡病、肠结核、慢性肠炎及其他肠道寄生虫病鉴别。

八、治疗

1. 驱虫治疗:常用药有阿苯达唑(albendazole)、甲苯咪唑(mebendazole)、噻嘧啶(paramtel pamoate)等。对病情稳定的患者,应即时给驱虫药。

(1)阿苯达唑是首选药物,2 岁以上小儿及成人剂量 400 mg 顿服,隔 10 天重复一次,1 ~2 岁小儿剂量减半。治愈率可达 90% 。由于该药还有杀虫卵作用,故对控制流行区的感染特别有用。

(2)甲笨咪唑 100 mg,2 次/d,连服 3 d。

孕妇不宜服甲苯达唑。阿苯达唑(400 mg 单剂顿服)或噻嘧啶也有效。但噻嘧啶对不同虫种的剂量是不同的,治疗美洲钩虫时每日 1 次服660 mg/kg(最大不超过 1 g),连服3 日;治疗十二指肠钩虫时,只需服 1 次。

2. 支持治疗:若是伴有严重贫血的重度感染,首先应给全身支持疗法和纠正贫血。一般口服铁剂治贫血可见良效,但对十分严重的病例可能需肠外途径补铁或输血。

九、预防

(一)普查普治,消灭传染源。

(二)加强对粪便的管理:无害化处理。

(三)改良种植方式。

(四)加强个人防护,穿鞋进行田间劳动,涂抹1.5%左旋咪唑硼酸酒精液或15%噻苯唑软膏等。

(段毅力)

第十一节　姜片虫病

姜片虫病(fasiolopsiasis)是布司基姜片虫寄生在人体小肠所致的肠道寄生虫病。为人兽共患疾病。以慢性腹泻、消化道功能紊乱、营养不良为特征。

一、病原学

姜片虫是寄生在人体的最大的吸虫,雌雄同体,色肉红,虫体肥厚,背腹扁平,椭圆形,形似姜片,长约20~75 mm,宽约3~20 mm,有口吸盘及腹吸盘各一个。虫卵棕黄色或淡黄色,是人体肠蠕虫中最大的虫卵。成虫一般寿命1~2年。姜片虫卵随宿主粪便进入水中,在适宜温度(26℃~32℃)下,经3~7周孵出毛蚴。毛蚴在水中接触到中间宿主扁卷螺,便进入其体内。经胞蚴、母雷蚴、子雷蚴阶段,发育成尾蚴而逸出。吸附在菱、茭白等水生植物的外皮上形成囊蚴。人或家畜生吃附有囊蚴的水生植物或用牙啃皮时,囊蚴经胃入肠,经消化液的作用,囊中虫体逸出,以吸盘吸附在十二指肠或空肠黏膜上寄生,约经1~3个月渐发育为成虫并产卵。

二、流行病学

(一)传染源　患者和病猪是本病的传染源。人是终末宿主,猪是重要的保虫宿主。

(二)传播途径　生食附有囊蚴的水生植物如水红菱、荸荠等而感染。饮用含有姜片虫囊蚴的生水也可受染。

(三)易感人群　普遍易感,感染后无免疫力,故可重复感染。

(四)流行特征　本病是地方性流行病,主要流行于浙江绍兴、萧山一带,其他如江苏、上海、江西、广东等地也有发病。一般感染季节在6~9月,与采菱季节相关。5~14岁儿童多发,与喜食生菱有关。

三、发病机制与病理改变

姜片虫寄生于十二指肠及小肠,用吸盘附于肠黏膜上,对局部黏膜可造成机械性损伤，引起充血、水肿、黏液分泌增加，甚至发生溃疡，形成小脓肿或出血。组织学可见黏膜及黏膜下层淋巴细胞、中性粒细胞、嗜酸性粒细胞浸润。成虫的代谢产物及分泌物可引起变态反应及嗜酸性粒细胞增高。

四、临床表现

潜伏期1~3个月。症状的出现与否，与感染姜片虫的数量、机体的健康营养状态相关。根据临床症状可分为3型。

（一）轻型　患者可有食欲缺乏，上腹部偶有轻微性疼痛，其他可无症状。粪便性状基本正常，一般虫卵数也较少。

（二）普通型　患者以消化道症状为主，常有食欲缺乏、间歇性腹泻、腹痛、恶心、呕吐等症状。腹痛在进食后可缓解，粪便常含食物残渣，量多，稀薄，腥臭。肠胀气明显，肠蠕动增强，肠鸣音亢进，上腹部可见蠕动波。儿童可出现磨牙、睡眠不安等神经症状。粪便中可查见较多虫卵。

（三）重型　患者多有营养不良。有明显的消化道症状。有全身乏力、精神萎靡、消瘦、贫血、面部及下肢水肿，严重者可有腹水。小儿可有不同程度的生长发育障碍。少数人由于长期腹泻并发严重营养不良，可继发感染并发全身衰竭，最终死亡。

五、实验室检查

（一）血象　常提示轻度贫血、白细胞总数略高、嗜酸性粒细胞增多，一般在10%~20%左右。

（二）粪便查虫卵　一般采用涂片法和沉淀法。一次涂片3张大多能找到虫卵，虫卵少可采用沉淀法。

六、诊断

患者来自疫区或到过疫区，有慢性腹泻、腹痛、营养不良、水肿等症状；有生食或啃咬水红菱、荸荠等水生植物史；化验室检查发现嗜酸性粒细胞增加，粪便直接涂片或沉淀集卵可找到虫卵、虫体即可确诊。

七、治疗

（一）吡喹酮　可直接杀死姜片虫，吡喹酮是当前治疗本病的首选药物。剂量10~15 mg/kg，一次顿服或分上下午2次服，治疗后1个月虫卵转阴率可达97.5%~100%。

（二）硫氯酚（别丁）　成人3 g，小儿50 mg/kg，晚上一次顿服，连服2天,服药后有轻度恶心、呕吐。

(三)槟榔　煎剂用量成人每日50 g,小儿每岁2~3 g(每日用总量不超过30 g),加水煎煮1 h,浓缩成100 mL。晨起空腹顿服,连服3日。槟榔粉剂的用量为16岁以上30 g,11~15岁22.5 g,用温水调成糊状,早晨空腹顿服,疗效比煎剂好。

八、预防

(一)消灭传染源　普查普治患者,治疗病猪。

(二)切断传播途径　杀灭中间宿主扁卷螺,治疗污染水系。

(三)保护易感人群　加强宣教,不吃生荸荠、水红菱,不喝生水,不用生的水红菱喂猪。

(赵桂鸣)

第十二节　旋毛虫病

旋毛虫病(trichinosis)是由旋毛虫寄生于人体所致的一种寄生虫病。临床表现以发热、水肿、剧烈肌痛为特征。

一、病原学

旋毛虫系胎生,成虫小,体瘦。雌虫3 mm×0.06 mm,雄虫1.5 mm×0.05 mm。成虫、幼虫寄生同一宿主。成虫寄生于十二指肠及空肠上段肠壁,幼虫寄生于肌肉。幼虫仅能在横纹肌中继续发育,在感染后5周左右,幼虫在纤维间形成极小的橄榄形包囊,3个月成熟,6个月~2年内钙化,钙化包囊内幼虫可活3年(在猪体内可活11年)。人或动物食用带有活旋毛虫幼虫包囊的肉,幼虫在小肠上段自包囊内逸出,钻入肠黏膜,经4次蜕皮后发育为成虫。感染1周内开始排出幼虫。

二、流行病学

(一)传染源　猪是主要传染源,其他哺乳动物猫、鼠为保虫宿主。患者作为传染源的意义不大。

(二)传播途径　生食或半生食含有旋毛虫幼虫的肉类(主要是猪肉)而受染。

（三）易感人群　人群普遍易感，感染后可产生不同程度的免疫力。

（四）流行特征　本病分布于全世界，国内主要流行于西藏、云南等地区，吉林、黑龙江偶有发生。一年四季均可发病，青壮年多见，与嗜食生肉、生血明显相关。

三、发病机制与病理改变

脱囊幼虫钻入肠壁发育成熟，引起广泛的十二指肠炎症，肠黏膜充血水肿，甚至浅表溃疡。感染后第 2 周，雌虫产生大量幼虫，进入血液循环，散至全身各处，移行至横纹肌。幼虫所经之处可发生血管性炎症反应，引起显著异性蛋白反应。侵入横纹肌引起横纹肌炎，横纹肌肌细胞消失、变性，在幼虫周围有淋巴细胞、大单核细胞、中性及嗜酸性粒细胞浸润。

四、临床表现

潜伏期 5 ~ 15 d，最短 2 d，最长 30 d 以上。

（一）小肠期　此期约在感染后 1 ~ 5 d 发生。主要有发热、腹痛、腹泻、恶心、呕吐、厌食、乏力等。腹痛以上腹痛、脐周痛多见，性质多为隐痛或烧灼痛。

（二）幼虫移行期　此期特点为雌虫产出大量幼虫。常有发热、肌痛和水肿。发热以弛张热多见，持续 1 ~ 4 周，以后逐渐下降。伴乏力、头痛、畏寒、出汗等症状，部分患者有皮肤瘙痒，麻疹样皮疹等过敏表现。此期突出症状是全身肌痛，肌肉肿胀，明显压痛及触痛，以腓肠肌为著。重症可有咀嚼、吞咽、呼吸困难。水肿以眼睑水肿常见，并逐渐蔓延至面部、四肢，重者出现下肢水肿，甚至腹肌肿胀，腹水出现。严重者可出现心肌炎症、心包积液甚至心肌坏死，肺部可出现肺水肿、胸腔积液，脑部可出现非化脓性脑膜炎、颅高压症状等。

（三）包囊形成期　约在起病 4 周后，发热、水肿逐渐消退，但患者明显消瘦，局部肌肉隐痛并感乏力，下肢可触及结节，包囊内虫体死亡后可钙化。这些症状的恢复常需数月。

五、实验室检查

（一）血象　白细胞和嗜酸性粒细胞均有增加。嗜酸性粒细胞可高达 20%。

（二）活体组织检查　取腓肠肌等处肌肉，置两玻片中压紧，低倍镜下可见蜷曲的幼虫。

（三）免疫学检查　用旋毛虫幼虫作为抗原进行皮试，在发病后第二周阳性率可达90%，敏感性、特异性均高。血清学如补体结合试验、血凝试验、环卵沉淀试验、酶联免疫吸附试验等检测特异性抗原、抗体，在感染后2~4周开始阳性，有助于早期诊断。7周后几乎全部阳性。

六、诊断

（一）流行病学资料　在流行区有进食生或半生肉类食品的病史。

（二）临床表现　突发高热、肌痛、水肿伴有胃肠道的症状应考虑本病。

（三）实验室检查　血象提示嗜酸性粒细胞明显增高，组织活检发现幼虫，免疫学检查有阳性发现。

七、鉴别诊断

本病早期应与流感、急性胃肠炎鉴别，移行期应和风湿病、伤寒、结节性动脉周围炎、皮肌炎、多发性肌炎等鉴别。高热者需与钩端螺旋体病、疟疾等疾病鉴别。

八、治疗

（一）一般治疗　患者卧床休息，补充足够的热量及维生素，保持内环境的稳定。有显著异性蛋白反应或心肌、中枢神经系统受累者可给予激素，一般同杀虫剂同用。常用泼尼松20~30 mg/d，连服5天。

（二）病因治疗

阿苯达唑10 mg/kg，2次/d，口服，连用7 d。是目前治疗旋毛虫病的首选药物。必要时间隔2周可重复1~2疗程。

噻苯达唑12.5 mg/(kg·d)，2次/d，口服，5~7 d为一个疗程。必要时间隔5~7 d后再重复一个疗程。

九、预防

不吃生的或未煮熟的猪肉及被鼠类污染的食物。饲料煮熟防猪感染，是主要的预防措施。加强食品卫生及市场管理，不准未检肉上市。

（赵桂鸣）

第十二章　体外寄生虫性疾病

第一节　疥疮

疥疮(scabies)是由疥螨寄生在人体皮肤表皮层内引起的接触性传染性皮肤病。半个世纪以前为皮肤科常见病,约占皮肤科门诊患者总数的20%。新中国成立以后,疥疮发病罕见。可是从1973年以来,本病又在我国一些地区逐渐出现,病例报道增多。

一、病原学

疥螨,又叫疥虫。它是恙虫中很重要的一类,属节肢动物门,蛛形纲,螨目的疥螨亚目。疥虫有人型和动物型之别,后者也能感染人,但由于人的皮肤不宜长久寄生,故此病情较轻,而且临床亦少见。疥虫生活史分虫卵、幼虫、稚虫及成虫四个时期。从虫卵到成虫每代约需8~12 d,平均15 d。雌虫长约0.2~0.4 mm,雄虫约为雌虫一半。螨体呈半球形,卵呈椭圆形,浅黄色,大小0.16 mm×0.1 mm,通常位于雌虫所掘的隧道内。卵在干燥环境能生存1~2个月,而在潮湿地方生存较久。一条雌虫一生可产卵40~50个,卵期为2~3 d。幼虫生活在隧道里,经3~4 d后脱皮发育成四对足的一期稚虫,小型一期稚虫2~3 d后再脱皮变为雄虫,大型一期稚虫经2天蜕皮变成二期稚虫,它与雄性成虫于夜间在皮肤表面交配,然后选择合适部位钻入宿主表皮内,并开始掘凿隧道,不久再次脱皮最后才变成雌性成虫。雄虫交尾后很快就死去或筑一个短隧道作短暂的寄生。此后,雌孕虫在掘隧道过程中边前进边排卵,每天进行速度为0.5~5 mm,直至产卵完毕才死于隧道的盲端,其平均生存6~8周。

二、流行病学

本病是当前世界一种较为广泛的流行性皮肤病。据资料统计表明,疥疮流行总的规律是30年为一周期。本病常发于16~30岁的男女青壮年，与季节无关，在潮湿温暖的南方尤为多见，容易在集体单位和家庭中引起流行。人体罹患疥疮是由于疥虫侵入皮肤所引起。其传染方式，最主要是直接接触传染，如与患者同床，和患者握手，其次少数也可通过患者用过的衣服、被褥、毛巾、凳椅等间接接触传染。疥虫喜好夜间活动，常受温度影响，当温度在20℃以下静止不动，故在晚上睡觉之际为最易传染的时间。疥虫离开宿主后，在适宜温度（25℃）和湿度（相对湿度90%）能生存3 d天，所以患者用过的物品在此期间内仍可以传染。

三、发病机制

疥螨的致病作用主要有以下三方面：

（一）机械性损伤　是由于疥虫在皮肤角质层内挖隧道而引起的。疥螨白日多潜伏在隧道内不动，夜间开始活动，因此患者常在夜间感剧烈瘙痒。

（二）皮疹　疥虫分泌毒素引起皮疹（如丘疹、水疱）和瘙痒。

（三）变态反应　人体对疥虫代谢产物致敏而引起炎性结节。

四、临床表现及分型

（一）临床表现

1. 疥虫时常侵犯皮肤较为薄弱与柔软部位，因此皮损好发于手指指缝、前臂屈侧、肘窝、腋下、乳房、下腹部、臀部、腹股沟、会阴部等处，但头面部、掌跖除婴儿以外，大多数不被累及。

2. 本病的皮疹表现为丘疹、水疱、结节、疥虫隧道等。丘疹呈淡红色，几乎每个患者都可见到，数目不定，可疏散分布或密集成群。水疱如粟粒至绿豆大。结节损害往往在腹股沟及会阴部，特别是阴囊，阴茎等处尤为常见。

3. 疥虫隧道是该病显著的特征，对诊断具有重要意义，隧道惯发于指间、腕部屈侧或男性外生殖部位，形状为细小微微弯曲略呈"S"形，长约3～12 mm的灰色或浅黑色线纹，此隧道乃疥虫钻入皮肤角层深部向前啮吃而成的，其内有卵、幼虫、稚虫、成虫以及分泌物和虫粪。

4. 除上述皮疹以外，患者因搔痒而常发生继发疹，如抓痕、血痂、脓疱，重者还可发生湿疹样改变或继发其他化脓性皮肤病。临床尚有并发肾炎者,以小儿患者居多,故对这些患者注意尿常规变化。

(二)疥疮的特殊临床类型

1. 婴幼儿型疥疮:本型疥疮与成人型表现有差异,临床误诊屡见不鲜。本型疥疮,其传染源容易找到,多数是从父母或保姆患疥疮后传染而来的。皮疹往往泛发全身,分布对称,头面部、掌跖常被波及,损害多为水疱或丘疱疹,常发生湿疹样变或继发细菌感染。疥虫隧道于手掌或足底为多见。临床应引以重视,凡是婴儿全身性发疹,状如湿疹,且夜间躁动、哭闹不安者,首先要考虑本型疥疮。

2. 难辨认型疥疮:此型疥疮常因未能及时确诊而局部应用肾上腺皮质类固醇激素治疗,虽然症状和体征有些改善,但本病的感染和传播仍然在进行中。因此造成临床表现不典型,容易与其他皮肤病混淆。除此之外,如果先有皮肤病而后再感染上疥虫,这种重叠情况往往也在临床上增加了诊断的难度。

3. 个人卫生习惯良好型疥疮:该型多见平素个人卫生较讲究,如勤洗澡、勤换衣服。这种人若罹患本病,其临床症状表现常较轻微,皮损既不多又不典型,疥虫隧道阳性率最低,故给诊断带来困难。

4. 结节型疥疮:本型疥疮国内屡见有报告,皮疹表现皆为结节,呈红褐色,大小宛如黄豆或更大。好发于衣服遮盖处,如外阴、腹股沟、下腹部及腋部。自觉奇痒难忍,损害内也可发现疥虫,屡治无效。结节不易消退,甚至长达一年以上也并不稀奇。临床上常常被误认为其他皮肤病。

5. 挪威疥疮(Morwegian Scabies):这是一种感染最严重的疥疮,具有高度接触传染性,可在局部地区造成流行。此型多见于体质虚弱患者,皮损表现为泛发性红斑、鳞屑及结痂。并发感染化脓,臭味难闻。鳞屑及结痂内含有大量疥虫,一个患者可高达百万个,而寻常型一般在50个以下。

6. 动物传染型疥疮:动物所患疥疮也可能传染给人类,其中多数来源于犬。据统计农村患者大概有5%是由犬疥疮传染而得病的。其特点是潜伏期短,皮损处难于找到隧道,病程自限,患者如不再接触有病的动物则可不治自愈。

五、实验室检查

病变部位皮肤损害处查出疥虫，对本病的确诊具有决定意义，其检查方法如下：

（一）针挑法　本法适用于皮损为隧道或水疱。首先要仔细观察隧道，然后于盲端处找出淡黄色虫点。用消毒针头从侧旁刺入，在其底部把虫体挑出，置于载玻片上用放大镜或显微镜检查。若水疱者，多在疱边缘处可找到虫点，按上面方法把它挑出进行检查。

（二）皮肤刮片法　挑选早期丘疹，滴少许石蜡油或普通镜油于皮损上，后用外科刀在皮损表面稍为使劲刮数下，直至油内出现小血点为度，最后移放到油载玻片上实施镜检。

（三）镜检法　在待查皮损上加一滴矿物油或普通镜油，以45°入射强光源（高压汞灯），随后可在低倍镜下直接观察检查。

（四）滤过性紫外线灯检查　先于隧道皮损处涂0.1%四环素液，干后用蒸馏水棉球拭净，然后再放在灯下照射，如隧道内呈亮绿色荧光则为阳性。

六、诊断与鉴别诊断

（一）诊断　主要依靠流行病学，接触传染史，好发部位，皮疹表现和自觉夜间奇痒等即可诊断为疥疮。但疥虫检查阳性为本病确诊最有力的证据。

（二）鉴别诊断　本病要与以下疾病鉴别：

1. 皮肤瘙痒病：本病皮损无原发疹，且发无定处，指间更罕见，发病常与情绪、季节、气候变化、内脏疾患以及更年期障碍有关。

2. 丘疹性荨麻疹：此病多见于小儿，无特殊好发部位，皮疹呈梭形风团丘疹或风团水疱为其特征。患儿常是过敏体质，有时可伴胃肠功能紊乱。

3. 虱病：该病是虱子所引起的皮肤病，损害常见为继发疹，好发于两胁、腰带部、阴部或衣缝皱褶相接触的皮肤处，且容易查到虱子及其虫卵。

七、治疗

治疗目标主要是杀虫、止痒和治疗并发症。治疗应做到早发现、早诊断、早治疗，家中或集体单位的患者应同时治疗，避免反复交叉感染。

(一)灭疥药

1. 硫黄软膏:从颈以下遍擦全身,每晚 1 次,连用 7 ~ 10 d。成人用 10% 的硫黄软膏,小儿用 5% 的硫黄软膏以减少刺激。擦药期间不洗澡,不更衣。治疗结束后观察 2 周,判定疗效。如有复发要及时治疗。

2. 1% 丙体六六六(γ-666)霜剂:如疥灵霜、疥得治等,用法为洗澡后晾干半小时,擦药 1 次,24 小时后洗澡即可。该药为无味、无臭、无刺激的杀疥虫药物,疗效好,但经皮肤吸收后有潜在的危害。故妇女、婴儿不宜使用,有皮肤破损者最好不用。

3. 25% 苯甲酸苄酯乳剂:每日擦药 1 ~ 2 次,连用 2 ~ 3 d,杀虫力强,效果好。

4. 30% 硫代硫酸钠溶液:每日全身擦药 2 次,1 周可愈。

5. 甲硝唑:又名灭滴灵,每次口服 0.2 g,每日 3 次,连用 7 天为 1 疗程。该药对疥螨有杀灭作用,也可外用 2% ~ 3% 灭滴灵软膏。

6. 优力肤软膏:每晚全身擦药 1 次,连用 3 ~ 5 d。

(二)镇静、止痒药和短程适量糖皮质类固醇激素　适用于皮疹泛发、瘙痒严重者的对症处理。

(三)疥疮结节的治疗

1. 皮质类固醇激素:确炎舒松混悬液加 2% 利多卡因溶液各 1 mL,混匀后结节内注射,每周 1 次。艾格松霜外用也有一定的效果。

2. 液氮冷冻:有一定的效果。

3. 焦油凝胶:外用,每晚 1 次,连用 2 ~ 3 周。

(四)抗生素　若皮损合并感染,可外用或(和)口服抗生素。

八、预防

在集体单位或家庭中一旦发现疥疮,需要尽早隔离并给予积极治疗,以防本病传播蔓延。平时应做好卫生宣传工作,养成个人良好卫生习惯,出差归来最好能进行一次检疫。凡疥疮患者使用过的物品应煮沸消毒或用药水浸泡或洗净晒干停放 15 d 后再应用,以求彻底消灭疥虫。

(胡东胜)

第二节 螨虫皮炎

因螨虫叮咬而引起的皮炎统称螨虫皮炎(acarodermatitis),该病多发生于秋收季节接触谷物的农民。

一、病原学

螨虫长约0.2 mm,肉眼仅能看到,虫体为土黄色,形状为纺锤形,即两头小中间大,胸腹各有两对足,头部有短小针样口器。螨虫繁殖能力很强,一只雌虫一次可产300个左右虫体,而且一生出来便是已经成熟了的成虫。在我国常见有以下两类:①虱螨科类:常见有袋形虱螨,为胎生螨。在温暖季节卵在母体内孵化为幼虫,一出生即为性成熟的成虫,其中仅4%为雄虫,留在雌螨的生殖孔旁,等待和以后孵化出的雌螨交配。②粉螨科类:为肉眼刚能看见的白色小型螨。本科中常见粗足粉螨和腐食酪螨。

二、流行病学

螨虫常寄生在小麦、棉花、稻草、豆类等农作物上,还有青草、树木、花卉等植物上,以及鸡、鸭、狗、猫、牛、羊等动物皮毛上,同时还好孳生于阴暗潮湿的墙角边、水泥地、地板缝里,以及粉尘、土尘中。本病多发生于经常接触农作物及其制品的农民、搬运工人和制粉工人,螨虫可随风飘扬到人的皮肤上,也可以与人的皮肤直接接触。长睡草垫的人也偶可发生。好发于夏季温暖潮湿季节。

三、临床表现

螨虫以其口器叮螫人的皮肤,将其腺体分泌物注入人体皮肤,引起人体皮肤过敏反应。螨虫皮炎好发于人体颈、胸腹、背及四肢皮肤,皮疹形态为蚕豆大水肿性鲜红色斑疹、丘疹、丘疱疹和风团,中央有一小水疱为螨虫叮咬痕迹。被螨虫叮咬后局部皮肤持续性剧痒,夜间尤甚。有不同程度的全身症状,如发热、头痛、乏力、气喘及腹泻等。约1周左右皮疹开始消退,瘙痒减轻,留下色素沉着斑片,常因瘙痒而出现抓痕、血痂、湿疹样变或继发感染、局部淋巴结肿大。个别患者可出现蛋白尿、结合膜充血、哮喘等。

四、诊断与鉴别诊断

根据在温暖潮湿季节接触谷物杂草后，露出部位发生瘙痒性水肿性红斑，停止接触污物后，病情可较快得到控制等特点不难诊断。外周血白细胞和嗜酸性粒细胞增高。若在接触物和患者身上发现虫体可确立诊断。注意与丘疹性荨麻疹、疥疮和水痘鉴别。

五、治疗与预防

螨虫皮炎患者可外搽止痒剂，如炉甘石洗剂，或涂皮炎平软膏、无极膏，同时口服阿伐斯汀（新敏乐）、阿斯咪唑（息斯敏）等抗组织胺药片。

螨虫皮炎的预防：螨虫怕光照，怕高温，怕干燥，所以居室要保持通风、干燥。不要直接使用新草席、新竹席、新毛毯、席梦思等，使用前先用开水烫洗，或者喷洒灭害灵、雷达、必扑、敌敌涕等杀虫剂，然后再太阳暴晒。皮肤不要直接接触草丛、树叶、动物皮毛，在有螨虫场所工作时应穿长袖上衣，扎紧袖口、裤脚，戴手套，穿鞋袜，也可以预先在皮肤暴露处薄薄涂一层5%硫黄霜软膏，工作完后要洗澡，更换下的衣服清洁后要太阳暴晒。宠物的皮毛要经常清洗和喷洒杀虫剂。

（胡东胜）

第十三章　感染性腹泻

感染性腹泻是危害人类健康的常见病和多发病，较常见的有沙门菌肠炎、致病性大肠埃希菌肠炎、致泻性弧菌肠炎、弯曲菌肠炎、小肠结肠炎、耶尔森菌肠炎等，由病毒引起有轮状病毒腹泻、诺瓦克病毒腹泻等。感染性腹泻夏秋季节多见。主要临床表现为腹痛、腹泻，并可伴有发热、恶心、呕吐等，其腹泻类型可分为炎症型腹泻（inflammatorydiarrhea）和分泌型腹泻（secretorydiarrhea）。前者指病原体侵袭肠上皮细胞，引起炎症而导致腹泻。通常伴有发热，粪便多为黏液或脓血便，镜检有较多的红白细胞，如致病性大肠埃希菌肠炎、弯曲菌肠炎等。后者指病原体刺激肠上皮细胞，引起肠液分泌增多以及吸收障碍而导致的腹泻，患者多不伴有发热，粪便多为稀水便，镜检红白细胞不多，如肠产毒性大肠埃希菌肠炎等。就其发生机理又分为非侵袭性腹泻和侵袭性腹泻。

第一节　致病性大肠埃希菌感染

大肠埃希菌亦称大肠杆菌，是人和动物的肠道正常菌群之一。每克粪便中约含 10^9 个大肠埃希菌。随粪便排出后，广泛分布于自然界，一旦水、牛乳、食品及其他物品检出大肠埃希菌，即意味着这些物品直接或间接地被粪便污染，故在卫生学上被作为卫生监督的指示菌。正常情况下，大肠埃希菌为非致病菌，能合成维生素 B 及维生素 K，产生大肠菌素，有益于人体。但当宿主机体抵抗力下降或细菌侵入肠道以外的组织或器官时，便可成为条件致病菌，引起肠道外感染。另外有些血清型大肠埃希菌可引起肠道感染。大肠埃希菌分为致病性和非致病性两大类。引起人类腹泻的大肠埃希菌称为致腹泻性大肠埃希菌，多数菌种均有定植因子（colonization factor，CFA）即黏附因子，CFA 能与肠上皮细胞、红细胞和白细胞表面的特异受体结合,故可定植于肠黏膜,引起临床腹泻症状。无 CFA 的菌种为非致病菌株。

世界各地广泛存在致病性大肠埃希菌感染。国外首次报告大肠埃希菌引起婴幼儿腹泻是在 1954 年。此后数十年的调查研究证实:在婴幼儿腹泻中大肠埃希菌感染检查率可高达 70%。我国早在 20 世纪 60 年代即有婴儿室暴发流行致病性大肠埃希菌感染的报道。在成人中致病性大肠埃希菌感染亦可呈散发或暴发流行。

一、病原学

(一)大肠埃希菌为革兰阴性杆菌,多数菌株有周身鞭毛,能运动,周身还有菌毛,无芽孢。某些菌株有包膜。兼性厌氧,15℃ ~45℃可发育,最适宜生长温度为 37℃,最适宜 pH 值 7.4 ~7.6。在普通培养基上生长良好。在血琼脂上,某些菌株可产生 β-溶血环。在肠道菌选择培养基上,因能发酵乳糖产酸,使指示剂变色形成有色菌落。肠埃希菌科中的致病菌多数不分解乳糖,菌落无色,因此能与该科中非致病菌区分。在自然界水中该菌可存活数周至数月,在低温粪便中能更久存活,且易产生耐药性。

(二)大肠埃希菌属的抗原结构复杂,主要由菌体(O)抗原、鞭毛(H)抗原和包膜(K)抗原组成。根据 O 抗原分型,寄生人体结肠的非致病性大肠埃希菌只有 10 个菌种(O1、O2、O4、O6、O7、O8、O25、O45、O75、O81),而致病性大肠埃希菌约有 60 个血清型。

(三)大肠埃希菌具有 K 抗原和菌毛　K 抗原有抗吞噬作用,有抵抗补体和抗体的作用,菌毛能帮助细菌的黏附作用。产毒性大肠埃希菌的这种纤毛样(菌毛)称定居因子或定植因子(CFA),包括 CFA Ⅰ、CFA Ⅱ。它们由细菌质粒控制,可以通过质粒传递给其他菌株,抗原性很强,能刺激宿主机体产生特异性抗体。有侵袭力的菌株可以侵犯肠道黏膜表层引起炎症。

(四)大肠埃希菌肠毒素　ETEC 在生长繁殖过程中释放出来的毒素称大肠埃希菌肠毒素,按其对热的稳定性分为耐热肠毒素(heat-stable enterotoxin,ST)、不耐热肠毒素(heat-labile enterotoxin,LT)。

1. ST:是一种低分子物质,可透析,经 100℃加热 30 min 仍不丧失活性,具有半抗原性。ST 的活性分为 A、B 两个亚单位,后者是主要肠毒素成分,能减少肠黏膜的吸收作用,使空回肠部分改变液体的运转,使肠壁细胞的电解质向肠腔内释放,立即引起肠内容物的积蓄,引起体液平衡失调而致腹泻,约在4~6 h达高峰。ST引起腹泻比LT引起者病程短一些(1~3 d)。

2. LT:属蛋白质成分,具抗原性,可被蛋白酶类酶解而灭活,经60℃加热30 min可失去活性。其致病作用是促进小肠液体过度分泌,使肠分泌增加,超出小肠吸收能力,从而出现腹泻。与环磷酸腺苷(cAMP)有关。另外某些菌株还产生细胞毒性物质即内毒素,有助于细菌抗宿主的防御能力。

(五)黏附素(BFP) 即以前所称的致病性大肠埃希菌黏附因子(EAF),是该菌的一个大质粒所编码的一种菌毛,与黏附作用密切相关。由BFP介导的黏附为局部黏附,细菌不是均匀的分布在细胞表面,而是呈丛状或微菌落样存在于细胞上。同时,这种黏附为远距离黏附,细菌菌体并不直接与细胞接触,两者靠菌毛相连。

(六)紧密素 曾被称为EAE蛋白,是肠致病性大肠埃希菌的一种次要外膜蛋白。紧密素是致病性大肠埃希菌近距离黏附和侵入宿主细胞的主要物质基础。它与宿主细胞膜上的相应受体结合后,导致Ca^{2+}浓度上升及蛋白质的磷酸化等作用,使得细胞支架发生重排,在细菌黏附处形成一个致密的纤维样肌动蛋白垫,从而使细菌侵入细胞。此时感染的细胞表现为刷状缘脱落,并失去微绒毛。

二、流行病学

(一)传染源 患者及带菌者为主要传染源,大部分已知菌种都以人为贮存宿主,家畜如牛和猪亦是产毒素性大肠埃希菌的贮存宿主。

(二)传播途径 本病主要通过粪-口途径传播,通过受污染的食物及水传播而引起暴发。人与人之间直接接触或经手传播造成感染机会不多,在温暖季节,家庭、餐厅、食品商贩的食物制品或半成品中都可能存在产肠毒素性大肠埃希菌的严重污染。主要通过饮用污染水源、牛乳,进食污染食品而传播。

(三)易感人群 本病以热带及亚热带、卫生条件差的地区高发。在志愿者人体实验证实,产肠毒素性大肠埃希菌和肠侵袭性大肠埃希菌的致病菌量为10^6~10^8个,明显高于菌痢、伤寒和霍乱。

表 13－1 肠道致病性大肠埃希菌的种类

种类	腹泻机制	主要 O 抗原血清型	临床表现
1. 产毒素性大肠埃希菌	菌毛黏附		
类霍乱毒素（LT）	激活腺苷酸环化酶	6、8、11、15、20、25、27、63、80、85、139	水样腹泻、旅游者腹泻
耐热毒素（Sta、STh、STp）	激活鸟苷酸环化酶	12、78、115、148、149、153、155、166、167	
耐热毒素（STb）	非 cAMP 和 cGMP		
2. 肠致病性大肠埃希菌	接触摩擦黏膜	55、111、119、125、126、127、128、142、158	婴幼儿腹泻
3. 肠侵袭性大肠埃希菌	侵袭细胞、扩散	11、28ac、29、124、136、144、147、152、164、167	炎症性腹泻
4. 肠出血性大肠埃希菌	类志贺毒素、粘附	26、39、113、121、128、138、145、157、occ、55、111	血性非炎症性腹泻、溶血-尿毒综合征
5. 肠黏附性大肠埃希菌			
聚合性黏附大肠埃希菌	定植、毒素	3、15、44、51、77、78、91	慢性腹泻
广泛性黏附大肠埃希菌	定植	75（F1845）、15、（57－1）	小儿慢性腹泻

三、临床表现及分型

依据大肠埃希菌各菌型间的毒力、侵袭力及机体抵抗力的不同，它们的临床表现不完全一致。潜伏期一般1～3 d，短者数小时。临床表现多为发热、食欲减退、恶心、呕吐、腹泻、脱水、酸中毒及电解质紊乱（如低钾血症、低钙血症）。临床分型如下：

1. 轻型：一般不发热，主要表现为食欲减退、腹泻，大便3～6次/d，呈黄绿色消化不良稀便，伴腹胀、腹痛、恶心。

2. 中型：在轻型表现基础上可有低热、呕吐、腹泻次数较频，呈水样便，可有轻度脱水及酸中毒症状。

3. 重型：发热热型不规则，38℃～40℃持续数日，恶心、呕吐，每日大便次数10～20次，为黄绿色水样便，混有黏液，可有腥臭，也可见乳白色或米泔样便，类似霍乱、脱水及酸中毒症状重，可出现急性肾衰竭，婴幼儿常出现惊厥。

四、细菌学检查

（一）采集标本　用无菌棉拭子挑取腹泻患者粪便，如无粪便则用蘸有磷酸盐缓冲液的直肠拭子插入肛门4～6 cm处，在直肠内擦取表面黏液后及时送检。

（二）分离培养　选用伊红、亚甲蓝等弱选择性培养基，划线分离，35℃～37℃培养18～24 h后，观察菌落形态特征，选取紫红色或暗红色、大小1～3 mm、边缘整齐有光泽、中央凸起的单个菌落进行鉴定。

（三）鉴定

1. 初步鉴定：据菌落特征、涂片染色的菌形及染色反应，取纯培养物细菌作KIA、MIU、氧化酶等生化反应，可初步鉴定出大肠埃希菌。

2. 最后鉴定：临床多做到初步鉴定即可，必要时需作肠毒素鉴定及肠埃希菌科生化反应。

五、各类型肠炎的特点

按大肠埃希菌致病机制可分为五类：

1. 产肠毒素性大肠埃希菌（enterotoxigenic E. coli，ETEC）；

2. 肠致病性大肠埃希菌（enteropathogenic E. coli，EPEC）；

3. 肠侵袭性大肠埃希菌(enteroinavasive E. coli, EIEC);

4. 肠出血性大肠埃希菌(enterohemorrhagic E. coli, EHEC);

5. 肠黏附性大肠埃希菌(enteroadhesive E. coli, EAEC)。

(一)产肠毒素性大肠埃希菌(ETEC)肠炎

1. 病原学及发病机制:本病系由 ETEC 引起的肠道传染病。ETEC 是近来人类霍乱样患者大便中新发现的一组致腹泻性大肠埃希菌。是发达国家"旅游者腹泻"的主要病原之一;是"成人霍乱综合征"的常见病因。也是小儿腹泻的重要病原,发病率仅次于轮状病毒。

ETEC 存在于小肠表面,不损坏也不侵入肠黏膜上皮细胞,通过产生肠毒素引起分泌型腹泻,按毒素性质分类,常见的血清型有 20 余种。ETEC 对酸敏感,进入胃内易被胃酸杀灭。菌体表面的菌毛和纤毛蛋白结构中至少有 5 种克隆定植因子相关抗原物质。菌毛与小肠黏膜上皮细胞上的相应受体结合,使得 ETEC 牢固的定植在小肠上部,并释放肠毒素。ETEC 感染引起腹泻的机制是由于其产生肠毒素的作用。不同的菌种产生的肠毒素不同,有不耐热肠毒素(LT)和耐热肠毒素(ST)两类。

2. 临床表现:本病潜伏期一般平均为 44 h(0.5 ~ 7 d),其临床表现为水样腹泻,每日 2 ~ 10 次,少数患者呈重症霍乱样。在小儿和年老体衰患者,严重腹泻常并发脱水、电解质紊乱、休克及酸中毒,甚者危及生命。发热者较少,多为低热。可有腹痛、恶心、呕吐、头痛及肌痛,但无里急后重。病程 1 ~ 5 d,少数患者超过 1 周。病后 1 ~ 3 周仍有小肠吸收障碍,小儿罹患者常发生病后营养不良。

3. 诊断及鉴别诊断:确诊有赖于大便培养出产肠毒素性大肠埃希菌,并作血清分型,ST 与 LT 检测。用荧光抗体技术、DNA 杂交法、乳胶颗粒凝集试验等免疫学测定肠毒素的特异性及敏感性均较高,且简易快速,临床主要应与霍乱进行鉴别,其次需要鉴别的有病毒性肠炎、沙门菌肠炎等。

(二)肠致病性大肠埃希菌(EPEC)肠炎

EPEC 是最早被认识的一组致腹泻性大肠埃希菌,是 20 世纪 50 ~60 年代婴幼儿腹泻的主要病原,近 10 年来虽有减少,但我国部分医院仍有该菌引起的医院内感染暴发流行。

1. 病原学及发病机制:我国分离的EPEC的血清群分别属于19个O群,其中较常见者为O26、O55、O86、O111、O114、O119、O125、O126、O127、O128和O142。由O111引起的感染约占总例数的40%~50%,O114、O128次之,三者共占总数的65%。EPEC的侵袭力有质粒介导的细胞黏附和染色体介导的对微绒毛的损伤两种。细菌黏附于十二指肠、空肠及回肠上段的黏膜上皮细胞,使局部微绒毛萎缩、导致肠黏膜变薄,并有固有层的炎症,以及隐窝细胞肥大等病理变化。由此种侵袭力引起肠功能紊乱和腹泻。近年发现EPEC在一定培养条件下也能产生一种与痢疾志贺菌Ⅰ型毒素相似的细胞毒素。

2. 临床表现:本病起病缓慢,多有饮食不调或添加辅食不当等诱因,常误诊为消化不良。轻症者不发热,大便每日3~5次,黄色蛋花样,量较多,重症患者可有发热、呕吐、腹痛、腹胀等,呈黏液脓血便。呕吐、腹泻严重者可有失水及酸中毒表现。成人患者常急性起病,脐周腹痛伴痢疾样大便。个别营养不良患儿,病原菌可侵入肠黏膜进入血流,导致败血症或脑膜炎。成人预后较好,小儿病死率高。并发症主要有重度等渗性脱水、代谢性酸中毒、败血症、心、肝、肾功能障碍、肺炎、低血钾及低血钙。

3. 实验室检查:外周血象正常或白细胞稍增高,大便镜检可见少数红、白细胞,偶可满视野,并有大量脂肪粒。

4. 诊断及鉴别诊断:依据大便培养大肠埃希菌阳性及血清型鉴定阳性尚不能确诊,必须同时有临床表现及流行病学支持才能诊断本病。需要与其鉴别的疾病有痢疾、沙门菌肠炎、空肠弯曲菌肠炎、病毒性肠炎和婴幼儿急疹等。

(三)肠侵袭性大肠埃希菌(EIEC)肠炎

1. 病原学及发病机制:EIEC是1967年分离到的致腹泻性大肠埃希菌。本菌无动力,生化反应和抗原结构也近似志贺菌属。EIEC不产生肠毒素,主要侵犯结肠形成肠壁溃疡,其主要生物学特性是能侵入小肠黏膜上皮细胞,并引起炎症反应,导致侵袭性腹泻,大便带黏液脓血。豚鼠结合膜试验(Sereny test)阳性。常见的血清型为

O124,此外尚有 O28ac、O112、O136、O147、O144、O152 及 O164 等。

试验证实,此菌致病性强,10 ~ 100 个细菌即可引起结肠侵袭性病变。小儿及成人均可患本病,接触传播引起的散发病例居多,水源污染可致暴发流行。但本病流行远不如产肠毒素性大肠埃希菌感染广泛。

2. 临床表现:本病临床表现轻重悬殊,较重病例酷似细菌性痢疾,有发热、头痛、肌痛及乏力等毒血症症状,伴腹痛、腹泻、里急后重及黏液脓血便。

3. 诊断及鉴别诊断:实验诊断可采用凝集反应,EIEC 血清抗体效价呈 4 倍增高有诊断意义。大便培养的大肠埃希菌可进一步作血清鉴定,并做 Sereny 试验。

(四)肠出血性大肠埃希菌(EHEC)肠炎

1. 病原学及发病机制:EHEC 血清型以 O157: H7 为多,是 1982 年发现的肠出血性大肠埃希菌肠炎的病原体,此后相继发现近 10 种血清型。大肠埃希细菌 O157: H7 不同于其他血清型大肠埃细菌,在 30℃ ~42℃生长良好,但最佳生长温度为 37℃,大肠埃希菌 O157: H7 耐酸耐低温,pH2.5 ~3.5,温度 37℃,能耐受 5 h 而不失去活性,在冰箱内能长期生存,不耐热,75℃时 1 min 即被杀死。

EHEC 无侵袭力,也不产生肠毒素,但能产生一种毒力甚强的细胞毒素,证明对 Vero 细胞有损伤或致死作用,故称 Vero 毒素。该毒素有 4 种,即 VT1、VT2、VT2vh 和 VT2vp,其中 VT1 的分子结构与志贺毒素相似,称类志贺毒素。VT1、VT2 和 VT2vp 已确定为溶血-尿毒综合征的致病性毒素。VT 在盲肠、阑尾和升结肠引起肠黏膜上皮细胞坏死,黏膜充血、水肿,以及结肠黏膜炎症,导致炎症性出血性腹泻。VT 还可进入血流,并通过血脑屏障,导致毒血症症状,又可损伤血管内皮细胞而引起血栓性微血管病。病变部位主要在肾脏时可导致溶血-尿毒综合征,亦可由此引起肠壁梗死、出血,以及中枢神经系统病变。

家禽家畜为本病贮存宿主和主要传染源,如牛、羊、猪等,以牛带菌率最高。患者和无症状携带者也是传染源之一。消化道传播,通过进食被污染的食物、水或与患者接触而传染,人群普遍易感,但以老人、小儿为主。有明显的季节性,7～9月份为流行高峰,快餐食品的大量生产,大量冷藏,大量运输,大量供应,极易造成大型暴发性食物中毒,也可呈散发流行。本病成全球性分布。

2. 临床表现:O157: H7 和 O26: H11 感染的潜伏期为3～4 d。主要症状为痉挛性腹痛,初期为水泻,继而呈典型的特征性血水便,大便镜检甚少发现炎症渗出性细胞,不发热或低热,伴恶心、呕吐。血象白细胞总数和中性粒细胞轻度升高。部分患者病程5～7 d而自愈,部分小儿或成人患者经数日血水样腹泻后尿量急剧减少,出现溶血-尿毒综合征,患者有肾衰竭、血小板减少以及溶血性贫血等征象,甚者导致死亡。出血性肠炎(HC)的典型临床表现为:鲜血样便、腹部痉挛性疼痛、低热或不发热。患者可表现为先水样腹泻,约数小时至1 d后转为血性腹泻。部分病例可发展为溶血性尿毒综合征、血小板减少性紫癜,若抢救不及时,可危及生命。溶血性尿毒综合征(HUS)主要发生在小儿,常出现在腹泻后数天或1～2周后,病例主要表现为血小板减少、溶血性贫血、急性肾衰竭三大特征。大多数HUS发生在急性腹泻之后,小儿和老人易感。病死率一般在10%,个别可高达50%,约30%幸存者可表现出慢性肾衰、高血压、神经系统损害等后遗症。血栓性血小板减少性紫癜(TTP)主要发生在成年人,尤其老年人。患者主要表现为发热、血小板减少、微血管异常、溶血性贫血、肾功能异常(包括血尿、蛋白尿、BUN或肌酐升高)、神经系统损害(如头痛、轻度瘫痪、昏迷、间歇性谵妄),病情发展迅速,病死率高,90 d内可有70%的患者死亡。

3. 诊断及鉴别诊断:特异性诊断有赖于从大便分离鉴定O157: H7型大肠埃希菌,并应检测Vero毒素,后者已有反向被动乳凝试验,ELISA以及聚合酶链反应试验可供选择。

(五)肠黏附性大肠埃希菌(EAEC)肠炎　EAEC为新近从EPEC菌群中分出的致腹泻性大肠埃希菌,能黏附于小肠黏膜上皮细胞,并在其表面大量繁殖而引起微绒毛病变。已知有两个菌种和10余个血清型。聚合性黏附大肠埃希菌黏附于肠黏膜上时呈聚合状,它释放耐热肠毒素EAST和不耐热的EALT。广泛性黏附大肠埃希菌不产生肠毒素及Vero毒素,腹泻机制不明。人群中无症状带菌者约

7% ~8%。EAEC 亦是旅游者腹泻和小儿慢性腹泻的病原体。

六、治疗

(一)治疗原则　本病有自限性倾向,基本治疗方案为补液及对症治疗,补液通常以口服为好,除非不能口服补液须静脉补液。轻症患者可不应用抗菌药物治疗,重症者可应用抗菌药物治疗,以缩短排菌时间。

(二)治疗方案

1. 一般治疗:进食易消化食物,补充维生素,加强护理,预防皮肤感染。

2. 体液疗法:本病治疗重点是纠正脱水、酸中毒和低血钾,按患者脱水性质及程度补液首选口服补液,有酸中毒者根据情况给予碱性液体。对于营养不良婴幼儿可予以适当血浆输入支持治疗。如发生休克,应尽快恢复血浆容量,不宜使用血管收缩药。

3. 抗菌药物治疗:是否应该使用抗菌药物,学术上尚无定论,有学者提出,抗菌药物本身不能缩短病程,不能减少并发症的发生,甚至有可能促进释放 Vero 毒素,导致溶血-尿毒综合征的发生,因此提出避免使用抗生素。但也有学者提出,原则上可按其他感染性腹泻类似的处理。重症患者可选用足量敏感药物连用 5 d,常用药物有诺氟沙星、氧氟沙星、环丙沙星、多西环素及多粘菌素等,一般在腹泻原因不明时选用氟喹诺酮类药物。

4. 其他:针灸、推拿等中医及中药等方法辅助治疗。

七、预防

(一)管理传染源　早期发现患者,立即送医院进行肠道隔离,及时彻底地治疗;及时发现患者和病原携带者;定期随访出院患者。

(二)切断传播途径　搞好水、饮食、环境卫生,定期对水源水质和消毒效果进行检查,经常对炊事人员进行体检,长期保持环境卫生清洁;抓好粪便、垃圾、污水管理;讲究个人卫生。

(三)保护易感人群　注意饮食、饮水、个人卫生,提高身体素质,选用适当疫苗对重点人群进行预防。

(胡东胜)

第二节 非伤寒沙门菌肠炎

非伤寒沙门菌感染是指除伤寒、副伤寒甲、乙、丙以外的各种沙门菌所引起感染的总称。本病的传播方式主要为食用被沙门菌感染污染的肉类食品引发。对人致病的沙门菌多为人兽共患菌，此类感染在世界各地有增加趋势，即使在发达国家亦是一种常见感染，其耐药菌株亦日益增多。临床表现复杂多样，可分为胃肠炎型、类伤寒型、败血症型及局部化脓感染型。

一、病原学

沙门菌属于肠杆菌科沙门菌属，为革兰染色阴性短杆菌，无荚膜及芽孢，多数细菌有周身鞭毛和菌毛，有动力，在普通培养基上呈中等大小、无色半透明光滑菌落。该菌为需氧或兼性厌氧菌，最适生长温度为35℃～37℃，最适 pH 值为6.5～7.5。对外界环境的抵抗力较强，在水、乳类及肉类食物中能生存数月，不耐高温及干燥，加热60℃经30 min 可灭活，5%苯酚溶液或1∶500升汞溶液于5 min 内即可将其杀灭，其耐药菌株的产生除了与临床抗生素的广泛应用有关外，还与广泛使用抗生素作为动物饲料添加剂有很大关系。

沙门菌的主要抗原成分为菌体抗原 O 和鞭毛抗原 H。按 O 抗原成分，可分为 A、B、C、D、E 等67个群，按 H 抗原可分为2400多种血清型或变种。我国至少已检出285个血清型，分属于37个 O 群。在诸多沙门菌中，对人类致病的主要有6个群及代表菌种，见表13－2。

二、流行病学

（一）传染源　沙门菌广泛存在于猪、牛、羊、犬、鸡、鸭和鼠类的消化道、内脏和肌肉中，肉类、乳类、蛋类及其制品非常容易受沙门菌污染。所以本病的主要传染源为感染的家禽、家畜如鸡、鸭、猪等，其次是感染的鼠类及其他野生动物，人类带菌者及患者亦可作为传染源。

（二）传播途径　沙门菌通过粪-口途径传播，人类通过摄入被沙

表 13－2　对人类致病的主要沙门菌的群和种

A 群	甲型副伤寒沙门菌（Salmonella paratyphi A）
B 群	乙型副伤寒沙门菌（Salmonella paratyphi B）
	鼠伤寒沙门菌（Salmonella typhimurium）
	斯坍利沙门菌（Salmonella stanley）
	德尔卑沙门菌（Salmonella derby）
	爪哇沙门菌（Salmonella java）
	圣保罗沙门菌（Salmonella saint-paul）
C_1 群	丙型副伤寒沙门菌（Salmonella paratyphi C）
	猪霍乱沙门菌（Salmonella cholerasuis）
	汤卜逊沙门菌（Salmonella thompson）
	蒙得维的亚沙门菌（Salmonella montevideo）
C_2 群	纽波特沙门菌（Salmonella newport）
D 群	伤寒沙门菌（Salmonella typhic）
	肠炎沙门菌（Salmonella enteritidis）
	都柏林沙门菌（Salmonella dublin）
	巴拿马沙门菌 （Salmonella panama）
	鸡伤寒沙门菌（Salmonella gallinarum）
	雏沙门菌（Salmonella meleagridis）
E 群	鸭沙门菌（Salmonella anatis）
	韦太夫雷登沙门菌（Salmonella weltevreden）

门菌污染的食物、水以及接触被沙门菌污染的用具而被感染。直接或间接接触也可造成本病的传播，也可由老鼠、蟑螂等通过偷吃食品污染环境造成感染。医源性感染并非少见，尤其是婴儿室及儿科病房内更易发生。

（三）易感人群　人群对沙门菌普遍易感。以幼儿，尤其是 1 岁以内的婴儿患病率最高，患病后如免疫力不强，可反复感染。老年人和慢性消耗性疾病患者如系统性红斑狼疮、白血病、淋巴瘤及肝硬化等，发病率高，症状严重。

（四）流行病学特征　本病潜伏期短，发病突然，全年均可发病，高峰期在7～11月，常散发流行，发病率最高者为鼠伤寒沙门菌。而且本病呈全球性分布，各菌种分布有地区性，并与该地区动物中携带的常见菌种相一致。

三、发病机制与病理改变

因致病菌的血清型、毒力、数量和人体抵抗力不同，机体感染沙门菌的转归亦不同。如猪霍乱沙门菌和鼠伤寒沙门菌常引起败血症和迁徙性病灶，鸭沙门菌常仅引起轻型胃肠炎或无症状感染，肠炎沙门菌引起胃肠炎。

沙门菌感染的病理变化随感染的菌种和临床类型的不同而各异。沙门菌经口腔进入体内，克服了共生细菌的抑制和小肠黏膜吞噬细胞的作用，得以在肠道大量繁殖，必须在巨噬细胞中生存才能致病。沙门菌性胃肠炎的主要病变部位位于小肠，甚至可累及结肠，出现痢疾样症状。沙门菌具有侵袭性，引起肠黏膜炎症反应，伴有黏膜下层中性粒细胞浸润，有时可深至固有层。沙门菌可分泌肠毒素，导致腹泻。如沙门菌侵入血循环，可引起菌血症、败血症及局部化脓性感染，尚可停留于关节、脑膜等多个部位引起相应临床表现。

四、临床表现

（一）潜伏期　潜伏期的长短随感染细菌的数量和临床类型而变，长短不一，短者数小时，长者可达1～2周。

（二）临床分型

1. 胃肠炎型：胃肠炎型是最常见的沙门菌感染，可由近百种不同血清型的沙门菌引起，常见的有幼鼠伤寒沙门菌、猪霍乱沙门菌、肠炎沙门菌等。多数起病急骤，畏寒发热，体温一般38℃～39℃，伴有恶心、呕吐、腹痛、腹泻，大便每日3～5次至数十次不等，大便呈水样，量多，偶可呈黏液或脓血便。病程一般3～5日，偶可长达1～2周。轻者无发热，仅有轻度腹泻，重者呈暴发型伴迅速脱水、电解质紊乱甚至循环衰竭。外周血白细胞计数多正常，血培养几乎均为阴性，而急性期粪培养多可检出病原菌。

2. 伤寒型：此型临床较少见，多由猪霍乱及鼠伤寒沙门菌引起。潜伏期平均3～10 d，临床症状类似轻型伤寒，表现为持续发热，热型多为弛张热或稽留热，腹泻，伴肝脾肿大，可有相对缓脉，皮疹少见。自然病程 1～3 周。外周血白细胞下降，血、尿及粪培养可阳性。

3. 败血症型：常见病原菌为猪霍乱、鼠伤寒及都柏林沙门菌，多见于婴幼儿、小儿及兼有慢性疾病的成人。多急骤起病，出现发热、寒战及胃肠道症状，发热可持续 1～3 周，热型不规则。多数病例白细胞数正常，血培养可查到病原菌，粪培养常阴性。如出现化脓性病灶时热程长或反复发作，白细胞明显升高。

4. 局部化脓感染型：多见于 C 组沙门菌感染，一般多在发热阶段或热退后出现一处或几处局部化脓性病灶，可发生于身体任何部位，以支气管炎、肝脓肿、脑膜炎、胸膜炎、心内膜炎、脓胸、肋软骨脓肿及肋骨骨髓炎等较为多见，亦可发生脾脓肿、胆囊炎、化脓性关节炎、腮腺炎以及皮肤溃疡。

五、实验室检查

（一）血象　白细胞总数大多正常，有局部化脓性病灶时白细胞明显升高。

（二）便常规检查　部分便常规可见黏液及血，有的镜下中性粒细胞增多，尤以婴幼儿多见。

（三）病原学检查　胃肠炎时可从粪便及呕吐物中分离病原菌，胃肠道外感染可从血、骨髓等处检测到病原菌。

六、诊断

（一）流行病学资料　有进食可疑污染的食物史，同食者短期内集体发病，或有与传染源（患者、带菌者或病禽、病畜）接触史。

（二）临床表现　进食可疑食物后 1～2 d 内突然发生急性胃肠炎表现。此外，亦可表现为类似伤寒、败血症或局部化脓性感染的征象。白细胞多在正常范围内，但败血症型及局部化脓感染型者白细胞总数可升高，中性粒细胞也可增高。

（三）病原学检查　及时取呕吐物、血、骨髓、粪、尿及脓液作细菌培养，阳性者可确诊。在应用抗生素前或病程早期培养，其阳性率较高。

七、治疗

（一）对症治疗　胃肠炎型者如无并发症不必应用抗菌药物，可口服或静脉补液及电解质治疗,如出现休克应积极补充血容量,必要时使用肾上腺皮质激素,禁食可改善腹痛及腹泻,必要时可应用抗分泌药物如小檗碱或解痉药如山莨菪碱缓解腹泻及腹痛。

(二)抗菌治疗 主要针对严重胃肠炎或发育不良的婴儿及免疫缺陷者,败血症型、伤寒型和局部化脓感染型必须使用抗菌药物,选择药物应根据便培养和药敏试验结果。首选氟喹诺酮类药物,该类药抗菌谱广,尤其对革兰阴性杆菌效果好,不易耐药。但因其影响骨骼发育,不宜在孕妇、小儿及哺乳期妇女使用。另外,第二、三代头孢菌素、氨苄西林、复方磺胺甲唑亦对沙门菌属有较好疗效。

八、预防

(一)管理传染源 对病禽、病畜及污染食品要消毒处理,污水处理应规范,保护水源,患者及动物的排泄物要经无害化处理。

(二)切断传播途径 严防水、食物(肉、蛋等)的处理、加工、储藏过程被污染,生、熟食分开,不饮生水。

(三)防治院内感染 特别是产房、儿科病房和传染病病房要加强消毒隔离,对已受细菌污染者要彻底消毒。

(胡东盛)

第三节 弯曲菌肠炎

弯曲菌肠炎(Campylobacter enteritis)是由弯曲菌引起的小肠结肠炎。本病是一种非常多见的肠道传染病。患者临床表现有菌血症、毒血症所致的全身症状及腹痛、腹泻、里急后重、脓血便等肠道症状。本病能自限,呈世界分布,可有严重并发症。

一、病原学

弯曲菌见于动物和人的生殖器、肠道及口腔中。本菌现已知至少有三个属,15 个种。部分种有致病性。本菌主要引起人和动物腹泻及动物流产。

弯曲菌外形纤细,长0.5~5 μm,宽0.2~0.5 μm,有一个或多个弯曲,多弯曲时可长达8 μm,呈S状,类似飞翔的海鸥。菌体一端或两端有单鞭毛，长约为菌体的 2 ~ 3 倍，具有特征性螺旋状运动。不形成芽孢，衰老时呈球菌状，且着色不佳，但扫描电镜下为圆饼状。微需氧，对各种碳水化合物不发酵、不氧化、不产酸。生长不需要血及血清，对营养要求不高，在普通营养琼脂上即能生长，产生氧化酶，不水解明胶，不分解尿素，也不产生色素。对氧气敏感，在普通空气下暴露过久，即不易存活，但拱形菌对氧气不敏感。弯曲菌嗜热，在25℃下不生长，在30℃下尚能繁殖；而不嗜热拱形菌是例外。本菌虽为革兰阴性杆菌，但对红霉素敏感，对多粘菌素 B 耐药，这是很特殊的。对一般消毒剂敏感。

弯曲菌中最主要的是空肠弯曲菌，在腹泻患者的分离株中约占65%以上，其次是结肠弯曲菌，二者约占90%以上。海鸥弯曲菌及猪弯曲菌等均比较少见。近年来发现一些不典型弯曲菌，耐氧，可在普通空气下生长，不嗜热，能在15℃ ~25℃下生长而不能在43℃下生长，此类菌可归成一个新弯曲菌种，现改称拱形菌属，含巴策勒拱形菌及不嗜热拱形菌两种。上述细菌均能引起人的腹泻。

空肠弯曲菌能水解马尿酸，而其他种别则不能。这是确定空肠弯曲菌的重要特性。利用另外一些生物化学特性、表型特征及对一些抗菌药物的敏感性可以对这些细菌进行鉴别。弯曲菌有侵袭力，有内毒素，也分泌一些外毒素如肠毒素等。

二、流行病学

（一）传染源　弯曲菌感染来源主要是动物，在家禽、家畜粪便中有大量细菌，而且各种动物的带菌率均很高，如牛的带菌率为43%，家禽为91%，猪为88%，犬为49%，猫为53%。在外环境中此菌也广泛存在，如53%的河水样本可检出弯曲菌。患者作为传染源的可能性是存在的，因患者从粪便大量排出细菌，但家庭续发病例不多。

（二）传播途径　弯曲菌感染的传播途径，在发达国家主要通过肉制品和牛奶而感染，所以弯曲菌引起的食物中毒逐渐增多。在发展中国家主要是通过污染的手或动物及患者粪便污染食物和水而传播。可以认为本病是经粪-口传播，人-人传播也有可能，偶尔在托幼机构中流行，但一个家庭两个以上患病者少见。

(三)易感人群　人类对本病普遍易感,各年龄组均可患病。但在发达国家有两个年龄高峰,即5岁以下及21~30岁年龄组。在发展中国家则随年龄增长,患病率逐渐减少。这种差别可能与接触本菌机会的多少以及人体免疫力的增长状况有关。患者病后可产生一定的免疫力,血液中抗体效价增高。本病全年均可发病,以春末及秋季较多见。

三、发病机制与病理改变

日前普遍认为侵袭力是决定弯曲菌在肠道致病的主要因素,该菌进入肠道后在微氧环境中大量繁殖,侵犯空肠、回肠及结肠,侵袭肠黏膜造成肠黏膜非特异性炎症。也有人认为有些菌株产生内、外毒素能引起肠腔内液体分泌增加致腹泻。总的来说,弯曲菌引起人类肠炎的机理尚未完全阐述清楚,有待今后进一步研究。

弯曲菌肠炎受累的部位有空肠、回肠及结肠,其病理表现主要是急性溃疡性肠炎,肉眼检查可见弥漫性充血、水肿、渗出性及溃疡性改变。直肠活检标本上可见中性粒细胞、单核细胞和嗜酸性粒细胞浸润。

四、临床表现

潜伏期平均3~5 d,暴发流行时潜伏期短至数小时。临床起病急,出现发热、恶心、呕吐、腹痛、腹泻等症状,里急后重少见,轻症大便呈水样,重症排脓、血、黏液便,排便每天2~20次,病程数日至数周不等,一般7~14 d,但20%患者可复发或病程延长。该病也可引起肠道外感染如败血症、心内膜炎等,多见于免疫力低下者及中老年患者。文献中有中毒性巨结肠、假膜性肠炎及下部肠道大出血等严重病例的报告,也有小儿及年轻人肠系膜淋巴结炎、急性阑尾炎的报告,个别患者可伴有伤寒症状或类似脑膜炎症状。高热严重的幼儿患者可出现惊厥。弯曲菌还可导致泌尿系感染、胆囊炎或反应性关节炎。个别衰弱或老年患者可死亡。

近年来文献中经常报告在弯曲菌肠炎后可发生格林-巴利综合征(Guillain-Barre syndrome,GBS)。GBS发生于多种感染之后,血清学证明弯曲菌感染是其中最多、最突出的原因。现已证明空肠弯曲菌的某些血清型与GBS有关,可在腹泻开始5~15日内出现GBS,而这种 GBS 较一般 GBS 的病情重、后遗症多、病死率高。GBS 患者中多有腹泻，在一些 GBS 患者粪便中可分离到弯曲菌。发生 GBS 的机制尚不甚清楚，但普遍认为，某种血清型的弯曲菌与神经系统的髓素蛋白(myelin protein)有相同或相似的抗原性。弯曲菌感染后血清中产生大量抗体，可作用于神经系统的髓素蛋白，通过免疫反应导致脱髓鞘改变而出现 GBS。

五、实验室检查

(一)血象　血象提示白细胞轻、中度增多，中性粒细胞增多。

(二)粪便检查　粪便涂片染色是简易的早期诊断方法，可见到弯曲菌特征性运动，即螺旋状运动，该方法特异性及灵敏度较高。

(三)病原学检查　细菌培养，此乃是目前最主要的诊断方法。取新鲜粪便标本(或肛拭子)插入 Carry-Blair 运送培养基或碱性蛋白胨水，在 24 h 内直接或经增菌后接种于有抗生素(万古霉素 6 mg/L，多粘菌素 B 2 500 U/L，甲氧苄啶 5 mg/L，二性霉素 B 2 mg/L)硫乙醇酸钠培养基，置 43℃、微氧(5%～10%)、高 CO_2(3%～10%)条件下培养 45 h。菌落直径 3～5 mm，单个生长或融合成片，灰白，湿润，微溶血。见到上述可疑菌落时作涂片染色或作暗视野显微镜检查，细菌革兰氏染色阴性，氧化酶试验阳性，触酶试验阳性，即可初步确定为弯曲菌。提纯作生化试验和细菌药物敏感试验，以进一步确定细菌种别。患者高热时可做血培养，取静脉血 5 mL，接种于布鲁肉汤。培养条件同上。

(四)免疫学检查　弯曲菌感染患者血清中有效价较高的特异抗体，可制备试剂用试管凝集法、间接荧光法、酶联吸附法或被动血凝法等测定。

六、诊断

流行季节急起发热、恶心、呕吐、腹痛、腹泻，大便水样或脓、血、黏液便，新鲜粪便涂片染色可见急速运动的弯曲菌可初步诊断。确诊有赖于粪便细菌培养和血清学诊断。

七、治疗

患者大多能自愈，也有治疗不当或未治疗者可长期排菌。一般治疗、补液及对症治疗同大肠埃希菌肠炎，应注意脱水的纠正。病原学治疗应选择敏感药物,能迅速控制腹泻、终止排菌。首选口服红霉素,成人0.8~1.2 g/d,分3~4次口服;小儿25~40 mg/(kg·d);疗程5~7 d,重症患者可延长至21 d。还可选用呋喃唑酮成人0.6~0.8 g/d;庆大霉素成人24万U/d,分3次口服。疗程均为5~7 d。败血症时可选用氨基糖苷类抗生素。心内膜炎时可选用氟喹诺酮类药。

八、预防

(一)消化道隔离患者　对患者排泄物、所用物品进行消毒,接触患者后及时洗手,患者恢复后或使用红霉素48 h后可解除隔离。

(二)动物预防　玩赏动物(如猫、狗等)可以是感染的来源,对此类动物可给予预防性投药(如红霉素等)。

(三)家禽、家畜预防　有带菌和排菌可能,切断传播途径是预防工作的首要任务。养成饭前便后洗手的良好卫生习惯,特别是接触家畜和家禽以后要进行洗手。

(四)疫苗　引起腹泻的弯曲菌种类较多,互相之间无交叉免疫,开发疫苗较困难,故目前尚无疫苗用于预防。

(胡东胜)

第四节　耶尔森菌肠炎

耶尔森菌肠炎主要由小肠结肠炎耶尔森菌(Yersinia enterocolitica,YE)引起的一种人与畜共患的自然疫源性疾病及地方性动物病。耶尔森菌为动物肠道寄生菌,目前已证实它在人、动物及环境中分布较广泛。本菌在外界环境(河水、井水、蒸馏水)中不仅可长期生存,而且可以繁殖。本菌有嗜冷性,食品一旦被污染,在冷藏中仍能继续繁殖,故该病冬季多发。现代文明的“电冰箱肠炎”的致病菌,就是耶尔森菌。近几年发病率呈升高趋势。在感染耶尔森菌的患者中,约2/3以急性胃肠炎、小肠结肠炎为主,约1/3以败血症为主,伴随肝脓肿。部分病例有慢性化趋向。所以目前把感染耶尔森菌统称为耶尔森菌病。

一、病原学

YE 为肠杆菌科(Enterobacteriaceae)中的一个属,有三个种:鼠疫耶尔森菌(Y. pestis)、假结核性耶尔森菌(Y. pseudotuberculosis)和小肠结肠炎耶尔森菌(Y. enteroclitica)。其中小肠结肠炎耶尔森菌和假结核性耶尔森菌已确定是食源性传染病原体。而鼠疫耶尔森菌(鼠疫病原菌)引起黑疸病,不通过食品传播。本菌引起自然疫源性疾病,广泛分布在不同地理区域,家畜、家禽、蛙和蜗牛等冷血动物排泄物中常带有此菌。在牛奶、奶制品、蛋制品、肉类及水产品等食品中可检测分离出耶尔森菌。

YE 为革兰阴性杆菌或球杆菌,需氧或兼性厌氧菌,为嗜寒性菌,具有鞭毛、菌毛,不形成芽孢和荚膜。在普通琼脂培养基上易于生长,在2℃~40℃和含胆盐或含胆酸盐培养基上亦能生长。但在适宜的温度(25℃~30℃)下培养才能表现出 YE 的生物学特性,如动力、生化反应等。

YE 的菌体抗原(O)有50 多个型,鞭毛抗原(H)约有20 种,菌毛抗原有3 型。近年来用 DNA 杂交技术、PCR 技术可检测出更细微差别的种间抗原,从单靠形态、生化特性分类已转为分子遗传学分类。

二、流行病学

(一)传染源　患者和健康带菌者,患病及带菌的动物可作为传染源,其中以猪为主要传染源。

(二)传播途径　经消化道传播。耶尔森菌流行区域广泛,遍及世界各地。

(三)易感人群　人群普遍易感,发病年龄较广,各年龄组均可发病,1~4 岁小儿发病率高,男女发病率相似。多为散发,亦可暴发流行。全年均可发病,以秋、冬、春季较多。

三、发病机制与病理改变

YE 和假结核耶尔森菌均为细胞内寄生菌,可侵入巨噬细胞,并在淋巴组织中长期存活和生长,以及扩散到其他淋巴组织。YE 引起腹泻的主要机制有:

1. 寄居的细菌黏附于小肠,并产生一种肠毒素促进水和电解质分泌,引起腹泻,无黏膜病变。

2. 一种细胞毒素在小肠和大肠引起组织病变。

3. 细菌侵犯和损伤结肠，并产生伴有血、脓和黏液的痢疾样大便。

YE 至少通过其中两个机制引起腹泻。小肠结肠炎耶尔森菌侵袭力较强，在本菌属中最易引起人类疾病。

小肠结肠炎耶尔森菌常黏附于回肠下端、盲肠、结肠黏膜上皮细胞上，继而侵袭到固有层生长繁殖并引起炎症，形成回肠末端黏膜浅表溃疡，伴集合淋巴结坏死和肠系膜淋巴结肿大。

该菌还可产生耐热性肠毒素，与黏膜上皮细胞上的受体结合后，激活鸟苷酸环化酶使胞浆内的三磷酸鸟苷（GTP）脱去二个磷酸，变成环磷酸鸟苷（cGMP）。cGMP 在细胞内积聚可使肠液分泌增加，并抑制上皮细胞对 Na^+ 和水的吸收，导致腹泻。

在机体抵抗力低下时该菌可进入血流，引起败血症和迁徙性脓肿。

此外，小肠结肠炎耶尔森菌感染后 1 ~ 2 周还可发生自身免疫性损害。

四、临床表现及分型

潜伏期 4 ~ 10 d。耶尔森菌感染可引起多种临床类型。小肠结肠炎是最常见的疾病。

（一）小肠结肠炎　约 2/3 的耶尔森菌病表现为小肠结肠炎，5 岁以上小儿及成年人均可患病。一般经一周左右的潜伏期后突然发热，腹痛和腹泻，水样稀便，可带黏液，偶见脓血，少数病儿有呕吐。外周血白细胞增多。腹痛可以与急性阑尾炎相似。一般肠炎病例为自限性，发热和腹泻数日后可自愈，也可达 1 ~ 2 周，个别可长达 3 个月，甚至进展成慢性特发性炎症性肠炎或慢性结肠炎。

（二）末端回肠炎　多为老人，病变以末端回肠、阑尾和肠系膜淋巴结的炎症为主。此型多见于年长小儿和青年。临床特点是突然发热、右下腹痛或压痛，腹痛可表现为绞痛，外周血白细胞增多，可伴有或无腹泻，偶可发生肠出血和肠穿孔。无腹泻者临床上容易误诊为急性阑尾炎。

（三）肠外表现　败血症多为老人，或有糖尿病、慢性肾衰、肝硬化、贫血和免疫抑制状态等基础疾患，机体抗感染免疫力低下是继发败血症的主要原因。临床表现类似败血症沙门菌感染，持续高热，肝脾肿大，头痛，腹痛，但不一定伴有腹泻。外周血白细胞常增多，血沉加快，C 反应蛋白阳性。近年来有报告指出，婴幼儿感染小肠结肠炎耶尔森菌时较易发生败血症，可无发热或低热，因继发蛋白渗漏性肠病而发育不良。此外，还可表现为关节炎、腹腔脓肿、肝脓肿、肺脓肿及脑膜炎等。败血症、脑膜炎患者尽管较少见，但病死率较高。

（四）变态反应性病变　有报告 10%～20% 小肠结肠炎成人病例可继发关节炎。常在急性腹泻数日后出现膝、踝、趾、指及腕等数个关节的疼痛，甚至肿胀，约经 2～14 d 炎症达高峰，此后逐步消退，2/3 的病例在 1 个月后消退，其余可持续数月之久。此外，可见皮肤结节红斑或多形红斑，发生在女性较多，亦可并发虹膜睫状体炎、脉络膜炎、动脉炎、心肌炎、甲状腺炎、Reiter 综合征、溶血性贫血和肾小球肾炎等。

五、诊断

（一）凡进食可疑被污染的食物或水，有与感染动物接触史，临床上出现上述症状的病例应考虑耶尔森菌肠炎的可能性，应尽早做病原学或血清学检查。

（二）外周血中白细胞及中性粒细胞增多，血沉加快，大便镜检有白细胞、红细胞。

（三）病原学诊断　从炎症部位采取标本，如大便、血液、咽部渗出物、脓液及脑脊液等，均可分离出耶尔森菌而确立诊断。由于培养困难，近年来已建立 PCR 检测本菌核酸，协助诊断。

六、治疗

耶尔森菌感染的治疗首先是抗菌治疗，其疗效取决于抗菌药物选用的及时性（不应晚于病后 5～7 d）、病原菌对其敏感性以及疗程（不应少于 10 d）。但病情严重特别是肠道外感染者或败血症患者在抗菌药物治疗的同时，还应予以一般支持疗法。在应用抗菌药物治疗时期，应禁止使用各种类型铁制剂。有局部化脓性病灶者应行引流术。

某些菌株对青霉素、甲氧西林、林可霉素、第一代头孢菌素、红霉素及氨苄西林耐药。临床上宜选用阿米卡星、氟喹诺酮类药、氨基糖苷类药物或第三代头孢菌素。防止急性耶尔森菌感染转变为慢性和免疫障碍而导致多种器官长期损害是目前尚未解决的问题。考虑到本病的主要免疫障碍过程是在过敏反应的基础上发生的,因而在综合治疗中应采用脱敏剂(苯海拉明、异丙嗪等)。

耶尔森感染恢复期的特点是自主神经功能紊乱,在对症治疗的同时心理疗法也可获得良好疗效,本病病死率的高低取决于原发病的轻重,总的病死率可达34%~50%,本病败血症病死率达60%。

七、预防

控制耶氏菌的关键因素包括适当的蒸煮或巴氏灭菌,适宜的食品处理以防止二次污染。进行水处理、合理使用消毒剂等控制措施。预防本病方法之一是避免应用铁剂。

(胡东盛)

第五节 急性出血坏死性肠炎

急性出血坏死性肠炎(acutehemorrhagic necrotizing enteritis)是以小肠广泛出血坏死为特征的急性炎症。病理改变主要是肠壁小动脉内壁纤维蛋白沉着、血栓及坏死,甚至可引起肠穿孔。临床主要表现为腹痛、腹泻、便血、呕吐及发热等,严重者可有休克、肠麻痹等中毒症状及肠穿孔等并发症。病因至今尚未清楚,一般认为与营养不良、饮食不当、变态反应及肠道病原体感染有关。多数人认为与产生β毒素的 Welchii 杆菌(C 型产气荚膜杆菌)关系密切。

一、病原学

急性出血坏死性肠炎是与产生β毒素的 Welchii 杆菌(C 型产气荚膜杆菌)感染有联系的急性肠炎。Welchii 杆菌为革兰阳性杆菌,有荚膜,厌氧。广泛存在于自然界中,包括人及动物的肠道内,为肠道内正常菌群,分 A、B、C、D、E 五型。一般不致病,在缺血坏死所致的无氧的环境中,可以大量繁殖而产生β毒素,属于蛋白外毒素,该毒素可干扰肠绒毛的正常功能。

二、流行病学

本病发病呈散发性,于第二次世界大战后的德国和 20 世纪 60

年代的巴布亚新几内亚曾有两次较大的暴发，在我国许多省份均有该病的报告。农村的发病数显著多于城市。小儿和青少年较成人多见，男性多于女性。该病在全年均可发生，尤以夏秋季多发。

三、发病机制

病因至今尚不清楚，可能与感染、营养不良、饮食不当、变态反应及肠黏膜缺血等因素有关。

Welchii 杆菌产生的 β 毒素为蛋白质外毒素，可干扰肠黏膜的屏障作用，影响肠道的清洗作用，是病原体得以附着在黏膜上而致病。主食缺乏蛋白质，或长期营养不良导致机体抵抗力下降，均可使胰液分泌及蛋白分解酶减少。当食入被 Welchii 杆菌污染或已经变质的食物后，由于蛋白分解酶减少，不能分解破坏蛋白外毒素，使细菌在肠内得以定居，产生蛋白外毒素引起肠黏膜的坏死性病变。

饮食习惯的突然改变易破坏肠内生态平衡，有利于 Welchii 杆菌的繁殖。长期低蛋白饮食及以甘薯为主食，肠内胰蛋白酶抑制因子大量存在，促使蛋白外毒素破坏减少。

变态反应亦是急性出血性坏死性肠炎的原因之一，由于肠黏膜对细菌及其毒素过于敏感，细菌引起机体变态反应导致肠黏膜微循环障碍，引起肠黏膜出血、坏死、小血管纤维素样变性及坏死。

亦有人强调蛔虫及其毒素为该病的致病因素。

四、病理改变

主要病理改变是小肠壁小动脉内类纤维蛋白沉着，形成血栓而致小肠出血、坏死。病变主要累及空肠及回肠，呈节段性，少数累及全胃肠道。细菌首先侵犯肠黏膜，随病情进展逐渐延伸至黏膜肌层，甚至浆膜层，使受累肠壁充血、水肿、增厚、变硬，肠管积气、扩张，严重者发生溃疡、穿孔。显微镜下病变黏膜呈深浅不一的坏死改变，轻者肠绒毛充血变粗，顶端呈上皮凝固性坏死，重者黏膜层充血水肿，平滑肌肿胀、断裂、玻璃样变性、坏死。血管壁纤维素样坏死，血管内形成血栓。肠壁肌层神经丛有细胞营养不良改变。除肠道病变外，尚可有肠系膜局部淋巴结肿大、肝脂肪变性、间质性肺炎等肠外病理改变。

五、临床表现及分型

本病起病急，病情严重程度不一，临床表现复杂多样。

（一）病史　急性起病，发病前常有进食不洁史。暴饮暴食，营养不良、过度疲劳常为诱因。

（二）症状

1. 腹痛：腹痛为常见的最早出现的症状，突起脐周或中上腹阵发性绞痛，逐渐加剧并转为持续性全腹痛。

2. 腹泻与便血：多于起病时或腹痛发生后即开始腹泻。数次或数十次不定，无里急后重。开始粪便呈糊状，逐渐转为稀水样，呈蛋花汤样，不久即为血性，其中混有灰白色腐肉样坏死物，具有难闻的腥臭味。

3. 恶心呕吐：多伴随腹痛及腹泻发生，呕吐物为黄水样、咖啡样，甚至呕吐胆汁。

4. 感染中毒症状：起病后即可出现发热，一般为低热或中等热，体温在38℃～39℃，重症者高热达39℃以上。持续4～7天渐退。同时可出现精神萎靡、烦躁不安，严重者甚至出现中毒性休克表现，如心率加快、血压下降、四肢厥冷、面色灰白、皮肤出现暗紫花纹等。

（三）体征　相对少见，可有腹部饱胀、肠形，扪及包块。早期脐周及中上腹部明显压痛，以后发展到全腹压痛并可有肌紧张。早期肠鸣音亢进，随病情发展转为减弱或消失。

（四）临床分型

1. 胃肠炎型：临床有恶心、呕吐、腹痛、腹泻，大便水样或呈糊状、黄绿色，见于本病早期，程度轻。

2. 腹膜炎型：受累肠壁坏死或穿孔，腹腔内有血性渗出液，出现明显腹痛、恶心、呕吐、腹胀及急性腹膜炎表现，较为常见。

3. 肠梗阻型：出现肠梗阻征象，如腹痛、腹胀、频繁呕吐，肠鸣音减弱或消失，排便排气停止，可有肠形，腹部X线片可见多个液平面。

4. 肠出血型：临床表现以便血为主，呈血水样或暗红色，伴有明显贫血。

5. 毒血症型：临床表现以全身症状为主，出现高热、寒战、嗜睡、血压下降、休克等表现，病死率高。

六、实验室检查

（一）血象　白细胞、中性粒细胞明显升高，大多为 $15\times10^9/L$ 以上，并有核左移及中毒颗粒，嗜酸性粒细胞下降或消失。红细胞、血红蛋白不同程度下降。

（二）便常规检查　外观呈暗红色或鲜红色，或便潜血试验强阳性。镜下可见大量红、白细胞，甚至脓细胞。

（三）血液生化检查　中、重度患者有不同程度电解质紊乱、酸碱平衡失调，如低钠、低钾、低氯、代谢性酸中毒等。

（四）病原学检查　粪便培养可发现致病菌。

（五）影像学检查　早期可无特征性 X 线表现，需动态观察，可见小肠充气、扩张，黏膜皱襞模糊、粗糙。腹部平片可见大小不等的液气平面。坏死肠袢部位可见不规则的致密阴影。腹膜炎时出现腹腔液性暗区。肠穿孔时可见膈下游离气体。

（六）腹腔镜检查　轻症者可考虑作腹腔镜检查，可见肠管充血、水肿、出血，肠壁粗糙、坏死、粘连等。

七、诊断与鉴别诊断

诊断主要依据病史、临床症状及体征。若有不洁饮食史，突发腹痛、腹泻、便血，伴有发热及全身中毒症状，应考虑本病。结合便常规、便培养及腹部 X 线检查有助于诊断本病。

临床上误诊的主要原因是对本病缺乏认识，应注意与急性胃肠炎、Crohn 病、溃疡性结肠炎、中毒性菌痢、机械性肠梗阻、过敏性紫癜等疾病相鉴别。

八、治疗

在未出现休克、肠梗阻或腹膜炎等严重并发症时，治疗目的在于加强全身支持疗法，控制感染，纠正水、电解质和酸碱平衡失调，改善中毒症状，防止休克或肠穿孔等并发症的发生。必要时需行手术治疗。

（一）一般治疗　禁食，嘱患者卧床休息，腹胀严重者行胃肠减压以缓解症状。便血及发热期间应完全禁食，直至呕吐停止，便血减少，腹痛减轻时方可进易消化、无刺激性的流质饮食，逐渐过渡到半流食、软食乃至正常饮食。禁食期间应给予肠外营养。腹痛时可给予解痉剂。

（二）纠正水、电解质、酸碱平衡紊乱治疗　由于吐泻、进食少，容易发生脱水、电解质紊乱（如缺钾、缺钠等）和酸中毒，因此，应根据病情合理确定输液总量和成分，小儿每天补液量约 80 ~ 100 mL/kg，成人2 000 ~ 3 000 mL/d，其中5%或10%葡萄糖液约占2/3 ~ 3/4，生理盐水约占1/3 ~ 1/4，适当加入0.5%的碳酸氢钠溶液以纠正酸中毒，在有尿的情况下，加适量氯化钾。

（三）抗菌治疗　可控制肠道内细菌，防止继发感染，多选用两种广谱抗菌药物联合应用，疗程10 ~ 15 d，常用的有氨苄西林、甲硝唑、庆大霉素、阿米卡星、头孢拉定等。

（四）防治中毒性休克　迅速补充有效血循环血容量，除补充晶体液外，应适当输血浆、新鲜全血或人血白蛋白等胶体液。血压恢复不满意者，可配合血管活性药物治疗。酸中毒者，可静滴5%碳酸氢钠液予以纠正。肾上腺皮质激素在早期可抑制变态反应，改善和提高机体应激能力，减轻中毒症状。成人：地塞米松 5 ~ 10 mg/d 或氢化可的松200 ~ 300 mg/d；小儿：地塞米松 1 ~ 2.5 mg/kg 或氢化可的松4 ~ 8 mg/kg。由于肾上腺皮质激素也有加重出血和促进肠穿孔发生的危险，故疗程3 ~ 5 d为宜。

（五）对症治疗　出现高热、烦躁患者，可予以吸氧、退热药及镇静药物治疗。出血者可加用巴曲酶（立止血）、酚磺乙胺（止血敏）等药物。

（六）抗毒血清治疗　国外应用 Welchii 杆菌抗毒血清治疗本病获得较好疗效，用量为4.2万 ~ 8.5万 U，静脉注射。

（七）手术治疗　手术治疗的指征：①肠坏死、肠穿孔所致的严重腹膜炎；②反复大量消化道出血经内科治疗无止血趋势者；③肠梗阻；④不能排除其他外科急腹症者。

九、预后

早期诊断、及时合理治疗预后较好。重症出现肠穿孔、脓毒症及出血者预后较差。

十、预防

由于本病与机体的营养状况、饮食习惯及不洁饮食关系密切，故应建立合理的饮食习惯，保证机体良好的营养，注意饮食卫生，避免不洁饮食对本病的预防是非常重要的。

（胡东胜）

第六节　轮状病毒肠炎

轮状病毒（rotavirus）可引起急性胃肠炎，在腹泻患者粪便中可检出病毒，恢复期粪便病毒消失，并有相应抗体反应。小肠为主要感染部位，故临床症状以吐、泄水样物为特点。

一、病原学

轮状病毒为 RNA 病毒，属呼肠病毒科，广泛存在于世界各地并可感染各种哺乳类动物。各种不同的轮状病毒，其 RNA 电泳图像不相同，因而可以作为鉴别方法之一。核心外围为 20 nm 双层衣壳，内层衣壳的壳微粒体向外层呈放射性辐条状排列，类似车轮故称之为轮状病毒。外层衣壳的多肽构成种特异性抗原，人和动物者无交叉反应。内层衣壳多肽（VP4 和 VP7）则构成组特异性抗原，据此已初步将轮状病毒分为 A、B、C、D、E、F 及 G 组，均可感染动物引起腹泻。只有 A、B、C 组对人有致病力。

A 组轮状病毒是 1973 年 Bishop 首先从腹泻患儿十二指肠上皮细胞中发现的。外层衣壳多肽抗原与动物的不同。内层衣壳多肽抗原只与 A 组轮状病毒抗体起反应，其 VP7 多肽已有 14 个血清型，以 G1、G2、G3 及 G4 最为多见。

B 组轮状病毒是我国病毒学家洪涛等首先发现的。1982 ~ 1983 年，他们在我国锦州和兰州暴发流行的急性胃肠炎患者粪便中找到了病毒颗粒，形态与 A 组轮状病毒完全一样，但抗原性却完全不同。由于患者多为成年人，故命名为成人腹泻轮状病毒（adult diarrhea rotavirus，ADRV），经国内外学者进一步研究，确定 ADRV 为 B 组轮状病毒。

C 组轮状病毒的抗原性、RNA 电泳图像均与 A 组和 B 组不同。已被认为系引起急性胃肠炎的重要病原。

轮状病毒在外界环境中比较稳定。在室温中可存 7 个月，耐酸，不被胃酸破坏。-20℃可长期保存。在有硫酸镁存在的情况下 50℃不被灭活。

感染后不论是否出现症状，均可产生抗体。IgM 抗体在病后 2～3 日即可产生，持续 4～5 周后消失。IgG 抗体晚数日产生，持续时间较长，有无保护作用目前尚无定论。小肠局部产生的 IgA 抗体有抵抗病毒作用，但持续时间较短，故患病之后还可再感染。再感染时症状多较轻。

二、流行病学

（一）A 组轮状病毒感染遍及全世界。据 WHO 统计腹泻患儿中 11%～71%（平均 33%）为 A 组轮状病毒引起。6 个月～2 岁易感性最高，4 岁时大多数已受感染。

传染源为患者和带毒者。症状出现前 1 d 粪便开始排毒，病期 3～4 d 时为排毒高峰期，每毫升排出量可达 10^{10}～10^{12}病毒颗粒，易感儿只要 10 个病毒即可受染。大多数在病后 1 周排毒停止，少数可排毒 2 周。

粪-口传播为主要途径，托幼单位常有水型及食物型暴发流行。接触传播也广泛存在，家庭密切接触者可有 30% 以上的续发感染率。此外，呼吸道传播的可能性亦不能除外。大龄小儿、成年人特别是老年人免疫力不足时也可感染。流行季节各国不尽相同，我国多发于冬季及春天夏初。

（二）B 组轮状病毒的感染，目前主要在我国，1982 年底到 1983 年初，兰州和锦州暴发了水型大流行，主要患者为青壮年。其后在广西、内蒙古、湖南、山东、河北、黑龙江、安徽、贵州、福建和辽宁等省、自治区先后发生过较大流行。

（三）C 组轮状病毒胃肠炎报道较少。英国和日本及我国的湖南曾有流行，澳大利亚、巴西、芬兰及我国的福建、大连等处有散发病例，多侵袭小儿。

三、发病机制与病理改变

轮状病毒主要侵犯十二指肠和空肠。病毒可在上皮细胞胞浆中复制，使绒毛变短变钝，细胞变形，出现空泡继而坏死，使小肠失去了消化、吸收蔗糖、乳糖的功能。糖类滞留于肠腔引起渗透压增高,从而吸引体液进入肠道,导致腹泻和呕吐。乳糖下降到结肠被细菌分解后,进一步增高了渗透压使症状加重。大量的吐、泄丢失水和电解质,导致脱水、酸中毒和电解质紊乱。临床症状的轻重和小肠病变轻重一致。病期 7 ~8 d 后小肠病变可恢复。

四、临床表现

A 组轮状病毒主要侵袭婴幼儿,潜伏期 2 ~3 d。起病较急,呕吐、腹泻,日十余次至数十次,水样便或黄绿色稀便,有酸臭味。患者低或中度发热,高热者少,常有轻度腹痛、肌痛及头痛等。部分患儿出现流涕、轻咳等症状。发热及呕吐 2 d 后消失,但腹泻可持续 3 ~5 d 或1 周,少数可达 2 周。呕吐、腹泻严重者可出现脱水、酸中毒和电解质紊乱。

B 组轮状病毒感染多为成人,潜伏期 3 d 左右,突然出现严重腹泻,大量水样便,伴有呕吐、腹痛、恶心、腹胀、肠鸣、乏力等,发热者很少。多数病程 5 ~6 d 后缓解,少数持续到 2 周左右。

C 组病毒也主要侵袭小儿,症状有发热、腹痛、腹泻、恶心、呕吐等。潜伏期 24 h 左右,病程 2 ~3 d。

五、诊断与鉴别诊断

冬春季节发现吐、泄水样物的患者,小儿应考虑 A 组轮状病毒,成人应考虑到 B 组轮状病毒感染的可能。确诊及鉴别诊断主要依靠病原学检查:

(一)电镜或免疫电镜,从粪便检查病毒颗粒;

(二)检查粪便中病毒抗原,用补体结合、ELISA 法、免疫斑点技术、葡萄球菌 A 蛋白协同凝集等方法,可检测出患者粪便中的轮状病毒特异性抗原;

(三)查病毒核酸,患者的粪便标本提取 RNA 后在聚丙烯酰胺凝胶(PAGE)上电泳,轮状病毒 RNA 有 11 个片段,A、B、C 组轮状病毒各不相同,可依据电泳图像鉴别并确定其组别。此外可用斑点杂交及 PCR 扩增法检查吐、泻物标本中的病毒核酸。

六、治疗

本病尚无特效抗病毒治疗,以对症处理为主。轻症者给予口服补液即可。脱水严重者应予以静脉补液，同时纠正酸中毒和电解质紊乱，特别注意补钾。脱水、酸中毒和电解质失衡是导致患者死亡的原因。思密达(smecta)治疗可改善症状。

七、预防

应重视饮食、饮水、个人卫生及粪便管理。有效的预防措施为自动免疫，口服多价减毒活疫苗可能取得良效，但仍在试用阶段。母乳中含有一定量的IgA，故母乳喂养的小儿可得到一定保护。

（胡东胜）

第七节 诺瓦克病毒性胃肠炎

诺瓦克病毒(norwalk virus)系1968年在美国俄亥俄州诺瓦克市的一所小学暴发急性胃肠炎时在电镜下粪便中发现，因而命名诺瓦克病毒。该病毒颗粒可与诺瓦克市胃肠炎患者及志愿感染者恢复期血清起反应，从而证实该病毒是引起急性胃肠炎的病原。

一、病原学

从发现诺瓦克病毒以后，又陆续发现一些诺瓦克样病毒与急性胃肠炎有关，如蒙哥马利县病毒、雪山病毒、夏威夷病毒、马林病毒、札幌病毒等，均以暴发地方命名，统称为诺瓦克病毒组，它们的血清型不全，诺瓦克病毒系该组病毒中最早被发现的原型病毒株，为单股RNA结构。根据其RNA基因组序列和结构被归纳为环杯病毒科。

诺瓦克病毒对外界环境具有一定的抵抗力，对多种消毒剂如酒精、季胺有一定的抵抗力，并可耐受普通饮用水中3.75~6.25 mg/L的氯离子浓度(游离氯0.5~1.0 mg/L)。彻底消灭环境中的诺瓦克病毒是比较困难的。但在10 mg/L的高浓度氯离子(处理污水采用的氯离子浓度)存在时，可将诺瓦克病毒灭活。

二、流行病学

(一)传染源　患者及病毒携带者。人感染后的带毒时间一般为100小时左右，但也可在症状消失后长达3周，甚至更长。

（二）传染途径　诺瓦克病毒通常存在于牡蛎等贝类中，当食入受污染的贝类而感染。其次与患者密切接触可能被感染。呕吐物在空气中形成气溶胶，可经呼吸道感染。

（三）易感人群　婴儿、小儿、成年人均易感。

（四）季节分布　无明显季节性，但冬季发病较多。

（五）病毒感染多发的原因　所需病毒量低，10～100 个病毒即可造成人感染。人感染后排病毒时间长，病毒不易被彻底消毒杀死，感染途径较多，包括粪-口、接触、呼吸等。易感人群不受年龄限制，感染后又不能获得长期免疫力。

三、病理改变

患者小肠黏膜绒毛增宽变短，腺管增生，正常柱状细胞变为立方细胞，固有层含多形核白细胞。对脂肪、乳糖及木糖吸收不良。小肠刷状缘的各种酶，如碱性磷酸酶、蔗糖酶、海藻糖酶等，均受抑制，空肠腺苷酸环化酶活性未升高。患者可有碳水化合物、木糖及乳糖缺少和一过性脂肪泄。

四、临床表现

潜伏期约为 12～48 h，平均 24 h。病程短者 4 h，长达 77 h，绝大多数 24～72 h。

主要临床表现为呕吐或腹泻，或两者均有，一天可呕吐数次，大便一天 5～10 次不等，色黄水样或蛋花汤样，无腥臭味，常伴腹痛、发热、头痛、寒战、肌肉痛和咽痛。小儿发热呕吐较腹泻常见，成人则腹泻呕吐常见，病程很少超过 4 d，1 岁以下小儿或 80 岁高龄老人病程要长。

五、实验室检查

（一）免疫电镜（IEM）　将患者粪便悬液与其恢复期血清（1∶5）孵育 1 h，35 000 g 离心 90 min，沉淀物用蒸馏水重悬，并用磷酸负染，电镜下即可见病毒颗粒。

（二）放射免疫试验（RIA）和酶联免疫试验（ELISA）　检测诺瓦克病毒的可溶性抗原，另外还可测定诺瓦克病毒的抗体。

（三）反转录聚合酶链反应法（RT-PCR）　可检测粪便中和牡蛎中诺瓦克病毒，但灵敏度不及 ELISA 法，可能与粪便中诺瓦克病毒的可溶性抗原量高有关。

六、诊断与鉴别诊断

诺瓦克病毒性胃炎与诺瓦克病毒组中其他成员可引起的胃肠炎难以从临床上区别,可利用流行病学资料、临床表现,从患者粪便和呕吐物中找到病毒颗粒,也可采用ELISA法或RIA法检测粪便中的诺瓦克病毒抗原和血清中的IgM抗体,也可采用反转录PCR或荧光定量PCR检测技术协助诊断。总结如下几点可作为诺瓦克病毒组成员引起胃肠炎暴发的诊断参考:①未检测到细菌或寄生虫病原;②呕吐表现者达50%以上;③平均病程24~72 h。

七、治疗

多为自限性疾病,无并发症,不需住院治疗。呕吐、腹泻次数多者可口服补液和等渗电解质补充。

八、预防

目前尚无疫苗,预防感染以保护易感人群、切断传播途径最为重要。由于本病毒传染性强,有效洗手及对污染物处理和消毒,可减少家庭及单位内传播,注意食品卫生和饮水消毒都很必要。

(张迈仑)

第八节　副溶血弧菌食物中毒

副溶血弧菌(Vibrio parahaemoly ticus)食物中毒是由副溶血弧菌引起,以往称为嗜盐菌(helophilic bacleua)食物中毒。但嗜盐菌并非都是副溶血弧菌。患者多有食用海产食物史,夏、秋季多集体发病。临床特点腹泻、腹痛、呕吐和发热,易误诊为菌痢或肠炎。

一、病原学

(一)形态　副溶血弧菌1966年由国际卫生机构正式命名,属弧菌科弧菌属,革兰染色阴性,镜下常呈球杆状、弧状及棒状。无芽孢,有一根端极鞭毛,运动活跃如穿梭。

(二)发育条件　本菌特别嗜盐,在含3%~4%食盐培养基发育良好,在无盐培养基上不能生长,酸性环境下不利其生长,海水中存活 47 d 以上,置冰箱中可活 10 多 d,淡水中存活不过 2 d。

(三)抵抗力　在 1% 醋酸中 1 min 即死亡,56℃时 30 min 灭活。对常用消毒剂如酒精、苯酚、来苏水都很敏感,1 min 即死亡。对氯霉素、呋喃唑酮、四环素及喹诺酮类均敏感,对青霉素和磺胺类耐药。

(四)抗原结构　含有菌体抗原(O),耐热,具群特异性。鞭毛抗原(H),各菌株相同,无分型作用。表面抗原(K)系荚膜多糖抗原,可阻止活菌与同种抗 O 血清凝剂,它具有型特异性。

目前认为本菌产生的耐热性溶血毒素(TDH)是其重要的毒力因子,50 μg 时可致乳鼠腹泻并很快死亡,故 TDH 与副溶血弧菌的腹泻等症状可能有关。

二、流行病学

1950 年 10 月在日本大阪从食用沙丁鱼所致食物中毒死者腹内及沙丁鱼分离出本病原体,此后世界许多国家陆续报告本病,以日本及我国分布最广,发病率最高,多在 5 ~11 月流行。

(一)传染源　人群带菌传播意义不大,主要是食用和接触带菌海产品(鱼、虾、蟹、贝类)。

(二)传播途径　通过消化道食入感染,25℃ ~30℃,pH 7.5 ~8.8的食盐条件下,放置一定时间可大量繁殖。

(三)易感人群　任何年龄、性别均可受染。

三、发病机制与病理改变

细菌直接侵袭是致病原因,另一方面本菌产生一种肠毒素类似霍乱弧菌的不耐热毒素(LT),可通过 cAMP/cGMP 的介导而引起分泌性腹泻及水分和电解质代谢紊乱。

病理变化:主要在小肠可见到黏膜轻度糜烂、细胞坏死及炎性渗出。

四、临床表现

潜伏期:2 ~48 h,平均 15 h。

多急骤发病,伴上腹绞痛、恶心、呕吐 98% 的患者有腹泻。大便呈水样或血水样,少数痢疾样,发热者约 1/4 患者。

严重者脱水伴循环衰竭,神志不清和全身痉挛,可有心肌损害。

病程自限性一般2～4 d,重者可迁延10 d。

五、实验室检查

(一)血象　白细胞增多,中性粒细胞占优势,1/3患者有蛋白尿。

(二)大便镜检　可见脓细胞,细菌培养阳性。

(三)血清学检测

1. 恢复期耐热的溶血素抗体可升高

2. PCR检测副溶血弧菌的DNA及其TDH基因可快速灵敏的诊断本病,标本以原始中毒食物和腹泻呕吐物可送检,不需培养。

六、诊断与鉴别诊断

(一)诊断

1. 根据进食海产品或污染的食物史。

2. 多迅速集体发病。

3. 急性起病、腹痛、腹泻、恶心、呕吐,水样便或血水样便。

4. 根据实验室血清学检查。

(二)鉴别诊断　需与其他食物中毒,非细菌性食物中毒及霍乱、菌痢鉴别。

七、治疗

(一)一般疗法　注意可疑食物应终止进食,保证充足水分,可口服补液为主。腹痛者可用阿托品成人每次0.05 mg。

(二)抗菌疗法　一般为自限性,可用喹诺酮类药或小劈碱,重者可用诺氟沙星,600～800 mg/d,分2～3次,氧氟沙星等400～800 mg/d,分2次。

八、预防

(一)贯彻我国食品卫生法,加强食品卫生监督。

(二)海产品要熟食,食凉拌食品需慎重。

(张迈仑)

第九节 细菌性食物中毒

细菌性食物中毒(bacterial food poisoning)是由于进食被细菌或细菌毒素污染的食物引起的急性感染中毒性疾病。病理特点是炎症性肠炎及分泌性肠炎。临床特点以呕吐、腹泻为主要表现,潜伏期短,发病急,病程短,恢复快;可有严重的并发症和一定的病死率。诊断较易,确诊须有细菌学证据。通常只需对症治疗,少数需使用抗菌药物。按照临床表现特点的不同可分为胃肠型和神经型两大类。以胃肠型多见。

胃肠型细菌性食物中毒

一、病原学

食物中毒的细菌病原众多,可按其致病机制分成三类:①细菌污染食品并在其内繁殖,产生大量毒素,毒素直接作用于胃肠而中毒。这类毒素有金黄色葡萄球菌毒素、蜡样芽孢杆菌毒素等。②污染食品的细菌,进食后在体内繁殖产生毒素致病。这类细菌有蜡样芽孢杆菌(腹泻型)、副溶血弧菌、产气荚膜梭状芽孢杆菌、肠出血性大肠埃希菌、肠毒素性大肠埃希菌、气单胞菌、毗邻单胞菌及霍乱弧菌等。③污染食品的细菌侵袭机体而产生疾病,这类细菌有沙门菌、弯曲菌、李斯特菌、志贺菌、创伤弧菌、侵袭性大肠埃希菌及耶尔森菌等。

常见引起胃肠型食物中毒的细菌主要有:

(一)沙门菌属(Salmonella) 本菌是最常见的食物中毒病因之一,其中以鼠伤寒沙门菌、猪霍乱沙门菌及肠炎沙门菌最为常见。细菌常见的载体为蛋、肉、禽肉、西红柿及甜瓜。细菌在这些食品上能存活很长时间,温度在22℃~30℃时能在食物中大量繁殖。细菌不耐热,60℃温度经15~30 min可灭活。各种沙门菌形态相似,但可根据其菌体抗原O及鞭毛抗原H的不同而区别之。

(二)副溶血弧菌(Vibrio parahaemolyticus) 本菌为革兰阴性杆菌,呈杆状或稍弯曲样,无芽孢,有一极鞭毛,借此运动活泼,呈穿梭状。与其他弧菌一样为兼性厌氧。本菌嗜盐，在无盐培养基上不生长，在高盐（含 3% ~4% NaCl）培养基上生长良好。对营养要求不高。宜在碱性条件下生长，如 pH 7.5 ~8.8。在酸性条件下生长不好。副溶血弧菌能产生 3 种类型致病因子，即耐热的直接溶血素（TDH）、耐热相关溶血素（TRH）和尿素酶，具有溶血性、肠毒素性致病作用。根据其菌体抗原 O 及鞭毛抗原 H 的不同可分为 25 个血清型。

（三）金黄色葡萄球菌（Staphylococcus aureus） 本菌为革兰阳性球菌，无荚膜，无芽孢，不运动，需氧或兼性厌氧，可有 β 溶血、触酶阳性，能分解葡萄糖。本菌属有数十个种别。一般分成凝固酶阳性组及凝固酶阴性组。凝固酶阳性的葡萄球菌常为金葡菌，但一些中间葡萄球菌及猪葡萄球菌也产生此酶。所有其他葡萄球菌均为凝固酶阴性，其中最主要的是表皮葡萄球菌及腐生葡萄球菌。

金葡菌为常见的食物中毒病原，能产生至少 7 种肠毒素：分别为 A、B、C_1、C_2、C_3、D、E，以 A 型最常见。这些毒素耐热，煮沸 30 min 仍不能将其破坏。又能抵御各种酶，如胃蛋白酶及胰蛋白酶等。

（四）蜡样芽孢杆菌（Bacillus cereus，简称蜡样菌） 蜡样菌为革兰阳性杆菌，触酶阳性，能形成芽孢，需氧。借周毛而有动力，多数菌能引起 β 溶血，对动物无致病性。能产生多种非常不同的外毒素，其中两种在食物中毒发病中起作用：腹泻肠毒素（diarrheogenic enterotoxin）及呕吐毒素（emetic toxin）。腹泻肠毒素能使兔肠袢肠液积蓄、改变兔皮肤血管的渗透性，给鼠静脉注入时死亡。此毒素有抗原性，分子量为 48 kD，对热敏感，56℃ 5 min 即能灭活。对胰酶高度敏感。

（五）大肠埃希菌（E. coli） 为人肠道正常菌群。部分大肠埃希菌为腹泻致病菌，如产肠毒素性大肠埃希菌（ETEC）、肠致病性大肠埃希菌（EPEC）、肠侵袭性大肠埃希菌（EIEC）、黏附性大肠埃希菌（EAEC）及肠出血性大肠埃希菌（EHEC）。这些大肠埃希菌能引起食物中毒。以 O157: H7 大肠埃希菌为代表，此菌产生的 Vero 毒素是致病因素。EHEC 与其他大肠埃希菌除引起食物中毒外也能引起散发性腹泻。

（六）产气荚膜梭状芽孢杆菌（Clostridium perfringens）　革兰阳性，厌氧，无动力，能形成芽孢，芽孢呈椭圆形，位于次极端。本菌于外环境无处不在，也是健康人及动物胃肠道中普通细菌的组成成分。此菌C型能产生β毒素，在一定条件下可引起小肠（主要是空肠）坏死，因而有较高的病死率。β毒素是一种蛋白质，对蛋白酶极为敏感，因此只有在以下两个条件下才能引起坏死性小肠炎：①低蛋白饮食时胃、胰较少分泌蛋白酶；②进食较多蛋白酶抑制剂，如白薯中的胰蛋白酶抑制剂等。

（七）其他　如弯曲菌、变形杆菌、耶尔森菌及其他一些非霍乱弧菌、气单胞菌、毗邻单胞菌等均能引起食物中毒。

二、流行病学

食物中毒的流行特征是病例集中，有时集体发病，流行突然发生，潜伏期短，有共同的可疑食物，未食者不发病，停止使用可疑食物后流行迅速停止。多发生于夏秋季。人群普遍易感并可重复感染。

三、发病机制与病理改变

人体是否发病和病情轻重，取决于进入人体的细菌和毒素的量的多少，以及人体的抗病能力。如细菌及毒素量多，人体抵抗力弱，则细菌及毒素可侵袭胃肠黏膜引起炎症，发生腹痛、呕吐及腹泻等急性胃肠炎症状。由于频繁的呕吐及腹泻，可使细菌及毒素大量排出体外，除沙门菌属感染外，其他细菌发生败血症或严重毒血症者少，病情亦较轻，多呈自限性。重症病例可有胃及小肠黏膜充血、糜烂、出血，部分病例有结肠炎症及结肠黏膜出血，还可出现肝、肾、肺等器官病变。

四、临床表现

各种食物中毒的潜伏期均较短，直接中毒性者最短，仅1～3 h，如金葡菌、蜡样菌毒素等。而侵袭性细菌感染则较长，常为24～72 h，如志贺菌、弯曲菌、沙门菌等。感染后产生肠毒素致病的，潜伏期多介于上述二者之间。

胃肠型食物中毒的临床表现大致相似，以急性胃肠炎为主要表现，如恶心、呕吐、腹痛、腹泻等症状。患者一般起病急，初为腹部不适，随之出现上腹部疼痛或腹部阵发性绞痛，伴有恶心、呕吐，继而很快腹泻为其特点。腹泻轻重不一,大便次数为每日数次至数十次,呈黄色稀便、水样便或黏液便,亦可呈脓血便或血水便。呕吐物为胃内容物及胆汁。金葡菌毒素和蜡样菌毒素中毒者,呕吐严重,有时可将肠内容物呕出。有些细菌可引起大面积皮肤潮红、荨麻疹样皮疹,如变形杆菌等。感染患者多数可出现畏寒、发热和全身中毒症状,尤其是沙门菌属或副溶血弧菌等引起者,体温38℃~40℃不等。体检时可见上、中腹轻度压痛,肠鸣音亢进等体征。吐泻严重者可出现不同程度的脱水和酸中毒表现,如口唇干燥、烦渴、皮肤弹性差、眼窝下陷等。严重脱水者可有脉搏细弱、血压下降等休克表现。亦可出现电解质紊乱,如低钠、低钾等。病程多在1~3 d内结束,沙门菌属感染者病期较长,可长达1~2周。

五、实验室检查

(一)病原菌培养　将可疑污染食物、呕吐物和粪便做细菌培养,可分离出相同的病原菌。

(二)血清学检查　取急性期和恢复期患者的血清与相应的细菌做凝集试验,如恢复期血清中抗体滴度较急性期血清抗体滴度增高4倍以上,则有诊断意义。

六、诊断与鉴别诊断

(一)诊断

1. 夏季发病较常见,病例集中,有同进某种可疑食物史,多人患病。

2. 急性胃肠炎表现,症状相似。

3. 细菌学检查发现病原菌阳性,或条件致病菌数量明显增高。

有上述前两项时可做临床诊断,有三项者可做确定诊断。细菌性食物中毒的暴发流行只有不到半数能确定诊断。任何一起食物中毒常只有部分病例能确定病原。

(二)鉴别诊断　本病尚需与非细菌性食物中毒、菌痢、霍乱、病毒性胃肠炎等作鉴别:

1. 非细菌性食物中毒:包括化学性食物中毒(误食被砷、汞及有机磷农药等污染的食物引起的食物中毒)和生物性食物中毒(误食毒蕈、毒鱼等引起的食物中毒)。与细菌性食物中毒的相同点是可有胃肠道症状，有共同的可疑食物。不同点是非细菌性食物中毒的潜伏期更短，仅数分钟到数十分钟，除表现有急性胃肠炎症状外，尚有神经系统、肝、肾等脏器的中毒症状，呕吐物及粪便培养无病原菌生长。

2.急性细菌性痢疾：无明显进食污染食物和短时间内同食者集体发病病史。发热，全身中毒症状较明显，腹泻以脓血便或黏液便为主，里急后重明显。大便培养有痢疾杆菌生长。

3.霍乱：来自霍乱流行地区，有霍乱患者接触病史，常有先泻后吐、吐泻严重的特点。一般无腹痛，吐泻物呈米泔水样，脱水明显，可有肌痉挛。大便培养有霍乱弧菌。

4.急性出血性坏死性肠炎：全身中毒症状重，可发生感染性休克。腹部有阵发性或持续性绞痛，并有明显压痛、反跳痛和肌紧张等腹膜刺激症状。大便可呈血水样，大便培养无致病菌生长。

5.病毒性胃肠炎：无明显进食污染食物史，大便呈稀便或水样便，多呈蛋花汤样，大便培养无病原菌。

七、并发症和后遗症

（一）溶血—尿毒综合征　常见于疾病高峰期发生，现认为是一种细菌外毒素（VTx）引起。主要表现为急性溶血、血小板减少及肾功能障碍。

（二）血栓性血小板减少性紫癜。

（三）格林—巴利综合征　常于腹泻起病1～2周后出现，肢体迟缓性麻痹，常由下肢开始，很快向上发展，进而呼吸肌麻痹，需人工呼吸肌辅助呼吸。病死率较高。

八、治疗

吐泻症状应视为人体的保护性反应，如未造成严重后果，不应止吐、止泻，但要补充吐泻所致的水盐丢失。本病轻重差异极大，应特别强调不同病情不同对待。

（一）对症支持疗法

1.　般处理：应适当休息，给予易消化的流质或半流质饮食。对侵袭性细菌食物中毒应予消化道隔离。

2.对症处理：腹痛、呕吐症状严重者，可用山莨菪碱（654－2）10 mg 肌肉注射，亦可口服654－2片10 mg，每日3次。对高热者可给予小量退热剂,如阿司匹林等。过敏型变形杆菌食物中毒可用抗组胺类药物。

3. 补液治疗:凡有液体丢失,不管有无脱水表现,均给予口服补液,以口渴解除为度。恶心、呕吐不一定是口服补液的禁忌证。有时口服补液后很快又吐出,因毒素排出而能减轻上腹不适及恶心、呕吐。严重呕吐时可给予静脉补液,乳酸钠林格液是合适的液体,或林格液,或2份林格液加1份1/6 mol/L乳酸钠液。静脉补液同时尽可能口服补液以减少费用。严重呕吐及腹泻可造成一过性低血容量性血压下降甚至休克,此时口服补液及静脉补液相结合尤为适合。

(二)病原治疗　食物中毒多为自限性疾病。肠毒素引起食物中毒时,抗生素对治疗和预防作用很小,可以不用。对侵袭性细菌,如沙门菌、弯曲菌、侵袭性大肠埃希菌及志贺菌等可用抗菌治疗。第三代头孢菌素、喹诺酮类均有明显疗效。口服氨基糖苷类抗生素,亦有较好疗效。对感染后肠毒素引起的食物中毒,病情较重的患者可酌情选用上述抗菌药物,疗程1~3 d。

九、预防

加强饮食管理包括:动物性食品应煮熟煮透再吃;隔餐的剩菜食前应充分加热;防止生熟食物操作时交叉污染;水产品宜用饱和盐水浸渍贮藏(并可加醋调味杀菌),食前用冷开水反复冲洗。加强从事饮食业者健康检查。

神经型细菌性食物中毒

神经型细菌性食物中毒(botulism),又称肉毒中毒,是由于进食含有肉毒梭状芽孢杆菌(Clostridium botulinum,简称肉毒杆菌)外毒素的食物而引起的中毒性疾病,临床上以脑神经支配的眼肌、舌咽肌甚至呼吸肌麻痹为主要表现。

一、病原学

肉毒中毒的病原菌是肉毒杆菌,系严格厌氧的革兰阳性梭状芽孢杆菌,有周鞭毛,能运动。芽孢耐热力极强,10%盐酸经1 h和20%甲醛经24 h才能使芽孢死亡。肉毒杆菌广泛存在于自然界,以芽孢形式存在于土壤或海水沉渣中，亦可存在于家畜如牛、羊、猪等粪便中。火腿、腊肠、罐头或瓶装食物被肉毒杆菌污染，在16℃～31℃缺氧情况下可大量生长繁殖而产生外毒素。其外毒素是一种剧毒性神经毒素，按外毒素抗原性不同，可分为A、B、C_a、C_b、D、E、F、G等8型，引起人类疾病者主要为A、B和E型，偶有F型。A型对神经组织亲和力为最强，E型次之，B型较弱。肉毒杆菌外毒素是一种嗜神经毒素，毒力强大，一般对人的致死量约为0.1～1 μg。外毒素较耐热，80℃ 30 min或煮沸10 min可破坏。经甲醛处理后，注射动物可产生抗毒素，不同型的外毒素只能被相应型别抗毒素中和。

二、流行病学

（一）传染源　动物是主要传染源。肉毒杆菌存在于变质的肉食品、动物肠道，芽孢可在土壤中存活较长时间，但仅在缺氧情况下才能大量繁殖。

（二）传播途径　进食被肉毒杆菌外毒素污染的食物传播，偶可因伤口感染致病。

（三）易感人群　本病好发于夏秋季，人群普遍易感。患者无传染性。

三、发病机制与病理改变

肉毒杆菌外毒素经胃和小肠上段吸收，通过淋巴和血液循环到达运动神经突触和胆碱能神经末梢，抑制神经传导介质乙酰胆碱的释放，使肌肉不能收缩而发生瘫痪。创伤性肉毒中毒是由于A、B型肉毒梭菌芽孢感染伤口所致。

婴儿肉毒中毒是由于婴儿摄入A、B型肉毒杆菌污染的蜂蜜等食品后，芽孢在特殊厌氧环境的婴儿肠道内大量繁殖并产生外毒素，经肠黏膜吸收后引起发病。发病年龄一般小于9个月。

病理变化主要是脑神经核及脊髓前角退行性变，脑及脑膜充血水肿，并有广泛的点状出血及小血栓形成。镜下可见神经细胞变性，脑神经根水肿。

四、临床表现

潜伏期一般为12～36 h，可短至2 h，长达8～10 d。潜伏期愈短，病情愈重。起病急剧，以中枢神经系统症状为主，胃肠道症状缺如或很轻微。初起时全身软弱、头痛、头晕，继而出现眼睑下垂、瞳孔扩大、复视、斜视及眼内外肌瘫痪。重症患者有吞咽、咀嚼、言语、呼吸等困难，声音嘶哑或失音，抬头困难、共济失调，但肢体完全瘫痪者少见。因胆碱能神经传递的阻断，可出现腹胀、尿潴留及唾液和泪液的减少等。体温多正常，患者神志清楚，感觉正常。脑脊液检查正常。死亡多是由于呼吸中枢麻痹、心力衰竭或继发肺炎所致，病死率可达50%。存活者于4~10 d后逐渐恢复。

婴儿肉毒中毒大多为混合喂养，临床表现则与上述症状不完全相同，其首发症状常为便秘，继之迅速出现脑神经麻痹，病情进展迅猛。部分患儿数小时内即发生呼吸停止，部分患儿呈隐匿型，另有表现为暴发型。

创伤性肉毒中毒潜伏期约8~14 d，表现与食物中毒型相同，但无胃肠道症状，可以有发热和毒血症表现。

五、实验室检查

（一）细菌培养　取污染食物做厌氧菌培养，可分离出肉毒杆菌。

（二）动物中毒试验阳性　即用原可疑食品的浸出液注入小白鼠腹腔内，动物发生典型的瘫痪症状并迅速死亡。

六、诊断

进食可疑食品集体发病；有典型的咽干、便秘、中枢神经系统损害等症状和体征；对可疑食物和粪便作厌氧培养，但检出细菌仅作辅助检查，应通过培养检出外毒素而获确诊。创伤性肉毒中毒可检测患者创口肉毒杆菌或血清中的外毒素；将检查标本浸出液接种小鼠等试验动物腹腔内，如实验动物发生肢体麻痹死亡则诊断成立。婴儿肉毒中毒诊断主要依据检测患儿粪便中肉毒杆菌和外毒素。

七、鉴别诊断

（一）河豚或毒蕈中毒　有误食河豚或毒蕈史。河豚或毒蕈中毒亦可出现神经麻痹症状，但主要为指端麻木及肢体瘫痪。肉毒中毒主要为颅神经麻痹，出现肢体瘫痪者少见。

（二）脊髓灰质炎　多见于小儿，有发热、肢体疼痛和肢体瘫痪。脑脊液检查有蛋白及白细胞数增多。

（三）流行性乙型脑炎　发病有明显季节性，在每年7~9月份，有发热、惊厥和昏迷,脑脊液蛋白和白细胞数增加。乙脑特异性 IgM 抗体阳性。

八、治疗

（一）清除毒素　应尽早用5%碳酸氢钠溶液或1∶4 000 高锰酸钾溶液洗胃。洗胃后可注入50%硫酸镁导泻,以排出毒素。

（二）对症处理　呼吸困难时吸氧,保持呼吸道通畅,必要时行气管插管或切开、人工呼吸。吞咽困难时鼻饲或静脉补充营养。有继发感染者应用抗生素治疗。有神经麻痹者,行针刺治疗。注意电解质平衡很重要。

（三）抗生素及抗毒血清治疗　大剂量青霉素治疗可减少肠道内肉毒杆菌数量,防止毒素继续产生即吸收。注射多价抗毒血清对本病有特效,使用应早期足量,疗效高,在发病后 24 h 或发生肌肉瘫痪前治疗效果最佳,5 万 ~10 万 U 静脉及肌肉各半量注射,必要时 6 h 后再重复应用一次。本品注射前须作皮肤过敏试验,阳性者需按脱敏方法进行注射。

（四）创伤型肉毒中毒　患者必须彻底清创,并给予抗毒血清治疗。

九、预防

严格管理食品,尤应注意罐头食品的制造及火腿等腌腊食品的包装和保存。正确的食品消毒是预防本病的关键。食物中有肉毒杆菌时有产气、变味等现象,但亦不尽然,因此切勿食可疑食物。罐头盒膨胀及色香味改变者,必须煮沸后丢弃,亦不可用以喂饲家畜。腌腊食物及家庭自制的瓶装食物应煮沸 6 ~10 min 后始可进食,禁止食用发酵或腐败的食物。由于婴儿发病年龄一般为 9 个月以内,常因进食含毒素的蜂蜜发病,故 1 岁以下的婴儿不宜喂服蜂蜜。

若同食者发生肉毒中毒症状,或所进食品有肉毒杆菌外毒素存在时,应立即接受多价肉毒杆菌抗毒血清 1 000 ~2 000 U,以防发病。

（胡东胜）

第十四章　其他肝病

第一节　酒精性肝病

酒精性肝病(alcoholic liver disease, ALD)是由于长期大量饮酒所致的肝脏疾病。初期通常表现为脂肪肝,进而可发展成酒精性肝炎、酒精性肝纤维化和酒精性肝硬化,严重酗酒时可诱发广泛肝细胞坏死甚或急性肝功能衰竭。ALD是我国常见慢性肝病之一,其发病率现呈增长趋势,且有年轻化和女性化倾向。

一、病因学

长期过量饮酒的人群中,只有10%～35%发展至酒精性肝炎和仅有8%～20%可发展至酒精性肝硬化,ALD的严重程度往往并不与酒精的摄入成正比。因此遗传、环境、营养和激素等因素在酒精性肝病的发生和演变中起着一定的作用。

(一)遗传易感性　酒精性肝病的发生常有家族倾向,所以遗传因素也与酒精代谢有关。有些患者存在乙醇的氧化障碍,现认为与酒精代谢有关的酶,乙醇脱氢酶(ADH)、乙醛脱氢酶(ALDH)和细胞色素P450编码基因的多态性在酒精性肝病的遗传倾向中具有重要意义。

(二)性别　酒精性肝病易患性存在明显的性别差异性,而且女性更易患。

(三)并发症　合并乙型或丙型病毒性肝炎感染时酒精性肝病的易感性增加。

(四)饮食习惯与营养不良　肝脏铁的含量可能与ALD的严重程度有关,铁参与酒精对肝脏的损伤。

二、发病机制

已知乙醇进入肝细胞以后,经过肝乙醇脱氢酶、过氧化氢酶和肝微粒体乙醇氧化酶系三条途径氧化为乙醛。乙醛对肝细胞有明显的毒性作用，使其代谢发生障碍，从而导致肝细胞的变性坏死及纤维化，严重时可致肝硬化。

酒精性肝病的发病机制可能由于多种因素共同作用的结果：

（一）NADH/NAD 平衡失调　NADH 是指脂肪酸合成的辅酶，NAD 是脂肪酸氧化的辅酶，造成合成增加，分解减少，以致甘油三酯在肝内大量聚集，引起脂肪肝。

（二）乙醇、乙醛对肝细胞的毒性作用　造成细胞膜损伤。

（三）造成肝细胞抗原改变　引起自身免疫反应。

（四）缺氧　乙醇高代谢状态引起肝细胞缺氧，加重肝细胞损伤。

（五）乙醛促进胶原合成　炎症刺激胶原纤维增生，造成肝纤维化。

酒精对肝脏的损害除与饮酒量和时间长短有关外，与饮酒的方式也有关，一次大量饮酒比小量分次饮酒危害性更大。

三、临床表现

酒精性肝病的临床表现包括酒精性脂肪肝、酒精性肝炎和酒精性肝硬化三类。此三类病变可独立存在，也可合并出现。酒精性肝病常见的表现为：

（一）由于脂肪浸润而引起肝脏肿大及疼痛。

（二）由于肝细胞坏死而出现黄疸、恶心、呕吐等症状。

（三）门脉高压及并发症，表现脾脏肿大、食管静脉曲张及腹水等。

（四）蜘蛛痣、肝掌等体征。

酒精性肝病虽有以上共同表现，但由于脂肪肝、酒精性肝炎与肝硬化可呈不同组合出现，因而临床表现有异。有些患者因反复肝炎发作而发展为肝硬化，而另有些患者过去并无酒精性肝炎或脂肪肝表现，起病即为肝硬化的症状。此种差异系酒精性肝病有不同的临床经过所致，有些患者肝活组织检查虽有肝炎改变，但肝细胞破坏量很小，病程中并不出现临床症状直到出现肝硬化。酒精性肝病在病理上常常出现脂肪肝、肝炎、肝纤维化三种病变同时存在且交替发生的情况。

四、诊断

按照中华医学会肝病学分会脂肪肝和酒精性肝病学组制订的诊断标准。

（一）临床诊断标准

1. 有长期饮酒史，一般超过5年，折合酒精量男性≥40 g/d，女性≥20 g/d；或2周内有大量饮酒史，折合酒精量>80 g/d。但应注意性别、遗传易感性等因素的影响。酒精量换算公式为：

折合酒精量(g)=饮酒量(mL)×酒精含量(%)×0.8。

2. 临床症状为非特异性，可无症状，或有右上腹胀痛，食欲缺乏、乏力、体重减轻、黄疸等。随着病情加重，可有神经精神、蜘蛛痣、肝掌等症状和体征。

3. 血清天门冬氨酸氨基转移酶(AST)、丙氨酸氨基转移酶(ALT)、谷氨酰转肽酶(GGT)、总胆红素、凝血酶原时间和平均红细胞容积(MCV)等指标升高，禁酒后这些指标可明显下降，通常4周内基本恢复正常，AST/ALT>2，有助于诊断。

4. 肝脏B超或CT检查有典型表现。

5. 排除嗜肝病毒的感染、药物和中毒性肝损伤等。

符合1、2、3和5条或1、2、4和5条可诊断酒精性肝病；仅符合1、2和5条可疑似诊断酒精性肝病。

（二）分型符合酒精性肝病临床诊断标准者，其临床分型诊断如下：

1. 轻症酒精性肝病：肝脏生物化学、影像学和组织病理学检查基本正常或轻微异常。

2. 酒精性脂肪肝：影像学诊断符合脂肪肝标准，血清ALT、AST可轻微异常。

3. 酒精性肝炎：血清ALT、AST或GGT升高，可有血清胆红素增高。重症酒精性肝炎是指酒精性肝炎中，合并肝性脑病、肺炎、急性肾衰竭、上消化道出血，可伴有内毒素血症。

4. 酒精性肝纤维化：症状及影像学无特殊。未做病理检查时，应结合饮酒史、血清纤维化标志(透明质酸、Ⅲ型胶原、Ⅳ型胶原、层粘连蛋白)、GGT、AST/ALT、胆固醇、载脂蛋白-A、总胆红素、α-2巨球蛋白、铁蛋白等改变，这些指标并非十分敏感，应联合检测。

5. 酒精性肝硬化：有肝硬化的临床表现和血清生物化学指标的改变。

五、影像学诊断

影像学检查用于反映肝脏脂肪浸润的分布类型，粗略判断弥漫性脂肪肝的程度，提示是否存在显性肝硬化，但其不能区分单纯性脂肪肝与脂肪性肝炎，且难以检出<33%的肝细胞脂肪变。应注意弥漫性肝脏回声增强以及密度降低也可见于肝硬化等慢性肝病。

（一）B超诊断

1. 肝区近场回声弥漫性增强（强于肾脏和脾脏），远场回声逐渐衰减。

2. 肝内管道结构显示不清。

3. 肝脏轻至中度肿大，边缘角圆钝。

4. 彩色多普勒血流显像提示肝内彩色血流信号减少或不易显示，但肝内血管走向正常。

5. 肝右叶包膜及横膈回声显示不清或不完整。

具备上述第1项及第2～4项中一项者为轻度脂肪肝；具备上述第1项及第2～4项中两项者为中度脂肪肝；具备上述第1项以及2～4项中两项和第5项者为重度脂肪肝。

（二）CT诊断　弥漫性肝脏密度降低，肝脏与脾脏的CT值之比小于或等于1。弥漫性肝脏密度降低，肝/脾CT比值≤1.0但大于0.7者为轻度；肝/脾CT比值≤0.7但大于0.5者为中度；肝/脾CT比值≤0.5者为重度。

六、病理学诊断

酒精性肝病病理学改变主要为大泡性或大泡性为主伴小泡性的混合性肝细胞脂肪变性。依据病变肝组织是否伴有炎症反应和纤维化，可分为单纯性脂肪肝、酒精性肝炎肝纤维化和肝硬化。

（一）单纯性脂肪肝　依据肝细胞脂肪变性占据所获取肝组织标本量的范围，分为4度（F0－4）：

F0<5%肝细胞脂肪变；

F1 5%～30%肝细胞脂肪变；

F2 31%～50%肝细胞脂肪变性；

F3 51%～75%肝细胞脂肪变；

F4 75%以上肝细胞脂肪变。

(二)酒精性肝炎肝纤维化　酒精性肝炎的脂肪肝程度与单纯性脂肪肝一致,分为4度(F0－4)。

1. 依据炎症程度分为4级(G0－4):

G0 无炎症;

G1 腺泡3带呈现少数气球样肝细胞,腺泡内散在个别点灶状坏死和中央静脉周围炎;

G2 腺泡3带明显气球样肝细胞,腺泡内点灶状坏死增多,出现Mallory小体,门管区轻中度炎症;

G3 腺泡3带广泛的气球样肝细胞,腺泡内点灶状坏死明显,出现Mallory小体和凋亡小体,门管区中度炎症伴(或)门管区周围炎症;

G4 融合性坏死和(或)桥接坏死。

2. 依据纤维化的范围和形态,肝纤维化分为4期(S0~4):

S0 无纤维化;

S1 腺泡3带局灶性或广泛的窦周/细胞周纤维化和中央静脉周围纤维化;

S2 纤维化扩展到门管区,中央静脉周围硬化性玻璃样坏死,局灶性或广泛的门管区星芒状纤维化;

S3 腺泡内广泛纤维化,局灶性或广泛的桥接纤维化;

S4 肝硬化。

3. 酒精性肝炎肝纤维化组织病理学诊断报告

酒精性肝炎—F(0-4)G(0-4)S(0-4)

注:F:脂肪肝分度;G:炎症分级;S:纤维化分期

(三)肝硬化　肝小叶结构完全毁损,代之以假小叶形成和广泛纤维化,大体为小结节性肝硬化。根据纤维间隔有否界面性肝炎,分为活动性和静止性。

七、酒精性肝病的治疗

酒精性肝病的治疗原则是:戒酒和营养支持,减轻酒精性肝病的严重程度;改善已存在的继发性营养不良和对症治疗对酒精性肝硬化及其并发症。

（一）戒酒　戒酒是治疗酒精性肝病的最主要措施。戒酒过程中应注意戒断综合征（包括酒精依赖者，神经精神症状的出现与戒酒有关，多呈急性发作过程，常有四肢抖动及出汗等症状，严重者有戒酒性抽搐或癫痫样痉挛发作）的发生。

（二）营养支持　酒精性肝病患者需良好的营养支持，在戒酒的基础上应提供高蛋白、低脂饮食，并注意补充维生素 B、C、K 及叶酸。

（三）药物治疗

1. 肾上腺皮质激素：可改善重症酒精性肝炎患者的生存率。泼尼松 30～60 mg/d，分 3 次服。

2. 美他多辛：可加速酒精从血清中清除，有助于改善酒精中毒症状和行为异常。

3. 多烯磷脂酰胆碱：对酒精性肝病患者有防止组织学恶化的趋势。甘草酸制剂、水飞蓟宾类和多烯磷脂酰胆碱等药物有不同程度的抗氧化、抗炎、保护肝细胞膜及细胞器等作用，临床应用可改善肝脏生化学指标。但不宜同时应用多种抗炎保肝药物，以免加重肝脏负担及因药物间相互作用而引起不良反应。

水飞蓟宾 70 mg/次，每日 3 次；甘草酸二胺 150 mg/d，每日 3 次服；多烯磷脂酰胆碱 456 mg，每日 3 次。

4. 抗肝纤维化：酒精性肝病患者肝脏常伴有肝纤维化的病理改变，应重视抗肝纤维化治疗。

5. 并发症治疗：积极处理酒精性肝硬化的并发症（如门脉高压、食管胃底静脉曲张、自发性细菌性腹膜炎、肝性脑病和肝细胞肝癌等）。

6. 肝移植：严重酒精性肝硬化患者可考虑肝移植，要求患者肝移植前戒酒 3～6 个月。

（段毅力）

第二节　非酒精性脂肪性肝病

非酒精性脂肪性肝病（non-alcoholic steatohepatitis，NASH）是指肝组织病理学变化与酒精性脂肪性肝病相似，但无明确饮酒史的一种获得性代谢疾病。胰岛素抵抗和遗传易感性与其发病关系密切。包括单纯脂肪肝、脂肪性肝炎、脂肪性肝硬化。

近年的研究认为非酒精性脂肪性肝病不再是良性病变，部分患者可在较短期内发展为不可逆的肝损害，包括肝纤维化和肝硬化。

一、病因

引起发病的病因很多，大致可以分为以下几种：

（一）营养性　肥胖、快速减肥、全肠外营养（TPN）、胆碱缺乏等。病态肥胖患者，80%肝脏脂肪沉积。

（二）代谢性　Wilson's 病、载脂蛋白-β 缺乏症、肢端脂肪营养不良等。

（三）内分泌　糖尿病、甲状腺功能亢进症、甲状腺功能减退症、库欣综合征、高脂血症、2 型糖尿病

（四）药物性　如雌激素、皮质类固醇类、胺碘酮、己烯雌酚、哌克昔林、氯喹、钙拮抗剂等可抑制脂肪酸的氧化，并抑制呼吸链，导致脂质过氧化，产生 NASH。

（五）外科手术后　病态肥胖患者通过小肠短路术达到减肥目的，但 40% 患者术后出现肝功能异常，6% 并发 NASH，甚至肝功能衰竭。

二、发病机制

对非酒精性脂肪肝患者做胰岛素释放实验和葡萄糖耐量实验，结果提示非酒精性脂肪肝患者存在着高脂血症、高血糖以及胰岛素敏感性下降，证实非酒精性脂肪肝患者存在明显的胰岛素抵抗及糖代谢异常，且与肝的脂肪浸润的严重程度无关，提示胰岛素抵抗及糖代谢异常在非酒精性脂肪肝的发病机制中具有十分重要的作用。

而各种原因导致体内氧自由基增多，引起脂质过氧化。某些细胞因子可直接损伤肝细胞，引起炎症坏死。脂质过氧化过程中释放的丙二醛和 4-羟基己酸，能刺激肝脏贮脂细胞。还有研究表明，NASH 患者体内网状内皮系统吞噬功能下降，导致持续低水平的内毒素血症，引起某些细胞因子的持续释放如肿瘤坏死因子 α（TNF-α），后者可以直接损伤肝细胞。被称为二次打击。

三、临床表现

(一)通常无明显症状,但具有发病的危险因素,如肥胖、糖尿病和高血脂等。

(二)仅有非特异性的持续性乏力,食欲缺乏、腹胀、肝区不适或隐痛、恶心、呕吐、腹泻。可有肝脏肿大。

(三)可伴有脾大。而门脉高压及肝功能严重减退等则少见。严重者可发生黄疸、腹水、出血倾向、肝功能衰竭及肝性脑病等。

四、病理改变

肝细胞的脂肪变性、坏死、炎性细胞浸润和 Mallory 小体形成,甚至有纤维化和假小叶形成。脂肪变性主要是大囊泡性,弥漫分布于整个小叶,某些药物性 NASH 以小囊泡性脂肪变为主,可分布至中央区,有中度或中度以上大泡性脂变伴肝细胞坏死和炎症。除脂肪变和炎症外,肝细胞气球样变和明显肝纤维化。

五、实验室检查

(一)除外肝炎病毒感染、自身免疫性及代谢性疾病。

(二)血清丙氨酸、转氨酶升高,且 ALT/AST 值常小于 1,有些患者伴有 ALP、GGT 的异常,常伴有脂代谢和糖代谢异常。

(三)影像学检查

1. B 超:敏感性仅为 56%。

2. 核磁共振(MRI)及核素扫描等有助于诊断,敏感性高于 B 超诊断。

(四)肝脏病理检查　对不明原因转氨酶增高的患者应做肝活体组织检查。

六、诊断

按照中华医学会肝脏病学分会脂肪肝和酒精性肝病学组非酒精性脂肪肝病诊疗指南的标准。

(一)非酒精性脂肪肝临床诊断标准　凡具备下列第 1 ~5 项和第 6 或第 7 项中任何一项者即可诊断:

1. 无饮酒史或饮酒折合乙醇量男性每周 <140 g,女性每周 <70 g。

2. 除外病毒性肝炎、药物性肝病、全胃肠外营养、肝豆状核变性等可导致脂肪肝的特定疾病。

3. 可有乏力、消化不良、肝区隐痛、肝脾肿大等非特异性症状及体征。

4. 可有体重超重和(或)内脏性肥胖、空腹血糖增高、血脂紊乱、高血压等代谢综合征相关组分。

5. 血清转氨酶和 γ－谷氨酰转肽酶水平可有轻至中度增高(小于5倍正常值上限),通常以丙氨酸氨基转移酶(ALT)增高为主。

6. 肝脏影像学表现符合弥漫性脂肪肝的影像学诊断标准。

7. 肝活体组织检查符合脂肪性肝病的病理改变。

(二)临床分型

1. 非酒精性单纯性脂肪肝

凡具备下列第1～2项和第3或第4项中任何一项者即可诊断。

(1)具备临床诊断标准1～3项。

(2)肝脏生物化学检查基本正常。

(3)影像学表现符合脂肪肝诊断标准。

(4)肝脏组织学表现符合单纯性脂肪肝诊断标准。

2. 非酒精性脂肪性肝炎

凡具备下列第1～3项或第1和第4项者即可诊断。

(1)具备临床诊断标准1～3项;

(2)存在代谢综合征或不明原因血清 ALT 水平升高持续4周以上;

(3)影像学符合弥漫性脂肪肝的表现;

(4)肝脏组织学表现符合脂肪性肝炎改变。

3. NASH 相关肝硬化

凡具备下列第1～2项和第3或第4项中任何一项者即可诊断。

(1)具备临床诊断标准1～3项。

(2)有多元代谢紊乱和(或)脂肪肝的病史。

(3)影像学符合肝硬化的表现。

(4)肝组织学符合肝硬化的表现,包括 NASH 合并肝硬化、脂肪性肝硬化以及隐源性肝硬化。

(三)影像学诊断

参考酒精性肝病影像学检查(P747)。

(四)病理学诊断　依据病变肝组织是否伴有炎症反应和纤维化,NAFLD可分为:单纯性脂肪肝、NASH、NASH相关性肝硬化。

1. 单纯性脂肪肝:参考酒精性肝病病理学诊断(P747)。

2. NASH:NASH的脂肪肝程度与单纯性脂肪肝一致,分为4度(F0-4):依据炎症程度把NASH分为3级(G0-3):G0无炎症:G1腺泡3带呈现少数气球样肝细胞,腺泡内散在个别点灶状坏死;G2腺泡3带明显气球样肝细胞,腺泡内点灶状坏死增多,门管区轻~中度炎症;G3腺泡3带广泛的气球样肝细胞,腺泡内点灶状坏死明显,门管区轻中度炎症伴/或门管区周围炎症。

依据纤维化的范围和形态,把NASH肝纤维化分为4期(S0-4):S0:无纤维化;S1:增腺泡3带局灶性或广泛的窦周/细胞周纤维化;S2:纤维化扩展到门管区,局灶性或广泛的门管区星芒状纤维化;S3:纤维化扩展到门管区周围,局灶性或广泛的桥接纤维化;S4:肝硬化。

NASH组织病理学诊断报告

NASH—F(0-4)G(0-3)S(0-4)

注:F:脂肪肝分度 G:炎症分级 S:纤维化分期

小儿NASH组织学特点:小叶内炎症轻微,门管区炎症多于小叶内炎症,很少气球样变,小叶内窦周纤维化不明显,门管区及其周围纤维化明显,可能为隐源性肝硬化的重要原因。

肝细胞核糖原化是“静态性NASH”的组织学特点。

3. NASH相关肝硬化:参考酒精性肝病病理学诊断(P748)。

七、治疗

(一)原发病　防治原发病或相关危险因素。

(二)基础治疗　制定合理的能量摄入以及饮食结构调整、中等量有氧运动、纠正不良生活方式和行为。

(三)避免加重肝脏损害　防止体重急剧下降、滥用药物及其他可能诱发肝病恶化的因素;

(四)减肥　所有体重超重、内脏性肥胖以及短期内体重增长迅速的NAFLD患者,都需通过改变生活方式控制体重、减少腰围。基础治疗6个月体重下降每月 <0.45 kg,或体重指数

(BMI)>27 kg/m^2 且合并血脂、血糖、血压等两项以上指标异常者,可考虑加用西布曲明或奥利司他等减肥药物,每周体重下降不宜超过 1.2 kg(小儿每周不超过 0.5 kg)。BMI>40 kg/m^2,或 BMI>35 kg/m^2 且合并睡眠呼吸暂停综合征等肥胖相关疾病者,可考虑近端胃旁路手术减肥。

(五)胰岛素增敏剂　合并2型糖尿病、糖耐量损害、空腹血糖增高以及内脏性肥胖者,可考虑应用二甲双胍 250 mg,每日3次。以期改善胰岛素抵抗和控制血糖。

(六)降血脂药　血脂紊乱经基础治疗和(或)应用减肥降糖药物3~6月以上,仍呈混合性高脂血症或高脂血症合并2个以上危险因素者,需考虑加用他汀类降血脂药物。如辛伐他丁 5~10 mg,每日一次。

(七)针对肝病的药物　NAFLD 伴肝功能异常、代谢综合征、经基础治疗3~6月仍无效,以及肝活检证实为 NASH 和病程呈慢性进展性经过者,可采用针对肝病的药物辅助治疗,以抗氧化、抗炎、抗纤维化,可依药物性能以及疾病活动度和病期合理选用水飞蓟宾 70 mg,每日3次。不宜同时应用多种药物。

(八)肝移植　主要用于 NASH 相关终末期肝病和部分隐源性肝硬化肝功能失代偿患者的治疗,肝移植前应筛查代谢情况。BMI>40 kg/m^2,为肝移植的禁忌证。

八、治疗的监测

(一)自我验效及监测　设置能让患者就自己的饮食、运动、睡眠、体重及与生活质量相关的观察指标,例如作简单的图表化记录,以供医患之间进行评估。

(二)原发疾病和肝病相关临床症状和体征的评估　需警惕体重下降过快(每月体重下降大于5 kg)导致亚急性 NASH 和肝功能衰竭的可能。

(三)代谢综合征的组分及其程度的实用目标及治疗控制目标的观察。

(四)肝脏酶学和肝功能储备的评估　后者可采用 Child-Pugh 分级和(或)MELD 评分系统。

（五）影像学评估　肝脏脂肪浸润的程度及分布类型。

（六）肝脏炎症和进展性　纤维化非创伤性指标的动态观察，包括血清纤维化标记物以及其他相关实验室指标。

（七）肝活体组织检查评估　肝脂肪变、炎症和纤维化的改变，监测治疗的效果、安全性及评估预后。

（八）基础治疗　相关药物不良反应的临床及实验室相关检查。

（段毅力）

第三节　自身免疫性肝炎

自身免疫性肝炎（Autoimmune hepatitis，AIH）是自身免疫引起的慢性肝炎综合征，表现与病毒性肝炎极为相似。发病年龄呈双峰曲线，分别为25岁以下及50～70岁，多见于女性。

一、病因学

病因不清，多发于女性（女/男约为8:1）。

（一）常伴有各种自身免疫性疾病者，如溶血性贫血、溃疡性结肠炎、甲状腺炎等。高丙球血症伴有器官特异性抗体和非特异性自身抗体阳性；

（二）感染性病因，例如嗜肝病毒伴有自身免疫现象，这些病原体有可能诱发自身免疫性肝炎。特别是发现Ⅰ型单纯疱疹性病毒可能是某些自身免疫性肝炎的诱发因素，这类自身免疫性肝炎主要见于小儿。

（三）一些药物可诱发与自身免疫性肝炎类似疾病，例如：甲基多巴、呋喃妥因、替尼酸、二肼苯哒嗪和卡马西平。自身抗体可能直接针对激发因子和正常肝细胞的共同决定簇，形成肝脏的损伤。

（四）自身免疫性肝炎的发病有明显种族倾向，并与遗传背景有关，在北欧、英国、爱尔兰和犹太人等白种人的发病率较高，而亚洲黄种人的发病率相对较低。

二、发病机制

自身免疫性肝炎（AIH）具有潜在的遗传易感背景；AIH可能与

多种控制自身反应的免疫调控缺陷有关。在易感个体中 AIH 的发生常有诱发因素，如嗜肝性病毒感染，或对药物和其他肝毒性物质的特质性反应等。

(一)细胞免疫反应　T－淋巴细胞在自身免疫性肝炎的发病中起重要的作用，关键是肝脏细胞免疫反应。

肝细胞膜的某一种成分被抗原递呈细胞(APC)或被伴有 HLA Ⅱ类分子的肝细胞直接递呈给辅助性 T-细胞(TH1，TH2)在自身免疫性肝炎时已证实肝细胞可以表达 HLA Ⅱ类分子，当抑制性 T 细胞(Ts)的抑制作用减弱或缺乏时，活化的辅助 T-细胞将产生多种细胞因子(IL-2，TNF-α，IFN-γ)，诱发多种机制导致肝脏损伤。

1. 刺激细胞毒性 T-淋巴细胞与 HLAⅠ类分子结合的自身抗原反应；

2. 通过 IFN-γ 活化巨噬细胞；

3. B-细胞转变为浆细胞，产生自身抗体，或通过杀伤性细胞和补体产生抗体介导性细胞破坏作用。

(二)自身抗体与自身抗原

1. 自身抗体：多种自身抗体是自身免疫性肝炎的主要特征。但尚未发现一种自身抗体具明确的致病性。自身抗体的产生一般与特殊免疫原刺激并无相关性，自身抗体的滴度与自身免疫性肝炎的肝细胞的炎症程度之间也无明显的相关性。自身抗体的检测有助于自身免疫性肝炎分型，也可用作鉴别诊断。

(1)抗核抗体(ANA)与抗-平滑肌抗体(SMA)，一些患者可检出抗线粒体抗体(AMA)。约 70% 的患者显示 SMA，50% 检出 ANA，20% 的患者检出 AMA。

(2)抗肝肾微粒体抗体：对于自身免疫性肝炎各种肝脏特异性抗体研究表明，最为重要的是针对肝肾微粒体的抗体(抗-LKM)，抗-LKM 抗体是Ⅱ型自身免疫性肝炎的标志。细胞色素 P4502D6(CYP2D6)是抗肝肾微粒体抗体的主要抗原。

(3)抗-肝胞液 1 型抗体(抗-LC1)：抗-LC1 与Ⅱ型自身免疫性肝炎密切相关，50% 伴有抗-LKM-1 抗体的患者同时也伴有抗-LC1 抗体。在经过免疫抑制剂治疗后抗 LC1 的滴度下降甚至消失，此结果提示抗 LC1 可能在自身免疫性肝炎的发病中起着一定的作用。

(4)抗-可溶性肝抗原(抗-SLA):见于Ⅲ型自身免疫性肝炎和隐源性肝病,是针对可溶性肝脏抗原的抗体,伴有肝脏可溶性抗原自身抗体的患者一般较年轻,主要见于女性,约30%自身免疫性肝炎患者抗-SLA阳性,往往与ANA和SMA重叠。

(5)抗-肝胰抗体(抗-LP):与ANA和SMA重叠存在。仅见于17%的Ⅰ型自身免疫性肝炎、8%的Ⅱ型自身免疫性肝炎和3%的慢性乙型和丙型肝炎。但是可在33%各种常规自身抗体阴性患者检出。值得注意的是伴有抗-LP抗体的患者,63%具有针对肌动蛋白(actin)的抗体。近年认为抗-LP和抗-SLA是Ⅲ型自身免疫性肝炎的标志。

(6)抗-脱唾液酸糖蛋白受体抗体(抗-ASGPR):是一重要的自身抗体,见于各种类型自身免疫性肝炎,其检出率在ANA/SMA阳性患者为82%,在抗-LKM-1阳性患者为67%,在抗-SLA阳性患者为67%。

(7)抗中性粒细胞细胞质抗体(ANCA):是一组与中性粒细胞细胞浆反应的抗体,出现于自身免疫性肝炎和原发性硬化性胆管炎,原发性胆汁性肝硬化和因乙型或丙型肝炎病毒以及其他原因所致慢性肝炎和肝病不能检出。

2. 自身抗原:具有重要意义的自身抗原可能主要是细胞色素P4502D6(CYP2D6)和肝细胞膜糖蛋白脱唾液酸糖蛋白受体。

三、病理改变

常见肝小叶内炎症,特别是患者急性临床复发时,有明显的小叶受累及,以汇管区周围为突出,形成所谓假性腺泡,一般无明显管腔形成。是自身免疫性肝炎典型的改变,但不是特异性改变。也可见于其他原因所致慢性肝炎,在一些自身免疫性肝炎可见巨细胞转化(巨细胞性肝炎)。

自身免疫性肝炎与慢性丙型肝炎肝脏活检的区别为小叶内炎症和坏死较重,浆细胞数较多,界面性肝脏炎症较显著,肝脏实质萎陷面比较广。胆管改变并不常见于自身免疫性肝炎,如有改变将提示其他病因所引起病变,如:原发性胆汁性肝硬化、硬化性胆管炎,慢性丙型肝炎也伴有较轻度的胆小管病变。

免疫组织化学检查可见汇管区淋巴细胞大多数是T细胞，以 CD_4^+ 细胞为主，在界面肝炎区多数是 CD_8 抗原阳性，cn11b阴性T淋巴细胞，提示为细胞毒性T细胞。

四、临床表现

（一）年轻妇女占80%。发病有两个高峰，第一个高峰在15～24岁之间，第二个高峰为45～55岁。

（二）起病隐匿，约半数以上的患者伴有黄疸。常见食欲减退、乏力，疲劳、乏力、恶心、休重下降、腹痛、瘙痒、关节痛。多数闭经期前妇女见闭经、鼻出血、牙龈出血和皮下出现紫癜。右上腹痛，约有20%的患者伴有低热。10%患者无症状，因为体检发现疾病。

也可见到急性或暴发性经过。少数人无黄疸，伴有明显肝病表现，如蜘蛛痣。

（三）肝外表现及伴随疾病

1. 自身免疫性肝炎是一多器官受累及的疾病，常见游走性反复发作性关节炎，低热、皮疹、血管炎、皮下出血、内分泌失调、痤疮、多毛、男性乳房发育症、闭经等。半数患者伴有肝外器官自身免疫性疾病，例如：甲状腺炎、肾小管酸中毒、纤维化性肺泡炎、外周神经病变以及糖尿病等。

2. 血小板减少症与中等度的细胞减少症较为多见。

3. 肾脏病变可见蛋白尿、肌酐清除率下降。组织学改变为肾小球体病变、肾盂肾炎、肾硬化等。在肾小球体可见IgM沉积。也可出现严重的肾小管酸中毒，伴有非氮质血症性低氯血症酸中毒和低血钾症。

4. 肺部可见有短暂浸润，纤维化肺泡炎及胸膜炎较少见。

5. 甲状腺可出现Hashimoto甲状腺炎、黏液性水肿和毒性甲状腺肿。

出现如此多的伴随疾病的原因不明。可能是致敏细胞毒性淋巴细胞对伴随病变器官的交叉反应。

五、诊断

自身免疫性肝炎由于缺乏特异性诊断，目前采用记分的方法，见表14－1。

表 14－1 自身免疫性肝炎国际评分系统（1999IAIHG）

指标		计分	指标	计分
性别	女	+2	其他因素	
	男	0	肝损害药物病史：	-4
血清 ALP/ALT	>3.0	-2	有　无	+1
	1.5~3.0	0	酗酒（平均消耗量）<25 g/d	+2
	<1.5	+2	>60 g/d	-2
血清球蛋白类高于正常上限倍数			遗传因素：HLADR3 或 DR4	+1
	>2.0	+3	伴随其他自身免疫性疾病	+2
	1.5~2.0	+2	对治疗的反应完全有效	+2
	1.0~1.5	+1	治疗终止后复发	+3
	<1.0	0	肝脏病理组织学：桥状坏死	+3
自身抗体阳性			淋巴细胞滋润占优势	+1
成人 ANA，SMA 或 LKM－I			肝细胞玫瑰花瓣样改变	+1
	>1:80	+3	缺乏上述改变	-5
	1:80	+2	胆管改变	-3
	1:40	+1	其他组织学改变	-3
	<1:40	0	肝炎病毒标志物　阳性	-3
抗线粒体抗体（AMA）	阳性	-4	阴性	+3
	阴性	0		
其他已确定自身抗体	阳性	+2		

确诊：总积分治疗前>15 及治疗后>17：疑诊：治疗前 10~15 及治疗后 12~17 分

六、鉴别诊断

（一）病毒性肝炎　甲型肝炎通过检测病毒抗体（抗-HAV-IgM）可以区别，也可由 HAV-感染诱发自身免疫性肝炎。在一些慢性病毒感染（乙型、丙型和丁型肝炎病毒肝炎），个别情况可检出抗-LKM-抗体，如 ANA、SMA、SLA、LP，对于鉴别诊断具有重要价值。临床表现可以为自身免疫性肝炎，同时也可检出 HCV 的抗体，用高度敏感的第二代检测试剂，或作 RIBA 检查以及 PCR 检测 HCV-RNA 则可以排除。

只有少数患者伴有自身免疫肝炎表现，用血清学和分子生物学方法检出 HCV 抗体或 HCV-RNA。这类患者临床、血清学和组织学不能与 HCV 感染区别，男性和女性的比例相似，其病情经过略轻于自身免疫性肝炎，LKM-1 抗体滴度较低，对皮质激素治疗无反应，并不是自身免疫性肝炎的特殊类型，而是慢性丙型肝炎病毒感染伴有低滴度自身抗体。

（二）原发性胆汁性肝硬化　当原发性胆汁性肝硬化胆汁淤积症状不显著时，抗线粒体抗体阴性，却可检出 ANA、SMA，此时原发性胆汁性肝硬化与自身免疫性肝炎的鉴别甚为困难。必须注意到约 2% 的自身免疫性肝炎表现抗-线粒体抗体阳性。原发性胆汁性肝硬化的早期胆管的损伤也可不太明显，也会导致组织学区分的困难。这类重叠病例只有通过随访观察才能区别。

（三）原发性硬化性胆管炎　在硬化性胆管炎的早期或者因为标本的缺陷，可能未发现典型的胆管纤维性狭窄组织学改变，如果出现自身抗体，例如 ANA 和 SMA 时，导致鉴别诊断更加困难，逆行性胆管造影（ERCP）将有助于鉴别。

（四）Wilson's 病　在 Wilson's 病有时可出现 ANA 或 SMA，另一方面自身免疫性肝炎时也可见血铜水平升高，在这类鉴别诊断困难病例如发现 Kayer-Fleis-cher 环，并且见用 D-青霉胺治疗后，尿铜排除量增加可以确定诊断。

（五）血色素沉着症　自身免疫性肝炎可见血清铁水平升高，肝脏内也出现铁浓度中度增加，另一方面，血色素沉着症患者偶尔可检出自身抗体，检测血清中饱和转铁蛋白和铁蛋白可以鉴别。通过肝脏组织内铁的化学测定和计算铁指数可以确诊。

七、治疗

自身免疫性肝炎不经治疗预后不良。免疫抑制治疗可使患者的存活期延长，对自身免疫性慢性肝炎有肯定的疗效。

（一）常规治疗　泼尼松（Prednisone）单一治疗；与硫唑嘌呤（Azathioprine）联合治疗。

起始剂量泼尼松为 40～60 mg，硫唑嘌呤为 1～2 mg/kg。转氨酶下降后（一般在用药后 2 周）泼尼松剂量每周降低 10 mg/d，直至 20 mg/d。此后每周降低 5 mg，至维持剂量，维持剂量一般为 5～10 mg/d。硫唑嘌呤的剂量不变，治疗总共周期持续 2 年。

如出现复发可再开始一疗程。若达到病情缓解，一般至少需要持续治疗二年，如不出现缓解，则不宜再将治疗继续延长二年以上。减量治疗后半数患者出现复发，治疗失败时可提高泼尼松剂量至 60 mg/d，再降低剂量治疗。单一泼尼松治疗的副作用少，发生恶变的风险也较低，适合希望生育妇女应用。

免疫抑制剂对于纤维化病变的效果并不肯定，尽管临床经治疗见好转，肝脏的慢性肝炎病变仍然隐匿地向肝硬化发展。

（二）其他药物治疗　如果常规治疗用泼尼松单一治疗或泼尼松与硫唑嘌呤联合治疗不能使病情缓解，可以在严密监控下用其他免疫抑制剂治疗。

1. 环孢素 A（Cyclosporin A）：少数常规治疗失败的患者改用环孢素 A 治疗，可取得诱导病情缓解的效果。环孢素 A 在诱导缓解后，继续用低剂量泼尼松与硫唑嘌呤联合治疗可获得病情持续缓解。3～8 mg/（kg · d），每日分 4 次口服。Ⅰ型与Ⅱ型自身免疫性肝炎对于环孢素的治疗应答无差异，副反应较小，患者能很好地耐受。

2. 环磷酰胺（Cyclophosphamide）：因常规治疗不能耐受的患者，用环磷酰胺 1～1.5 mg/kg 联合泼尼松治疗（起始量为 1 mg/kg，逐渐降低剂量）获得组织学好转，以后改为维持用药，每日 2.5～10 mg 泼尼松和 50 mg 环磷酰胺隔日一次。

（三）肝脏移植　在自身免疫性肝炎 30% 的患者经过常规免疫抑制剂治疗 3 年仅能获得部分缓解，9% 的患者治疗完全无效，如果经过4年的治疗不能获得缓解,则应视为肝脏移植的适应证。

八、预后

如果坚持免疫抑制剂治疗,5年存活率可达87%,出现LKM-1抗体者发展成肝硬化迅速,3年内达82%。一般自身免疫性肝炎早期治疗,可见转氨酶和丙种球蛋白下降,肝脏组织炎症好转,免疫抑制剂对于纤维化病变的效果并不确定。有些患者尽管临床经治疗见好转,但是,肝脏的慢性肝炎病变仍然隐匿地向肝硬化发展。

因此,虽然转氨酶复常,十余年后仍将转变成肝硬化。未经治疗5年存活率为50%,10年存活率为10%。

(段毅力)

第四节　原发性胆汁性肝硬化

原发性胆汁性肝硬化(primary biliary cirrhosis,PBC)为自身免疫性肝病,是由于肝内小胆管慢性进行性炎症性破坏,伴汇管区炎症及肝内胆汁淤积,导致的肝硬化。主要发生在中年女性,表现乏力、瘙痒、黄疸、色素沉着和黄色瘤,为慢性梗阻性黄疸和肝脾肿大,晚期可出现肝功能衰竭和门静脉高压征象。在病程早期即出现抗线粒体抗体(AMA)是本病的特点。PBC常与其他自身免疫性疾病同时存在。

一、病因

本病的病因至今仍未阐明,可能与以下因素有关:

(一)遗传因素　流行病学资料显示PBC有家族史及家庭聚集现象。表明个体对PBC的遗传易感性。

(二)免疫因素

1. 自身免疫反应:目前认为,PBC的发病是机体对肝内小胆管的自身免疫反应。患者血清中免疫球蛋白增高,尤以IgM增高为著,且可检出多种自身抗体,其中以AMA阳性为本病的特征之一。此外,本病常与其他自身免疫性疾病,如类风湿关节炎、干燥综合征、硬皮病等同时存在,也提示与自身免疫有关。

2. 移植物抗宿主反应:母体与胎儿抗原结构不完全符合的淋巴细胞通过胎盘进入胎儿体内,由于胎儿未成熟的免疫监视机制不能对其识别,以致母体淋巴细胞持续存在,并作为免疫活性细胞对胎儿组织抗原发生免疫攻击,导致移植物抗宿主反应(GVHR)。可能由于母体淋巴细胞在女性婴儿体内较在男性婴儿体内更易于逃逸免疫识别,因此 PBC 在女性较多发生。

(三)药物反应　某些药物可引起肝内胆汁淤滞,通常在停药后消失。少部分患者淤胆经久不愈,可导致慢性肝内梗阻性黄疸,甚至胆汁性肝硬化。其临床与病理改变与 PBC 相似。这部分患者的 PBC 可能由药物诱发。

(四)感染因素

1. 病毒感染:少数病毒性肝炎的黄疸型患者可发生淤胆性肝炎。肝炎病毒感染可能是 PBC 的病因。但二者之间的关系并未得到证实。

2. 真菌感染:有人发现,PBC 患者的血清 AMA 可以识别酵母菌的线粒体成分,推测真菌感染后产生的抗体与人线粒体内膜发生交叉反应有可能是 PBC 的病因之一。但 AMA 在胆管上皮及肝细胞损伤中所起的作用尚不能肯定。

3. 细菌感染:某些细菌(如分枝杆菌、大肠杆菌等)表面表达的特异成分,如分枝杆菌的 65 ~ 70KD 和 55KD 多肽,能与 PBC 患者的血清发生反应,因而考虑 AMA 可能来源于某些细菌感染后的交叉反应。

二、发病机制

自身免疫反应可能是 PBC 的主要发病机制。由于患者对 PBC 的遗传易感性,在环境因素(如感染、药物等)的作用下,易于诱发自身免疫反应。

(一)体液免疫

1. 自身抗体的产生:AMA 是 PBC 患者最具诊断价值的自身抗体,存在于 83% ~99% 的 PBC 患者血清中。

2. 补体的激活:胆管上皮细胞表面自身抗原与特异性抗体的结合可以固定并活化补体,引起局部炎症及胆管上皮的损伤。

3. 免疫复合物生成:在60% ~90%的PBC患者血清中可测到循环免疫复合物。循环免疫复合物在肝脏的沉积,可引起炎症反应和慢性肉芽肿形成。PBC患者的肝外表现(如关节炎等)也可能与免疫复合物的沉积有关。

(二)细胞免疫

1. 细胞黏附分子的异常表达:促进淋巴细胞与胆管上皮细胞之间的相互作用。黏附分子在自身免疫性胆管损伤的发生中起到重要作用。

2. T淋巴细胞的作用:在病变的活动期,可见肝脏汇管区有大量T淋巴细胞和单个核细胞浸润,以活化的T淋巴细胞为主,提示细胞毒作用可能参与了胆管上皮细胞的损伤机制。

3. 肝内微环境中细胞因子的作用:PBC患者的肝内微环境中存在多种细胞因子,可能在促进效应细胞的分化、造成胆管上皮细胞的损伤中起作用。

由于以上各种可能的机制造成胆管的破坏,其持续发展,可导致胆汁淤积,纤维组织增生,胆盐、胆红素及铜的分泌障碍,肝细胞灶性坏死,纤维间隔形成,最后进展为肝硬化。

三、病理改变

胆管改变最明显,以小胆管为主,周围有炎性细胞浸润,以淋巴细胞为主;汇管区细胞浸润现象明显,以淋巴细胞最为重要;肝细胞改变相对较轻,缺乏特异性;各期改变可相互混杂。与其他病因所致肝硬化难于鉴别。

其发展过程可分为以下四期:

Ⅰ期:肝小叶间胆管或间隔胆管呈节段性或斑块状损害,胆小管周围有淋巴细胞、浆细胞、组织细胞及少量嗜酸性粒细胞浸润,胆管上皮细胞核固缩,胞浆气球样变,部分胆管萎缩、水肿。汇管区可见淋巴滤泡和肉芽肿形成。肝细胞和肝细胞界板正常。肝小叶结构完整,无淤胆现象。

Ⅱ期:小胆管增生期。小胆管增生显著。汇管区结缔组织增多,有肉芽肿形成。小叶周边毛细胆管管腔扩大,有淤胆现象。汇管区周围的肝细胞可出现碎屑样坏死,伴有铜沉着。

Ⅲ期:瘢痕期。汇管区炎症减轻,胆管减少,增生的胶原结缔组织向肝小叶内伸展,形成纤维间隔。肉芽肿减少。淤胆现象加重。可明显见到铜沉积和铁颗粒。肝细胞坏死增多。

Ⅳ期:肝硬化期。汇管区的纤维间隔扩展,且相互连接,将肝小叶分隔为假小叶及再生结节。肝细胞坏死显著。铜沉积更加明显。汇管区胆管消失,并伴有单个核细胞浸润。

四、临床表现

(一)临床分期

1. 肝功能正常无症状期。

2. 肝功能异常期。

3. 症状期。

4. 失代偿期。

前3期合称为稳定期,而将出现黄疸的失代偿期称为加速期。一旦病程进入加速期,患者出现黄疸,病情急转直下,从进入加速期到死亡或需肝移植时间平均为4年。

(二)临床表现　女性患者居多,发病多在40~60岁之间。起病隐匿,早期症状轻微或无症状。病情进展缓慢,逐渐发展为肝硬化。常见的临床表现如下:

1. 一般表现:疲乏无力、腹痛、恶心、呕吐、食欲缺乏、体重减轻。

2. 慢性进行性梗阻性黄疸:早期搔痒,久后皮肤粗糙、增厚,有色素沉着。多数患者于搔痒出现后约半年至2年出现巩膜和皮肤黄染,尿色加深,粪便色浅。黄疸在开始期间可有波动,以后呈持续性,且逐渐加深。黄疸急速上升或持续深度黄疸者预后不良。

3. 脂肪代谢紊乱及吸收不良综合征:脂肪的乳化及吸收发生障碍,引起脂肪泻,影响脂溶性维生素A、D、K和钙的吸收,并引起营养不良;可发生皮肤粗糙、眼干燥症,甚至夜盲;骨质软化、骨质疏松,甚至发生骨折;并可出现鼻出血、紫癜等出血倾向。由于血清脂类和胆固醇含量增高,皮肤的组织细胞吞噬大量胆固醇后,形成黄疣,常见于眼睑内眦,亦可见于掌、颈、背部及四肢伸侧。

在本病晚期,肝功能衰竭,胆固醇合成障碍。当血清胆固醇含量下降时,黄疣可逐渐缩小,甚至消退。

4. 肝、脾肿大：肝脏肿大，逐渐加剧，可大至下缘平脐。肿大的肝脏质坚，无压痛，表面光滑或有细颗粒感，晚期为不规则结节感。脾亦常肿大，可在食道静脉曲张之前数年已出现脾肿大。

5. 肝硬化及肝功能衰竭表现：在本病晚期，患者可出现蜘蛛痣、腹水、周围性水肿、性激素紊乱的症状及体征、食道和胃底静脉曲张及破裂出血、肝性脑病等。

6. 伴发疾病：PBC 患者常伴发类风湿性关节炎、肾小球肾炎、干燥综合征，硬皮病、自身免疫性甲状腺炎等自身免疫性疾病。

五、实验室检查

（一）尿、粪检查　尿胆红素阳性或强阳性，尿胆元减少或缺如。粪胆元减少或缺如，粪便中脂肪酸及脂肪酸钙增多。

（二）肝功能试验

1. 血清胆红素：血清胆红素含量增高，以直接胆红素升高为主。

2. 碱性磷酸酶与 γ-谷氨酰转肽酶：碱性磷酸酶（ALP）和 γ-谷氨酰转肽酶（GGT）的增高，ALP 在黄疸出现前即升高的现象有助于本病的早期诊断。

3. 总胆固醇：患者血清胆固醇升高，但在本病晚期出现肝功能衰竭时，血清胆固醇可降低。

4. 血清蛋白：肝功能严重受损时，血清白蛋白降低、球蛋白升高，白、球蛋白比值下降，甚至倒置。血清蛋白电泳分析显示，α_2、β 球蛋白增高，γ 球蛋白正常或中度增高。

5. 血清转氨酶：早期正常或仅轻度升高；晚期肝细胞损害明显时，转氨酶活力相应升高。

6. 血浆凝血酶原时间及活动度：由于维生素 K 缺乏，凝血酶原时间常延长，活动度降低，但给予维生素 K 注射，可使之恢复正常。晚期肝功能衰竭所致凝血障碍，注射维生素 K 无效。

（三）血清脂质　患者三酰甘油略高。在病程早期，高密度脂蛋白（HDL）明显升高，低密度脂蛋白（LDL）和极低密度脂蛋白（VLDL）轻度升高；晚期则以 LDL 升高为主，HDL 降低。血清胆固醇如前所述。

（四）免疫学检查

1. 自身抗体：由 PBC 患者的血清中可检出 ANA、SMA、AMA、抗中性粒细胞胞浆抗体（ANCA）、抗胆小管上皮抗体等，其中以 AMA 最为重要。且出现早，滴度很高，为本病的特征性改变，具有诊断价值。在 AMA 中，又以抗 AMA-M2 成分最具特异性。

2. 免疫球蛋白及补体：血清 IgM 可明显升高，IgA 及 IgG 正常或增高。总补体轻度升高，C4 明显降低，其余各补体成分大多轻度升高。

3. 非特异性细胞免疫试验：PBC 患者的非特异性细胞免疫试验常显示其细胞免疫功能降低。

（五）肝脏活体组织检查　可发现胆管炎、汇管区淋巴细胞局灶性浸润及肉芽肿、“胆管型”纤维化、汇管区周围胆汁淤积、轻度碎屑样坏死等改变，但肝小叶常完整。

（六）内窥镜下逆行胆管造影　可发现肝内胆管蜿蜒曲折或管腔不规则。

（七）腹腔镜检查

第一期：肝脏外观呈黄红色。

第二期：肝脏黄红色加深，动脉血管和淋巴管显著，有肉芽肿形成。

第三期：肝表面呈颗粒状小结节，有门脉高压征象。

第四期：肝外观呈深绿色，表面呈较大结节状，有门脉高压征象。

六、诊断

1. 中年女性。

2. 明显的皮肤瘙痒、黄疸、黄色瘤、肝脾肿大。

3. 血清 ALP、r-GT 等升高。

4. 血清结合胆红素，胆汁酸增高。

5. 血清线粒体抗体阳性、IgM 增高、抗核抗体、抗 DNA 抗体、类风湿因子、抗甲状腺抗体等阳性。

6. B 超或 CT，MRI 等影像学检查显示无肝外胆道及肝内大胆管梗阻征象。

7. 肝脏活组织病理学检查可确诊。

七、治疗

本病无特效治疗。治疗 PBC 首选熊去氧胆酸（UDCA）。早期和长期应用这种药，可明显改善患者的肝功能，并延长其生命。肝移植是晚期患者唯一的治疗方法。

（一）营养　应予低胆固醇、低脂肪（<40～50 g/d）、高碳水化合物和高蛋白饮食。肌肉注射维生素 A、D、K，以补充脂溶性维生素的不足。给予钙剂、羟化维生素 D_3 等，以防止骨质疏松。

（二）免疫抑制剂

1. 肾上腺皮质激素：可减轻瘙痒、疲乏，改善肝功能，并可使肝组织学改变有所减轻；但易促进骨钙丢失。口服泼尼松 20 mg/次，3 次/d。

2. 环孢素 A：可改善瘙痒、疲乏等症状，使肝功能好转、AMA 滴度下降、肝组织病变进展减缓，但毒副作用较大。3～8 mg/(kg · d)，分 4 次口服。

3. 硫唑嘌呤：可减轻瘙痒，改善肝功能，但肝组织学改变无好转。目前已不用于 PBC 的治疗。

4. 氨甲蝶呤：可缓解症状，长期治疗可使肝功能及肝组织学改变好转。但用药后起作用较慢，往往于用药 6～10 个月后始见疗效。口服 7.5～20 mg，一天一次。用药期间，应密切观察血常规及肝功能改变。

（三）抗淤胆药物　熊去氧胆酸（UDCA）使胆酸池的组分改善，降低胆汁淤积时高浓度胆酸的毒性作用。UDCA 还具有免疫调节及肝细胞保护作用。临床研究表明，该药可改善患者的淤胆症状，降低血清胆红素、转氨酶、GGT、ALP 水平。长期服用可延缓病情进展，但肝组织病变无明显改善。口服熊去氧胆酸 15 mg/(kg · d)。

（四）瘙痒的治疗　考来烯胺于早餐前后各口服 4 g 是首选治疗。考来烯胺是与胆酸结合的阳离子交换树脂，服用后可使瘙痒减轻或消失。

（五）肝硬化并发症治疗　如腹水、消化道出血、肝性脑病等对症治疗。

（六）肝移植　肝移植的适应证包括对治疗无效的有症状的患者

(如难治性瘙痒)及出现其他提示终末期肝病的症状和体征的患者。已经建立了多种预后评定模型,血清胆红素是最有效的预后评定指标。

肝移植的5年存活率在80%以上。瘙痒和乏力很快得到缓解,患者的生活质量通常很高。但PBC可以在移植肝复发,有20%的患者在10年后出现复发。

(段毅力)

第五节 原发性硬化性胆管炎

原发性硬化性胆管炎(primary sclerosing cholangitis, PSC)为原因不明的慢性淤胆性疾病,其特征为肝内外胆管弥漫性炎性狭窄,胆管反复炎症发作及阻塞,表现有上腹痛、瘙痒、肝脾肿大及胆汁淤滞性黄疸等,引起胆管闭塞、胆汁性肝硬化、门静脉高压,最终进展至肝衰竭。

一、病原学

本病的病因目前仍未明确,与基因的易感性呈明显相关性。

1. 细菌与毒素:PSC常伴有慢性溃疡性结肠炎(CUC),在门脉血中的菌血症或炎性结肠中的毒性胆汁酸被吸收至门脉后,均有可能引起肝内外胆管的慢性炎症与纤维化。

与PSC病因有关的毒素是铜的蓄积,但在所有慢性胆汁淤积疾病中,不论其病因为何,肝的铜含量均增高。肝铜的代谢缺陷不是PSC的原发病因。

2. 病毒感染:有的观点认为胆管上皮细胞感染某种病毒与PSC的发病有关。

3. 遗传因素与基因易感性:家族的聚集性引起学者们对遗传因素的关注。多组研究提示,HLA单倍体(haplotypes)与PSC之间有密切相关性。基因分型表明,部分等位基因与PSC的发病亦呈高度相关性。

基因易感性是PSC发病的重要因素,但不是唯一的因素。

二、流行病学

PSC 可发生于任何年龄，但多数病例发生于 45 岁以下的年龄组，青年组更多见，婴幼儿及儿童亦有发病者，男性发病多于女性，男女发病之比为 3:1。PSC 患者常伴有炎性肠病(IBD)，最常见者为慢性溃疡性结肠炎(CUC)。

三、发病机制

PSC 易感性的相关基因主要为 HLA-B8 及 HLA-DR3，它们是众所周知的致自身免疫疾病的基因，这提示 PSC 的发病机制是由自身免疫介导的肝内外胆管损伤，其体液免疫与细胞免疫均呈异常。

(一)体液免疫　异常，可检出自身免疫性抗体，大多为非特异性：

1. 高 γ-球蛋白血症：主要成分为 IgM。

2 多种自身抗体：抗平滑肌抗体(SMA)、抗核抗体(ANA)、抗线粒体抗体(AMA)、抗结肠抗体(anti-coionic)、抗门脉抗体(anti-portal)、抗内皮细胞抗体等，出现频率均低。

3 抗嗜中性粒细胞核周胞质抗体(perinuclear antineutrophil cytoplasmic; pANCA)：阳性率高达 80%。

4. 补体系统激活：血清及胆汁中循环免疫复合物的水平升高，免疫复合物清除异常。

(二)细胞免疫异常

1. 循环中 T 细胞数量及功能改变，主要是 CD_8(抑制性/细胞毒性)不成比例减少，致使 CD_4/CD_8 比值增加及 T 细胞总数明显减少；

2. 有肝硬化者较无肝硬化者循环中 CD_4/CD_8 比值增加更明显；

3. 循环中 B 细胞的绝对数与百分数均升高；

以上改变提示 PSC 患者的免疫调节紊乱。

4. 细胞免疫的靶抗原-胆管上皮细胞的改变

(1) PSC 患者早期或肝外胆道阻塞后，胆管上皮细胞 HLA-Ⅱ类抗原表达增加，提示其成为能对自身或外源性抗原的提呈细胞(APC)，以激活宿主淋巴细胞的自身免疫活性。

(2)细胞间黏附分子-1(ICAM-1)是淋巴细胞功能相关性抗原-1(LFA-1)黏附受体的配体，促进淋巴细胞与 APC 之间的紧密接触，在 PSC 患者肝硬化期时,胆管上皮细胞的 ICAM－1 表达增加,循环中的含量亦升高。

(3)前炎性细胞因子(proinflammatory cytokines)诱导胆管上皮细胞 HLA-Ⅰ类及 HLA-Ⅱ类抗原的表达,它在 PSC 发病机制中所起的作用尚待阐明。

四、病理改变

PSC 早期主要为胆道系统的纤维化改变,累及整个肝内、外胆道系统,少数仅累及肝外胆道系统,后期肝实质细胞受损。

(一)肝内、外胆管的改变

1. 肝外胆管的改变:纤维增生,瘢痕形成,管壁增厚,在胆道腺体周围,有炎性细胞呈群集样浸润,这些变化为非特异性的,与手术创伤引起的术后胆道狭窄无明显区别。

2. 肝内胆管的改变

(1)肝内大胆管的改变:组织学上肝内大胆管的改变与肝外胆管所见相似,胆管纤维化呈节段性分布,狭窄与扩张交替出现,在胆管造影图片上呈串珠样改变。

(2)肝内小胆管的改变:典型改变为有的汇管区胆管增生,有的汇管区胆管减少,另一些汇管区则呈水肿,常伴有纤维性胆管炎(fibrous cholangitis)或胆管周围炎。这些组织学所见需结合临床表现才能确诊。

(二)肝实质细胞的改变　肝活组织学检查显示,早期病变仅限于胆管,不累及肝实质,在中、晚期可分别出现碎屑样坏死,桥状坏死,肝实质的改变不是诊断 PSC 的依据,但对 PSC 的分期及预后有重要意义。

(三)组织学分期　根据肝实质受累的情况、纤维化程度以及肝硬化的有无分为 4 期。

Ⅰ期:门脉期(portal stage),病变仅累及门脉区胆管,不影响门脉周围的肝实质,没有或极少有门脉周围肝实质炎症及纤维化,故亦称门脉肝炎(portal hepatitis),汇管区不扩大。

Ⅱ期:门脉周围期(periporl stage),病变累及门脉周围,门脉周围纤维化,可伴有或不伴有肝炎,汇管区明显扩大,可见新形成的界限板,但此期尚难以辨识出胆汁性或纤维化引起的碎屑样坏死。

Ⅲ期:纤维隔形成期(septal stage),纤维化及纤维隔形成及(或)桥架状坏死,肝实质还表现胆汁性或纤维化所致的碎屑样坏死,伴有铜沉积。胆管严重受损或消失。

Ⅳ期:肝硬化期(cirrhotic stage),具有胆汁性肝硬化特征,肝实质变化一般较Ⅲ期更明显,胆管常消失。

五、临床表现

PSC 患者临床表现差异很大,从无症状到出现慢性胆汁淤积至肝硬化并发症。

(一)隐匿型　起病隐匿,多数患者无症状,或有一些非特异症状(如乏力),体检时发现血清碱性磷酸酶升高,进一步检查才获确诊。另一些患者因首先出现炎性肠病(IBD)或慢性溃疡性结肠炎(CUC)后疑诊本病。

(二)慢性胆汁淤积性症状　出现慢性淤胆者,其病情已进展至相当程度,大多数已有胆道狭窄或肝硬化。常有乏力、体重减轻、瘙痒、黄疸。黄疸呈波动性,反复发作,伴有低热、高热及寒战,且伴有反复发作的右上腹痛,酷似胆石症和胆道感染。在诊断 PSC 时可发现肝大、黄疸、脾大、高度色素沉着,而黄色瘤、水肿、腹水较少见。

PSC 患者与 PBC 一样,可出现慢性胆汁淤积的并发症,如脂肪泻、骨质疏松症及脂溶性维生素缺乏症。

(三)不典型的临床表现　少数 PSC 患者,病程中出现不典型的临床表现,包括生化、免疫学、组织学检查,均酷似自身免疫性肝炎。

六、实验室和特殊检查

(一)粪便检查:伴有 IBD/CUC 时,粪便常规出现相应改变。

(二)血象:白细胞计数升高,以淋巴细胞计数升高为主,可出现异常淋巴细胞,部分患者嗜酸性粒细胞计数增多。

(三)生化检查

1. 血清碱性磷酸酶(ALP):在无症状的患者,血清 ALP 常升高,至少高于正常上限2倍,常提示本病。但 ALP 并无特异性,需做进一步检查。另外,有些 PSC 患者特别是晚期患者,ALP 可在正常范围内。

2. 血清转氨酶(ALT、AST):呈轻度升高,一般升高幅度低于正常值3倍;但有部分患者血清 ALT/AST 水平呈明显升高,高于正常5倍,尤多见于小儿,其组织学呈慢性活动性肝炎改变,极易误诊。

3. 血清胆红素/胆汁酸:血清胆红素水平升高,呈波动性变化,结合胆红素占总胆红素70%以上;血清胆汁酸浓度明显升高。

4. 血脂:血清总胆固醇、磷脂水平明显升高。

5. 血清白蛋白/凝血酶原时间(PT):在诊断 PSC 时,约17%患者有低白蛋白血症,约6%的患者 PT 延长。

(四)免疫学检查

1. 高 γ-球蛋白血症:见于30%的患者,其中40%~50%患者以 IgM 增高为主。

2. 非特异性自身抗体:阳性率低,例如:ANA 6%,SMA 11%,AMA 5%,且呈低滴度,在儿童则相对较高。

3. 血清抗嗜中性粒细胞核周胞质抗体 pANCA:见于80%的 PSC 患者,直到目前尚未作为筛选 PSC 的血清标志抗体。

(五)影像学检查　最主要的检查是显示肝内外胆道系统的形态,首选内镜逆行性胰胆管造影(ERCP),或经肝穿刺胆管造影(PTC)。PSC 患者胆管造影所见:胆道系统呈多灶性狭窄,常累及肝内外胆道系统,单纯累及肝内或肝外者亦有发生,但相对少见。狭窄呈节段分布,在狭窄上端的胆管呈扩张,因而影像学上呈串珠状排列。胆囊及胆囊管受累者为15%。

(六)B 超检查　肝脏肿大,结构紊乱,胆管壁增厚,与邻近组织分界不清,管腔狭窄不均匀,狭窄远端胆管扩张,有时出现结石强光影。

七、诊断

(一)外科诊断

1. 既往胆道系统无手术创伤史;

2. 证实胆囊、胆总管无结石;

3. 硬化与狭窄累及全部或绝大部分肝外胆管;

4. 排除胆道系统的恶性肿瘤。

(二)影像学诊断

PSC胆道系统放射学特征性的改变,是确立诊断的主要依据。

(三)病理学诊断　肝活组织学检查并不是确立PSC诊断的必需条件,但在以下情况是有价值的:

1. 确定PSC诊断有困难时,用以排除其他原因所致的肝损害;

2. 确定PSC分期,借以判断预后及指导治疗;

3. 用以诊断PSC的肝内小胆管病变。

八、鉴别诊断

(一)排除其他原因引起的硬化性胆管炎或胆管狭窄/阻塞。

(二)与其他胆汁淤积性疾病鉴别　原发性胆汁性肝硬化,特发性成人胆管减少症,药物性淤胆,慢性活动性肝炎,酒精性肝病,自身免疫性肝炎等。尤其是有些不典型的PSC患者,其血清ALP仅轻度升高,而ALT/AST却明显升高,极易误诊为AIH。

(三)PSC伴随的相关疾病　PSC的相关疾病,主要属自身免疫性疾病,其中最为常见者是炎性肠病(IBD)。一般而言,诊断炎性肠病(IBD)时比诊断PSC早数年,但也可同时出现,或诊断PSC数年后才诊断IBD。PSC伴随慢性溃疡性结肠炎(CUC)时,发生结肠恶性肿瘤的危险度增加。故PSC伴有CUC 10年或以上的患者,应注意组织活检,以发现早期癌症。

九、治疗

(一)胆汁淤积与肝功能不全的治疗。

1. 支持疗法:维持水、电解质平衡,维持正氮平衡,促进肝细胞再生,维护肝功能,纠正凝血机制障碍等。

2. 调节饮食:饮食中减少胆固醇及饱和脂肪酸含量,供给中链甘油三酯、亚麻油酸盐,增加糖、蛋白质含量(肝性脑病例外),适当限制钠的摄入。

3. 瘙痒:可选用考来烯胺4~5 g/次,3次/d。熊去氧胆酸200 mg,每日3次,口服。

4. 脂溶性维生素缺乏症:维生素A,维生素D,维生素E缺乏,宜分别进行防治。维生素K缺乏者,宜肠胃外给予维生素K。

5. 脂肪泻:除调节饮食外,可给予胰酶制剂、调整肠道菌丛制剂及适量口服抗生素。

6. 骨质疏松症:氟化钠及二磷酸盐化合物等。

7. 利胆治疗:熊去氧胆酸(UDCA)在细胞水平与亚细胞水平上有保护肝细胞的;有免疫调节作用。13 ~15 mg/(kg · d)口服,持续1 年。

(二)免疫抑制剂　无论单用还是联合效果均不理想。

1. 免疫抑制剂单用

(1)肾上腺皮质激素:早期应用皮质激素口服,显示能改善 PSC 的生化指标。泼尼松 20 mg,3 次/d。

(2)环孢素 A:3 ~8 mg/(kg · d),分 4 次口服。但治疗结果不够理想。

(3)他克莫司(Tacrolimus):为新型免疫抑制剂。个别开放治疗研究显示,仅对 PSC 患者的血清酶学有一定改善,尚待进一步确定其疗效。

2. 免疫抑制剂/UDCA 联合治疗:近来的观察显示血清生化指标及肝组织学无改善,且呈进展性变化,提示该联合治疗无效。

(三)并发症的治疗　PSC 的并发症包括胆囊及胆管结石,主要胆管狭窄及反复发作的细菌性胆管炎,胆管癌,直肠结肠切除术后回肠吻合口周围的静脉曲张等。

1. 胆囊及胆管结石:慢性胆汁淤积引起胆固醇结石,细菌性胆管炎引起色素结石。PSC 患者胆石的患病率达 30%,易引起细菌性胆管炎:①症状性胆囊结石,宜行胆囊切除术;②胆管结石,可在胆道镜下,置入取石网,套取结石,或用灌洗液进行冲洗。

2. 主要胆管狭窄及反复发作的细菌性胆管炎。

(1)气囊扩张:可在 ERCP/PTC 介导下,进行气囊扩张,并排出胆管内污泥样(biliarysludge)胆汁。约 50% PSC 患者通过气囊扩张后,症状改善达 2 年,其中 1/3 患者再狭窄时,可反复进行气囊扩张。

(2)支架置入:狭窄区置入支架 6 个月后,可使肝功能获得改善,但置入早期,约 14% 患者并发细菌性胆管炎,置入中后期,约 1/3 的人并发反复发作性细菌性胆管炎。

(3)广谱抗生素:环丙沙星(Ciprofloxacin)在胆道的浓度高,对革兰阳性球菌及阴性杆菌均有作用,可作为细菌性胆管炎的预防用药,长期用药可减少细菌性胆管炎发作的频率与严重度。

(4)胆道-肠道支架吻合:经肝置入支架肝胆管分岔的重建,支架吻合/支架重建,仅适于肝外狭窄,经气囊扩张/内镜支架置入无效的早期PSC患者,对已有肝硬化及肝内严重狭窄的PSC患者无效,后者宜选择肝移植。

3.胆管癌:PSC患者胆管癌的发生率7%~15%,特别是长期CUC及肝硬化者,其胆管癌的发生呈高危险度,有人认为PSC是胆管恶性肿瘤的前驱病变。胆管癌的手术治疗、化疗、放疗已证明无效,进行肝移植者均复发。化疗与放疗联合应用,然后进行肝移植。

4.回肠口周围静脉曲张:伴有IBD/CUC患者,直肠结肠切除的回肠吻合口周围的静脉,因肝硬化门脉高压症发生静脉曲张,常并发严重出血,控制出血的措施:

(1)手术局部处理/注射硬化剂,但效果不理想;

(2)应用降低门脉高压的药物如奥曲肽;

(3)经颈静脉肝内门体支架分流;

(4)严重肝功能衰竭者,肝移植是最佳选择。

5.肝硬化并发症:见于晚期PSC患者,与其他原因所致的失代偿性肝硬化一样,常见消化道出血、腹水、自发性腹膜炎、肝性脑病等。

(四)肝移植　终末期PSC患者的治疗,肝移植是最合适的选择,1年、5年存活率分别为90%~97%及85%~88%。

十、预后

PSC呈慢性进展性过程,自诊断之日起,其存活时间约10~15年。年龄、血清胆红素、肝组织学分期及肝硬化并发症,是提示预后危险度的重要指标。

(段毅力)

第六节 妊娠急性脂肪肝

妊娠急性脂肪肝(acute fatty liver of pregnancy,AFLP)为一种少见病,原因未明。出现于妊娠晚期的急性肝脂肪性变。其病理特征为肝细胞内含有大量脂肪微囊泡。此改变尚可见于 Reye 综合征、四环素中毒、中链及长链乙酰基辅酶 A 脱氧酶缺乏症、丙戊酸钠中毒等,统称为微囊泡性脂肪病(microvesicular fat disease)。

一、发病率

本病罕见。多见于青年初产妇,及双胎、男胎。由于病情险恶,在严重妊娠肝病中占比重较大(16% ~43%),近年来发病率有上升趋势。

二、发病机制与病理改变

肝内存在大量脂肪,约占肝重的 10% ~20%。脂肪呈微囊泡状充满于肝细胞内,肝细胞增大。脂肪浸润尤以小叶中心部为明显。小叶结构多数正常,多无明显炎症细胞浸润或坏死,但亦有例外。肝窦有受压现象,脂肪须作特殊染色,否则易漏诊。肝整体形态及大小正常或缩小。电镜下,脂肪微滴可见于肝细胞浆内、溶酶体、光面及粗面内质网及高尔基体内。其他如胰腺泡细胞及肾小管上皮细胞内亦常有脂肪堆积,可能为合并胰腺炎及肾衰的病理基础。近年研究表明肝细胞大量凋亡以及肝细胞再生能力低下,Fas 系统免疫调控紊乱也是妊娠急性脂肪肝的重要发病机制。

三、病因学。

脂肪堆积的原因未明。

(一)可能与病毒感染无关,有人经免疫酶标检测巨细胞病毒,Southern 印迹法检测 EB 病毒 DNA Ⅰ及Ⅱ,均未成功。

(二)非先天性疾病,因本病如恢复后,再次妊娠并不复发。

(三)与脂质代谢紊乱有关。本病以甘油三酯及脂肪酸增加为主,似提示脂肪酸氧化、甘油三酯合成及脂蛋白的合成及释放受阻,其中脂肪酸有毒性,可影响线粒体功能,减少肝内蛋白的合成,从而影响脂蛋白的合成和脂肪的运转。

（四）妊娠时由于雌激素、生长激素、肾上腺素均增加，常使组织中脂肪被动员进入肝脏。

（五）妊娠时静脉输入四环素，可损伤微粒体功能并影响蛋白质合成，易诱发脂肪肝。

四、临床表现

本病主要发生于妊娠晚期（35 周前后或 26～40 周），绝大多数发生于初产妇，但亦可见于经产妇。

（一）一般症状　起病急，80% 患者骤发持续性恶心、呕吐，伴上腹部疼痛、厌油等消化道症状。呕吐物初为所进食物，病程后期可呕吐咖啡样物，腹胀常较明显。

（二）消化道症状后出现黄疸并迅速加深，表现巩膜、皮肤黄染，尿色深黄。出现全身出血倾向。由于肝功能严重受损，凝血因子Ⅱ、Ⅴ、Ⅶ、Ⅸ、Ⅹ等合成不足，尚可继发 DIC，均可引起凝血功能障碍，出现皮肤、黏膜等多部位出血，特别是产后大出血。此外，由于肝功能严重受损，肝脏对血液内组胺灭活能力降低，致使过多的组胺刺激胃酸分泌过盛，从而导致胃黏膜发生广泛性糜烂，甚至溃疡形成，引起上消化道出血。

（三）常合并妊高征，重症患者发病前或发病过程中，可出现高血压、蛋白尿及水肿等妊高征表现，两者互相影响，使病情加重。

（四）可伴不同程度意识障碍，主要为急性肝功能衰竭的表现，随黄疸逐渐加深，出现性格改变，如情绪激动、精神错乱、狂躁、嗜睡等，以后可有扑翼样震颤，逐步进入昏迷。此外，本病由于肝糖原生成缺乏、消耗增加，常出现低血糖，重度低血糖有时也成为昏迷的原因。

（五）肝肾综合征，肾衰竭发病机制尚不清楚，一般认为可能与严重黄疸及 DIC 等有关，表现少尿、无尿及急性氮质血症。

（六）死产、早产、死胎及产后出血多见。

（七）物理检查可发现巩膜黄染，肝浊音界缩小，肝区轻度叩痛，腹水征阳性等。

五、实验室检查

（一）血象　白细胞计数明显增高，常在 $20 \times 10^9/L$ 以上，中性粒细胞为主，合并细菌感染则更明显。

（二）血清胆红素增高，30～615 μmol/L（1.8～36 mg/dL）不等。

（三）血清转氨酶轻或中度升高，一般在300单位以下，超过1000单位者少见。

（四）血清碱性磷酸酶轻、中度升高。

（五）血凝血酶原时间延长，血小板多数减少，可能与肝合成功能下降及DIC均有关。

（六）血中抗凝血酶Ⅲ常下降，可能为DIC的诱因之一。

（七）血氨明显增高。

（八）血尿酸较早即增高，提示肾小管功能失常；晚期则血尿素氮及肌酐明显升高，提示肾衰。

（九）合并胰腺炎者血淀粉酶增高。

（十）虽有明显高胆红素血症，但尿胆红素可阴性，提示肾排泌功能障碍。此外血糖常低于正常，其他凝血因子如纤维蛋白原、凝血因子Ⅴ、Ⅶ、Ⅷ均减低，3P试验可阳性。

六、诊断

典型病例根据上述特点，诊断并不困难，主要需与妊娠合并病毒性肝炎鉴别。后者发病时间不定，DIC及急性胰腺炎较少见，肾衰仅见于终末期，尿胆红素强阳性，血清胆红素及转氨酶增高较明显，肝脏在重症者常明显缩小，甲肝、乙肝及丙肝标记物的检测，可资区别。及时做超声及CT检查对早期检出脂肪肝很有用，必要时可进行肝穿刺活体组织检查。标本应作脂肪染色，以油红O染色（oil red O stain）最好，以识别微囊泡脂肪滴。成人Reye综合征亦有此改变，但后者血胆红素及纤维蛋白原多正常，低血糖及少尿亦少见。

七、治疗

近年来，早期诊断和及时终止妊娠明显改善了AFLP孕产妇和围生儿的预后。

（一）终止妊娠　一旦诊断明确，不论病情轻重，病期早晚，都应尽快终止妊娠，理由是：

1 本病可迅速恶化，危及母胎生命；

2. AFLP迄今尚无产前康复的先例，大多数患者的肝功能在产后迅速改善，且只有在产后才开始改善，立即分娩的措施已使母儿存活率明显升高；

3. 本病发生于近足月，分娩对胎儿无明显影响。当 AFLP 与急性重型肝炎不能鉴别时，早期终止妊娠可改善前者的预后，也不会使后者的预后更加恶化。

（二）一般治疗　卧床休息，给予低脂肪、低蛋白、高碳水化合物饮食，保证足够热量。静滴葡萄糖纠正低血糖，注意水电解质平衡纠正酸中毒。

（三）血浆置换　使用 3 倍于血容量的血换血，配以血液透析。血浆置换治疗可清除血液内的激惹因子，增补体内缺乏的凝血因子，减少血小板聚集，促进血管内皮修复，此治疗方法国外多用，并取得较好疗效。

（四）成分输血　大量冰冻新鲜血浆治疗可获得血浆置换疗法类似效果，可根据情况输入红细胞、血小板、白蛋白、新鲜血等。

（五）保肝治疗　维生素 C、还原型谷光苷肽、ATP、辅酶 A 等。

（六）肾上腺皮质激素　短期使用以保护肾小管上皮，宜用氢化可的松每日 200 ~ 300 mg 静脉滴入。

八、预后

以往由于诊断不及时，往往到晚期才进行治疗，妇婴死亡率均甚高（在 50% 或以上）。近 10 年报道产妇死亡率已下降至 15% ~ 22%，胎儿死亡率为 36% ~ 42%。如及时中止妊娠，症状及肝功能可于数周内恢复，可不遗留永久性肝病，并可再次怀孕。如处理不及时，病情急转直下，患者常死于产后大出血、消化道大出血、脑水肿、肾衰及继发感染败血症等。

（段毅力）

第七节　妊娠肝内胆汁淤积症

妊娠肝内胆汁淤积症(intrahepatic cholestasis of pregnancy,ICP)是一种妊娠期所特有的肝内胆汁淤积。多发生于妊娠晚期,病程经过比较良好,常随妊娠中止而迅速恢复,再次妊娠又可复发,以瘙痒及黄疸为临床特征。病因未明,又称为良性妊娠黄疸、复发性妊娠黄疸或特发性妊娠黄疸及产科胆汁淤积症等,不少患者主要表现为皮肤瘙痒,无可见黄疸,则称为妊娠瘙痒症(pruritus gravidum)。

一、病因和发病机制

本病可能与下列因素有关:

(一)性激素的作用　目前认为雌激素急剧增加为主要致病原因:

1. 本病见于孕妇,70% 病例见于妊娠晚期,正值雌激素分泌的高峰期。

2. ICP 在双胎中发生率较单胎明显增高约 5 ~6 倍。

3. 口服避孕药,特别是对在非妊娠期患者,可诱发瘙痒和黄疸,

4. 应用合成的乙烯雌二醇亦可诱发类似的瘙痒和黄疸。

5. 雄激素能影响肝细胞对有机阴离子如胆红素、胆汁酸及 BSP 的转运和分泌。

6. 妊娠中止或分娩后,黄疸迅速消退或减轻,提示与激素水平有关。

7. 本病可与蜘蛛痣及肝掌并存,二者均与雌激素增加有关。

通过对胆汁生成和排泄机制研究,发现雌激素可以导致胆汁的渗透性增加,Na^+-K^+-ATP 酶活性下降,膜流动性降低,雌激素代谢产物 D 环葡萄糖醛酸雌激素增多,以及肝内雌激素受体改变,使肝细胞对有机阴离子如胆红素、胆汁酸及肝内雌激素受体改变,导致肝细胞对有机阴离子如胆红素、胆汁酸及 BSP 的转运和排泄障碍。

(二)遗传因素

1. 本病有一定的地区性和家族性分布。

2. 患者的母亲及姐妹发病明显高于一般人群。

3. 本病易与 Dubin – Johnson 综合征或良性复发性胆汁淤积症合并存在或发生于同一家族，以上两病已证实有遗传性。有研究显示本病可能为显性遗传。

目前认为，该病可能系由于患者对雌激素的促胆汁淤积作用具有易感性，而该易感性可能具遗传性。

二、病理改变

（一）光镜检查　肝结构完整，肝细胞无明显炎症或变性表现，仅在肝小叶中央区部分胆小管内可见胆栓，胆小管直径正常或有轻度扩张。小叶中央区的肝细胞含有色素，并可见嗜碱性的颗粒聚集。由于病变不明显有时可被忽略。

（二）电镜检查　细胞一般结构完整，线粒体大小、电子密度及其分布均正常，粗面内质网、核糖体及糖原的外形和分布亦属正常，光滑内质网轻度扩张。其主要病理表现在肝细胞的胆管极，溶酶体数量轻度增加，围绕毛细胆管的外胞浆区增宽，毛细胆管有不同程度的扩张，微绒毛扭曲、水肿或消失，管腔内充满颗粒状的致密电子物质。

三、临床表现

ICP 在妊娠中、晚期出现瘙痒，或瘙痒与黄疸同时共存，分娩后迅速消失。

（一）瘙痒　是首发症状，常起于 28 ~ 32 周，但亦有早至妊娠 12 周者。瘙痒程度亦各有不同，可以从轻度偶然的瘙痒直到严重的全身瘙痒，个别甚至发展到无法入眠而需终止妊娠。手掌和脚掌是瘙痒的常见部位，瘙痒都持续至分娩，大多数在分娩后 2 d 消失，少数在 1 周左右消失，持续至 2 周以上者罕见。

（二）黄疸　瘙痒发生后的数日至数周内（平均为 2 周）部分患者出现黄疸，黄疸发生率在 15% ~ 60%，黄疸程度一般轻度，有时仅角膜轻度黄染，黄疸持续至分娩后数日内消退，个别可持续至产后 1 月以上。在将发生黄疸的前后，患者尿色变深，粪便色变浅。

（三）其他症状　发生乏力、恶心、呕吐等症状者极少。

本病多于再次妊娠时重复出现，再次发病过程常与首次相似，但症状可加重或减轻。此类患者在非妊娠期服用避孕药，易引起类似症状。

四、实验室检查

(一)血清胆红素增高,多数为轻、中度,< 85 μmol/L(5 mg/dL)占95.6%,以直接胆红素为主,尿胆红素约半数为阳性。尿胆原常阳性,粪便颜色多数正常或略淡。

(二)血中结合胆酸升高,达正常值的3~10倍以上。

(三)血清转氨酶约半数升高,多为轻度增高,很少超过正常上线10倍以上。

(四)血清碱性磷酸酶、γ谷氨酰转肽酶及5核苷酸酶多数升高,严重者可达正常上线10倍以上,提示肝内胆汁排泄受阻。

(五)血清胆固醇总量约半数以上有不同程度的升高,胆固醇酯一般正常。

(六)凝血酶原时间在约25%患者中有延长的表现,原因未明。

(七)血浆总蛋白、白/球蛋白比值多正常。

(八)血清β球蛋白及冷球蛋白可升高。

(九)肝功能改变多数于妊娠中止后2周内恢复正常。

五、诊断

(一)在妊娠期出现以皮肤瘙痒为主的主要症状。

(二)肝功能异常,主要是血清转氨酶的轻度升高,ALT及AST大约达100 U左右,超过200 U以上者较少。

(三)可以伴有轻度黄疸,血清胆红素约在18.7~85.5 μmol/L(1.1~5 mg/dL)。

(四)患者一般情况良好,无明显呕吐、食欲不住、虚弱及其他疾病症状。

(五)分娩后瘙痒迅速消退,肝功能亦迅速恢复正常。

(六)胆酸水平升高,一般不必做肝穿活检。本病必须与病毒性肝炎鉴别。其他体质性黄疸如Dubin - Johnson综合征及Rotor综合征各有特点,多无瘙痒,血胆酸升高不明显。

六、预后

过去认为本病预后良好,特别是对母体影响不大。胎儿易出现早产,胎儿低体重,但一般无黄疸,出生后发育良好。近年发现产后出血较常见,还有部分患者本病产后大出血者,可能与肝功异常或凝血因子不足有关。

对胎儿影响则更明显。可以发生早产、死胎、畸胎、宫内窘迫、低体重儿。以上可能与雌激素过多、增强子宫早期收缩有关。胆酸潴留对胎儿亦可能不利，早产儿中亦有明显黄疸者。

七、治疗

（一）对症治疗　皮肤瘙痒，应给予对症治疗。每次口服考来烯胺4～5 g/次，3 次/d，可减少肠内胆酸的吸收，对瘙痒有效。但此药同时减少脂肪及脂溶性维生素的吸收，影响全身情况。对孕妇应加强出血因素的检测，补充维生素 K，产后应设法加快子宫收缩，避免产后大出血。

（二）胎儿监护　胎儿则应进行监护，凡有过去病史或已出现症状者，特别是妊娠晚期，应加强对胎儿、胎盘的监测。根据胎儿发育、胎盘功能及产妇肝脏情况，判定是否应中止妊娠。一般的原则是凡过去有早产、死产或新生儿窒息史，再次妊娠又出现本病，且胎儿监测有异常者，而胎龄已超过 28 周，估计可以进行人工抚育者，应及时中止妊娠，以免胎死宫内。此外，瘙痒过于严重而对症治疗无效者，有时亦需中止妊娠。对于有严重病史者，最好采取避孕措施，但不宜服用避孕药。

（三）药物治疗　应用 S-腺苷基-L-蛋氨酸（S-adenosyl-L-methionine），每日 800 mg，静脉注射，共 20 日，除减轻瘙痒、改善肝功能外，可降低早产率，被认为是治疗 ICP 安全有效的首选药物。

熊去氧胆酸，其作用机制可能是改变胆酸池的成分，替代肝细胞膜上对细胞毒性大的疏水性的内源性胆酸，并抑制肠道对疏水性胆酸的重吸收，降低血胆酸水平，改善胎儿环境。口服每日 1 g，20 天为一疗程，患者瘙痒及肝功能均明显好转。该药对母儿均无副作用，疗效肯定。

（段毅力）

第八节 妊娠肝损害

正常妊娠时,肝脏在大小、血流及代谢功能等诸方面可出现一定的生理性改变。妊娠出现明显的并发症如妊娠剧吐、先兆子痫及子痫等,肝脏常有一定的损害。在特定的情况下,妊娠还可诱发某些特有的肝病,如妊娠肝内胆汁淤积症、妊娠急性脂肪肝。上述不同情况下导致的肝病因其特发于妊娠期,可称为与妊娠直接有关的肝病。

一、妊娠剧吐

妊娠剧吐(hyperemesis gravidarum)常发生于妊娠早期,与妊娠晨吐发生时间相似,但两者不同。其病因未明,可能与情绪紧张及营养不良有关。近年由于生活营养条件改善,本病已属少见。病程经过良好,重症者如未经妥善治疗,偶亦可致死亡。原因多为失水、酸中毒及营养不良,肝病一般不引起死亡。

肝组织在光镜下可见小叶中心胆色素沉着,少量脂肪泡,并可有肝内毛细胆管胆汁淤积,一般无坏死。临床上有剧吐,继之黄疸,出现胆红素尿,血胆红素轻度增高,部分病例血中转氨酶轻度或中度升高。此外,碱性磷酸酶可升高,BSP 清除率下降。一旦呕吐被控制,肝功能迅速好转,不需特殊治疗。

二、妊娠高血压综合征

本病系指在妊娠晚期出现的高血压、蛋白尿、水肿及抽搐等一系列并发症,又称妊娠毒血症(toxemia of pregnancy)。如仅有高血压,则称妊娠高血压。如出现上述前三项表现中的两项或以上,则称为先兆子痫(pre-eclampsia);如进展至出现抽搐,则称为子痫(eclampsia)。由于以上系一个疾病过程的不同阶段,故做统一叙述。本病多见于青年初产妇。病因未明。严重者可出现肝、肾衰竭,血管内凝血及微血管病性溶血性贫血,以及多器官缺血性坏死。肝脏病变为全身病变的一部分。

(一)发病机制 尚未明确。

1. 一般认为孕妇血循环量增加,心搏出量增加,有高血压倾向。但正常情况下,机体有代偿机制发挥作用,如孕妇周身小动脉对血管加压素、肾素、儿茶酚胺等加压物质的敏感性下降；血中前列腺素E2及前列环素（PG_{12}）增加，后者可扩张小血管并拮抗血小板凝聚作用。

2. 本病患者对血管加压物质反应性增高，PGE2特别是PG_{12}不见相应增加而减少，而血中血栓素（TXA2）则明显增高，使PG_{12}/TXA2比值降低，TXA2则具有与PG_{12}相反的作用，因而血压增高。

3. 肾小球小动脉强烈收缩导致水、钠潴留，肾小管损伤则致少尿与蛋白尿，血小板凝聚可致血管内凝血、纤维蛋白沉积，甚至微血管病性溶血性贫血。

（二）病理改变　多数本病患者无肝损伤，约10%患者可累及肝脏，尤以子痫为明显。肝细胞大小不一，核变形，Kupffer细胞增生，肝细胞小片状坏死，严重者坏死区及肝包膜下出血形成血肿。肝窦有弥漫性纤维蛋白沉积，并可累及汇管区内小动脉及门静脉。

（三）临床表现

1. 有头痛、呕吐，右上腹痛及压痛。后者系由于肝脏肿大、包膜下血肿所致。血肿可破裂引起休克及大量血性腹水，如不及时抢救，即可致命。

2. 可有不同程度的血转氨酶增高。

3. 肝超声检查对诊断肝包膜下出血有一定帮助，并可于先兆子痫症状出现前检出。

4. CT对检出肝内及（或）包膜下血肿可能更有价值。采用磁共振（MRI）检查亦有报道，应用价值相仿。

（四）治疗　治疗在于对先兆子痫患者进行仔细监护。对高血压、水及钠潴留等进行对症治疗，一旦病情加重，出现剧烈头痛、喷射性呕吐、右上腹剧痛等，或出现明显肝肾损伤，应立即中止妊娠。一般能迅速缓解病情，肝病变亦随之恢复，不留后遗肝病。对于肝血肿破裂，应立即进行大量输血，给予凝血因子制剂，并即剖腹抢救。肝破裂对母婴的危险均极大，即使抢救治疗，母婴死亡率仍在50%以上。曾发现4例先兆子痫并发肝破裂，经肝动脉造影证实后，立即采用经肝动脉导管栓塞治疗获得成功。

三、溶血合并高肝酶及低血小板综合征（HELLP）

HELLP综合征是指妊娠高血压和（或）明显的蛋白尿。但目前认为HELLP综合征之诊断并不要求患者兼有妊娠高血压和(或)明显的蛋白尿。HELLP综合征虽不常见,但其一旦发生,对母婴的预后有严重影响,故对其诊断与处理已日益受到重视。

(一)病因　HELLP综合征的病因和发病机制目前尚未明了。有观点认为,包括HELLP综合征、血栓形成性血小板减少性紫癜、溶血性尿毒症综合征、妊娠期急性脂肪肝和急性肾功衰竭等均为同一疾病过程中的某一特定表现。它们具有相同的病理改变即血管内皮细胞的损伤,而伴之以血管痉挛、血小板激活、前列环素与血栓素A2之比例失常,以及源于内皮细胞的松弛因子的释放减少为特征。现认为由凝血因子V基因的突变所引起的蛋白C阻力的激活是导致妊娠期血栓形成的主要因素。HELLP综合征和因子VR506Q基因的突变有关,同时还与过敏毒素释放的补体激活、氧化亚氮的作用和遗传因素相关。

(二)临床表现　主要表现与先兆子痫相似,部分患者可仅述乏力不适感,也可有上腹部疼痛,还可表现为流感样症状,甚至抽搐、黄疸、腔道出血等。由于患者主诉较为模糊,HELLP综合征往往被漏诊、误诊或延迟诊断。

本病对母婴均有影响,特别易致胎死宫内。如能及时中止妊娠,则胎儿可存活,孕妇死亡率亦低(2.4%)。再次妊娠复发少见。

(三)治疗　同先兆子痫。如孕妇病情重而胎儿肺功能已成熟,应及早剖宫取胎。输注血小板及使用类固醇激素可暂时提高血小板,类固醇并可促使胎儿肺功能成熟。

(段毅力)

第九节　妊娠合并病毒性肝炎

一、甲型病毒性肝炎

(一)病因及流行病学　甲型肝炎(甲肝)系由甲肝病毒(HAV)所引起。

1. HAV常污染食物或水源经口而传播,故易致暴发性流行。

2. 临床上常以急性型出现，病程约月余，多数经过良好，但亦可呈急性重型。一般不转变为慢性肝炎。

3. 妊娠合并甲肝亦常见。1988 年上海甲肝流行，甲肝发病率占孕妇的 12.9% 及 43.6%。

（二）临床经过　同一般甲肝。可发生于妊娠各期。早期者易致流产，晚期易致早产，产后较易出现阴道大出血。据上海（1989）报道，甲肝产妇年龄、分娩方式、羊水情况等与非甲肝产妇相比，均无显著差异，仅产后出血较多见。未见急性重型肝炎。

（三）对于胎婴儿的影响　一般认为不会发生母婴垂直传染，上海报道证实此点。55 例甲肝产妇抗 HAV-IgM 均阳性，而胎儿出生后 24 h 内取血检测抗 HAV-IgM 均阴性。仅 3 例出现短时抗 HAV-IgM 阳性及 5 例 ALT 轻度增高，60 日内正常。此外，至今未发现 HAV 有致畸形。宫内窘迫及新生儿窒息并不少见。

（四）治疗　同一般甲肝外，要避免应用有碍胎儿生长的药物。对胎儿加强监护，一般不必中止妊娠。分娩方式以阴道分娩为主。注意出血倾向，必要时补充凝血因子如维生素 K 等。婴儿出生后以进行隔离、人工喂养为宜。此外，还可于产后 24 h 注射丙种球蛋白一次，以减少传染机会。

二、乙型病毒性肝炎

（一）病因及流行病学　由乙型肝炎病毒（HBV）所引起。为世界各地特别是发展中国家中最常见的肝炎。国外报道，肝炎病例占整个孕妇数的 0.026% ~1.2%，其中主要为乙型肝炎（乙肝）（11% ~78%）。乙肝可以急性起病或呈隐匿过程。后者特别易转为慢性肝炎，一部分发展为肝炎后肝硬化。

（二）临床经过　临床表现与非妊娠乙肝相似。发生于妊娠早期者较轻，晚期较重。一般认为消化道症状较明显，较易致流产、早产（61.6%）或死胎（32.4%），产后出血机会较多。由于妊娠时肝负担加重及全身性小血管痉挛倾向，较易出现急性重型肝炎。国内报道妊娠期肝炎（重症占 10.6%）死亡率为 8.1%，远较同期非妊娠肝炎（0.65%）为高。

（三）对于胎婴儿的影响　HBV 的母婴垂直传播已充分证实，

HBsAg 及 HBeAg 均阳性的产妇几乎 100% 传播给婴儿，仅 HBsAg 阳性者其母婴传播率为 45% ~60%。母婴传播主要通过：

1. 子宫内经胎盘传播；

2. 分娩时通过软产道接触母血或羊水传播；

3. 产后接触母亲唾液或母乳传播。HBsAg 除存在于血清外，还可在唾液、尿液、胆汁、乳汁、汗液、羊水、经血、精液、阴道分泌物及胸腹水中检得，都可以是 HBsAg 传染途径，其中唾液在传播中尤其重要。

4. 值得注意的是，HBV 易通过母婴垂直传播，感染婴儿，使后者成为乙肝患者或 HBsAg 携带者，而 HBV-DNA 并可整合至肝细胞核内 DNA 链中。这种整合可能为青、中年原发性肝癌重要致癌因素之一。因此，妊娠合并乙肝应特别重视。

(四)对妊娠的影响　慢性轻型乙肝对妊娠的影响不很大。不少患者能怀孕并顺利进行到分娩。慢性非轻型乙肝多不宜妊娠，偶有妊娠者，肝病均恶化，死胎率亦很高。

(五)治疗

1. 妊娠与一般乙肝相同，但须加强对母婴的监护和营养，一般轻症不必中止妊娠，特别是已属中期者。分娩方式应争取阴道分娩，因手术对肝炎不利。如孕妇肝病恶化，估计不能承担妊娠，则应积极中止妊娠，中止方式依母胎情况而定，如可挽救胎儿，则剖腹，否则以引产为宜。

2. 婴儿出生后 24 h 内应注射高效价乙肝免疫球蛋白及乙肝疫苗，然后于 3 月末及 6 月末各再注射乙肝疫苗一次，预防 HBV 传染。分娩应加强消毒隔离，产后进行母婴隔离。婴儿则宜人工喂养。HBsAg 检测(RPHA 或 ELTSA 法)应列为产前常规，对 HBsAg 及 HBeAg 阳性者，应设专床分娩。

三、丙型肝炎

(一)病原　病原是丙型肝炎病毒(HCV)，属披盖病毒科，为有包膜、正链单股 RNA 病毒，可通过 80nm 滤膜，不能通过 30nm 滤膜，直径 36 ~60nm，用 10% ~20% 氯仿处理可丧失感染性，经 1∶1 000 甲醛 37℃ 96 h 处理，或加热 60℃ 10 h 其传染性可消失。HCV 基因组长约9.5 kb，有一个大的开放读码框架，能编码3010～3011个氨基酸的多肽。HCV-RNA的核酸结构呈多态传播途径。

（二）传播途径　HCV与乙型肝炎一样，主要通过输血、输血制品、注射、母婴传播等途径传播。家庭生活接触及异性接触，并非HCV常见的传播途径。易于慢性化。

四、丁型肝炎

（一）病原　丁型肝炎病毒（HDV）又称δ因子，是一种缺陷的嗜肝RNA病毒，必须同时依赖于HBV的存在，随HBV引起肝炎，即丁型肝炎。HDV有完整的病毒结构。病毒核质含HDsAg和HDV-RNA，HDV-RNA没有复制HDV外壳所需的基因密码，是一种缺陷病毒。在人类只能存在于HBV感染者中，利用HBV复制中产生的HBsAg等装配在HDsAg和HDV-RNA外部，组合成HDV颗粒，因此HDV既能与HBV同时引起感染，也能传染给已感染HBV的患者。

（二）传播途径　HDV的传播方式与HBV基本相同，是经血或注射途径传播，与HBV相比，HDV的母婴垂直传播少见，而性传播相对重要。

五、戊型肝炎

（一）病原　为戊型肝炎病毒（HEV），直径27～38 nm球形颗粒，表面有圆形突起和缺口，无外壳。病毒基因组为正链单股RNA。本病毒不稳定。在4℃下保存易裂解。在镁或锰离子存在下可保存其完整性。在PH呈碱性的环境中较稳定。

（二）传播途径　HEV主要通过人类肠道途径感染。急性戊型肝炎临床表现与甲型肝炎相似，但淤胆症状较常见。

（三）临床特点　妊娠期感染HEV后病情较重，尤其以妊娠后期为严重。妊娠合并戊型肝炎时病死率可达20%以上，可能是一种严重的Shwartzman（内毒素出血性坏死）现象。在妊娠以后，孕妇新陈代谢增加，营养消耗过多，肝脏负担加重，一旦受肝炎病毒侵袭其损害较严重，同时于雌激素过多、细胞免疫功能过强、妊高征等因素影响，易引起肝脏大块坏死性病变，在临床发生急性和亚急性重型肝炎，导致肝功能衰竭。

此外,巨细胞病毒、EB 病毒、疱疹(HS)病毒及人免疫缺陷病病毒(HIV)均可致肝炎。

(段毅力)

第十节　先天性非溶血性胆红素代谢缺陷

Gilbert 综合征

Gilbert 综合征是一种常染色体遗传病。发病率 2% ~ 7%　,男女比例 1.5:1 ~ 7:1,多在青春期前后或成人期被诊断。

一、发病机制

Gilbert 病是因肝细胞对胆红素的摄取和结合能力下降所致。患者肝脏对血清非结合胆红素的清除能力约为正常人的 1/3,于游离胆红素转化为结合型胆红素的过程中有先天性缺陷,此缺陷属常染色体显性遗传。由编码尿苷二磷酸葡糖苷酸基转移酶同工酶(UGT1A1)基因的启动子突变,使间接胆红素(IBiL)向直接胆红素(DBiL)转化的关键酶 UGT 合成减少,从而出现黄疸。

二、临床表现

(一)有本病的家族史,无肝病史和用药史,疾病发生和加重常有疲劳、紧张、应激、感染等诱因。黄疸多数出现在青春期前或 25 岁左右,但也可持续至高龄,往往随年龄增长逐渐减退。临床常出现间歇性的轻度黄疸,常因疲劳、情绪波动、饮酒后黄疸加深。

(二) 以慢性波动性黄疸为主要临床表现,一般状况良好。查体除皮肤、黏膜轻度黄染外无肝脾肿大等阳性体征。

三、实验室检查

血象和骨髓象基本正常,IBiL 增高,ALT 正常,尿胆红素阴性,尿胆原不增高,相关病毒感染免疫学检测及溶血性贫血检测项目多无异常,影像学检查、肝穿刺活体组织学检查常无异常发现。饥饿试验、烟酸试验、利福平试验和苯巴比妥治疗试验多为阳性。

四、诊断

以慢性波动性黄疸为主要临床表现,一般状况良好,肝功能中除非结合胆红素轻度升高外无异常。肝穿刺话体组织学检查常无异常发现。饥饿试验、烟酸试验、利福平试验和苯巴比妥治疗试验多为阳性。Gilbert 综合征可与其他疾病同时存在,50% 的 Gilbert 综合征患者合并溶血,且比单独发病时更易发生黄疸。

五、鉴别诊断

Gilbert 综合征应与其他先天性非溶血性疾病鉴别。Rotor 综合征及 Dubin Johnson 综合征均以 DBiL 增高为主要表现,易排除。

六、治疗与预后

本病一般不需治疗,无特效疗法,预后良好。

Dubin—Johnson 综合征

Dubin—Johnson 又称先天性非溶血性黄疸直接胆红素增高 I 型。是一种少见且容易误诊的疾病,以慢性、间歇性高胆红素血症和肝色素沉着为特征的良性疾病。遗传方式为常染色体隐性遗传。

一、发病机制

由于先天性肝脏排泄功能缺陷使肝脏对胆红素、嗜胆染料(cholephilic dyes)及卟啉等物质在肝细胞的转运和向毛细胆管排泄存在功能上的障碍,而导致物质在肝细胞的淤滞。结合胆红素形成以后,经高尔基体、溶酶体运输到毛细胆管微突、细胆管、胆管而排入肠道,有以下几种形式:①胆盐的依赖性排泌:胆汁中胆盐的含量较血中高 100~1 000倍,故血中胆盐被肝细胞吸收再排泌至胆汁为逆浓度排泌,需消耗能量。此过程为主动排泌过程。胆红素、嗜胆染料等均需要依赖胆盐而排至毛细胆管。②胆盐的非依赖性排泌:需要细胞膜上的 Na^+-K^+-三磷酸腺苷酶以及其他酶的作用,将胆汁主动运输到细胞间隙,亦属主动排泌,需要消耗能量。③被动扩散:在胆盐和钠泵排泄的同时,水及电解质等随离子浓度的改变可被动扩散至毛细胆管。当肝细胞中的 Na^+-K^+-三磷酸腺苷酶的活性受到抑制或缺乏时,胆盐在肝细胞内的转运和向毛细胆管的主动排泌就会受到影响,整个胆流都会减少,因此造成了胆汁在肝细胞内有淤滞,胆盐和胆汁反流入血致使患者发生黄疸和皮肤瘙痒等症状。

二、临床表现

本病常为家族隐性遗传，多于青少年期发病，年龄多在10～30岁，男性略多于女性。本病以黄疸为主要症状。症状一般较轻，呈间歇性反复发作。患者皮肤及巩膜黄染，大便色呈白陶土色或正常，尿色深黄呈淡茶水色，肝脏轻度增大，部分患者有轻度肝脏压痛。伴发症状：厌油、恶心、食欲减退、全身乏力，肝区可有隐痛不适.皮肤可有瘙痒或无瘙痒，部分患者脾脏肿大.全身一般状况好。可由疲劳、情绪波动、受凉、手术、放射、妊娠、酗酒等因素诱发。

三、实验室及特殊检查

（一）肝功能检查　血总胆红素增高，其中直接胆红素占60%以上。尿中胆红素阳性，尿胆原可增加。粪中尿胆原正常。血清转氨酶正常或轻度增高。碱性磷酸酶和血清胆固醇正常。磺溴酞钠（BSP）试验不正常。

（二）影像学检查　B超检查肝脾轻度增大或正常，口服或静脉胆囊造影常不显影或显影不良 。

（三）肝组织学检查　肝脏外观呈黑褐色或墨绿色，肝脏穿刺活检时肝组织常呈黑褐色或墨绿色线条样组织。光镜所见：肝组织结构正常，肝细胞形态正常或可呈轻度水肿变性，当病情反复、病史较长时，肝组织内可见假小叶样结构形成。肝细胞内可见到一种特异性的棕色色素存在，这种色素呈颗粒状，大小不一致，主要分布于肝细胞的胞浆内。电镜所见：肝细胞基质和溶酶体中含高电子密度细丝状或颗粒状物，其中可掺杂少数低密度小圆泡结构。内质体数量减少及退行性变，线粒体基质密度增高。有人认为这种色素可能是黑色素或脂褐素。色素沉着程度在不同个体间有差异，有些是由遗传决定的，有些受伴随疾病的影响。

四、诊断

长期轻度高胆红素血症，患者一般情况良好，口服或静脉给胆囊造影剂，常不显影或显影不良，确诊有赖于肝病理组织学检查。

五、鉴别诊断

（一）良性家族性复发性胆汁淤滞　是一组相对罕见的症候群，为良性经过，有家族倾向。表现为皮肤瘙痒和黄疸反复发作，发作期间血清碱性磷酸酶与胆酸浓度明显增高,肝活检见胆汁淤积,胆道系统通畅,脂褐素染色阴性。

(二)肝含铁血黄素沉积症　是由于肝铁代谢障碍的血色病引起的肝病变,以中老年多见。有肝脏肿大伴肝硬化、糖尿病及皮肤色素沉着三大临床表现。肝细胞内的色素颗粒以位于肝小叶的周边区为主,含铁血黄素染色阳性,与本病不同。

(三)Rotor 综合征　是先天性非溶血性黄疸直接胆红素增高Ⅱ型,临床特征与 Dubin—Johnson 综合征极其相似。胆囊造影显示胆囊正常,肝活检组织中无色素沉着。

六、治疗与预后

该病在治疗上无特殊方法,以中西医结合,采用疏肝清热、利湿退黄的中药,结合保肝药物。同时应注意避免受凉、疲劳、饮酒等因素诱发。本病病程为良性过程,预后良好。但病程较长且反复发作时,肝细胞内的这种色素物质长期沉积,会造成肝内微细胆管的破裂.直接影响肝细胞而导致肝细胞的变性,甚至坏死,以及纤维组织增生、假小叶的形成等一系列的病理性变化。因此,对黄疸轻重并伴有其他症状者应积极退黄,以减轻肝细胞内的色素反复沉积,避免加重对肝细胞的损害。

Rotor 综合征

本病为常染色体隐性遗传性疾病,以慢性、波动性高胆红素血症为特征。在临床上属少见疾病。

一、发病机制

肝细胞对胆红素和有机阴离子的摄取、贮存和排泄障碍,这种胆红素代谢障碍是从血浆到肝脏转运以及肝脏贮存水平的紊乱而不是像 Dubin－Johnson 综合征是肝细胞分泌途径的紊乱。有人认为 Rotor 综合征是肝贮存性疾病,即胆汁生成、摄取和贮存障碍。不仅是在细胞内与胆红素和磺溴钛钠结合障碍,而且对其他一些非代谢物质如孟加拉红和 IDA 衍生物也存在结合障碍,因此有孟加拉红排泄试验减低是一种先天性遗传性疾病,有的患者可同时患六磷酸葡萄糖醛酰转移酶(G6PD)缺陷或地中海贫血。该病因对胆红素运转和排泄功能障碍,而表现非溶血性黄疸,可间歇出现,持续数月或数年。

二、临床表现

常在20岁前发病。大多数无症状,偶有乏力、右上腹不适或右上腹痛,无肝脾肿大。

血清总胆红素一般在34.2~85.5 μmol/L,通常≤171 μmol/L,结合胆红素>50%,胆红素水平呈波动,也可正常。血清总胆汁酸水平正常,尿胆红素常阳性,口服或静脉胆囊造影显影良好,肝脏颜色正常,肝脏组织学上无明显异常,肝细胞内无色素沉着。

三、诊断

详细的病史,应进行相关的实验室检查以排除溶血性黄疸和先天性未结合胆红素增高性黄疸。与先天性非溶血性黄疸结合胆红素增高Ⅰ型(Dubin-Johnson综合征)鉴别。二者在临床表现上不易鉴别,且在肝脏组织学上均无明显异常,但Dubin-Johnson综合征患者肝组织多为黑色、墨绿色或灰黑色,肝细胞有褐色素沉着;而Rotor综合征患者肝脏颜色正常。此外,胆道ECT造影时,Dubin-Johnson综合征患者肝脏显示清楚伴胆囊显像延迟,而Rotor综合征肝脏不显像或显像很淡。该病为良性病变,预后较好。

Crigler-Najjar 综合征

Crigler-Najjar综合征(CNS)又称先天性葡萄糖醛酰转移酶缺乏症,本病以非结合胆红素显著升高伴黄疸为特征,表现为严重黄疸,间接胆红素升高为主。分为两型。

一、分型及临床表现

(一)Ⅰ型CNS　较为罕见,多为新生儿,是肝内BGT完全缺乏所致,多在出生后18个月死亡,因完全不能合成尿苷二磷酸葡糖苷酸基转移酶(UGT),常死于核黄疸,较易区别,属常染色体隐性遗传。

(二)Ⅱ型CNS　属于少见病,以非结合胆红素显著升高伴黄疸为特征,核黄疸少见,预后良好。是肝内BGT部分缺乏,可能属常染色体显性遗传。病情较Ⅰ型轻,血清TBiL 102~340 μmol/L,患者出生后不久出现黄疸,也有在幼年或成年期发病,智力发育正常。用苯巴比妥治疗可降低血清胆红素浓度。

二、鉴别诊断

1. Gilbert 综合征 TBiL≤ 70 μmol/L, Crigler – Najjar 综合征多介于 100 ~430 μmol/L;

2. 苯巴比妥试验中,Gilbert 综合征 TBiL 和 IBiL 可降至正常,Crigler – Najjar 综合征不会下降;

3. Gilbert 综合征血清胆红素的成分以双酯胆红素为主,Crigler – Najjar 综合征则以单酯为主; Gilbert 综合征 UGT 活性 10% ~33% ,Crigler – Najjar 综合征为 10% 以下。

4. ReYe 综合征为一种急性脑病伴内脏(主要是肝脏)脂肪变性,多见于小儿,成人 ReYe 综合征临床少见。其主要临床特点为:

(1)急性颅内压增高,意识改变或伴有脑神经损害表现。

(2)肝功能异常,表现为谷氨酸转氨酶、天冬氨酸转氨酶、乳酸脱氢酶及血氨升高,但无黄疸。

(3)发热,白细胞计数及中性粒细胞增高。

(4)脑脊液检查多正常。

(5)头颅 CT 或 MRI 表现脑肿胀和脑积水。

(6)B 超检查内脏(主要是肝脏)脂肪变性。

三、治疗

由于病史及特点与 Gilbert 综合征极为相似,鉴别较困难。用苯巴比妥治疗黄疸明显下降。光照疗法是Ⅰ型 CNS 患者的主要治疗手段,之所以有效是蓝光能打破非结合型胆红素内部的氢键,使之水解后排泄至胆汁。然而氢键在肠内的再次出现使非结合型胆红素重新入血。有研究显示,光照疗法与磷酸钙结合能够在肠内截获非结合型胆红素,也许是一种新的治疗手段。但光照疗法不能延长患者寿命,且每天照射 12 h 也大大降低了患者的生活质量,因此大部分Ⅰ型 CNS 患者仍需在青春期前进行肝移植。

最近采用肝细胞移植代替肝移植来治疗Ⅰ型 CNS 患者,经门静脉注射肝细胞后血清胆红素水平下降。肝内 B – UGT 活性增加并保持至移植后 11 个月。但来自供体的肝细胞不经选择地再聚集,疗效有限。基因治疗也是近年来的研究热点，利用寡核苷酸在特异的基因位点插入缺失基因以纠正突变。然而，由于所有的载体还不能在肝细胞中稳定表达，因而用于临床尚需时日。

Ⅱ型 CNS 患者对苯巴比妥钠治疗有一定反应。最近发现，在 UGT1A1 基因启动子区有苯巴比妥钠的应答元素，其突变导致了对苯巴比妥酸的应答降低。UGT1A1 启动子序列已知晓，进一步研究将有助于识别更多的新的潜在诱导剂或者发现那些应用苯巴比妥酸类药没有不良反应的诱导剂。

（段毅力）

第十一节　药物性肝损害

药物性肝损害是指肝脏由于药物的毒性损害或过敏反应所致的疾病，也称为药物性肝炎。占成人肝病患者的 10%。大约 25% 的暴发性肝衰竭是由药物引起的。

一、发病机制

药物损伤肝脏的机制包括药物对肝脏的毒性损害、机体对药物的特异质性反应和药物干扰肝脏的血流三方面。根据发病机制不同，临床上把药物性肝损害分为中毒性肝损害和变态反应性肝损害。

（一）变态反应性肝损害　临床的药源性肝损害，大多为变态反应性损害，与药物的剂量无关，主要受机体的致敏状态、个体遗传差异等影响。药物半抗原与肝的特异蛋白质结合成为抗原，肝的特异蛋白质包括肝细胞的部分膜成分、肝细胞膜的微粒体成分或含有肝特异性抗原的可溶性成分。其肝的特异性抗原经巨噬细胞加工后，被免疫活性细胞识别，导致变态反应。该反应包括体液免疫和细胞免疫。

（二）中毒性肝损害　某些药物在肝内经过细胞色素 P450 作用，代谢转化为一些毒性产物，如亲电子基、自由基和氧基等，它们与蛋白质、核酸和脂质等分子结合，干扰细胞代谢，破坏膜的完整性和膜的 Ca – ATP 酶系，使细胞内外环境 Ca 的稳态破坏，最终造成肝细胞死亡。药物对肝脏的直接毒性往往与给药的剂量有关。

（三）导致药物性肝损害的因素

1. 个体差异：遗传性特异质体质或遗传因子的变异均可使某些人对一些药物的敏感性增加。例如一些与药物代谢有关的酶类（如 P450 同工酶）的遗传性多形性差异导致药物在某些个体中的代谢特殊，使药物变成有毒物质而引起肝损害，个体差异可能与常染色体隐性基因有关。过敏体质或有药物过敏史的患者，更易发生药物性肝炎。

2. 药物因素：有些药物本身具有肝毒性，直接或间接地引起肝损害。这些药物作为细胞原浆毒，广泛地损伤包括肝脏在内的多个器官，药物经代谢产生亲电基、自由基和氧基等毒性产物，干扰或破坏肝细胞的正常代谢或正常结构，导致肝细胞变性坏死或胆汁淤积。还有些药物，如四环素影响肝脏脂肪代谢过程而导致肝脏脂肪变性；甲氨蝶呤、6-巯嘌呤等选择性地干扰肝实质细胞代谢的某一环节，影响肝脏蛋白质的合成；西咪替丁和普萘洛尔使肝脏血流减少引起肝脏解毒功能障碍，这些药物均可通过不同途径间接地引起肝脏损害。

3. 原发病的影响：有慢性肝病、肾功能不全、营养不良的患者均可增加机体对药物毒性的敏感性。如结核病患者中 HBsAg 阳性的携带者在应用抗结核药物治疗时发生肝损害的几率比无 HBV 感染者高 3 倍以上。

4. 其他因素

（1）药物性肝损害较多见于女性。

（2）老年人也容易发生，可能与老年人微粒体酶系统活性降低、肝肾功能减退以及随着年龄的增长疾病增多、用药的机会增多有关。

（3）新生儿肝内药物代谢酶系统发育不全，因此某些婴儿在使用维生素 K、抗疟药和解热镇痛药后可能引起黄疸，甚至诱发核黄疸。

（4）通常对肝细胞有直接毒性的药物还与应用剂量有关。剂量越大疗程越长，肝损害也越重。

(5)饮酒所致的肝酶系统功能降低,造成酒精性肝损害。

(6)妊娠可加重肝脏的负担,在妊娠期使用某些药物可诱发肝脏脂肪变性。

二、临床分型

药物性肝损害按其临床特征可分为急性和慢性两型;按其损害部位又可分为肝细胞型、肝内淤胆型、混合型、肿瘤型和胆红素代谢障碍型等。

(一)急性药物性肝损害

1. 肝细胞型:

(1)急性肝炎型:药物引起肝实质细胞的损害或坏死,其临床表现、实验室检查和病理改变均与急性病毒性肝炎类似。

(2)急性脂肪肝型:主要是药物引起肝细胞的脂肪变性,其临床表现类似妊娠急性脂肪肝。

2. 急性肝内淤胆型:药物引起胆汁分泌过程发生障碍,使胆汁不能到达十二指肠而返流入血液,临床上引起明显黄疸。临床表现类似于病毒性肝炎的胆汁淤积型或梗阻型黄疸。

3. 混合型:许多药物引起的肝损害不易归类,病理上兼有肝实质损害和胆汁淤积的两种病理改变,因此称之为混合型。

世界卫生组织所属医学科学国际组织委员会认为,丙氨酸氨基转移酶(ALT)上升至正常上限2倍以上时:

ALT/碱性磷酸酶(ALP)≥5,为“肝细胞型”;

ALT/ALP≤2,为“肝内淤胆型”;

ALT和ALP均升高,ALT/ALP在2~5之间,为混合型肝损害。

(二)慢性药物性肝损害　临床上以第一次发病肝功能异常持续半年以内的肝损伤为急性,两次以上发病或肝功能异常持续半年以上者为慢性。

1. 慢性肝炎型:临床表现与病理改变均与肝炎病毒引起的慢性活动性肝炎相似。起病缓慢,多在长期用药的情况下发生,有乏力、厌食、肝区疼痛、黄疸等症状,可有肝脏肿大、肝掌、蜘蛛痣等慢性肝病的体征以及关节痛、皮疹、闭经、多毛、痤疮等肝外系统表现。血清ALT升高,胆红素升高,凝血酶原时间延长,γ球蛋白增高,IgG、IgM

增高,此外尚能检测到自身抗体。多数患者停药后可恢复,再次用药症状迅速出现。

2. 慢性肝内淤胆型:临床有长期黄疸的表现,肝、脾肿大,肝功能异常,血清 ALP 和胆固醇明显增高,结合性胆红素增高。

3. 慢性脂肪肝型:像长期饮酒所致的酒精性脂肪肝一样的病理改变和临床表现。

4. 肝血管病变型:口服避孕药可引起肝静脉血栓形成和肝静脉阻塞综合征。某些抗肿瘤药物可直接损伤血管壁引起血管周围肝细胞坏死,继而引起肝小静脉阻塞。

5. 肝硬化:以上任何一型肝损害长期持续发展均可演变成为坏死后肝硬化、脂肪性肝硬化、胆汁性肝硬化或淤血性肝硬化等。

(三)其他

1. 无症状性肝脏肿大:临床症状轻,但有肝脏肿大,轻度 ALT 和 γ 球蛋白升高。病理组织学改变也很轻,仅有肝细胞肥大。

2. 肿瘤型:有些药物,如睾丸酮、口服避孕药可诱发肝脏良性和恶性肿瘤。影像学检查肝内有占位性病变。

三、诊断

(一)对不明病因、不典型的肝病,应想到药物性肝损害的可能。

(二)患者有可疑用药病史,肝功能损害发生在用药后 1 ~ 4 周内,停用药后肝损害很快恢复,除外其他原因的肝病,则可考虑药物性肝损害。

(三)以往有无药物过敏史及过敏性疾病史,

(四)早期进行肝脏病理检查有助于了解病变类型及病变程度。

四、治疗

(一)停用致肝损害的药物,避免使用有相似代谢特点或交叉免疫的药物。

(二)一般支持治疗,包括胃肠道及体内药物的清除以及急慢性肝炎、脂肪肝、胆汁淤积、急性肝衰竭、肝硬化的治疗等。

(三)化学性损伤宜补充谷胱甘肽、熊去氧胆酸,对阿莫西林-克拉维酸钾引起的胆汁淤积的疗效已得到肯定。乙酰半胱氨酸是唯一有效地对乙酰氨基酚中毒解毒药,服用对乙酰氨基酚后 10 h 内接受乙酰半胱氨酸治疗者效果最显著。水飞蓟宾、烟碱和甲硫氨酸对于甲氨蝶呤所致肝损害有潜在保护作用。

(四)对于免疫性损伤,可酌情短期使用糖皮质激素,免疫调节剂的应用尚在研究中。

(五)重症药物性肝病可选择人工肝脏支持治疗,效果显著,其中非生物型人工肝支持治疗主要用于清除毒性药物和各种毒素,方法包括血液透析、血液滤过、血液/血浆灌流、血浆置换和分子吸附再循环系统(molecular absorbent recirculating system, MARS)等,生物型及混合型人工肝脏不仅提供解毒功能,还可提供生物转化,生物合成等功能,更好地代替功能衰竭的肝脏。

(六)肝衰竭者可进行肝移植。移植后1年生存率可达80%。

(段毅力)

第十五章　其他疾病与综合征

第一节　朊毒体病

朊毒体(proin 或 PrP)是医学生物学领域中至今尚未彻底弄清楚的与通常所了解的病毒和类病毒都很不相同的一种蛋白质传染因子。曾经有过许多不同的名称,如慢病毒(slow viruses)、非寻常病毒(unconventional viruses)、传染性大脑淀粉样变因子(trousmissible erebral amyloidises)等。多年来,大量的实验说明这是一组至今未能查到任何核酸,对各种理化作用具有很强抵抗力,传染性甚强的传染性蛋白质颗粒,它们是能在人和动物中引起可传染的海绵样脑病(transmissible spongigorm encephalopathy,TSE)的特殊因子,鉴于科学家对朊毒体的性质尚有不同的见解,本章节就目前被多数学者所接受的传染性蛋白质颗粒理论为基础,扼要介绍朊毒体和人类朊毒体病。

一、病原学

(一)朊毒体没有核酸　正常细胞朊蛋白(PRP)定名为 PRPC,当其变性而形成的异构体组成的有致病力蛋白颗粒称 PrPsc。这种体内的异常蛋白与正常机体细胞膜成分结合在一起,不易被机体免疫系统识别,难以用一般抗原抗体免疫反应检查出来,而造成活体诊断的困难,即 PrPsc 缺乏免疫源性,看来不能用接种疫苗来防治朊毒体病。

(二)朊毒体具有传染性　并能导致人和动物产生致病过程,此点似与病毒相似,无论朊毒体或病毒都存在不同的种属或亚型,叫做毒株。但是朊毒体的结构和复制与我们已熟悉的病毒全然不同,差别在于朊毒体颗粒本身不含有决定其子代合成的核酸基因。

(三)朊毒体可以以多种形式存在　因而朊毒体没有恒定的结

构。至今唯一的朊毒体的可见形态就是细小的纤维结构。由于先前对朊毒体生物特性的了解不全，发现了许多朊毒体病，例如羊瘙痒病（scrapie）和疯牛病（牛海绵脑病 13S），其实它们只不过是发生在不同动物品系里同样的病。它们之间的差别是羊与牛的 PrP 只在氨基酸序列位点上不同，而产生出不同的 PrPsc 分子，另一点为由这两个特定的朊毒体株各自感染特定的宿主而产生出不尽相同的疾病表现。

（四）朊毒体的遗传性　人类朊毒体病大约有 15% 的患者与遗传有关，均有常染色体显性遗传，其余为传染性其中包括医源性及散发性。已经证明在某些 CJD（克雅病），GSS（吉斯特曼-斯召斯列综合征，Gerestmann – straussler），FFI（致死性家族性失眠症），都是由人类 PrP 基因的变异（在人类命名为 PRNP）引起的自家突变性疾病。

（五）抵抗力　朊毒体对一般理化因素有高度抵抗力，如酒精、乙醚、氯仿、丙酮、过氧化氢、甲醛、戊二醛、碘季铵盐、环氧乙烷、补骨脂素等化学因子均不能完全灭活朊毒体，用 1 mol/L NaOH 浸泡污染物 1 h 才可除去牛海绵状脑病（BES）因子。高压蒸汽 134 ~ 138℃ 60 min可减少传染性但不能全部灭活。

二、传染性

绵羊瘙痒症、疯牛病及人的克雅病、库鲁病（震颤病）等病原是朊毒体，可感染不少实验动物。疯牛病经过生物学滴定证明，有感染性疯牛病因子主要存在于大脑及脊髓，其他组织含量很少，现已证明疯牛病、绵羊瘙痒病及人的库鲁病都是通过食物污染而传播。库鲁病是巴布新几内亚当地土著人有吃死人脑习惯而传染。

三、朊毒体所致的疾病

朊毒体病的共同特性是致死性中枢神经系统的慢性退化，病理特点是大脑皮层神经细胞退化、空泡变性、死亡、消失、被星状细胞所填充，因而造成海绵状态，大脑皮层（灰质）变薄而白质相对突出，这就是海绵脑病或白质脑病，临床上相应出现痴呆、共济失调、震颤等症状。

（一）克雅病　Creugtzfeldt-Jakob disease，CJD，又称早老性痴呆症（presenile dementia），全球 CJD 的罹患率和发病率仅百万分之一，

其中85% ~95%为散发性,其余为家族性发病(常染色体显性遗传病)。CJD可分为传染型、散发型、遗传型,传染型仅见于医源,其实质是人与人之间的传播,患者发病都是用了来源于以患者中枢神经系统组织为原料制备的药物,如人脑垂体生长激素,或患者中枢神经系统器官移植所致,少数是外科医生、病理解剖医生受感染的病例。

CJD潜伏期为3~22年,临床表现为迅速进行性智力丧失伴肌震挛,从起病至死亡的平均病程为7~9个月。2/3病例最终表现为锥体外系症状,包括运动功能减退和肌强直,小脑症状和体征包括眼球震颤,肌震颤和共济失调。约40% ~80%患者锥体束功能障碍,反射亢进,抽搐和伸跖反射阳性。50%患者视力障碍,如视野缩小,皮质性失明和视觉丧失。本病外周神经受损不显著,无外周神经病的表现。

1. 诊断:脑脊髓液无异常发现,定期复查脑电图改变有诊断价值。

2. 治疗:CJD无特效治疗。

3. 预防:宰杀BSE患牛,禁止将其骨和肉作为饲料,不使用尸体垂体制作生长激素,严密消毒手术器械是主要的预防措施。

(二)库鲁病　库鲁(Kuru)病发生在大洋洲巴布亚新几内亚高原的一个叫做Fore部落里。"Kuru"一词是当地土语用来形容本病的颤抖特征的,本病也叫震颤病。这个部落有宗教性食尸习惯而受到感染,患者多为妇女及小儿,成年男子很少见。1960年以后,该习俗被废除,本病已逐步被消灭。

1. 本病潜伏期可长达20年,典型表现有小脑性共济失调,意向性震颤和不自主运动(手足徐动症、肌阵挛样收缩、自发性肌肉收缩)等,在病后期发展为进行性痴呆,一般病程不超1年。

2. 实验室检查对诊断帮助不大,脑脊髓液正常,多因合并支气管肺炎,或褥疮感染而死亡。

(三)疯牛病　疯牛病(BSE)1986年首次在英国暴发,很快蔓延到全部欧洲,至1996年3月共有140 000头牛发病,仅英国就有17多万头牛染病,30多万头被屠宰和焚毁。在美国对农场的绵羊检测,这些羊曾经用进口饲料喂养史。羊群中出现待定的牛海绵脑病(BSE)和羊瘙痒病(Scrapie)。我国也曾进口过英国饲料,又有羊瘙痒病报道,我们的邻国——韩国和日本已确有 BSE 和人疯牛病的发生。密切关注疫情以有所应对。

疯牛病的来源:其一,牛的食物链中添加了羊瘙痒病骨肉粉,瘙痒病朊毒体越过动物品种限制而引起 BSE。其二,对 BSE 的分子生物学的研究发现,自然性突变可能是 BSE 发生的主要原因。对来自 BSE 疫区的牛、牛制品(牛源胶囊,血清等医药用品和化妆品)的安全性,是必须考虑的问题,应严把进口关。

朊毒体病的预后都是不良的,除曾有报告一例 CJD 患者恢复外,其他确诊者均以死亡告终,目前也无有效的治疗方法。对疾病的诊断方法还要不断改进和提高,我国是世界著名的农业大国,牲畜品种和数量都处世界之最,要查清内源性朊毒体和 BSE,可谓任重道远。

(张迈仑)

第二节 慢性疲劳综合征

慢性疲劳综合征(chronic fatigue syndrome,CFS),是以长期极度疲劳和认知功能障碍为表现的一组全身性综合征(并非独立的疾病),其病因和发病机制未明,主要临床表现为持续性或复发性虚弱的疲劳,常伴低热或自觉性发热、头疼、喉疼、肌痛、关节痛、神经—精神症状、睡眠障碍以及淋巴结肿大。

一、病原学

本病原因未明,可能包括感染与非感染多种因素。

(一)病原因素 目前多数学者认为 CFS 是由多种病原体所致,如人疱疹病毒 6 型(HHV-6)EBV、轮状病毒,反转录病毒中的人 T 细胞白血病病毒-2(HTLV-2)和泡沫病毒。还有研究报告,能引起人类中枢神经系统疾病的病毒——Borna disease 病毒可在 CFS 患者中检出,并可能与 CFS 患者的一些精神症状有关,但都未进一步证实。

此外,慢性肠道念珠菌感染可导致许多 CFS 患者免疫功能抑制,有人报道鼠弓形虫和布氏杆菌感染也可引起该病,但都缺乏可靠证据。

（二）其他非感染因素　免疫学方面，大多数 CFS 患者出现细胞或体液免疫功能异常，且临床改善与免疫功能改善一致，但仍需进一步肯定免疫学异常的意义。另有发现 CFS 患者表现有不同程度的抑郁等精神神经病学症状，或者 CFS 发病前出现一种主要抑郁症状，这种抑郁症状是 CFS 的病因为伴随症状还有争论，总之 CFS 的病因至今尚未弄清。

二、流行病学

本病的传染源与传播途径目前尚无法界定，在西方国家本病多在年轻、经济地位较高和医务人员中尤其护士发病，这与工作场所接触有害物质或工作环境可能有关，但 CFS 不像是通过密切接触而传播的疾病，该病多发生在 20～45 岁，女性多于男性（4∶1），但各年龄均可发病。

三、临床表现

为持续性疲劳或活动后加重，疲劳常在类似流感症状后突然开始，CFS 有些症状都是主观感觉，难以客观确定，可有低热（36.5～38.6℃）或伴寒战、头痛、关节痛、咽喉痛，颈部及腋下淋巴结肿大、疼痛，睡眠过渡或失眠，尚可伴发畏光、易激惹、精神错乱、思考困难、注意力不集中、抑郁症、健忘等。

四、诊断

根据美国疾病控制中心（CDC）拟定的 CFS 的主要和次要诊断标准，CFS 的诊断必须具备 2 项主要标准和 6 项以上症状标准加 2 项以上体征标准；或 2 项主要标准加 8 项以上症状标准。

（一）主要诊断标准

1. 新近发生的持久或反复发作的疲劳，卧床休息不能缓解，每日活动能力和活动量减少 50% 以上持续在 6 个月以上；

2. 排除引起疲劳的其他明显原因，及以往存在的精神性疾病。

（二）次要诊断标准（症状标准）

1. 低热：体温为 37.5℃～38.6℃，若高于 38.6℃应考虑其他疾病原因。

2. 咽痛：为非渗出性咽峡炎表现。

3. 淋巴结重大：颈前、颈后、腋下淋巴结重大或触痛，一般不超过

2 cm,否则应考虑其他疾病。

4. 不可解释的全身肌无力。

5. 肌肉不适、酸痛。

6. 发病前能很好耐受的运动、现在可引起24 h以上的疲乏不缓解。

7. 游走性关节痛,但不伴红肿。

8. 头痛、全头痛和以前发生过的头疼不同。

9. 神经精神症状:至少有以下一种,如畏光、短暂视觉盲点、兴奋、抑郁、健忘、注意力不集中、推理障碍、意识模糊等。

10. 睡眠障碍:嗜睡或失眠。

11. 错综发展的症状骤然发生,即发病呈急性或亚急性。

(三)体征标准　主要三项,低热、非渗出性咽峡炎及颈部淋巴结肿大 >2 cm。

(四)实验室检查　目前 CFS 尚缺乏特异性实验室检查和客观体征作为诊断的依据。

1. 美国公立卫生院(NIH)推荐的 CFS 患者实验室检查有助于诊断和排除标准。

2. 应做的标准检查:包括末梢血常规、血沉、尿液分析、血尿素氮、肌酐和电解质、血糖、钙、磷、甲状腺刺激素、丙氨酸转肽酶、全血蛋白、白蛋白、球蛋白的检测。

3. 根据临床提示选择有关的检验:抗核抗体、血清皮质醇、风湿因子、免疫球蛋白的水平、结核菌素实验、莱姆病、HIV 血清学检测。

五、鉴别诊断

因本病病因、发病机制不明,诊断标准多以出现症状为主,因而鉴别诊断比较困难,多采用排除法:

(一)CFS 具有四个识别特征,鉴别诊断时考虑:

1. 疲劳症状呈持续性、休息不缓解。

2. 患者有明显的疾病表现。

3. 症状主观陈述多,很少可被客观证实。

4. 精神错乱、短期记忆丧失等在普通临床上很少见到,同时伴有睡眠障碍。

（二）应除外症状性慢性疲劳

1. 有原发病能解释的慢性疲劳：未治疗的甲状腺功能低下、失眠、药物副作用所致医源性疲劳。

2. 临床诊断明确，如慢性乙型肝炎，慢性丙型肝炎、短期治疗尚难恢复所引起的慢性疲劳等。

3. 既往或当前主要诊断为精神抑郁性情绪失调或具有忧郁性特征的消极情绪失调，各类精神分裂症、妄想症、痴呆、神经性厌食症或贪食等。

4. 病前两年至今有酗酒、嗜烟不良嗜好者。

5. 严重肥胖，体重指数（BMI）= 体重（kg）/［身高（m）］^{2}，正常为18.5 ~23.9。

（三）有抑郁表现的患者，要鉴别 CFS 的抑郁与原发抑郁症，两者性质不同。前者有急性精神痴呆表现、而且经积极治疗，可以恢复活力，对未来充满希望，而后者则表现孤独、绝望、无能，出现自杀倾向。

六、治疗

目前尚缺乏有效的治疗方法。

（一）支持治疗　适当休息，轻运动量，注意营养、补充多种维生素，包括维生素 B_{12}，辅酶 Q10。

（二）对症治疗

1. 患者兴奋，易激惹者：可用安定 5 ~15 mg/d，或甲基安定 0.8 ~1.6 mg/d。

2. 睡眠障碍者：可用硝西泮 5 ~10 mg/次，或艾司唑仑（舒乐安定）1 ~2 mg，每晚睡前服用，连用 1 ~2 周。或晚间睡前服用小剂量氟哌噻唑（Depixin 3 ~6 mg），也可用小剂量 Fluoxetine（5 ~10 mg）每天清晨服用，能改善 CFS 患者的免疫异常，并具有重要的抗疲劳和抗抑郁作用，失眠的改善是 CFS 康复的关键。

3. 严重头痛：可用乙酰唑胺利尿可部分得到纠正。

4. 肌痛、关节痛：可服用阿司匹林。

5. 有报道静脉补充免疫球蛋白 G 2 g/（kg · d），3 个月为一疗程，收到较好的症状改善率，但还需进一步重复观察。

（三）心理治疗　向患者解释有关本病知识，使患者对本病有充分认识，树立战胜疾病的信心，主动配合，防止疾病反复，根据病情、症状调整患者的活动量（包括体力和脑力）。

七、预后

本病虽然已存在100多年，但晚近才深入细致研究，故缺乏长期观察资料，患者疲劳程度差别较大，现有资料CFS预后较好，但会影响患者生活质量，甚至丧失工作能力。

八、预防

目前缺乏切实可行的预防措施。

（张迈仑）

第三节　川崎病

川崎病（Kawasaki disease）又名皮肤黏膜淋巴结综合征（mucocutaneou lymphnode syndrome，MCLS），因系由日本学者（Kawasaki 1967年）首先报道而得名，好发于小儿，急性期病，发热、手足硬性水肿、不定形皮疹及经部淋巴结非化脓性肿大。目前认为本综合征为一独立的急性传染病，严重的心血管系统受累是导致本病死亡的主要原因。

一、病原学

病因至今仍不清，其临床和流行病学资料都提示，本病的发生与某种传染性病原因子存在有关。曾疑为类立克次体、痤疮丙酸杆菌、尘螨、产毒素葡萄球菌，均未证实。以常规细菌和病毒的培养以及通过基因扩增、酶联免疫技术都未能从患者体内找到病原或检测到病毒核酸和IgM型微小病毒抗体。

二、流行病学

（一）流行情况　自1967年日本首先报道以来，近年发病有增加趋势，已波及欧、亚、美洲的许多国家，认为日本及美国夏威夷地区为高发地区。至1998年12月止日本累计153803例。我国人累计500例以上，无地区、季节差异。

（二）传染源　缺乏人传人的确切依据，家庭内续发病例的危险性明显高于无发病家庭。

(三)传播途径　不明,病起颈部淋巴结肿大,曾疑为病原经咽部呼吸道侵入颈部淋巴结。

(四)易感人群　1 岁以下小儿发病率最高,8 岁以后明显降低,80% 病例在 5 岁以下,成年发病罕见。

三、发病机制与病理改变

(一)由于病因不明,有关本病的发病机制尚未完全阐明,流行病学和临床一些特点提示与感染有关。曾怀疑某些细菌、立克次体是病原体,但均无直接证据。从全身中小型动脉血管炎症、血管壁内外弹性层断裂,导致动脉扩张和动脉瘤形成全过程可有免疫反应、炎症反应、代谢等各种机制参与。用大剂量人体丙种球蛋白治疗,能明显减轻血管炎症发生并能预防心血管系统并发症的发生。

(二)病理改变　受损害的主要是全身中、小型动脉血管、急性期几乎都有冠状动脉炎。炎症可致肌细胞坏死和弹力层断裂而诱发冠状动脉扩张形成动脉瘤。日本 MCLS 研究委员会 1980 年将川崎病病理变化分为 4 个阶段:

1. 初期为中大型动脉炎,有组织水肿、中性粒细胞和淋巴细胞浸润,无类纤维性坏死为特征,也常伴小血管和毛细血管炎。

2. 第 2 ~ 4 周期间,中型动脉遭炎症破坏,发生动脉瘤,继发血栓和狭窄。

3. 第四周起动脉炎症渐消退,代之以肉芽组织。

4. 第四周以后,血管内膜肥厚,管壁坏死部位形成瘢痕或狭窄。*

四、临床表现

(一)急性期　本期病程约 8 ~ 12 d,平均 10 d。

1. 发热:几乎见于所有病例,以弛张热为主,偶可为稽留热,持续发热 8 ~ 18 d,经治疗后开始降温,2 ~ 3 d 后体温降至正常。

2. 眼结合膜变化:发热后不久双眼结合膜充血,但无脓性分泌物,少数可发生滤泡性睑结膜炎,角膜晶体及视网膜正常。

3. 口唇及口腔黏膜变化:嘴唇黏膜充血,然后渗血,口腔黏膜形

---

* 此段病理改变参考贾辅忠. 川崎病见斯崇文等感染病学. 北京:人民卫生出版社 2006. 4. 1261

成弥漫性红斑，舌呈草莓样改变。

4. 皮疹：发病2～5 d出现皮肤多形性皮疹，先从手臂、腿部外侧皮肤开始，逐渐向躯干蔓延，后遍及全身，多形性红斑系最常见的皮疹，有的似麻疹样，有的似猩红热样，不出现水泡，皮疹一般在1周内消退。

5. 四肢改变：手掌和足心出现红斑，可肿胀发硬，指（趾）也可肿胀，约在发病后的10～15 d指（趾）甲附近皮肤以及手足心有膜样脱屑或脱皮。是川崎病的特征性变化，对诊断本病有意义。常由于手足肢体关节剧烈疼痛，不能站立或影响活动。

6. 经部淋巴结肿大：发热后1～2 d出现，常为单侧，直径≥1.5 cm，质地较硬，皮肤发红，但不会化脓，随着体温降至正常而消退。

（二）亚急性期　本期约历时1个月，急性期症状随体温下降而消失。

1. 脱皮：始自退热后1周，如上所述，少数患者再现急性皮疹，而出现第二次脱皮。

2. 关节炎：多部位关节疼，呈游走性，关节红、肿、发热及关节腔积液。关节炎呈自限性，一般经2周至3个月即恢复，不留畸形及功能障碍。

3. 心肌血管损害：是本病的另一重要表现，可始自急性期，常见冠状动脉扩张、冠状动脉瘤、心肌炎、心包炎、心瓣膜病和心律失常，后期严重并发症为冠状动脉狭窄，血栓闭塞导致缺血性心脏病。心肌梗死是本病死亡的主要原因，多发生在年长儿，男女比例为11:1。有统计，在第9病日内，有以下7项临床条件中4项以上者，冠状动脉瘤的发生率相当高：①年龄不足1岁；②男孩；③白细胞数12×10^9/L以上；④血小板数350×10^9/L以上；⑤C反应蛋白(+++)以上强阳性；⑥血清白蛋白低于35 g/L；⑦血细胞比容35%以下。*

（三）恢复期　从第6周开始，恢复期全程约2～3个月，症状消失，血象、血沉恢复正常，部分患者指甲出现横切沟状改变。

---

* 贾辅忠：川崎病；斯崇文，感染病学. 北京：人民卫生出版社，2006.4

（四）其他表现　可并发无菌性脑膜炎、尿道炎、肝功能受损发生黄疸，偶有面神经麻痹。

五、实验室检查

（一）病程第1周外周血白细胞总数增高，以中性粒细胞为主，少数呈一过性类白血病样反应。

（二）多数患者有轻度或中度正色素性贫血。

（三）血沉于第2周增加，第3周达高峰。

（四）血清IgG、IgE可正常或中度升高。

（五）发热期间C反应蛋白和 a_1 抗胰蛋白酶（a_1-AT）阳性。

六、诊断

主要依据临床表现诊断。

1. 不明原因发热5日以上。

2. 两眼结合膜充血。

3. 口唇干裂、红斑、结痂、口腔黏膜呈弥漫性红斑及草莓舌样改变。

4. 急性期手掌、足心发红，硬性水肿，指（趾）尖于发热2周后开始脱皮。

5. 不定形皮疹，分布躯干、四肢。

6. 颈部淋巴结肿大≥1.5 cm。

凡符合上述标准中第1条及其他5条中的4条，且可除外其他疾病者可临床确诊为川崎病。参照心脏超声检查、心血管造影确认有动脉瘤亦可诊断。另外血小板的增多，低白蛋白血症，以及恢复期指（趾）甲附近皮肤膜样脱屑，均为特征性临床表现，诊断时可供参考很有价值。

七、鉴别诊断

（一）与链球菌感染的猩红热鉴别，见表15－1。

（二）与葡萄球菌感染、风疹、玫瑰疹、类风湿性关节炎、汉斯-约综合征（Stevens-Johnson Syndrome，形糜烂性红斑）鉴别。

八、治疗

治疗的目的是减轻或遏制急性期炎症，冠状动脉炎症，防止心肌梗死、动脉瘤破裂、心力衰竭等。

表 15－1　MCLS 与猩红热的鉴别

	MCLS	猩红热
年龄	5 岁以下	10 岁以下
眼	球结膜充血	无变化
口唇潮红	+	－
四肢末端	手掌发红、硬性水肿、脱屑	可有脱屑
皮疹	不定形	细点潮红
颈淋巴结	非化脓性肿大	偶有化脓性肿大
咽培养	－	链球菌
青霉素治疗	无意义	有意义

（一）人免疫球蛋白　大剂量，单剂 0.2 g/kg，持续静脉滴入 12 h，注意控制滴入速度，以免加重心脏负担，导致心力衰竭。也有人主张 0.4 g/(kg · d)静脉滴入，疗程 4 ~ 5 d，疗效与上相同，以上近期疗效是肯定的，远期疗效有待进一步验症。

（二）阿司匹林　80 ~ 100 mg/(kg · d)分四次口服，持续两周，其后减量为 3 ~ 5 mg/(kg · d)，疗程一般为 1 ~ 3 个月，血小板数恢复正常后停药。

（三）肾上腺糖皮质激素加阿司匹林　有较强的抗炎和免疫抑制作用。当无条件应用免疫球蛋白的病例，是值得试用的补救措施，泼尼松龙 2 mg/(kg · d)疗程 3 ~ 4 周，并用阿司匹林 80 ~ 100 mg/(kg · d)，用两周，后减量至 3 ~ 5 mg/(kg · d)用 6 周。

（四）心肌梗死的治疗　必须注意观察冠状动脉瘤血栓形成，尽早给予溶栓治疗，应在心脏专科医师辅助下进行心导管直接在冠状动脉内注射尿激酶配合阿司匹林治疗，可降低心肌梗死的病死率。

九、预后

川崎病为自限性疾病，多数病例预后良好，少数患者因心血管系统严重受累，死于急性期，多数死亡年龄在 1 岁以上，死亡者 80% 为男性。

（张迈仑）

第四节 Reye 综合征

Reye 综合征是一种以脑水肿为特征的急性非炎症性脑病,表现急性脑病的症状。多数患者有病毒感染的前驱症状,上呼吸道感染或胃肠道功能紊乱,发热、呕吐、癫痫样发作、昏迷等,伴有低血糖、肝功能异常等,肝脏等器官脂肪浸润为主要临床特点的病征,属于中毒性脑病。

一、病因

(一)与病毒感染、真菌、外源性毒素(如黄曲霉素、4-戊烯酸、某些杀虫剂)和内源性毒素、活病毒疫苗(如活麻疹病毒疫苗)、先天性代谢异常、隐性遗传倾向或这些因素共同作用有关。

目前认为与本病有关的病毒有流感病毒 B、水痘病毒、风疹病毒、麻疹病毒、腺病毒 3 型、柯萨奇病毒 A 型和 B 型、埃可病毒、单纯疱疹病毒、副流感病毒、EB 病毒和脊髓灰质炎病毒 I 型。

(二)与细菌感染有关,有报道本病继发于化脓性脑膜炎、百日咳、中毒型菌痢、肺炎等。

二、发病机制

发病机制未明,可能与严重的全身性病毒感染使患者抵抗力下降、多种病毒感染及病毒、毒素的相互作用有关。芳香族氨基代谢的严重障碍和中枢儿茶酚胺的作用可能促发本病。

三、病理改变

Reye 综合征是全身器官特别是脑和肝脏线粒体急性损害的结果。

(一)电镜观察显示所有肝细胞的线粒体均肿大,基质腔扩张,但外膜并无破裂。线粒体损害使线粒体酶活性降低,导致氨、脂肪、糖、氨基酸、电解质等代谢紊乱,最终加重肝脏和脑组织形态和功能障碍。肝细胞由于严重的脂肪代谢紊乱,核周围甘油三酯积聚形成脂滴,使肝脏质地坚实。但是,肝细胞损害是可逆的,部分患者在病情恢复 2 个月后,肝细胞线粒体亦恢复正常,细胞内甘油三酯亦消失。

(二)脑血管内皮细胞线粒体损害可使血脑屏障遭到破坏,脑组织和血管周围水肿液蓄积。脑水肿使血液中的葡萄糖向脑组织转移发生困难，又加重脑组织损害。Reye 综合征时的脑水肿一般发生在大脑皮质和脑内诸神经核团，分布广泛，属于细胞毒性脑水肿和间质性脑水肿，而非血管源性脑水肿的形成，还与脑内儿茶酚胺代谢紊乱后的脑血管痉挛及脑缺血有关。

（三）Rcye 综合征时，脑和肝脏在发病中的主次关系尚未明了。临床上最早出现的是神经症状，肝脏受损在后，肝细胞线粒体肿大也多发生在神经症状出现 6～48 h 后。国内 35 例尸检资料证实，Reye 综合征时的神经症状和神经系统病变都重于肝脏症状和病变。两者很可能是在同一病原作用下同时发病，由于脑细胞对能量不足的耐受性差，脑病症状出现早，而肝脏损害又可促进和加重脑病的发展。

四、流行特征

（一）Reye 综合征的发病有较明显的地区性，国外发病率较高，澳大利亚和英国的发病率约 3/100 万～9/100 万，农村地区的发病率高于城市地区。国内资料也显示农村发病多于城市。

（二）本病主要见于 6 个月至 15 岁小儿，成人少见，发病年龄最小的是出生后 40 h，最大的 57 岁。发病无明显季节性，全年均可见散发病例。

五、临床表现

可分为前驱期、脑病早期、脑病晚期和恢复期 4 期。

（一）前驱期　大约 90% 的患者有前驱症状。最多见于流感病毒 B 型感染，其次是水痘病毒，也可见于其他病毒感染。临床上主要表现为发热、流涕、咳嗽、厌食、腹泻或呕吐、嗜睡等。体温多在 38℃～40℃，可为间歇热型，也可弛张热型，部分患者可无发热。前驱期持续时间约数小时至数天，最长可达 15 d，以后进入脑病期。

（二）脑病早期　此期的特点是突然出现持续的或反复的或偶发的呕吐，呕吐多为非喷射状。数小时或 2～3 d 内出现神经精神症状。表现为烦躁多动、谵妄、视幻觉、癫痫样发作，可伴有记忆缺失，以后还可出现昏睡与谵妄交替、自动语言缺乏。此期可出现肝功能异常，部分患者可出现黄疸和肝脏肿大。肝脏肿大的发生率约为

50%～80%，多数为轻度肿大，少数为明显肿大，且部分患者的肝脏肿大可不恒定，时大时小，部分患者则呈进行性肿大。肿大肝脏的质地多数呈柔韧状，部分质地较硬，仅少数质地较软。

（三）脑病晚期　患者出现昏迷，肌张力增高、腱反射亢进，并可出现踝阵挛和恒定的伸趾反射，或不出现伸趾反射。随着昏迷加深，可出现去皮质强直、去大脑强直及严重的脑干功能障碍。瞳孔初起时散大，对光反应迟钝，以后出现双侧瞳孔不等大，甚至双侧瞳孔固定散大，对光反应消失。呼吸深快而规则，以后逐渐出现周期性不规则或深而大的呼吸，最后因中枢性呼吸衰竭而死亡。少数患者可出现颈项抵抗和脑膜刺激征。部分深昏迷患者尚可并发胃肠道出血。约25%的患者有视盘水肿。

（四）恢复期　多数轻症患者的病情可在1～2 d内改善，5～7 d内痊愈。存活的重症患者有不同程度的后遗症，如智能障碍、癫痫发作、偏瘫或颅神经麻痹。

六、实验室检查

（一）血象　血白细胞总数升高，分类计数中性粒细胞多在0.75以上，可达0.80～0.90。文献报告继发于百日咳和化脓性脑膜炎的Reye综合征患者的白细胞总数达$(20 \sim 30) \times 10^9/L$以上。

（二）凝血因子　部分患者有凝血酶原时间延长。在急性肝功能衰竭期，常常有纤维蛋白原降低，Ⅷ因子以外的凝血因子水平均降低。

（三）血液生化　血清CPK、AST、ALT、乳酸脱氢酶（LDH）水平可升高。以LDH和AST升高最显著，但AST升高可呈一过性的，且变化迅速。血氨水平升高。少数患者有淀粉酶增高。部分患者血清催乳素和酪胺水平显著升高，可能与下丘脑多巴胺含量减少有关。还可出现血清丙氨酸、谷氨酰胺、赖氨酸水平增高。此外，血糖、血钾、血钠等都可降低，酮体则常升高。

（四）脑脊液检查　多数显示脑脊液压力增高，在脑病晚期尤其为明显。细胞数、蛋白和氯化物含量通常在正常范围内，偶有轻度淋巴细胞增多和蛋白含量增高。有低血糖的患者，脑脊液中糖含量亦可降低。

七、脑电图检查

脑电图对估计预后有一定的参考价值。通常可见严重的弥漫性脑损害迹象。有时伴有多灶性棘波。

八、诊断

Reye 综合征目前尚无统一的临床诊断标准,国外强调病毒性前驱感染和呕吐,国内夏经提出临床诊断标准共 5 项:

1. 明显的急性颅内高压症表现,且多伴有脑干功能障碍,不同程度的意识障碍、癫痫样发作、呕吐、面色苍白以及瞳孔对光反应迟钝或消失、双侧瞳孔不等大、呼吸节律不整或过度换气;肌张力增高;出现去皮质强直、去大脑强直等,无脑膜刺激征,脑脊液常规检查无阳性发现。

2. 肝脏质地大多韧或硬,时大时小或进行性增大,但多数肝脏仅轻微增大。ALT 不同程度增高。

3. 多数患者有显著的感染中毒现象。发热、白细胞总数和中性粒细胞增多,青紫、腹胀,甚至休克及播散性血管内凝血等。

4. 营养状况多良好或较好,农村发病多于城市。

5. 病前 1 周内常有发热史,有呼吸道或消化道症状。

以上五项中 1 ~ 3 必备,第 4、5 两项参考。

九、鉴别诊断

Reye 综合征应与急性重型肝炎的肝性脑病,中毒型菌痢、败血症等合并的中毒性脑病,流行性乙型脑炎、病毒性脑炎等急性中枢神经系统感染,脱水酸中毒时的脑症状,水杨酸盐类、四环素和酚噻嗪类等药物中毒,有机磷、四氯化碳等毒物中毒,铅中毒等鉴别。

十、治疗

主要是对症治疗和支持治疗。可根据血液生化改变,及时纠正水和电解质紊乱、低血糖、酸中毒等。支持治疗可静脉输入 10% ~ 20% 葡萄糖溶液,输入葡萄糖液对于纠正或预防低血糖,最低限度地减少蛋白质和脂肪的分解,避免加重高氨血症具有重要意义。

(一)对轻症患者主要纠正电解质紊乱,使血浆渗透压维持在 310 mOsm/L,血钠浓度维持在 148 ~150 mmol/L。重症患者除了支持疗法外. 为了纠正顽固性代谢障碍和凝血因子缺乏,通常应给予腹膜透析和换血疗法。对肝性脑病应予清洁灌肠、口服新霉素、低蛋白饮食等以减少氨的吸收和产生。

（二）Reye 综合征时，患者脑部弥漫性脑水肿，伴颞叶沟通疝和小脑扁桃体疝，应有效地控制脑水肿。降低颅内高压对病情预后有很大影响。常用 20% 甘露醇，1 ~ 2 g/(kg · 次)，快速静脉滴注，每 6 ~8 h可重复应用。

由于 Reye 综合征时的脑水肿属细胞内型，肾上腺皮质激素无效，且可增加胃肠道出血倾向，故不主张应用。

（三）Reye 综合征时常有较明显的电解质紊乱，利尿剂类药物如呋塞米等对电解质影响较大，也不适宜应用。

（四）戊巴比妥盐治疗　国外学者应用大剂量戊巴比妥盐治疗 Reye 综合征的颅内高压，取得明显疗效。但是，大剂量戊巴比妥盐疗法只是一种辅助疗法，必须在体温正常、收缩压控制在 8.0 ~12.0 kPa 以上并积极抗脑水肿如控制急性过度换气、应用甘露醇时才可开始该疗法。在开始该疗法前还必须先行气管插管，持续监测血压。

戊巴比妥盐的起始剂量和维持剂量及给药速度应根据患者的平均脑灌注压（脑灌注压 = 血压 - 颅内压）和（或）血戊巴比妥盐浓度（每 12 ~24 h 监测 1 次）进行调整。起始剂量为 3 ~5 mg/kg，静脉注射。用药后平均动脉压能维持在 8.0 ~ 12.0 kPa，脑灌注压在6.65 kPa 以上，以后每小时给药 2 ~ 3.5 mg/kg，血药浓度维持在 2.5 ~ 4 mg/100 mL。用药过程中，如平均动脉压低于 8.0 kPa 和（或）血戊巴比妥盐浓度超过 4 mg/100 mL，应停药。

（五）对药物治疗无效的颅内高压，有人曾用颅骨切除减压术。

十一、预后

Reye 综合征的临床表现缺乏特异性，易造成误诊、漏诊，目前尚无特异性治疗方法，病死率高，预后差。有报告 Reye 综合征的死亡率高达 29% ~85%。

（一）早期诊断尤其是在轻症病例，则可阻止脑病的发生和发展，降低死亡率，仅有木僵或轻度意识障碍者预后较好。

（二）凡血氨浓度超过 410 μg/L，肌酸磷酸激酶（CPK）和天门冬氨酸氨基转移酶（AST）或丙氨酸氨基转移酶（ALT）显著升高，早期脑电图即有明显异常者，均提示预后不良。

（三）深度昏迷伴有中脑或延脑功能障碍者预后极差。

（张迈仑）

第五节　急性感染性多发性神经炎

急性感染性多发性神经炎（acute infectious polyneuritis），又称急性感染性多发性神经根神经炎（acute polyradiculoneuritis）、Guillain－Barre 综合征（GBS）或急性感染性脱髓鞘性多发性神经根神经病，是神经系统由体液免疫和细胞免疫共同介导的单向性自身免疫性疾病。

一、病因

本病病因尚未明确。多数患者于发病前数天乃至数周有上呼吸道或胃肠道感染症状，或先有某些病毒性疾病如流行性感冒、水痘、带状疱疹、腮腺炎等，故怀疑本病与病毒感染有关，但至今在病变组织中未能找到病毒直接侵犯的证据。近来发现本病与其他周围神经疾病可伴有人类免疫缺陷病毒感染，感染 HIV 的患者中都发现有抗 EB 病毒抗体和抗巨细胞病毒抗体增高，提示活动性病毒感染能引起 GBS，从而病毒病因不能除外。但多数学者倾向于 GBS 是一种自体免疫性疾病，即由免疫介导的迟发型超敏反应。

二、病理改变

GBS 的主要病理改变在运动及感觉神经根、后根神经节、周围神经及脑神经，以神经根、神经干及神经丛的改变更为明显。组织学特征为局限的阶段性髓鞘脱失，伴有血管周围及神经内膜的淋巴细胞、单核细胞及巨噬细胞浸润。巨噬细胞紧靠着髓鞘，在小静脉周围见条状放射状的髓鞘脱失，通常无轴索变性，但在严重病例可见轴索变性、碎裂。

三、临床表现及分型

（一）前驱症状　约半数以上的 GBS 患者在发病前数日乃至数周有病毒性感染史。最常见的症状为喉痛、鼻塞、发热等上呼吸道感染以及腹泻、呕吐等消化道症状，其他尚有带状疱疹、流行性感冒、水痘、腮腺炎和病毒性肝炎等。

（二）发展趋势　起病形式多呈急性或亚急性多数患者起病后症状逐渐加重或病情迅速发展，高峰期长短不一，一般在 4～10 d 内达到高峰，部分患者在高峰期内死于呼吸肌麻痹造成的呼吸衰竭。少数病例在 3～4 周后病情仍在进展。

（三）症状和体征

1. 瘫痪：通常先有双下肢无力，并逐渐加重和向上发展，累及上肢及脑神经。一般下肢瘫痪重于上肢，表现为双侧对称的弛缓性瘫痪，腱反射减弱或消失，无锥体束征，多数病例肢体远端肌肉无力更为明显。在急性严重病例中，起病后很快出现四肢瘫痪、呼吸肌麻痹而危及生命。

2. 感觉障碍：起病时常有主观感觉异常，如麻木、蚁走感、针刺感和烧灼感，可伴有肌肉酸痛。但客观检查浅感觉缺损不明显，或有轻微的“手套－短袜”型感觉减退或缺失。下肢可有振动觉及位置觉减退。常有下肢腓肠肌压痛。

3. 脑神经功能障碍：半数以上病例出现脑神经功能障碍，往往多为双侧性麻痹。成人以双侧面神经瘫痪最为多见，其瘫痪的程度往往不全相等。小儿则以后组脑神经麻痹更为常见，出现吞咽困难、构音障碍、呛咳和咳痰不能，易并发肺炎、肺不张及痰阻窒息等。

4. 自主神经功能障碍：肢体的血管舒缩功能障碍并不少见，常伴有手足少汗或多汗，肢端皮肤干燥，偶有短暂的大小便储留或失禁。

5. 神经炎症状和体征出现时不伴有发热。

（四）分型

1. 按起病形式和病程：GBS 可分为急性型、慢性复发型和慢性进行型（病程在半年至 1 年内缓慢加重）。

2. 按病损部位：可分为脊神经型、脑神经－脊神经型和脑神经型。

3. 按病情轻重：分为轻、中、重型或普通型和呼吸肌－延髓麻痹型，后者病死率高。

四、实验室检查

（一）脑脊液蛋白、细胞分离现象　多数病例脑脊液蛋白含量增高而细胞数不高。蛋白增高程度不一，通常为 1～5 g/L。在发病初的几天内蛋白含量可以正常，一般在症状出现后 1 周末开始升高，在第 3 周蛋白含量最高，以后又逐渐下降。脑脊液蛋白增高程度与瘫痪轻重无相互关系，有些病例瘫痪已消失而脑脊液蛋白仍很高。脑脊液细胞计数通常是正常的，一般少于 10×10^6/L，偶尔可高于 50×10^6/L，以单核细胞为主。脑脊液糖和氯化物含量正常。

（二）电生理检查　约 80% 患者在本病发展过程中有神经传导速度减慢，以运动传导速度下降更为明显，但在病程早期可正常。

五、诊断与鉴别诊断

（一）诊断

1. 急性或亚急性起病，病前常有感染史。

2. 四肢对称性下运动神经元性瘫痪（包括颅神经）。

3. 感觉障碍轻微或缺如。

4. 部分患者有呼吸肌麻痹。

5. 多数脑脊液有蛋白-细胞分离现象。

（二）临床特征

1. 一个以上肢体的进行性运动瘫痪，瘫痪程度不等，从双下肢轻度肌无力到四肢和躯干肌全部瘫痪、延髓肌、面肌及眼外肌麻痹。

2. 反射呈普遍消失。若其他特征都一致，双侧二头肌反射及膝反射减低，而远端腱反射消失亦可满足诊断条件。

3. 脑神经损害约 50% 出现面神经瘫痪，常为双侧，其他有支配舌肌、吞咽肌和眼外肌运动的脑神经瘫痪，偶尔以支配眼外肌运动或其他脑神经瘫痪为疾病的起始症状。

4. 自主神经功能障碍有阵发性心动过速和其他心律失常、体位性低血压、高血压和血管舒缩功能障碍均支持诊断，但必须除外这些症状的其他原因，如肺梗死等。

（三）脑脊液特点

1. 发病 1 周后出现蛋白增高，或在连续多次腰穿中蛋白增高。

2. 单核细胞在 10×10^6/L 以下，但可有变异情况，如在发病的 1

~10 周内无脑脊液蛋白增高，单核细胞在(11 ~ 50) $\times 10^6$/L。

(四)电生理特征　约 80% 的病例在病程中有神经传导减慢或阻滞。神经传导速度通常低于正常的 60%，但不是所有神经都受影响，远端潜伏期延长至正常的 3 倍，F 波检查是证实神经根和神经干近端损害的指标。有 20% 患者的神经传导速度正常。神经传导速度可以在发病数周后才异常。

(五)鉴别诊断

1. 脊髓灰质炎：起病时多有发热，肌肉瘫痪多为节段性且较局限，可不对称，无感觉障碍，脑脊液蛋白和细胞均增多或仅白细胞计数增多。

2. 急性脊髓炎：有损害平面以下的感觉减退或消失，且括约肌机能障碍较明显，虽然急性期也呈弛缓性瘫痪，但有锥体束征。

3. 周期性瘫痪：呈发作性肢体无力，也可有呼吸肌受累，但发作时多有血钾降低和低钾性心电图改变，补钾后症状迅速缓解。

4. 多发性神经炎：起病缓慢，肢体远端受损较重，感觉和运动症状同样明显，或以感觉障碍为主。脑脊液正常。

六、治疗

(一)一般治疗

1. 保持呼吸道通畅，防治肺部并发症，此为治疗的关键。患者出现咳嗽无力，排痰不畅是本病的突出问题，应积极吸痰，多翻身、拍背。若呼吸道分泌物多和气体交换量不足时，应尽早作气管切开。出现呼吸麻痹时应及时做人工辅助呼吸。

2. 防止褥疮发生。

3. 面神经瘫痪者需保护角膜，白天可点眼药水或人工泪液，夜间可涂眼膏，以防止溃疡，必要时可行上、下眼睑暂时性缝合术。

4. 因本病可合并有心肌炎，应密切观察心脏情况，补液量不宜过大。

(二)肾上腺皮质激素治疗　成人常用剂量为氢化可的松 100 ~ 300 mg/d，或地塞米松 5 ~ 15 mg/d，静脉滴注，7 ~ 14 d 为 1 个疗程。急性重症病例可短期冲击治疗，氢化可的松 500 ~ 600 mg/d，或地塞米松 20 ~ 30 mg/d 置于 5% ~ 10% 葡萄糖液中静脉滴注。但总的疗程不宜过长，一般掌握在1个月左右。若足量激素治疗1个月仍无效，说明患者对激素反应不良，应尽快减量停药。激素治疗的许多不良副作用应注意预防。

（三）血液疗法

1. 血浆交换：血浆交换治疗是近年来开展的新治疗方法，此法可清除血浆中的抗体和免疫复合物等有害物质，以减轻神经髓鞘的中毒性损害，促进髓鞘的修复和再生。一般隔日进行1次，3～5次为1个疗程。

2. 大剂量人体免疫球蛋白的应用：免疫球蛋白可中和血液中的抗原，并能调节免疫功能，从而起到改善病情的作用。常用人体免疫球蛋白0.4 g/(kg·d)静脉滴注，连用3～5次。

3. 紫外线辐射充氧自体血回输疗法：该方法可增强机体氧的代谢和免疫调节功能。可每日进行1次，或隔日1次，5～10次为1个疗程。

（四）神经营养药物　急性期病重者可以给予胞磷胆碱、活血素、三磷酸腺苷、辅酶A、细胞色素丙等药物，亦可同时应用维生素B_1，呋喃硫胺、维生素B_{12}、弥可保等药物。

（五）恢复期的治疗　恢复期的患者应尽早进行功能锻炼、理疗、针灸、按摩等康复性治疗措施。

（胡东胜）

第六节　溃疡性结肠炎

溃疡性结肠炎（ulcerative colitis，UC）是一种慢性非特异性结肠炎症，病变主要位于结肠的黏膜层，且以溃疡为主，多累及直肠和远端结肠，但可向近端扩展，以致遍及整个结肠。主要症状有腹泻、脓血便、腹痛和里急后重。病程漫长，病情轻重不一，常反复发作。

一、病因

原因不明，但其发病可能与下列因素有关：

（一）遗传　单卵双胎可同患本病，发病率为6%～16%，而双卵双胎为0～5%。白人的发病率为黑人的3倍，犹太人为非犹太人3

~5 倍。

（二）感染因素　微生物感染与本病之间的关系一直是人们长期关注的问题，但至今并未发现直接特异性的病原体。有人认为，UC 可能与双链球菌、志贺菌、RNA 病毒等有相关性，某些微生物致病原及其毒素能引起与 UC 相类似的肠道炎症反应，提示微生物感染是可能的病因之一。

（三）环境因素　本病在社会经济较发达的国家发病率较高。在社会经济地位较高、室内工作及平时活动较少的人群中发病率高，而贫困地区、体力劳动者中发病率低。

（四）免疫因素　本病常有免疫调节的异常。病灶黏膜中产生的 IgA、IgG、IgM 的浆细胞数增多，部分患者血清中可检测出特异性自身抗体、抗结肠上皮抗体和抗中性粒细胞质抗体（ANCA），伴原发性硬化性胆管炎则阳性检出率更高。血清中存在的循环免疫复合物，激活补体或通过淋巴细胞毒作用于肠上皮细胞，导致黏膜炎症。这也与 UC 的肠外免疫性疾病有关，如常伴有虹膜炎、系统性红斑狼疮、关节炎等疾病，肾上腺皮质激素治疗常能奏效。在肠道炎症反应中，巨噬细胞、淋巴细胞和浆细胞的聚集，进一步分泌一系列细胞因子，形成扩大的肠道炎症反应和免疫反应。

大多数学者认为，本病的发病以遗传因素为背景，感染和环境因素只是启动肠道免疫和非免疫系统，使肠道黏膜对抗原呈高敏状态，免疫调节功能紊乱，最终导致肠黏膜细胞慢性炎症和组织损伤且难以自限，即宿主免疫反应与疾病的发展有密切关系。

二、流行病学

UC 广泛分布于世界各地，以北欧和东欧白种人较常见，犹太人最多见，黑种人和黄种人发病率较低。我国本病发病率较国外低，但近年来本病发病率呈上升趋势。本病可见于任何年龄，但以 20 ~ 30 岁最多见，男性略多于女性。

三、发病机制与病理改变

病变主要位于直肠和乙状结肠，可延伸到降结肠，甚至整个结肠。炎症主要位于黏膜层，亦可累及黏膜下层，较少深达肌层，病灶呈均匀和连续分布。最早的病变发生于肠腺基底部的隐窝，大量炎症细胞浸润，形成隐窝脓肿，此后许多细小脓肿连接起来，炎症和坏死的过程扩大，就产生溃疡。早期，结肠黏膜充血、水肿、出血、颗粒状等病变。黏膜脆弱，触之易出血，为其特点之一。接着椭圆形浅小溃疡，先延结肠的纵轴发展，继而融合成为广泛不规则的大片溃疡。组织病理检查可见到肠腺隐窝糜烂和溃疡，边缘有细胞浸润，以淋巴细胞与浆细胞为主，杯状细胞减少，在急性发作期或有继发感染时，可见到大量中性粒细胞。病变肠壁固有层的血管增多，出血和血栓形成。此外，尚有溃疡穿孔引起腹膜炎、结肠或直肠周围脓肿、瘘管形成等并发症。

四、临床表现

(一)症状 一般起病缓慢，少数急骤。病情轻重不一。易反复发作，发作的诱因有精神刺激、过度疲劳、饮食失调、继发感染等。

1. 腹部症状

(1)血性腹泻：为最主要的症状，粪中含血、脓和黏液。较轻者每日 2～4 次，严重者可达 10～30 次，粪便呈血水样。

(2)腹痛：疼痛性质常为阵发性痉挛性绞痛，局限于左下腹或下腹部。疼痛后可有便意，排便后疼痛可暂时缓解。

(3)里急后重：因直肠炎症刺激所致。常有骶部不适。

(4)其他：有上腹部饱胀不适、嗳气、恶心、呕吐等。

2. 全身症状：一般体温正常，可有轻度贫血。急性期可有发热。重症时出现全身毒血症，水、电解质、维生素、蛋白质等从肠道丢失致体重减轻，体力下降，食欲缺乏。

(二)体征 除有发热、脉速和失水的表现外，左下腹或全腹部常有压痛，伴有肠鸣音亢进，常可触及如硬管状的降结肠或乙状结肠，提示肠壁增厚，炎症加重。如果患者出现腹部膨隆、叩诊鼓音，触诊腹壁肌紧张和压痛，并伴有发热、脱水、心动过速与呕吐，应考虑中毒性巨结肠，应积极抢救治疗。轻型病例或在缓解期可无阳性体征。

(三)直肠指检 常有触痛、肛门括约肌常痉挛，但在急性中毒症状较重的患者可松弛。指套染血。

五、实验室检查

(一)血液检查

1. 血象:贫血常见,主要由失血和缺铁引起,也可能与溶血有关。急性期常有中性粒细胞增多。

2. 免疫学检查:血清中抗中性粒细胞细胞质 IgG 抗体是诊断 UC 较特异性指标,阳性率约 50% ~ 70%,明显高于正常人群 3% ~ 4%。能监测病情和判断预后。其他炎症细胞因子(IL-1、IL-6、IL-8 等)也常增高。

3. 其他:在严重病例,常有明显的电解质紊乱,尤以低血钾为突出,活动期患者血沉常增速。

(二)粪便检查　肉眼检查常见血、脓和黏液。涂片镜检可见红细胞和白细胞。

(三)内镜检查　对本病诊断有重要价值,但在急性期重型患者应暂缓进行,以防穿孔。急性期可见黏膜呈细颗粒状,并有弥漫性充血、水肿、易脆出血、糜烂及多数形状不规则大小深浅不同的溃疡,覆盖有黄白色或血性渗出物。晚期有肠壁增厚、肠腔狭窄、假息肉形成,甚至癌变。结肠镜及活组织检查可明确诊断

(四)X 线检查　钡剂灌肠检查在早期可见到结肠黏膜紊乱、结肠袋形加深、肠壁痉挛、溃疡所引起的外廓小刺或锯齿形阴影;在晚期可见结肠袋形消失,管壁强直呈水管状,管腔狭窄,结肠缩短,息肉所引起的充盈缺损等。低张气钡双重结肠造影,则可更清晰的显示病变细节。但急性期及重型患者应暂缓进行,以免穿孔。检查腹部平片有助于发现中毒性巨结肠等严重并发症。全消化道钡餐检查可了解整个胃肠道的情况,特别是小肠有无病变,有助于克罗恩病鉴别。

六、诊断与鉴别诊断

(一)诊断　本病的主要诊断依据包括慢性腹泻,血、脓和黏液便,以及腹痛、不同程度的全身症状,反复发作的趋势;大便常规和培养不少于 3 次;无病原体发现;内镜检查及 X 线钡剂灌肠显示结肠炎病变,伴有溃疡形成。

(二)鉴别诊断　本病应与下列疾病鉴别诊断:

1. 慢性细菌性痢疾：常有急性细菌性痢疾史，从粪便、直肠拭子或内镜检查时所取得的渗出物进行培养，可分离出痢疾杆菌。

2. 慢性阿米巴肠病：病变以近段结肠为主，溃疡的边缘为潜行性，介于溃疡之间的结肠黏膜正常，粪便中可找到溶组织阿米巴包囊或滋养体，用抗阿米巴药物治疗有效。

3. 血吸虫病：由于流行区疫水接触史，粪便可检查血吸虫卵或孵化毛蚴阳性。内镜下，见到黏膜下黄色颗粒等典型病变，直肠或乙状结肠黏膜活组织压片低倍镜检可找到虫卵。此外，可有肝脾肿大，血中嗜酸粒细胞增多等其他临床表现，以及在有效的抗血吸虫病治疗后症状好转。

4. 结肠癌：X 线检查显示病变部位有黏膜破坏、肠壁僵硬、充盈缺损、肠腔狭窄等肿瘤征象，直肠指诊可能触及肿块，内镜检查和活组织检查可予鉴别。

5. 肠道激惹综合征：粪便中可有大量黏液，但无脓血。X 线和结肠镜检查有结肠痉挛等改变。除肠道症状外，患者往往有其他明显的神经性症状。

6. 克罗恩病：可发生于自食道到肛门的任何胃肠道部位，但以末端回肠和右半结肠最为多见。其临床表现可酷似溃疡性结肠炎，鉴别要点见表 15－2。

表 15－2　溃疡性结肠炎和克罗恩病的鉴别要点

	溃疡性结肠炎	克罗恩病
腹痛	下腹部痉挛性疼痛，排便后可缓解	持续性腹痛，常见于右下腹，排便后腹痛不缓解
粪便	肉眼血便	粪便常无鲜血
腹部	无腹块	常有腹块、多见于右下腹
部位	仅累及结肠，偶累及回肠	常累及小肠和大肠，偶累及食管及胃
病变	黏膜病变（常无肉芽肿形成）	病变累及全层（一部分患者可见肉芽肿形成）
连续性	以直肠开始的连续病变	病变不连续，呈跳跃状

7.其他：尚应与溃疡型肠结核、结肠息肉症、结肠憩室炎、放射性结肠炎、伪膜性结肠炎等鉴别。

八、并发症

多发生于病程较长、病情严重的患者，可有局部和全身的并发症。

（一）肠道并发症

1.中毒性巨结肠：见于急性暴发型，病情极为凶险，多累及横结肠或全结肠，受累结肠大量充气致腹部膨隆，肠鸣音减弱或消失。在结肠扩张基础上易引起溃疡穿孔并发急性弥漫性腹膜炎。中毒性巨结肠可能由于钡剂灌肠（于检查前肠道准备）、低钾或应用抗胆碱能药物或麻醉剂等因素诱发，也可能自发发生。

2.结肠狭窄和肠梗阻：修复过程中的大量纤维组织形成的瘢痕可引起结肠狭窄和肠梗阻，多见于结肠远端。

3.结肠息肉：由于反复肠道炎症刺激，使肠黏膜细胞增生，形成息肉。对炎性息肉一般不需要摘除，而腺瘤样息肉一旦确诊应摘除。腺瘤与结肠癌有密切关系，对于长期 UC 发作者须注意有无其他腺瘤或癌的存在。

4.结肠癌：是 UC 的重要并发症之一，与 UC 病变的范围和时间长短有关，而且恶性程度较高，预后较无结肠炎的癌肿患者差。

（二）全身的并发症　不多见，有些可能与自身免疫有关。

1.皮肤、黏膜表现：可有结节性红斑、多形红斑、口疮性溃疡、坏疽性脓皮病等。

2.眼损害：可有结膜炎、虹膜炎、眼色素层炎等。

3.一过性游走性关节痛：偶尔有强直性脊椎炎。

4.肝病：可有脂肪肝、慢性活动性肝炎、坏死后性肝硬化、胆管周围炎、硬化性胆管炎等。

5.血液系的表现：可有贫血、血栓性栓塞现象。

6.肾脏病变：肾盂肾炎和肾石病在本病中发生较多。

7.生长受阻：小儿患者的生长和发育可受影响。

九、治疗

由于炎症性肠病的病因未明，目前药物治疗是通过阻断炎症反应和调节免疫功能进行的。本病是一慢性疾病，症状缓解并非判断疗效的可靠依据。治疗必须延长至结肠镜检查和X线检查所见病变完全消失为止。

（一）一般治疗　在急性发作期或病情严重时均应卧床休息，饮食以柔软、易消化、富于营养、有足够热量为原则，补充多种维生素。可按病情给予输血、补充铁剂，有时需补充叶酸。当急性发作，患者常有严重失水、电解质紊乱，尤其是低钾、低镁及低钙，应予及时纠正。对于长期活动、明显消瘦、病情严重、伴低蛋白血症及毒血症者、肠梗阻、肠瘘等患者应给予必需静脉营养。

（二）药物治疗　氨基水杨酸类药和肾上腺皮质激素是目前控制本病最有效的药物。

1. 氨基水杨酸类：包括水杨酸偶氮磺胺吡啶（SASP）和5-氨基水杨酸（5-ASA），SASP在结肠内由细菌分解为5-ASA和磺胺吡啶。5-ASA是治疗的有效成分。SASP的治疗剂量为4～6 g/d，分4次服用，一般3～4周见效，待病情稳定后可逐渐减量至维持量1～2 g/d，维持用药约1～2年。对直肠和乙状结肠、降结肠病变可采用SASP或5-ASA制剂2～4 g/d灌肠或栓剂0.5 g/支，1～2次/d，直肠用药。严重肝、肾疾患、婴幼儿、出血性体质以及对水杨酸制剂过敏者不宜应用SASP和5-ASA。

2. 肾上腺皮质激素：对中、重度活动者宜采用激素治疗。常用剂量泼尼松30～60 mg/d，用药10～14 d，约有80%患者症状缓解，以后可逐渐减量至5～15 mg/d，维持2～3个月。对直肠、乙状结肠、降结肠病变可采用药物保留灌肠，如氢化可的松琥珀酸盐100 mg，0.5%普鲁卡因100 mL，加生理盐水100 mL，缓慢直肠滴入，每晚1次；也可与SASP和5-ASA等药物合并使用。

3. 免疫抑制剂：对磺胺药或肾上腺皮质激素治疗无效者，可改用或使用其他免疫抑制剂。硫唑嘌呤常用剂量为2～4 mg/kg，平均起效时间为3个月，如用药半年未见效，可停药。副作用有胰腺炎、骨髓抑制、过敏性肝损伤等。其他的药物有环抱素、甲氨蝶呤等。

4. 抗生素：甲硝唑能对抗厌氧菌破坏肠黏膜的作用，减轻疾病的活动指数,目前也有环丙沙星、克拉霉素成功治疗的报道。

5.生物治疗:如 TNF-α、IFN-α、上皮细胞生长因子、生长激素等免疫调节的生物制剂,临床应用前景十分广阔。

(三)外科治疗　手术方式由单纯回肠造瘘术、部分结肠切除至全结肠切除术等,应根据病变性质、范围、病情及患者全身情况做出决定。

手术指征:

1.肠穿孔。

2.大量或反复严重出血。

3.肠狭窄并发肠梗阻。

4.癌变或多发性息肉。

5.并发中毒性巨结肠经内科治疗 12 ~24 h 无效者。

6.结肠周围脓肿或瘘管形成。

7.并发关节炎、皮肤和眼部病变药物治疗无效。

8.长期内科治疗无效,影响小儿发育。

(胡东胜)

第七节　克罗恩病

克罗恩病(crohn disease)是一种原因不明的肠道慢性炎症性疾病,又称局限性回肠炎、局限性肠炎、阶段性肠炎和肉芽肿性肠炎。本病和慢性非特异性溃疡性结肠炎两者统称为炎症性肠病(IBD)。克罗恩病可发生胃肠道的任何部位,但好发于末端回肠和右半结肠。以腹痛、腹泻、肠梗阻为主要症状,且有发热、营养障碍等肠外表现。病程多迁延,常有反复,不易根治。

一、流行病学

本病分布于世界各地,以欧洲的白种人较为常见,美国的发病率为100/10 万人群,而国内较欧美少见。近十余年来临床上已较前多见。男女间无显著差别。任何年龄均可发病,在 20 ~30 岁和 60 ~70 岁是两个高峰发病年龄。

二、病因和发病机制

病因尚未明了，可能为多种致病因素的综合作用，与免疫异常、感染和遗传因素有关。

（一）遗传因素　本病发病有明显的家族聚集性。通常一级亲属中的发病率显著高于普通人群。对双胞胎调查发现单卵双生子与双卵双生子发病率分别是20%～50%和0～7%，表明本病有一定遗传倾向。克罗恩病的基因易感点位于第16染色体，参与细胞因子、炎症趋化因子和受体等调控，成为IBDI位点。总之，克罗恩病有遗传易感性，但不符合孟德尔遗传规律，像糖尿病、高血压和精神分裂症等可能是多基因遗传性疾病。

（二）感染因素　病灶常多发生于细菌接触最多的部分。在克罗恩病患者黏膜中已检测出相关的细菌及其产物，如副结核分枝杆菌、单核细胞增多性李斯特菌、麻疹病毒等。致病微生物在结肠和末端回肠中异常增殖，改变肠道正常菌群，经细菌及其毒素产物等反复作用，释放一系列细胞因子，引起肠黏膜通透性增加，使肠黏膜持续性炎症和组织损伤。甲硝唑对克罗恩病有一定治疗疗效。提示感染在发病中起部分作用。

（三）免疫因素　患者的体液免疫和细胞免疫均有异常，血清中可检测出特异性自身抗体，如抗结肠上皮抗体、细胞壁抗体、抗中性粒细胞质抗体，可检测到循环免疫复合体以及补体C2、C4的升高。组织培养时，患者的淋巴细胞具有毒性，能杀伤正常结肠上皮细胞。切除病变的肠段，细胞毒作用亦随之消失。非干酪样肉芽肿是细胞免疫的结果。免疫反应物质也起着重要作用，局部参加调解免疫反应的促炎细胞因子和抗炎细胞因子失平衡，肠黏膜中大量单核巨噬细胞浸润，细胞间黏附分子、趋化因子、集落刺激因子等表达增加，反应样代谢产物、氧化亚氮等对肠道毒性作用等因素间相互影响，参与肠道炎症反应和免疫反应。

三、病理改变

克罗恩病是贯穿肠壁各层的增殖性病变。病变局限于小肠，特别是末端回肠，其次是结肠和空肠，偶见于胃、十二指肠或食管。病理变化表现为肠壁和肠系膜淋巴结无干酪样坏死；镜下肠段呈节段分布，全壁炎，即与正常肠段界限清晰，呈跳跃状，肠壁充血或增厚、僵硬，受累肠管外形呈管状，伴有浆膜纤维蛋白沉着及邻近肠袢的粘连；早期黏膜浅小溃疡，后成纵形或横行的溃疡，深入肠壁的纵形溃疡即形成较为典型的裂沟，沿肠系膜侧分布；黏膜下层高度增宽，是由于黏膜水肿，淋巴管、血管扩张，纤维组织和淋巴组织增生所致；淋巴样细胞大量聚集；结节病样肉芽肿形成。肠壁裂沟是贯穿性溃疡，是肠管与肠管、肠管与脏器或组织之间发生粘连和脓肿，形成内瘘管，如直肠-阴道瘘、空肠-回肠瘘，回肠-直肠瘘、回肠-膀胱瘘、十二指肠-结肠瘘等。

四、临床表现

多种多样，与肠内病变的部位、范围、严重程度、病程长短以及有无并发症有关。典型病例多在青年期缓慢起病，病程常在数月至数年以上。活动期和缓慢起长短不一，相互交替出现，反复发作中呈渐进性进展。本病主要有下列表现。

（一）肠道症状

1. 腹痛：绝大多数患者均有腹痛，性质为隐痛，阵发性加重或反复发作，以右下腹多见，与末端回肠病变有关，其次为脐周或全腹痛。餐后腹痛与胃肠反射有关。

2. 腹泻：为本病常见症状。多数每日大便 2～6 次，可为糊状或水样，一般无脓血或黏液。如直肠受累可有脓血及里急后重感。

3. 便血：与溃疡性结肠炎相比，便鲜血者少，量一般不多。

4. 腹块：腹部病例出现腹块，以右下腹和脐周多见，肠粘连、肠壁和肠系膜增厚、肠系膜淋巴结肿大、内瘘形成及腹内脓肿等均可引起腹块。易与腹腔结核和肿瘤等混淆。

5. 肛门症状：偶有以肛门内隐痛、肛旁周围脓肿、肛瘘管形成为首发症状。

6. 其他表现：有恶心、呕吐、纳差等并发症引起的表现。

（二）全身症状

1. 发热：活动性肠道炎症及组织破坏后毒素的吸收等均能引起发热。1/3 者可有中等度热或低热，常间歇出现。急性重症病例或伴有化脓性并发症时,多可出现高热、寒战等毒血症状。

2. 营养不良:因肠道吸收障碍和消耗过多,常引起患者消瘦、贫血、低蛋白血症等表现。

3. 其他表现:全身性病变:关节痛(炎)、口疱疹性溃疡、结节性红斑、坏疽性脓皮病、炎症性眼病、慢性活动性肝炎、脂肪肝、胆石病、硬化性胆管炎和胆管周围炎、肾结石、血栓性静脉炎、强直性脊椎炎、白塞病、淀粉样变性、骨质疏松和杵状指等,年幼时患病的可有生长受阻表现。

五、并发症

40%以上病例有程度不等的肠梗阻,且可反复发生。急性肠穿孔占10%~40%。可有肛门区和直肠病变、瘘管、中毒性巨结肠和癌变等,国内相对少见。

六、实验室和特殊检查

(一)血象 白细胞常增高,红细胞及血红蛋白降低,与失血、骨髓移植以及铁、叶酸和维生素 B_{12} 等吸收减少有关。血沉增快,C-反应蛋白升高,可随治疗疾病稳定后显著下降。可有黏蛋白增加,白蛋白降低。血清钾、钠、钙、镁等也可下降。

(二)粪便检查 可见红、白细胞,隐血试验可阳性。

(三)免疫学检查 测定血清中抗酿酒酵母菌细胞壁的磷肽甘露聚糖的抗体阳性是克罗恩病的较特异的血清学标志物,抗中性粒细胞细胞质 IgG 抗体阳性率约为5%~10%,高于正常人群3%~4%。血清 TNF-α 升高与疾病的活动性相关,其他细胞因子在血清检测中增高。

(四)影像学检查 全消化道和结肠气钡双重造影能了解末端回肠或其他小肠的病变和范围。其表现有胃肠道的炎性病变,如裂隙状溃疡、黏膜皱襞破坏、卵石征、假息肉、瘘管形成等,病变呈节段性分布,单发或多发性不规则狭窄和扩张。

(五)内镜检查和活体组织检查 可见黏膜充血、水肿,伴有圆形、线形溃疡,呈卵石样改变,肠腔狭窄僵硬或炎性息肉样表现,病变之间黏膜正常或轻度充血,呈跳跃式分布。超声内镜检查有助于确定病变范围和深度。活检见裂隙状溃疡,非干酪样坏死性结节病样肉芽肿,固有膜和黏膜下层淋巴细胞聚集,隐窝结构正常,杯状细胞不减少。

七、诊断与鉴别诊断

(一)诊断 临床出现腹泻、腹痛及腹部包块应考虑克罗恩病可能,如有肠梗阻、肛门周围病变,更应做影像学和内镜检查。

(二)鉴别诊断

1. 溃疡性结肠炎:其临床表现可酷似溃疡性结肠炎,鉴别要点见溃疡性结肠炎章节。

2. 肠结核:和克罗恩病临床上较难鉴别诊断。肠结核病变主要累及肠道回盲部、邻近的结肠,不呈节段性分布,同时瘘管和肛周病变较少。伴有其他器官结核,结核菌素试验阳性,血中 ADA 活性升高,抗结核治疗有效。有手术适应证者手术探查时,病变组织中发现干酪样性肉芽肿可获确诊。

3. 其他感染性疾病:细菌性、寄生虫源性肠炎可导致腹痛、腹泻、黏液血便等症状,如细菌性痢疾、阿米巴痢疾、血吸虫病等,可详细询问病史,以及粪便培养以鉴别诊断。

4. 肿瘤:结肠癌、小肠淋巴瘤、肉瘤等在内镜下进行组织检查诊断。

5. 其他需鉴别的疾病:有免疫球蛋白缺乏症、肠型白塞病、Meckel 憩室等。

八、治疗

由于克罗恩病病因尚不完全清楚,目前尚无根治疗法。治疗理论基础是通过阻断炎症反应和调节免疫功能进行的。原则上应尽早控制疾病的症状,促进缓解,维持治疗,防止复发,防止并发症和掌握手术治疗时机。

(一)氨基水杨酸类 可参考溃疡性结肠炎的治疗。

(二)肾上腺皮质激素 可参考溃疡性结肠炎的治疗。

(三)免疫抑制剂 可参考溃疡性结肠炎的治疗。

(四)抗生素 可参考溃疡性结肠炎的治疗。

(五)生物制剂治疗 可参考溃疡性结肠炎的治疗。

(六)肠道益生菌 肠道内正常菌群,特别是混合型(乳酸杆菌和双歧杆菌)制剂对改善克罗恩病有积极意义。但由于结肠内细菌较多,微生物作用复杂,对其值得深入研究。

(七)外科手术　外科手术不能治愈克罗恩病,而且术后复发率高,应尽量避免手术,对内科治疗无效的肠梗阻、瘘管或窦道形成、腹腔内感染、肠出血等并发症者,有阑尾炎及疑有恶变者,行手术治疗。

(八)其他　由于克罗恩病是慢性疾病,在病变中极易发生蛋白质-能量营养不良,支持疗法十分重要。加强营养、纠正代谢紊乱,改善贫血和低蛋白血症。必要时可输血、血浆、白蛋白、复方氨基酸,甚至要素饮食或静脉内全营养(TPN)。应用阿托品等抗胆碱能药物,应警惕诱发中毒性巨结肠可能。补充多种维生素、叶酸以及铁、钙等矿物质。

(胡东胜)

第八节　感染性心肌炎

感染性心肌炎是指某种感染原引起的心肌炎性疾病。各种感染原都可引起心肌炎,但通常为病毒感染。病毒性心肌炎是由多种病毒侵犯心脏,引起局灶性或弥漫性心肌间质炎性渗出和心肌纤维变性、坏死或溶解的疾病,有的可伴有心包或心内膜炎症改变。可导致心肌损伤、心功能障碍、心律失常和周身症状。可发生于任何年龄。心肌炎的临床表现轻重不同,轻者可无临床症状,重者可至暴发性心肌炎而引起致命性心力衰竭和心律失常。

一、病因

(一)病原　其中柯萨基病毒 B6(1 -6 型)最常见,其他如柯萨基病毒 A、echo 病毒、麻疹病毒、脊髓灰质炎病毒、流感及副流感病毒、腮腺炎病毒、单纯疱疹病毒、带状疱疹病毒及水痘、肝炎病毒等也可能致病。白喉、猩红热、伤寒、败血症等细菌感染性疾病均可引发感染性心肌炎。

(二)条件因子　当机体由于继发细菌感染(特别是链球菌感

染)、发热、缺氧、营养不良、接受类固醇或放射治疗等而抵抗力低下时,亦可诱发感染性心肌炎。

二、发病机制

病原体的直接作用和机体的免疫反应是感染性心肌炎的主要发病机制。

(一)病毒的直接作用　在病毒性心肌炎急性和亚急性期,大量的病毒于心肌组织中复制,直接致心肌损伤、坏死。在慢性期则主要表现为持续病毒感染,即病毒核酸于心肌中低水平持续复制,可直接损伤心肌结构和功能,也可能通过持续激活并维持免疫反应而间接致心肌损伤。

(二)免疫反应　实验研究表明病毒性心肌炎有细胞介导的免疫机制存在。研究还提示细胞毒性主要由T淋巴细胞所介导。病毒性心肌炎起病9 d后心肌内已不能再找到病毒,但心肌炎症仍在继续,有些患者的心肌中可能发现抗原抗体复合体。

(三)中毒性心肌损害　严重的菌血症、败血症及细菌感染性疾病中一些毒素的释放如白喉均可引发中毒性心肌炎。

三、病理改变

病变范围大小不一,可呈弥漫性或局限性,随病程发展可为急性或慢性。病变较重者肉眼见心肌非常松弛,呈灰色或黄色,心腔扩大。病变较轻者仅在显微镜下有所发现。在显微镜下,心肌纤维之间与血管四周的结缔组织中可发现细胞浸润,以单核细胞为主。心肌细胞可有变性、溶解或坏死。病变如在心包下区则可合并心包炎,成为病毒性心包心肌炎。病变可累及心肌与间质,也可累及心脏的起搏与传导系统如窦房结、房室结、房室束和束支,造成心律失常。病毒的毒力越强,病变范围就越广,心肌坏死之后可有纤维组织替代。

四、临床表现

取决于病变的广泛程度和部位。轻者可无临床症状,重者可致猝死。

(一)症状　感染性心肌炎的症状可能出现于原发病的症状期或恢复期。如在原发病的症状期出现,其表现可被原发病掩盖。多数患者在发病前有发热、全身酸痛、咽痛、腹泻等症状。患者常诉胸闷、心前区隐痛、心悸、乏力、恶心、头晕。临床上诊断的病毒性心肌炎中,90%左右以心律失常为主诉或首发症状,其中少数患者可由此而发生昏厥或阿-斯综合征。极少数患者起病后发展迅速,出现心力衰竭、心源性休克。

(二)体征

1. 心脏增大:轻者心脏浊音界不增大,一般有暂时性心脏浊音增大,不久即恢复。心脏增大显著者反映心肌炎症范围广泛而病变严重。

2. 心率改变:心率增速与体温不相称,或心律异常缓慢,均为病毒性心肌炎的可疑征象。

3. 心音改变:心尖区第一音可减低或分裂。心音成胎心样。心包摩擦音的出现反映有心包炎存在。

4. 杂音:心尖区可能有收缩期吹风样杂音或舒张期杂音,前者为发热、贫血、心腔扩大所致,后者因左室扩大造成的相对性二尖瓣狭窄。杂音响度都不超过3级,病情好转后消失。

5. 心律失常:各种心律失常都可出现,以房性与室性期前收缩最常见,其次为房室传导阻滞,心房颤动、病态窦房结综合征均可出现。心律失常是造成猝死的病因之一。

6. 心力衰竭:重症弥漫性心肌炎患者可出现急性心力衰竭,属于心肌泵血功能衰竭,左右心同时发生衰竭,引起心排血量过低,故除一般心力衰竭表现外,易合并心源性休克。

五、实验室检查

(一)一般检查　白细胞计数可升高,急性期血沉可增速。

(二)血清酶测定　部分患者血清心肌酶增高,反映心肌坏死。各种测定的项目中以心肌肌钙蛋白Ⅰ或肌钙蛋白T定量测定、心肌肌酸磷酸激酶(CK-MB)的定量测定增高最有诊断价值。

(三)心电图检查

1. ST-T变化:T波倒置或减低常见,ST段可有轻度移位。

2. 心律失常:除窦性心动过速与窦性心动过缓外,异位心律与传导阻滞常见。心律失常多见于急性期,在恢复期消失,也可随瘢痕形成而造成持久的心律失常。

(四)X线检查　局灶性心肌炎无异常变化。弥漫性心肌炎或合并心包炎的患者心影增大,心搏减弱,严重者可见肺淤血或肺水肿。

(五)超声心动图　左室扩张多不明显,可有收缩或舒张功能异常、节段性及区域性室壁运动异常、室壁厚度增加、心肌回声反射增强和不均匀、右室扩张及运动异常。

(六)病原学检查　包括从咽拭子或粪便或心肌组织中培养分离出病原菌、病毒,血清中检测特异性抗体滴定度,从心肌活检标本中用免疫荧光法找到特异抗原或在电镜下发现病毒颗粒,以及用PCR从粪便、血清、心肌组织中检测病毒RNA。

六、诊断

(一)病史与体征　在上呼吸道感染、腹泻等病毒感染后3周内出现心脏表现,如出现不能用一般原因解释的感染后中毒乏力、胸闷、头昏、心尖第一心音明显减弱、舒张期奔马律、心包摩擦音、心脏扩大、充血性心力衰竭或阿-斯综合征等。

(二)上述感染后3周内出现下列心律失常或心电图改变

1. 窦性心动过速、房室传导阻滞、窦房阻滞、束支阻滞。

2. 多源、成对室性期前收缩、自主性房性或交界性心动过速、阵发性或非阵发性室性心动过速、心房或心室扑动或颤动。

3. 两个以上导联ST段呈水平型或下斜型下移≥0.01 mV或ST段抬高或出现异常Q波。

(三)心肌损害的参考指标

1. 病程中血清心肌肌钙蛋白Ⅰ、CK-MB和乳酸脱氢酶明显增高。

2. 超声心动图示心腔扩大或室壁活动异常和(或)核素心功能检查证实左室收缩或舒张功能减弱。

(四)病原学依据

1. 在急性期从心内膜、心肌、心包或心包穿刺液中检测出病毒、病毒基因片段或病毒蛋白抗原。

2. 抗体滴度测定:第二份血清中同型病毒抗体滴度较第一份血

清升高4倍以上为阳性。

3. 病毒特异性IgM:滴定≥1:320者为阳性。如同时有血中肠道病毒核酸阳性者更支持有近期病毒感染。

对同时具有上述(一)、(二)中的任何1项,(三)中任何2项,在排除其他原因心肌疾病后,临床上可诊断为急性病毒性心肌炎。如同时具有(四)中1项者,可从病原学上确诊急性病毒性心肌炎。如仅具有(四)中第2、第3项者,在病原学上只能拟诊为急性病毒性心肌炎。如患者有阿-斯综合征发作、充血性心力衰竭伴或不伴心肌梗死样心电图改变、心源性休克、急性肾衰竭、持续性室性心动过速伴低血压或心肌心包炎等一项或多项表现,可诊断为重症病毒性心肌炎。对难以明确诊断者,可进行长期随访,有条件时可作心内膜心肌活检进行病毒基因检测及病理学检查。

七、治疗

(一)一般治疗

1. 休息:急性期卧床休息,热退后3~4周,心影恢复正常,方可下床轻微活动。恢复期应继续限制活动。一般重症患儿需卧床休息半年以上。

2. 抗菌药物:在合并细菌感染时,可加重病毒性心肌炎的病情,故主张根据临床情况及实验检查结果,适当使用抗菌药物。

3. 保护心肌

(1)抗氧化剂的应用:大剂量维生素C;维生素E;辅酶Q10。

(2)营养心肌的药物:能量合剂;极化液。

(二)肾上腺皮质激素的应用　实验研究中激素能抑制干扰素的合成和释放,加速病毒增殖,引起感染加重,故目前认为一般患者不必应用,尤其是发病最初的10 d内。但临床实践证明,对重症患者,激素仍宜应用,以度过危重时期。对其他方法治疗效果不佳者,或免疫反应强烈者,在发病后10 d至1个月内,也可考虑应用激素。

(三)控制心力衰竭。

(四)抢救心源性休克。

(五)纠正严重心律心失常　心律失常的纠正在于心肌病变的吸

收或修复。一般轻度心律失常如早搏、I度房室传导阻滞等,多不用药物纠正,而主要是针对心肌炎本身进行综合治疗。若发生严重心律失常如快速心律失常,严重传导阻滞都应迅速及时纠正,否则威胁生命。

(六)其他 一些中草药如清热解毒制剂临床实验研究认为,可能对病毒感染有疗效。丹参注射液10~20 mL加入10%葡萄糖液静脉滴注,或2~4 mL/d,肌肉注射,有活血化瘀,促进炎症吸收的作用,可能对改善心肌循环有疗效。

(胡东胜)

第九节 感染性心包炎

心脏的外表面有脏层和壁层两层心包膜,形成腔隙保护心脏,在一些致病因素的影响下发生炎症改变即称为心包炎,可使心脏受压而舒张受限制。心包炎可分为急性和慢性两类,慢性心包炎较严重的类型是缩窄性心包炎。

急性心包炎

急性心包炎(Acute Pericarditis)是心包脏层和壁层的急性炎症。病因大都继发于全身性疾病,临床上以非特异性、结核性、风湿性以及心肌梗死、尿毒症和肿瘤等引起者较为多见,近年来,由于抗生素药物的广泛应用,细菌性和风湿性已明显减少,而急性非特异性心包炎渐趋增多。

一、病因

大都继发于全身性疾病,临床上以结核性、非特异性多见,其次是风湿性、化脓性及病毒性等。

(一)感染因素

1.结核性:多见于小儿及青年,常由肺结核,纵隔淋巴结核及胸膜结核直接蔓延,或由血液、淋巴播散而来。但有些找不到结核病灶，为原发性结核性心包炎。

2. 化脓性：常继发于败血症或脓毒血症，细菌由血行或淋巴侵入心包，或由肺部、胸膜和纵隔等邻近组织的化脓性炎症的直接扩散。胸膜手术，外伤或食道异物穿破进入心包亦可导致继发感染。致病菌以金黄色葡萄球菌最为常见，其他如肺炎双球菌、溶血性链球菌、大肠杆菌、绿脓杆菌等均可导致心包炎。

3. 病毒性：以柯萨奇病毒、流感病毒（A、B 型）、埃可病毒较多见。近年来认为非特异性心包炎中的有些病例可能是病毒感染。

4. 真菌性：以荚膜组织胞浆菌较多见，常继发于邻近肺部或肺门淋巴结感染，很少由血行播散。此外还有放线菌、念珠菌、弗状菌等引起。

5. 寄生虫性：阿米巴所致左叶肝脓肿常穿破入心包发生急性心包炎。此外，偶可见微丝蚴、血吸虫、弓形体等感染。

（二）非感染因素

1. 急性非特异性心包炎：病因可能与病毒感染有关，也有认为是过敏或自身免疫反应的一种表现。起病多急骤，约半数患者于发病前 1 ~ 8 周有上呼吸道感染。病程自数日至二周，大都能自愈，少数患者可复发，极少数患者发展为心包填塞或缩窄性心包炎。

2. 风湿性疾病伴发心包炎：急性风湿热时常伴发心包炎，它常是风湿性全心炎的一部分，并伴有其他明显的风湿活动表现，多见于青少年。

3. 尿毒症性心包炎：多见于慢性肾衰竭晚期，常由于尿毒刺激心包膜所引起。

4. 心肌梗死：心包膜脏层下的急性心肌梗死可累及心包发生反应性炎症，此多在梗死后最初 2 ~ 3 d 出现。

5. 创伤：在心包外伤、心脏手术、心脏挫伤，或心肌梗死后两周或更久之后出现。可能由于损伤心包心肌组织成为抗原-抗体反应所致。

6. 肿瘤：常见于肺癌、乳腺癌及淋巴瘤的转移心包所致，白血病亦偶可侵入心包。

7. 放射损伤：胸部接受放射线照射总剂量达 15 Gy 以上时，可使心包发生血管炎性反应,照射剂量愈大,心包炎出现愈早。

二、发病机制与病理改变

正常心包腔内有 15 ~ 30 mL 液体,起着润滑的作用,心包炎心包腔内渗液量不多时,不致影响心脏功能。大量渗液或渗液急速时,可引起心包腔内压力明显升高,使左、右心室受压,心室舒张及充盈受到限制,因而出现静脉回流受阻,静脉压升高,和心室充盈不足、心缩排血量减少以及动脉血压下降等征象,称为心包填塞。慢性心包填塞者静脉淤血表现为突出,而在急性心包填塞者主要表现为动脉压下降甚至休克。

病理改变可分为纤维蛋白性及浆液纤维蛋白性两个阶段。心包炎初期,壁层和脏层心包有充血、肿胀及有纤维蛋白、白细胞和若干内皮细胞渗出,稠厚的渗出物可局限于心包一处或布满整个心脏的表面,使心包膜变粗糙。如渗出物增多,形成浆液纤维蛋白性渗出液。渗液量可由 100 mL 至 2 ~ 3L 不等,心外膜下的心肌常有炎性变化,痊愈时,渗液可在 2 ~ 3 周或更短的时间内重吸收,但也有渗出液残留数日或数年之久,如结核性心包炎。心包炎症消散后,可遗留有不同程度的粘连,有的两层心包有明显增厚及粘连使心包腔完全封闭,形成坚厚的疤痕,压缩心脏及大血管根部,影响心脏舒张,成为慢性缩窄性心包炎。

三、临床表现

(一)症状　轻症可无症状,故易被忽视,但一般多呈如下表现:

1. 全身症状:根据病因及个体反应不同,全身症状差异较大。感染性心包炎者,多有毒血症状,如发热、畏寒、多汗、困乏、食欲缺乏等。非感染性心包炎的毒血症状较轻,肿瘤性者可无发热。

2. 心前区疼痛:主要见于纤维蛋白性心包炎阶段。疼痛部位在心前区或胸骨后,亦可向左臂、左肩、左肩胛区或上腹部放散。呈尖锐的剧痛或沉重的闷痛、可随呼吸、咳嗽、吞咽、体位改变而加重。心包膜脏层无痛觉神经,只有在左侧第五、六肋间水平面以下的壁层心包膜有痛觉纤维,所以当心包炎累及该部或并有膈胸膜炎时方出现疼痛。结核性及尿毒症性心包炎时,疼痛较轻。急性非特异性心包炎常伴胸膜炎,疼痛较明显。

3. 心包积液压迫症状：心包填塞时，因腔静脉淤血可出现上腹胀痛、呕吐、下肢水肿等，肺淤血时可引起呼吸困难。动脉血压显著下降时可见面色苍白、烦躁不安等休克症状。大量心包积液压迫气管可产生激惹性咳嗽，如压迫肺或支气管可使呼吸困难加重。喉返神经、膈神经受压时可分别出现声音嘶哑、呃逆症状，食管受压则可有吞咽困难。

（二）体征

1. 心包摩擦音：是急性纤维蛋白性心包炎的典型体征，两层心包膜因发炎表面粗糙并有纤维蛋白渗出，心脏搏动时，互相摩擦而产生，摩擦音常出现于胸骨左缘第三、四、五肋间隙，也可满布心前区，坐位、深吸气后屏息时较易听到。在心前区扪诊可有摩擦感。通常持续时间短暂，它可存在数小时，数天、少数可达数周，当心包积液增多，使两层心包分开时，摩擦音可减弱甚至消失。

2. 心包积液：心包积液量超过 300 mL 或积液发生较迅速时，可出现下列体征：

（1）心包积液本身体征：心浊音界向两侧迅速扩大，并可随体位改变，如坐位时下界增宽，平卧时心底部第二、三肋间增宽，心尖冲动位于心浊音界内减弱或消失。心音遥远，心率增快。有时在胸骨左缘第三、四肋间隙听到舒张早期附加音，亦称心包叩击音，与第一、二心音构成三音心律，此因心室舒张受限，进入心室血流突然受阻，形成旋涡冲击心室壁所产生。

（2）心包填塞征：急性心包填塞时，心搏出量明显下降，心率加快，脉搏细弱，动脉收缩压下降，脉压减少，严重者可出现休克。慢性心包填塞时，静脉淤血征象明显，可有颈静脉怒张而搏动不显，且在吸气期更明显（Kussmaul 征），肝颈静脉回流征阳性，肝脏肿大伴压痛及腹水，下肢水肿；可发现奇脉，即吸气时脉搏减弱或消失，呼气时脉搏增强或重脉，听诊血压时，可发现呼气期收缩压较吸气期高出 1.3 kPa 以上。

（3）左肺受压征：心包积液多从横膈上的心包腔先开始积聚，而后充满胸骨后的心包腔大量心包积液时，膨胀的心包腔可压迫肺及支气管，体检时可发现左肩胛的内下方有一浊音区，并伴有语颤增强及支气管性呼吸音，亦称 Ewart 氏征。

四、实验室和其他检查

（一）化验检查　化脓性心包炎者白细胞计数及中性粒细胞明显增高，心包穿刺抽液，可进一步明确心包液体为渗出性、脓性或血性，并可涂片及培养可能查出感染原，肿瘤性心包积液可查出瘤细胞。

（二）X 线检查　成人心包积液少于 300 mL 时，X 线征象不多，难以发现，积液达 300～500 mL 或更多时，心脏阴影才出现普遍性的向两侧扩大，心影形态可因体位不同而改变。并有上腔静脉明显扩张及心膈角变钝的表现。当心包积液超过1 000 mL 时，心影明显扩张，外形呈三角形或烧瓶状，各心缘弓的正常界限消失，透视可见心脏搏动减弱或消失，肺野常清晰。X 线计波摄影或心脏电记波描记可见心脏搏动减弱或消失。

（三）超声心动图检查　当心包积液量超过 50 mL 时，M 型超声心动图即显示在心室收缩时，左心室后壁与后心包壁层间有液性暗区。如该暗区在舒张期亦可见，表明积液量在400～500 mL。二维超声心动图在心包内有中等积液量时，可见液性暗区较均匀地分布在心脏外周，超声心动图检查迅速可靠，简单易行，无创伤性，可在床旁反复进行。

（四）心电图检查　急性心包炎时，由于炎症常波及心外膜下心肌，而出现广泛的心肌损伤型心电图改变，典型者早期，除 AVR 导联外。各导联 ST 段普遍抬高，弓背向下，经数日至数周后恢复。继之 T 波低平或倒置，可持续数周或数日，至心包炎消失后可恢复。发生心包积液后，除 T 变化外，还可有肢导联 QRS 波群低电压。此外，常有窦性心动过速。

（五）核素扫描　静脉注射^{125}I 标记的白蛋白进行血池扫描。核素可示真正的心腔大小，X 线片中心脏影如大于扫描图，则表示增大的部分系渗液。

五、诊断与鉴别诊断

（一）临床诊断　急性纤维蛋白性心包炎根据典型的心包摩擦音即可成立诊断，渗出性心包炎则根据上述心包积液体征，心包填塞症状和体征结合 X 线、心电图检查一般不难做出诊断，尤其在普遍应用超声心动图后，对诊断心包积液有极高的准确性。

（二）病因诊断　不同病因的心包炎，其临床表现和治疗方法不同，因此在心包炎的诊断确定后，应进一步确定其病因，临床常见的四种心包炎鉴别如表 15－3。

六、治疗

治疗原则为：治疗原发病，改善症状，解除循环障碍。

（一）一般治疗　急性期应卧床休息，呼吸困难者取半卧位，吸氧，胸痛明显者可给予镇痛剂，必要时可使用可待因或哌替啶。加强支持疗法。

（二）病因治疗　结核性心包炎给予抗结核治疗，用药方法及疗程与结核性胸膜炎相同，也可考虑给予皮质激素治疗，以促进渗液的吸收，减少粘连。风湿性者应加强抗风湿治疗。非特异性心包炎一般对症治疗，症状较重者可考虑给予皮质激素治疗。化脓性心包炎除选用敏感抗菌药物治疗外，在治疗过程中应反复抽出脓性胸水，或通过套管针向心包腔内安置细塑料导管引流，必要时还可向心包腔内注入抗菌药物，如疗效不佳，仍应尽早施行心包腔切开引流术，及时控制感染，防止发展为缩窄性心包炎。尿毒症性心包炎则应加强透析疗法或腹膜透析改善尿毒症。放射损伤性心包炎可考虑给予皮质激素治疗，停药前应逐渐减量，以防复发。

（三）解除心包填塞　大量渗液或有心包填塞症状者，可施行心包穿刺术抽液减压。穿刺前应先作超声波检查，了解进针途径及刺入心包处的积液层厚度，确定穿刺部位。

七、预后

风湿性及非特异性心包炎很少引起心包填塞及缩窄性心包炎，结核性、化脓性以及放射损伤性心包炎较易发展为缩窄性心包炎，故应早期诊断及时治疗，防止发展。

慢性心包炎

急性心包炎以后，可在心包上留下疤痕粘连和钙质沉着。多数患者只有轻微的疤痕形成和疏松的或局部的粘连，心包无明显的增

表 15－3　四种常见心包炎的鉴别

	结核性	化脓性	非特异性	风湿性
起病	缓慢	急骤	急骤	随风湿活动而起
原发病变	多有心外结核病灶	败血症或体内化脓灶	多先有上呼吸道感染	常伴有心肌炎或瓣膜病体征
全身反应	常有低热、无力、盗汗等症状	高热、有明显毒血症表现	有低热或高热	轻或中度不规则发热
胸痛	常无	常有	剧烈咳嗽或胸痛	常有
体征	心包摩擦音少见，可有急性或慢性心包填塞征	易出现心包摩擦音，可有急性心包填塞征	易有心包摩擦音少见心包填塞	易有心包摩擦音少见心包填塞征
血化验	血沉快	白细胞总数和中性粒细胞明显增高	血象正常	血沉可增快血沉增快抗 O 增高
心包液检查	常有大量血性渗出液，较少为草黄色，浓缩或培养可查到抗酸杆菌	脓性，涂片或培养可查到致病菌	小量或中量，黄色或血色	常为小量、黄色
病程及预后	抗痨药物疗效好，易形成缩窄性心包炎	及时治疗，预后好，治疗不及时，易致缩窄性心包炎	预后良好，大多 2 周自愈，少数复发	病程随风湿活动而异

厚,不影响心脏的功能,称为慢性粘连性心包炎(chronic adhesive pericarditis)。部分患者心包渗液长期存在,形成慢性渗出性心包炎(chronic effusive pericarditis),主要表现为心包积液,预后良好。少数患者由于形成坚厚的疤痕组织,心包失去伸缩性,明显地影响心脏的收缩和舒张功能,称为缩窄性心包炎,它包括典型的慢性缩窄性心包炎(chronic constrictive pericarditis)和在心包渗液的同时已发生心包缩窄的亚急性渗液性缩窄性心包炎(subacute effusive constrictive pericarditis),后者在临床上既有心包堵塞又有心包缩窄的表现,并最终演变为典型的慢性缩窄性心包炎。

一、病因

部分由结核性、化脓性和非特异性心包炎引起,也见于心包外伤后或类风湿性关节炎的患者。有许多缩窄性心包炎患者虽经心包病理组织检查也不能确定其病因。心包肿瘤和放射治疗也偶可引起本病。

二、发病机制及病理改变

在慢性缩窄性心包炎中,心包脏层和壁层广泛粘连增厚和钙化,心包腔闭塞成为一个纤维疤痕组织外壳,紧紧包住和压迫整个心脏和大血管根部,也可以局限在心脏表面的某些部位,如在房室沟或主动脉根部形成环状缩窄。在心室尤其在右心室表面,疤痕往往更坚厚,常为0.2~2 cm或更厚。在多数患者中,疤痕组织主要由致密的胶原纤维构成,呈斑点状或片状玻璃样变性,因此不能找到提示原发病变的特征性变化。有些患者则心包内尚可找到结核性或化脓性的肉芽组织。

由于时常发现外有纤维层包裹、内为浓缩血液成分和体液存在,提示心包内出血是形成心包缩窄的重要因素。心脏外形正常或较小,心包病变常累及贴近其下的心肌。缩窄的心包影响心脏的活动和代谢,有时导致心肌萎缩、纤维变性、脂肪浸润和钙化。

三、临床表现

缩窄性心包炎的起病常隐袭。心包缩窄的表现出现于急性心包炎后数月至数十年,一般为2~4年。在缩窄发展的早期,体征常比症状显著,即使在后期,已有明显的循环功能不全的患者亦可能仅有轻微的症状。

(一)症状　劳累后呼吸困难常为缩窄性心包炎的最早期症状，是由于心排血量相对固定，在活动时不能相应增加所致。后期可因大量的胸腔积液、腹水将膈抬高和肺部充血，以致休息时也发生呼吸困难，甚至出现端坐呼吸。大量腹水和肿大的肝脏压迫腹内脏器，产生腹部膨胀感。此外可有乏力、胃纳减退、眩晕、衰弱、心悸、咳嗽、上腹疼痛、水肿等。

(二)体征

1. 心脏本身的表现：心浊音界正常或稍增大。心尖冲动减弱或消失，心音轻而远，这些表现与心脏活动受限制和心排血量减少有关。第二心音的肺动脉瓣成分可增强。部分患者在胸骨左缘第三～四肋间可听到一个在第二心音后 0.1 s 左右的舒张早期额外音(心包叩击音)，性质与急性心包炎有心脏压塞时相似。心率常较快。心律一般是窦性，可出现过早搏动、心房颤动、心房扑动等异位心律。

2. 心脏受压的表现：颈静脉怒张、肝大、腹水、胸腔积液、下肢水肿等与心脏舒张受阻，使心排血量减少，导致水、钠潴留，从而使血容量增加，以及静脉回流受阻使静脉压升高有关。缩窄性心包炎常有大量腹水，而且较皮下水肿出现得早，与一般心力衰竭有所不同。一些患者可发生胸水，有时出现奇脉，心排血量减少使动脉收缩压降低，静脉淤血，反射性引起周围小动脉痉挛使舒张压升高，因此脉压变小。

四、影像心电图及导管

(一)X 线检查　心脏阴影大小正常或稍大，心影增大可能由于心包增厚或伴有心包积液，左右心缘正常弧弓消失，呈平直僵硬，心脏搏动减弱，上腔静脉明显增宽，部分患者心包有钙化呈蛋壳状，此外，可见心房增大。

(二)心电图　多数有低电压，窦性心动过速，少数可有房颤，多个导联 T 波平坦或倒置。有时 P 波增宽或增高呈“二尖瓣型 P 波”或“肺型 P 波”表现左、右心房扩大，也可有右心室肥厚。

(三)超声心动图　可见右心室前壁或左心室后壁振幅变小，如同时有心包积液,则可发现心包壁层增厚程度。

（四）心导管检查　右心房平均压升高,压力曲线呈“M”形或“W”形,右心室压力升高,压力曲线呈舒张早期低垂及舒张晚期高原的图形,肺毛细楔嵌压也升高。

五、诊断

有急性心包炎病史,伴有体、肺循环淤血的症状和体征,而无明显心脏增大,脉压小,有奇脉,X 线显示心包钙化,诊断并不困难。

六、鉴别诊断

本病应与肝硬化门静脉高压症及充血性心力衰竭相鉴别。肝硬化有腹水及下肢水肿,但无静脉压增高及颈静脉怒张等。充血性心力衰竭者多有心瓣膜病的和特征性杂音及明显心脏扩大而无奇脉,超声心动图及 X 线检查有助鉴别。

限制型心肌病的血流动力学改变与缩窄性心包炎相似,故其临床表现与钙化的缩窄性心包炎极为相似,很难鉴别,其鉴别要点可参见表 15－4。

七、治疗

应及早施行心包剥离术。如病程过久,心肌常有萎缩和纤维变性,影响手术的效果。因此,只要临床表现为心脏进行性受压,用单纯心包渗液不能解释,或在心包渗液吸收过程中心脏受压重征象越来越明显,或在进行心包腔注气术时发现壁层心包显著增厚,或磁共振显像显示心包增厚和缩窄,如心包感染已基本控制,就应及早争取手术。结核性心包炎患者应在结核活动已静止后考虑手术,以免过早手术造成结核的播散。如结核尚未稳定,但心脏受压症状明显加剧时,可在积极抗结核治疗下进行手术。手术中心包应尽量剥离,尤其两心室的心包必须彻底剥离。因心脏长期受到束缚,心肌常有萎缩和纤维变性,所以手术后心脏负担不应立即过重,应逐渐增加活动量。静脉补液必须谨慎,否则会导致急性肺水肿。由于萎缩的心肌恢复较慢。因此手术成功的患者常在术后 4～6 月才逐渐出现疗效。

表 15－4　缩窄性心包炎和限制型心肌病的鉴别

鉴别项目	缩窄性心包炎	限制型心肌病
疲劳和呼吸困难	逐渐发生，后来明显	一开始就明显
吸气时颈静脉扩张	有	无
心尖搏动	常不明显	常扪及
奇脉	常有	无
二尖瓣与三尖瓣关闭不全杂音	无	常有
舒张期的心音	在第二心音之后较早出现，较响，为舒张早期额外音（心包叩击音）	在第二心音之后较迟出现，较轻，为第三心音，常可听到第四六心音
X线	心脏轻度增大，常见心包钙化	心脏常明显增大，无心包钙化，可有心内膜钙化
心电图	QRS波群低电压和广泛性T波改变，可有心房颤动或提示左房肥大的P波改变	可有波群低电压和广泛性T波改变，有时出现异常Q波，常有房室和心室内传导阻滞（特别是左束支传导阻滞）和心室肥大劳损，也可有心房颤动
收缩时间间期测定	正常	异常（PEP延长，LVET缩短，PEP/LVET比值增大）
超声心动图		
心房显著扩大	不常见	常见
舒张早期二尖瓣血流速率	有明显的呼吸变化	随呼吸变化极小
彼此相反的心室充盈	有	无
血流动力学检查		
左、右室舒张末期压	相等，相差≤0.67 kPa（5 mmHg）	＞0.67 kPa（5 mmHg）
右室收缩压	≤0.67 kPa（50 mmHg）	＞50 mmHg

（续表）

鉴别项目	缩窄性心包炎	限制型心肌病
右室舒张末期压	>1/3 右室收缩压	<1/3 右室收缩压
计算机化断层显像	心包增厚	心包正常
心内膜心肌活组织检查	正常	异常
洋地黄治疗反应	静脉压不变	静脉压下降

手术前应改善患者一般情况，严格休息，低盐饮食，使用利尿剂或抽除胸水和腹水，必要时给以少量多次输血。有心力衰竭或心房颤动的患者可适应应用洋地黄类药物。

八、预后

如能及早进行心包的彻底剥离手术，大部分患者可获满意的效果。少数患者因病程较久，有明显心肌萎缩和心源性肝硬化等严重病变，则预后较差。

（胡东胜）

第十节 布加综合征

布加综合征（Budd-Chiari syndrome，BCS），是由于肝静脉（HV）或下腔静脉（IVC）肝段阻塞性病变引起的肝脾大、腹水、消化道出血等一系列门脉高压症候群。现有研究认为 BCS 病因主要有血液疾病、感染、囊肿、下腔静脉/肝静脉血栓形成等。

在我国山东、河南、安徽和苏北等地，本病有较高发病率，病理主要以肝段下腔静脉病变为主。而在欧美国家，多由于肝静脉血栓阻塞引起。

一、分型

根据 BCS 阻塞部位和严重程度，可将 BCS 分为四型。

（一）Ⅰ型 下腔静脉膜性阻塞，主肝静脉通畅或部分通畅。

（二）Ⅱ型 下腔静脉长节段狭窄，主肝静脉节段性闭塞。

（三）Ⅲ型 下腔静脉短节段闭塞，主肝静脉闭塞伴或不伴肝短静脉代偿性扩张。

（四）Ⅳ型　下腔静脉病变伴上腔静脉阻塞。

二、发病原因

布加综合征可分为先天性和获得性。先天性与左肝和血管胚胎形成期，下腔静脉肝段连接右肝和心通道失败，未能建立起流入右心房的正常通道有关，下腔静脉和（或）肝静脉被覆盖上皮细胞的纤维结缔组织隔膜阻塞。获得性目前认为与肿瘤、口服避孕药、夜间阵发性血红蛋白尿、抗凝血酶Ⅲ缺乏、真性红细胞增多症、狼疮等自身免疫疾病和高凝状态相关。

常见原因有：

（一）下腔静脉或肝静脉先天性发育异常。

（二）血液的凝固性增高，肝静脉或下腔静脉血栓形成。

（三）邻近脏器病变压迫下腔静脉或肝静脉。

三、病理变化

布加综合征的病理生理变化主要是由肝静脉和下腔静脉血液回流障碍引起的。肝静脉血液回流障碍可致充血性肝大及门脉高压，脾肿大和脾功能亢进，食管静脉曲张并破裂出血，以及肝淋巴液形成增多，淋巴管扩张，压力升高，大量淋巴液从肝被膜溢入腹腔，形成大量顽固性腹水。

四、临床表现

布加综合征最常发生在20～45岁的青壮年，男性略多女性。

（一）急性期　有上腹痛，腹胀，随即出现肝脏肿大和腹水，腹壁静脉扩张，伴有不同程度的肝功能损害，可见黄疸，重者可因肝功能损害迅速恶化而致肝性脑病迅速死亡。但临床很少见。

（二）慢性期　临床多表现为门静脉高压、下腔静脉高压、心脏储备功能不足。

五、实验室检查

肝功能异常，血清胆红素、ALT、AKP升高，出凝血功能异常，肾功能异常等。晚期患者可出现低蛋白血症，但不如肝硬化门脉高压时明显。

六、其他检查

（一）超声检查　是布加综合征的首选检查，超声检查确诊率可达90%～100%。能观察病变形态结构和血流动力学改变,可明确判断血管阻塞部位、程度、范围及侧支循环情况,对病变分型、术后随访、疗效判断具有特异性。

有意义的改变为:下腔静脉受压(肿大的肝脏压迫)或梗阻(肿瘤、血栓等),肝后下腔静脉管壁运动消失,血流紊乱,肝静脉开口梗阻或闭塞,管壁增厚、狭窄,不规则迂曲、扩张,侧支循环形成,肝实质回声不均,肝尾叶及左肝后叶肿大(通过第三肝门直接回流至下腔静脉),右肝萎缩。

(二)CT检查　应行普通和增强扫描。

1. 重要的影像为:

(1)肝后段下腔静脉受压、扭曲、狭窄。

(2)下腔静脉肝后段中央区域性扇型(fanshaped)高密度区,周围密度稍低。

(3)肝静脉不显影。

2. 其他发现还有:肝实质密度不均(与血流速度减慢及侧支静脉形成有关),肝硬化,尾叶肿大,右肝萎缩,脾大,腹水等。

3. CT检查结果结合临床表现可以提示布加综合征。同时三维CT血管重建可以清楚地了解肝静脉、下腔静脉、右心房及三者之间位置关系,并提示肝静脉、下腔静脉梗阻、狭窄的长度及程度,从而更好的指导治疗。

(三)MRI　MRI是布加综合征诊断的一个重要手段,可以在不用对比剂的条件下清楚的显示血管结构,并可进行肝脏的多平面扫描。MRI可清晰的显示肝静脉、下腔静脉的结构异常,血栓或血流速度减慢,明确诊断。尤其对管腔中附壁血栓的显示,优于超声和静脉造影。其缺点是不能很好的显示小血管中的隔膜,不能进行静脉压力的测定。

(四)血管造影　血管造影是明确诊断的重要手段,造影可见:

1. 下腔静脉:肝后段受压、狭窄,下腔静脉进入心脏处膜性阻隔或呈鸟嘴状,也可为完全梗阻。双向置管(分别经股静脉和颈静脉插管)可显示梗阻的形态、部位及梗阻长度。侧支循环开放。

2. 肝静脉:选择性造影出现特征性的蜘蛛网征(spider-web pat-

tern)或肝静脉不显影,开口处隔膜梗阻。

3. 肝动脉:选择性腹腔动脉造影显示肝动脉弥漫性狭窄、僵硬。

4. 肠系膜上动脉造影;血管造影是布加氏综合征诊断的黄金标准,可以清晰的显示病变的部位、范围、性质,为治疗提供有力的依据。

七、诊断

(一)临床症状及体征　布加氏综合征可以发于各种年龄,以20~40岁多见。患者的症状和体征与病变部位、范围、程度以及起病快慢有关。

1. 下腔静脉梗阻病程较长,病变位置较固定,常位于下腔静脉与右心房联结处,并常合并有左肝静脉梗阻。临床表现为下肢水肿、下肢浅静脉曲张、色素沉着、溃疡,胸壁、腹壁、后背静脉曲张,血流方向为头向血流,腹水,右上腹胀痛不适,食道静脉曲张,脾脏肿大,肝脏淤血肿大,这与肝性门脉高压、肝脏硬化、萎缩变小不同。

2. 少数患者起病较急,可出现急性肝功能衰竭、上消化道大出血、黄疸、肝性脑病等。

3. 晚期患者可出现肝功能不全表现,如乏力、凝血机制异常等。严重时血栓累及肾静脉,可出现少尿,肌酐、尿素氮增高等肾功能不全的表现。

(二)实验室及其他检查　B超,CT检查,MRI检查,血管造影。

八、治疗

综合治疗,主要溶栓治疗、根治术、转流术、介入治疗和肝移植术。溶栓治疗通常在首次发病24~72 h内早期应用,应用范围较窄。其他四种治疗方法介绍如下:

(一)根治术　主要是指在无血状态下直接暴露下腔静脉和肝静脉内病变,尽量切除,恢复下腔静脉和肝静脉通畅,但直接缝合下腔静脉易致狭窄。有报道取心包做下腔静脉补片,虽扩大管腔,但不能抵抗外部压迫,易复发。由于第二肝门解剖复杂,显露常致难以控制的出血。随着介入手术等的大范围普及,根治术虽然显效率高达80%，但因为手术复杂、难度大、复发率高等缺点较少单独应用。

(二)转流术　转流治疗布加综合征(BCS)方法很多，像下腔静脉—右心房人工血管转流术(腔房)、肠系膜上静脉—右心房人工血管转流术(肠房)、门静脉—右心房—人工血管转流术(门房)都是治疗BCS常见的术式。其中肠房转流因可直接缓解门脉高压，对于下腔静脉阻塞段或狭窄较长、肝静脉弥漫性阻塞伴肝硬化、下腔静脉支架置放术后支架阻塞或并发肝静脉开口阻塞压迫均有适应证，得到广泛应用。

转流术缺点在于：

1. 手术要在胸腹腔内进行，创伤大、出血多，对人体干扰大。

2. 单系统转流不能同时有效解除门体静脉高压状态，术后肝功能改善不佳，中长期疗效差。

3. 人造血管口径细、跨度大，中长期通畅率低。

4. 患者术后并发症多，住院时间长，花费高。

(三)介入治疗　经颈静脉肝内门体静脉分流术(TIPS)创造性治疗门脉高压及其并发症。无需剖腹，较外科手术死亡率低。TIPS也能引流门静脉系统至肝上段，避免了腔静脉阻塞的副作用和肝充血引起的压力增加。应用于暴发型或急进型BCS患者时，促使康复或者完善肝功能为肝移植作准备，并有可能在某些病例避免肝移植。

目前国内对于下腔静脉或肝静脉膜性阻塞或狭窄倾向于介入治疗，约近50%患者可在X线监视下采用下腔静脉球囊扩张、成形并支架置入后得到根治性治疗。

(四)肝移植术　肝移植适应证广泛，对于重症型布加综合征、肝硬化期布加综合征或其他外科手术失败的病例尤其具有适应证。

(段毅力)

第十一节 肝豆状核变性(Wilson's病)

肝豆状核变性(hepotolenticular degeneration,HLD)又名Wilson's病(WD),是一种以儿童和青少年发病为主的常染色体隐性遗传性疾病。系由于血浆铜蓝蛋白合成障碍而致血液中白蛋白结合铜及游离铜增加,肠道铜的吸收增多,经胆汁排铜减少,以及组织中铜积聚过多,损害肝、脑等器官而致病。临床特点是肝硬化、大脑基底节软化和变性,角膜色素环(Kayser-Fleischer,KF环),伴有血浆铜蓝蛋白缺少和氨基酸尿症。

一、发病机制

基本病因是遗传性铜代谢障碍,引起体内各组织特别是肝、脑、肾、角膜等的铜沉积过多,导致组织损伤。铜是一种微量元素,是多种关键酶的组成成分,但铜浓度升高会影响到多种细胞内系统,包括DNA、细胞器膜和微管。在正常人血浆中,90%~95%的铜与α球蛋白牢固结合形成具有氧化酶活性的铜蓝蛋白(ceruloplasmin,CP),仅少量与白蛋白或氨基酸结合。血浆铜蓝蛋白是铜在血液和各组织间转运的主要形式,与铜的转运排泄无明显关系。铜主要从胆汁排泄,1.2~1.7 mg/d,尿内排泄很少,仅70 μg/d。

Wilson's病患者由于ATP7B基因突变,使ATP酶功能失常或低下,导致肝细胞溶酶体缺陷,肝清除铜的能力降低。铜与血浆铜蓝蛋白结合减少,未与铜结合的血浆铜蓝蛋白在肝细胞内很快分解,因而血浆内浓度低下。在高尔基小体内ATP酶的加工障碍。铜的转运以及细胞内的运输障碍,最终使铜在胆汁内的排泄量显著减少,在体内蓄积过多,特别是线粒体内可高达200倍之多,使细胞损伤,出现疾病。

二、病理改变

(一)肝脏 肝脏是铜最先蓄积的器官。可从汇管区周围纤维化至亚大块肝坏死,直至大结节性肝硬化等各阶段不同程度的变化。最早的组织学变化为肝小叶周围区肝细胞核内糖原变性,核内糖原呈块状或空泡状。肝细胞呈气球样,有多个细胞核。常伴有中度脂肪变性。库普弗细胞增生,毛细胆管周围脂褐素增加。有的类似酒精性肝炎表现,甚至可有麦氏小体,但炎症反应不明显;有的与慢性肝炎无法鉴别,或逐渐进展为肝硬化,或迅速发展为急性重型肝炎。更多见的是无明显的炎症坏死,而逐渐进展为大结节性或混合性肝硬化。

电镜下可见线粒体异常、体积增大、膜分离、嵴扩张,呈晶体状排列,有空泡,基质呈颗粒状。过氧化体增多,形态不规则,含铜的溶酶体颗粒增多,有自噬体空泡,胞核内有糖原包涵体。

(二)脑　病变可累及整个中枢神经系统,但以豆状核、视丘、尾核、脑岛和带状核,尤以豆状核的壳核最为显著,病变部位的神经细胞数目减少、变性、坏死,神经胶质细胞大量增生,体积增大,并可出现巨大星形胶质细胞。大脑半球显示不同程度的萎缩,皮层变薄,豆状核缩小、软化和小空洞形成。

(三)肾　铜在近曲小管沉着,显示水样和脂肪变性。

(四)角膜　在角膜后弹性膜及内皮细胞中,可见棕绿色的铜色素颗粒沉积,称为 Kayser-Fleischer 角膜色素环(K-F 环)。

三、临床表现

Wilson's 病一般发病隐匿,呈慢性进行性,绝大多数在少年和青年期(10～25 岁)发病,5 岁以前不出现症状,偶可在 40～50 岁发病。男多于女,临床表现多种多样。典型临床表现为肝脏和(或)神经系统功能障碍,不同年龄组发病时临床表现不同。一般而言,小儿期大多以肝病症状、肌张力障碍为主的神经症状为首发,青壮年期常以震颤为主的神经症状首发,也有部分患者以舞蹈-手足徐动症、肌阵挛、投掷运动等神经系统表现为首发症状,还有少数患者以血液、骨关节、肌肉、肾脏、内分泌方面的症状起病。虽然起病症状各有不同,但肝脏疾患可能早已存在。

(一)一般表现和肝脏病表现　乏力、倦怠、恶心、呕吐、营养不良、上腹部和右上腹部疼痛、黄疸、蜘蛛痣、脾大、腹水,或出现内分泌异常,表现为原发或继发闭经、男性乳房发育或发育迟缓。

肝脏病表现可分为 3 种临床类型:肝硬化、慢性肝炎和暴发性肝衰竭。绝大多数患者肝损害隐匿发展,如果不治疗可进展至肝硬化。

10% ~30% 的患者表现为慢性肝炎，出现临床、生化和组织学异常。少数患者可出现大块性肝坏死的表现，有进行性黄疸、腹水和肝衰竭，主要见于儿童和青年。肝坏死与铜沉积有关，可伴有血管内溶血，铜从坏死的肝细胞中突然释放，使红细胞破坏，尿铜、血铜升高，血浆铜蓝蛋白低下，但转氨酶和碱性磷酸酶不高。

（二）神经精神变化　通常晚于肝脏表现，早期变化包括腕部震颤、扮鬼脸、口吃和书写困难等。同时可有步态僵直、行动笨拙、吞咽困难、表情贫乏和固定、流涎等。常见的慢性神经系统变化以锥体外系症状为主，表现为震颤。另一类以肌张力强直性增高为突出，可伴痛性痉挛，有头痛，无感觉方面的异常。所有有神经系统症状的患者均已经有肝硬化。

所有出现神经系统症状的患者最终将出现精神障碍，智力和记忆力可减退，成绩下降，或出现与自身角色不符的不适应社会的行为，伴情感不稳、多愁善感，某些患者出现冲动的、反社会的行为。有时类似精神分裂症、癔症、狂躁型精神病或偏执狂。

（三）眼睛　出现角膜色素环，即 Kayer-Fleischer 环，为本病较具特征性体征，是诊断此病的重要依据。7 岁以下小儿少见。但除非伴有神经系统异常，否则不能仅凭此诊断为 Wilson's 病。角膜后弹性层上可见此种铜的沉积，呈棕色或绿色，或金黄色，宽达 2 mm，可见于 80% 以上的患者。某些原发性胆汁性肝硬化、慢性肝炎肝硬化或隐匿性肝硬化患者出现胆汁淤积，造成铜自胆汁中排泄障碍，也可自患者眼部见到 K-F 环，应与此鉴别。

（四）肾脏　近曲肾小管功能受损，表现为氨基酸尿、糖尿、尿酸尿、高磷酸尿和高钙尿。远曲小管受损则可出现肾小管性酸中毒。少数人有肾结石。

（五）肌肉骨骼　50% 以上的患者可有骨质稀少，另外尚有骨质疏松、骨软化、膑骨软骨软化、自发性骨折关节下囊肿、骨关节痛等，临床症状常不明显，但患者可有膝关节或其他大关节疼痛和僵硬。

（六）其他　皮肤出现色素沉着，以颈部为常见。罕见指甲弧呈蓝色、甲床变蓝，但此为特征性表现。还可有继发于肝病的内分泌改变。

四、实验室检查

（一）血浆铜蓝蛋白　正常值为1.3～2.6 μmol/L（200～400 mg/L），本病时明显降低。约95%的典型患者和85%出现肝脏表现的患者铜蓝蛋白低于正常范围。其他肝脏病变时也可降低，应注意鉴别。

（二）尿铜、血铜　尿铜正常人<40 μg/24 h，大多数出现症状的 Wilson's 病患者尿铜排泌量>100 μg/24 h，出现暴发性肝衰竭的患者可超过1 000 μg/24 h。尿铜水平增加也可见于其他多种肝病，如肝硬化、慢性肝炎、原发性胆汁性肝硬化和原发性硬化性胆管炎等。血清铜则降低，正常人为11～24 μmol/L，患者为3～10 μmol/L。

（三）肝脏铜浓度　是最有诊断价值的检查之一。正常肝组织铜浓度每克肝脏重为15～55 μg，Wilson's 病时平均高达1622 μg/g（干重）。如果怀疑为 Wilson's 病而肝内铜水平正常，则可除外本病。但由于肝内铜水平升高亦可见于其他慢性肝病，故仅有肝内铜水平升高并不足以诊断为 Wilson's 病。

（四）放射性标记铜掺入铜蓝蛋白　可用于有肝活检禁忌证患者的诊断及其他肝病导致 K-F 环出现和（或）尿铜或肝铜含量升高而铜蓝蛋白水平正常患者的诊断。口服^{64}Cu 2 mg，分别于1、2、4和48 h测血清核素活力。正常人口服1～2 h出现高峰，以后下降，随后因铜掺入合成血浆铜蓝蛋白，释放至血液，在48 h内缓慢上升。本病时，起始1～2 h出现高峰，但下降后，因铜掺入受阻，不出现第二次放射性铜浓度的升高。

（五）脑部影像学检查　脑 CT 显示脑室扩大或脑实质软化灶。MNR 显示第三脑室扩大，丘脑豆状核，苍白球有局灶病变。结合临床有意义。

（六）生化检查　常规肝功能检测可出现异常，但无特异性。

五、诊断

对于小儿和青少年原因不明的脑病、慢性肝病、暴发性肝衰竭、肝硬化或 Wilson's 病患者的亲属，应考虑到本病。若发现角膜 K-F 环，血清铜蓝蛋白降低和日尿排铜量增高，对诊断极具价值。对有些患者血浆铜蓝蛋白正常和(或)角膜K-F环阴性,则难以确诊。血铜、尿铜和肝组织学免疫组化及铜含量测定有帮助。

六、鉴别诊断

本病须与震颤麻痹、舞蹈病、手足搐搦症等锥体外系病以及肝硬化、慢性肝炎、急性重型肝炎、肝性脑病鉴别,后者发病年龄较晚,伴有原发肝病,无家族史和角膜K-F环,亦无铜蓝蛋白降低及尿铜排泄量增加,可以区别。

七、治疗

治疗的关键在于:通过促进铜排泄和限制铜摄入以减少铜在肝脏和其他组织的沉积。

(一)低铜饮食　尽量减少摄入富含铜的食物,如肝脏、贝类、巧克力、蘑菇、坚果、麦麸和干果等,使每日铜摄入量低于1.5 mg。使用家用净水器,使水质软化。

(二)排铜治疗

1. 青霉胺:为一强效络合剂,其作用机制可能是D-青霉胺的巯基与过量的铜结合,导致铜自尿中排出。标准剂量为1~2 g/d,对危重患者剂量可增加至4 g/d,分4次服用。应空腹口服,以免食物干扰其吸收。因D-青霉胺有抗维生素B_6的作用,故应每日口服维生素B_6 25 mg。青霉胺效果显著,但见效慢,甚至神经系统症状出现恶化,所以应耐心并坚持服用,有的患者在6个月后方见效。本药需长期服用,经数年后直至肝含铜量明显降低后才考虑减量。不良反应常随剂量增大和疗程延长而增多,包括皮疹、白细胞和血小板减少、再生障碍性贫血、肾脏损害和红斑狼疮样综合征等。

2. 曲恩汀:用于不能耐受青霉胺的患者,起始剂量为0.75~1.5 g/d,维持量0.75~1.0 g/d,分3~4次服用。本品排铜作用比青霉胺低,但临床亦有效,可作为维持用药或初治用药。不良反应有骨髓抑制、铁粒幼红细胞性贫血、蛋白尿、狼疮样表现和Goodpasture综合征。

(三)抑制铜的吸收　锌制剂可通过诱导肠道金属硫蛋白合成,使铜滞留于肠上皮细胞内,从而减少门静脉循环对铜的吸收,增加粪铜排泄。可给予醋酸锌、葡萄糖酸锌或硫酸锌25~50 mg口服,3次/d,可有效阻断铜的吸收,但不作为Wilson's病的第一线用药,可用于维持治疗及不能耐受青霉胺治疗的患者。

（四）肝移植　手术指征为暴发性肝衰竭者、因停用螯合剂而继发溶血的严重肝衰竭者和螯合剂无效的严重肝细胞衰竭的肝硬化者。对神经系统症状也有一定的疗效。

（王　怡）

第十六章 相关治疗措施

第一节 传染病所致水电解质平衡紊乱及液体疗法

在传染病的病程中,由于病原体及其毒素的作用,常引起患者脱水、休克、急性肾衰竭、脑水肿及各种电解质紊乱。液体疗法是通过输入各种不同的流体,纠正人体水、电解质和酸碱平衡失调,以及补充营养的一种疗法。对某些慢性传染病或后遗症患者,静脉营养疗法对维持生命和治愈疾病起重要作用。

一、常用的几种溶液及其作用

(一)葡萄糖液

1. 5%葡萄糖液:为等渗溶液,由于它提供的热量很少,且输入人体后葡萄糖被迅速代谢,主要用作补充水分。

2. 10%葡萄糖液:主要用于补充小部分热量与水分。

3. 25%~50%葡萄糖液:为高渗溶液,具有脱水和利尿作用,并可作为补充热量用。由于其浓度较高,长期静脉注射后易引起静脉炎。此外高渗葡萄糖的利尿作用亦增加钾盐的排泄,所以输液时间稍长时,应补充钾盐。高渗葡萄糖不宜长期、快速输入,因易诱发糖尿病。

(二)电解质溶液

1. 0.9%氯化钠溶液(生理盐水):为等渗溶液,主要用于补充钠、氯和水,其含钠量(154 mmol/L)与血钠(142 mmol/L)相似,而含氯量(154 mmol/L)则高于正常血氯(103 mmol/L)约50%,故更适合于呕吐患者。

2. 5%葡萄糖生理盐水:由于葡萄糖在体内很快被代谢而失去

其渗透压，在临床上作为等渗的生理盐水使用。

3. 复方氯化钠溶液(林格液)：适用于因呕吐、腹泻所致失钠、失氯和脱水者。

4. 复方醋酸钠溶液及乳酸钠溶液：其所含电解质、酸碱度及渗透压与人体细胞外液相似，适用于各类感染性休克补充血容量之用。

5. 3%、5%、10%氯化钠溶液：是高渗性含钠溶液，主要用于治疗严重的低钠血症或作为配制含钠溶液。

6. 10%氯化钾溶液：用于补充血钾。

7. 口服电解质溶液：主要用于吐泻引起的轻、中度脱水。

(三)碱性溶液

1. 碳酸氢钠溶液：主要用于纠正代谢性酸中毒，其作用迅速，常用制剂为5%溶液。

2. 乳酸钠溶液：常用制剂为11.2%溶液，主要用于纠正酸中毒。由于乳酸钠在需氧条件下经肝脏分解后才能起纠酸作用，故重症休克、肝功能不良或新生儿，均因缺氧或肝功能不良而不能充分分解乳酸钠，因此不能达到纠酸目的，尚可引起乳酸血症，加重酸中毒，故此类患者忌用。

3. 三羟甲基氨基甲烷(THAM)：常用制剂为7.28%，注射时需稀释为3.64%等渗溶液。对呼吸性酸中毒合并代谢性酸中毒患者能起双重纠酸作用。但可引起静脉炎或血栓形成，注射液外漏时能引起组织和皮肤坏死，大剂量快速滴入时可使二氧化碳张力下降过快而抑制呼吸，尚可引起低血糖、低血钙、低血压和高血钾。且本品通过肾脏排泄，肾功能不全及无尿时禁用。

4. 谷氨酸钠溶液：常用制剂为28.75%，临床上常用于肝性脑病伴有酸中毒患者。

(四)胶体溶液　胶体溶液分子量大，不易渗出血管外，故能提高胶体渗透压，维持血容量，减轻或消除水肿，包括右旋糖酐、血浆、全血、白蛋白等。

1. 低分子右旋糖酐：分子量为2万~4万，常用10%溶液，能增加血容量或维持血浆渗透压作用，可减轻血液黏滞性，解除红细胞黏聚，防止红细胞及血小板在血管壁的凝聚，起改善微循环灌注作用。

2. 中分子右旋糖酐：分子量为6万～8万，常用6%溶液，用于感染性休克早期，有扩充血容量作用。右旋糖酐从肾小管排泄时能吸收水分，可导致管型形成而阻塞肾小管，故少尿及肾不全者慎用。有出血倾向者慎用。

3. 全血与血浆：可以补充血容量，提高胶体渗透压，有利病原体的排除和组织的修复。

4. 白蛋白溶液：其胶体渗透压是血浆的4～6倍，具有提高血浆胶体渗透压、扩充血容量、消除或减轻组织水肿作用。

5. 706代血浆：分子量为2.5万～4.5万，对维持血容量有类似低分子右旋糖酐的作用。

（五）渗透性脱水剂

1. 甘露醇：常用20%溶液，为高渗溶液，是强力渗透性脱水剂，能减轻或消除细胞内水肿和增加肾血流量，肾功能衰竭患者慎用。

2. 山梨醇：脱水效果较甘露醇差。

3. 尿素：常用30%溶液，脱水效果强，但常有反跳作用，故常与甘露醇合用。

（六）高营养液

1. 乳化脂肪溶液：主要供给人体热量，每毫升10%乳化脂肪溶液能提供6.7 J能量。

2. 复方氨基酸溶液：为混合性氨基酸，基本上含有人体所需的全部氨基酸，主要供给人体各种氨基酸以合成蛋白质（每克氨基酸能产热14.6 J）。治疗肝性脑病者需使用支链氨基酸。

二、电解质紊乱及治疗

（一）钠代谢紊乱

1. 低钠血症：是指血钠浓度<135 mmol/L，多见于重症肝病患者。其原因有：①长期限制钠盐摄入及低蛋白血症，细胞内呈低渗状态，细胞外钠进入细胞内，出现原发性低钠血症；②抗利尿激素活性增加，使肾远曲小管水重吸收增多，水潴留超过钠，导致稀释性低钠血症；③过多输入不含电解质的溶液，亦可引起稀释性低钠血症；④肝细胞损伤Na^+-K^+-ATP酶功能障碍，加之血中有抑制Na^+-K^+-ATP酶的活性物质，钠泵不能有效地将细胞内钠泵出细胞外，使细胞外液钠相对降低；

⑤腹泻、呕吐及长期利尿或大量放腹水导致钠丢失。

低钠血症有稀释性低钠血症、真性低钠血症和无症状性低钠血症 3 种类型，以稀释性低钠血症多见。

(1)稀释性低钠血症：其特点是血钠明显减低，总体钠中度增加，临床上有水中毒的表现如头晕、头胀、恶心、呕吐、厌食及肌肉抽动等。水中毒的症状主要取决于低渗的进展速度。急性稀释性低钠血症由于脑水肿、颅内压增加，出现脑水肿的各种表现，如剧烈头痛、呕吐、昏睡、惊厥，甚至昏迷死亡。慢性稀释性低钠血症，即使血钠低至 125 mmol/L，临床症状仍可不明显。轻中度稀释性低钠血症的治疗主要是严格限制水摄入，使水代谢呈负平衡。重度稀释性低钠血症则应用高渗(3% ~5%)氯化钠溶液静脉滴入，以迅速纠正细胞外液的低渗状态，使细胞内液移至细胞外减轻细胞水肿。按 5 ~10 mL/kg 先算出总量，于 1 h 内缓慢静脉滴入 100 mL(2 ~3 mL/kg)，也可按公式计算补给，补钠量(mmol) = (142 - 血钠测定值) × 体重(kg) × 0.6。开始补给需补钠量的 1/2 ~2/3 量，分次补给，不要急于在 12 ~24 h 内使血钠恢复正常。滴注过程中要严密观察血压、脉搏、精神状态、心肺功能、尿量和血钠情况。如过多过快地补给可引起血容量过度增多，出现心肺功能不全。一旦出现可缓慢静脉注入 10% ~50% 葡萄糖 20 ~40 mL 加速尿 20 ~40 mg，也可快速静脉注入 20% 甘露醇或山梨醇 250 mL，以迅速排水。补钠治疗对老年或有心肾功能不全者慎用。用氯化钠 10 ~15 g/d 治疗，不但可以纠正低渗状态，还可以扩充血容量，减少因低血容量所致抗利尿激素分泌，恢复肾小管利尿反应，达到治疗腹水的目的。

(2)真性低钠血症：原因有吐泻、食欲缺乏、呕血、发热、长期使用强效利尿剂，致摄入不足和钠排出或丢失过多，尤其在肝病患者大量放腹水后易发生。其特点是总体钠减少，细胞外液减少，血浆渗透压为低渗性。临床表现与有效血容量减少有关，严重时可致缺钠性休克。临床上呈低渗性失水和低钠症状，实验室检查尿钠低或缺如，血钠低，尿素氮升高，血液浓缩，血钾高，二氧化碳结合力(CO_2CP)降低。治疗则以补充高渗溶液为主，常用生理盐水1 000 mL 加入 10% 葡萄糖 250 mL 及 5% 碳酸氢钠 100 mL 静脉滴入。如缺钠明显(Na^+

<120 mmol/L),为了防止水分补充过多,在肾功能允许条件下,可小心静脉滴入5%氯化钠溶液,补钠量按下列公式计算:补钠量(mmol/L)=(142 - 血钠测定量)×体重(kg)×0.2。补钠后当尿量增至30~40 mL/h时应补钾,一般用10%氯化钾30~40 mL/d。由于所补高渗溶液的Na^+、Cl^-比值与血浆相近,而HCO_3^-含量则较血浆为高,因而同时还可纠正酸中毒。

(3)无症状性低钠血症:常见于重症肝病肝功能障碍时,由于Na^+-K^+-ATP酶功能障碍,可致体内钠分布异常。其特点是总体钠增加,细胞外液量增加。临床上低血钠进展缓慢,很少有低血钠或体液低渗本身所引起的临床表现。仅表现为尿量少、尿钠<10 mmol/L、尿氯低,血钠低且与病程有关。本型治疗棘手,对利尿剂不敏感者,通过限制水、钠摄入可能有一定的治疗作用。

2. 高钠血症

当血钠浓度>150 mmol/L时称高钠血症。见于:

(1)水摄入减少,丢失水约为体重的2%。

(2)水丢失多于钠的丢失,例如发热、多汗、吐泻、消化道引流或瘘,应用大量渗透性利尿剂等。

(3)钠排泄障碍,如肝肾综合征少尿,接受高渗氯化钠、碳酸氢钠治疗。临床表现为高渗性脱水的症状和体征,如口渴、少尿、恶心、呕吐、体温升高、眼球凹陷,晚期出现周围循环衰竭、脑实质损伤,以致发生意识障碍。

· 实验室检查血清钠、尿素氮升高,可有蛋白尿。

· 治疗主要是纠正体钠过多与高渗性失水,补充水分。

(1)单纯高渗性脱水可用5%葡萄糖溶液静脉滴入直至血钠趋于正常,常用6∶2∶1或12∶2∶1溶液(5%葡萄糖液6份或12份、生理盐水2份、0.167mol/L乳酸钠或1.4%碳酸氢钠1份)。

(2)对低张液体丧失型即指水丢失多于钠丢失者,开始用生理盐水,待循环衰竭纠正后再给予低张盐水(0.45%的盐水)。

(3)对盐中毒型因细胞内水外移,细胞外液增加,可引起急性肺水肿。此时,可使用利尿剂排盐,同时应及时补水以免加剧高渗。

高钠血症液体以高渗葡萄糖溶液为首选,也可用生理盐水与5%

葡萄糖按 1∶3 的比例配方静滴，且补液不宜过多过快，否则可引起发作性脑水肿。

（二）钾代谢紊乱

1. 低钾血症：是指血清钾浓度 <3.5 mmol/L。其原因主要是：①钾摄入不足；②钾的排泄增加；③钾分布异常；④肾小管酸中毒；⑤低镁血症等。

临床表现大多和肌肉、神经功能紊乱，以及骨骼肌、平滑肌和心肌失去正常的收缩能力有关。

肌肉无力为最早表现，一般先出现四肢肌肉软弱无力，以后延及躯干和呼吸肌。有时可有吞咽困难，以致发生食物或饮水呛入呼吸道。更甚可有软瘫、腱反射减退或消失。

胃肠道功能改变有口苦、恶心、呕吐、腹胀和肠麻痹等。

心脏受累主要表现为传导和节律异常。典型的心电图改变为早期出现 T 波降低，变宽、双相或倒置，随后出现 ST 段降低、QT 间期延长和 U 波。但低钾患者不一定有心电图改变。

治疗首先应纠正诱发因素，多进食含钾丰富的食物，如青菜、橘子、肉类、豆类等。补钾之前首先要改善肾功能，只有当尿量增至 30～40 mL/h，维持 6 h 以上或尿量在 500 mL/d 以上才能补钾。轻度缺钾以口服钾为主，可用10%氯化钾 30～60 mL/d 或缓释钾剂口服。严重缺钾病例或不能口服者，则静脉补钾。用 10% 氯化钾 15～30 mL加入 5%1 000 mL 葡萄糖中静脉滴入，3～6 g/d。

2. 高钾血症：是指血清钾浓度 >5.5 mmol/L。可分为两种类型：

骤起型：此型多在多尿情况出现，属非少尿型高钾血症。

缓起型：血钾逐渐升高，心电图异常缓慢出现，多伴有尿少。高钾血症患者一般无特异性症状，但有时有轻度神志模糊或淡漠、感觉异常和四肢软弱等。严重高钾应症有微循环障碍的表现，如皮肤苍白、发冷、青紫、低血压等。心跳缓慢或心律不齐也常出现，甚至发生心搏骤停。和低钾血症相比，高钾血症中，特别是血钾在 7 mmol/L，几乎都有心电图的改变。

典型的心电图改变为早期 T 波高而尖，QT 间期缩短，随后出现 QRS 增宽，PR 间期延长。

治疗措施：

(1)停用促进钾升高的食物或药品。

(2)消除高血钾的诱因，积极治疗代谢性酸中毒、感染性休克及肝肾综合征，使尿量每天多于700 mL，并保持大便通畅。

(3)避免单独使用保钾利尿剂，呋塞米可促使钾从肾脏排出。

(4)静脉滴注钙剂可直接对抗钾对心肌的毒性作用。

(5)葡萄糖液与胰岛素按3～4 g∶1 U比例静脉滴注，促进细胞外钾向细胞内转移。

(6)静注5%碳酸氢钠溶液，特别适用于高血钾并低钠血症者。

(7)在紧急情况下(血钾>7.5 mmol/L)可进行血液透析治疗。

(三)氯代谢紊乱　以低氯血症较为常见，尤其多见于肝病患者，由于继发性醛固酮增多，肾血流障碍，钠潴留，尿中排氯量多于排钠所致，应用利尿剂则此种倾向更明显。呕吐丢失大量胃液也是低氯血症常见的病因。低氯血症可加重代谢性碱中毒，继而诱发肝性脑病。可通过合理使用利尿剂，去除诱因及补充氯化钠、氯化钾得以纠正。

(四)镁代谢紊乱

1. 低镁血症：指血清镁浓度<0.7 mmol/L，其原因与摄入不足、腹泻丢失、醛固酮分泌增多以及利尿剂使用致镁排出增加有关。很多药物如肾上腺皮质激素、庆大霉素等可促进镁的丢失。低镁、低钾和低钙三者常同时存在，镁与钾一样为细胞内的主要离子，细胞内镁为细胞外的10倍，对维持细胞内液钾浓度起主要作用。低钾血症不补充镁则难以纠正。低镁血症常表现为四肢活动障碍、感觉减退、食欲降低、肌痛、淡漠、谵妄以及精神症状。由于低镁血症与低钙血症极其相似，且两者常常同时存在，故临床上常难以发现，需靠血生化检查结果来证实。

治疗：视病情可口服、静脉或肌肉给药，如硫酸镁、乳酸镁、氯化镁等。伴肾衰患者补镁时应减半，以免出现镁中毒，镁中毒一旦出现，应立即静脉补钙，予10%氯化钙5 mL在30 s内直接注射或用10%葡萄糖酸钙10～20 mL静脉注射。

2. 高镁血症：指血清镁浓度>1.03 mmol/L，大多是因肾功能障碍以致排泄减少所致。临床表现有疲倦、乏力、腱反射消失和血压轻度下降等。血清镁浓度有较大的增高时，心脏传导功能发生障碍，心电图显示 PR 间期延长，QRS 增宽和 T 波升高，与高钾血症时的心电图变化相似。严重者可出现瘫痪、呼吸抑制、嗜睡和昏迷，甚至心搏骤停。

治疗：应先从静脉缓慢输入 10% 氯化钙或葡萄糖酸钙溶液 10 ~ 20 mL，以对抗镁对心脏和肌肉的抑制。同时要积极纠正酸中毒和缺水，停止给镁。如血清镁浓度仍无下降或症状仍不减轻，应及早采用腹膜透析或血液透析。

（五）钙代谢紊乱　以低钙血症较为常见。血清钙测定低于 2 mmol/L 时，基本上可明确诊断。临床表现主要由神经肌肉的兴奋性增强所引起，如容易激动、口周和指（趾）尖麻木及针刺感、手足搐搦、肌肉和腹部绞痛、腱反射亢进等。

治疗：应纠治原发疾病，同时用 10% 葡萄糖酸钙 20 mL 或 5% 氯化钙 10 mL 作静脉注射，以缓解症状。如有碱中毒，需同时纠治，以增加血内离子化钙的浓度。必要时可多次给药（葡萄糖酸钙 1 g 含 Ca^{2+} 2.5 mmol；氯化钙 1 g 含 Ca^{2+} 10 mmol）。对需要长期治疗的患者可服乳酸钙，或同时补充维生素 D。

三、脱水的液体疗法

许多胃肠道传染病均以呕吐和腹泻为主要症状，一些非胃肠道传染病的早期也常伴有呕吐和（或）腹泻，一些重症传染病由于高热、大汗、入量不足等也能导致脱水，应根据脱水性质不同采取相应的治疗措施。

（一）补充溶液的选择　临床上将脱水分为等渗性脱水、高渗性脱水和低渗性脱水。

1. 等渗性脱水：常见于呕吐、腹泻患者。血钠、血浆总渗透压、尿氯化物及比重均正常，宜补充含钠等渗溶液，常用 3∶2∶1 溶液（5% 的葡萄糖 3 份、生理盐水 2 份、11.2% 乳酸钠或 1.4% 碳酸氢钠 1 份），脱水纠正后再按生理需要量补给。

2. 低渗性脱水：失钠多于失水时可见，血钠 <130 mmol/L，血浆总渗透压 <280 mmol/L，尿氯化物减少，比重降低。主要补充等渗钠盐，

如2∶1溶液(生理盐水2份、11.2%乳酸钠或1.4%碳酸氢钠1份);若出现昏迷、抽搐等危急情况,可应用3%～10%氯化钠高渗溶液。

3. 高渗性脱水:常见于高热、大汗患者,血钠>150 mmol/L,血浆渗透压>310 mmol/L,尿氯化物及尿比重增高。主要补充低钠溶液,常用6∶2∶1或12∶2∶1(5%的葡萄糖6份或12份、生理盐水2份、0.167mol/L乳酸钠或1.4%碳酸氢钠1份)

(二)补充液体的量　应按累积脱水量+继续丧失量+生理需要量来计算。

1. 累积脱水量:轻度脱水成人约1 000 mL,小儿约70～80 mL/kg;中度脱水成人为3 000～3 500 mL,小儿约80～100 mL/kg;重度脱水成人约4 000 mL,小儿约100～120 mL/kg。

2. 继续丧失量:按当天实际呕吐、腹泻量计算。

3. 生理需要量:小儿约60～80 mL/kg,成人以2 000 mL左右计算。

(三)输液速度　轻度脱水者以口服补液为主,若伴有频繁呕吐或腹泻者可用静脉补液。输液速度按4～5 mL/min滴入。中度脱水者全天补液量一半以5.5 mL/min速度滴入,其余按4 mL/min滴入,小儿按2 mL/(kg·h)的速度滴入。重度脱水者,必须快速补液,成人第1 h可按10～15 mL/min速度注入,小儿20 mL/(kg·h)速度滴入。以后按4～6 mL/min速度补充。输液速度及输液量按患者具体情况而定。

(四)钾的补充　脱水患者补充液体后,每小时排尿达25 mL以上时,可以补充钾盐。一般以10%的氯化钾口服或静脉滴注,也可口服氯化钾缓释剂。钾盐作静脉滴注时应稀释为0.15%～0.3%溶液。

四、酸中毒的液体疗法

(一)酸中毒的诊断　许多急性传染病均可引起代谢性酸中毒。患者常无明显症状,但有时可有呼吸变浅变慢,或神经精神方面的异常,如谵妄、精神错乱或嗜睡等。严重时,可因脑和其他器官的代谢障碍而发生昏迷。

实验室检查:

1. 尿呈酸性。

2. 血pH值<7.35。

3. 二氧化碳结合力<22 mmol/L。

(二)酸中毒的治疗　轻度酸中毒患者可以口服碳酸氢钠,每次1 g,3~4 次/d。重度酸中毒则应静脉注射碱性药物。碱性药物计算公式:①补碱量(mmol)=〔正常二氧化碳结合力值(mmol/L)-测出值〕×体重(kg)×0.2。②补碱量(mmol)=〔正常剩余碱值(mmol/L)-测出值〕×体重(kg)×0.3。

第一次补充碱性药物的量,一般为总量的1/3~1/2,再根据临床症状及实验室检查结果逐步补充。在纠正酸中毒时可引起低血钾、低血钙,应注意。

五、急性肾功能不全的液体疗法

常引起肾功能不全的传染病有感染性休克、重度脱水、肾综合征出血热、钩端螺旋体病、重症肝炎的肝肾综合征、伤寒的溶血尿毒综合征、疟疾的黑尿热。

(一)少尿期

1. 严格限制入水量:每天补液量为前一天尿量、呕吐量加500~700 mL。

2. 纠正酸中毒:参见前文。

3. 减轻氮质血症:不能进食者每日宜补充葡萄糖200 g以上,以减轻分解代谢。

4. 促进利尿:常使用高效利尿剂,一般用量偏大,尿量不增加时可适当加大剂量,4~6 h重复注射。

5. 防治高钾血症:参见前文。

6. 高血容量综合征的治疗:严格控制输液,应用高效利尿剂,亦可应用导泻治疗,如25%的甘露醇125 mL口服,每天3次。

(二)多尿期

1. 多尿早期:液体治疗可按少尿期的原则补液,随着尿量逐渐增多可适当增加补液量。

2. 多尿晚期:液体疗法主要是维持水与电解质平衡。水分补充一般以口服为主。

六、脑水肿的液体疗法

脑水肿在传染病中常见于流脑、乙脑、中毒性菌痢、重症肝炎、肾综合征出血热、脑型疟疾、钩体病的脑膜脑炎型、百日咳脑病等,甚至发生脑疝。临床表现为头痛、呕吐和神志意识的改变。此外,由于脑缺氧可出现表情淡漠、嗜睡甚至昏迷、抽搐。体检可以发现收缩压升高、脉压增大、心率变慢、呼吸慢而深、视盘水肿等体征。

(一)脱水疗法

1. 甘露醇:根据病情每次1.0~1.2 g/kg给予,4~6 h重复静脉注射一次。降颅内压作用可维持4~6 h,但长时间应用后能引起肾小管坏死。

2. 山梨醇:剂量与用法同甘露醇,疗效较差。

3. 甘油盐水:常用10%甘油盐水溶液,每次按0.5~1.0 g/kg计算,其降压作用可维持3~4 h,有反跳现象。应用时忌用太大剂量或滴入速度过快,以免发生溶血或肾损害。

4. 尿素:在相同剂量下其脱水作用最强。肾功能不良或BUN升高者忌用。

5. 呋塞米:能抑制钠离子进入脑皮质与脑脊液中,使已产生的脑水肿减轻;能抑制脑脊液的生成,从而降低颅内压。通常应用40~60 mg静脉滴注,其作用维持2~4 h。

(二)液体平衡　一般主张轻度负平衡,在应用脱水剂的基础上,每天补液量为前一天尿量加500 mL。

(王　怡)

第二节　上消化道出血的诊断与治疗

上消化道出血通常是指患者屈氏(Treitz)韧带以上的部位出血,包括食管、胃、十二指肠、胆道、胰腺及肝脏,若做过胃空肠吻合术者还包括空肠上部。

失血量的估计对上消化道出血的治疗极为重要。一般每日出血量在50 mL以下时,大便颜色不改变,但每日出血量在5 mL以上时,潜血试验就可以为阳性,每日出血量在50~100 mL以上出现黑粪。以呕血、便血的数量作为估计失血量的资料,往往不太精确。因为呕血与便血常分别混有胃内容与粪便,另一方面部分血液尚贮留在胃肠道内,仍未排出体外。因此可以根据血容量减少导致周围循环的改变,做出判断。

一、病因

(一)上消化道本身的疾病　食管疾病包括食管炎,食管溃疡,食管息室,食管肿瘤,贲门撕裂等;胃和十二指肠疾病包括溃疡病,胃炎,胃肿瘤,胃黏膜脱垂,胃泌素瘤,胃十二指肠息室,急性胃黏膜病变,胃血管瘤,胃肠吻合术后空肠溃疡。

(二)门静脉高压症　肝硬化食管及胃底静脉曲张破裂出血,门静脉阻塞,门静脉炎,门静脉血栓形成,门静脉临近肿瘤压迫;伯-查(Budd-Chiari)综合征:又称肝静脉阻塞综合征。

(三)胆道与胰腺疾病　感染性肝内外胆道出血,如炎症,蛔虫,结石;胆囊癌或胆管癌肝癌,肝脓肿或肝肿瘤破裂入胆道;急性胰腺炎并发脓肿,溃疡,胰腺结石,胰腺癌,异位胰腺。

上消化道出血的原因很多,大多数是上消化道本身病变所致,少数是全身疾病的局部表现。据国内资料,最常见的病因依次是:溃疡病,肝硬化所致的食管、胃底静脉曲张破裂和急性胃黏膜损害,胃癌。其他少见的病因有食管裂孔疝、食管炎、贲门黏膜撕裂症、十二指肠球炎、胃平滑肌瘤、胃黏膜脱垂、胆道或憩室出血等。

二、临床表现及诊断

(一)不同部位出血的临床特点　对消化道大出血的患者,应首先治疗休克,然后查找出血的部位和病因,以决定进一步的治疗方针和判断预后。急性消化道出血时,往往病情重,患者不宜接受详细询问及查体。据病史及症状、体征、多数患者可做出初步病因诊断。

1. 消化性溃疡病:出血是溃疡病的常见并发症。据国内外报道,溃疡病出血约占上消化道出血病例的50%,其中尤以十二指肠球部溃疡居多。致命性出血多属十二指肠球部后壁或胃小弯穿透溃疡腐蚀黏膜下小动脉或静脉所致。部分病例可有典型的周期性、节律性上腹疼痛,出血前数日疼痛加剧,出血后疼痛减轻或缓解。这些症状,对溃疡病的诊断很有帮助。但有30%溃疡病合并出血的病例并无上述临床症状。溃疡病除上腹压痛外,无其他特异体征,尽管如此，该体征仍有助于鉴别诊断。

2. 食管、胃底静脉曲张破裂：食管、胃底静脉曲张破裂出血约占上消化道出血病例的25%。绝大部分病例是由于肝硬化、门脉高压所致。临床上往往出血量大，呕出鲜血伴血块，病情凶险，病死率高。如若体检发现有黄疸、肝掌、蜘蛛痣、脾大、腹壁静脉怒张、腹水等体征，诊断肝硬化不难。但确定出血原因并非容易。一方面大出血后，原先肿大的脾脏可以缩小，甚至扪不到，造成诊断困难；另一方面肝硬化并发出血并不完全是由于食管、胃底静脉曲张破裂，有1/3病例合并溃疡病或糜烂性胃炎出血。因此，当临床不能肯定出血病因时，应尽快作胃镜检查，以便及时做出判断。

3. 急性胃黏膜损害：急性胃黏膜损害包括急性应激性溃疡病和急性糜烂性胃炎两种疾病。而两者主要区别在于病理学，前者病变可穿透黏膜层，以致胃壁穿孔；后者病变表浅，不穿透黏膜肌层。以前的上消化道出血病例中，诊断急性胃黏膜损害仅有5%。自从开展纤维胃镜检查，使急性胃黏膜损害的发现占上消化道出血病例的15%～30%。

(1)急性应激性溃疡：这是指在应激状态下，胃和十二指肠以及偶尔在食管下端发生的急性溃疡。应激因素常见有烧伤、外伤或大手术、休克、败血症、中枢神经系统疾病以及心、肺、肝、肾衰竭等严重疾患。严重烧伤所致的应激性溃疡称柯林(Curling)溃疡，颅脑外伤、脑肿瘤及颅内神经外科手术所引起的溃疡称库兴(Cushing)溃疡。据认为严重而持久的应激会引起交感神经强烈兴奋，血中儿茶酚胺水平增高，导致胃、十二指肠黏膜缺血。在许多严重应激反应的疾病中，尤其是中枢神经系统损伤时，可观察到胃酸和胃蛋白酶分泌增高从而使胃黏膜自身消化。应激性溃疡的发生机制是复杂的，归结起来是由于应激反应造成神经-内分泌失调，造成胃、十二指肠黏膜局部微循环障碍，胃酸、胃蛋白酶、黏液分泌紊乱，结果形成黏膜糜烂和溃疡。溃疡面常较浅，多发，边缘不规则，基底干净。临床主要表现是难以控制的出血，多数发生在疾病的第2～15 d。因患者已有严重的原发疾病，故预后多不良。

(2)急性糜烂性胃炎：应激反应、酗酒或服用某些药物(如阿司匹林、吲哚美辛、利血平、肾上腺皮质激素等)可引起糜烂性胃炎。病灶表浅,呈多发点、片状糜烂和渗血。

4. 胃癌:多数情况下伴有慢性、少量出血,但当癌组织糜烂或溃疡侵蚀血管时可引起大出血。患者一般在45岁以上,出血前常有食欲缺乏及消瘦,贫血与出血的程度不相称,出血后上腹疼痛不减轻,有时反而加剧。如果上腹触及包块、左锁骨上窝及直肠周围淋巴结肿大,则胃癌已属晚期。

5. 食管裂孔疝:多属食管裂孔滑动疝,病变部位胃经横膈上的食管裂孔进入胸腔。由于食管下段、贲门部抗反流的保护机制丧失,易并发食管黏膜水肿、充血、糜烂甚至反形成溃疡。食管炎以及疝囊的胃出现炎症可出血。以慢性渗血多见,有时大量出血。食管裂孔疝好发于50岁以上的人,与食管裂孔周围支持组织松弛有关。患者平时常有胸骨后或剑突下烧灼痛症状,向左肩、颈、前胸放射,伴反酸、嗳气。在饱食后、负重、弯腰或平卧时易发作,站立走动后缓解。有以上表现的上消化道出血患者,应高度怀疑为本症,并作相应的检查,及时确诊。

6. 食管-贲门黏膜撕裂症:本症是引起上消化道出血的重要病因,约占8%。酗酒是重要的诱因。有食管裂孔疝的患者更易并发本症。多数发生在剧烈干呕或呕吐后,造成贲门或食管下端黏膜下层的纵行性裂伤,有时可深达肌层。常为单发,亦可多发,裂伤长度一般0.3~2 cm。出血量有时较大甚至发生休克。

7. 胆道出血:肝化脓性感染、肝外伤、胆管结石、癌及出血性胆囊炎等可引起胆道出血。临床表现特点是出血前有右上腹绞痛,若同时出现发热、黄疸,则常可明确为胆道出血。出血后血凝块可阻塞胆道,使出血暂停。待胆汁自溶作用,逐渐增加胆道内压,遂把血凝块排出胆道,结果再度出血。因此,胆道出血有间歇发作倾向。此时有可能触及因积血而肿大的胆囊,积血排出后,疼痛缓解,肿大的胆囊包块亦随之消失。

(二)出血量的估计

1. 一般状况:失血量在500 mL以下,血容量轻度减少时,机体可由组织液及脾贮血所补偿,循环血量在1 h内即得改善,故可无自觉症状。当出现头晕、心慌、冷汗、乏力、口干等症状时，表示急性失血在 500 mL 以上；如果有晕厥、四肢冰凉、尿少、烦躁不安时，表示出血量大，失血至少在1 000 mL 以上；若出血仍然继续，除晕厥外，尚有气短、无尿，此时急性失血已达2 000 mL 以上。

2. 脉搏：脉搏的改变是失血程度的重要指标。急性消化道出血时血容量锐减，最初的机体代偿功能是心率加快。小血管反射性痉挛，使肝、脾、皮肤血窦内的储血进入循环，增加回心血量，调整体内有效循环量，以保证心、肾、脑等重要器官的供血。一旦由于失血量过大，机体代偿功能不足以维持有效血容量时，就可能进入休克状态，患者脉搏快而细弱，甚至触摸不清。

3. 血压：血压的变化同脉搏一样，是估计失血量的可靠指标。当急性失血 800 mL 以上时（占总血量的 20%），收缩压可正常或稍升高，脉压缩小。尽管此时血压尚正常，但已进入休克早期，应密切观察血压的动态改变。急性失血 800 ~ 1 600 mL 时（占总血量的 20% ~40%），收缩压可降至 9.3 ~ 10.7 kPa（70 ~ 80 mmHg），脉压小。急性失血1 600 mL 以上时（占总血量的 40%），收缩压可降至 6.7 ~ 9.3 kPa（50 ~ 70 mmHg），更严重的出血，血压可降至零。一些有严重消化道出血的患者，胃肠道内的血液尚未排出体外，仅表现为休克，此时应注意排除心源性休克（急性心肌梗死）、感染性或过敏性休克，以及非消化道的内出血。若发现肠鸣音活跃，肛检有血便，则提示为消化道出血。

4. 血象：血红蛋白测定、红细胞计数、血细胞压积可以帮助估计失血的程度。但在急性失血的初期，由于血浓缩及血液重新分布等代偿机制，上述数值可以暂时无变化。一般需组织液渗入血管内补充血容量，即 3 ~ 4 h 后才会出现血红蛋白下降，平均在出血后 32 h，血红蛋白可被稀释到最大限度。如果患者出血前无贫血，血红蛋白在短时间内下降至 7 g 以下，表示出血量大，在1 200 mL 以上。大出血后 2 ~ 5 fh，白细胞计数可增高，但通常不超过 $15 \times 10^{9}/L$。然而在肝硬化、脾功能亢进时，白细胞计数可以不增加。

5. 尿素氮：上消化道出血后数小时，血尿素氮增高，1 ~ 2 d 达高峰，3 ~ 4 d 内降至正常。如再次出血，尿素氮可再次增高。尿素氮增高是由于大量血液进入小肠，含氮产物被吸收。而血容量减少导致肾血流量及肾小球滤过率下降，则不仅尿素氮增高，肌酐亦可同时增高。如果肌酐在 133 μmol/L（1.5 mg/dL）以下，而尿素氮 >14.3 mmol/L（40 mg/dL），则提示上消化道出血在1 000 mL 以上。

（三）判断是否继续出血　临床上不能单凭血红蛋白在下降或大便柏油样来判断出血是否继续。因为一次出血后，血红蛋白的下降有一定过程，而出血1 000 mL，柏油样便可持续 1 ~3 d，大便潜血可达1 周，出血2 000 mL，柏油样便可持续4 ~5 d，大便潜血达2 周。有下列表现，应认为有继续出血。

1. 反复呕血、黑粪次数及量增多，或排出暗红以至鲜红色血便。

2. 胃管抽出物有较多新鲜血。

3. 在 24 h 内经积极输液、输血仍不能稳定血压和脉搏，一般状况未见改善；或经过迅速输液、输血后，中心静脉压仍在下降。

4. 血红蛋白、红细胞计数与血细胞比容继续下降，网织细胞计数持续增高。

5. 肠鸣音活跃。该指征仅作参考，因肠道内有积血时肠鸣音亦可活跃。

如果患者自觉症状好转，能安稳入睡而无冷汗及烦躁不安，脉搏及血压恢复正常并稳定不再下降，则可以认为出血已减少、减慢甚至停止。

三、化验检查

（一）一般检查　急性消化道出血时，重点化验应包括血常规、血型、出凝血时间、大便或呕吐物的潜血试验（有条件可作放射性核素或免疫学潜血测定法），肝功能及血肌酐、尿素氮等。有条件应测血细胞压积。

（二）内镜检查　在急性上消化道出血时，纤维胃镜检查安全可靠，是当前首选的诊断方法，其诊断价值比 X 线钡剂检查为高，阳性率一般达 80% ~90% 以上。对一些 X 线钡剂检查不易发现的贲门黏膜撕裂症、糜烂性胃炎、浅溃疡，内镜可迅速做出诊断。X 线检查所发现的病灶（尤其存在两个病灶时），难以辨别该病灶是否为出血原因。而胃镜直接观察即能确定，并可根据病灶情况作相应的止血治疗。做纤维胃镜检查注意事项有以下几点。

1. 胃镜检查的最好时机是在出血后24～48 h 内进行。如若延误时间,一些浅表性黏膜损害部分或全部修复,从而使诊断的阳性率大大下降。必须不失时机地抓紧检查。

2. 处于失血性休克的患者,应首先补充血容量,待血压有所平稳后做胃镜较为安全。

3. 事先一般不必洗胃准备,但若出血过多,估计血块会影响观察时,可用冰水洗胃后进行检查。

(三)X 线钡剂造影　尽管内镜检查的诊断价值比 X 线钡剂造影优越,但并不能取而代之。因为一些肠道的解剖部位不能被一般的内镜窥见,而且由于某些内镜医师经验不足,有时会遗漏病变,这些都可通过 X 线钡剂检查得以补救。但在活动性出血后不宜过早进行钡剂造影,否则会因按压腹部而引起再出血或加重出血。一般主张在出血停止、病情稳定 3 天后谨慎操作。

四、治疗

(一)一般治疗　卧床休息,禁食,密切观察生命体征血压、脉搏,记录出血量和尿量。尽快建立静脉通路恢复血容量。情况稳定、患者清醒后应急诊胃镜检查明确出血原因、部位,这对治疗至关重要,但不应盲目和强求。

(二)补充血容量　血色素小于60 g/L,收缩压低于10.7 kPa(80 mmHg)时应输入新鲜血,输血量为出血量的 2/3。库存血含氨量高易诱发肝病患者的肝性脑病,应尽量减少或避免。暂时无血可先输晶体液或血浆代用品。注意如使用低分子右旋糖酐 24 h 不要大于1 000 mL。禁食期间注意热量补充及水电解质酸碱平衡。

(三)药物治疗

1. 降门脉压药物:应用内脏血管收缩剂减少内脏血流量及门静脉血流量,从而降低门静脉压力及侧支循环的血流量。最常见的内脏血管收缩剂为生长抑素及其类似物,血管加压素及其类似物。

(1)生长抑素(somateostatin, ST)及其类似物:ST 为天然多肽,1932 年从垂体分离成功,是由下丘脑、胃窦、胰岛及分泌的 14 肽,经肝代谢,在血浆半衰期为 2～4 min。近年 14 肽激素施他宁(stilanin)

和8肽制剂善宁(sandostatin,octreotide,奥曲肽)两种人工合成制剂广泛应用于临床,因副作用小提高了用药的安全性,扩大了应用治疗范围,以达到有效的缓冲治疗作用,有替代血管加压素的趋势。施他宁首剂250 μg静脉注射,以后每小时250 μg,或善宁首剂100 μg静脉注射以后每小时25~50 μg持续静脉滴入。善宁半衰期为90 min。因此每隔2 h静注1次,大出血最好持续静脉滴入。疗程一般持续静脉滴入3~5天,治疗后控制出血的有效率50%~60%。由于有抑制胃酸分泌作用,因此也用于消化性溃疡、食管炎、胃黏膜糜烂出血,可预防血管破裂处血凝块溶解,促进创口愈合。

(2)血管加压素(vasopressin,VP)及其类似物:国内用得最普遍的为垂体后叶素,早期出血的止血率为50%~70%,但复发出血率很高,其作用机制使肠系膜动脉和肝动脉收缩,减少肝血流,从而使门脉压下降,对胃底食管静脉曲张破裂出血能起到即刻的止血作用。但少数人在减少门脉血流量的同时,其门脉阻力增加以至门脉压并未下降。此时并用血管扩张剂可使门脉压进一步下降,治疗方法有三种:①静脉冲击法,肠系膜上动脉滴注法,静脉滴注法。因垂体后叶素半衰期短至10~20 min,故以连续静脉滴注疗效好且副作用小。常用量为0.2~0.4 U/min,一般不宜超过0.4 U/min,止血后以0.1 U/min维持8~12 h停药。如治疗4~6 h仍不能控制出血或出血停止又复发,应换其他疗法。静脉冲击法易发生严重不良反应,宜少用。②近年有报道腹腔内注射10~20 U(溶于盐水20~40 mL),必要时12 h重复1次,止血率达91.3%。用药患者中出现腹痛、大便次数增多,严重者可诱发心肌梗死。③三甘氨酰赖氨酸加压素(Terlipressin)为新型血管加压素,其本身无活性,在体内其末端氨基酸残基裂解,缓慢释放出具有活性的加压素和三甘氨酰,无心毒性,也无收缩冠状动脉作用。因其作用时间长(作用时间维持10 h),常用量为每4 h 1 mg,或每4 h 2 mg有效后改为每次1 mg,连用至少24 h,据报告疗效优于加压素。

2.血管扩张剂:血管扩张剂是一类通过抑制微血管及肌纤维母细胞的主动收缩而降低腔内血管阻力的药物,多半与血管收缩药联用,目的是减少加压素等血管收缩药引起的副作用和并发症,协同加压素尽快控制出血,目前临床应用的扩血管药有硝酸甘油、异山梨酯、丹参、硝普钠、哌唑嗪等,其中以硝酸甘油应用最广。

(1)硝酸甘油(Nitroglycerin, NTG):直接作用于血管平滑肌,具有强大的扩张静脉和轻度扩张动脉作用,使动脉压下降,刺激压力感受器反射性的收缩内脏血管,使门脉压力减少,致使门脉压力降低。NTG有强大扩张静脉作用,可逆转加压素增高门脉压阻力,从而进一步降低门静脉压。同时NTG能增加冠状动脉血流,降低心肌后负荷,改善心肌顺应性,故能逆转VP在心血管方面的副作用,可明显降低并发症的发生率,并保持VP收缩内脏血管的治疗作用,可更有效的控制血管静脉曲张破裂出血。一般静脉滴入剂量小于0.7 μg/(kg·min),舌下含化0.4~0.6 μg,每15~30 min一次。新近报告持续静脉滴入VP加NTG联合治疗疗效优于单用VP组,但也有报告联合治疗具有相似副作用。

(2)普萘洛尔(心得安):β肾上腺受体阻滞剂,因其抑制心肌收缩功能,减少肝血流量,仅用于门脉高压再出血。一般出血后2周开始服药,从小剂量开始直至心率减慢达25%为维持量,心率不宜低于60次/分,约持续服1~2年左右。用药后不宜骤然停药,否则易导致再出血。约40%患者门脉压并不降低。禁用于慢性支气管炎、支气管哮喘、阻塞性肺气肿、不稳定性糖尿病、心脏传导障碍等。对β肾上腺受体阻滞剂无反应者可联合应用血管扩张剂如哌唑嗪等。

(3)其他:酚妥拉明、哌唑嗪、维拉帕米、硝苯地平、粉防己碱等临床应用尚不普遍。

3. 止血药物:应用氨甲苯酸、氨甲环酸、酚磺乙胺、巴曲酶促进机体凝血机制,应用凝血酶、去甲肾上腺素、云南白药、孟氏液等以期达到口服止血效果。

4. 控制胃液pH值药物:抑制胃酸药物常应用于上消化道出血的治疗,尤其是溃疡病的患者。因胃酸过多易使血凝块溶解,胃酸反流入食管可使黏膜糜烂,造成再次出血。临床常使用药物为H_2受体拮抗剂:西咪替丁,雷米替丁,法莫替丁;质子泵抑制剂:奥美拉唑(洛赛克),兰索拉唑(达克普隆);其他抑制胃酸药:盖胃平,唯安林,复方铝酸铋(胃必治),胃舒平等。

(四)三腔二囊管 对于食管、胃底静脉曲张破裂出血的止血作用是肯定的。尽管它的止血作用是暂时性的,但毕竟为以后内镜治疗和外科手术赢得了时机。

三腔二囊管改良使用方法:

1. 根据患者身高选择合适大小的三腔二囊管,食管囊长度 8~12 cm,不宜长于 15 cm,检查气囊确保无漏气。

2. 将涂有润滑剂的三腔二囊管管腔由患者一侧鼻腔插入,插入深度 60~80 cm,确保胃囊插入胃腔。

3. 胃囊内注入气体 200~250 mL,外拉管腔,拉力 0.3 kg,将管腔固定于鼻翼处,确保胃囊持续压迫贲门管腔不回缩。

4. 再予食管囊内注气 50~100 mL。

5. 每 12 小时放气观察 15~30 min,并口服石蜡油 20 mL,以防止黏膜受压过久发生缺血性坏死。止血 24 h 后,放气观察 1~2 d 才拔管。拔管前先喝些润滑油,以便减少气囊与食管壁的摩擦。

(五)内镜治疗

1. 硬化剂治疗:经内镜向食管注射硬化剂治疗食管及胃底静脉曲张的方法,简称 EIS。多采用静脉旁、静脉内并用方法。静脉旁黏膜下注射硬化剂导致结缔组织增生、纤维化。静脉内注射则造成血管炎性改变,使之变细、闭塞,从而取得止血效果。

适应证:

(1)近期出血内科保守治疗无效的食管静脉曲张患者进行紧急止血。

(2)食管静脉曲张反复出血或内镜检查伴红色征者,也可硬化治疗以预防出血。

常用的硬化剂有:

(1)5% 鱼肝油酸钠(SM),通常 7~10 d 重复治疗 1 次,3~5 次注射完成治疗,曲张静脉消失率可达 85.6%。

(2)1% 乙氧硬化醇(AS)是目前应用最为普遍的硬化剂,疗效可靠。由 polidocanol 与 5% 的乙醇配制而成,可静脉内与静脉旁注射,每周注射 1 次,直至曲张静脉消失。副作用较鱼肝油酸钠少。此法可注入硬化剂,亦可注入组织黏合剂。

2. 套扎术治疗:即经内镜食管静脉曲张套扎术(Endoscopicvaricealligation,EVL)。本法 1989 年美国 sttegrnann 首先开发使用,仅通过机械作用使橡胶圈牢固套住曲张静脉,造成静脉壁缺血坏死,曲张静脉内血栓形成,是一种安全有效简单易行的新方法。为达到完全消除曲张静脉需多次进行结扎治疗。Willson cook、Microvasive 等公司推出多环套扎器,5 环、6 环最多 10 环,快速连续套扎。使治疗时间大大缩短,平均每例结扎治疗 10 min 完成,副作用小,操作方法简单,患者痛苦小。急诊止血率 94%,曲张静脉消失率 87%。

(六)外科手术治疗　由于各种止血疗法不断改进,目前被迫急诊手术明显下降,先止血后择期手术是上消化道大出血最理想的治疗程序。如经内科积极处理 24 h 出血仍不能控制,短期内出现休克,经快速输血血压仍不稳定,以及反复出血肝功尚好,全身状况能耐受手术,采用手术治疗。

(胡东胜)

第三节　内窥镜在传染病中的应用

一、内窥镜的发展史

内窥镜起源于 200 年前,主要经历了 4 个发展阶段,每个阶段都以当时所用器械的主要特征为标志。

(一)硬式内镜阶段(1806 ~ 1932)　硬式内镜由德国人 Philipp Bozzini 首创,主要用于膀胱和尿道检查。

(二)半屈式内镜阶段(1932 ~ 1957)　定名为 Wolf-Schinder 式胃镜。

(三)光导纤维内镜阶段(1957 年至今)　1954 年,英国的 Hopkins 和 Kapany 发明了光导纤维技术。1957 年,Hirschowitz 及助手在美国胃镜学会上展示了自行研制的光导纤维内镜。

(四)电子内镜时代(1983 年以后)　1983 年 Welch Allyn 公司研制成功了电子摄像式内镜。该镜前端装有高敏感度微型摄像机,将所记录下的图像以电讯号方式传至电视信息处理系统，然后把信号转变成为显示器上可看到的图像。

二、医用内窥镜分类

（一）按其发展及成像构造分类　可大体分为3大类：硬管式内镜、光学纤维（软管式）内镜和电子内镜。

（二）按其功能分类

1. 用于消化道的内镜：硬管式食道镜、纤维食道镜、电子食道镜、超声电子食道镜、纤维胃镜、电子胃镜、超声电子胃镜、纤维十二指肠镜、电子十二指肠镜、纤维小肠镜、电子小肠镜、纤维结肠镜、电子结肠镜、纤维乙状结肠镜和直肠镜。

2. 用于呼吸系统的内镜：硬管式喉镜、纤维喉镜、电子喉镜、纤维支气管镜、电子支气管镜、胸腔镜和纵隔镜。

3. 用于腹膜腔的内镜：有硬管式、光学纤维式、电子手术式腹腔镜。

4. 用于胆道的内镜：硬管式胆道镜、纤维胆道镜、电子胆道镜和子母式胆道镜。

5. 用于泌尿系的内镜：

（1）膀胱镜：可分为检查用膀胱镜、输尿管插管用膀胱镜、手术用膀胱镜、示教用膀胱镜、摄影用膀胱镜、小儿膀胱镜和女性膀胱镜。

（2）输尿管镜。

（3）肾镜。

6. 用于妇科的内镜：阴道镜和宫腔镜。

7. 用于血管的内镜：血管内腔镜。

8. 用于关节的内镜：关节腔镜。

三、内窥镜在传染病中的应用

（一）支气管镜　传染病是内科学的分支，支气管镜在呼吸系统疾病和相关呼吸系统疾病的应用越来越广泛。在肺结核、SARS及流行性乙型脑炎等呼吸道传染病及引发气道梗阻、呼吸衰竭的传染性疾病中，支气管镜的应用对于疾病的诊断治疗及抢救处理是必不可少的。经支气管镜吸痰，可以解除因痰液阻塞气道造成的肺不张、低氧血症。留取下呼吸道的痰液标本培养，进行病原学检查，指导临床用药。经纤维支气管镜内冲洗、用药,治疗呼吸道化脓性感染。在支气管镜引导下紧急气管插管。气道出血原因不明确的协助检查及局部止血。经支气管镜引导下有效的气道检查和吸痰,抢救因急性气道梗阻造成肺不张,呼吸衰竭的患者,为挽救患者的生命决定性的作用。

1. 清除呼吸道分泌物

(1)慢性呼衰患者呼吸道、肺部感染未控制者,由于多量分泌物阻塞气道使病情加重,加上患者咳嗽无力,从鼻或口腔吸痰不能达到彻底清除分泌物目的,这时要使用纤支镜直视下把气道分泌物抽吸干净。

(2)各种原因引起呼吸衰竭的患者,气管插管人工通气后,由于湿化不够,气道干燥,气道分泌物黏稠,引流不畅阻塞气道,使气道阻力加大,人工通气效果不好,这时要定期用纤支镜吸痰,加强气道湿化管理等。

(3)肺部手术后患者由于渗血、出血与气道内分泌物集聚阻塞患侧或健侧气道,可造成肺不张,如不及时清除气道分泌物,可使病情加重,直接威胁患者生命,这时要立即用纤支镜清除气道分泌物,进行抗感染治疗并加强气道管理。

2. 支气管肺泡灌洗(BAL)的治疗

(1)BAL 治疗呼吸衰竭:在国内已有多家医院用 BAL 对呼吸衰竭进行治疗,在常规方法治疗不能奏效时采用此法治疗,病情可得到改善。灌洗用的液体通常用灭菌消毒的生理盐水加入对气道无刺激的抗生素或皮质激素,每次 30 ~ 50 mL,注入后再以 13.3 ~ 26.6 kPa 压力抽吸,重复数次,左右侧交替灌洗、抽吸,然后注入抗生素。通过此 BAL 治疗后患者 $PaCO_2$ 下降,神志清醒。

(2)BAL 治疗肺部感染性疾患:严重肺部感染如支气管扩张症、肺化脓症、肺炎等由于支气管黏膜充血、肿胀及脓性分泌物增加,引流支气管被阻塞,全身用药局部难以达到有效药物浓度,感染往往难以控制,用 BAL 治疗使传统方法难以治疗的患者经治疗后大多数病例获得满意效果,严重感染者慎用。根据细菌培养的药敏检查报告,选用抗菌药物,此外加入适量地塞米松。BAL 治疗每周 2 ~ 3 次。

(3)BAL治疗肺结核:国内有学者对痰中找到结核菌确诊的各型活动性肺结核,对其中初治病例和复治病例进行全身抗结核治疗局部BAL治疗(每周1次,共4次),1个月后,X线显著吸收为60%以上,比口服化疗药治疗3个月、6个月的疗效要好,而痰菌阴转率达到了口服化疗药治疗的效果。

(4)BAL治疗支气管哮喘:对哮喘持续状态患者,以药物行BAL治疗,有效率达90%以上,用生理盐水进行BAL治疗,亦取得一定效果。哮喘持续状态患者是由于黏液栓和大范围通气不足易引起严重的低氧血症,此种黏液栓可通过盐水经支气管吸出。此法有一定危险性,对治疗的患者要有条件地进行选择。

(5)BAL治疗肺不张:肺不张多发生在右中叶及左舌叶,也有发生在其他肺叶。对于右中叶炎性引起肺不张,时间在2个月以内者用BAL方法治疗多可奏效。时间超过2个月以上者仅部分有效。抽吸之后向局部注入抗生素。右中叶因炎性肺不张者,时间在2个月之内者,每周进行BAL治疗2~3次,6~8次多可治愈。

(二)胃镜 目前电子胃镜已广泛应用于临床,不论是在上消化道疾病的诊断,或是健康检查,胃镜检查都是非常重要的诊疗手段。胃镜在传染病中,尤其是在肝病中应用广泛。胃镜检查除可对胃黏膜表面作直接肉眼观察外,还可同时作胃黏膜病理活组织检查,以此证实所见疾病的正确性。上消化道出血的患者,胃镜检查不仅可以及时检查出血部位和性质,而且也可以通过胃镜给药止血。根据大量的临床实践经验,上消化道出血的患者,只要情况许可,能耐受检查,特别是原因不明的大出血患者必须在短时间内弄清楚出血的原因,应立即进行急诊胃镜检查,以便早诊断、早治疗。急诊胃镜检查是指患者自发病后24~48 h内做胃镜检查,可以迅速发现出血的原因及部位,另外可以经胃镜进行治疗,比如通过胃镜向出血部位注射止血药物止血、微波止血等。又如肝硬化门脉高压引起的食管胃底静脉曲强破裂出血,也可以在胃镜下实施曲张静脉硬化或结扎术。当胃息肉出血时,也能在胃镜下止血或行息肉摘除术。

1. 适应证

(1)凡有上消化道症状,疑及食道、胃及十二指肠病变(炎症、溃疡、肿瘤等),临床又不能确诊者。

(2)原因不明的上消化道出血者,可行急诊检查。

(3)对X线钡餐检查不能确诊或疑有病变者。

(4)已确诊的上消化道病变如溃疡、萎缩性胃炎等胃癌前病变,需要胃镜随诊的患者。

(5)判断药物对某些病变的疗效。

(6)需要内镜进行治疗者,如肝硬化食管、胃底静脉曲张。

(7)上消化道异物患者。

(8)上消化道手术后有无法解释的症状者。

2.禁忌证

(1)相对禁忌证:①心肺功能不全。②消化道出血的患者,血压尚未平稳。③有出血倾向,血红蛋白低于50 g/L者。④高度脊柱畸形,巨大食管或十二指肠憩室。

(2)绝对禁忌证:①严重心脏病伴心力衰竭患者如严重心律失常、心肌梗死活动期;②严重肺部疾患伴呼吸衰竭不能平卧哮喘者;③食管、胃、十二指肠穿孔的急性期。④急性重症咽喉部疾患、腐蚀性食管炎、胃炎急性期。⑤精神失常不能合作者。⑥烈性传染病患者。

3.并发症:随着医学技术的发展和医疗器械的不断更新,胃镜检查虽然越来越被患者接受,安全性也日益提高,但仍然可出现一些并发症,严重者甚至可以发生死亡。

(1)严重并发症:包括心、肺意外,严重出血、穿孔。

(2)一般并发症:有下颌关节脱臼、喉头痉挛、癔症等。对老年及急重症患者应进行严密观察检测。

4.肝硬化患者的胃镜诊疗

当肝硬化门脉高压时,胃左静脉、胃冠状静脉、胃短静脉和胃后静脉形成短路,经贲门静脉进入食管静脉,形成食管静脉曲张。由于曲张的静脉高出黏膜,通过胃镜可直接观察到食管静脉曲张的程度与范围,及有无出血的征象。有助于上消化道出血的鉴别诊断。因为胃镜观察十分直观,准确率较X线食管造影高。有人担心胃镜检查可能划破食管静脉造成医源性出血，这种情况是极少的，只要在正规医院，由经验丰富的内镜医生操作，一般不会引起出血。

(1)肝硬化患者行胃镜检查的重要意义：

A. 胃镜检查可直接发现食管胃底是否存在静脉曲张，判断曲张程度及静脉表面有无红色征、糜烂和血痂及活动性出血的部位。克服了钡餐检查漏诊轻度静脉曲张的缺点。

B. 急性上消化道出血时，胃镜检查可准确判断出血部位和原因，还可行镜下介入治疗，如喷洒止血药、进行硬化剂注射及套扎术治疗等。

C. 胃镜检查可判断曲张的静脉有无出血征象。内镜术语称之为“红色征”。阳性者需要采取有关措施，决定下一步的治疗，防止曲张静脉破裂大出血。

D. 确诊食管、胃及十二指肠有无溃疡、糜烂、炎症和肿瘤等病变。进行幽门螺杆菌的检测，必要时钳取组织进行病理检查。

(2)食管-胃底静脉曲张出血的治疗(可参考“内窥镜在传染病中的作用”章节)

(3)食管-胃底静脉曲张破裂出血的预后：食管-胃底静脉曲张破裂出血是肝硬化门静脉高压症最凶险的并发症。首次出血病死率为20%～40%，再出血发生率为50%～80%，病死率为30%～70%。对于一些重度食管静脉曲张破裂大出血的患者，内科保守药物治疗，临床难以奏效。外科手术无论是分流术或断流术，能否改善肝硬化患者的远期生存率尚有较多争议。

(4)其他止血方法的评估：①使用三腔两囊管压迫止血，可暂时控制出血，有效率可达65%～85%，但短期内再出血的发生率高达50%。②经颈静脉肝内门体分流术可明显降低门静脉压力梯度，但术后支架狭窄和闭塞以及肝性脑病发生率较高，远期疗效不理想。

因此，积极的治疗抢救出血和鉴别高危出血人群并制定合理的治疗方案预防出血十分重要。内镜下食管静脉曲张套扎术(EVL)是对食管下段曲张静脉逐一结扎，使其缺血狭窄、静脉闭塞，增加静脉周围纤维覆盖，从而使曲张静脉消失达到止血和预防再出血的目的。

食管-胃底曲张静脉破裂出血的治疗包括几种不同的临床情况：

急性曲张静脉出血的治疗、防止曲张静脉首次出血(一级预防)、防止曲张静脉再次出血(二级预防)。

A. 急性静脉曲张出血的治疗。进入20世纪90年代,内镜下食管静脉曲张套扎术(EVL)作为内镜下食管静脉曲张硬化剂治疗(EIS)的替代疗法,其疗效和安全性逐渐被确认。EVL与EIS可有效控制90%以上患者的出血,两者一样有效,但EVL不良反应较少。胃底静脉曲张(GV)破裂出血的治疗及再出血的预防,除药物治疗外,其他方法的选择仍存争议,目前倾向于无论其是否合并EV,首选治疗方法为EIS和(或)静脉内注射组织黏合剂(Histoacryl),近年有报道胃底静脉曲张结扎术也取得了较好疗效。

B. 预防首次曲张静脉出血(一级预防)。至少应为中度食管静脉曲张和(或)具有红色征的患者。除药物治疗外,在食管静脉曲张出血的一级预防上,EIS引起的不良反应抵消了其有益作用,而EVL可以被患者良好耐受,并且是有效的。

C. 防止曲张静脉再次出血(二级预防)。初次出血后,内镜下治疗可非常有效地减少再出血的发生,出血的年发生率由大约80%降为20%~30%。上面已经提到,与EIS相比,EVL的效果-不良反应比更好,是一种可选择的清除食管曲张静脉的内镜治疗方法。应该强调的是,EVL需要几次治疗操作,每14天以上结扎1次,直到清除干净,通常大约需要连续3次,可使曲张静脉消失或基本消失。套扎术后曲张静脉可能再发,因此,每3~6月进行1次内镜监测,发现曲张静脉后,再行EVL,对预防再出血是必需的。

我院对300例肝硬化患者实施食管静脉曲张套扎术,急性静脉曲张出血的治疗52例,一级预防及二级预防248例。仅1例因病情凶险抢救无效死亡,急诊抢救止血成功率为98.08%(51/52)。预防性套扎手术成功率100%(248/248)。有8例患者分别在术后3~10天出现出血,发生率为2.67%(8/300),考虑与静脉曲张程度重、静脉结扎不完全、结扎部位过早脱落或术后治疗护理不当等因素相关,经三腔两囊管压迫止血以及积极的内科治疗后,可有效止血,再次套扎仍取得良好疗效。因此,EVL不仅是治疗食管静脉曲张破裂出血的首选止血方法,同时也是预防食管静脉曲张破裂出血积极有效的处理措施。

（三）结肠镜　结肠镜目前已进入电子镜时代，在近十年来，发展为诊断和治疗结肠疾病的新工具，20 世纪 70 年代初，纤维结肠镜直接插入回盲部成功率不高，随着器械革新和插镜技术的不断提高，到达回盲部成功率大大提高，并缩短了时间，使患者易于接受，已成为普遍开展的诊断治疗技术。结肠镜在传染病中的应用也在逐步展开，如肠伤寒肠出血、细菌性痢疾、阿米巴痢疾、感染性腹泻、肠结核等疾病的诊断治疗。

1. 适应证

（1）不明原因的结肠出血。结肠镜可判断出血量的多少、部位和出血原因。对于复发的小量出血，结肠镜较乙状结肠镜和气钡造影更有效，在持续出血期间，通过充分清洁下消化道后检查可获得正确的病因估计。

（2）炎症性肠病。结肠镜对不同类型的炎症性肠病的鉴别诊断是有益的，它可观察黏膜侵犯的范围、溃疡的类型、狭窄的程度以及通过活体组织检查来提高溃疡性结肠炎和 Crohn 病的鉴别诊断能力。患者溃疡性结肠炎超过 8 年、波及整个大肠者，应每 1 ~ 2 年做一次监视性结肠镜检查及活体组织检查以早期发现不典型增生，重复活体组织检查证实具有高度不典型增生者应争取手术切除结肠病灶部以防止癌的发生。

（3）不明原因的慢性腹泻及感染性结肠炎。腹泻的原因很多，其中许多并不能被放射检查所诊断，且粪便培养不易获得阳性结果，而内镜检查可发现病变，随机活体组织检查有助于感染性结肠炎与炎症性肠病、老年缺血性肠病及伪膜性肠炎等的鉴别诊断。因此，无论何时对感染性病因有疑问时就应取活体组织检查。结肠镜下激光多普勒血流检测可了解结肠炎、直肠炎，缺血性肠病，肝硬化等疾病的肠黏膜的供血情况。

（4）疑有结肠肿瘤、息肉者。

（5）X 线钡灌检查疑有病变者或发现病变不能确定性质者。

（6）X 线钡灌检查阴性，但有明显肠道症状或疑有恶性变者。

（7）结肠癌术后需复查者或药物治疗后观察疗效。

(8)适于结肠镜治疗者如息肉电凝切除者。

2. 禁忌证

(1)严重心脏病或极度衰竭者、严重高血压、肺功能不全者。

(2)腹膜炎、疑有结肠穿孔,急性重症肠炎。

(3)曾作腹部或盆腔手术而有广泛粘连者。

(4)妊娠患者。

(5)精神病或不能合作者。

3. 术前准备

(1)了解病情,阅读钡灌肠 X 线片,向患者说明检查注意事项。

(2)肠道准备。患者肠道清洁是检查成功的先决条件。检查前 2 ~ 3 d 进少渣半流食,检查当日禁食,清洁肠道可选用下列方法之一:①术前临睡前服蓖麻油 30 mL,检查前 2 ~ 3 h 用温水或生理盐水灌肠 2 ~ 3 次,至排液清亮为止。②番泻叶 20 ~ 30 g 检查前一天泡水喝。③20% 甘露醇 250 mL 检查前 3 h 服,30 min 后饮糖盐水 500 ~ 1 000 mL(白糖 50 g,食盐 5 g 加水 500 mL),后两种方法简便,不需再灌肠,但甘露醇在肠道被细菌分解产生氢气,不适于高频电凝切除治疗的肠道准备。

(3)术前用药。术前 15 ~ 30 min 肌肉注射阿托品 0.5 mg,对精神紧张、耐受性差的患者可注射安定 10 mg 或加哌替啶 50 mg。

4. 操作方法

(1)患者换上清洁裤,取左侧屈膝卧位,术者先作肛指检查,再将涂以润滑油的肠镜插入肛门内 10 ~ 15 cm,嘱患者取仰卧位。

(2)进镜手法:在直视肠腔下进镜,适当交替给气与吸引,调节角度钮与旋转镜身,保持循腔进镜,操作要领是少注气、细找腔,去弯取直、变换角度,运用进进退退、钩拉旋转腹部辅助手法,使镜身顺利循腔推进,尽快到达回盲部,切忌盲目硬插造成穿孔。

(3)退镜观察:到达回肠或盲肠后,详细观察,然后慢慢退镜,边观察各段的结肠黏膜,防止退镜时大段肠管滑落而遗漏病变,发现病变详细记录部位及特征,可先摄影,再做活体组织检查。退镜前应吸净所注气体,以减轻腹胀。

5. 并发症

(1)肠穿孔:一般极少见。可发生于诊断性检查及高频电凝息肉切除术后。应注意预防。操作时要轻柔，避免盲目插镜。电凝切除息肉者肠道准备要严格，凝切电位指数要适当。

(2)出血：亦较少见，主要发生于高频电凝切除术后。

6. 结肠镜的治疗

(1)息肉摘除：在结肠镜检查时发现的任何息肉都应同时进行摘除。小息肉可用热活检钳摘除；有蒂窄基息肉可用圈套器一次摘除；宽基者则需多次圈套摘除。此外，小的平滑肌瘤(<1.5 cm)亦可通过圈套器电灼切除。

(2)肠腔狭窄的治疗：术后狭窄和 Crohn 病肠腔狭窄可采用肠镜引导的气囊扩张，肿瘤性狭窄的激光扩口治疗仅用于直肠和低位乙状结肠(即大肠的腹膜外部分)，这些肿瘤气化相对较安全。

(3)急性假梗阻和 Ogilvie 综合征的治疗：当结肠扩张超过 12 cm 时应进行内镜减压，留置减压管可防止快速复发。有人采用内镜治疗 Ogilvie 综合征，64%的患者一次获得成功，但有部分患者需多次减压。

(4)止血及其他：动静脉或其他血管畸形的出血约 60% ~80% 可通过结肠镜单极或双极电凝、微波、硬化剂注射或激光进行止血；复发出血 90% 亦可得到缓解。其他治疗技术包括异物的去除、乙状结肠扭转的复位及由于胆囊结肠瘘形成所致的结肠胆石梗阻的治疗等。

(四)小肠镜　随着内镜诊疗技术的发展，上消化道和结肠疾病的诊断已取得了很大的成就，但小肠疾病的诊断滞后许多。近年来，国内外对于诊断小肠疾病的一些传统方法进行了改进，并逐渐推广了小肠镜、胶囊内镜等检查技术，为提高小肠疾病的诊断水平迈出了可喜的一步。

1. 小肠镜检查：推进式小肠镜检查可抵达 Treitz 韧带以下 100 ~120 cm，对空肠上段病变检出率高达 90% 左右。但对空肠中下段及回肠无法检查，且操作较难，患者不易耐受，目前国内开展不多。

2. 胶囊内镜(CE)：1999 年 1 月由以色列 Given 影像公司推出符合设计者最初构想，并满足临床应用要求的 CE(M2A)。2001 年 8 月获得美国 FDA 批准用于小肠疾病诊断。我国于 2002 年开始引入此项技术。CE 在近 8 h 中可传输图像约 5 万幅，记录仪中的图像信号下载到工作站后由专职医师分析、解读，解读时间为 60 ~90 min。CE 通常在吞服 24 ~48 h 后排出体外。

CE 检查的适应证和禁忌证:CE 检查的主要适应证为小肠疾病,在通常情况下不应将上消化道和结肠疾病患者、消化道体检者列为 CE 检查对象。CE 检查的禁忌对象包括:有明显消化道动力异常者(主要是排空迟缓和无蠕动者)和不完全性及完全性梗阻者;起搏器或除颤器安装者;检查不合作者。某些特殊药物使用者,如解痉剂、尼古丁、降血糖药物等,在检查期间应暂停或调整药物使用时间。

3. 推进式双气囊电子小肠镜:由日本于 20 世纪 90 年代研制、生产(Fujinon EN450 p5/20),2001 年应用于临床。国内于 2003 年开始于临床应用。整个内镜操作系统由主机部分、内镜、外套管和气泵 4 部分组成。内镜和外套管前端各安装有 1 个可充气、放气的气囊,2 个气囊分别连接于根据气囊壁压力不同而自动调整充气量的专用气泵。操作通常需 2 名医师和 1 名护士协同操作。

(五)超声内镜(Endoscopic Ulrtasonography,EUS)　近年来,虽然各种影像诊断方法如体外 B 超、CT、MR 和 ERCP 等有了很大的进步,但对判断消化管管壁病变的性质、深度、周围浸润范围等仍受到一定的限制。超声内镜的问世及其腔内超声的特点缩短了超声探头与靶器官间的距离,有可能应用较高的超声频率来提高影响分辨率,从而解决消化管管壁异常及其周围脏器病变的诊断问题。临床上超声内镜的应用主要为解决消化管肿瘤手术前的诊断分期。如食管癌、胃癌、黏膜下肿物、壶腹癌、胰腺癌、肝外胆管癌、直肠结肠癌等等。

(六)腹腔镜技术　自 1987 年首例经腹腔镜胆囊切除术在法国成功以来,腹腔镜手术有了飞跃的发展。胆囊切除术均通过腹腔镜完成。在此基础上,“缝合、结扎、肠吻合术”等外科基本技术已开始进入腹腔镜手术领域,由于新器械的开发和改进,这些基本外科操作都能通过腹腔镜运用自如,为扩大腹腔镜外科手术的种类和范围奠定了基础。目前除胆囊切除术和阑尾切除术外,通过腹腔镜尚可做消化性溃疡的迷走神经切除术,治疗膈疝及反流性食管炎的膈疝修补及胃底重叠术、脾切除术、结肠癌切除术、胃造瘘术、胆囊空肠吻合术等。也同样期待腹腔镜手术方法很快开展于感染性疾病的诊断与治疗中。

(胡东胜)

第四节　人工肝支持系统的建立

肝脏是人体最重要的代谢器官,具有解毒、生物合成、代谢等多种功能。多种因素所致的肝衰竭必然导致机体代谢紊乱和毒性物质蓄积,影响肝脏再生,并形成恶性循环,加重肝脏的坏死、损伤。人工肝(artificial lever)支持治疗可降低病死率,延长生命,期待肝细胞再生至肝功能恢复或等待时机进行肝移植。是肝衰竭的有效治疗手段。

一、人工肝定义

利用体外的机械、物理化学或生物性装置,清除各种有害物质、补充必需物质,改善内环境,暂时替代肝脏的部分功能。这些装置统称为人工肝。目前的人工肝多数只能替代肝脏的部分功能,故又称之为人工肝支持系统(Artificial lever support system,ALSS)。简称人工肝。

二、人工肝分型

人工肝分为非生物型人工肝、生物型人工肝、混合型人工肝三种类型。

(一)非生物型人工肝　基础是血液净化技术。主要通过机械作用、吸附作用以及人工半透膜技术替代肝脏的解毒功能,并可补充凝血因子、白蛋白、调理素、补体等物质,调节水、电解质、酸碱平衡,稳定内环境。目前已用于肝衰竭治疗的技术和方法主要有血液滤过、血液(血浆)灌流、血浆置换、分子吸附循环系统(MARS)等,技术成熟,易于推广应用,在临床中已得到广泛应用。

(二)生物型人工肝　生物型人工肝的基本原理是将体外培养增殖的肝细胞置于特殊的生物反应器内,利用体外循环装置将肝衰竭患者血液或血浆引入生物反应器,通过反应器内的半透膜与肝细胞进行物质交换与生物作用。目前主要用于研究的培养肝细胞为猪肝细胞、人肝胚瘤细胞(C3A)等。理论上生物型人工肝可替代人类肝脏的大部分功能,是最理想的人工肝替代方法,但肝细胞来源及安全性问题尚未解决,因此生物型人工肝目前还停留在临床研究阶段。

(三)混合型人工肝　将生物型人工肝与偏于解毒功能的非生物型人工肝结合,能充分利用各种人工肝支持方法的优点,并克服各自的缺点,最大限度的实现临床肝衰竭人工肝辅助支持治疗所需的效果,因此是目前先进的人工肝系统,正处于临床试验阶段。

三、人工肝治疗的适应证

(一)各种原因引起的肝衰竭早、中期,凝血酶原活动度(PTA)在20% ~40%之间,血小板 >50 ×10^9/L;晚期肝衰竭,PTA <20%者也可使用,但并发症多见,应慎重。

(二)未达到肝衰竭诊断标准,但有肝衰竭倾向,也可应用人工肝早期干预。

(三)晚期肝衰竭病人肝移植围术期治疗。包括术前等待供体、移植肝无功能期、术后排异反应。

(四)各种原因引起的高胆红素血症,内科治疗无效者。

(五)适合血液净化技术治疗的其他疾病,如系统性红斑狼疮、格林巴利综合征等。

四、非生物型人工肝的主要方法

(一) 血浆置换(plasma exchange,PE)　PE可以清除体内的中、小分子代谢毒素,还可清除蛋白、免疫复合物等大分子物质,故对有害物质的清除较血液透析、血液滤过、血液灌流为好。同时又补充了体内缺乏的白蛋白、凝血因子等必须物质,可以较好的替代肝脏的某些功能。是人工肝使用最早、最广泛的方法。在急救医学领域内成为清除循环中有害物质的重要方法。

1. 原理:将病人的血液引入血浆分离器,使血浆与血细胞分离、弃去分离出的全部血浆或血浆中的病理蛋白部分,同时补充基本等量的胶体液如血浆、白蛋白、706代血浆、低分子右旋糖酐等。实际上包含了分离和置换两种概念。

近年来发展为选择性血浆置换(selected plasma exchange,SPE),将置换出的异常血浆用再吸附法或过滤法除去血浆中有害物质,收回有用的白蛋白等成分再输回体内。可以减少血浆和白蛋白的用量。如图16-1。

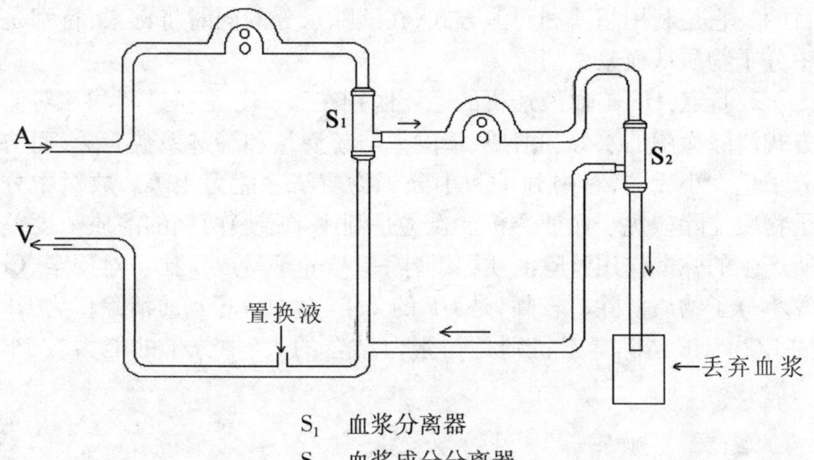

图 16-1 双滤膜血浆分离法模式图

2. 特点:清除体内的中小分子代谢毒素,还可清除蛋白、免疫复合物等大分子物质,故对有害物质的清除较血液透析、血液滤过、血液灌流为好。同时又补充了体内缺乏的白蛋白、凝血因子等必须物质,可以较好的替代肝脏的某些功能。

3. 交换量及频度:临床上通常一次交换 2 ~ 3L,小儿 50 ~ 100 mL/kg,最强化的治疗方案一次 5L。交换频度,开始治疗每周 2 次,维持治疗每月 1 次。

交换量和频度需根据基础疾病和临床反应来决定。如急性中毒需每日连续进行,直至毒物降至安全水平以下;低蛋白血症和家族性高胆固醇血症, 每次 2 ~ 3L,2 ~ 3 周 1 次;血浆置换治疗肝衰竭时,多数学者采用每次2 000 ~ 5 000 mL,每周 2 ~ 3 次的治疗方法;肾移植排斥反应 2 ~ 3L/次,连日或隔日一次,共 5 ~ 6 次;MODS 患者每次 2 ~ 3L,连日或隔日一次,共 2 ~ 3 次。

(二)血液滤过(hemofiltration, HF)

1. 原理:HF 就是将血液通过高通透性膜制成的滤器,在压力作用下血浆内除蛋白质以外的水分、溶质被滤出,再通过输液装置补充与细胞外液成分相似的电解质以替代肾小管重吸收功能。超滤液多于置换液,两者容量之差就是应排出的体内过多水分,以达到脱水的目的。它是利用超滤和对流方式,在清除水分的同时将毒素,特别是中分子物质从血浆中清除掉。

2. 特点:HF 与血液透析的主要区别在于,HF 是通过超滤和对流方式清除血中的水分和溶质,清除率与超滤量和筛选系数有关,而与分子量大小无关,对中分子和小分子物质清除能力相等。故对中分子物质清除应优于血液透析。血透是利用半透膜两侧的溶质浓度差所产生的弥散作用清除溶质,其清除率与分子量成反比。对尿素、Cr 等小分子物质清除率较高,是 IIF 的 2 倍,对中分子物质清除仅为 HF 的 1/2。HF 清除毒素特别是与蛋白结合的大、中分子的能力较 PE 为低。

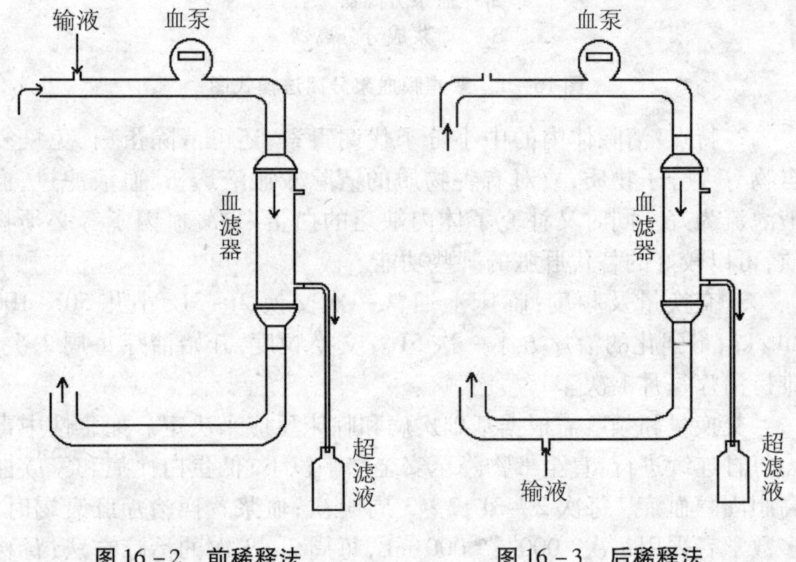

图 16-2　前稀释法　　　　图 16-3　后稀释法

(三)血液灌流(hemoperfusion, HP)或血浆灌流

1. 原理:使病人的血液/血浆流经体外一内含特制吸附剂(药用炭或树脂颗粒)的筒形灌流器,靠吸附作用清除血液中的毒素或药物,灌流后的血液再经导管从静脉返回体内。

2. 特点:HP 清除胆红素较好,调节水、电解质平衡不及 HF,清除毒素的能力不及 PE。

3. 吸附剂种类

(1)药用炭：最早开始使用的一种吸附剂，吸附谱广，但特异性差，且组织相容性差，对血细胞以及血小板有破坏作用，现已经少用。

(2)微囊炭：将药用炭用超薄半透膜白蛋白硝酸纤维素明胶戊二醛包裹。组织相容性好，克服了对血细胞的破坏，吸附效果更佳。

(3)微囊炭+特异性抗原抗体：吸附免疫球蛋白。

(4)树脂颗粒吸附剂：吸附效果不如药用炭，但组织相容性好，可制成各种特异性的吸附剂。

4. 装置及操作方式

(1)血液灌流(见图16-4)。

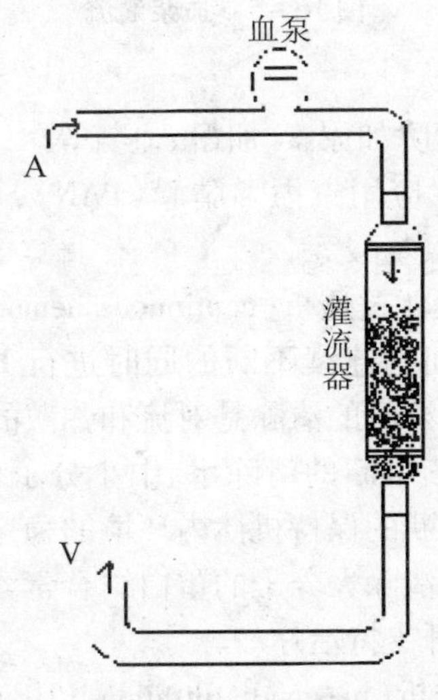

图16-4　血液灌流

(2)血浆灌流(见图16-5)。

(四)血液透析(hemodialysis，HD)

1. 原理：利用某些中小分子可以通过半透膜的特征，借助膜两侧的压力梯度及浓度梯度将血液中的小分子及毒素清除。

2. 特点：主要清除小分子物质，可以纠正水、电解质紊乱和酸碱平衡。

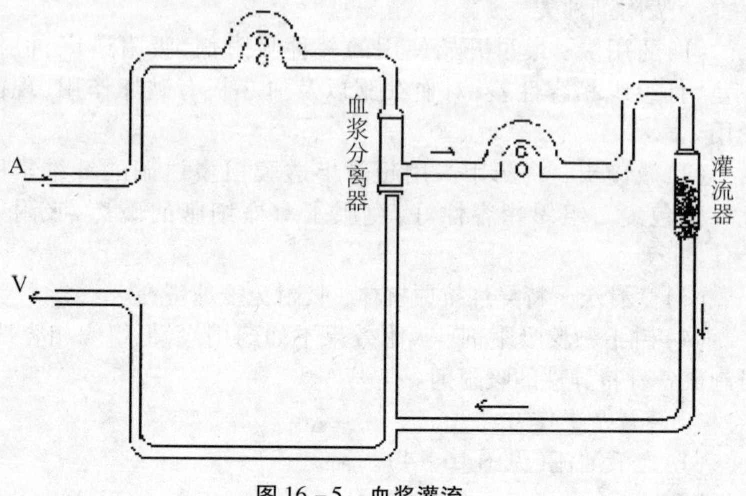

图 16-5　血浆灌流

3. 主要方法

(1)标准透析:清除如尿素、肌酐、血氨等。

(2)高通量透析:应用聚丙烯腈膜(PAN),可清除游离胆红素、游离脂肪酸、芳香族氨基酸等。

(五)连续性血液滤过透析(continuous hemodiafiltration,CHDF)

1. 原理:是长时间的连续不断的同时进行 HD 和 HF,以替代受损脏器的部分功能。溶质的清除是对流和弥散的双重作用。

2. 特点:可以连续不断的清除水、中小分子代谢毒素,更符合生理状态。可以连续不断的保持机体内环境的稳定和血流动力学的稳定。缺点是不能有效清除大分子的蛋白结合毒素。适于肝衰竭合并肾衰、脑水肿的人工肝支持治疗。

(六)血浆滤过透析(plasmadiafiltration,PDF)

1. 原理:是将 SPE 与 CHDF 两项技术相结合。在血浆蛋白成分中,多数凝血因子的相对分子量较白蛋白大,而与球蛋白相近。据此特点,研制出人工肝专用膜(EVACURE)的血浆分离器。

2. 特点:可以选择性交换,仅去除肝衰竭相关的蛋白结合毒素,保留匮乏的凝血因子。减少血浆补给量,蛋白筛选系数为 0.75,可节省 20% 的血浆用量。膜的血液相容性较好,凝血因子和血小板的膜接触反应轻微,减少了肝素用量,降低了出血风险。适合肝衰竭合并肾衰、电解质紊乱患者。

(七)分子吸附再循环系统(molecular absorbents recycling system MARS)

1. 原理:应用现有的透析技术,模拟肝脏解毒过程,通过MARS膜(模拟肝细胞膜)和白蛋白透析选择性地清除体内代谢的毒素。MARS治疗包括三个循环:血液循环、白蛋白循环和透析循环。基于双面嵌入白蛋白的特殊膜对血液进行透析处理,血液中分子量在50×10^3以下的水溶性中小分子毒素能跨膜。膜上白蛋白的游离位点与血浆白蛋白竞争结合亲脂性毒素,蛋白结合毒素被膜吸附摄取到膜的另一侧,然后依浓度梯度与白蛋白透析液中的白蛋白重新配位结合而被转运。白蛋白透析液先经一低通量透析器,按照普通透析原理清除水溶性毒素,再经一药用碳灌和一阴离子树脂灌,吸附清除蛋白结合毒素。净化后的白蛋白透析液重复循环。

2. 特点:MARS可以全面清除蛋白结合毒素和水溶性毒素,纠正水、电解质、酸碱失衡。

(八)连续白蛋白净化系统(continous albumin purification system, CAPS)

1. 原理:类似MARS白蛋白透析吸附的原理。该系统用高通量聚砜膜血滤器替代MARS主透析器,在白蛋白透析液循环回路中,用日产KURARAY BL300胆红素吸附器或国产丽珠系列血液灌流器作为净化白蛋白的吸附介质。

2. 特点:作用与MARS相似,耗材价格明显下降,具有较优的性价比。

五、生物人工肝简介

(一)原理 一般情况下,生物人工肝(bioartificial liver)是指以培养肝细胞为生物材料的体外人工肝支持系统,即狭义生物人工肝,主要由培养肝细胞生物反应器及体外辅助系统三个核心部分组成,如同人体、心脏及红细胞之间的关系一样。原理特点,在体外反应器中培养的高活性肝细胞,用辅助循环装置引肝衰竭患者血液或血浆流入反应器中，通过半透膜与培养的肝细胞进行物质交换，肝细胞发挥特异性解毒功能，并参与糖、蛋白质、脂肪三大物质代谢，完成中间代谢转化，清除毒物及代谢产物，分泌具有促进肝细胞生长的活性物质，起到理想的人工肝支持治疗作用。

（二）临床疗效判定　人工肝支持系统治疗临床用近期疗效和远期疗效来进行疗效判断。

1. 近期疗效

（1）治疗前后有效率：临床治疗前后有效率是以患者乏力、食欲缺乏、腹胀、尿少、出血倾向和肝性脑病等临床症状、体征的改善，血胆红素下降，胆碱酯酶活力增高；凝血酶原活动度改善；血内毒素下降及血芳香氨基酸和支链氨基酸比值的好转等指标来评价。

（2）患者出院时的治疗好转率：急性、亚急性重型肝炎以临床治愈率作为判断标准：①乏力、食欲缺乏、腹胀、尿少、出血倾向和肝性脑病等临床症状消失；②黄疸消退，肝脏恢复正常大小；③肝功能检查基本恢复正常；④PT 恢复正常。

慢性重型肝炎以临床好转率为判断标准：①乏力、食欲缺乏、腹胀、尿少、出血倾向和肝性脑病等临床症状明显好转，肝性脑病消失；②黄疸消退，腹水等体征明显好转；③肝功能检查明显好转（总胆红素降至正常的 1/2 ~ 1/5 以下，凝血酶原活动度在 0.4 以上）。

2. 远期疗效：存活率，分治疗后半年存活率和 1 年后存活率两种。

六、人工肝临床应用的体会

（一）人工肝治疗方法的选择　人工肝各种治疗方法各有优缺点，方法的选择对治疗的效果、经济性价比至关重要。在非生物型人工肝的各种治疗方法中已提出其各自的优势。联合或交替应用能够发挥各自的优势，取得更好的效果。如：PE 清除大分子毒素，特别是与蛋白结合的毒素效果明显，HF 清除中、小分子特别是水溶性毒素效果明显，而且能纠正水、电解质、酸碱失衡，二者联合应用效果明显优于单一使用。

（二）人工肝治疗疗效的判断　从广义上讲，一切用整肝、部分肝、肝细胞等治疗肝衰竭的方法均属生物人工肝的范畴，即“广义生物人工肝(general bioartificial liver)”,它涵盖了体外生物人工肝支持系统、体外肝灌流、组织工程肝组织移植、肝细胞移植、原位肝移植等。一般情况下,生物人工肝(bioartificial liver)是指以培养肝细胞为生物材料的体外人工肝支持系统,即狭义生物人工肝。主要由培养肝细胞、生物反应器及体外辅助系统三个核心部分组成,如同人体、心脏及红细胞之间的关系一样。其基本工作原理及特点是将大量高活性培养的肝细胞培养于体外生物反应器中,用辅助循环装置引肝衰竭患者血液或血浆流入反应器,通过半透膜与培养肝细胞进行物质交换,肝细胞发挥肝特异性的解毒功能,并参与糖、蛋白质、脂肪三大物质代谢,完成中间代谢转化,清除毒物及代谢产物,分泌具有促进肝细胞生长活性的物质,故可以起到理想的人工肝支持治疗作用,进一步将这种新型生物人工肝与以解毒为主的血浆置换、血液吸附、血浆吸附、血液透析滤过等非生物人工肝相结合,组成混合生物人工肝支持系统,将使其人工肝支持作用更加完善,达到临床人工肝支持治疗肝衰竭患者所需的效果。

七、人工肝治疗的禁忌证和并发症

(一)人工肝治疗的相对禁忌证

1. 疾病晚期,出现难以逆转的呼吸衰竭、重度脑水肿伴有脑疝等濒危症状者禁用。

2. 严重全身循环功能衰竭者禁用。

3. 伴有弥散性血管内凝血状态者禁用。

4. 有较重的活动性出血者慎用。

5. 治疗过程中所用药品如血浆、肝素、鱼精蛋白等高过敏者应慎用。

6. 临床医师认为不能耐受治疗的其他情况。

(二)人工肝治疗的并发症　人工肝治疗的并发症主要有过敏反应、低血压、继发感染、出血、失衡综合征、溶血、空气栓塞、水电解质及酸碱平衡紊乱、滤器内凝血等。随着人工肝技术的发展,并发症的发生率逐渐下降,一旦出现,需予以相应的处理。

(杨积明)

第五节 肝移植

肝移植是治疗晚期肝衰竭最有效的治疗手段。肝移植有多种手术方式,现今多采用的是同种异体原位肝移植。

一、适应证

(一)各种原因所致的中晚期肝衰竭,经积极内科和人工肝治疗疗效不满意者。

(二)各种类型的终末期肝硬化。

二、禁忌证

(一)绝对禁忌证

1. 难以控制的全身感染。

2. 肝外有难以根治的恶性癌肿。

3. 难以戒除的酗酒或吸毒。

4. 合并严重的心、脑、肺等重要脏器器质性病变。

5. 难以控制的精神疾病。

(二)相对禁忌证

1. 年龄大于65岁。

2. 肝脏恶性癌肿伴门静脉主干癌栓或转移。

3. 合并糖尿病、心肌病等预后不佳的疾病。

4. 胆道感染所致的败血症等严重感染。

5. HIV感染者。

三、移植后再感染肝炎病毒的预后和治疗

(一)HBV再感染　术前使用核苷(酸)类药1月以上,术中术后较长期时间应用高效价乙型肝炎免疫球蛋白与核苷类抗病毒药物。

(二)HCV再感染　目前尚无有效的预防方法,移植后可酌情给予干扰素α和利巴韦林联合抗病毒治疗。

(杨积明)

第六节　门静脉高压症的诊断与治疗

门静脉高压(Portal hypertension, PHT)是指各种原因引起的门静脉系统血流受阻和(或)血流量增加,导致门静脉及其属支血管内静力压升高的临床综合征。临床表现有脾脏肿大、门脉侧支循环形成和腹水,常常伴发脾功能亢进、肝性脑病、消化道出血和自发性腹膜炎等。

一、门静脉高压症的诊断

(一)病史　我国90%以上的门静脉高压症是由肝硬化引起,主要是乙型和丙型肝炎后肝硬化以及血吸虫性肝硬化。因此患者既往多有病毒性肝炎或血吸虫病病史,另外酒精性肝硬化所致门静脉高压症患者多有长期酗酒史。既往有上消化道出血、黄疸、腹水及腹腔感染、肝性脑病等病史有助于诊断。

(二)临床表现

1. 肝功能减退的表现:门静脉高压症患者由于门静脉压增高,致胃肠道淤血、水肿,加上营养不良、蛋白质和(或)消化酶缺乏,胆酸减少,使胃肠道蠕动、消化和吸收功能障碍,常出现食欲减退、恶心、呕吐、腹泻与便秘、体重下降、虚弱无力、出血倾向及肝性脑病等。

2. 慢性肝病的体征:如肝病病容、黄疸、肝掌、蜘蛛痣、毛细血管扩张、男性乳房发育、肝脏肿大等。

3. 侧支循环开放的表现:是门静脉高压症特征性临床表现:

(1)食管静脉丛的曲张,可引起食管下段和胃底静脉曲张,对门静脉高压症具有确诊价值,约15% ~50%的患者因食管静脉下端和胃底部静脉曲张破裂而发生呕血和便血,出血量往往较大且不易止血而危及生命。

(2)直肠周围静脉,引起痔静脉曲张,常引起内痔出血。

(3)肝廉状韧带周围,出现脐周或腹壁静脉曲张,形成脐周围典型的海蜇状静脉曲张,这些曲张静脉内的血流自脐孔向四周呈辐射状流动,称为“海蛇头”。

(4)腹膜后间隙静脉以及某些罕见部位的静脉曲张,如胆道系统、阴道、膀胱及肾盂、输尿管等。

4. 脾脏肿大与脾功能亢进:脾肿大是诊断门静脉高压的必备条件,肿大常较明显,质地一般较硬,部分患者可伴有脾周围炎,可引起左上腹隐痛或胀痛。长期脾窦淤血,造成脾内纤维组织增生和脾髓的细胞(主要是单核-吞噬细胞系统)再生,引起脾脏破坏血细胞的功能增强,因此患者在表现为脾脏肿大的同时常有脾功能亢进,表现为白细胞及(或)血小板减少,也可表现为红细胞减少。如果三系均减少则称为脾功能亢进性全血细胞减少症,其骨髓常呈增生活跃状态。

5. 胸腔积液、腹水:腹水是门静脉高压症患者较常见的症状及体征。无并发症的肝硬化腹水常起病缓慢,治疗反应较好;肝静脉流出道阻塞引起的门静脉高压,则起病较快,可迅速发生大量腹水且呈顽固性难治性腹水。胸腔积液多为中等量,以单发右侧胸腔积液多见,其次是双侧,单发左侧胸腔积液较少见。

6. 水肿:往往与腹水同时存在,与疾病的严重程度密切相关,多见于患者下肢,轻者可在平卧休息后消失,重者虽平卧休息亦不能消失,外阴水肿及男性患者阴囊水肿也可见到。

(三)辅助检查

1. 上消化道钡餐检查:可观察食管中下段及胃底有无静脉曲张,此法简单、实用、易于开展,患者亦容易接受,但难以发现轻度曲张者。

2. 内镜检查:是诊断门静脉高压的重要手段,内镜下发现食管、胃底静脉曲张则表明门静脉高压的存在。

3. 门静脉影像学检查:可确定门静脉及其侧支有无血栓形成,测定向肝和离肝血流以及门静脉解剖,对于外科决定分流类型有用。

(1)超声检查:是了解门静脉及其侧支的简单方法。门静脉高压时门静脉直径变宽的发生率约占48%,故B超检测有无门静脉直径变宽来判断有无门脉高压并不正确。但是可用B超来检测门静脉及其侧支有无血栓阻塞和有无脐静脉重新开放,也可了解肝脏和脾脏情况。

(2)经皮穿肝门静脉造影:比肠系膜动脉和脾门静脉造影能更好地显示出门静脉及其侧支。同时经胃左静脉食管静脉栓塞可治疗食管胃底静脉出血。

(3)CT:增强CT可显示后腹膜内脏旁、食管周围曲张静脉、胃曲张静脉和脐静脉。

(4)脐静脉导管、脾门静脉造影和内脏血管造影:前两者方法主要用来显示门静脉及其分支,以脾静脉造影使用较多且较容易,内脏血管造影对窦前性门静脉高压诊断较为实用。

4. 门脉压力测定

肝静脉导管:导管从股静脉插入至肝静脉根部,测出肝静脉楔压,从肝静脉测定游离肝静脉压,两者之差代表门静脉压力。正常人为0.67～0.8 kPa(5～6 mmHg),肝硬化患者在2.7 kPa(20 mmHg)以上。此方法是评价降门脉压力药物的金标准。

二、门静脉高压症的治疗

门静脉高压的治疗目的是控制食管－胃底静脉曲张破裂出血和预防食管－胃底静脉曲张出血。

(一)预防食管－胃底静脉曲张出血

1. β受体阻滞剂:常用普萘洛尔(心得安),可作为预防首次曲张静脉出血及防治再出血的标准治疗,其降低门脉压的作用是由于提高了α受体的活性,使肠系膜动脉收缩导致门静脉血流减少,并通过减少心输出量来减少门静脉血流,从而降低门脉压力。其剂量定为使用后脉率在55～60/min或降低其基础脉率的25%。口服宜从小剂量开始,20～40 mg/d,最大160 mg/d。但是一项大样本研究表明,虽然普萘洛尔改善了门静脉血流动力学,但不能预防曲张静脉由细向粗进展。

2. 硝酸盐制剂:分为短效(硝酸甘油)、长效(异山梨醇二硝酸酯、5-单硝酸异山梨酯),是第二类已经广泛应用的预防食管静脉曲张药物。血管扩张剂通过扩张动脉血管反射性引起内脏血管收缩降低门脉压力,同时通过其扩血管作用降低肝窦后阻力从而降低门脉压。

目前共识意见认为,预防食管－胃底静脉曲张出血首选β受体阻滞剂,有禁忌证者选用硝酸盐。

(二)食管胃底-静脉曲张出血的治疗

1. 药物治疗

(1)生长抑素及其类似物:生长抑素是生长激素释放的抑制因子的简称,是一种14个氨基酸的多肽,可抑制脑垂体释放生长激素、促甲状腺素和促肾上腺皮质激素,抑制胰腺释放胰岛素和胰高血糖素,抑制胃黏膜释放促胃液素,抑制肠黏膜释放肠促胰液素及肾脏释放肾素。另外,生长抑素还具有收缩内脏血管作用,可减少门脉血流,降低门静脉压从而控制出血。开始剂量可先用50 mg静脉注入,继以250~500 mg/h静脉滴入维持,其血浆半衰期较短,正常人为2~3 min,肝硬化患者为3~4.8 min,故需连续用药。有报道称24 h止血率可达58%。

(2)血管升压素及其类似物:是治疗急性曲张静脉出血最常用的内脏血管收缩剂,可增加肠系膜及周围血管的阻力,使平均动脉压增加,心排血量减少,门静脉血流量降低,从而降低门脉压,而且血管升压素可引起全身血液重新分布,皮肤、内脏、肾脏及门-体侧支循环的血流量减少,而骨骼肌的血流量增加。目前国内多用垂体后叶素,临床多先一次注射10 U,20 min后持续静脉滴入0.4 U/min,最大滴速为0.9 U/min,出血停止后可停药。同时应用硝酸甘油舌下含化可对抗垂体后叶素的副作用并可增加疗效。人工合成的血管升压素为9肽,活性形式有精氨酸血管升压素及赖氨酸血管升压素两种。其半衰期长,可一次给药。

(3)预防再出血的药物:首选β受体阻滞剂,而β受体阻滞剂与口服硝酸盐制剂联合使用能产生协同作用,降低门静脉压力的作用较单用β受体阻滞剂时更为显著。

2. 内镜治疗

(1)食管静脉圈套术(EVL) EVL术系经过套扎曲张静脉血管,完全阻断血流,套扎后局部产生急性炎症反应、缺血、坏死,继而引起肉芽组织增生和坏死组织脱落,形成浅溃疡,以后逐渐有成熟的瘢痕组织取代,曲张静脉消失,从而达到控制或减少曲张静脉破裂出血。EVL后食管静脉血流阻断,胃冠状静脉及胃周围静脉丛血管扩张,血流增加。EVL 消除静脉常需反复多次套扎治疗(常需硬化剂补充治疗),其后也需间断巩固治疗。其并发症一般在 3% ~25%,主要有:①咽部及食管擦伤;②胸骨后疼痛,吞咽困难;③术中或术后出血,出血原因为皮圈脱落,曲张静脉处坏死。术中出血应继续行出血静脉套扎,或硬化剂治疗,术中滴注降低门脉压力药物及抑酸剂和黏膜保护剂;临床上常应用套扎术 + 硬化剂联合治疗。二次套扎后再对残留的细小静脉行硬化剂治疗。

(2)食管静脉曲张硬化治疗:硬化剂静脉注射使血管内皮破坏,迅速形成血栓伴静脉炎症,1 周后组织坏死形成溃疡,10 d 后见肉芽组织形成,3 ~4 周纤维化闭塞静脉腔。注射后立即形成血栓,故急诊硬化治疗可达到止血的目的。方法有①静脉曲张外套管硬化剂注射治疗;②内镜末端附加气囊硬化剂注射治疗;③单纯内镜徒手操作法:静脉内,亦可静脉内 + 静脉旁。注射部位在出血点上下方,以出血点下方效果为好。未找见出血点时在齿状线上侧 2 ~3 cm 内环形注射,首选最易出血的 12 点时位的静脉,每次注射 1 ~2 条。静脉内注射,每点 3 ~10 mL 为宜,或可根据食管静脉曲张程度酌情增减,每次 1 ~4 点;静脉旁注射,每点 0.5 ~1 mL,每次 4 ~10 点,每次总量 6 ~10 mL。注射完后,内镜观察,确保无活动性出血时拔镜。术后 8 h 内禁食,1 ~2 d 内进流食,并注意休息;适量用抗生素;酌情用降门脉压药物 1 ~2 d;术后密切观察病情。

第 1 次硬化治疗后,间隔 1 周左右,再行 2、3 次硬化治疗,直至静脉基本消失止。疗程结束后 1 月内复查,每隔 3 个月复查 2 ~3 次,6 个月后复查第 4 次胃镜。局部并发症有食管溃疡、胸骨后疼痛、食管狭窄、食管穿孔、反流性食管炎、食管下端括约肌功能障碍等,邻近脏器及全身并发症有胃底静脉曲张、门脉高压性胃病、发热、短暂的菌血症、短暂的吞咽困难、肠系膜血栓及腹水增加等。

3. 三腔二囊管的使用:用带有两个气囊的三腔管,经鼻咽放入食管与胃底部。开始治疗时将胃囊充气 150 ~200 mL,食管气囊内充气使压力维持 4.0 ~5.3 kPa(30 ~40 mmHg),将三腔管再加 0.5 kg 重量牵引,压迫胃底与食管破裂的曲张静脉出血点。为防止压迫坏死,每隔 8 ~12 h 将气囊放气减压 15 ~20 min,再充气并牵引至 24 h,全部放气，去掉牵引，再观察 24 h 如无出血则可只保留胃减压，如有再出血，可再放置 24 h，并根据条件考虑内境下硬化或套扎治疗。气囊压迫止血法只用于药物治疗无效的病例，或在气囊压迫的同时合用降低门静脉压力的药物，或作为内境下硬化、套扎治疗的过渡疗法，单纯气囊疗法者已少用。

4. 外科治疗：分流术和断流术是目前治疗门脉高压症最为常用和经典的手术方法，可显著降低门静脉压力。肝移植给彻底治愈肝硬化门静脉高压症带来了希望。在今后相当长的一段时间内，保护肝脏功能，微创外科的应用以及肝脏移植的研究将是门脉高压症外科治疗研究的重点和难点。

5. 肝移植：肝移植为各种终末期肝脏疾病的治疗方法，肝硬化门脉高压症反复出血，内镜治疗效果不佳者可考虑行肝移植术。

（王　怡）

第七节　脾功能亢进症

脾功能亢进症（hypersplenism）简称脾亢，是一种综合征，临床表现为脾脏肿大，一种或多种血细胞减少，而骨髓检查造血细胞相应增生，脾切除后血象恢复，症状缓解。

一、脾功能亢进的分类

脾功能亢进按病因不同大致分为原发性和继发性两大类。原发性脾功能亢进远较继发性少见，常见疾病有先天性溶血性贫血、原发性血小板减少性紫癜等。其临床表现多先有某种血细胞减少，然后才出现脾肿大，骨髓涂片可见相应的血细胞增生。继发性脾功能亢进是因某种原发病而继发脾脏肿大，而后再出现血细胞减少等症状，多见于肝炎后肝硬化。在我国，乙型和丙型肝炎病毒感染所致肝硬化是主要原因。

二、脾功能亢进的诊断

（一）脾脏肿大　大部分脾功能亢进脾脏均肿大，一般原发性脾功能亢进脾脏肿大较轻，而继发性脾功能亢进则脾脏明显肿大。对于肋下未触到脾脏者,应进一步通过其他检查证实是否肿大。应用^{99m}Tc、^{198}Au或^{113m}In胶体注射后脾区扫描,有助于对脾脏大小及形态的估计。电子计算机断层扫描也能测定脾脏大小及脾内病变。但脾脏肿大与脾功能亢进的程度并不一定成比例。

(二)血细胞减少 红细胞、白细胞或血小板可以单一或同时减少。一般早期病例只有白细胞或血小板减少,晚期则可发生全血细胞减少。

(三)增生性骨髓象 部分病例还可同时出现成熟障碍,也可能因外周血细胞大量被破坏,未成熟细胞释放过多,造成类似成熟障碍象。

(四)脾切除的变化 脾切除后可以使血细胞数接近或恢复正常,除非骨髓造血功能已受损害。

(五)放射性核素扫描 ^{51}Cr标记血小板或红细胞注入体内后体表扫描,发现脾区的^{51}Cr量大于肝脏2~3倍,提示血小板或红细胞在脾内破坏过多。

考虑脾亢的诊断时,以前三条尤为重要。

三、脾功能亢进的治疗

(一)对原发性脾功能亢进患者,行脾切除可收到良好的效果。而对继发性脾功能亢进,应查清并治疗原发病,以使脾脏缩小,脾功能亢进缓解或消失。若不能收效则在切脾后再积极治疗原发疾病。

(二)脾脏切除的指征有以下几点:

1. 脾脏肿大显著,引起明显的压迫症状。

2. 贫血严重,尤其是有溶血性贫血时。

3. 有相当程度的血小板减少及出血症状,若血小板数正常或轻度减少,切除脾脏后可能出现血小板增多症甚至发生血栓形成,所以血小板正常或轻度减少者不宜切脾。

4. 粒细胞缺乏症,有反复感染史。

对肝硬化门静脉高压合并食道静脉曲张破裂出血者,可行脾切除加门体分流术或门奇断流术。

(王 怡)

第八节　脾栓塞治疗适应证、操作、效果评估

慢性肝炎后常导致肝硬化的发生，脾功能亢进是常见的并发症。脾切除和部分脾栓塞(partial splenic embolization，PSE)是治疗脾功能亢进的有效手段。由于PSE具有保留脾脏免疫功能和创伤小等优点，现已成为临床使用的成熟治疗手段。

一、PSE的适应证

各种原因引起的脾功能亢进，在此特指因肝硬化门脉高压症引起的脾功能亢进。

二、操作

(一)术前准备

1. 常规检查肝功能、血象、出凝血时间、活动度、凝血酶原时间。

2. PSE术前2 d开始静脉途径给予抗生素，一部分体质尚好者术前1天予以口服缓泻剂清洁肠道。术前禁食4 h。

3. 血管造影机、穿刺针等常用设备

(二)介入治疗步骤

1. 经股动脉穿刺，用5F Cobra导管做选择性脾动脉造影，了解脾动脉各分支解剖结构和脾脏增大的情况，选择栓塞靶血管。适宜的靶血管供血面积根据病情控制在全脾的40% ~70%范围之内。

2. 确定靶血管后使用Terumo SP 3 F微导管对拟栓塞的分支动脉做超选择插管，造影确认栓塞部位、血流速度、有无对脾外脏器供血等情况。

3. 各分支动脉栓塞前分别注入2%的利多卡因2 mL、庆大霉素4万U。

4. 使用栓塞剂如吸收性明胶海绵颗粒、鱼肝油酸钠或无水乙醇(血管硬化剂)注射，根据分支动脉直径、血流量确定剂量。

5. 栓塞后5 ~10 min后再次行脾动脉造影，确定栓塞效果，必要时补充栓塞。效果评估：术后以白细胞及血小板评价PSE的疗效。满意的指标是两者在正常范围。经临床观察一般白细胞、血小板计数在术后15 d时上升较高。其后稍有下降，但多处于正常值范围。对于治疗前极为低下的血小板水平($<20\times10^9$/L)，术后血小板上升3 ~4倍已经可以获得满意的临床效果。对于一般情况较差的患

者也可通过小体积栓塞或分次栓塞的办法达到疗效。

（三）并发症

1. 发热：一般出现于术后 12 h 之后，持续 1 ~ 3 周。体温多在 37.5℃ ~ 38.5℃，除常规给予抗生素外无特殊处理。

2. 疼痛：常见左上腹疼痛，疼痛程度大多在中等程度。持续约 3 ~ 10 d，外用止痛剂或口服止痛药即可，必要时可肌肉注射止痛药。

3. 呼吸系统异常：多与脾上部被栓塞或栓塞过大相关。可见左下胸痛，个别病例可见左侧胸腔积液，X 线见左下肺斑片状、条索状阴影。继续抗生素应用及对症止痛治疗有效。

4. 胃肠道症状：可与发热同时存在，常有恶心、呕吐、食欲下降等，可对症处理。

5. 脾外栓塞：大多发生于胃肠道，主要与导管插入脾动脉深度不够或推注栓塞剂时速度较快相关。

三、评估

部分脾栓塞治疗脾功能亢进的有效手段之一，此种治疗方法能够提高患者的血小板、白细胞的水平，又是一种微创的方法。但采取这种治疗方法要根据患者肝脏的具体情况而定，评判患者的肝脏功能，决定栓塞的面积，以便患者及时恢复。

部分脾栓塞是提升患者白细胞、血小板的手段，随着肝脏疾病的进展仍然会出现白细胞和血小板的下降。需要临床医生针对患者的病因采取有针对性的治疗，阻止脾功能的亢进。

（赵桂鸣）

第九节　原发性肝癌的临床诊断与治疗（介入、射频、微波刀、伽玛刀）

原发性肝癌（primary carcinoma of the liver）是较常见的恶性肿瘤。与慢性肝炎后肝硬化明确相关。

一、定义

原发性肝癌是原发于肝脏的恶性上皮细胞肿瘤，主要包括肝细胞癌、肝内胆管癌以及肝细胞和肝内胆管混合癌，其中肝细胞癌约占原发性肝癌的90%。病死率高。

二、流行病学

原发性肝癌多见于发展中国家，东亚和非洲撒哈拉沙漠以南多见。发达国家以日本的发病率高，其背景与丙肝感染率高相关。我国沿海高于内地，东南、东北高于西北、华北和西南。广西的扶绥、江苏的启东是我国的高发地区。

三、病因和发病机制

1. 病毒性肝炎：与肝细胞癌密切相关。主要是HBV与HCV的感染。在我国70%~90%的肝细胞癌患者HBsAg阳性，而HCV感染后10~30年有10%的患者发展至肝癌。

2. 黄曲霉素：研究表明黄曲霉毒素B_1(AFB_1)是人类致癌剂。AFB_1的摄入量与肝癌的死亡率呈正比。我国东南沿海气候温暖、潮湿，适宜黄曲霉生长，在谷物中黄曲霉污染较普遍。因而出现地方性的高发区。

3. 饮用水污染：流行病学显示饮用水污染与肝癌的发生有密切的关系。饮用污染严重的塘水或宅沟水者肝癌发病率明显高于饮用深井水者。进一步水质分析发现，污染的水中有百余种致癌、促癌、致畸变物质。

4. 烟酒：长期烟酒增加患肝癌的危险性，特别是增加HBV感染后患者患肝癌的危险性。欧美国家发生肝癌与长期大量烟酒密切相关。

5. 其他：澳大利亚发现血色病为肝癌的高危因素。华支睾吸虫可引起肝内胆管癌。肝癌发病机制远未弄清。正常肝细胞在多种致癌因素的长期作用下，加上遗传易感性，可导致肝细胞遗传特性的改变，这种改变的积累导致癌前病变，并发展为早期肝癌，最终发展为典型肝癌。

四、病理学

1. 组织分型

(1)肝细胞型：大多伴有肝硬化。癌细胞呈多角形，核大，核仁明显，胞质丰富。癌细胞排列成巢状或索状，癌巢之间有丰富的血窦。

(2)胆管细胞型:癌细胞呈柱状或立方状,胞质呈嗜碱性,无胆汁小滴,偶有黏液分泌,排列成腺泡,囊状或乳头状,间质组织多。

(3)混合型:癌组织中部分似肝细胞,部分似胆管细胞,或形态介于二者之间。其重要特点是既有胆汁又分泌黏液。

2. 具体分型

(1)块状型:此型多见,癌块直径大于 5 cm。10 cm 以上者称巨块形。

(2)结节型:癌结节最大直径不超过 5 cm。此型又分为单结节、多结节、融合结节。

(3)弥漫型:此型少见。肝癌结节较小,弥漫分布于整个肝脏,与肝硬化易区分,

(4)小肝癌:由于普查 AFP 的进行,常发现单结节肿瘤直径小于 3 cm,或相邻两个癌结节直径之和小于 3 cm,临床常无症状。

五、临床表现

原发性肝癌可发生于任何年龄,我国以 40 ~ 60 岁为多。男女比例约 4:1 ~ 6:1。

起病隐匿,经普查检出的早期病例,可无任何症状和体征,临床称为亚临床肝癌。

典型的表现:

1. 肝区疼痛:较多见,为持续性胀痛或钝痛,多在肿瘤位置。由于肿瘤生长,牵拉肝包膜所至。

2. 肝脏肿大:肝脏进行性肿大,肝脏质地坚硬,有结节状或不规则的包块。

3. 黄疸:一般在晚期出现,可因肝细胞损害或癌细胞阻塞胆管所至。

4. 消化道症状:恶心、呕吐、食欲缺乏、腹胀、腹泻等,常因缺乏特异性的原因而被忽视。

5. 肝硬化的症状及相应体征:可有脾肿大、腹水、侧支静脉形成等,腹水形成的原因还有癌细胞侵犯腹膜所致。

6. 全身系统症状:低热、乏力、消瘦等。

7. 伴癌综合征:自发性低血糖、高钙血症、红细胞增多症、类癌综

合征等。

8. 转移灶：肿瘤转移至相应的部位可出现相应的症状体征。有时可能是肝癌的首发症状。

六、自然病程

过去认为肝癌一般有3～6个月的病程。现在发现亚临床肝癌其自然病程可达24个月。

七、实验室检查

1. AFP检测：是当前诊断肝细胞癌最特异的标志物。AFP是胎儿时期肝脏合成的一种胚胎蛋白。正常值≤20 μg/L。高滴度才有特异性（临界值为200 μg/L），单项AFP≥400 μg/L，持续2个月才能诊断原发性肝癌，通常AFP水平与肝癌大小及病理分化相关。另外AFP阳性者需除外妊娠、活动性肝病、畸胎瘤等疾病，持续AFP低水平或一过性升高是鉴别的关键。

2. AFP异质体检测：常用植物凝集素如小扁豆凝集素（LCA）、刀豆凝集素（ConA）检测。临床意义：以LCA结合型AFP≥25%为界定肝癌的界限，诊断符合率87.2%，假阳性极低。5 cm以下的肝癌阳性率约74%，是临床早期诊断小肝癌的有效方法。

八、影像学检查

1. 适时B超检查（B-US）：与AFP结合，US检查是肝癌早期诊断的主要方法。明确肝癌位置。随肝癌的大小超声显像显示内部回声由低渐高，或混合回声变化，US检查肝癌具有以下特征：声晕及结节中结节。并可显示门脉主干及其分支内是否有癌栓。

2. 彩色多普勒：可显示占位性病变，测量进出肝癌的血流。

3. 电子计算机断层扫描（CT）：在各种影像检查中，CT最能反映肝脏病理形态，如病灶大小、位置、数目、有无病灶内出血、边缘是否有浸润性、门脉血管是否受侵、是否有癌栓存在。

4. 原发性肝癌血管造影：对直径1～2 cm的小肝癌血管造影术往往能精确地做出诊断。正确的诊断为74%～94%。如合用低压灌注法造影确诊率可高达97%。

5. 肝活组织检查：在US或CT引导下活检或细针穿刺行组织学或细胞学检查，是目前获得2 cm直径以下小肝癌确诊的有效手段。

九、诊断

肝癌早期多无明显的临床症状，早期肝癌的诊断依赖于 AFP 与影像学的检查。典型的肝癌有进行性肝区痛、肝脏肿大、黄疸，无其他原因可解释的全身症状如发热、消化道症状、伴癌综合征等临床症状。辅助检查：AFP、AFP 异质体阳性。影像学检查显示占位性改变。组织学检查可确定诊断。

十、治疗

(一)手术治疗　手术治疗是肝癌的首选治疗方案。早期切除是提高生存率的关键。肿瘤越小，5 年生存率越高。手术治疗的适应证：

1. 诊断明确，估计病变局限于一叶或半叶者。
2. 无明显黄疸、腹水或远处转移者。
3. 肝功能代偿尚好，凝血酶原时间不低于 50% 者。
4. 心、肝、肾能耐受者。

在肝功能正常者肝切除量不超过 70%，中度肝硬化者不超过 50%，或仅能做左半叶切除；严重肝硬化者不能做肝叶切除，至多考虑肝段或局部非规则切除。对于术后密切随访发现的“亚临床期”复发的小肝癌，仍以再手术为首选。

虽然肝癌根治术是肝癌的首选治疗方法，但根治术后仍有很高的复发率。故术后宜定期随访 AFP，B 超变化及早发现肝癌的复发。

(二)非手术治疗

1. 介入治疗：因为手术切除的局限性，介入治疗成为肝脏占位性疾病的重要的治疗方法。

(1)肝动脉化疗栓塞(transhepatic arterial chemoembolization，TACE)：肝动脉化疗栓塞被公认为非手术治疗的首选方法。适应证：不能切除的肝癌，特别是以右叶为主或多发病灶，或术后复发而不能手术切除者，或瘤体较大、多个结节，一期根治困难，行 TACE 后瘤体缩小，可行二期手术者。姑息性切除术后残癌等。

(2)门静脉栓塞术(portal vein embolization，PVE)：近年来，肝癌的切除技术提高很快，但由于术后剩余肝脏组织太少，将会导致肝功能衰竭、感染、出血甚至死亡。在肝癌切除前行门静脉栓塞术，可明显的扩大手术的适应证，增加肝癌切除手术的安全性，提高肝癌患者术后的长期生存率,因此,PVE 在临床肝癌治疗中应用逐年增多。适应证:①剩余肝脏体积太小而无法耐受肝叶切除术的肝癌患者。最适于多发性小肿瘤而无对侧再生者。目前较为一致的看法是肝功能正常者,剩余肝脏组织体积(FLR)/全肝体积(TELV)比值小于25%,有慢性肝病的患者 FLR/TELV 比率小于40%;②诱导肝细胞复制,从而使肝脏基因治疗成为可能;③预防肝细胞性肝癌的门静脉转移。术后剩余肝组织的明显增加,肝功能的改善,为进一步的治疗提供了可能。

(3)经皮瘤内无水乙醇注射(PEI):适应证:①肿瘤直径≤5 cm;②肿瘤位于肝门部大血管附近,不能手术切除者;③病灶一般不超过3 个;④全身情况较差或切除术后复发不能耐受手术者;⑤本人拒绝手术治疗;⑥与其他非手术治疗(TACE)综合治疗;⑦肝脏囊肿。

(4)经皮瘤内射频消融(pereutaneous radio-frequency ablation, PRFA):射频波进入肝脏后,通过激发分子振荡转换成热能,当温度超过 50℃数分钟即可使细胞死亡,大于 60℃可使细胞立即死亡。临床上通过这些原理用射频波使肝脏占位性病变局部坏死以达到治疗的目的。临床适应于直径≤5 cm、病灶数 <4 个、无门静脉癌栓或肝外转移的肝癌。联合其他介入治疗也可治疗大肝癌。

(5)氩氦超低温冷冻(Argon-Helium cryotherapy system, AHCS):高压氩气快速释放产生超低温,继以高压氦气产生热效应,可最大限度地摧毁肿瘤组织。常用于直径 <3 ~5 cm、无严重心肺和肝功能障碍、无出血倾向、无大量胸腹水或广泛转移、未累及肝门或下腔静脉的肿瘤结节。

(6)经皮穿刺瘤内微波固化:多适于直径小于2 cm 的肝癌,对于直径大于3 cm 的肝癌可采用多针、多点组合辐射来提高疗效。

(7)经皮穿刺瘤内激光热疗:可在肿瘤组织内产生高温,形成球形坏死,并能刺激机体免疫力促进机体杀灭肿瘤。这种方法无出血,目前适用于直径小于2 cm 的肝癌。多光纤维点治疗可扩大凝固范围。

(8)高强度聚焦超声治疗:利用高强度超声波波长短、易于穿透组织的特点,聚焦于深部肝癌,在短时间内产生高温直接杀灭肿瘤组织。但由于聚焦区域小、有肋骨及空腔脏器对高强度超声的吸收与反射，治疗受到限制。

2. 放射治疗：放疗对肝癌不敏感。但对全身情况较好，肝功能基本正常的局限性肝癌（主要在右叶），部分患者可获得根治。对瘤体较大或发生转移者，也有一定的姑息疗效。目前多采用移动条野照射。实行放疗技术有望安全地提高肿瘤内的放射量，尽量减少正常肝实质和周围组织受累。

3. 化学治疗：肝癌的单一或多种药物联合全身化疗多无明确的疗效。目前多经肝动脉插管化疗灌注给药，在肿瘤区域积聚高浓度药物，可取得一定疗效。化疗可用于肝癌不宜切除和姑息性切除术后，以及肝动脉插管术后局部灌注。禁忌证：①晚期肝癌，肝功能失代偿；②肝癌合并肝癌破裂或消化道出血；③全身情况差，骨髓造血功能低下；④重要器官衰竭。

4. 生物治疗：生物治疗在理论上不仅起配合手术、化疗、放疗以减轻对免疫的抑制，也消灭残余肿瘤细胞的作用。目前应用较多的是基因重组人细胞因子，如干扰素、白细胞介素 2、肿瘤坏死因子，以及免疫活性细胞如淋巴因子激活的杀伤细胞（LAK）和肿瘤浸润淋巴细胞（TIL）的过继输注。一般采用肝癌切除术后局部或区域治疗。或与 TACE 联合应用。另外肝癌疫苗已进入临床试用阶段，肝癌的基因治疗有望于不远的将来进入临床。

（三）综合治疗　由于肝癌病情发展较快，中晚期症状明显，并发症多，对于肝癌所致的腹水、癌热、癌痛、恶病质应及时对症处理。肝癌常见的并发症为肿瘤破裂出血、上消化道出血、阻塞性黄疸、肝性脑病、继发感染等也应及时处理。

近年来临床肝癌治疗的方法很多，多学科综合治疗替代了传统的单一治疗模式。根据病变的具体情况和不同特点选择最佳方案。治疗方法的选择主要取决于：①肿瘤的具体病变（大小、数目、范围、癌栓、转移）；②肝功能代偿程度；③患者的全身情况（年龄、心肺功能、糖尿病、其他脏器病变）等。以外科治疗为中心与各种非手术疗法优化组合的治疗方案日益发展并成为治疗的主流。

（赵桂鸣）

附:肝介入治疗适应证、操作、效果评估

肝介入治疗一般指在影像学方法引导下的非手术局部治疗。常涉及门静脉高压症、肝脏占位性病变、胆道良恶性梗阻等疾病的治疗。本学科常见的胆道梗阻涉及介入治疗的常为寄生虫所致,发生率低,治疗比较简单,在此不作详尽的讨论。

(一)门静脉高压症的介入治疗　慢性肝炎后肝硬化、肝癌、血吸虫病是门脉高压症的常见病因,其他可发生在如 Budd-Chiari 综合征等少见疾病中。正常的门静脉汇集脾静脉及肠系膜上静脉等分支的血流流入肝脏,正常的门脉血流为 1 ~ 1.2L/min,压力约为 0.93 kPa(7 mmHg)。当门静脉压力大于1.6 kPa(12 mmHg),或肝静脉压力梯度(hepatic venous pressure gradient,HVPG)大于1.3 kPa(10 mmHg)界限时,界定为临床上有意义的门静脉高压症(clinically-significant portal hypertension,CSPH)。其临床常表现为胃食管静脉曲张、破裂出血或腹水。门脉高压症的介入治疗也都围绕着解决相关疾病开展。

1. 经皮经肝栓塞术(percutaneous transhepatic embolization,PTE):适用于内科常规治疗无效的门脉高压症的病例,对活动期出血特别是胃底静脉曲张出血可紧急做 PTE,也可在出血止血后,为防止再出血择期做 PTE,对于肝功能不良需做手术的肝硬化患者,可先姑息性做 PTE,待肝功能好转后再行手术治疗。

(1)操作:术前先用镇静剂,平卧位,选用局部麻醉。行肝穿刺进入门静脉。做门静脉造影,然后选择性地将导管插入胃左或胃短静脉,并注入栓塞剂如高渗葡萄糖、无水酒精、吸收性明胶海绵颗粒,切断食管曲张静脉的血流。

(2)效果评估:以出血控制作为效果评估。

2. 经颈静脉肝内体静脉支架分流术(transjugular intrahepatic portosystemic shunt TIPS):适用于胃食管静脉曲张出血、难治性腹水及肝肾综合征、少数严重的门脉高压性胃病 Budd-Chiari 综合征,以及肝移植前等待供体期间防止致命并发症等。

(1)操作:传统的 TIPS 分流道是建立在肝静脉与门静脉之间的肝实质内。近年来由于介入技术的进步,在门静脉与肝段下腔静脉之间建立分流道也可达到减低门静脉压力的目的。

术前常规进行肝功能、血常规、腹部 CT 及增强 CT、间接门静脉造影、下腔静脉造影(取门静脉—肝段下腔静脉通路时检查)。其他同一般介入治疗前术前准备。如数字减影机、穿刺针、套管、术前抗生素等。

在 X 线下用穿刺套针与鞘同轴沿导丝经右颈静脉进入门静脉或肝段下腔静脉,参考正侧位门静脉造影所提供的门静脉的位置,选择合适的位置和角度,经肝静脉或肝段下腔静脉向门静脉穿刺。确定门静脉被穿中后,将亲水导丝经套管送至脾静脉或肠系膜上静脉,然后用 5F 直侧孔导管行直接门静脉造影并测压,穿刺道用球囊进行扩张,直接分流道造影检查是否存在造影剂外溢或与胆管交通,如无上述征象,植入支架。再次直接门静脉造影及测压(造影显示分流道顺直,造影剂通过支架顺畅,肝内门静脉分支充盈满意,门静脉压力控制在 24 cmH_2O 左右)。

(2)效果评估:手术成功指标:一般术后 7 d 进行彩色多普勒对肝内血流动力学检查,显示分流道内无湍流血流。进行上消化道造影提示食管胃底静脉曲张基本消失,黏膜皱襞已光滑连续。复查血小板、白细胞明显回升、肝功能改善。临床表现出食管胃底静脉曲张出血得到有效控制,难治性腹水迅速减少或消失,脾明显缩小,Child-Pugh 分级改善。

3. 经血逆行性气囊闭塞根除术(balloon-occluded retrograde transvenous obliteration,B-RTO):目前只在日本应用。常用于根治胃底静脉曲张。

(1)操作:如在内镜下发现胃底静脉曲张,经显影动态 CT 发现胃肾侧支血管,即可做 B-RTO。B-RTO 是将带有气囊的导管放到胃肾侧支血管,或胃下腔静脉侧支血管,或两者同时放入。先将气囊扩张以闭塞胃底静脉曲张及侧支血管血流,然后经导管注入混合造影剂的硬化剂,如 5% 的鱼肝油酸钠等,进入胃底曲张静脉内。每次最多可用 30 mL 硬化剂,硬化剂将留在胃底静脉曲张内 1 ~ 3 h。完成后，胃底静脉曲张内的硬化剂将从导管抽回，再收回气囊，最后将导管拔除。

(2)效果评价：一次治疗后胃底静脉曲张即被根除，复发率极低。B-RTO 也可治疗因自发性门-体静脉分流后的肝性脑病。由于其规模较小，疗效有待于进一步评估。

(二)肝占位性病变的介入治疗　肝占位性病变一般指肝脏恶性肿瘤及肝囊肿等疾病。因为手术切除的局限性，介入治疗成为肝脏占位性疾病的重要的治疗方法。

1.肝动脉化疗栓塞(transhepatic arterial chemoembolization，TACE)：肝动脉化疗栓塞被公认为非手术治疗的首选方法。

(1)适应证：不能切除的肝癌，特别是以右叶为主或多发病灶、或术后复发而不能手术切除者。或瘤体较大、多个结节，一期根治困难，行 TACE 后瘤体缩小，可行二期手术者。姑息性切除术后残癌等。

(2)操作：一般采用 Seldinger 技术插管行腹主动脉或肝总动脉数字减影血管造影，必要时行肠系膜上动脉及隔动脉造影，明确肿瘤供血动脉，超选择入肿瘤靶血管，注入碘油化疗乳剂。必要时加吸收性明胶海绵栓塞。起初 3~4 次，间隔 6~8 周重复治疗，以后时间视病情而定。乳剂配方常含卡铂、吡柔比星、丝裂霉素、轻基喜树碱等。注入瘤内的量以肿块内基本存积碘油乳剂为宜。

2.门静脉栓塞术(portal vein embolization，PVE)近年来，肝癌的切除技术提高很快，但由于术后剩余肝脏组织太少，将会导致肝功能衰竭、感染、出血甚至死亡。在肝癌切除前行门静脉栓塞术，可明显的扩大手术的适应证，增加肝癌切除手术的安全性，提高肝癌患者术后的长期生存率，因此，PVE 在临床肝癌治疗中应用逐年增多。

(1)适应证：①剩余肝脏体积太小而无法耐受肝叶切除术的肝癌患者。最适于多发性小肿瘤而无对侧再生者。目前较为一致的看法是肝功能正常者，剩余肝脏组织体积(FLR)/全肝体积(TELV)比值小于25%，有慢性肝病的患者，FLR/TELV 比率小于40%；②诱导肝细胞复制，从而使肝脏基因治疗成为可能；③预防肝细胞性肝癌的门静脉转移。

(2)操作方法:PVE 有 3 种方法,开腹经回结肠静脉穿刺法;经腹腔镜经回结肠静脉穿刺法;经皮经门静脉穿刺法。由于经皮经门静脉穿刺栓塞操作简便,易行,成为 PVE 的主要途径。

经皮经肝门静脉栓塞术一般在局麻下进行。用超声或 X 线引导,用 22G Chiba 穿刺针,将穿刺针置入同侧一门静脉分支。用 Seldinger 技术将 6F 导管鞘放入门静脉主干,行门静脉造影,确定靶血管,一般选择病变同侧的门静脉分支。应用栓塞剂如吸收性明胶海绵、弹簧圈等栓塞。再做门静脉造影观察栓塞效果。

(3)效果评估:此方法的效果评估在于剩余肝组织的增加、肝功能的改善、影像学及肝功能检测会提供相关信息。

3. 经皮穿刺瘤内治疗:主要有无水乙醇、15% ~50% 乙酸、热盐水、蒸馏水瘤内注射;瘤内射频消融、微波固化、激光热疗、高强度聚焦超声、氩氦超低温冷冻治疗等等。

(1)经皮瘤内无水乙醇注射(PEI)

适应证:①肿瘤直径≤5 cm;②肿瘤位于肝门部大血管附近,不能手术切除者;③病灶一般不超过 3 个;④全身情况较差或切除术后复发不能耐受手术者;⑤本人拒绝手术治疗;⑥与其他非手术治疗(TACE)综合治疗;⑦肝脏囊肿。

操作:PEI 通常分为两种不同的技术方法。最常用的是局麻下“多点”注射法。在放射(也可在超声)引导下,应用 1 枚 20G 或 22G 针刺入病灶内,通常每个点总的乙醇注射量为 8 ~10 mL。体积可以由以下公式换算出:$V=4/3\pi(R+0.5)^3$,其中 V 是总注射体积,R 是病灶直径。0.5 是用以保证有足够体积的边缘正常组织产生坏死。PEI 单点注射方法,主要用于治疗大的病灶或多个病灶,与多点注射方法相比损伤更强,并发症也较多。

(2)经皮瘤内射频消融(radio-frequency ablation,PRFA):射频波进入肝脏后,通过激发分子振荡转换成热能,当温度超过 50℃数分钟即可使细胞死亡,大于 60℃可使细胞立即死亡。临床上通过这些原理用射频波使肝脏占位性病变局部坏死以达到治疗的目的。

适应证:直径≤5 cm、病灶数 <4 个、无门静脉癌栓或肝外转移的

肝癌。联合其他介入治疗也可治疗大肝癌。

操作:一般在超声引导下经皮肝穿刺,然后将射频针插入肿瘤中心位置后,打开治疗仪的微电极针,射频能量由 20W 开始,10 分钟后达到 90W,达到最大阻抗即完成该点单次治疗。肿瘤较大,需多角度多层面多次治疗。总体治疗方案先从肿瘤中心位置开始,然后向边缘扩展,达到最终毁坏肿瘤的目的。

(3)氩氦超低温冷冻:(Argon-Helium cryotherapy system, AHCS)高压氩气快速释放产生超低温继以高压氦气产生热效应,可最大限度地摧毁肿瘤组织。

适应证:直径 <3 ~5 cm、无严重心肺和肝功能障碍、无出血倾向、无大量胸腹水或广泛转移、未累及肝门或下腔静脉的肿瘤结节。

操作:AHCS 治疗应具备氩氦冷冻系统、数字减影机等设备。选择 10 mm 层厚肝脏平扫,计算肿瘤体积,预计靶冷冻体积。CT 定位线做体表标志,确定不同进针角度、深度、靶向穿刺点。一般取仰卧位,常规消毒、铺巾、局麻,用 18G 穿刺针引导 8 ~11F 血管鞘进入靶区,交换 ARCS 冷冻器,氩气工作压力 17 225 kPa, 100% 输出功率状态下,冷冻至 -140 ~ -160℃,持续 15 ~20 分钟,氦气复温至 10℃,为一次冷冻循环,可重复数次。术毕,撤出 ARCS 冷冻器应用生物止血胶,逐段封闭穿刺道。

(4)其他:经皮穿刺瘤内微波固化:多适于直径小于 2 cm 的肝癌,对于直径大于 3 cm 的肝癌可采用多针、多点组合辐射来提高疗效。经皮穿刺瘤内激光热疗:可在肿瘤组织内产生高热,成球形坏死,并能刺激机体免疫力促进机体杀灭肿瘤细胞。这种方法无出血。目前适用于直径小于 2 cm 的肝癌。多光纤维点治疗可扩大凝固范围。高强度聚焦超声治疗利用高强度超声波波长短、易于穿透组织的特点,聚焦于深部肝癌,在短时间内产生高温直接杀灭肿瘤组织。但由于聚焦区域小、有肋骨及空腔脏器对高强度超声的吸收与反射。治疗受到限制。经皮注射 15%~50% 乙酸比无水乙醇具有更强的组织渗透能力,易于穿透癌组织内的纤维间隔而均匀弥散,疗效优于注射无水乙醇,但其局部疼痛较剧烈,目前应用时间较短,疗效有待进一步观察。

效果评估:对于肿瘤患者来讲,各种介入治疗的评估大多考虑以下项目:术后肿瘤大小的改变,肝功能情况,各种并发症改善与否,随访长期生存情况,生活质量的改善与否。当然,由于肝癌患者的病情复杂,各种介入治疗方法各有自身的局限性,目前倾向于多手段综合治疗,以提高介入治疗肝癌的成功率。

(赵桂鸣)

第十七章　抗生素、抗病毒药物的临床应用

第一节　抗生素药物的临床应用

一、抗菌药物应用的基本原则

（一）当临床考虑细菌感染时应尽早送检细菌学检查，根据感染病源菌种类及细菌药敏结果选用抗菌药物。由于目前临床细菌培养及药敏存在很多缺陷，故临床医生应多方面分析可能致病菌并根据其敏感度选药。

（二）根据抗菌药药物的药理作用特点用药。选择针对性强的抗生素。

（三）按照患者的病理、生理状态特点用药。如老人、儿童、孕妇、肝肾功能障碍及存在其他基础病者，应注意用药时的选择。

（四）合理选择抗菌药的剂量、疗程、给药途径、间隔时间及联合用药的种类。

二、抗生素联合应用的原则

（一）联合应用的适应证

1. 病原未明的严重感染。

2. 以应用或考虑应用单一抗菌药物难以控制的感染。

3. 混合感染或感染范围广泛而考虑可能有 2 种以上细菌感染者。

4. 深部感染或抗菌药物不易渗透部位的感染，如心内膜、中枢神经系统感染。

5. 慢性迁延感染、病程较长、病灶难以清除、长期抗菌药物治疗、细菌可能产生耐药者。

（二）注意事项

1. 联合用药时为减少不良反应，应适量减少各药的剂量。

2. 多采用 2 种药联合，因过多药物联合可能会增加药物的不良反应。

3. 选用有协同、累加作用的药物。

4. 注意药物的相互作用、合理配伍，避免药物相互作用引起的不良反应。

三、禁忌滥用抗生素

（一）预防用药应有严格的指征，必须在充分权衡感染发生的可能性、药物预防的效果、耐药性产生、不良反应等因素的基础上决定。

（二）避免局部应用抗生素，以免发生细菌耐药，及引起过敏反应。

（三）病毒性感染及不明原因的发热，除明确并发细菌感染者外，均不宜应用抗菌药物。

（四）联合用药要指征明确，一般情况下不需联合使用抗生素。

四、各种抗生素的适应证及用药方法

（一）青霉素类抗生素　繁殖期杀菌药，包括天然青霉素、口服不耐酶青霉素、耐青霉素酶青霉素、广谱青霉素、抗阴性杆菌青霉素五类。青霉素类具有共同的抗菌机制，影响细胞壁的合成，对人体毒性小但可有过敏反应，各类之间有交叉过敏，用前需做过敏试验。青霉素为窄谱抗生素，对溶血性链球菌、肺炎链球菌（青霉素敏感者）、草绿色链球菌、肠球菌、破伤风杆菌、炭疽杆菌、白喉杆菌、脑膜炎双球菌、钩端螺旋体、梅毒螺旋体等具有良好的杀菌效果。因多数金葡菌产青霉素酶对金葡菌而无效。对青霉素不敏感肺炎链球菌无效。耐青霉素酶青霉素对葡萄球菌产生的 β 内酰胺酶稳定，对产酶耐药金葡菌有强大的抗菌活性。近年来耐甲氧西林葡萄球菌增多，在院内感染时不宜选用。广谱青霉素对革兰阳性球菌和杆菌、厌氧菌的作用与青霉素类似，但氨苄西林对革兰阴性杆菌增强，可用于流感嗜血杆菌、百日咳杆菌、布氏杆菌、沙门菌、志贺菌、大肠埃希菌、变形杆菌、绿脓杆菌。但目前临床常有耐药菌出现，宜根据药敏结果选药。

（二）头孢菌素类抗生素　繁殖期杀菌药，根据药物研发的时间、抗菌谱、抗菌作用、对 β 内酰胺酶的稳定性及药理作用等分为四代。

第一代头孢菌素：虽对青霉素酶稳定，但仍会被许多革兰阴性菌产生的β内酰胺酶所水解，对金葡菌等葡萄球菌属（青霉素耐药株有效，但对甲氧西林或苯唑西林耐药株无效）、溶血性链球菌、肺炎链球菌、草绿色链球菌、炭疽杆菌、白喉杆菌等革兰阳性菌有良好的抗菌活性，对肠球菌有耐药，对革兰阴性菌效果差，有不同程度的肾毒性，不能透过血脑屏障。

第二代头孢菌素：对多数β内酰胺酶稳定，抗菌谱广于第一代，对革兰阳性菌的活性与第一代相仿或略低，对革兰阴性杆菌作用较第一代强，但仍限于部分肠杆菌，对其他肠杆菌、沙雷菌属、假单胞菌属多呈耐药。

第三代头孢菌素：对多种β内酰胺酶稳定，对革兰阴性菌活性增强，部分品种对假单胞菌属具有良好的抗菌活性。第三代头孢菌素可透过血脑屏障，无明显肾毒性，近年有多重耐药出现。

第四代头孢菌素：对革兰阳性球菌有更强的作用，与第三代相比对阴沟杆菌、产气肠杆菌等肠杆菌属、黏质沙雷菌、耐药菌减少，对假单胞菌有效。头孢菌素分类详见表17-1。

表17-1 头孢菌素分类表

	头孢菌素代表药
第一代	头孢羟氨苄 Cefadroxil 头孢氨苄 Cefalexin（头孢立新 Cephalexin）头孢噻啶 Cefaloridine（先锋Ⅱ Cephaloridine）头孢噻吩 Cefalotin（Cephalothin）头孢匹林 Cefapirin（Cephapirin）头孢唑啉 Cefazolin 头孢拉定 Cefradine（Cephradine）头孢替唑 Ceftezole
第二代	头孢克洛 Cefaclor 头孢孟多 Cefamandole（头孢羟唑 Cephamandole）头孢美唑 Cefmetazole** 头孢米诺 Cefminox** 头孢尼西 Cefonicid 头孢雷特 Ceforanide 头孢替坦 Cefotetan* 头孢替安 Cefotiam 头孢西丁 Cefoxitin* 头孢丙烯 Cefprozil 头孢呋辛 Cefuroxime 劳拉卡比 Loracarbef
第三代	头孢地尼 Cefdinir 头孢妥仑 Cefditoren* 头孢他米 Cefetamet pivoxil 头孢克肟 Cefixime 头孢甲肟 Cefimenoxime 头孢地嗪 Cefodizime 头孢哌酮 Cefoperazone 头孢噻肟 Cefotaxime Cefpimizole 头孢匹胺 Cefpiramide 头孢泊肟 Cefpodoxime 头孢磺啶 Cefsulodin 头孢他啶 Ceftazidime 头孢布烯 Ceftibuten 头孢唑肟 Ceftizoxime 头孢曲松（头孢三嗪）Ceftriaxone
第四代	头孢妥仑 Cefditoren* 头孢吡肟 Cefepime 头孢匹罗 Cefpirome

*：头孢妥仑具有第三代和第四代头孢菌素的特点。

**：属于头孢霉素类，比其他第二代头孢菌素耐革兰阴性菌β内酰胺酶的性能更强。

（三）β内酰胺酶抑制剂抗生素　在于抑制β内酰胺酶，临床常与青霉素类、头孢菌素类联用。

（四）碳青霉素烯类　具有广谱抗菌活性，对需氧革兰阴性菌如肠杆菌科细菌具有强大的抗菌活性，对甲氧西林敏感的葡萄球菌、脆弱类杆菌也具有强大的抗菌活性。

（五）氨基甙类抗生素　该药物对需氧革兰阴性杆菌具有强大的杀菌作用。硫酸阿米卡星等对铜绿假单胞菌有较好的抗菌作用，对除肺炎链球菌、溶血性链球菌外的葡萄球菌也具有一定的抗菌活性。但此类药物均具有耳毒性和肾毒性。

（六）四环素类抗生素　广谱抗生素，起抑菌作用。对多种革兰阳性及阴性菌、立克次体、支原体、衣原体、放线菌有效。但目前该药对多种病原体耐药，又有对骨骼、牙齿、肝、肾等脏器的损害，现仅用于立克次体、布氏杆菌病、支原体、衣原体感染及霍乱、回归热的治疗。半合成四环素活性高于四环素，耐药株少见，不良反应轻微，用药次数少，有替代四环素的趋势。

（七）大环内酯类抗生素　对溶血性链球菌、肺炎链球菌、金葡菌（耐甲氧西林敏感株）、白喉杆菌、破伤风杆菌、炭疽杆菌等革兰阳性菌具有良好的抗菌作用。对厌氧菌、李斯特菌、军团菌、支原体、衣原体有效。本类药物毒性低微，为快速抑菌剂，口服易产生胃肠道反应，静脉易产生静脉炎，一般不作为严重感染的主要用药，仅轻中度感染，不易与林可霉素类合用。

（八）其他类抗生素　多肽类/林可霉素类抗生素

1. 多肽类：包括万古霉素、去万古霉素、替考拉宁等，一般对甲氧西林耐药的葡萄球菌、肠球菌、草绿色链球菌具有强大的抗菌活性，常用于上述菌引起的严重感染。常与其他药物联用。多肽类药物大多毒性大，常出现耳毒性和肾毒性。

2. 林可霉素类：对金葡菌、肺炎链球菌、溶血性链球菌等革兰阳性球菌及脆弱拟杆菌具有良好的抗菌活性，在骨中浓度高，近年来有耐药性升高的趋势。可引发恶心、呕吐等胃肠道反应，过敏反应、肝功能异常、耳鸣、眩晕等不良反应。

五、抗生素的不良反应

（一）毒性反应　抗生素的毒性反应乃药物对各种器官或组织的直接损害、化学刺激或因蛋白合成和酶系统受抑制所致，也可由宿主原有遗传缺陷或病理状态引起。可表现在神经系统、肾脏、肝脏、血液系统及胃肠道等方面。

（二）过敏反应　主要是由抗原抗体的相互作用引起的变态反应。

1. 过敏性休克（Ⅰ型变态反应）：多数呈闪电样发作，50%在给药5分钟内，少数出现在给药半小时后，极少数发生在于连续用药过程。

2. 溶血性贫血（Ⅱ型变态反应）：较少见，停药后溶血即可停止。

3. 血清病性反应（Ⅲ型变态反应）：青霉素G引起多见，有发热、关节痛、荨麻疹、淋巴结肿大、蛋白尿、嗜酸性粒细胞增多等。

4. 药物热：热度可高可低，停药后热退，可伴有其他过敏反应。

5. 皮疹：皮疹形态多样，以荨麻疹、斑丘疹、麻疹样皮疹多见，重者可出现剥脱性皮炎。

（三）二重感染　一般出现在用药后20天以内，又称重复感染，是指长期使用广谱抗生素可使敏感菌群受到抑制，而一些不敏感菌（如真菌等）乘机生长繁殖，产生新的感染的现象。抗菌药物的使用可致菌群改变，使耐该种抗菌药物的微生物引发新的感染。引起新感染的细菌可以是在正常情况下对身体无害的寄生菌，由于菌群改变，其他能抑制该菌生长的无害菌为药物所抑杀后转变为致病性菌，或者也可以是原发感染菌的耐药菌株。使用广谱抗生素时较易发生的二重感染有难辨梭状芽孢杆菌肠炎、霉菌性肠炎、口腔霉菌感染、白色念珠菌阴道炎等。

（赵桂鸣）

第二节　喹诺酮类抗菌药物的临床应用

喹诺酮类是目前抗菌药中抗菌活性好，应用广泛的一类药物，这类合成抗菌药物的研究和临床应用正逐渐改变临床抗菌治疗的状况。

一、体内动态

1. 适度的亲水性：口服均能吸收，2 h 内达血药峰浓度 400～600 mg，单次剂量口服后血药浓度在 1 μg/mL 以上，超过多数细菌的 MIC。

2. 血清蛋白结合率都较低：介于 14%～40% 之间。

3. 血清半衰期：较长，都在数小时以上。

4. 分布广泛：肺、肾、肝、胆囊、皮下软组织、子宫、龈肉，药物可在某些组织内浓缩，药物浓度接近甚至超过同期血浓度，不同药物的组织分布有所差异。

二、临床应用适应证

1. 革兰阴性杆菌呼吸道感染：氧氟沙星和洛美沙星为佳，如为耐药金葡菌则选用托舒沙星或环丙沙星。

2. 泌尿生殖系感染（前列腺炎、上下尿路感染、盆腔炎等），氧氟沙星或伊诺沙星，各类治疗淋球菌性病有特效。

3. 细菌性肠道感染（志贺菌、弯曲菌、致病性大肠杆菌、弧菌、气单胞菌或沙门菌）：诺氟沙星较好。在 2006～2007 年度卫生部全国细菌耐药监测网监测结果显示：大肠杆菌等喹诺酮类耐药率为左氧氟沙星 67.2%，环丙沙星 71%，有的省份耐药率更高达 80%，为了减少耐药的发生，建议不要过分依赖喹诺酮类药物，单一选用；注意药物的适应证；避免无根据的预防用药；开展耐药监测，合理用药。

4. 全身感染中以对伤寒的疗效最佳。革兰阴性杆菌败血症：环丙沙星静脉滴入。非链球菌心内膜炎：培氟沙星静脉滴入。

5. 多种眼部感染：环丙沙星滴眼可渗入角膜和前房。

6. 革兰阴性菌或阳性菌引起皮肤软组织化脓感染：诺氟沙星、环丙沙星和妥舒沙星。

7. 肝脓肿、胆道感染：氧氟沙星、洛美沙星和妥舒沙星。

8. 胸膜炎、腹膜炎：环丙沙星不亚于 β 内酰胺类药加氨基糖甙类药联合疗法。

9. 中枢神经系统化脓性感染：培氟沙星。

10. 畸形、慢性骨髓炎。

三、氟喹诺酮类的特点

1. 抗菌谱广:对革兰阴性抗菌活性高,对其他菌耐药的细菌也有杀菌作用。

2. 体内分布广。

3. 口服吸收佳,也可静脉注射。

4. 多数品种半衰期 3 ~7 h,每日用药 2 ~3 次。

5. 相对而言价格便宜。

四、缺点

1. 对葡萄球菌只有中度作用,对肺炎球菌和链球菌、绿脓杆菌、不动杆菌、产碱的杆菌等作用较差,肠球菌只有轻度抑制作用,对脆弱类杆菌作用尤差。

2. 不同品种间有交叉耐药性。

3. 多数品种可使茶碱血浓度升高。

4. 痉挛发生。

五、氟喹诺酮的副作用

见于5% ~15% 的成年和小儿患者。

1. 胃肠道反应(恶心、腹部不适、呕吐和腹泻)。

2. 轻度中枢神经系统功能异常(头疼、眩晕、兴奋、失眠、罕见的抽搐)

3. 皮疹,主要为过敏性。

4. 实验室检查:①肝酶浓度升高。②白细胞减少、嗜酸性粒细胞增多。以上副作用均可逆转。③潜在毒性作用:肾毒(管型间质肾炎)、严重过敏反应。④多数喹诺酮可以影响茶碱的肝内代谢。两药同时应用可能引起蓄积症状——兴奋不安、幻觉和惊厥。

六、氟喹诺酮类各品种的特点

(一)氧氟沙星

1. 常用品种中对葡萄球菌较好,对革兰阳性菌的杀菌作用约为 NFLX 的4 ~8 倍。

2. 在肺、痰中的药浓度较高,常用来治疗下呼吸道感染。血浓度高、但半衰期短,日 3 ~4 次给药。

3. 可试用于肺结核、支原体肺炎。

4. 尿回收率高，治肾、泌尿道感染，日2～3次，肾损时减量。

5. 治疗骨、前列腺、皮肤等感染，均有成功报道。

（二）环丙沙星

1. 抗菌作用较高、对MRSA、结核杆菌也有一定作用，对肠道杆菌科细菌超过氨基糖苷类(aminoglycosides)。

2. 血峰浓度低，AUC也低。

3. 透过血脑屏障，CSF中药浓度约血浓度的一半。

4. 可用来治疗腹膜炎。

5. 重症患者静脉滴入，轻、中度肾损害不需调整剂量。

6. 肺、痰中药浓度低，治疗肺炎效果不如氧氟沙星(ofloxacin)。

7. 良好的细胞内渗透性，用于耐药伤寒杆菌感染。

（三）洛美沙星

1. 抗菌活性、抗菌谱与氧氟沙星(ofloxacin)相似。对葡萄球菌、脆弱类杆菌的作用较差。

2. 口服吸收佳，服本药后2 h，可服用抗酸药、含铁等金属离子的药物。

3. 半衰期长，6～9 h，日2次给药。

4. 在肺、痰中的药浓度较高，常用来治疗下呼吸道感染，特别是医院内感染和易感宿主感染。在肝、胆汁中药浓度较高，是治疗肝、胆细菌感染较好的药物。

5. 不影响茶碱血浓度，有利于慢性支气管炎等患者的治疗。

6. 血透、腹透时，不影响药浓度，不需调整剂量。

7. 不良反应少，特别神经系反应少，有光敏反应。

（四）诺氟沙星

1. 对葡萄球菌等革兰阳性球菌，对革兰阴性杆菌与氨基糖苷类(aminoglycosides。)

2. 尿路、胆、肠道感染的疗效达82%～94%，皮肤软组织感染也有效。

3. 可用于清洁肠道。

（五）倍氟沙星

1. 抗菌谱和抗菌活性与诺氟沙星(norfloxacin)相似。

2. 透过血脑屏障,CSF 中药浓度约血浓度的 1/3,脑膜炎时可高于 1/2,可治疗脑膜炎。

3. 肝内浓度最高,为血浓度的 8 倍,经胆道排泄,可治疗肝胆感染。

4. 心肌中药浓度约血浓度的 1～4 倍,可治疗和预防心脏手术感染。

5. 半衰期长,达 8.6 h,口服或静脉注射均可。

6. 消化道和神经系副作用较多。

(六)伊诺沙星

1. 体内抗菌活性比诺氟沙星(norfloxacin)强。

2. 经肾排泄,尿中有 85% 是未变化的原药,治疗尿路感染较好。日 2 次给药。

3. 副作用发生率约 4～6%,药疹占 1/10。

对肠杆菌具有良好的抗菌活性。对铜绿假单胞菌、不动杆菌属、葡萄球菌(对甲氧西林敏感)、支原体、衣原体、分枝杆菌具有杀灭作用。分四代,第一代已被淘汰,其他三代应用于临床。喹诺酮类有光毒性、肌腱炎、影响承重关节及骨的发育,有不同程度干扰血糖的作用,部分品种可引起 BUN 的升高。

(赵桂鸣　张迈仑)

第三节　磺胺类及呋喃类抗菌药物的临床应用

一、磺胺类抗菌药

对沙门菌属、志贺菌属、脑膜炎双球菌、卡氏肺孢子虫、恶性疟有杀灭作用,但常出现药疹及血液系统、肝肾等脏器的毒性反应。可发生结晶尿、血尿、管型尿,部分药物有肝肾损害。

二、呋喃类抗菌药

抑菌剂,对大肠埃希菌、腐生葡萄球菌、肠球菌、肠杆菌有良好的活性。用于预防和治疗以上致病菌引起的急性单纯尿路感染。长期应用可引起周围神经炎、过敏反应、胃肠道症状。

表 17－2　常用抗生素喹诺酮类及磺胺类药物的作用机制与代表药

抗生素类型	作用机制	常用药物
青霉素类	繁殖期杀菌剂，抑制细菌胞壁粘肽合成酶，即青霉素结合蛋白(PBPS)，从而阻碍细胞壁粘肽合成，使细菌胞壁缺损，菌体膨胀裂解。	阿莫西林、氨苄西林、巴氨西林、羧苄西林、甲氧西林、青霉素 G、青霉素 V，哌拉西林、替卡西林。
青霉素类与 β 内酰胺酶抑制剂的复方制剂	抑制细菌细胞壁肽聚糖合成，引起细菌溶解。	阿莫西林＋克拉维酸、氨苄西林＋舒巴坦、替卡西林＋克拉维酸、哌拉西林＋他唑巴坦
多粘菌素类	多肽类抗生素，破坏细菌细胞膜，引起细胞壁的通透性增加，某些细胞内成分外漏。	多粘菌素 B、多粘菌素 E
喹诺酮类	通过抑制 DNA 螺旋霉作用，阻碍 DNA 合成而导致细菌死亡。	环丙沙星、伊诺沙星、甲替沙星、左旋氧氟沙星、洛美沙星、墨西沙星、萘啶酸、诺氟沙星、氧氟沙星、曲氟沙星、司帕沙星、培氟沙星、芦氟沙星
Streptogramins	与细菌核蛋白体 50S 亚单位结合，影响细菌蛋白质合成。	Quinupristin + Dalfopristin
磺胺类	抑菌药，竞争性抑制二氢叶酸合成酶，障碍二氢叶酸的合成，从而影响核酸的生成，抑制细菌生长繁殖。	磺胺异噁唑、磺胺甲噁唑、磺胺甲基噻唑、磺胺嘧啶、磺胺甲氧嘧啶、磺胺多辛、柳氮磺吡啶
甲氧苄啶	又名磺胺增效剂(TMP)，抗菌作用机制是抑制细菌二氢叶酸还原酶，阻止细菌核酸的合成。多与磺胺药合用。	甲氧苄啶
短杆菌酪肽类	破坏细菌细胞膜，引起细胞壁的通透性增加。	短杆菌酪肽、短杆菌肽

（续表）

抗生素类型	作用机制	常用药物
四环素类	快速抑菌剂，高浓度时也有杀菌作用。抗菌机制主要为细菌核蛋白体 30S 亚单位在 A 位特异性结合，阻止 aa-Trna 在该位置上的联结，从而阻止肽链延伸和细菌蛋白质合成。其次还可引起细胞膜通透性改变，使胞内的核苷酸和其他重要成分外漏，从而抑制 DNA 复制。	土霉素、四环素、地美环素、多西环素、米诺环素、美他环素。
氨基糖苷类	静止期杀菌剂，通过影响细菌蛋白质合成的许多环节，引起细菌死亡	阿米卡星、卡那霉素、庆大霉素、新霉素、奈替米星、链霉素、妥布霉素、大观霉素
头孢菌素类	与细胞壁上的不同的青霉素结合蛋白（PBP）结合，抑制细菌细胞壁肽聚糖合成，引起细菌溶解	头孢克洛、头孢羟氨苄、头孢氨苄、头孢孟多、头孢匹林、头孢唑啉、头孢吡肟、头孢他美酯、头孢克肟、头孢甲肟、头孢地秦、头孢尼西、头孢哌酮、头孢噻肟、头孢替坦、头孢替安、头孢西丁、头孢匹罗、头孢泊肟、头孢丙烯、头孢拉定、头孢磺啶、头孢他啶、头孢替唑、头孢布烯、头孢唑肟、头孢曲松、头孢呋辛、头孢美唑
酰胺醇类（氯霉素类）	与细菌核糖体 50S 亚单位结合，影响细菌蛋白质的合成	氯霉素、甲砜霉素
碳青霉烯类	抑制细菌细胞壁肽聚糖合成，引起细菌溶解	亚胺培南、美洛培南、帕尼培南

（续表）

抗生素类型	作用机制	常用药物
碳头孢烯类	抑制细菌细胞壁肽聚糖合成，引起细菌溶解	洛拉卡比
糖肽类	抑制细菌细胞壁肽聚糖合成，引起细菌溶解	万古霉素、替考拉宁
林可胺类	与细菌核糖体 50S 亚单位结合，影响细菌蛋白质的合成	克林霉素（氯洁霉素）、林可霉素（洁霉素）
大环内酯类	与细菌核糖体 50S 亚单位结合，影响细菌蛋白质的合成，属于生长期抑菌剂	阿奇霉素、克拉霉素、地红霉素、红霉素、三乙酰竹桃霉素、吉他霉素、麦迪霉素、螺旋霉素、交沙霉素
单酰胺环类	抑制细菌细胞壁肽聚糖合成，引起细菌溶解	氨曲南
硝基呋喃类	合成的抗菌药，作用于微生物酶系统，抑制乙酰辅酶 A，干扰微生物糖类代谢，从而产生抑菌作用	呋喃妥因、呋喃唑酮（痢特灵）
噁唑烷类	在细菌蛋白合成开始之前攻击细菌，使细菌不再能够产生蛋白和繁殖	利奈唑烷

（赵桂鸣　张迈仑）

第四节　抗真菌药物的临床应用

目前深部真菌感染有上升势头，真菌感染长期以来缺乏安全高效的治疗药物。近年来研制的抗真菌药有毒副作用降低、疗效提高的趋势。

一、两性霉素 B

为广谱抗真菌药，对深部真菌大多数病原菌有高度抗菌活性。

主要治疗念珠菌、隐球菌、荚膜组织胞浆菌、牙生菌、孢子丝菌、毛霉菌、曲霉菌等引起的内脏及全身感染。

(一)剂量与用法　成人常用量:开始静脉滴入时先以1~5 mg或按每次0.02~0.1 mg/kg给药,以后根据患者耐受情况每日或隔日增加5 mg,当增加至0.6~0.7 mg/kg,每日或隔日给药,总累积量1.5~3.0 g。疗程视病情而定,一般1~3月。

(二)不良反应　毒性大,常伴发热、恶心、呕吐、肝肾损害、白细胞减少、粒细胞减少、血栓性静脉炎、心率加快、低血钾等等。

二、咪康唑

广谱抗真菌药,主要对白色念珠菌、曲霉菌、新生隐球菌、牙生菌、以酵母菌及一些表皮真菌有良好的抗菌作用。对葡萄球菌、链球菌、炭疽杆菌等革兰阳性菌有抑制作用。

(一)剂量与用法　口服:成人0.5~1.0 g/d,一天3次口服。静脉:200~400 mg,加于5%葡萄糖注射液中1~2 h滴完。疗程视病情而定,一般为2~4周或更长。

(二)不良反应　可致心脏骤停、静脉炎、恶心、呕吐、血小板减少、血细胞比容下降、血钠下降等。

三、酮康唑

广谱抗真菌药。主要用于治疗表皮和深部感染如酵母菌、白色念珠菌、类球孢子菌、组织胞浆菌等引起的感染。

(一)剂量与用法　成人200~400 mg,每日顿服或分2次口服。

(二)不良反应　恶心、呕吐、腹痛、头痛、嗜睡、瘙痒。有潜在肝毒性,可致严重的肝损害,有死亡病例。

四、氟康唑

抗菌谱同酮康唑近似。对表皮真菌的作用强于酮康唑10~20倍。一般用于念珠菌、隐球菌的感染。

(一)剂量与用法　皮肤念珠菌感染,成人每日50 mg,7~14 d疗程。深部感染:初始剂量400 mg,其后200 mg每日或分2次口服,疗程视病情而定。隐球菌感染初始剂量400 mg,其后200 mg每日或分2次口服,疗程视病情而定。

(二)不良反应　10%的患者会出现胃肠道反应,其次为疱疹,有轻度的肝损害。

五、氟胞嘧啶

对念珠菌、隐球菌、地丝菌有良好的抑制作用，对部分曲霉菌及引起皮肤真菌病的霉真菌有效，对其他真菌无效。

（一）剂量与用法　常用量为15～50 mg/kg，3次/日，口服，疗程数周或数月。

（二）不良反应　胃肠道反应、肝肾损害、粒细胞减少、视力减退、血清钙磷、钾下降。

六、盐酸特比奈芬

广谱抗真菌药，临床主要用于治疗皮肤真菌感染。

（一）剂量与用法　250 mg每日1次，疗程2～6周，局部应用1%霜剂1～2次/日。

（二）不良反应　口服给药主要有恶心、呕吐胃肠道反应，严重者可有肝功能障碍。

七、伊曲康唑

是三唑类抗真菌药，由于其主要代谢产物羟基伊曲康唑的重要抗真菌活性，而使其具有广谱抗菌活性和良好的耐受性。

（一）伊曲康唑胶囊具有吸收和血浆浓度的不稳定性和在感染局部的蓄积性，可用于治疗无须持续高血药浓度的浅表真菌感染，但却限制了它在需要持续高血药浓度的较严重系统性真菌感染中的应用。而且由于有些系统性真菌感染患者的基础疾病和医疗干预的影响，使其对伊曲康唑胶囊的吸收度有所下降。而伊曲康唑口服液和静脉注射液，是亲脂性伊曲康唑和氢化丙基－β－环糊精化合物，以糖分子取代了环而形成外部亲水内部疏水的圆柱结构，这种疏水空腔克服了脂类化合物溶解度低的缺点，使其吸收率和生物利用率得到明显提高，疗效增强，使之成为大范围人群系统性真菌感染治疗的理想药物，尤其适用于高危患者，如小儿或重症监护患者。

（二）吸收率和生物利用度　伊曲康唑与环糊精化合的口服液比胶囊生物利用度高。空腹服用伊曲康唑口服液吸收良好，这尤其适用于危险期患者。空腹时单次服用口服液后，伊曲康唑和羟基伊曲康唑的生物利用度比进食时高30%。口服液在输送到胃时没有溶解过程,可快速经胃吸收,通过首过效应达到一过性饱和,促成其很高的血浆浓度。环糊精在胃肠的渗透活性会导致患者腹泻或其他胃肠道症状。

(三)分布　单次服用口服液8 h后唾液中仍能检测到伊曲康唑,说明其可在口腔黏膜局部持久存在,有治疗局部感染的潜能。适用于治疗包括念珠菌病在内的口腔感染,并已证实对氟康唑耐药的疾病有很好疗效。

(四)重要适应证

1. HIV感染患者:AIDS患者使用伊曲康唑口服液,每次200 mg,每日2次,连续7天,其血药浓度显著高于胶囊剂,其生物利用度不受胃酸影响,尤其适用于合并胃酸过少或胃酸缺乏的HIV患者,其药代动力学不受HIV感染阶段的影响。

伊曲康唑口服液非常适用于HIV阳性口咽念珠菌感染患者,味道可能影响患者的顺应性。但通常患者只报告有轻微和一过性胃肠道不良反应(恶心、呕吐、腹泻和腹痛)。

2. 对于骨髓移植、化疗患者使用伊曲康唑口服液应注意相应的指征。使用此药时应观察药物的副作用。

3. 儿科患者:真菌感染是儿科的一个主要问题,尤其是需要接受化疗的手术后或白血病及其他血液系统恶性肿瘤患儿。采用吡咯类抗真菌药治疗和预防、经验治疗真菌感染,可显著提高高危患儿生存率。

伊曲康唑口服液比胶囊更适合小儿科使用,即便患儿没有黏膜炎并发症,也对服用胶囊顺应性差,而且调整胶囊的服用剂量非常麻烦。

小儿对于伊曲康唑口服液的耐受性普遍很好,绝大部分患儿有一过性胃肠道症状,除个别患儿丙氨酸氨基转移酶(ALT)增至临界值外,没有其他持续的、有临床意义的实验室数据改变。

(五)伊曲康唑静脉注射液临床应用　静脉注射型伊曲康唑是伊曲康唑和环糊精的复合物。

1. 生物利用度高。

2. 排除：伊曲康唑静脉给药后，环糊精迅速被肾小球滤过排除，体内几乎没有蓄积。有肾功能损害或接受透析治疗的患者不宜静脉输入高剂量伊曲康唑。

3. 药代动力学：不同剂型的伊曲康唑可用于治疗真菌感染的不同阶段。通常，最初需要伊曲康唑静脉治疗以迅速获得较高的血浆浓度，随后可服用伊曲康唑口服液或胶囊维持疗效。重症监护病房患者和血液系统恶性肿瘤患者静脉输入伊曲康唑达到稳态浓度时间为 48 h 以内，HIV 感染患者在 60 h 内。

患者对三种剂型的伊曲康唑都能很好地耐受，并未受环糊精加重不良反应的影响。口服液和静脉注射液提高了伊曲康唑的生物利用度，确保其达到目标血浆浓度。同时伊曲康唑给药方式灵活，不同的剂型可以适应不同患者对不同服药剂量的需求，尤其有益于高危患者。

4. 肺部真菌病：见表 17－3。

表 17－3　肺部真菌病

疾病	药物	剂量
肺组织胞浆菌病（中度急性）	伊曲康唑	200～400 每日 1～2 次. 疗程 6～12 周
肺组织胞浆菌病（轻中度慢性）	伊曲康唑	200 mg 每日 1～2 次，疗程 12～24 周
	氟康唑	200～400 mg/d 每日 1～2 次，疗程 12～24 月
肺组织胞浆菌病（重度）	两性霉素 B	0.7 mg/（kg · d）口服，直到出院，然后给予伊曲康唑 200 mg 每日 1～2 次，急性者疗程 12 个月，慢性者疗程 12～24 月
肺孢子丝菌病	10% 碘化钾	10～20 mL 每日 3 次，饭后服用，疗程 4～6 周
	伊曲康唑	200～400 mg/d，分两次服用，疗程 6 月
	两性霉素 B	0.4～1 mg/（kg · d）口服，直到总量达 1.5～2.5 g

5. 其他深部真菌病：深部真菌病侵犯皮肤深层和内脏，如肺、脑、消化道等器官，包括念珠菌病、隐球菌病、曲菌病、毛曲菌病、放线菌病。

表 17－4　常用药物的用量

疾病	药物	剂量
念珠菌病	克霉素	2～3 g/d，分三次口服，连用 2 周
	氟康唑	50～100 mg 每日 1 次，疗程 14 天、
	伊曲康唑	100 mg/d，疗程 14 天
	两性霉素 B	100 mg 每日 4 次，口服 14 天，或 0.3～0.5 mg/(kg·d)，静滴
	卡泊芬净	第 1 日：70 mg，缓慢静注，以后每日 50 mg
其他深部菌病	氟康唑	400～800 mg/d，然后改为 200 mg/d 的维持剂量
	伊曲康唑	200 mg 每 8 h 1 次，连服 3 天，维持剂量为 200～400 mg qd
	两性霉素 B	0.7～1.4 mg/(kg·d)，一疗程至少 3～14 天，然后改为 1 mg/kg，每周 1 次的维持量
	氟胞嘧啶	100 mg/(kg·d)
		可采用联合用药方法，疗程一般为 6～12 周

（赵桂鸣　张迈仑）

第五节　抗病毒药物的临床应用

一、阿昔洛韦

临床主要用于防治单纯疱疹病毒、带状疱疹病毒，既往曾用于肝炎的治疗。

（一）剂量与用法　200 mg，一天 4 次，疗程 10 d，静脉用药：5～10 mg/kg，8 h 一次，疗程 7 d。儿童 250 mg/m^2，间隔 8 h 一次，疗程 7 d。

（二）不良反应　恶心、一过性血肌酐增高、皮疹等。

二、阿糖腺苷

主要用于治疗疱疹病毒，对巨细胞病毒无效，单磷酸阿糖腺苷可抑制乙型肝炎病毒的复制,用于抗乙型肝炎病毒的治疗。

(一)剂量与用法　每日 10 ~ 15 mg/kg,静脉滴入。疗程 10 d 左右。

(二)不良反应　胃肠道反应较常见,有眩晕、幻觉等中枢神经系统反应,有肝损害,可以引起血电解质失衡。

三、更昔洛韦

为阿昔洛韦的同系物,不仅对水痘、疱疹病毒有抑制作用,而且有强大的抗巨细胞病毒的作用。

(一)剂量与用法　5 mg/kg 静脉滴入,滴注时间不少于 1 h,间隔 12 h 一次,疗程 2 ~ 3 周。

(二)不良反应　常见胃肠道反应、贫血、粒细胞减少、血清肌酐升高,偶见发热、皮疹、肝损害。

四、利巴韦林

广谱抗病毒药,尤其对呼吸道合胞病毒、汉坦病毒、丙型肝炎病毒有抑制作用。临床用于呼吸道合胞病毒所致的呼吸道炎症,流行性出血热的治疗,与干扰素合用治疗丙型病毒性肝炎。

(一)剂量与用法　应用气雾剂治疗儿童呼吸道合胞病毒感染,成人口服 0.8 ~1.0 g,分 3 ~4 次口服,肌肉注射或静脉注射,15 mg/kg,间隔 12 小时 1 次,宜缓慢滴注。

(二)不良反应　可对胚胎造成损害,可致溶血,超大剂量可有心脏毒性。

五、磷钾酸钠

广谱抗病毒药,对疱疹病毒、巨细胞病毒、肝炎病毒有抑制作用。

(一)剂量与用法　剂量因治疗疾病而异。

1. 对于 AIDS 伴发巨细胞病毒性视网膜炎(肾功能止常)者,诱导治疗:每天 60 mg/kg,分 3 次静脉滴入,每次持续 2 h,疗程 2 ~ 3 周;维持治疗:维持剂量为 90 ~ 120 m/(kg · d),按肾功能调整剂量,静脉滴入时间不少于 2 小时,维持期间如病情加重,可重复诱导治疗及维持治疗过程。

2. 骨髓移植伴发巨细胞病毒性视网膜炎则除上述治疗外再加维持量60 mg/kg。每周5 d,疗程2~12周。

3. 病毒性肝炎的治疗:对于急性乙型病毒性肝衰竭、丁型肝炎、丙型肝炎应用磷钾酸钠,可提高生存率。首剂24 h为20 mg/kg,继之0.16 mg/kg,维持10~13 d,总剂量30 g。免疫功能损害伴单纯疱疹患者,耐阿昔洛韦治疗,一般采用40 mg/kg,间隔8 h或12 h一次,静脉滴入时间不少于1 h,连用2~3周或直至痊愈。

(二)不良反应　肾功能损害常见血肌酐升高,贫血、低钙高磷血症、注射部位局部血栓性静脉炎、生殖器溃疡、消化道症状、癫痫等神经系统症状等。

六、干扰素

干扰素几乎对所有的病毒都有一定的抑制作用,具有广谱性、间接性、相对种属特异性和选择性的特点;同时具有免疫调节作用及抗细胞分裂活性的作用。临床常用于慢性乙型病毒性肝炎、丙型病毒性肝炎的抗病毒治疗及用于非霍奇金淋巴瘤等疾病的治疗。

(一)剂量与用法　目前有干扰素-α、聚乙二醇干扰素α-2a等制剂。具体剂量及疗程因剂型不同、治疗的疾病不同、抗病毒治疗应答不同而异。

(二)不良反应　流感样症候群、一过性骨髓抑制、抑郁等神经异常。干扰素可诱导产生自身抗体和自身免疫性疾病,少数可引起肾脏损害、心血管并发症、视网膜病变、听力下降等。

七、拉米夫定

一种核苷类似物,可阻断病毒DNA的合成。临床用于乙型病毒性肝炎的抗病毒及AIDS的抗病毒治疗。

(一)剂量与用法　100 mg,每日1次,用于乙型肝炎的抗病毒治疗,疗程视抗病毒治疗应答的不同而异。150 mg,每日2次,用于治疗AIDS的成人及儿童。

(二)不良反应　毒性小,少见不良反应。偶见头痛、疲乏。随用药时间的延长可发生乙肝病毒耐药变异,发生变异后部分患者会出现病情的加重,少数患者可发生肝功能衰竭。

八、阿德福韦酯

用于慢性乙型病毒性肝炎、肝硬化的抗病毒治疗,尤其适用于拉米夫定发生病毒变异或原发耐药的患者。

(一)剂量与用法　每日 10 mg 连续口服,疗程视抗病毒治疗应答的不同而异。

(二)不良反应　极少,较大剂量时可出现血肌酐的升高和血磷的降低。

九、恩替卡韦

用于慢性乙型肝炎、肝硬化的抗病毒治疗,从最新的临床试验数据表示,慢性乙型肝炎初次抗病毒治疗五年数据,此药的耐药率为 1.2% ,此药抑制乙型肝炎病毒的作用迅速,副作用少,耐药率低。疗程视抗病毒治疗反应的不同而定。剂量 0.5 mg/d。

十、替比夫定

用于慢性乙型肝炎、肝硬化的抗病毒治疗,抑制乙型肝炎病毒作用迅速,HBeAg 的转阴率和转换率较高,是属妊娠 B 级药物,副作用小。治疗的疗程视抗病毒治疗应答的不同而异,剂量 600 mg/d。

十一、抗 HIV 药物

目前抗 HIV 感染及 AIDS 的药物主要有 3 类。详见表 17 –5。

核苷类似物:齐多夫定、去羟肌苷、扎西他滨、司他夫定、拉米夫定、齐多夫定 + 拉米夫定、阿巴卡韦、齐多夫定 + 拉米夫定 + 阿巴卡韦。

非核苷类似物:奈韦拉平、地拉韦定、依非韦伦。

蛋白酶抑制剂:阿帕那韦、沙奎那韦、利托那韦、茚地那韦、奈非那韦、洛匹那韦。

(赵桂鸣　张迈仑)

表 17－5　治疗人类免疫性缺陷病毒(HIV)感染的抗病毒药物

药物分类	作用机制	药物通用名	缩写	成人常用的口服剂量
核苷类反转录酶抑制剂(NRTI)	HIV-RNA 进入靶细胞后,需要先在逆转录酶作用下转化为 DNA。逆转录酶抑制剂能够抑制逆转录酶的活性,即通过阻断 HIV 生命周期的早期阶段,达到降低病毒复制的目的。	阿巴卡韦 Abacavir	ABC	300 mg, 2 次/d
		去羟肌苷 Didanosine	ddl	根据不同体重给予 125 ~ 200 mg,2 次/d
		拉米夫定 Lamivudine	3TC	150 mg, 2 次/d
		斯泰夫定 Stavudine	d4t	根据不同体重给予30 ~40 mg,2 次/d
		扎西他滨 Zalcitabine	ddC	0.75 mg,3 次/d
		齐多夫定 Zidovudine	AZT ZDV	200 mg, 每 8h1 次或 300 mg, 2 次/d
非核苷类反转录酶抑制剂(NNRTI)	同上	地拉韦定 Delavirdine	DLV	400 mg, 3 次/d
		依非韦伦 Efavirenz	EFV	600 mg/次/d
		奈韦拉平 Nevirapine	NVP	200 mg/次/d,连服 2 周,然后改为 200 mg, 2 次/d
蛋白酶抑制剂	Cdna 在整合酶作用下,与宿主细胞的染色体整合,制造出病毒前体蛋白,再经蛋白酶作用,进一步完善病毒结构,使之形成有功能的完整病毒。蛋白酶抑制剂通过抑制蛋白酶,从而抑制病毒的复制	安普那韦 Amprenavir	—	1.2 g,2 次/d,或 1.7 mg/kg, 3 次/d(最大剂量 2.8 g/d)
		茚地那韦 Indinavir	IDV	800 mg,3 次/d
		洛匹那韦 Lopinavir	—	400 mg,2 次/d
		奈非那韦 Nelfinavir	NEL	750 mg,3 次/d
		利托那韦 Ritonavir	RTV	起始剂量 300 mg,2 次/d,渐增至 600 mg,2 次/d
		沙奎那韦 Saquinavir	SAQ	600 mg,3 次/d

第六节 常见传染病抗菌、抗病毒、抗原虫的治疗

一、伤寒、副伤寒

(一)喹诺酮类 抗菌谱广,杀菌作用强、耐药率低、价格适中、副作用轻,应首先考虑使用。

氧氟沙星:400~600 mg/d

左氧氟沙星:400 mg/d

环丙沙星:0.75~1 g/d

诺氟沙星1.2~1.6 g/d

以上口服或静脉滴入。疗程7~14 d。一般用药后3~5 d退热。孕妇与儿童不宜应用。

(二)头孢菌素类 第2、第3代头孢菌素均可选用,不良反应少,尤其适用于孕妇、儿童及哺乳妇女。

头孢曲松:成人2 g/d,小儿100 mg/(kg·d)

头孢噻肟:成人4~6 g/d,小儿100~150 mg/(kg·d),疗程7~14 d。

(三)氯霉素 曾经是治疗伤寒的首选药,由于不良反应明显,耐药率仅次于复方磺胺甲唑,目前临床上较少使用。

二、细菌性痢疾

(一)急性细菌性痢疾 喹诺酮类为治疗首选药物,痢疾杆菌对二代头孢菌素及磷霉素等敏感型极佳。为获得较好的治疗效果,希望根据当地的流行菌株的药敏情况和患者大便培养的药敏结果选择抗菌药物。选择口服易吸收的药物,病情重或口服吸收不良的患者可选择肌肉注射或静脉注射药物。疗程一般为5~7 d。常用的抗菌药物有:

1.喹诺酮类

诺氟沙星:0.6~0.8 g/d,分3~4次口服。

氧氟沙星:0.6 g/d,分2次口服。

环丙沙星:0.2 g/d,分2次口服。

另外,还可选择左氧氟沙星、洛美沙星。此类药物的副作用主要

为恶心等胃肠道反应,对儿童骨骺发育有影响,故孕妇、哺乳期妇女和儿童不宜使用。

2. 复方磺胺甲基异噁唑:成人 2 片,每日 2 次,口服。儿童酌减。对磺胺过敏者、严重肝病、肾病及白细胞减少者禁用。

3. 其他抗生素:氨苄西林:成人 4 ~6 g/d,分 4 次静脉滴入,儿童减量;头孢噻肟:成人 4 g,儿童 100 ~150 g/kg,分 2 次静脉滴入,疗程 5 ~7 d。

4. 中药:小檗碱,0.3 ~0.4 g,每日 4 次,疗程 7 d。

(二)慢性细菌性痢疾　根据药敏结果选择 2 种不同类型的抗菌药物联合使用,疗程要长,并重复 1 ~3 个疗程。

(三)中毒型细菌性痢疾　选用抗菌作用强的抗菌药物静脉滴入。环丙沙星 0.2 ~0.4 g 静脉滴入,每天 2 次;头孢噻肟:成人每天 4 ~6 g,分 2 次静脉滴入,病情好转后改为口服,疗程 7 ~10 d。

三、霍乱

抗菌治疗仅为补液疗法的辅助治疗。常用下列药物,可任选 1 种,疗程 3 天。

(一)四环素　0.5 g/次,每日 4 次。

(二)复方磺胺甲基异噁唑(SMZ-co)　2 片/d,每日 2 次。

(三)诺氟沙星　0.2 g/次,每日 3 次。

(四)环丙沙星　0.25 ~0.5 g/次,每日 2 次。

(五)多西环素　用于对四环素耐药者。

耐药情况:01 群霍乱弧菌 70% 对四环素耐药;而 O_{139} 血清型霍乱弧菌 100% 对四环素敏感;O_{139} 对氨苄青西林、氯霉素、红霉素及环丙沙星均敏感,但绝大多数流行株 O_{139} 对 SMZ-co 耐药。

四、流行性脑脊髓膜炎

首选药物为青霉素。

(一)青霉素 G　成人每日 800 ~1 200 万 U,分 4 ~6 次静脉滴入。儿童按每日 15 万 ~20 万 U/kg 计算。青霉素静点时一次剂量建议不超过 500 万 U,因大剂量可导致中枢神经系统的呼吸中枢麻痹,呼吸停止。如需要大剂量可增加静点次数。青霉素若与磺胺药合用,剂量可减少。

(二)氯霉素　本药较容易通过血脑屏障,脑脊液浓度为血浓度的30%～50%,可用于不能应用青霉素的患者。剂量为成人每日2～3 g,儿童50 mg/kg,可口服、肌注、静脉给药。因其骨髓毒性副作用较大,不宜长时间使用,一般5～7 d。使用时注意对骨髓的抑制作用。

(三)头孢菌素　能通过血脑屏障的有头孢噻肟:成人每日2～4 g,儿童100～150 mg/kg,分次静点。疗效与青霉素相似。因价格较贵,只用于不适用上述药物的患者。

(四)磺胺药　在我国部分基层医院仍为治疗轻型、普通型的首选药物。其脑脊液浓度最高。首选复方磺胺嘧啶(双嘧啶),每片含磺胺嘧啶(SD) 400 mg;甲氧苄啶(TMP) 50 mg。成人首次4片,以后每日2次,每次3片。儿童剂量SD按每日75～100 mg/kg, TMP按每日5～10 mg/kg计算,分2次口服。亦可用复方磺胺甲基异噁唑,必要时可改用静脉滴入或肌肉注射。一般用药为5～7 d,应依据临床症状及体征来决定停药时间。用药同时须加用碳酸氢钠以防止磺胺对肾脏的损害,同时要保证足够的液体入量。有下列情况者应换用或不宜用磺胺药物:有肝、肾疾患;休克无尿;用药24 h病情无好转或加重;对磺胺过敏;新生儿及老年患者。

五、白喉

抗生素能抑制白喉杆菌生长,从而阻止毒素的产生。常选用青霉素,首选普鲁卡因青霉素40万～80万U,肌注,每日一次,约需7～10 d,用至症状消失和白喉杆菌培养阴转为止。对青霉素过敏者或应用青霉素1周后培养仍是阳性者,可改用红霉素,剂量为40 mg/(kg·d),分四次口服或静脉给药,疗程同上。还可应用头孢菌素、阿莫西林、利福平等。

六、破伤风

抗生素治疗:可选用青霉素、红霉素、四环素。

七、炭疽

青霉素G为治疗本病的首选药物,迄今为止仅发现极个别炭疽杆菌对青霉素G耐药。及时足量应用青霉素是改善预后、取得根治的关键。如有过敏史,选用其他抗菌药如氨基糖苷类阿米卡星、四环素类多西环素或喹诺酮类左氧氟沙星0.2 g,一日2次,静脉滴入或口服。重症可合用其他如林可霉素、亚胺培南、克拉霉素、阿奇霉素、万古霉素、替考拉宁、多黏菌素B等,可按药敏结果选药。皮肤型炭疽可以口服给药,其他型炭疽开始均须静脉滴入,病情控制后可序贯口服给药。

(一)皮肤炭疽及轻症胃肠型炭疽　青霉素G,每日240万U~320万U,分3~4次,肌注,疗程7~10 d。恶性水肿病例用青霉素G,每次200万U~300万U,加入葡萄糖200 mL内静脉滴入,一日4次。青霉素过敏病例,可用氧氟沙星400 mg或环丙沙星500 mg,每日2次;多西环素0.1,每日2次或头孢唑啉,每次0.5~1 g,一日3~4次,肌肉或静脉注射。

(二)吸入性炭疽　重症胃肠型炭疽、炭疽败血症及炭疽性脑膜炎:青霉素G每日1 000~2 000万U,分为4次,加入5%葡萄糖200 mL内静脉滴入,疗程延长至2~3周。或喹诺酮类加头孢唑啉治疗。同时联合应用氨基糖苷类阿米卡星,每次0.1~0.2 g,一日0.2~0.4 g,肌注或静脉滴入。头孢唑啉,一日2~4 g,肌肉或静脉注射也有效果。脑膜炎患者则必须选用能透过血脑屏障药物如青霉素、头孢曲松、左氧氟沙星等静脉滴入治疗。

八、鼠疫

1. 链霉素:为治疗各型鼠疫特效药。成人首剂量1 g,以后每次0.5 g,每4 h 1次,肌注,1~2 d后改为每6 h 1次。小儿20~40 mg/(kg·d),新生儿10~20 mg/(kg·d),分2~4次肌注。对严重病例应加大剂量,最初二日每日4 g,继以每日2 g,分4次肌注。链霉素可与磺胺类或四环素等联合应用,以提高疗效。疗程一般7~10 d,甚者用至15 d。

2. 庆大霉素:每日24~32万U,分次稀释后静脉滴入,持续7~10 d。

3. 四环素:对链霉素耐药时可使用。轻症者初二日每日2~4 g,分次口服,以后每日2 g;严重者宜静脉滴入,第1次0.75~1 g,每日2~3 g,病情好转后改为口服。疗程7~10 d。

4. 氯霉素:每日3~4 g,分次静脉滴入或口服,退热后减半,疗程

5～6 d。对小儿及孕妇慎用。

5. 磺胺嘧啶：首剂 5 g，4 h 后 2 g，以后每 4 h 1 g，与等量碳酸氢钠同服，用至体温正常 3 日为止。不能口服者可静脉注射。磺胺只对腺鼠疫有效，严重病例不宜单独使用。

九、布氏杆菌病

多使用四环素类、氨基糖苷类、利福平等。为减少此病的复发和防止耐药细菌的产生，常联合使用上述药物，且治疗时间一般较长。目前，在治疗上多以利福平联合链霉素治疗。利福平成人常用剂量为每日 600～1 200 mg，链霉素常用剂量为每日 1 g，用药 4～6 周。接着再实施四环素联合利福平治疗 4～6 周。

十、钩端螺旋体病

为了消灭和抑制体内的病原体，强调早期应用有效的抗生素。如治疗过晚，脏器功能受到损害，治疗作用就会减低。青霉素应早期使用，有提前退热，缩短病期，防止和减轻黄疸和出血的功效。首次剂量为 40 万 U，以后治疗剂量每日 120～160 万 U，分 3～4 次肌肉注射，避免发生赫氏反应，儿童剂量酌减或与成人剂量基本相同。疗程 7 d，或体温正常后 2～4 d。重症病例剂量加大至每日 160 万～240 万 U，分 4 次肌注，合用肾上腺皮质激素。其他抗生素如四环素、庆大霉素、链霉素、红霉素、氯霉素、多西环素、氨苄西林等亦有一定疗效。

近年来国内合成的咪唑酸酯及甲唑醇治疗本病取得满意的效果，两种药物均可口服，副作用不大。咪唑酸酯的剂量成人首次 1 g，以后每次 0.5 g，每日 4 次，待体温恢复正常后 2～4 d 停药，重症患者可增至每日 3 g，分 3 次口服，待病情好转后改为每日 2 g，平均疗程 5～7 d。约 8.1% 的病例出现赫氏反应，较青霉素的赫氏反应轻，不需要特殊处理。本品口服后迅速被消化道吸收分布全身，并通过血脑屏障，可作预防用药，主要的副反应为消化道症状、皮疹等。

甲唑醇的剂量成人首次口服剂量 1 g，以后每日 3～4 次，每次 0.5 g，疗程 5～7 天或热退后 3 天停药。本品治愈率达 94.31%，无赫氏反应。仅部分患者有头晕、腹痛、肠鸣，偶有皮疹、口干等反应。

赫氏反应多发生于首剂青霉素 G 注射后 30 min～4 h 内，因大量钩体被杀灭后释放毒素所致，其症状为突然寒战、高热、头痛、全身酸痛、心率、呼吸加快，原有的症状加重，并可伴有血压下降、四肢厥冷、休克、体温骤降等，一般持续 30 min 至 1 h，偶可导致肺弥漫性出血，应立即应用氢化可的松 200 ~ 300 mg 静滴或地塞米松 5 ~ 10 mg 静脉注入，伴用镇静降温、抗休克等治疗。

十一、回归热

抗菌药物首选四环素 2 g，口服或静脉滴入，也可选用红霉素、氯霉素等。抗菌药物应用过程中，应注意赫氏反应的发生，可给以激素。

十二、念珠菌病

(一)局部疗法

1. 2% 克霉唑、咪康唑或酮康唑霜，或者复方间苯二酚搽剂，外搽，每日 2 次，主要适用于多种皮肤念珠菌病。伴红痱的丘疹形念珠菌病尚可外搽含制霉菌素的硫黄炉甘石洗剂，每日 4 ~6 次。间擦疹常需加用扑粉。

2. 制霉菌素搽剂(制霉菌素 100 万 U，甘油 10 mL，蒸馏水加至 60 mL)，主要适用于鹅口疮及生殖器念珠菌病，外搽，每日 2 ~ 3 次。

3. 制霉菌素栓剂(每个 5 万 ~10 万 U)，适用于念珠菌性阴道炎，每晚一次，连用 1 ~2 周。

4. 多聚醛制霉菌素 5 万 U 加生理盐水 5 mL，或两性霉素 B5 mg 加注射用水 20 mL，气雾吸入，每日 2 ~4 次，适用于口腔及呼吸道念珠菌感染。

(二)深部真菌感染

1. 制霉菌素：每日 200 万 ~400 万 U，分 4 次口服，小儿 5 万 ~10 万 U/(kg · d)。该药在肠内极少吸收，主要用于消化道念珠菌病。

2. 酮康唑：0.2 g，每日一次。疗程视感染类型和患者的反应而定。肝功能异常者慎用。

3. 伊曲康唑：200 mg，每日一次，连用 4 周以上。

4. 两性霉素 B：0.5 ~1 mg/(kg · d)，静脉点滴，或合并口服 5 - 氟尿嘧啶 150 ~200 mg/(kg · d)，可有一定协同作用，以提高疗效。

十三、阿米巴病

（一）急性期治疗　原则上采用作用于肠道和肠壁的药物，同时加用抗组织中阿米巴药物。

1. 甲硝唑（灭滴灵）（metronidazol，flagyly）：为首选药，小儿剂量为每天 35 ~ 50 mg/kg，每天最大量为 2 250 mg，分 3 次口服，连服 5 ~ 7 d 为一疗程。大剂量可致畸、致癌变等。

2. 依米丁：重型阿米巴痢疾，不能服药者，可用依米丁（吐根碱），以迅速控制急性发作，同时并用抗生素，以抑制肠道内细菌。吐根碱剂量为：2 ~ 5 岁每次 5 ~ 20 mg，5 ~ 10 岁 30 ~ 45 mg，每天 1 次，常作深层皮下注射。也可按 1 mg/kg 计算，分 1 ~ 2 次注射，若无不良反应可继用 8 ~ 10 d。年幼或兼患其他重病者，或并发营养不良、贫血者，开始量宜小，以后逐渐加大。每次用药前测血压和脉搏。经依米丁治疗急性症状消失后，可口服喹碘方或其他碘剂，以清除感染。

3. 中药鸦胆子：总量为每千克体重鸦胆子仁三枚，分 6 ~ 10 d 服完，每天剂量分 3 次，在饭后吞服。对急慢性阿米巴痢疾都有效。药源广，价廉，副作用小。在治疗期间同时能驱寄生在肠道的圆虫和绦虫。

4. 巴龙霉素：剂量每日 2.5 万 ~ 5 万 U/kg，分 3 ~ 4 次服，以 5 ~ 10 d 为一疗程，需 2 ~ 3 疗程，可与依米丁同时应用。通过抑制肠道细菌而影响原虫的生长繁殖，故对肠道外阿米巴均不发生作用。

（二）慢性期或复发的治疗　常用有机碘制剂。对复发病例可重复疗程，但重复疗程前须休息 1 周以上。

1. 喹碘方（Chiniofon）：可口服也可灌肠。口服剂量每次为 20 ~ 25 mg/kg，每天 3 次，连服 8 ~ 10 d。灌肠剂量为 1 ~ 2 g，溶于 100 ~ 200 mL 生理盐水内，作保留灌肠，每天 1 次，连用 8 ~ 10 d。口服和灌肠可间日交替，共治 8 ~ 10 d。

2. 氯碘喹（vioform）：口服剂量每次 10 ~ 20 mg/kg，每天 3 ~ 4 次，连服 10 d。

3. 双碘酒（diodoquin）：口服剂量为每次 10 ~ 15 mg/kg，每天 2 ~ 3 次，连服 15 ~ 20 d。以上碘制剂对阿米巴活动型及包囊均有效，但对肠道外感染无效。对慢性患者宜同时加用抗生素以控制继发性肠道细菌感染。

（三）阿米巴肝脓肿的治疗以杀灭组织内原虫药物为主，辅以杀肠腔内原虫的药物以期根治。

1. 甲硝唑（metronidazole，flagyl 灭滴灵）：为首选。剂量 35 ~ 50 mg/（kg · d），分 3 次口服，10 d 为一疗程。

2. 磷酸氯喹（chloroquinephosphate）：剂量为每次 10 mg/kg，每天 2 次，连服 2 d，以后每天减为 1 次，连服 2 周或更久。如氯喹无效，可用依米丁。其他肠道外阿米巴病也多用氯喹或依米丁，剂量均如上述。

以上两者可轮换应用，如有细菌性混合感染，可同时给予适当的抗生素。如有较大脓肿，可同时在局部穿刺抽脓，加速病情的恢复，一般每 3 ~ 5 d 穿刺 1 次，至脓液转稀、体温下降可停止。必要时外科手术治疗。

（四）阿米巴包囊携带者的治疗　选用一种作用于肠腔阿米巴药物已足够，如甲硝唑、喹碘方、氯碘喹或双碘喹啉。用法见上述。

十四、血吸虫病

吡喹酮是目前公认对各种血吸虫病有效的首选药物。

（一）慢性血吸虫病　住院成年患者总剂量为 60 mg/kg，体重以 60 kg 为限，即每日三次，每次 10 mg/kg，连续 2 d，餐间服。小儿体重 <30 kg 者的总剂量为 70 mg/kg。

（二）急性血吸虫病　成人总剂量为 120 mg/kg（儿童为 140 mg/kg），4 ~ 6 d，每日剂量分 2 ~ 3 次服。一般病例可给 10 mg/kg，每日 3 次，连服 4 d。

（三）晚期血吸虫病　药物剂量适当减少或延长疗程。对伴有心律失常或心力衰竭未能控制、晚期血吸虫病腹水、肝脏代偿功能差、肾功能严重障碍等患者，一般暂缓治疗。对有精神病及癫痫患者，用吡喹酮治疗亦应极其慎重，并作好相应措施准备。

十五、病毒性肝炎

（一）慢性乙型肝炎

1. 核苷（酸）类似物：

（1）拉米夫定：100 mg 每天一次，注意检测 HBV-DNA 耐药位点的变异。

(2)阿德福韦:10 mg 每日一次,常与拉米夫定、替比夫定、恩替卡韦联合治疗避免耐药位点的出现。

(3)替比夫定:600 mg 每日一次,注意检测 HBV-DNA 耐药位点的变异。

(4)恩替卡韦:0.5 mg 每日一次。

以上核苷(酸)类似物均需长期服用,定期检测 HBV-DNA 定量、肝功能和乙肝抗原抗体系统,建议不要超过 3 个月进行检测。

2. 干扰素:

(1)普通干扰素:如干扰素(α-2b)、干扰素(α-2a)一般剂量 300 ~500 万 U,隔日一次。但应注意干扰素的副作用。

(2)长效干扰素:如派罗欣(α-2a)、佩乐能(α-2b)135 ~180 μg,每周一次,但应注意干扰素的副作用。

(二)急、慢性丙型肝炎

干扰素 + 利巴韦林:如派罗欣 135 ~180 μg 每周一次 + 利巴韦林 900 ~1 200 mg/d,分 3 ~4 次。

十六、艾滋病

目前抗 HIV 感染及 AIDS 的药物主要有 3 类。

(一)核苷类似物　齐多夫定、去羟肌苷、扎西他滨、司他夫定、拉米夫定、齐多夫定 + 拉米夫定、阿巴卡韦、齐多夫定 + 拉米夫定 + 阿巴卡韦。

(二)非核苷类似物　奈韦拉平、地拉韦定、依非韦仑。

(三)蛋白酶抑制剂　阿帕那韦、沙奎那韦、利托那韦、茚地那韦、奈非那韦、洛匹那韦。

(赵桂鸣　张迈仑)

第十八章　肾上腺皮质激素在传染病中的应用

肾上腺皮质激素(肾上腺皮质类固醇,简称皮质激素)包括糖类皮质激素、盐类皮质激素和性激素,与传染病关系密切的是糖类皮质激素。

皮质激素用于严重的感染已取得了明显的效果,但应用不当也可使病情恶化造成严重不良的后果,因此在应用皮质激素时,必须掌握这类药物的治疗作用、适应证、禁忌证及副作用,以便在抢救和治疗中起到应有的作用。

一、皮质激素在传染病中的治疗作用

(一)抗炎作用　皮质激素能抑制血管扩张,降低毛细血管壁的渗透性,减少渗出、炎性细胞的浸润、纤维蛋白的形成,抑制纤维组织增生,使炎症过程减轻,防止局部粘连。皮质激素对病毒菌并无抑制和杀灭作用,大剂量反而抑制网状内皮系统的功能,并减少抗体的产生,降低人体的防御能力,有利于细菌的繁殖和扩散。所以,皮质激素抑制炎症的相反结果是解除了炎症防御机能,可使感染灶扩散,使隐性感染变为有临床症状的活动型表现。因此应用皮质激素时应同时使用有效定量的抗菌药物,防止感染扩散。

(二)抗毒作用　皮质激素有增强机体抵抗细菌内毒素的作用,缓和人体对多种内毒素的反应,从而减轻中毒症状。患者因感染而引起的高热、食欲减退等毒血症,用皮质激素可有降温及改善中毒症状的作用。皮质激素还有保护和稳定溶酶体膜的作用,减少溶酶体内蛋白质溶解酶的释放,减轻组织细胞的坏死。

(三)抗过敏作用　通过抑制淋巴细胞(特别是肥大细胞)生成或释放组胺及其他介质来抑制抗原抗体反应,并减轻抗原抗体反应时的细胞损伤,借此促使过敏症状消除。大剂量时由于抑制抗体的产生,而使抗原抗体反应减轻。

（四）抗休克作用　大剂量皮质激素能增强小血管对儿茶酚胺类物质的敏感性，使内脏小动脉痉挛性收缩，血压上升，并可改善微循环，增加静脉回流，加强心肌收缩力和增加心搏出量，有利于治疗感染性休克。

（五）肾上腺机能不全时对机体的保护作用　在严重传染病感染时（暴发性脑膜炎双球菌败血症、出血性高度中毒性白喉、流行性出血热等）可以发生不同程度的肾上腺皮质机能不全，有时虽然肾上腺皮质大量分泌仍不能适应感染应激需要，此时必须适当补充外源性皮质激素，以保护机体对抗感染。

（六）利胆退黄作用　可保护肝细胞内溶解酶体的膜，使之不被破坏，抑制毛细血管的通透性，减轻水肿，促使胆汁合成和胆汁分泌，使胆内淤胆消退，利于胆红素的代谢。临床实践证明，皮质激素利胆作用有时稳固，停药过快、过早可有“反跳”现象。

二、传染病应用皮质激素的适应证

由于皮质激素有抗炎、抗毒素、抗过敏、抗休克作用，能缓解威胁患者生命的凶险症状，使体温下降、中毒症状减轻，争取时间赢得抗菌药物及其他治疗措施发挥作用。

（一）严重的细菌感染

1. 暴发性流脑，用于休克型及脑膜炎型。

2. 中毒性菌痢。

3. 伤寒与副伤寒：毒血症明显者如中毒性心肌炎、脑病、中毒性肝炎，血中嗜酸性粒细胞很快缺少乃至消失疑有肾上腺皮质机能不全者，用氯霉素治疗中发生药物反应或氯细胞显著减少而不能立即停药或改用其他抗生素者，并发血红蛋白尿者。

4. 肺炎双球菌感染的中毒型肺炎及脑膜炎，在采用大剂量青霉素时，并用大剂量皮质激素。

5. 百日咳：主要用于百日咳合并脑病及婴儿窒息型的病儿，可减轻支气管痉挛、充血及水肿，改善症状。

6. 白喉：重症白喉伪膜范围广，中毒症状严重，且常易合并心肌炎，可以加用泼尼松口服 20 ~ 40 mg/d，减轻症状，保护心肌维持功能。

7. 布氏杆菌病:有严重的中毒症状者可以适量给药。

8. 破伤风:对重症型伴有高热及昏迷者,可用氢化可的松静滴。

(二)病毒性感染　主要是起特异性的抗炎作用,仅能改善症状,疗效难以肯定。

1. 病毒性肝炎:乙型肝炎及一般病例不用。用于内胆汁淤积型肝炎,由于能促进胆汁合成和胆汁分泌,使胆道内淤胆消退疗效较好。开始以较大剂量氢化可的松静滴或泼尼松口服,逐渐减量给药。抑制免疫过程,改善肝功能及一般情况,促进食欲,利胆退黄。上述两种类型肝炎均勿过早停药或突然减量过多,以免发生反跳现象。

2. 流行性出血热:用于发热期和低血压休克期,对退热和抗休克有一定疗效。

3. 流行性乙型脑炎:对重型乙型脑炎患者早期(发病4~5 d以内)以皮质激素配合治疗,能缩短热程,改善脑水肿,减少恢复期神经精神症状的出现。

4. 传染性单核细胞增多症:用于高热持续时间较长(10 d以上),伴有中毒症状、喉头水肿及出现黄疸、心肌炎或中枢神经系统症状者。

5. 麻疹:主要用于合并脑炎、喉炎、肺炎、血小板减少的患者。

6. 流行性腮腺炎:用于严重中毒症状或合并脑膜脑炎的患者。

(三)立克次体感染　用于病情严重的斑疹伤寒患者,高热有明显中毒症状者、神志障碍或合并心肌炎的患者。

(四)螺旋体感染

1. 钩端螺旋体病:用于高热、严重毒血症、出血倾向或中毒性休克的患者,病变累及肾上腺有类似肾上腺机能不全表现者,黄疸、肝功能衰竭、合并脑炎、脑膜炎或脑血管病变所致的血栓形成(瘫痪)等。皮质激素还可防止青霉素治疗时引起的休克反应。

2. 回归热:用于高热、黄疸、严重中毒症状者及青霉素、砷剂等引起的药物反应。

(五)寄生虫病

1. 血吸虫病:用于高热的患者,多于3 d内退热并减轻中毒症状,以利于早期接受锑剂治疗。对伴发急性脑部病变,对可能由于血吸虫的毒素引起的中毒性脑病或虫卵进入脑中引起的脑组织局部反应,用皮质激素治疗后可减轻。

2. 疟疾:用于脑型疟疾能迅速退热,使神经症状改善。也用于黑尿热患者,增加机体应激能力,对抗过敏反应,减轻血管内溶血,迅速控制病情。

3. 包虫病:当囊体增大穿破或手术时囊液溢出常引起皮疹、发热、气急、发绀、腹痛、腹泻、谵妄和昏迷等过敏反应,应立即给予皮质激素治疗。

4. 丝虫病:用以减轻急性期的症状及防治枸橼酸乙胺嗪(海群生)治疗期间出现的发热、眩晕、皮痒、荨麻疹、过敏性紫癜和哮喘等严重过敏反应。

(六)真菌感染　一般真菌感染不宜采用皮质激素治疗。当应用二性霉素 B 治疗新型隐球菌引起的脑膜炎的过程中,为减少药物的副作用或过敏反应,可在滴液中加入小剂量的皮质激素。

三、传染病应用皮质激素的禁忌证

(一)水痘:皮质激素可使水痘播散,病情恶化甚至造成死亡。如用激素过程中接触水痘应考虑减量或停药。

(二)带状疱疹及单纯疱疹。

(三)不明病原体或不能确定诊断的感染。

(四)传染病患者有下列病症用皮质激素时,应慎重。如活动性胃、十二指肠溃疡,病情中等度以上的糖尿病、重症高血压、甲状腺功能亢进、精神病及癫痫等。

四、应用皮质激素的注意事项

1. 细菌感染时并用足量而有效的抗菌药物。

2. 停药过程:短期(3 ~5 d)应用者,可即刻停药;稍长期(3 ~5 周)应用者,停药时最好逐渐减量;用药时间更久者,可于停药前 3 ~5 d 加用促肾上腺皮质激素 25 U,连用 3 ~5 次,以防止停药后出现肾上腺皮质机能不全。

五、传染病应用皮质激素的方法及剂量

见表 18 –1。

表 18－1　常用皮质激素的方法及剂量

药名	抗炎作用	各药剂量比例(mg)	剂量(mg)					
			成人(每天)			小儿(每天每千克体重)		
			口服	肌注	静滴	口服	肌注	静滴
氢化可的松(Hydrocortisone)	1	20	60～120		200～400			4～8
可的松(Cortisone)	0.8	25	100～300	同左		5	5	
强的松或泼尼松(Prednisone)	3～4	5				1		
地塞米松(氟美松)(Dexamethasone)	28～40	0.75		10～20	10～20		1～5 岁 0.25～1 6～12 岁 0. 25～2	同左
去氢氢化可的松(强的松龙)(Prednisolone)	4	5	20～40	同左		1	同左	

（张迈仑）

第十九章　特殊检查

第一节　肝穿刺活体组织检查

肝穿刺活体组织检查（肝活检），是一种微创性检测手段。对某些肝脏疾病的诊断具有“金标准”的价值，尤其在慢性肝炎领域里，有时是非常需要的。由于患者对这一检查的意义认识不足，在基层病理学科的建设，以及操作技术等问题限制了这项重要检查的开展。

一、肝活检的作用

1. 了解疾病轻重程度：许多慢性肝炎患者发展至肝硬化阶段，往往是隐匿的发展，当患者感到腿肿、腹胀已是肝硬化的中晚期。失去早期治疗的机会，做肝活检可以早期发现病变。

2. 肝活检取出肝组织：通过免疫组化的方法，了解肝脏细胞携带病毒的情况。有时慢性乙肝患者血液中查不到 HBV－DNA，在肝组织中可以发现。

3. 了解组织学变化的程度：可以定级，在国际上有公认的肝脏炎症及纤维化程度的分级，可以指导治疗。多采用 Child－Pugh 肝功能分级方案，见表 19－1。

表 19－1　Child-Pugh 肝功能分级方案

指标	异常程度记分		
	1	2	3
肝性脑病	无	1～2	3～4
腹水	无	轻	中度以上
血清胆红素（μmol/L）	<34.2	34.2～51.3	>51.3
血清白蛋白（g/L）	≥35	28～34	<28
凝血酶原时间（s）	≤14	15～17	≥18

注：5～6 分为 A 级，7～9 分为 B 级，10～15 分为 C 级

4. 有些患者肝功能异常 ALT 升高伴有黄疸，通过血清学检测一

时难以确定诊断,此时可根据肝脏病理学提供诊断依据。

5. 对年龄 40 岁以上,HBV - DNA 复制水平高,无论是 HBeAg 阳性或 HBeAg 阴性,应做肝活检以早期发现肝纤维化,及时治疗可望病变逆转阻止病情发展。

二、禁忌证

1. 有出血倾向者,如出、凝血时间延长,血小板明显减少者。

2. 高度肝外阻塞性黄疸,如 B 超显示肝内外胆管明显扩张者。

3. 肝周围化脓性感染、化脓性胆管炎。

4. 肝血管瘤、肝囊肿者应在 B 超指示下操作。

三、并发症

正常操作,符合适应证,患者合作,一般很少发生意外事件。

1. 出血:多由于操作粗暴,穿刺过深,患者配合不好,应及时发现及时处理。

2. 胆漏:很少发生,造成胆汁性腹膜炎者预后差。

3. 感染:注意无菌操作不致发生。

4. 癌细胞针道移植:国内外文献有报导。

四、肝活检价值

肝活检价值是肯定的,但也有一定的局限性。如肝穿刺取样少,肝脏若为弥漫性病变分布并非绝对均匀,因此抽样出现误差,给诊断带来困难,对肝活检结果应结合临床及其他资料进行综合判断。

(张迈仑)

第二节 超声检查

超声检查作为现代医学影像学的一个组成部分在临床中被广泛应用,其历史要追溯到 1972 年灰阶超声问世。20 世纪 80 年代和 90 年代,超声探头技术有了重大改进和发展,双功多普勒和彩色血流成像相继出现,以及腔内探头的成功研制和应用,这些进展不仅显著提高了超声成像的空间分辨力,并且极大地拓展了在临床应用的广度和深度。

一、B超

称为二维超声显像法，是将回声信号以光点的形式显示出二维图像来，回声的大小以光点的明暗度来表示，根据光点的灰阶不同，组成层次分明的二维结构图像。声阻抗差越大，所表现的光点则越大。界面多则反射回波多，光点密集。人体各种组织的声阻抗皆有不同，故反射回声亦不相同。脏器之间、脏器内部、各种不同组织、各种正常组织之间、正常组织与病理组织之间，其声阻抗皆有不同程度差异。因而构成众多界面，形成亮暗不等、疏密不等的多种多样排列光点，依此构成了各种组织和脏器的剖面图。

超声成像解决两个问题：①可以显示脏器及病变（灶）的轮廓、大小、形态、部位；②显示脏器或病变（灶）内部结构。

二、彩色多普勒（彩超）

是高清晰度的黑白 B 超再加上彩色多普勒。超声频移诊断法是应用多普勒效应原理，当声源与接受体（即探头和反射体）之间有相对运动时，回声的频率有所改变，此种频率的变化称之为频移，彩超包括脉冲多普勒、连续多普勒和彩色多普勒血流图像。

彩超一般是用自相关技术进行多普勒信号处理，把自相关技术获得的血流信号经彩色编码后实时地叠加在二维图像上，即形成彩色多普勒超声血流图像。由此可见，彩超既具有二维超声结构图像的优点，又同时提供了血流动力学的丰富信息，在临床上被誉为“非创伤性血管造影”。其主要优点是：①能快速直观显示血流的二维平面分布状态；②可显示血流的运行方向；③有利于辨别动脉和静脉；④有利于识别血管病变和非血管病变；⑤有利于了解血流的性质；⑥能方便了解血流的时相和速度；⑦能可靠地发现分流和反流；⑧能对血流束的起源、宽度、长度、面积进行定量分析。

但彩超采用的相关技术是脉冲波，对检测物速度过高时，彩流颜色会发生差错，在定量分析方面明显逊色于频谱多普勒，现今彩色多普勒超声仪均具有频谱多普勒的功能，即为彩色－双功能超声。

三、临床应用

（一）腹部的应用　优于 X 线平片，又因其价廉、快速、无损伤，无须特殊造影剂等优点已成为腹部病变影像学检查的首选方法。

现代超声仪，由于应用了超高密度晶片探头、宽频带技术、电子全程聚焦以及数字化等先进技术，已能获得极高的软组织空间分辨力。在肝病的领域内应用范围很广泛。小肝癌的假包膜带及肿块的镶嵌样结构，胆囊小至几毫米的息肉样病变，以及胰腺癌浸润周边血管、淋巴结转移肿大等细微的病变特征，肝硬化的结节，门静脉肝血管瘤、肝囊肿均能够在现代超声仪上清晰显示，从而显著提高了诊断水平。

（二）胃肠道的应用　因含气一直认为是超声显像的禁区，然而近10年来，大量报道证明，在应用一定量的胃肠超声显像液后，胃肠管壁增厚或肿瘤病变均能显示清楚，并且癌肿在壁内侵及的深度及范围，以及黏膜下或外生性肿瘤的发生部位与胃肠壁的关系等等，超声现象效果较佳。

（三）高频探头应用　对于颈段食管以及腹段食管的研究已有较好的经验。值得强调的是许多急腹症，如肠梗阻、肠套叠、急性化脓性阑尾炎、急性化脓性胆囊炎以及急性胰腺炎，超声显像均能显示出一定的有关特征而有助于临床及时确诊。

（四）泌尿系统的应用　超声能灵敏显示肾脏、输尿管及膀胱的肿瘤或结石，并且能了解其大小、位置以及是否引起了泌尿系梗阻，显著减少了传统X线造影的应用。近年来，双功及彩色多普勒血流成像在腹部的应用，一方面提高了血管病变的诊断水平，另一方面的重要作用是可以了解占位病变尤其是肿瘤的血流状态和特征，从而有助于提高良恶性的鉴别诊断水平。

（五）超声在胸腔病变的应用　已不限于了解胸水及胸膜的状况，而是着重于胸壁病变与肺周病变的鉴别，了解肺周肿瘤对胸膜及肋骨浸润的程度和范围，观察无气肺内的结构及病变。对此，X线片仅显示为片状致密阴影，而超声显像能够鉴别是包裹的胸水、无气肺内的支气管液像、脓肿或是实性肿瘤。

（六）妇产科的临床应用

1. 超声因能清晰显示女性盆腔内的结构而成为妇科疾病诊断的重要手段。特别是在产科的应用观察胎儿的发育过程，判断胎儿成熟度以及有无先天畸形，了解胎盘及脐带的状况等等，从早孕至分娩的全过程都可以用超声监护。

2. 经阴道超声显像，能显示子宫、卵巢及附件的细微结构，显著提高了妇产科疾病的诊断准确性和灵敏性。经阴道彩色多普勒的应用，在高分辨力二维声像图基础上能显示盆腔、子宫及其肿瘤的较小血管和血流频谱特征，有助于了解病变的血流状态、良恶性肿块的鉴别以及宫外孕的早期诊断。

（七）骨骼系统的应用　该领域是传统 X 线片的主要项目，又是当今 MRI 和 CT 成像的热点，而超声检测的意义被忽略。1988 年，国外报道了有关骨骼超声显像的论述，总结了超声在肌肉骨骼成像中的作用，认为不仅可以作为一种筛选检查，并且在许多情况下能获得其他方法无法获得的信息，例如，对膝关节内外的半月板、韧带、肌腱等损伤的观察，对肌肉、肌腱损害的动态观察，肩损伤时各个肌腱的情况，超声检查均能发挥独特的重要作用。

四、介入性超声的临床应用

介入性超声是在实时超声的动态监视和引导下，完成各种穿刺、活检、X 线造影以及抽吸、插管、药物注射治疗等操作，可以避免某些外科手术，从而达到与外科手术相类似的诊断和治疗效果。介入性超声医学（intervention ultrasound）是在目前超声显像基础上发展起来的一门新技术，而早在 1983 年哥本哈根的世界介入性超声学术会议上就正式确定其作为现代超声医学的一个重要组成部分。

介入性超声主要是利用了超声波传导束具有良好的指向性、高分辨率的二维图像显示和能够实时检测等技术优点，从而间接达到使操作者能够在直视病灶或靶器官所在方位的情况下进行操作的效果，具有极高的准确性和安全性。

（一）应用范围

1. 多种弥漫性肝实质病变（肝炎、脂肪肝等）包括早期肝硬化的病理组织学诊断。

2. 各种腹部脏器肿物（肝、胆、脾、肾、肾上腺肿瘤和腹腔淋巴结肿、淋巴瘤腹膜后实性肿物等）病理诊断和鉴别。

3. 含液性病变（肝、肾、卵巢、甲状腺、乳腺囊肿、脓肿和积液等病变）的穿刺、抽吸引流、药物冲洗硬化治疗。

4.肝内胆管、胆总管、胆囊等先天畸形或结石、肿瘤引起的阻塞性病变穿刺抽吸造影(PTC),穿刺引流(PTCD),肾梗阻性病变肾盂内穿刺造影,胎儿治疗性穿刺引流术(羊膜腔穿刺)。

5.肝肿瘤内穿刺药物,无水酒精注射,微波热疗,手术中超声定位引导。

此外在颅脑、肺、纵隔、前列腺和弥漫性肾病,均可用于诊断、鉴别诊断及分型。

(二)介入性超声的临床应用　超声引导下自动活检 USGAB 的发展应用,大幅度提高了医学影像和临床诊断水平,它突破了常规超声影像、CT、MRI、X 线放射等影像技术所固有的只能做定位诊断或一般经验性、猜测性的定性诊断模式,使超声医学影像诊断技术进而提高到病理组织细胞学诊断这一个新的领域,它为临床提供了准确的病理诊断依据,指导临床制定并实施正确而有效的药物或非药物治疗方案,另外尚能回顾性分析提高常规医学影像诊断技术水平,具有广阔的发展前景。

五、腔内超声技术的应用

近 10 年来,腔内超声技术发展迅速,日新月异。因探头频率高,并且直接接近所观察的目标,中间受干扰的因素少,因而图像清晰,分辨力高,能观察脏器细微结构,发现较小的肿块,了解肿瘤具体发生部位,肿瘤内部结构及浸润范围和深度,故有助于肿瘤的分期及切除可能性的评价。目前临床应用主要有:①经食管、胃、十二指肠超声除可观察直接的消化管壁结构外,还可观察毗邻的器官,如心脏及肝、胆、胰、肾等;②经直肠、尿道、阴道超声可观察相关脏器。该项技术有其独特的价值,有些方面是其他影像技术无法比拟的,故值得重视。

六、超声造影的应用

超声造影是当前超声医学的热门研究课题,目前,超声造影在我国尚未广泛开展,但我们在一些超声造影的基础及临床应用研究水平已与国际接轨,多篇超声造影的动物实验及临床研究论文,旨在促进超声造影知识的普及和研究工作的进一步深入。

超声造影剂及超声造影技术的发展推动了超声造影在临床诊断

及治疗中的应用。实时灰阶谐波造影对细小血管和低速血流的显示更加敏感,可动态观察肝、肾脏肿瘤的血流灌注,显著地提高了肝、肾肿瘤的检出率和诊断的准确率。

（胡东胜 张迈仑）

第三节 上腹部和肝脏 CT 检查

一、CT 检查

(一)计算机体层摄影(computed tomography,CT) 是用高灵敏度的检测器(detector)测量通过人体后的 X 线强度值(X 线衰减、吸收的程度),可断层检测全肝连续 12 ~ 16 个薄层组织密度值的分布情况,一般选用层厚 10 mm,层距 10 mm。CT 对肝脏不同的病变的密度差异很灵敏,能检出微小的密度差异,优于普通 X 线无法显示的组织结构和病变。

(二)增强扫描 大多数肝内病变呈等密度或低密度,与正常肝组织密度相差甚小,普通平扫难以发现。静脉注射含碘造影剂,以增强病变与正常组织之间的对比。它有两个主要作用:

1. 若病变区与邻近正常组织的密度相近而平扫难以分辨时,增强法可使病变区显示更清晰。

2. 当平扫已显示病变,增强法可了解病变的增强特征,从而给定性诊断提供依据。

(三)螺旋 CT 普通 CT 机是一层一层地扫描,两次扫描之间必有数秒钟的停顿。此时 CT 监测器的球管和检查床(患者)都需移动,这样的运作结果扫描费时。螺旋 CT 的特点是球管和检测器连续不停旋转(采样),检查床连续不断前进,这样节省了时间快速完成。由于扫描轨迹呈螺旋形,因而称螺旋 CT 扫描。

二、上腹部和肝脏 CT 的正常表现

(一)上腹部和肝脏 CT 的正常表现 肝实质密度均匀,高于脾、胰、肾,平扫时下腔静脉、门静脉、肝内血管显示为低密度,呈管道状结构,断面投影则呈圆形。肝门部有脂肪,因而显示为多角形更低密

度区，而其中的门静脉、肝动脉和胆总管可显示为稍高密度。门静脉主干横径约为2 cm左右，分支横径约为1.5 cm左右，每个病例都能见到，视断面位置可表现为圆形或长管形。

（二）增强扫描后，正常肝实质密度明显升高，肝内外血管密度更高于肝实质。

三、肝脏病变的CT诊断

肝脏病变的CT图像上可表现为肝大小、轮廓和密度的改变，这些改变可以是弥漫性（全肝）或局灶性的。

（一）肝硬化

1. 肝缩小，外围圆钝，各肝叶大小比例失常，多见右叶缩小，而左叶和尾叶相对增大，边缘凹凸不平，可呈结节状，肝实质常不均匀，重度者肝大、布满大小不等的结节，呈菠萝样。

2. 脾常肿大，外缘超过5个肋单位，腹水呈围绕肝周的低密度影。

3. 增强的CT可显示脾静脉，门脉高压时可见邻近脾脏和腹膜后的侧支。

（二）梗阻性黄疸CT表现　CT对梗阻性黄疸的诊断和鉴别诊断有较大价值，可提示有无胆道梗阻、梗阻的部位和原因。正常肝内胆管CT平扫基本上看不到。若平扫能明确见到肝内胆管像提示胆管扩大，增强扫描后扩张的胆管显示更为清楚。肝外胆管正常直径约6～8 mm，约1/3患者可于CT上显示，在肝门区脂肪内，位于门脉右前方。胆总管下段行走于胰头的后部，于胰头和钩突的右后部显示为环形低密度区，若直径超过10 mm，可确定为扩大。

（三）原发性肝癌（HCC）

1. 平扫：CT能检出直径2.0 cm以上的占位性病变。

HCC表现为局灶性周界清楚的密度减低肿块，大多数HCC的密度低于肝组织，在癌内坏死时密度常不均匀，也可为边缘模糊、大小不等的更低密度区。

2. 增强扫描：肝癌常在肝硬化的基础上发生，在肝硬化存在时肝的密度普遍降低，有时HCC难以发现，做增强扫描有帮助。肝脏双重供血，静脉注射造影剂增强扫描，可增加正常肝组织与病灶的密度差异,肝组织增强比病灶更大,两者密度差加大,病灶的形态、大小和边界会更清晰。血管增强期可显示门静脉阻塞或癌栓形成。

3. 动态双期或三期增强扫描:肝组织的门静脉供血占75%,肝动脉供血约25%。HCC 大部分是动脉供血,动态扫描的动脉期 HCC 呈明显的弥漫性强化,表现为团状高密度影。而此时肝组织强化尚不明显,静脉期病灶密度开始降低,延迟期又呈低密度,出现造影剂"快进快出"现象。

4. HCC 的典型表现:

动脉期:CT 值很快上升到峰值,超过肝组织,呈高密度强化。

静脉期:密度降低。

延迟期:造影剂在 HCC 内清除比肝组织快,大多呈低密度。

(四)脂肪肝　脂肪肝比正常肝脏显示较低的密度,增强扫描可见血管走形清晰,比肝实质有较高的密度。

(五)血管瘤　在肝病患者做 B 超检测时,常常发现肝内血管瘤的改变。一般呈良性过程,成年人基本不再增长。也无大碍 ,不需要处理,必要时随访观察即可。临床多见的为海绵状血管瘤,在平扫片上表现低密度区。增强扫描后,自周边逐渐被造影剂充盈。如 CT 不能确定需做 MRI 检查。

(张迈仑)

第四节　肝胆磁共振成像检查

磁共振成像(magnetic resonance imaging MRI)是利用原子核在磁场内共振而产生影像的一种成像方法。因其无射线辐射,可进行多方位观察,且软组织分辨率高,而广泛用于腹部检查。

一、磁共振成像原理

(一)氢原子占人体组织中原子数量最多,约为 2/3。本身是磁化最高的原子核,原子核由不同数目的质子(proton)和中子(meutron)构成,带正电。氢原子核(H)的结构最简单,只含一个质子,不含中子。氢原子核即质子,因此临床磁共振成像氢原子成为最合适的对象。

质子带正电,具有自旋(spin)的特征,如同地球不停的绕自身一个轴自旋一样,带电的质子自旋产生磁场,并用磁矩来表述。磁矩有其一定的强度、方位和方向,也常被称为磁化矢量或向量,表示既有大小又有方向的量。

当加入一个强的外磁场时(如人体置入磁共振仪的主磁体中)体内产生感应磁场,各种不同生物组织单位体积内的质子数不同,理化环境不同,会产生不同强度的感应磁场。测定各种生物组织感应磁场的大小,以其差异来表示组织间的差异。从而形成影像,即 MRI。

(二)平扫　射频脉冲(RF)激发发生磁共振,射频撤去后质子从高能量到低能量的恢复过程即弛豫(relaxation)过程,其中纵向驰豫过程所需时间为 T1,横向所需时间为 T2。

自旋一回波(SE)是临床常用的成像脉冲系列,通过改变成像参数分别强调各组织的 T1 或 T2 差异的图像,称为 T1 或 T2 加权像。

(三)增强扫描　用钆类小分子造影剂。由于病灶与肝实质供血不同,组织密度不同,MRI 造影剂可提高病灶与正常肝实质的信号差异,从而提高诊断的灵敏性及特异性。

二、正常肝脏 MRI

可了解肝内血管结构,分小叶和分段及其与周围脏器的关系,并可多方位成像比其他影像方法更直观和精确。

(一) T1 加权扫描肝组织结构均匀,强度超过脾脏,T2 加权肝组织弱于脾信号。

(二) T1 加权扫描门静脉主干和左或右分支,3 支肝静脉均呈低信号或无信号,因能量提供在发射脉冲已过,记录的是返回信号,正常血管 T2 加权扫描呈高信号。

(三) 血管和胆管无需增强就能显影,对比清晰度优于 CT 而空间辨别逊于 CT。无论 T1 或 T2 都可见门静脉,肝静脉,下腔静脉,主动脉和胆管。

三、肝胆疾病的 MRI

(一) 肝硬化 MRI

1. 显示肝脏的形态改变,右叶常缩小,左叶和尾叶外段常增大,比例失常。

2. 再生结节一般在 T1 图像呈等信号或略高信号,在 T2 图像呈低信号,当低信号结节内有等信号或高信号区时可能有癌变。

3. 因有纤维组织增生和再生结节形成使肝体积增大,T2 加权信号降低比正常肝实质降低少,且不均匀。

4. 腹水在 T1 加权图像呈低信号,在 T2 加权图形成高信号。

5. 门脉高压时门静脉内径增大,门静脉系统的侧支循环表现为低信号或无信号的结节或条状扭曲结构。在肝硬化病例中,检出肝小结节,MRI 优于螺旋 CT。但一般技术两者对 1 cm 的肝癌的检出率都达不到40%。

(二) 原发性肝细胞癌(HCC) 根据形态可分为巨块型、结节性和弥散性,其 MR 信号特点:

1. 自旋——回波(SE)T1 加权图像多呈不均匀的低信号,少数呈高、低混合信号(多提示为恶性病变),T2 加权扫描呈高信号。肿瘤内斑片状的高信号提示有癌内出血或肿瘤局部显著的脂肪聚集。MRI 对恶性病灶的检出和鉴定比 CT 用造影剂更灵敏和特异。

2. 增强扫描主要用于不典型病例的鉴别诊断。

3. 鉴别良、恶性结节:含 Kapffer 细胞的局灶性结节增生能摄取某些造影剂(如 ferumoxides),HCC 和转移性肿瘤缺乏 Kapffer 细胞,ferumoxides 粒子分布稀少,故 T2 加权 MRI 良性结节信号下降,而恶性结节仍呈高信号。

4. 小肝癌可通过注射钆后行增强 MRI 扫描的动脉相确定诊断。诊断率提高与 HCC 分化越低和体积越大呈正相关。

5. MRI 可有较高的分辨率,尤以 T2 加权对癌瘤范围的界限较清楚,可与海绵状血管瘤、囊肿、局限性脂肪沉着和再生结节进行鉴别。

对 HCC 高危病例鉴定期应进行超声筛查,并结合胎甲球试验。

6. 肝胆疾病影像检查的选择:见表 19 - 2

表 19－2 肝胆疾病影像检查

	诊断	确诊
肝占位病变	超声	CT/MRI
肝硬化筛查 HCC	超声	CT 小结节需增强
血管瘤	超声	肝硬化病历 MRI
囊肿	超声确诊	
肝硬化	超声	CT
脂肪肝	超声	CT/MRI
胆管扩张	超声	MRCP

（天津医科大学二院放射科 韩 悦 张迈仑）

第二十章　临床常用检验与评估

第一节　血液一般检验

一、白细胞计数

(一)参考值

成 人:(4~10)$\times10^9$/L(4 000~10 000/μl)

儿 童:(5~12)$\times10^9$/L(5 000~12 000/μl)

新生儿:(15~20)$\times10^9$/L(15 000~20 000/μl)

(二)临床意义

1. 病理性升高:包括反应性及肿瘤性两类。前者见于各种感染、中毒、出血、溶血后;后者见于白血病及各种恶性肿瘤等。

2. 病理性降低:见于重症肝炎、流行性感冒、麻疹、伤寒、副伤寒、疟疾、再生障碍性贫血、白细胞减少性白血病、粒细胞缺乏症等。此外,化学药品及放射损害如X线照射、镭照射、晚期砷中毒等以及自身免疫性疾病、脾功能亢进等,均可引起白细胞减少。

二、白细胞分类计数

(一)参考值(中国医学科学院血液研究所)

中性粒细胞:46%~63%

嗜酸性粒细胞:0%~5%

嗜碱性粒细胞:0%~1%

淋巴细胞:24%~47%

单核细胞:1%~7%

(二)临床意义

1. 中性粒细胞的毒性变化:中性粒细胞中出现中毒颗粒(呈嗜碱性染色)、胞浆中出现空泡、核变性、杜勒体,均为白细胞受损的一种中毒表现,有一定的临床意义。

2. 中性粒细胞增多:①感染:以球菌感染为最显著,某些杆菌感染、立克次体及病毒感染,螺旋体及肝吸虫病等。②中毒:代谢性毒物,如尿毒症、糖尿病、酸中毒、早期汞、铅中毒等。③急性出血、急性溶血和手术后。④恶性肿瘤、粒细胞白血病等。⑤心肌梗死和血管栓塞等。

3. 中性粒细胞减少:①某些细菌性传染病如伤寒、副伤寒、布氏杆菌病,某些病毒感染如乙型肝炎、麻疹、流行性感冒等,还有疟疾。②严重感染、高度恶病质、过敏性休克及消耗状态。③化学药物中毒与放射线损伤,如X线或镭照射、抗癌药物、晚期砷(或铅、汞、锑、苯)中毒等。④脾功能亢进和自身免疫性疾病。

4. 中性粒细胞的核象变化:①核左移:杆状核和杆状核以前的优质细胞增多即为核左移。常见于严重感染,机体抵抗力下降时,如伤寒、败血症等。②核右移:系指外周血内中性分叶核粒细胞增多的同时分5叶核以上的细胞超过3%时。这是造血功能衰退或造血物质缺乏的表现,常见于巨幼红细胞性贫血和用抗代谢药物后。在疾病进行期,突然出现右移,表示预后不良,炎症恢复期也常一过性右移。

5. 嗜酸性粒细胞增多:①过敏性疾病:如支气管哮喘、荨麻疹、食物过敏、热带嗜酸性粒细胞增多症、过敏性肺炎等。②皮肤病:如牛皮癣、湿疹、疱疹样皮炎、霉菌性皮肤病等。③寄生虫、原虫感染:包囊虫病、猪绦虫病的早期、血吸虫病、肺吸虫病、中华枝睾吸虫病也引起明显的增加。疟疾发作的恢复期、钩虫病在活动感染的早期、蛔虫感染的腹痛期间,均有嗜酸性粒细胞增多现象。④血液病:慢性粒细胞白血病,嗜酸性粒细胞亦显示增多。⑤其他:如猩红热、溃疡性结肠炎、X线照射后、脾切除术后、传染病恢复期等。

6. 嗜酸性粒细胞减少:多见于严重的疾病进行期,嗜酸性粒细胞常显著减少,甚至消失,待疾病转入恢复期,则可升至正常,如伤寒、急性心肌梗死、大手术后嗜酸性粒细胞都可减少,一旦恢复正常,表示手术反应消失,病情好转。

7. 嗜碱性粒细胞增多:见于慢性粒细胞性白血病、红血病、恶性贫血、脾切除后,以及罕见的嗜酸性粒细胞白血病,此外,癌转移和铅、铋中毒、霍奇金病、副鼻窦炎、天花、水痘以及注射异性蛋白以后也增多。

8. 淋巴细胞增多:①某些传染病如百日咳、传染性单核细胞增多症、传染性淋巴细胞增多症、结核病、水痘、麻疹、流行性腮腺炎、传染性肝炎等。②许多传染病的恢复期和肾移植术后发生排斥反应时。③急、慢性淋巴细胞白血病及再生障碍性贫血等。

9. 淋巴细胞减少：多见于传染病的急性期、放射病、细胞免疫缺陷病等。当中性粒细胞增多时，淋巴细胞呈相对性减少，但其绝对值无显著变化。

10. 单核细胞增多：见于结核、布氏杆菌病、伤寒、斑疹伤寒、疟疾、黑热病、单核细胞白血病等。结核病患者血液检查单核细胞增多而淋巴细胞减少，说明为活动性结核感染。

三、网织红细胞计数(RC)

(一)参考值：

成人：0.5% ~1.5%，平均为1%

新生儿：3% ~6%，三个月后接近成人水平

绝对值：$(24 \sim 84) \times 10^9/L$

生成指数(RPI)：1

(二)临床意义

1. 增多：提示骨髓造血功能旺盛，见于各种增生性贫血(溶血性、缺铁性、巨幼细胞性、急性失血性贫血)及经相应药物治疗有效时；急性溶血时可高达0.6 ~0.8；急性失血后5 ~10 d网织红细胞达高峰，2周后恢复正常；恶性贫血或缺铁性贫血使用维生素B_{12}或供铁质后显著增多，表示有疗效。

2. 减少：提示骨髓造血功能低下，见于再生障碍性贫血、溶血性贫血再生危象时。典型再生障碍性贫血，网织红细胞计数常低于0.5%。网织红细胞绝对值 $<15 \times 10^9/L$ 为再生障碍性贫血的诊断标准之一。

四、红细胞沉降率(血沉，ESR)

(一)参考值(魏氏法)

成年男性：0 ~15 mm/h。

成年女性：0 ~20 mm/h。

(二)临床意义

1. 增快

(1)生理因素：妊娠(第10 ~12周以后)、妇女月经期间、老年人

因纤维蛋白原的增高血沉可增至30 mm/h。

(2)急性细菌性炎症常于感染2~3 d见血沉增快。

(3)组织损伤及坏死。

(4)慢性炎症如结核病、结缔组织炎症风湿热等于活动期每见血沉增快,病情好转时血沉减慢,非活动期血沉可正常。

(5)增长迅速的恶性肿瘤血沉增快,而良性者血沉多正常。

(6)各种原因导致的高球蛋白血症均可见血沉增快,如系统性红斑狼疮、多发性骨髓瘤、巨球蛋白血症、亚急性感染性心内膜炎、黑热病、肝硬化、慢性肾炎等。

(7)贫血(血红蛋白<90 g/L)时因红细胞数量稀少,下沉摩擦阻力减小而致血沉增快。

(8)高胆固醇血症时血沉亦可增快。

2.减慢

(1)生理因素:新生儿因纤维蛋白原低血沉减慢,12岁以下的儿童血沉可略快。

(2)见于红细胞明显增多及纤维蛋白原含量减低时,如真性红细胞增多症、DIC晚期。

第二节 尿液检验

一、尿量

(一)参考值

成人:1 000~2 000 mL/24 h(每千克体重1 mL/h)。

儿童:每千克体重3~4 mL/h。

(二)临床意义

1.病理性多尿(平均24 h尿量多于3 000 mL):常见于糖尿病、尿崩症、慢性肾炎、肾浓缩功能障碍时。

2.病理性少尿(平均24 h尿量少于500 mL):常见于脱水、急性肾炎、慢性肾炎、心力衰竭、休克等。

3.无尿或尿闭(平均24 h尿量少于100 mL或12 h内完全无尿):常见于尿路梗阻引起的严重的坏死性肾乳头炎、严重肾炎、急性肾衰及急性血管内溶血等。

二、尿色

(一)参考范围

黄色或淡黄褐色。

(二)临床意义

1. 尿色近于无色:尿崩症、糖尿病、肾硬化。尿色淡且量过少,提示肾功能不良。

2. 尿乳白色:可由脂肪尿、乳糜尿、脓尿、细菌尿、大量盐类(磷酸盐、尿酸盐、碳酸盐等)造成。

3. 红色、红褐色:血尿、血红蛋白尿、肌红蛋白尿、卟啉尿。服用食物染料色素及酚红、番泻叶、芦荟、氨基比林、磺胺等药物。

4. 黄色、橙色:浓缩尿、肝细胞性黄疸、阻塞性黄疸;服用番泻叶、山道年等药物。

5. 暗褐色或近黑色:高铁血红蛋白尿、肌红蛋白尿、血尿、血红蛋白尿、黑色素瘤等。

6. 绿色或蓝色:细菌尿(绿脓杆菌)或服用亚甲蓝、靛卡红者。

7. 黄色荧光:服用维生素 B_2 等药物。

多种因素能改变尿液颜色,如食物(如胡萝卜、甜菜及食物色素等)、药物、运动、出汗、疾病时产生的某些化学物质等。此外,尿液酸度高,颜色较深;酸度低,则颜色较浅。

三、尿透明度

(一)参考值　尿新鲜排出时清晰透明,放置后可能有尿酸盐等盐类结晶析出,而浑浊。

(二)临床意义

1. 病理情况:新鲜尿排出即浑浊,见于肾炎、膀胱炎、肾盂肾炎等感染,尿液中含大量白细胞、管型或细菌。

2. 尿液标本放置后发生混浊,最常见的是尿中结晶析出。结晶尿的形成与尿 pH、温度有密切关系。一般在碱性尿,磷酸盐(有时碳酸盐)易发生沉淀,加醋酸后尿即变清;在酸性尿,尿酸或尿酸盐可呈红色浑浊,加热或加氢氧化钠后尿即转为透明;草酸盐沉淀时加盐酸后浑浊可消失。通常由结晶造成的尿浑浊无病理意义。此外,干扰正常尿透明度的因素还有：精液、前列腺液混入尿液，阴道分泌物、月经等混入尿液；粪便、消毒剂等污染尿液标本。

四、尿 pH

（一）参考值　新鲜尿液呈弱酸性在 pH 5～7 之间（干化学法）。

（二）临床意义

1. 酸性尿：食富有蛋白质、肉类食物，因含磷、硫等元素较多，尿呈酸性反应。强酸性尿见于糖尿病、酸中毒、肾炎以及服用氯化铵后。

2. 碱性尿：食用蔬菜、水果过多时，因含较多的钾、镁等元素，尿呈碱性反应。强碱性尿则见于严重呕吐、膀胱炎、服用碳酸氢钠后。

五、尿比重

（一）参考值

成人：1.015～1.025（干化学法）。

新生儿：1.002～1.004（干化学法）。

（二）临床意义

1. 比重增高：见于糖尿病、急性肾炎、发热、脱水等。

2. 比重降低：见于尿崩症及慢性肾炎。

六、尿蛋白

（一）参考值

定性：阴性或弱阳性（干化学法）。

定量：<100 mg/L；

24 h 尿量 <150 mg（双缩尿比色法）。

（二）临床意义

1. 生理性蛋白尿：①功能性蛋白尿，可因一时的高热、严寒、剧烈运动以及妊娠等引起。生理性蛋白尿的特点是一过性，且尿蛋白一般低于 0.5 g/24 h，很少超过 1 g/24 h。②体位性蛋白尿（可能为脊柱前凸压迫左静脉所致），又称直立性蛋白尿。其特点为夜间无蛋白尿，起床活动若干时间后出现蛋白尿，再平卧后蛋白尿消失。

2. 病理性蛋白尿：①肾小球性蛋白尿；②肾小管性蛋白尿；③混合性蛋白尿；④组织性蛋白尿；⑤溢出性蛋白尿。

七、尿糖

（一）参考值 阴性（干化学法）。正常人尿液亦含微量葡萄糖，但不能用普通定性方法发现。

（二）临床意义

1. 生理性糖尿：食糖类过多，精神激动，妊娠、妇女哺乳期。

2. 病理性糖尿：糖尿病、甲状腺功能亢进、脑下垂体前叶机能亢进、颅内压增高、慢性肝脏疾病等。

（三）尿糖检查常用方法

1. Benedict 法：即为酮还原法，适用于普查。标本中非葡萄糖（果糖、麦芽糖、半乳糖、甘露糖、戊糖及乳糖）代谢产物、药物代谢产物及其他还原性物质均可使结果阳性。故特异性不强。此法特别须注意试剂与尿量的比例，尿中有蛋白质可干扰检测。假阳性可见于尿标本中存在水杨酸、维生素 C、阿司匹林、大量青霉素等。

2. 试带法：为特异性的葡萄糖氧化酶，其特异性好，使用方便。最常造成假阴性的是维生素 C，故患者在尿糖测定前至少停用维生素 C 24 h。试带必须按制造商要求进行保存和使用。因盛尿液的容器使用强氧化清洁剂可致假阳性，用氟化钠防腐可引起假阴性。尿液比重高使显色结果颜色减弱。为保证适宜的酶反应，尿液应保存在室温。

八、尿酮体

（一）参考值 阴性（干化学法）。

（二）临床意义

1. 酮体包括乙酰乙酸、β-羟丁酸、丙酮，是体内脂肪酸氧化的中间产物。酮体在肝脏中产生，在血液中循环，在其他组织中氧化生成 CO_2 和 H_2O，但正常人血液中仅有少量酮体，尿中酮体定性试验为阴性。当糖供应不足和组织中葡萄糖氧化分解降低时，脂肪氧化加强。如果酮体产生的速度大于组织利用的速度，则血中酮体增加，出现酮血症，严重者尿液中排出酮体，即为酮尿。其比例为：乙酰乙酸 20%，β-羟丁酸 78%、丙酮 2%。

2. 尿酮体增加见于：

（1）非糖尿病酮尿：婴儿和儿童急性发热、伴有呕吐或腹泻中毒常出现酮尿。酮尿也可见于寒冷、剧烈运动后紧张状态、妊娠期、低糖性食物、禁食、呕吐、甲状腺功能亢进，恶病质及麻醉后，糖原累积病（Ⅰ、Ⅲ和Ⅳ型）、活动性肢端肥大症及生长激素、糖皮质激素、胰岛素分泌过度等。

（2）糖尿病性酮尿：糖尿病酮症酸中毒，由于糖利用减少，脂肪分解加强酮体产生增加而引起尿酮，应与低血糖、心脑疾病酸中毒或高血糖渗透性糖尿病昏迷相区别：酮症酸中毒时尿酮体阳性，而后者尿酮体一般不增高，但应注意糖尿病酮症者肾功能严重损伤而肾阈值增高时，尿酮体亦可减少，甚至完全消失。

（3）中毒：如氯仿、乙醚麻醉后、磷中毒等，也可引起尿酮体阳性。

（4）药物：服用苯乙双胍时，由于药物有抑制细胞呼吸的作用，可出现血糖正常、尿酮体阳性的现象。

（三）尿酮体测定　常用 Rothera 法或试带法，其基本原理均属于硝普钠与标本酮体的反应。应注意：

1. 假阴性：可见于标本挥发或细菌消耗酮体，故应使用新鲜尿标本做试验，否则标本应冷藏并置于密闭的容器中。试带法尤其要注意不能使试带条潮解，否则检测敏感性降低；

2. 假阳性：见于高色素尿和用 8-羟喹啉保存的尿标本。

九、尿胆红素

（一）参考值　阴性（干化学法）。

（二）临床意义

1. 尿胆红素阳性：见于肝实质性病变，如中毒性肝炎、肝硬化、酒精性肝炎、病毒性肝炎、肝细胞坏死、肝癌、胆道阻塞（胆石症、胆道肿物、胰头癌）、Dubin-Johrson 综合征、Roter 综合征、肝胆红素摄取障碍的疾病（新生儿黄疸、轻型 Gilbert 病、肝炎后黄疸等）和胆红素结合障碍的疾病（新生儿黄疸、家族性黄疸、哺乳黄疸、Gilbert 病、Crigler-Najjar 综合征、药物性黄疸等）。

2. 尿胆红素阴性：除见于正常人外，还见于各种溶血性黄疸，如疟疾、溶血性贫血、大面积烧伤、溶血性尿毒症、DIC、阵发性睡眠性血红蛋白尿等，血中以非结合胆红素升高为主。

（三）尿胆红素检测的方法有两大类：

1. 方法

（1）氧化法，包括 Harrison 法和 Smith 碘环法。前者较敏感，但操作繁琐,常用于确诊;后者敏感性低、虽简便可用于筛选,但目前已少用。

(2) 偶氮法(包括各种试带法),既敏感又简便,其中试带法已成为尿液分析常用筛检项目。

2. 尿胆红素测定时要注意避免各种干扰因素。

(1) 造成假阳性的有:利福平、氯丙嗪、水杨酸盐、盐酸苯偶氮吡啶等药物可使试带法测定假阳性;

(2) 造成假阴性的有:标本中维生素 C 浓度超过 500 mg/L、泌尿道感染时亚硝酸盐增高、试带潮解等可使试带法测定假阴性;尿标本中水杨酸盐、尿蓝母、尿胆原、尿胆素增高,以及 Harrison 法加试剂过多均可使氧化法测定假阴性。要避免假阴性,需特别注意的是,必须使用新鲜尿,并避光冷藏。

此外值得注意的是,碱中毒时,尿胆红素分泌增强。

十、尿胆原

(一)参考值　阴性,或 1:20 稀释后阴性(Ehrlich 法、干化学法)。

(二)临床意义

1. 尿胆原阳性:主要见于肝细胞性黄疸和溶血性黄疸的各种疾病,如病毒性肝炎、药物性肝炎、中毒性肝炎、肝硬化、溶血性贫血及充血性心衰、巨幼细胞性贫血(在骨髓中前期红细胞破坏),尿胆原阳性也见于顽固性便秘、肠梗阻、发热等。

2. 尿胆原阴性:除正常人外,还见于阻塞性黄疸疾病,如胆总管结石,肿瘤压迫(如胰头癌)所致的阻塞性黄疸。在肝细胞性黄疸极期,也可因胆红素肠肝循环受阻,尿胆原生成减少,因而尿胆原阴性。

(三)尿胆原测定时要注意避免各种影响因素

(1) 尿液标本必须新鲜,以免胆红素在阳光照射下成为胆绿素。标本不能及时测定时,须避光保存。

(2) 维生素 C、亚硝酸盐、氯丙嗪等药物或尿液内含有大量亚硝酸盐时,可导致尿胆红素测定结果假阴性。

(3) 一些药物的代谢产物在低 pH 下可产生颜色。例如:吡啶和乙哚酸可致假阳性反应,靛青苷可产生一种橘黄色至红色的颜色反应,这易给胆红素阴性或阳性比色的判断带来干扰。

(4) 试带在使用和保存过程中,不能接触酸碱物质和气体,也不能用手触摸模块。

十一、尿血红蛋白

(一)参考值　阴性。

(二)临床意义

尿中出现血红蛋白是血管内溶血的证据之一。引起溶血和血红蛋白尿的病因见于:

(1) 红细胞直接损伤:心瓣膜修复(特别是主动脉)、严重烧伤、剧烈运动、行军、肌肉或其他血管组织的严重损伤;

(2) 动植物所致溶血:蛇毒、蜘蛛毒、蜂毒、毒蕈;

(3) 微血管性溶血性贫血(溶血性尿毒症,DIC,肾皮质坏死);

(4) 服化学药物中毒:阿司匹林、磺胺、伯氨喹、硝基呋喃类、非那西汀等;

(5) 免疫介导:血栓性血小板减少性紫癜、血型不合的溶血性输血反应、阵发性寒冷性血红蛋白尿、阵发性睡眠性血红蛋白尿;

(6) 感染:疟疾、黄热病、斑疹伤寒等;

(7) 所有引起血尿的病因均可出现血红蛋白尿试验阳性,如肾结石、肿瘤、中毒、肾梗死、经尿道前列腺切除等。

(三)尿血红蛋白测定时应注意

(1) 维生素C对试验有抑制作用,可导致假阴性反应;

(2) 尿路感染时,由于细菌产生过氧化物酶可引起假阳性;

(3) 尿比重高,试带法敏感性减低,尿比密 <0.010 时,尿中红细胞溶解。

十二、尿沉渣细胞检查

(一)参考值

红细胞:0~2个/HP。

白细胞:男性0~3个/HP,女性、儿童0~5个/HP。

上皮细胞:极少,新生儿常可见。

(二)临床意义

1. 尿沉渣红细胞增多可见于以下几种情况:

(1) 肾病:急性和慢性肾小球肾炎、急性膀胱炎、肾结核、肾结石、肾盂肾炎、肾肿瘤、肾静脉栓塞、损伤(肾活检)、多囊肾、药物反应有关的间质性肾炎等；

（2）下尿道疾病：急、慢性感染、结石、肿瘤、尿道狭窄和药物（环磷酰胺）治疗后膀胱出血；

（3）肾外疾病：急性胰腺炎、输卵管炎、结肠及盆腔肿瘤、急性发热期、疟疾、亚急性细菌性心内膜炎、恶性高血压、白血病和坏血病；

（4）移植术后：尿中常发现较多的红细胞，1 周后可逐渐减少而渐消失。发生排斥反应时，尿中红细胞可再度增多；

（5）药物引起的中毒：磺胺药物治疗、水杨酸以及不合适的抗凝治疗。

2. 尿沉渣白细胞：

（1）正常尿液中可有少数白细胞，健康成人 24 h 排出的白细胞不超过 200 万个，偶然一次离心沉淀的尿内每高倍视野可见到 1～2 个白细胞仍属正常。如超过 5 个/HP 即为增多，称为镜下脓尿；

（2）几乎所有的肾脏疾病和泌尿生殖道疾病都可有尿白细胞增加，尤见于间质性肾炎、肾盂肾炎、膀胱炎、尿道炎、肾结核以及前列腺炎、龟头炎、膀胱肿瘤，主要是中性粒细胞。在发热期和剧烈运动后也可见白细胞增多；

（3）在女性患者，急性尿道综合征或排尿困难综合征则收集中段尿标本，白细胞仍可大于 8 个/μl；

（4）肾移植手术后 1 周内，尿中可出现较多的中性粒细胞，随后可逐渐减少而恢复正常。如出现排斥反应，尿中可见大量淋巴细胞和单核细胞；

（5）尿中嗜酸细胞增加可见于：对药物高度敏感的肾小管间质性疾病以及其他急性生殖泌尿道疾病。

3. 上皮细胞：正常人尿中可出现少量扁平上皮细胞和移行上皮细胞，通常无临床意义。肾小球肾炎、肾小管损伤等肾实质性病变时可出现多量肾小管上皮细胞或肾细胞。

（三）干扰因素：

1. 尿沉渣检查的标本以清晨第一次尿液为佳，尿液非冷藏条件下 2 h 内完成测试。标本量不得少于 10 mL；

2. 尿内如有大量非晶型尿酸或磷酸盐时，影响观察，尿可呈云雾状混浊，不要误为脓尿，可加热或加稀醋酸消除；

3. 妇女尿中可混有阴道分泌物，必要时应冲洗外阴后取中段尿再做尿沉渣检验。

十三、尿沉渣管型

(一)参考值　偶见透明管型(0 ~1 个/HP)。

(二)临床意义

1. 各种尿管型的临床意义

(1) 透明管型：主要由 Tamm-Horsfall 糖蛋白构成，含少量白蛋白，很少有颗粒的管型。①正常人尿中偶见，剧烈运动、麻醉时一过性出现；②发热、心力衰竭、肾实质病变如肾小球肾炎等疾病，治疗中的原发性高血压、痛风性肾炎、非进行性肾炎和其他非活动性疾病；③可使透明管型增多的药物，如头孢噻啶、利尿剂等。

(2) 颗粒管型：由肾实质性病变的变性细胞分解产物和多量蛋白质形成的有较多颗粒的管型。根据颗粒大小可分为细颗粒管型和粗颗粒管型。常见于急性肾小球肾炎、慢性肾小球肾炎及某些药物中毒引起的肾小管损伤。

(3) 红细胞管型：反映肾小管疾病和实质出血。常见于急性肾小球肾炎、慢性肾小球肾炎急性发作、急性肾小管坏死、肾移植后急性排斥反应等。

(4) 白细胞管型：反映肾化脓性炎症，见于急性肾盂肾炎、间质性肾炎，也可见于非感染性炎症如肾病综合征、狼疮性肾炎。

(5) 肾小管上皮细胞管型：见于急性肾小管坏死、急性肾炎、病毒感染、重金属中毒、乙烯乙二醇和水杨酸盐中毒。在肾移植术后三天出现肾小管上皮细胞管型为急性免疫排斥反应的可靠指标。

(6) 肾衰竭管型：见于急性肾功能不全多尿早期或慢性肾功能不全。

(7) 蜡样管型：因管型长期滞留于肾小管而成。提示有肾单位阻滞，与少尿、无尿有关。慢性肾小球肾炎晚期、肾衰竭及淀粉样变时出现，提示预后不良。

(8) 脂肪管型：是肾小管上皮细胞脂肪变性的产物，常见于肾病综合征、慢性肾炎肾病型及严重的骨创性疾病。

(9) 混合管型：当管型中出现两种以上物质时成为混合管型，多见于肾移植排斥反应、活动性肾小球肾炎。

(三)干扰因素

1. 标本:最好用第一次晨尿并避免阴道分泌物、前列腺液或粪便等污染,标本如需保存,宜用40%(V/V)甲醛,并使尿呈酸性,否则管型在碱性尿中迅速溶解。

2. 管型观察和计数:可用标准的尿沉渣计数板(如Kovn系统),其重复性大大优于传统玻片涂片法。

3. 注意辨别透明管型:防止把类圆柱体、黏液丝、假管型、非晶形尿酸盐团和磷酸盐团。

十四、12 h 尿沉渣计数

(一)参考值

红细胞: <50 万个/12 h。

白细胞: <100 万个/12 h。

透明管型: <5 000 个/12 h。

(二)临床意义 Addis计数主要用于了解泌尿系统疾病的发生和消退情况及鉴别诊断,各种肾炎患者尿细胞和管型数,可有不同程度增加;肾盂肾炎及其他尿路感染、前列腺炎等白细胞可显著增加;急性肾炎与慢性肾炎活动期,红细胞增加比白细胞增加明显。

(三)尿沉渣计数应注意

1. 尿液一经排出体外,细胞和管型皆会逐渐溶解破坏,故方法本身误差较大,操作时应注意;

2. 被检尿的比重如低于1.016,白细胞易破坏;

3. 如酸性尿液中因尿酸盐结晶析出而混浊,可适当加温(37℃)使其溶解;

4. 也可让患者进食蛋白质多的食物,是尿液pH在6以下。

第三节 脑脊液检验

一、外观检验

(一)参考值 无色、透明、不凝固。

(二)临床意义 正常脑脊液为无色透明的水样液体,经过放置后也无改变。病理情况下,当中枢神经系统感染、出血、肿瘤时,由于脑脊液中出现过多的白细胞或红细胞和其他色素,可使脑脊液的颜色发生改变,而且变为浑浊。

1. 颜色的改变:①红色:提示脑脊液中混有血液,多因蛛网膜下腔出血或脑出血所致。离心后上清为淡红色或黄色,隐血试验阳性;②黄色:见于陈旧性蛛网膜腔出血及脑出血,椎管梗阻,脑脊髓肿瘤及严重的结核性脑膜炎,重症黄疸;③乳白色:见于脑膜炎球菌、肺炎球菌、溶血性链球菌等引起的化脓性脑膜炎;④褐色或黑色:见于中枢神经系统黑色素瘤等。

2. 浑浊度改变及出现凝块:脑脊液的透明度与含有的细胞和细菌数量多少有关。当白细胞大于 $200\times10^6/L$ 或红细胞数大于 $400\times10^6/L$ 时即可混浊,结核性脑膜炎呈毛玻璃样混浊,化脓性脑膜炎时呈脓样。而凝块的出现与脑脊液中的纤维蛋白原增多有关。穿刺出血可出现凝块。化脓性脑膜炎往往 1 ~ 2 h 内形成薄膜、凝块或沉淀。结核性脑膜炎在 12 ~ 24 h 可形成薄膜;神经性梅毒可出现小絮状凝块而不形成薄膜;在脊髓肿瘤或蛛网膜下腔梗阻时,脑脊液可呈胶冻样凝固状态;脑血栓形成,脑栓塞时脑脊液多为无色透明;而病毒性脑膜炎、霉菌性脑膜炎、脑肿瘤时脑脊液可较清晰。

(三)脑脊液采集　为了防止细胞退变、细菌分解,避免细胞计数时标本凝固,应注意:

(1) 标本采集后必须立即送检(小于 1 h 内)。

(2) 如见脑脊液黄色,又要作细胞计数可用抗凝管取脑脊液(第三管脑脊液作细胞检查)。

(3) 如为了观察脑脊液是否会凝固,还应取第四管。

(4) 穿刺引起的出血,作 D-二聚体测定呈阴性反应,但假阳性可见于弥散性血管内凝血和反复腰椎穿刺损伤。

二、细胞计数和分类

(一)参考值

细胞计数:成人 $(0\sim5)\times10^6/L$;早产儿及新生儿:$(0\sim30)\times10^6/L$。

细胞分类:多为淋巴细胞及大单核细胞,两者之比为 7∶3,无红细胞(显微镜检查法)。

（二）临床意义

（1）正常脑脊液中白细胞为（0～5）×10^6/L，主要是单个核细胞，中性粒细胞较少，很少有红细胞。

（2）红细胞增多：见于脑出血、蛛网膜下腔出血、脑脊髓外伤、肿瘤、脑膜炎等。

（3）白细胞增多：见于脑膜白血病、中枢神经系统感染、肿瘤等。

（三）应注意的问题

（1）应及时作细胞计数，如标本在室温下放置 2 h 后，则 40% 白细胞溶解；

（2）如有红细胞，在作白细胞计数时应校正；

（3）白细胞分类方法，有常用的直接分类法，但精确性差。一般离心涂片法，细胞形态变化较多的脑脊液细胞，二是细胞形态保存较完整，一般从所谓 0.5 mL“正常脑脊液”中即可得到 30～50 个细胞，故本方法受到推荐。

三、脑脊液蛋白

（一）参考值

定性：阴性。

定量：腰穿 0.15～0.45 g/L；小脑延髓池穿刺 0.15～0.25 g/L；脑室穿刺 0.05～0.15 g/L。

（二）临床意义：

1. 正常情况下，脑脊液中蛋白含量极微，即 0.2～0.4 g/L，以清蛋白为主。脑膜、大脑或脊髓有炎症时可使脑脊液中蛋白含量增加，增加的多为球蛋白。

2. 蛋白质增高见于中枢神经系统炎症，脑出血和蛛网膜下腔出血及梗阻，中枢神经系统恶性肿瘤及转移癌。如化脓性脑膜炎（3～6.5 g/L）、结核性脑膜炎（0.3～2.09 g/L）、梅毒性中枢神经系统疾病、脊髓灰质炎、流行性脑炎等。脑脊液蛋白的降低常见于甲状腺功能亢进、良性颅内高压等。

（三）脑脊液蛋白检查应注意的问题

（1）标本宜离心，新鲜测定或 4℃贮存（＜72 h），但在 −20℃贮存可稳定 6 个月，或 −70℃贮存，则不限时间；

(2) 标本不宜污染血液,应与穿刺出血鉴别。

四、脑脊液葡萄糖

(一)参考值

成人:2.4 ~4.4 mmol/L。

小儿:(10 岁以下):3.89 ~4.99 mmol/L。

(二)临床意义

1. 脑脊液中糖的含量取决于影响血脑屏障的膜转运系统。在血糖正常情况下,脑脊液内糖含量相当于血糖 2/3。脑脊液中糖降低一般是指患者空腹血糖正常,而脑脊液中小于 2.22 mmol/L 为降低。脑脊液中糖含量超过 4.44 mmol/L 为增高,其临床意义相对较小。

2. 葡萄糖含量增高见于血性脑脊液、糖尿病等,显著减低见于急性化脓性脑膜炎,重度减低见于真菌性脑膜炎和低血糖。

3. 脑脊液葡萄糖定量检查的其他意义:在显著脓性脑脊液糖定量对诊断意义不大,但在早期化脓性脑膜炎脑脊液外观可不甚混浊,有时难与无菌性脑膜炎鉴别(或病毒性),此时糖定量检查多数在2.0 mmol/L 以下。当病情好转时脑脊液的糖量可先于细胞数的减少而回升,因此糖定量检查不仅可作为鉴别病毒感染的一种方法,而且可作为病情好转的重要指标。

五、脑脊液氯化物

(一)参考值

成人:120 ~130 mmol/L。

婴儿:110 ~130 mmol/L。

(二)临床意义　氯化物是保持脑脊液渗透压的重要因素,与蛋白含量有一定关系,化脓性脑膜炎时,因脑脊液蛋白含量增高,氯化物可降低。结核性脑膜炎时降低更明显,可能与持续脑膜刺激征引起频繁呕吐有关。

六、脑脊液细胞计数与菌量的关系

脑脊液细胞数增加是化脓性脑膜炎的特征。一般细胞数越多镜下找到细菌的机会也越多。但流行性脑脊髓膜炎脑脊液中细胞数增多与菌量非呈正相关。而肺炎双球菌脑膜炎的脑脊液中细胞数往往仅有数百个,却可找到大量细菌,涂片镜下观察似纯培养。

七、中枢神经系统疾病的脑脊髓液检查特点

见表 20 - 1。

表 20－1 常见中枢神经系统疾病的脑脊髓液检查特点

	压力（kPa）	外观	蛋白质 定性	蛋白质 定量 g/L	葡萄糖（mmol/L）	氯化物（mmol/L）	细胞总数及分类	细菌
正常人	卧位 0.78～1.76	无色透明	—	0.2～0.4	2.5～4.4	120～130 $\times 10^6$/L	0～10	无
化脓性脑膜炎	↑↑↑	混浊有凝块	2＋以上	↑↑	↓↓↓	↓	多为淋巴细胞显著增加，以中性粒细胞为主	可发现致病菌
结核性脑膜炎	↑↑↑	毛玻璃样混浊，有薄膜形成	＋～2＋	↑	↓↓	↓↓	增加，早期以中性粒细胞为主，其后以淋巴细胞为主	找到抗酸杆菌或结核培养阳性
病毒性脑膜炎	↑	清晰或微混	＋～2＋	↑	正常	正常	增加，以淋巴细胞为主	无
流行性乙型脑炎	↑	清晰或微混	＋	↑	正常	正常	增加，早期以中性粒细胞为主，其后以淋巴细胞为主	无
新型隐球菌脑膜炎	↑	清晰或微混	＋	↑	↓	↓	增加，以淋巴细胞为主	新型隐球菌
脑室及珠网膜下腔出血	↑↑	血性	＋～2＋	↑↑	↑	正常	增加，以红细胞为主	无
脑瘤	↑↑	清晰	＋	↑	正常	正常	增加，以淋巴细胞为主	无
脑脊髓梅毒	↑	清晰	＋	↑	正常	正常	增加，以淋巴细胞为主	无

第四节 十二指肠引流液检验

一、十二指肠引流液一般性状检查

(一)参考值(见表 20-2)

表 20-2 正常十二指肠引流液一般性状

	D 液	A 胆汁	B 胆汁	C 胆汁
量(mL)	10~20	10~20	30~60	随引流管留量时间而异
颜色	淡黄色	金黄色	深黄色	柠檬黄色
性状	透明或微混较黏稠	透明略黏稠	透明黏稠度较大	透明略黏稠
pH	7.6	7.0	8.5	7.4
比密		1.009~1.003	1.026~1.032	1.007~1.010

(二)临床意义 十二指肠引流液是空腹时,将引流管插入至十二指肠降部而获得。分为:D 液(相当于十二指肠液、胆汁、胰液的混合物)、A 胆汁(胆总管液)、B 胆汁(胆囊液)和 C 胆汁(肝胆管液)。所谓十二指肠引流液检查,主要是指胆汁成分的检查,其目的是了解肝胆系有无炎症、梗阻、寄生虫、肿瘤及胰腺外分泌功能的情况,以助诊断;还可对胆管炎及不完全性的阻塞性黄疸有一定的治疗作用。

二、十二指肠引流液显微镜检查

(一)参考值

白细胞 0~10/HP

红细胞 无

上皮细胞 少量

结晶 无

(二)临床意义 病理情况下,十二指肠引流液可有以下改变。

1. 出现红细胞:如量少,可见于十二指肠、肝、胆、胰炎症伴出血,消化道溃疡,结石或肿瘤。

2. 白细胞增多,成堆出现或满视野中性粒细胞,主要见于十二指肠炎症,可伴有吞噬细胞;如为慢性胆道感染,可见淋巴细胞或浆细胞。

3. 细菌:是十二指肠炎、胆道炎等的直接证据。多为化脓性球菌,或是革兰阴性杆菌,可见于伤寒、副伤寒。

第五节　阴道分泌物检验

一、阴道清洁度检验

(一)参考值

Ⅰ~Ⅱ度

(二)临床意义

1. 正常女性生殖系统的组织解剖学和生化特点,能防御外界病原微生物侵袭:在青春期,由于雌激素等作用,阴道上皮细胞(多含有不等程度的糖原)发生周期性变化,脱落后的细胞释出糖原,借阴道杆菌的作用,将糖原转化为乳酸,后者使阴道 pH 保持4~4.5之间,此种环境唯有阴道杆菌能生存。幼女及绝经期妇女,因缺乏雌激素作用,阴道内无阴道杆菌生存,pH 可达7,易受病菌感染。阴道清洁度分级见表20-3。

表20-3　阴道清洁度分级

清洁度	杆菌	球菌	上皮细胞	脓细胞或白细胞/HP
Ⅰ	++++	-	++++	0~5
Ⅱ	++	-	++	5~15
Ⅲ	-	++	-	15~30
Ⅳ	-	++++	-	>30

2. 病理情况,阴道清洁度Ⅲ~Ⅳ度为异常,主要见于各种阴道炎,如细菌性、真菌性、滴虫性阴道炎,同时可发现有关病原体。单纯清洁度改变常见于非特异性阴道炎,包括化脓性感染性阴道炎、嗜血杆菌性阴道炎。

3. 阴道清洁度检查,标本收集时必须防止污染,应用新鲜标本涂片,如疑有滴虫感染时,还应注意保温。还可结合尿液检查,观察泌尿生殖系统有无互相影响。

（三）干扰因素

1. 标本收集时必须防止污染，所用器具应清洁无菌、干燥、无化学药品。

2. 取材前 24 h 内应无性交，无盆浴或阴道检查、阴道灌洗及局部拭药等。

3. 应用新鲜标本涂片，如疑有滴虫感染时，还应注意保温。

第六节　止血与血栓检验

一、出血时间（BT）

（一）参考值

Duke 法：1 ~ 3 min，>3 min 为延长

Ivy 法：1 ~ 6 min，>6 min 为延长

（二）临床意义

1. 出血时间（BT）是指皮肤毛细血管被刺伤后自然止血所需的时间，BT 主要反映毛细血管与血小板的相互作用，包括皮肤毛细血管的完整性、收缩功能；血小板数量与功能；内皮细胞合成的 PGI_2 和血小板被激活后合成释放的血栓烷 A（TXA_2）之间的动态平衡以及血管性血友病因子（vWF）等黏附蛋白含量等。

2. 出血时间延长主要见于

（1）血小板减少（100×10^9/L 以下）：

出血时间（分）= 30.5 -（血小板数/μl）/3850

（2）血小板功能异常症：先天性者有血小板无力症，后天性者有尿毒症、严重肝损害等。

（3）微血管结构或功能异常：如遗传性毛细血管扩张症、血管性假血友病（vWD）、坏血病等。

（4）某些凝血因素缺乏，如低（无）纤维蛋白原血症和 DIC 等。

3. 在操作过程中要避开水肿、冻伤或有疤痕的部位刺血。

二、血浆凝血酶原时间（PT）

（一）参考值

以血浆凝固时间计(PT):13 ~15 s

以凝固时间比值计(PR):0.90 ~1.10

以国际标准化比值计(INR):0.98 ~1.18(Quick 一期法)

(二)临床意义

1. 延长见于:

(1)先天性凝血因子异常,如凝血因子Ⅰ、凝血因子Ⅱ、凝血因子Ⅴ、凝血因子Ⅶ、凝血因子Ⅹ缺乏症和低(无)纤维蛋白原血症。

(2)获得性凝血因子异常,见于严重肝病、DIC、原发性纤溶症、维生素 K 缺乏症、血循环中有抗凝物质等。

2. 缩短见于:口服避孕药、高凝状态如 DIC 早期和血栓性疾病等。

3. 用于香豆素类等口服抗凝剂的监控,一般应维持 PT 值在参考值的 2 倍左右,即 25 ~30 s,或 PR 为 1.3 ~1.5(最大不超过 2),INR 为 2.0 ~3.0 为宜。

三、血浆纤维蛋白原(FG)

(一)参考值

2 ~4 g/L(Clauss 法)

(二)临床意义

1. 纤维蛋白原增加:见于月经期和妊娠期、糖尿病、动脉硬化症、大叶肺炎、支气管肿瘤、肾病综合征、淀粉样变性、尿毒症、亚急性细菌性心内膜炎、心包炎、心肌梗死、血栓性静脉炎等。剧烈运动后纤维蛋白原可增加。

2. 纤维蛋白原减少:见于先天性纤维蛋白原缺乏症、异常纤维蛋白原血症、新生儿、早产儿、肝损伤(如氯仿、磷、急性黄色肝萎缩、微生物毒素中毒、肝硬化)、恶性肿瘤、严重结核病、烧伤、纤维蛋白原溶解活性增高等。

四、活化部分凝血活酶时间(APTT)

(一)参考值

31 ~43 s

(二)临床意义

1. 由于活化部分凝血活酶时间(APTT)对肝素的高敏感性,目前已广泛地用在普通肝素抗凝治疗监护中，一般维持在相当正常 APTT 值的 1.5～2.5 倍认为是安全有效的。但对于使用日益增多的低分子量肝素（LMWH），APTT 不敏感，可加做抗因子Ⅹa 和 Heptest 检测，后者在 120 s 以内是恰当的。APTT 在抗栓酶治疗时，可与 PT 和 TT 同时作为辅助监测指标，而将值控制在相当正常值的 2.0 倍左右。

2. APTT 和 PT 的同时检测是目前二期止血缺陷的主要筛选试验组合。在有临床出血症状的前提下，APTT 正常、PT 延长则提示因子Ⅶ的缺陷；APTT 延长、PT 正常则提示因子Ⅷ、Ⅸ、ⅩⅠ缺陷；APTT、PT 均正常则要怀疑因子ⅩⅢ缺陷的可能；APTT、PT 均延长，除因子Ⅱ、Ⅴ、Ⅰ、Ⅹ缺陷外，主要就是异常抗凝物质的增多。在分析 APTT 结果时，不要忘了对因子Ⅷ、Ⅸ、Ⅺ而言，其敏感度最多不超过上述因子活性正常人的 20%～45%。

3. 与 PT 结果缩短相比，APTT 值缩短的几率要高出许多，但除了少数因为凝血因子Ⅷ或ⅩⅡ的活性特别高，存在 DIC 等高凝状态，其余都是技术上的原因。如分离血浆时血小板去除的不彻底，标本采集不当加之检测延误等所致。

五、凝血酶时间（TT）

（一）参考值

16～18 s

（二）临床意义

1. 凝血酶时间（TT）是为了解受检血浆中是否含有足够量的纤维蛋白原，且纤维蛋白原的结构应该符合人体的正常生理凝血要求。一般 TT 实验所用的凝血酶来源于牛或猪，不同型号的凝血酶活性相差很多，因此试验前需用缓冲液调整，到可使正常参考血浆凝固时间在 16～18 s 之间，最好不超过 20 s。

2. 凝血酶时间延长（超过正常对照 3 s 以上）

（1）可认为是无（低）纤维蛋白原血症，包括 DIC、原发性纤维蛋白（原）溶解症、肝脏病变和 L-天冬氨酸酶治疗时；

（2）抗凝治疗，包括肝素、水蛭素类，肝素类抗凝剂和异种凝血酶抗体等；

(3)在肝硬化、肝肿瘤时，循环中的异常抗凝物质增多，包括过多的纤维蛋白(原)降解产物(FDP)对凝血酶的抑制作用。过高的纤维蛋白原可造成对纤维蛋白单体交联的抑制，也是TT延长的原因。

第七节　蛋白质与氨基酸检测

一、总蛋白(TP)

(一)参考值

双缩脲法	1至2岁	56～75 g/L
	成人	60～78 g/L

(二)临床意义

1. 血清蛋白是血清固体成分中含量最多的一类化合物。婴儿时稍低，3岁时即可达到成人水平。血清蛋白具有维持血液正常胶体渗透压和酸碱度，运输多种代谢物，调节被运输物质的生理作用和解除其毒性、免疫作用以及营养作用等多种功能。血清蛋白水平主要反映肝脏合成功能和肾脏病变造成蛋白丢失的情况。

2. 血清总蛋白增高可见于：

(1)血清水分减少，使总蛋白浓度相对增加。如急性失水、肾上腺皮质功能减退等。

(2)血清蛋白合成增加。如多发性骨髓瘤(主要是球蛋白的增加)。

3. 血清总蛋白减少可见于：

(1)血清水分增加，使总蛋白浓度相对减少。如水钠潴留或静脉应用过多低渗液等。

(2)营养不良。如摄入不足或消化吸收不良。

(3)消耗增加。如多种慢性消耗性疾病(严重结核，甲亢或恶性肿瘤等)。

(4)合成障碍。主要是肝功能障碍。

(5)蛋白丢失。如急性大出血，严重烧伤以及慢性肾脏病变等。

4. 常与血清白蛋白、球蛋白以及血清蛋白电泳等合并分析，以提高诊断价值。

5. 影响检测的因素

(1)激烈运动后数小时内血清总蛋白浓度可增高 4 ~ 8 g/L。

(2)卧位比直立时总蛋白浓度约低 3 ~ 5 g/L。

(3)溶血标本中的血红蛋白每存在 1 g/L 可引起总蛋白测定值增加约 3%。

(4)含脂类极多的乳糜标本需进行预处理,以消除测定干扰。

二、前白蛋白(Prealbumin,P-Alb)

(一)参考值

放射免疫扩散法	1 岁	100 mg/L
	1 至 3 岁	160 ~ 281 mg/L
	青春期	230 mg/L
	成人	200 ~ 400 mg/L

(二)临床意义

1. 前白蛋白在肝脏合成,半衰期 12 h,分子量54 000。前白蛋白属非急性时相蛋白,可结合和运输甲状腺素(T_4)以及三碘甲状腺氨酸(T_3)。前白蛋白在判断营养状况和肝脏功能方面,是比白蛋白更加灵敏和更为及时的一个指标。

2. 血清前白蛋白降低常见于炎症、肾脏或内脏丢失蛋白过多以及肝硬化致合成减少。

三、白蛋白(Albumin,Alb)

(一)参考值

溴甲酚绿法 35 ~ 55 g/L

(二)临床意义

1. 白蛋白在肝脏合成,是正常人体血清中的主要蛋白质组分。半衰期 15 ~ 19 d,分子量66 000,白蛋白在维持血液胶体渗透压、体内代谢物运输以及营养等方面均起着重要作用。

2. 由于白蛋白半衰期约为 3 周,所以肝脏病变往往要到一定病程和一定程度时,才会出现血清白蛋白量的改变。

3. 血清白蛋白浓度降低见于:

(1)营养不良。如摄入不足或消化吸收不良。

(2)消耗增加。如多种慢性消耗性疾病(严重结核、甲亢或恶性肿瘤等）。

（3）合成障碍。主要是肝功能障碍。若持续低于 30 g/L，则提示可能为慢性肝炎或肝硬化。

（4）蛋白丢失过多。如急性大出血、严重烧伤以及慢性肾脏病变等。

（5）妊娠尤其是妊娠晚期，血清白蛋白浓度可减少（但分娩后可迅速恢复正常）。

（6）较罕见的先天性白蛋白缺乏症病例。

四、白蛋白/球蛋白比值（Albumin/Globulin，A/G）

（一）参考值

1.5∶1～2.5∶1

（二）临床意义　急性肝炎早期，白蛋白量可不变或稍低，因此 A/G 比值仍可正常。慢性肝炎和肝硬化时，血清白蛋白量减少，总蛋白量则视球蛋白量的改变而异。若球蛋白量正常，则总蛋白量减少，A/G 比值正常或减小；若球蛋白量增多，则总蛋白量可正常或增加，A/G 比值减小至低于 1。

五、蛋白电泳

（一）参考值　醋酸纤维素薄膜电泳法

白蛋白　62%～71%

α_1 球蛋白　3%～4%

α_2 球蛋白　6%～10%

β 球蛋白　7%～11%

γ 球蛋白　9%～18%

（二）临床意义

1. 血清蛋白质为胶体物质，在一定条件下带有电荷，可在电场中泳动。由于不同蛋白质所带电荷不同，其在电场中的泳动速度亦各异，因此通过电泳可将血清蛋白区分为白蛋白，α_1 球蛋白，α_2 球蛋白，β 球蛋白和 γ 球蛋白等部分，每一部分各含有许多不同的蛋白质。

2. 白蛋白减少常见于慢性肝脏疾病和肾脏疾病。偶尔有双白蛋白血症。

α_1 球蛋白为糖蛋白。急性发热或恶性肿瘤（如原发性肝癌）时增高。肝硬化时可减少。

α_2 球蛋白和 β 球蛋白是脂蛋白的主要成分,血脂高时可增高,如肾病综合征和糖尿病等。急性重型肝炎弥漫性肝损害时可降低。β 球蛋白在妊娠或多发性骨髓瘤时可轻度增高。

γ 球蛋白为一组免疫球蛋白。增高见于慢性肝炎、肝硬化、结缔组织病以及多发性骨髓瘤等。妊娠或肾脏疾病时可见减少。

3. 与其他有关蛋白的测定联合应用,可进一步提高诊断价值。

4. 由于血清蛋白电泳通常以百分率报告。若遇其中一个主要组分浓度变化,其他组分虽绝对浓度正常,亦可引起相对值的变化,另外,在脱水或水分过多时,虽血清蛋白浓度已变化,但各组分相对百分率仍可维持正常。

5. 醋酸纤维素薄膜电泳的测定值和溴甲酚绿法测得的白蛋白值以及与此有关的球蛋白值之间有时缺乏良好的相关性。

六、氨(Ammonia)

(一)参考值

谷氨酸脱氢酶法 11 ~35 μmol/L 或 140 ~490 μg/L(以氨氮计)

(二)临床意义

1. 血循环中的氨主要来自肠道和细菌酶的氨基酸脱氨反应。骨骼肌运动代谢也产生少量氨。生理情况下,氨在肝脏经鸟氨酸循环转变成尿素。

2. 血氨浓度增高见于重症肝炎、肝硬化、原发性肝癌、肝性脑病时血氨升高,门脉高压、消化道出血、尿毒症患者血氨也升高。

3. 血氨浓度很低,污染机会很多。吸烟是患者和样品被氨污染的重要因素之一。各种器材也应经去氨处理。应避免溶血。血氨在标本中极不稳定,因此采集血样后应置于 0℃ ~4℃ 条件下并立即(15 min 内)离心分离出血浆。

七、氨基酸(Amino acid)

(一)参考值,见表 20 -4。

(二)临床意义

1. 体内氨基酸主要来源于消化吸收后的食物蛋白质和分解代谢后的组织蛋白质。机体还可合成部分非必需氨基酸。体内氨基酸的主要功用是合成蛋白质,也可合成某些多肽以及多种具有重要生理功用的含氮物质。氨基酸可通过脱氨基或脱羧基作用分解代谢。体内某些氨基酸在代谢过程中还可互相转变。这些合成和分解构成动态平衡,所以体内氨基酸在一定范围内维持恒定(表 20－4)。

表 20－4　氨基酸参考范围

	血浆(μmol/L)	脑脊液(μmol/L)	尿(μmol/24 h)
丙氨酸(Ala)	210～661	12～41	88～541
赖氨酸(Arg)	62～149	12～29	20～60
天门冬氨酸(Asn)	70～140	<5	60～40
天门冬酰胺酸(Asp)	<6	2～6	<20
半胱氨酸(Cys)	33～117	<2	<317
谷氨酸(Glu)	13～61	4～13	20～80
谷氨酰胺(Gln)	596～896	420～580	150～850
甘氨酸(Gly)	130～326	3～18	790～3 920
组氨酸(His)	60～124	6～20	210～1500
羟脯氨酸(Hyp)			114～330
异亮氨酸(Ile)	37～98	1～8	15～183
亮氨酸(Leu)	75～175	3～15	20～62
赖氨酸(Lys)	106～288	10～28	50～800
蛋氨酸(Met)	6～44	<3	<60
鸟氨酸(Orn)	32～92	2～8	<30
苯丙氨酸(Phe)	48～109	2～9	<1
脯氨酸(Pro)	109～281	<3	<20
丝氨酸(Ser)	83～196	15～34	160～1 200

（续表）

	血浆(μmol/L)	脑脊液(μmol/L)	尿(μmol/24 h)
苏氨酸(Thr)	80～207	21～41	30～560
色氨酸(Trp)	37～79	<3	30～250
酪氨酸(Tyr)	44～72	5～21	20～360
缬氨酸(Val)	152～322	9～20	20～150

2. 与氨基酸含量变化有关的疾病:(见表20－5、20－6)

表20－5　与血浆氨基酸含量变化有关的疾病

血浆氨基酸	增加	降低
丙氨酸	胰岛细胞瘤	糖尿病
亮氨酸、异亮氨酸	糖尿病	胰岛细胞瘤 肝脏疾病 充血性心功能不全 外伤及严重感染
蛋氨酸	肝脏疾病 充血性心功能不全	
苯丙氨酸	苯丙氨酸尿症 肝脏疾病 充血性心功能不全 感染	
色氨酸	外伤及严重感染	
酪氨酸	先天性酪氨酸代谢异常 肝脏疾病 充血性心功能不全	肾功能不全
缬氨酸	糖尿病	胰岛细胞瘤 肝脏疾病 充血性心功能不全 外伤及严重感染

3. 人体血浆氨基酸浓度一天之内变异较大,可达30%。下午最高,清晨最低。因此定时采集血样较为重要。

氨基酸分析的初筛试验多采用薄层层析(TLC)、尿液显色分析或

Guthrie 微生物试验，定量分析通常应用高效液相色谱（HPLC）法，最终确认某一种氨基酸或氨基酸代谢产物则常需应用气相色谱－质谱仪。

表 20－6　与尿液氨基酸变化有关的疾病

尿液氨基酸	增加
羟脯氨酸	甲状腺功能亢进
	甲状旁腺功能亢进
	肢端肥大症
	骨软化症
	转移性骨瘤
	Marfan 综合征
	结缔组织病
	重度烧伤
胱氨酸、半胱氨酸	胱氨酸尿症
	胱氨酸性尿结石

八、糖化血红蛋白（GSP）

（一）参考值

HPLC 法　HbA_{1C}　4.5%～7.5%

微柱法　　HbA_{1C}　4.5%～8.5%

（二）临床意义

1. 糖化血红蛋白没有明显的性别、年龄、种族差异。以非酶促作用在红细胞内形成的糖化血红蛋白与细胞内糖的含量成正比。血红蛋白 A_1 是主要的糖化血红蛋白成分，占总血红蛋白成分的 6%～8%，糖尿病患者可达 15%～18%。HbA_1 又分成两个组分，HbA_{1C} 是血红蛋白与葡萄糖结合的产物，因此最具有特征性。也有一些少量的糖化血红蛋白是由其他糖类与血红蛋白结合的产物。

2. 一般认为，测定糖化血红蛋白不用于糖尿病的诊断，主要是通过测定糖化血红蛋白来监测糖尿病患者血糖控制的程度。由于红细胞的平均寿命为3个月，因此，应每2~3个月测定一次糖化血红蛋白。HbA_{1C}浓度改变2%就具有明显的临床意义。一般认为糖尿病患者的HbA_{1C}浓度应控制在8%以下。

九、β_2-微球蛋白（β_2-MG）

（一）参考值

放射免疫法（RIA）：　血　清：1.615 ± 0.335 mg/L（$X \pm SD$）
　　　　　　　　　　随机尿：0.091 ± 0.068 mg/L（$X \pm SD$）

（二）临床意义

1. β_2-MG是体内有核细胞包括淋巴细胞、血小板、多形核白细胞产生的一种小分子球蛋白。β_2-MG广泛存在血浆、尿、脑脊液、唾液及初乳中。正常人血中β_2-MG浓度很低，平均约1.5 mg/L。正常情况下β_2-MG合成和释放速度非常恒定，它可自由通过肾小球，然后99.9%以上被近端肾小管重吸收。滤过β_2-MG并不返回血液循环。当血清β_2-MG浓度增高可以反映肾小球滤过率（GFR）降低或体内合成增多；当血中β_2-MG浓度正常尿中β_2-MG浓度增高时表明肾小管再吸收功能降低。因此可早期发现肾小管机能障碍。

2. 用RIA法测定血或尿中的β_2-MG浓度为临床肾功能测定、肾移植成活、糖尿病肾病、重金属镉、汞中毒以及某些恶性肿瘤的临床诊断提供较早、可靠和灵敏的指标。β_2-MG与年龄、性别、肌肉组织的多少等均无关。因此当体内有炎症或肿瘤时，血中β_2-MG亦增高，故应注意鉴别。

十、氨基酸代谢紊乱

在重症肝功能减退时，支链氨基酸（缬氨酸、亮氨酸和异亮氨酸）在肌肉中分解增多，血中水平降低。

芳香氨基酸（苯丙氨酸、酪氨酸和蛋氨酸）在肝脏降解减少，血中此类氨基酸浓度升高。

因此，支链氨基酸/芳香氨基酸比值明显降低。正常≥3，重症肝炎时往往<3。

芳香氨基酸由于失去支链氨基酸的竞争，通过血脑屏障进入脑组织，抑制脑的功能，临床上出现了昏迷等症状。

第八节　脂类的检测

一、总胆固醇(TCH)

(一)参考值

酶法:2.8～6.5 mmol/L

(二)临床意义

1.血清高胆固醇与动脉粥样硬化有关。血清胆固醇增高还可见于肾病综合征、糖尿病、甲状腺功能减退、胆道梗阻、饮酒过量、急性失血后以及家族性高胆固醇血症等。血清胆固醇减低可见于甲状腺功能亢进、严重肝功能衰竭、溶血性贫血、感染和营养不良等。由于酯化胆固醇的酶是肝脏合成分泌的,因此测定胆固醇酯在总胆固醇中的比例还有助于了解肝功能的情况。

2.常与血清甘油三酯、脂蛋白(如高密度脂蛋白以及低密度脂蛋白等)同时测定分析,以提高诊断价值。必要时,还可进行高密度脂蛋白亚组分以及载脂蛋白等的测定。

3.样品应空腹12～14 h后采集。采集前不宜改变饮食习惯和生活习惯。采集样品前4周体重应处于稳定状态。近期应无急性疾病、损伤或外科手术史。

卧位采血者其血脂测定值较坐位时低。

服用某些药物(如避孕药、甲状腺激素、甾体激素等)可影响血脂水平。

若测定值增高,应于4周后在相似条件下再次测定。

二、甘油三酯(TG)

(一)参考值

酶法:0.56～1.81 mmol/L

(二)临床意义

1.体内甘油三酯主要在肝脏和脂肪组织合成。此外,小肠黏膜在脂类吸收后也合成大量甘油三酯。血清甘油三酯约占总脂的25%,是乳糜微粒和极低密度脂蛋白的主要成分,直接参与胆固醇和胆固醇酯的合成。血清甘油三酯有随年龄上升而增高的趋势。

2. 血清甘油三酯增高常见于动脉粥样硬化、糖尿病、糖原累积症、肾病综合征、皮质醇增多症、甲状腺功能减退、某些肝胆疾病(如脂肪肝,肝脏胆汁郁积等),胰腺炎及家族性高甘油三酯血症等。长期禁食或高脂饮食以及大量饮酒也可使血清甘油三酯增高。

血清甘油三酯减少见于甲状腺功能亢进、肾上腺皮质功能减退以及肝功能严重障碍等。

3. 常与血清胆固醇、脂蛋白(如高密度脂蛋白以及低密度脂蛋白等)同时测定分析,以提高诊断价值。

三、高密度脂蛋白胆固醇(HDL-C)

(一)参考值

直接法:1.03~1.89 mmol/L

(二)临床意义

1. HDL-C 是密度最大的脂蛋白,可分为三个亚型,在肝脏和小肠中合成。它由约50%蛋白质、25%磷脂、20%胆固醇和5%甘油三酯组成,其主要的生理功能是将肝外组织的胆固醇运回肝脏进行代谢。流行病学与临床研究表明,HDL-C 的增高可限制组织细胞摄取低密度脂蛋白(LDL)和动脉壁胆固醇的积聚速度,有利于动脉内膜胆固醇的清除,降低发生心血管疾病的危险性,因而其 HDL-C 的含量与心脑血管疾病的发病率及病变程度呈负相关,临床检测 HDL-C 的浓度主要用于动脉粥样硬化的危险性预测及脂代谢紊乱评价。

2. 血清 HDL-C 增高可见于:

(1) 胆固醇酯转移蛋白(CETP)缺乏症、慢性阻塞性疾病(COPD)及原发性胆汁性肝硬化等;

(2) 饮酒及长期体力活动者。

3. 血清 HDL-C 降低可见于:

(1) 心脑血管疾病、糖尿病、慢性肾功能不全、急性或慢性肝病、甲状腺功能异常和严重营养不良等疾病;

(2) 肥胖者和长期吸烟者。

四、低密度脂蛋白胆固醇(LDL-C)

(一)参考值

直接法:0.21～0.78 mmol/L

(二)临床意义

1. LDL-C 是在血浆中由极低密度脂蛋白转变而来,主要在血管内合成,是运输胆固醇到肝外组织的主要运载工具。流行病学与临床研究表明,LDL-C 在多类脂蛋白中是被公认的主要致病因素,是动脉粥样硬化斑块中沉积的脂质的主要成分。LDL-C 的含量与心脑血管疾病的发病率及病变程度呈显著正相关。因而,临床检测 LDL-C 浓度,主要用于脂代谢紊乱评价和动脉粥样硬化的危险性预测。

2. 血清 LDL-C 增高主要是胆固醇的增多,表现为Ⅱa 或Ⅱb 型高脂蛋白血症,可见于:

(1)低甲状腺素血症、肾病综合征、糖尿病、肝脏疾病和慢性肾衰竭等;

(2)血卟啉症、神经性畏食以及妊娠;

(3)肥胖及长期高胆固醇和饱和脂肪酸饮食。

3. 血清 LDL-C 减低可见于:

(1)高甲状腺素血症、急性心肌梗死、骨髓瘤、创伤、严重肝脏疾病及 Reye 综合征等;

(2)营养不良及慢性贫血等。

第九节　葡萄糖及酮体的检测

一、葡萄糖

(一)参考值

葡萄糖氧化酶法:正常人空腹血糖浓度为 3.9～6.7 mmol/L

(二)临床意义

1. 血浆葡萄糖含量在不同年龄间存在一定差别。5 岁以下的儿童正常血糖低于成人的 10%～15%,新生儿血糖在 1.11～4.44 mmol/L,脑脊髓葡萄糖含量接近血浆葡萄糖含量的 40%～80%。

2. 在糖尿病、低血糖、胰岛细胞瘤、慢性肝病和有关影响糖代谢的疾病时,常可见到血糖水平异常,是糖尿病、低血糖症诊断的重要依据。也是治疗糖尿病过程中观测疗效的指标之一。

3. 对血糖测定值的影响因素很多,因此,应禁食至少 10 h。一般于测定前一天晚上 8 时以后不再进餐,次晨 7 ~ 8 时收取血标本。由于全血样品中的葡萄糖在室温下能以每小时5%的速率进行酵解,如测定不及时,测定值往往低于实际值。因此,在血液标本采取后,应尽快离心,分离出血浆进行测定。

二、葡萄糖耐量试验

(一)参考值

葡萄糖氧化酶-过氧化酶法:空腹血糖≤6.1 mmol/L;服糖后 1 h 6.7 ~9.4 mmol/L;服糖后 2 h ≤7.8 mmol/L;服糖后 3 h 恢复正常水平。

(二)临床意义

1. 正常人口服 100 g 葡萄糖 2 h 血糖不能高于 11.1 mmol/L,3 h 应恢复至正常空腹血糖水平。

2. 糖尿病患者空腹血糖超过正常值,服糖后更高,2 h 血糖 > 11.1 mmol/L。

3. 肝病患者服糖 1 h 左右血糖急剧增高,显示糖耐量降低。

4. 内分泌疾病患者,空腹血糖低于正常水平,服糖后血糖无明显增高,糖耐量曲线偏低,尿糖为阴性。

三、酮体

(一)参考值

定性　阴性(血或尿液)

定量　5 ~30 mg/L(血)

　　　β-羟丁酸 0.02 ~0.27 mmol/L

(二)临床意义

1. 脂肪酸在肝脏不完全氧化,可生成酮体。正常情况下,人体血液中只存在少量酮体。其中,78% 是 β-羟丁酸,20% 为乙酰乙酸,丙酮占 2%。

2. 饥饿、频繁呕吐、糖原累积病、糖尿病或急性酒精中毒等情况下,脂肪动员增加,肝脏生成酮体的量超过肝外组织的利用能力,出现体内酮体堆积,造成酮血症和酮尿症。酮症酸中毒是临床常见的代谢性酸中毒。

3. 由于尿酮体测定较为方便，若血糖高于13.32 mmol/L 或怀孕或出现酮症酸中毒，均应常规进行尿酮体测定。

第十节　甲状腺功能检测

一、促甲状腺素(TSH)

(一)参考值

放射免疫测定法(RIA)：儿童 1.2～9.8 mU/L；成人 0.25～10 mU/L。

(二)临床意义

1. 测定促甲状腺素(TSH)是诊断甲状腺功能的检查法，为诊断原发及继发性甲状腺功能低下的最敏感指标之一。

2. 发生在甲状腺的原发性甲状腺机能低下(如淋巴细胞性甲状腺炎及桥本病)，由于 T_3、T_4 分泌减少，垂体 TSH 分泌代偿性增多。甲亢时，血清 T_3、T_4 水平增高，同时血清 TSH 水平下降。服用抗甲状腺药物时，T_3、T_4 减低，TSH 亦增高。垂体 TSH 瘤患者的 T_3、T_4 和 TSH 均升高。

3. 现在可测定正常范围以下的 TSH 水平，故它可以作为原发性甲低试用甲状腺制剂替代治疗期间调节合理用药量的参考。配合应用 TRH 兴奋试验，可了解下丘脑-垂体-甲状腺轴的功能。

4. 影响因素：低碘饮食、寒冷刺激、新生儿、年老、妊娠时 TSH 值均较正常人高。

5. 甲状腺疾病的鉴别诊断通常需要测定除 TSH(以诊断甲低)外，还有 T_3、甲状腺素结合球蛋白(TBG)以及游离 T_4 的浓度等。

二、总三碘甲状腺原氨酸(TT_3)

(一)参考值

1.1～2.6 nmol/L(RIA 法)。

(二)临床意义

1. 三碘甲状腺原氨酸(T_3)与甲状腺素(T_4)一样，由甲状腺滤泡细胞合成并分泌，但主要在外周组织中由 T_4 转换而来。T_3 亦绝大部分以结合型存在，游离 T_3（FT_3）仅占总 T_3（TT_3）的0.3%。

2. 甲状腺功能亢进的诊断必须依赖 T_3 的测定。甲亢时血清 TT_3 可升高4倍左右（TT_4 仅为2.5倍），是诊断甲亢的最敏感的指标，T_3 水平的增高往往出现在临床典型症状及 T_4 升高之前。TT_3 是 T_3 型甲亢（仅有 T_3 增高的甲亢）的特异性诊断指标。

3. T_3 测定对甲亢的诊断，对估计药物治疗后有无复发均有重要参考价值，但宜联合测定 T_4 甚至TSH的水平。

三、总甲状腺素（TT_4）

（一）参考值

65～156 nmol/L（RIA法）。

（二）临床意义

1. TT_4 升高见于：①甲状腺功能亢进（包括原发性、继发性甲亢以及高功能腺瘤、自主功能结节、T_4 型甲亢）时，甲状腺合成和分泌 T_4 增高；②新生儿一时性甲状腺功能亢进；③亚急性甲状腺炎和无痛性甲状腺炎（如慢性淋巴细胞性甲状腺炎）；④大量服用甲状腺素和动物甲状腺；⑤口服避孕药、刺激素、肝炎、葡萄胎、淋巴肉瘤、遗传性TBG增高，吸毒等均能使 TT_4 增高；⑥TSH不适当分泌综合征（如垂体肿瘤、葡萄胎）时增高。

2. TT_4 降低见于：①甲状腺功能减低时，TT_4 减低；②甲状腺缺乏，或先天性发育不良，甲状腺全切除后，血 TT_4 缺乏；③各种非甲状腺疾病，如各种肝病、传染病、创伤、烧伤、恶性肿瘤、饥饿、蛋白营养不良、糖尿病等均可导致 T_3 综合征，病情严重者 T_4 亦降低。若 T_4 显著降低，提示病情危重预后不良。病情缓解后 T_3、T_4 恢复正常。

四、游离 T_3 和游离 T_4（FT_3 和 FT_4）

（一）参考值

放射免疫测定法（RIA） 成人 FT_3 3～9 pmol/L（1.9～5.8 ng/L）
FT_4 10～26 pmol/L（77～200 ng/L）

（二）临床意义

1. 血清游离 T_3 和 T_4（FT_3 和 FT_4）是血循环中甲状腺激素的活性部分，基本不受甲状腺激素结合球蛋白（TBG）浓度的影响，直接且准确地反映甲状腺功能状态，其敏感性和特异性高于总 T_3 和总 T_4。

2. FT_3 是诊断甲状腺功能亢进的灵敏指标，而 FT_4 对甲状腺功能低下的诊断优于 FT_3。T_3 型甲亢时 TT_3、FT_3 升高，而 TT_4 和 FT_4 正常，故 FT_4 为诊断此型甲亢的必不可少的指标。

3. 综合评价多项检查甲状腺功能的指标，对甲亢中低档价值依次为 $FT_3 > FT_4 > T_3 > T_4$，而对甲低的诊断价值依次为 $FT_4 = TSH > T_4 > FT_3 > T_3$。

第十一节　血清酶类检测

一、丙氨酸氨基转移酶(ALT)

(一)参考值

连续监测法(37℃)：10 ~ 35 U/L(成人)

7 ~ 40 U/L(新生儿及婴儿)

(二)临床意义

1. 氨基转移酶(简称转氨酶)是一组催化氨基酸与 α-酮酸间氨基转移反应的酶类，ALT 是最重要的氨基转移酶之一。ALT 主要存在于肝、肾、心肌、骨骼肌、胰腺、脾、肺、红细胞等组织细胞中，同时也存在于正常体液如血浆、胆汁、脑脊液及唾液中。

2. 当富含 ALT 的组织细胞受损时，ALT 从细胞中释放增加，进入血液后导致 ALT 活力上升。

(1)肝胆疾病：如病毒性肝炎、中毒性肝炎、肝癌、肝硬化活动期、肝脓肿、脂肪肝、梗阻性黄疸、肝内胆汁淤滞、胆管炎、胆囊炎等。

(2)心血管疾病：如急性心肌梗死、心肌炎、心力衰竭时的肝脏淤血等。

(3)其他疾病：如骨骼肌疾病、传染性单核细胞增多症、胰腺炎、外伤、严重烧伤、休克等。另外，某些对肝脏等组织有毒性的药物和毒物如氯丙嗪、异烟肼、奎宁、水杨酸制剂、氨苄西林、四氯化碳、有机磷等亦可导致 ALT 活力上升。

二、天冬氨酸氨基转移酶(AST)

(一)参考值

连续监测法(37℃)：10 ~ 40 U/L(成人)

25 ~ 95 U/L(婴儿)

40 ~ 120 U/L(新生儿)

(二)临床意义

1. AST也是体内最重要的氨基转移酶之一。AST主要存在于心肌、肝、线粒体内、骨骼肌、肾、胰腺、脾、肺、红细胞等组织细胞中，同时也存在于正常人血浆、胆汁、脑脊液及唾液中。

2. 当富含AST的组织细胞受损时，细胞膜通透性增加，AST释放入血后导致血清AST活性升高，多见于慢性肝炎、肝硬化患者，AST活性高于ALT。AST在心肌细胞内含量最高，心肌梗死时(MI)血清AST活力升高，AST峰值与梗死灶大小大致平行。若无新的梗死发生，4 ~ 5 d后酶活力恢复正常。发生MI时血清AST活力一般上升至参考值上限4 ~ 5倍，各种肝病时，AST随着ALT活性升高而上升。

3. AST与ALT联合测定有助于MI与肝病的鉴别，MI患者AST活力升高幅度较大，而ALT正常或轻度上升。AST与CK-MB、LD等联合测定有助于对MI的病程判断。AST/ALT比值正常 >1，平均1.15，急性肝炎或阻塞性黄疸 <1，慢性肝炎、肝硬化 >1。

4. 溶血、妊娠可导致AST升高。实质性肝病患者血中可能会有L-谷氨酸脱氢酶(L-GLD)活力升高，若血清中同时有氨升高或试剂中含有氨，则L-GLD与氨之间的反应因消耗α-酮戊二酸和NADH而干扰AST的测定。

三、碱性磷酸酶(ALP)

(一)参考值

连续检测法(37℃)：女：1 ~ 12岁：<500 U/L

>15岁：40 ~ 150 U/L

男：1 ~ 12岁：<500 U/L

12 ~ 15岁：<750 U/L

>20岁：40 ~ 150 U/L

(二)临床意义

1. ALP存在于人体几乎所有的组织中，特别是细胞膜上，但在小肠上皮细胞、肾小管、骨、肝及胎盘中含量最高。

2. 血清ALP活力升高常见于肝胆及骨骼疾病。

(1)肝胆疾病:各种形式的胆道梗阻时,肝细胞中 ALP 合成增加,ALP 进入血液中导致血清 ALP 升高。肝外胆道梗阻(如结石、胰头癌)时血清 ALP 水平可达参考值上限 3 倍以上。肝实质细胞的肝胆疾病如传染性肝炎患者血清 ALP 水平通常轻度上升或正常。

(2)骨骼疾病:Paget 病(变形性骨炎)患者血清 ALP 水平最高。成骨细胞癌患者、骨软化症患者、佝偻病患者血清 ALP 水平可以升至参考值上限 2 ~4 倍。生长期小儿因生理性骨骼生长其 ALP 高于正常成人 1.5 ~2.5 倍。

3. 运动:剧烈运动后,血清 ALP 略有上升。

4. 妊娠:可导致血清 ALP 升高,妊娠九个月时血清 ALP 可达正常水平的 2 ~3 倍。

四、γ-谷氨酰转移酶(γ-GT)

(一)参考值

连续监测法(37℃):男性:11 ~50 U/L

女性:7 ~32 U/L

(二)临床意义

1. γ-GT 主要来自肝胆系统,少量存在于细胞液中,但大部分定位于细胞膜上。

2. 许多疾病均可导致血清 γ-GT 水平升高,但以肝、胆疾病最为常见。

(1)肝胆疾病:肝内或肝后胆道梗阻塞患者血清 γ-GT 上升最高,可达正常水平的 5 ~30 倍,γ-GT 对阻塞性黄疸胆管炎、胆囊炎诊断的敏感性高于碱性磷酸酶。故将 ALP 一并被列为胆管梗阻的酶谱。原发性及继发性肝病患者 γ-GT 水平也较高,且较其他肝脏酶类上升早而显著,γ-GT 中度升高(2 ~5 倍于正常值)常见于病毒性肝炎、脂肪肝及药物中毒。酒精性肝硬化、大多数重度酗酒者 γ-GT 常升高。抗惊厥药如苯妥英钠、苯巴比妥,因对肝细胞有损害,故常致 γ-GT 升高。

(2)胰腺疾病:急慢性胰腺炎、胰腺肿瘤(特别是伴有肝胆梗阻)患者 γ-GT 可达参考值上限 5 ~15 倍。

3. γ-GT 与 ALP 联合测定有助于鉴别是有骨骼疾病还是肝胆疾

病引起的 ALP 升高，因骨骼疾病时，γ-GT 在正常范围。

五、乳酸脱氢酶（LD）

（一）参考值

连续监测法（正向反应，37℃）：109～245 U/L

（二）临床意义

1. LD 存在于机体所有细胞的胞浆中，各组织中含量高低依次是：骨骼肌、肝、心、肾、红细胞等。不同组织中 LD 同工酶谱不同，心、肾、红细胞中以 LD-1、LD-2 为主。肝、骨骼肌中以 LD-4、LD-5 为主。

2. LD 水平升高常见于以下疾病

（1）血管疾病：心肌梗死患者在发生胸痛后 8～12 h LD 开始上升，24～48 h 达高峰，酶活力升高可维持 7 天左右或更长。升高水平通常为正常的 3～4 倍，最高可达 10 倍。LD 中度升高见于心肌炎，伴有肝淤血的心衰，重度休克及缺氧。

（2）溶血性疾病：任何原因引起的溶血性疾病均可导致 LD 升高。

（3）肝病：伴有黄疸的中毒性肝炎患者、病毒性肝炎、传染性单核细胞增多症、肝硬化及梗阻性黄疸 LD 均可升高。

（4）肾脏疾病：如肾小管坏死或肾盂肾炎、肾梗死等。

（5）恶性肿瘤：70% 有肝转移的肿瘤患者及 20%～60% 无肝转移的肿瘤患者有 LD 水平升高。

3. 溶血、剧烈运动、妊娠导致 LD 水平升高。

六、乳酸脱氢酶同工酶

（一）参考值

LD1　14%～16%

LD2　29%～39%

LD3　20%～26%

LD4　8%～16%

LD5　6%～16%

（二）临床意义

人血清中含有五种 LD 同工酶，它们由 H（心肌型）和 M（骨骼肌型）两类亚基组成，分别为 LD1（HHHH）、LD2（HHHM）、LD3（HHMM）、LD4（HMMM）、LD5（MMMM）。心脏、肾脏、红细胞富含

LD1 和 LD2，而肝脏和骨骼肌含 LD5 和 LD4 最多。正常人血清中 LD 同工酶活性大小顺序为：LD2 > LD3 > LD1 > LD4 > LD5，不少疾患不仅有 LD 总活性变化，而且由于病变的脏器不同，各个同工酶变化也不一致。常见有以下三种类型变化。

1. LD1 升高而且 LD1 > LD2，可见于心肌损伤、急性心肌梗死、心肌病、溶血性贫血、恶性贫血、肺栓塞等。

2. LD5 升高而且 LD5 > LD4，可见于肝硬化、肝癌、急性肝炎、肌炎、骨骼肌损伤。

3. LD5 和 LD4 都升高，以 LD4 更明显，可见于阻塞性黄疸。

七、单胺氧化酶（MAO）

（一）参考值

苄胺偶氮-β-芳酚法：12 ~ 40 U/L

（二）临床意义

1. 引起 MAO 活性变化可见于以下疾病：

（1）肝硬化：血清 MAO 活性的高低能反映纤维化的程度，是诊断肝硬化的重要指标。

（2）各型肝炎：各型肝炎急性期患者的血清 MAO 活性多数不增。但暴发型重症肝炎时，因肝细胞坏死，线粒体释放大量的 MAO，可导致血清此酶活性升高。

（3）其他疾病：糖尿病可因合并脂肪肝、充血性心力衰竭，可因肝淤血而继发肝纤维化而致血清 MAO 活性升高。

八、胆碱酯酶（SCHE）

（一）参考值

连续监测法：男 4 620 ~ 11 500 U/L

女 3 930 ~ 10 800 U/L

（二）临床意义

SCHE 主要由肝脏合成并且和白蛋白的合成代谢相平行，所以在慢性肝炎、肝硬化及肝肿瘤时 SCHE 活性常下降，且降低程度与肝病病情相一致，可作为肝功能评价的指标之一，用于判定肝脏的蛋白合成功能及估计病情预后。有机磷中毒时，SCHE 活性显著下降，故可用于有机磷中毒的诊断及预后的估计。

九、淀粉酶(AMY)

(一)参考值

EPS 速率法:血清 0 ~220 U/L

尿液 0 ~1 000 U/L

(二)临床意义

1. 血清中 AMY 主要有胰型(P 型)和唾液型(S 型)及其亚型同工酶组成,P 型淀粉酶主要来源于胰腺,S 型淀粉酶主要来源于唾液腺。此外,肺、输卵管、肝胆、甲状腺等组织中也含有淀粉酶。

2. 血清 α-AMY 活性测定主要用于急性胰腺炎的诊断:

(1)急性胰腺炎发病后 2 ~12 h,血清 AMY 即开始升高,12 ~72 h 时达高峰,3 ~4 d 后恢复正常。

(2)血清 AMY 升高还见于急性腮腺炎、胰腺脓肿、胰腺损伤、胰腺肿瘤引起的胰腺导管阻塞。

(3)消化性溃疡穿孔、肠梗阻、腹膜炎、急性阑尾炎、异位妊娠破裂、创伤性休克、大手术后、酮症酸中毒均可见血清 AMY 升高。

第十二节　血清铁检测

一、参考值

比色法:男:10.7 ~29.5 μmol/L;女:9.1 ~26.5 μmol/L。

二、临床意义

人体内的铁约 65% ~70% 存在于循环红细胞的血红蛋白中,约 25% ~30% 储存于网状内皮细胞和肝细胞中,约不到 5% 的构成为肌红蛋白和含铁的酶类,在血浆中的运输铁只占 0.1% 左右。但血浆中铁蛋白的浓度常与体内储存铁的多少成正比,在一定情况下,能反映体内储存铁量的变化。

在急性肝细胞损害,如急性重症肝炎时,由于肝内储存铁释放至血液,血清内铁含量则增加,而阻塞性黄疸时血清铁含量则正常或在正常水平以下。故血清铁在鉴别肝细胞性黄疸和阻塞性黄疸时甚有价值。在溶血性贫血时,由于大量红细胞内的铁进入血流,血清铁亦可增加。另外,在体内铁的利用率减低时,如再生障碍性贫血、巨幼红细胞贫血或铅中毒时血清铁的含量亦常增加。

第十三节　血气分析与酸碱平衡

一、酸碱度(pH)

(一)参考值

动脉血 7.35~7.45

(二)临床意义

1. pH 值是血液中氢离子浓度的负对数,可作为血中 H^+ 浓度的指标,正常情况下,动脉血 pH 值 7.35~7.45,静脉血较动脉血约低 0.02~0.10。

2. pH 值变动的意义:

(1)pH 是反映酸碱代谢的重要指标,一般认为,pH <7.35 为酸中毒,pH >7.45 为碱中毒。

(2)代谢性酸中毒,呼吸性酸中毒,代谢性酸中毒合并呼吸性酸中毒失代偿时,pH 值降低。

(3)代谢性碱中毒,呼吸性碱中毒时,pH 值升高。

(4)酸碱平衡紊乱代偿期或酸中毒合并碱中毒时,pH 值可正常。

3. 在诊断酸碱平衡紊乱时,参考标准碳酸氢盐、实际碳酸氢盐、缓冲碱、碱剩余、氧分压、二氧化碳分压等,可明确是代谢性还是呼吸性酸碱平衡紊乱。

二、动脉血二氧化碳分压($PaCO_2$)

(一)参考值

动脉血 4.7~6.0 kPa(35~45 mmHg)

(二)临床意义

1. $PaCO_2$ 为血中溶解的 CO_2 所产生的压力,即 H_2CO_3 的浓度[H_2CO_3(mmol/L) = $PaCO_2$(mmHg) ×0.03],其弥散度很大,动脉血二氧化碳分压与肺泡气接近。$PaCO_2$ 反映了酸碱平衡失调中的呼吸因素。

2. 升高或降低

(1)$PaCO_2$ >6.0 kPa,提示肺泡通气不足,CO_2 积蓄; <4.7 kPa,

提示肺泡通气过度,CO_2 排出过多。

(2)颅内占位等引起呼吸中枢抑制,各种原因引起的气道阻塞,呼吸肌麻痹,慢性阻塞性肺气肿,支气管扩张,气胸,大量胸水,胸廓畸形及 ARDS,肺水肿等病引起呼吸性酸中毒时 $PaCO_2$ 升高。

(3)在癔症,高热,中枢神经疾病,水杨酸中毒,革兰阴性杆菌败血症,使用人工辅助呼吸不恰当导致通气过度,引起呼吸性碱中毒,$PaCO_2$ 降低。

3.结合氧分压及血氧饱和度可判断呼吸性酸碱平衡紊乱的严重程度,并是诊断呼吸衰竭的实验室指标。

三、二氧化碳结合力(CO_2CP)

(一)参考值

23~31 mmol/L 或 50%~70%(V/V)

(二)临床意义

1.表示来自 HCO_3^-,H_2CO_3 两者所含的 CO_2 总量,故受代谢性和呼吸性两方面因素的影响。

2.其数值减少可能是代谢性酸中毒或呼吸性碱中毒,增加则可能是代谢性碱中毒或呼吸性酸中毒,如无呼吸性因素的影响,则数值即表示血中 HCO_3^- 的量。

3.结合氧分压、二氧化碳分压、血氧饱和度、碳酸氢盐水平、剩余碱、缓冲碱,可确定酸碱平衡紊乱的类型。

四、二氧化碳总含量($T\text{-}CO_2$)

(一)参考值

24~29 mmol/L

(二)临床意义

二氧化碳总量是指血浆各种形式存在的 CO_2 总含量。其中大部分(95%)是 HCO_3^- 结合形式,少量是物理形式溶解的 CO_2,还有极少量是以碳酸、蛋白质氨基甲酸及 CO_3^{2-} 等形式存在,由下列公式计算含量:$T\text{-}CO_2 = HCO_3^- + PaCO_2 \times 0.03$ mmol/L,其临床意义受呼吸和代谢双重因素影响,当 CO_2 潴留或体内 HCO_3^- 增多时,使 CO_2 总量上升,当 CO_2 潴留或体内 HCO_3^- 减少时,CO_2 总量减少。

五、标准碳酸氢盐(SB)

(一)参考值

22～27 mmol/L

(二)临床意义

1. SB 是指在标准条件下即隔绝空气的全血在 38℃, $PaCO_2$ 为 40 mmHg,血红蛋白 100% 氧合的条件下,所测得的血浆 HCO_3^- 的含量,血浆 HCO_3^- 是最重要的血浆缓冲系统。

2. 标准碳酸氢盐反映体内 HCO_3^- 储备量的大小,不受呼吸因素影响,代谢性酸中毒时 SB 下降,代谢性碱中毒时 SB 升高。

3. 通常结合实际碳酸氢盐(AB)的测定来判断呼吸对血浆 HCO_3^- 影响的程度,正常情况下,AB = SB,当 SB > AB 表示 CO_2 排出增加,SB < AB 则表示 CO_2 潴留。

六、实际碳酸氢盐(AB)

(一)参考值

22～27 mmol/L

(二)临床意义

1. AB 是指未经 $PaCO_2$ 为40 mmHg的气体平衡处理的血浆中的 HCO_3^- 含量。反映血浆中 HCO_3^- 的真实含量,为排除呼吸因素的影响。

2. 通常结合标准碳酸氢盐的测定来判断呼吸因素对血浆 HCO_3^- 的影响程度。正常情况下,AB = SB,当 AB > SB 表示有呼吸性酸中毒存在,当 AB < SB 表示有呼吸性碱中毒存在。

七、缓冲碱(BB)

(一)参考值

45～55 mmol/L

(二)临床意义

1. BB 代表 1L 全血或血浆中所有结合 H^+ 的碱的总和,包括 HCO_3^-,血浆蛋白、血红蛋白和 HPO_4^{2-}。其中以 HCO_3^- 和血红蛋白、血浆蛋白为重要。

2. 显示体液中的碱储备,反映机体对酸碱紊乱的总缓冲能力,代谢性酸中毒时 BB 降低,而代谢性碱中毒时则 BB 升高。

3. 不受 $PaCO_2$ 及血红蛋白氧饱和度影响,但能随血红蛋白及血浆蛋白的浓度而改变，故当 BB 降低而 HCO_3^- 正常时，应考虑与机体低蛋白血症，贫血有关。

八、碱剩余(BE)

(一)参考值

$-2 \sim +2$ mmol/L

(二)临床意义

1. 碱剩余是指全血或血浆在标准条件下即 38℃，$PaCO_2$ 为 40 mmHg，血红蛋白 100% 氧合的条件下，用酸或碱滴定至 pH7.4 时所消耗的酸量或碱量。能较真实地反映缓冲碱的增加或减少，为判别代谢性酸碱平衡失常的指标。

2. 用酸滴定者为碱过剩，以正值表示，代谢性碱中毒时正值增加，说明缓冲碱增加，固定酸不足。用碱滴定者为碱缺乏，以负值表示。代谢性酸中毒时负值增加，说明缓冲碱减少，固定酸增加。

九、氧分压(PO_2)

(一)参考值

成人：83 ~ 108 mmHg

(二)临床意义

1. 血液中的物理溶解氧分子所产生的压力。随年龄增长而减少。经验公式：PO_2(mmHg) = [−0.27 × 年龄(年)] + 104

2. 氧分压升高见于吸入富含氧的空气，在应用 100% 纯氧时，氧分压可高达 640 mmHg。在健康成人与心脏病患者，锻炼导致在休息水平上氧分压增加。

3. 动脉氧分压降低是临床急症，常见原因如下，这些原因可合并存在。

(1)吸入空气氧分压下降，见于高纬度或部分区域。

(2)二氧化碳分压升高，肺泡氧分压下降的低通气状态。外周原因有窒息、溺水、胸骨异常或外伤导致肺扩张受限、膈神经麻痹、破伤风、急性脊髓灰质炎。中枢原因有吗啡或戊巴比妥类药物对呼吸中枢抑制。

(3)氧弥散功能下降，见于成人或婴儿成人呼吸窘迫症，淋巴瘤、肺腺癌、肉瘤、弥漫性肺间质纤维化、尘肺、二尖瓣狭窄所致含铁血黄素沉着。

(4)肺切除或肺不张引起肺毛细血管膜表面积下降。

(5)心肺系统通气和灌注不足见于支气管炎、哮喘、肺气肿、支气管扩张、肺不张、肺肉芽肿、肿瘤、肺梗死。由新生物、术后疤痕组织、异物或分泌物引起气道阻塞。

(6)肺动脉血分流增加,见于先天性心脏病、肺炎、肺不张、肺囊肿或休克。

十、血氧饱和度(SO_2)

(一)参考值

0.919～0.990(91.9%～99.0%)

(二)临床意义　动脉血氧饱和度常高于95%。饱和度低于组织所必需的水平常反映氧分压下降和(或)作为氧携带者血红蛋白的严重损害。血中携氧总量由红细胞内可利用功能血红蛋白数,决定着溶于血中氧含量的氧分压及可利用血红蛋白对氧的亲和力三者决定。血红蛋白数量下降是红细胞数量下降的结果,这分为血红蛋白正常浓度(如正色素性贫血)和血红蛋白浓度下降(如低色素性贫血)。功能性血红蛋白浓度下降见于中毒。中毒往往是大量血红蛋白转化为无功能的碳氧血红蛋白、高铁血红蛋白、硫血红蛋白、氰化正铁血红蛋白。通过肺泡膜氧弥漫损害和因心功不全均可致氧分压降低,在不同程度上影响氧传递给组织。在临床区分低氧与发绀非常重要。前者因为降低氧分压,利用氧分压和血氧饱和度也下降。后者由于功能性血红蛋白的降低,或异常血红蛋白升高,仅表现血氧饱和度下降。

第十四节　肝胆功能检验

一、胆汁酸(BA)

(一)参考值

胆酸:0.08～0.91 μmol/L(气-液相色谱法);

鹅脱氧胆酸:0～1.61 μmol/L(气-液相色谱法);

甘氨胆酸:0.05～1.0 μmol/L(气-液相色谱法);

脱氧胆酸:0.23 ~ 0.89 μmol/L(气-液相色谱法);

总胆汁酸:0 ~ 10 μmol/L(酶法)

(二)临床意义

1. 胆汁酸在肝脏中由胆固醇合成,是肝脏分泌到胆汁中最大量的有机酸,为胆汁的主要成分。肝脏中胆汁酸合成约每天 0.3 ~ 0.8 g,胆汁酸具有促进脂类食物和脂溶性维生素的消化吸收和维持胆汁中胆固醇的可溶性状态之功能。血清胆汁酸是唯一可同时反映肝细胞合成代谢功能、分泌状态以及肝细胞损伤三个方面的血清学指标。一旦肝细胞发生病变,血中胆汁酸浓度极易升高。

2. 血清胆汁酸增高的诊断意义必须结合其他肝功能测定值。一般认为胆汁酸的测定对肝胆疾病的灵敏性和专一性都较高。增高常见于急性肝炎、慢性活动性肝炎、肝硬化、肝癌、胆汁淤积、乙醇肝以及中毒性肝胆疾病等。

二、胆红素(BIL)

(一)参考值

总胆红素(T-BIL):3.4 ~ 20 μmol/L;

直接胆红素(D-BIL):0 ~ 6.8 μmol/L;

间接胆红素(I-BIL):1.7 ~ 11.9 μmol/L。

(二)临床意义

1. 胆红素主要来源于衰老红细胞裂解后的血红蛋白,也有一小部分来自肌红蛋白、过氧化酶及细胞色素等。可分为 α,β,γ 和 δ 等类型。生理 pH 条件下胆红素为脂溶性,与蛋白或 α_1 球蛋白结合,某些有机阴离子可和胆红素竞争与白蛋白结合。非结合胆红素被肝细胞摄取后经转化生成结合胆红素,经胆道排入肠道后形成尿胆原。尿胆原可被肝脏吸收后氧化成结合胆红素再次进入肠道,即“肠肝循环”。少量尿胆原入血循环经肾脏从尿液排出。残存于肠道内的尿胆原氧化后以粪胆素形式排出体外。

2. 血清总胆红素测定反映了黄疸的程度。

(1)溶血性黄疸时,血清总胆红素轻至中度增高,一般不超过 85 μmol/L,结合胆红素占 20% 以下。尿胆原明显增加,尿胆素阴性。

(2)肝细胞性黄疸时,总胆红素和结合胆红素均增高,结合胆红素可占35%以上,尿胆原增加,尿胆红素阳性。

(3)阻塞性黄疸时,总胆红素轻度增高,结合胆红素明显增加。尿胆原一般阴性,尿胆红素强阳性。

血清结合胆红素的测定对诊断轻度肝细胞损害也有一定帮助。轻型肝炎、心功能不全时的肝损害及肝转移性肿瘤等病变时,当血清总胆红素尚属正常时,结合胆红素已有增高,据此可作为肝功能已有损害的依据。

第十五节 肾功能检验

一、血尿素(BUN)

(一)参考值

男 2.3~7.1 mmol/L(6.5~20 mg/dL)

女 1.8~6.1 mmol/L(5.0~17 mg/dL)

(二)临床意义

1. 尿素是人体蛋白质分解代谢产物,此外氨在肝脏尿素循环中也能合成尿素。90%以上的尿素通过肾脏排泄,其余主要由胃肠道和皮肤丢失。各种肾脏疾病,包括肾小球、肾小管、间质或血管病变,都可以引起血尿素浓度的升高。

2. 正常成人血尿素为3.2~7.1 mmol/L(9~20 mg/dL)。新生儿较成人低1.1~2.1 mmol/L(3~6 mg/dL),60岁以上老年人较年轻人高0.36~1.42 mmol/L(1~4 mg/dL)。男性稍高于女性。血尿素和肾小球滤过率之间的关系呈平方双曲线,肾小球轻度损害,肾小球滤过率下降50%以内时,血尿素可在正常范围内;当肾小球滤过率下降超过50%时,血尿素才开始迅速上升。

3. 许多肾外因素可以影响血尿素水平。

(1)轻度脱水、高蛋白饮食、蛋白质分解代谢增高、饥饿时肌肉消耗、胃肠道出血后血中蛋白质重吸收、皮质醇治疗、心输出量减少或继发于失血或其他原因所致的肾脏灌注下降等都会引起血尿素升高(肾前性氮质血症)。

(2)泌尿系统结石、肿瘤、前列腺疾病使尿流受阻,会引起肾后性氮质血症。

二、肌酐(Cr)

(一)参考值:

男　62～115 μmol/L(0.7～1.2 mg/dL)

女　53～97 μmol/L(0.6～1.1 mg/dL)

(二)临床意义:

1. 血肌酐浓度取决于机体产生和摄入与肾脏的排泄能力。Scr基本上不受饮食、高分解代谢等肾外因素影响,在外源性肌酐摄入量稳定,体内肌酐生成量恒定的情况下,其浓度主要取决于肾小球滤过功能。因此,Scr 浓度可以在一定程度上准确反映肾小球滤过功能的损害程度。

2. 血肌酐与肾小球滤过率之间的关系呈平方双曲线。只有在肾功能不全失代偿,肾小球滤过率下降到正常的50%以上时,血肌酐才开始迅速上升。

3. 血肌酐与性别、肌肉容积有关。妊娠妇女蛋白质合成增加,机体呈正氮平衡,此时血肌酐浓度可稍低。肌肉萎缩性病变患者肌肉代谢减少,血肌酐浓度亦可稍低。而在肌肉特别发达的人,其血肌酐正常值可增高。

三、尿酸(UA)

(一)参考值

磷钨酸盐法	男性	0.27～0.47 mmol/L(4.5～8.0 mg/dL)
	女性	0.15～0.37 mmol/L(2.5～6.2 mg/dL)
尿酸酶法	男性	0.21～0.42 mmol/L(3.5～7.2 mg/dL)
	女性	0.15～0.35 mmol/L(2.6～6.0 mg/dL)

(二)临床意义

1. 尿酸:是机体嘌呤代谢的最终产物。其中大部分由内源性核酸降解产生,还有一部分来源于食物中的核酸代谢。在人类,大约75%的尿酸由肾脏排泄,其余的大部分则分泌到胃肠道。

2. 尿酸浓度:男性高于 0.42 mmol/L(7.0 mg/dL),女性高于0.35 mmol/L(6.0 mg/dL)称为高尿酸血症。常见的原因有:

(1)原发性。主要由于代谢性嘌呤产生过多或嘌呤排泄减少。

(2)继发性。包括各种类型的急慢性肾脏疾病，药物及毒物如利尿剂、铅中毒和酒精中毒等，酸血症如糖尿病、长期禁食、肥胖等所致的酮症酸中毒或乳酸性酸中毒，以及肿瘤细胞大量增殖及抗癌药物化疗时引起的核酸转换的增加，最终导致嘌呤代谢的增加。

(3)其他。包括嘌呤代谢中特征性的酶，原发性的缺乏，如次黄嘌呤-鸟嘌呤磷酸核糖转换酶(HGPRT)完全(Lesch-Nyhan 综合征)或部分缺乏。

3. 痛风：是由于长期高尿酸血症，尿酸盐沉积于关节腔周围软组织，引起强烈的炎症反应。泌尿系统尿酸结石也是由于高尿酸血症，尿酸盐在输尿管等处析出形成结石。当尿 pH 持续低于 6.0 时，即使血尿酸浓度不是很高，尿酸也较碱性尿更易析出形成结石。

第十六节　血清学诊断试验

一、抗链球菌溶血素“O”试验(ASO)

(一)参考值

1. 胶乳凝集试验(LA)	阴性
2. 溶血抑制试验	<1:200 为阴性
3. 酶联免疫吸附试验(ELISA)	阴性

(二)临床意义

1. 链球菌溶血素“O”是 A 群链球菌的代谢产物之一，它是一种具有酶活性的蛋白质，能溶解红细胞，也能破坏白细胞和血小板。溶血素“O”具有很强的抗原性，机体受 A 群链球菌感染后可产生溶血素“O”抗体，这种抗体可以抑制溶血素“O”的溶血作用。通过测定血清中 ASO 水平，有利于 A 群链球菌感染的诊断。

2. 当 ASO 试验呈阳性反应，主要见于 A 群链球菌感染后引起的变态反应性疾病，如风湿热、急性肾小球肾炎等，还可见于 A 群链球菌感染所致的上呼吸道炎症(咽炎或扁桃体炎)。85% ~90% 的患者感染后 2 周左右到病愈后数月至年余血清中均可测到 ASO。应用 ELISA 可检测患者血清中的 IgM 型 ASO 特异性抗体，IgM-ASO 多见于感染的急性期,IgG-ASO 见于恢复期。

3.咽拭培养直接分离病原菌是诊断 A 群链球菌感染的可靠方法,急性风湿热发作时阳性率可高达 70% ~90%。

进行多项链球菌抗体试验,可提高对 A 群链球菌感染诊断的准确率。这些试验包括抗链激酶(ASK),抗脱氧核糖核酸酶 B(ADNase B)、抗链球菌二磷酸吡啶核苷酸酶(ADPNase)和抗透明质酸酶(AH)等,其中 ASK 试验是近期链球菌感染的一个非常敏感的指标。

其他试验室检查还有红细胞沉降率,血清 C 反应蛋白试验,血清补体 C_3、C_4 成分测定等,上述项目联合应用对 A 群链球菌感染所致疾病有一定辅助诊断意义。

4.影响本试验结果的因素

(1)单一次试验结果对诊断意义不大。

(2)链球菌溶血素“O”在 pH 6.5 环境中活性最强,偏酸或偏碱都可影响其活性。

(3)在溶血抑制法中,血清溶血、黄疸、高胆固醇或血清保存过久污染长菌者,皆可致试验结果偏高,胆固醇有抑制溶血素活性的作用。

二、C 反应蛋白试验(CRP)

(一)参考值

1.乳胶凝集试验(LA)	阴性
2.火箭免疫电泳	<3.5 mg/L
3.酶联免疫吸附试验(ELISA)	0.42 ~5.2 mg/L

(二)临床意义

血中 CRP 升高的特异性不高,是一种急性反应的一般指标。CRP 在病后数小时迅速升高,病变消退时又迅速降至正常水平。可作为临床诊断的参考指标。

(1)几乎所有急性细菌性感染和肺结核,某些肿瘤以及各种类型的组织损伤(如心肌梗死等),手术创伤,CRP 均可升高。

(2)急性风湿热患者在急性活动期 CRP 升高。

(3)妊娠期 CRP 可有不同程度的升高。

(4)CRP 升高常被用作婴幼儿急性感染的一个指标。

(5)药物治疗过程中,由阳性转为阴性者,是治疗有效或缓解的指征。

(6)本试验可用于鉴别细菌感染和病毒感染。

三、伤寒与副伤寒的血清学试验

(一)参考值:

1. 肥达(Widal)试验

"H" <1:160

"O" <1:80

"A" <1:80

"B" <1:80

"C" <1:80

2. Vi 凝集试验

"Vi" <1:5

(二)临床意义

1. 肥达试验这一方法的建立已有一百余年,方法较为简易而可靠,已广泛应用。试验时用的抗原有伤寒沙门菌菌体抗原"O"和鞭毛抗原"H",以及甲、乙、丙型副伤寒沙门菌的鞭毛抗原"A"、"B"、"C"共五种同时试验。对试验结果的解释除正常参考值外,须结合临床症状及以下诸方面做出正确判断。

(1)伤寒与副伤寒发病一周末肥达试验开始出现阳性,第 3 ~ 4 周阳性率可达 90%,其效价随病程演进而递增,第 4 ~ 6 周达高峰,病愈后阳性反应可持续数月之久。若最近没有免疫接种史,H≥1:160,O、A、B≥1:80 在诊断上有参考价值。单次效价增高的定论可靠性较差,恢复期较急性期抗体效价有 4 倍以上增长才有肯定的诊断价值,可作为近期是否感染该病的指征。于病程中间隔 5 ~ 7 d 重复采血试验,若效价依次递增者则诊断意义也较大。

(2)感染伤寒沙门菌后,一般 O 抗体出现较早,它是 IgM 型抗体,存在于血清内的时间较短(几个月),高效价 O 抗体常见于伤寒急性期。而 H 抗体为 IgG 型抗体,产生较慢,但效价较高,存在的时间亦较长(可长达数年)。

(3)伤寒沙门菌与甲型、乙型副伤寒沙门菌有部分共同的O抗原,可使体内产生相同的O抗体,故O抗体特异性较低,增高时只能诊断为伤寒类疾病的感染。而伤寒与副伤寒时产生的H抗体特异性较高,在免疫学反应中不发生交叉凝集,因此某一种鞭毛抗体("H"、"A"、"B"、"C")的升高,对伤寒与各种副伤寒有鉴别诊断意义。

(4)Vi抗原存在于新从患者分离的伤寒沙门菌及丙型副伤寒沙门菌菌体最表层。患者感染后,Vi抗体的升高,往往在病程3~4周之后,Vi凝集试验≥1∶5者提示为伤寒带菌,对本病的早期诊断没有意义,有助于发现伤寒慢性带菌者,属辅助诊断的参考。

2. 影响本试验结果的因素

(1)过去曾预防接种伤寒、副伤寒疫苗者,H抗体效价明显升高,并持续数年,而O抗体低于正常值。

(2)以往患过伤寒病或曾接种伤寒菌疫苗,新近又感染流行性感冒或布鲁菌病,可产生高效价H抗体,O抗体则较低,但H抗体很快消失,此种反应称回忆反应。

(3)由于人们在日常生活中可能发生隐性感染而产生抗体,尤其在流行地区正常人凝集效价可稍增高,故在判断结果时应考虑本地区正常人群的自然凝集价水平,以作为参考。

(4)沙门菌属各菌种之间有某些共同抗原,在凝集试验中可能出现类属交叉凝集反应,但效价较低。

(5)阴性结果不能完全排除伤寒的可能,应注意有10%左右已确诊为伤寒者,在整个病程中抗体效价始终不升高,这可能与早期应用抗生素、药物抑制、免疫耐受和免疫缺陷有关。

(6)肥达反应特异性不强,机体免疫功能紊乱、结核、败血症、斑疹伤寒、病毒性肝炎及部分急性血吸虫病患者,可出现假阳性反应。

(7)血清溶血、菌液过浓等均会影响结果。菌液过期或产生自凝者不宜使用。

四、鲎试验(Limulus Test,LT)

(一)参考值

1. 试管法　　阴性

2. 蛋白凝固法　　阴性

3.毛细管胶化法 阴性

(二)临床意义

1.鲎是一种海洋性节肢动物,鲎血中仅有一种血细胞即变形细胞,此种血液离体后迅速凝固。变形细胞能释放出凝固蛋白酶原(proclotting enzyme)和可凝固蛋白即凝固蛋白原(coagulogen)。

鲎试验是一种用于检测血清中内毒素的方法。内毒素可激活鲎血中的凝固蛋白酶原使其变成凝固酶,进而使凝固蛋白原断开形成肽链C,具有A肽链和B肽链的凝固蛋白原残基通过双硫键的连接转化成凝固蛋白而形成凝胶。

2.鲎试验特异性高,其对革兰阴性杆菌内毒素血症的诊断专一性已被肯定。对革兰阴性细菌以外的细菌、真菌、病毒及其代谢产物等感染和疟疾等所致的发热,LT均呈阴性反应。LT的敏感性也较高,每毫升内含0.003~0.3 mg内毒素即能检出。

(1)用于内毒素血症的检测。内毒素是革兰阴性细菌细胞壁的脂多糖成分,进入人体循环引起内毒素血症,首先损害肝脏,进而导致全身中毒。血中含10ng内毒素时即可引起发热反应,当内毒素显著增多时出现休克,其死亡率可达50%。LT对内毒素血症的早期诊断具有十分重要的临床意义。

(2)用于肝脏疾病预后的诊断。体内的内毒素过多,将严重损害肝功能,使肝组织出血、坏死、胆汁郁积,并导致肝硬化。内毒素还可促使门脉压增高,致食道静脉曲张破裂。暴发型肝炎LT阳性率可达80%。重症肝病合并感染性腹水的患者,LT呈强阳性反应。

(3)用于疾病转归和预后的估计。临床上一般以LT由阳性转为阴性表示病情缓解或恢复,由阴性转为阳性表示病情加重或恶化,而持续强阳性者常提示预后不良。

3.LT对革兰阴性细菌感染的诊断有很大价值,革兰阴性杆菌性脑膜炎的LT阳性率几乎达100%。唯独不能确定为何种细菌,故不能代替细菌学检查。LT呈阳性反应,临床上疑为感染时,应取不同标本作细菌分离培养,以确定病原菌,有利于临床的诊断和治疗。

4.影响本试验结果的因素

(1)阻塞性黄疸血中胆汁酸浓度过高时,某些多核苷酸(如多核尿苷酸等)和蛋白质(如凝血酶等)可使 LT 出现假阳性或假阴性。

(2)内毒素广泛存在于自然界,即使严格防止污染,有时仍可能存在。因此,对检测结果不能过分盲目置信,须结合临床密切观察。

五、衣原体感染的血清学试验

(一)参考值

1. 补体结合试验(CF)　　<1:8

2. 间接免疫荧光试验(IFA)　<1:32

(二)临床意义

1. 衣原体是专性细胞内寄生的微生物。衣原体属分沙眼衣原体(C. trachomatis)、鹦鹉热衣原体(C. psittaci)和肺炎衣原体(C. pneumonia)三种。后二者主要引起呼吸道感染,沙眼衣原体可引起沙眼、包涵体结膜炎、泌尿生殖道感染、婴儿肺炎和性病淋巴肉芽肿等。三种衣原体有属共同抗原和种特异性抗原,检测血清中抗体对衣原体感染性疾病的诊断有重要价值。

2. CF 试验主要针对热稳定属特异性抗原,用于鹦鹉热和全身性的性病淋巴肉芽肿诊断,该试验反应稳定,敏感性较强,为古典常规法。鹦鹉热患者的抗体于病程 12～14 d 开始上升,1 个月达高峰,高效价可持续数月之久,带病原体者甚至可持续数年。取急性期和恢复期双份血清作 CF 试验,抗体效价增长 4 倍以上者即可做出诊断。对于有鹦鹉等鸟类接触史、症状明显或反复发作者,一次 CF 试验效价高于 1:64,也可诊断为鹦鹉热衣原体感染。补体结合抗体效价达 1:128～1:256 时,可诊断性病淋巴肉芽肿。

IFA 可测定特异的血清型抗体,敏感性比 CF 试验高,主要用于沙眼、性病淋巴肉芽肿、婴儿肺炎、泌尿生殖道感染等疾病的诊断。抗体效价 >1:64 可诊断生殖器疾病, >1:4 000可诊断性病淋巴肉芽肿。患者早期测到 IgM 抗体,可证明新近感染沙眼衣原体,具有早期诊断意义。IFA 除了用于测定血液抗体外,也可测出泪液或生殖泌尿道等部位分泌物中的抗体。

3. 对沙眼和包涵体结膜炎患者,可取结膜刮片用姬姆萨染色直接镜检,在上皮细胞内能找到典型的包涵体,疾病早期阳性率尤高。

泌尿生殖道或眼分泌物等标本涂片后，用荧光抗体或酶标抗体直接染色检测衣原体抗原，特异性和敏感度都很高，对衣原体感染有较高的诊断价值。病原体分离培养是诊断衣原体感染的标准，根据不同的疾病分别采取血、痰或结膜、尿道、子宫颈、阴道的刮取物作培养，性病淋巴肉芽肿患者可于局部取材送检。还可用PCR法检测标本中的衣原体核酸。

4. 影响本试验结果的因素

(1)广谱抗生素，尤其是四环素族，对抗体的产生有抑制作用。应用广谱抗生素的衣原体感染者抗体效价升高不明显。

(2)CF试验不能用于沙眼的诊断。对于沙眼衣原体引起的生殖器官疾病，意义不大，效价达1∶16以上者小于50%，如单纯性衣原体尿道炎为15%，单纯性衣原体宫颈炎为40%。而年龄条件相同的正常对照组也有相同阳性率。

(3)CF试验假阳性可见于布鲁菌病及Q热患者。

六、梅毒的血清学试验

(一)参考值

1. 性病研究实验室试验(VDRL)	阴性
2. 不加热血清反应素试验(USR)	阴性
3. 快速血浆反应素试验(RPR)	阴性
4. 荧光密螺旋体抗体吸收试验(FTA-ABC)	阴性
5. 梅毒螺旋体血凝试验(TPHA)	1∶25以下为阴性
6. 梅毒螺旋体制动试验(TPI)	试验标本活动螺旋体数为对照标本的40%以上为阴性

(二)临床意义

1. 梅毒螺旋体也称苍白密螺旋体，梅毒螺旋体血清学试验是诊断梅毒的依据之一。血清学试验主要有两个类型，一类是VDRL、USR和RPR，属非螺旋体抗原试验，是用正常牛心类脂质作为抗原，测定血清中的反应素，为筛查试验。另一类是FTA-ABS、TPHA和TPI，属螺旋体抗原试验，是用梅毒螺旋体作为抗原，检测血清中的特异性抗体，为确证试验。

2. 非螺旋体抗原试验(VDRL、USR、RPR)敏感性高，现常用RPR试验，其反应素效价与病变活动性有关。第一期梅毒病灶出现后1～

2周即可测出反应素，第二期梅毒患者血清中反应素效价最高，阳性率可达99%，经药物治疗后可转阴。先天性梅毒80%～100%阳性。但此类试验特异性不高，常有假阳性反应，在分析结果时应注意结合病史、临床症状及特异性试验做出正确判断。

FTA-ABS的敏感性和特异性均高，在早期梅毒首先出现阳性，患者经过治疗后反应仍不转阴，故不能用作疗效的评价，常用于梅毒的确定诊断。

TPI是一种经典的特异性较高的梅毒血清学反应，假阳性不到1%，主要用于晚期梅毒及疑难患者的诊断。

3. 影响本试验结果的因素

非螺旋体抗原试验中可出现假阳性反应，常见于麻风、结核、传染性单核细胞增多症、红斑狼疮、类风湿性关节炎、雅司、回归热、病毒性疾病、支原体感染、疟疾、一些发热性疾病及免疫接种后，但效价一般不大于1:8。妊娠、老年人和吸毒者亦可有这种阳性反应。

七、钩端螺旋体病的血清学试验

（一）参考值

1. 显微镜凝集试验（MAT）	<1:400
2. 酶联免疫吸附试验（ELISA）	阴性
3. 胶乳凝集试验（LA）	阴性
4. 间接免疫荧光试验（IFA）	<1:100
5. 间接血凝试验（PHA）	<1:160

（二）临床意义

1. 钩端螺旋体病（简称钩体病）是由不同血清群和血清型的钩端螺旋体所引起的不同临床类型的急性传染病。致病性钩端螺旋体有两种主要抗原成分，一为表面抗原，是多糖蛋白复合物，具有型特异性，可决定菌型；另一为菌体抗原，是类脂多糖复合物，为钩体共有，具有属特异性，可决定菌属，借此应用血清学试验对致病性钩体分群。致病性钩体侵入人体后，可刺激机体产生特异性抗体，用血清学试验检测抗体是诊断钩体病的主要手段之一，并可进行流行病学检查。

2. 典型的钩体病分菌血症期和“免疫”期，血清学试验适用于第二期，在病程的第6～12天机体出现特异性抗体，IgM首先出现，继之IgG，于病程1个月左右其效价可达高峰。机体出现后钩体血症逐渐消失。血清学试验的诊断标准是，单份血清抗体效价较正常参考值升高，或恢复期（发病3～4周）较急性期（发病3～4 d）抗体效价有4倍或以上增长者判为阳性。上述五种血清学试验方法中，除MAT对钩体病诊断具有型特异性外，其余四种（ELISA、LA、PHA和IFA）均具有属特异性。

（1）MAT过去称为凝集溶解试验，抗体效价低时只发生凝集，效价高时钩体则先凝集而后溶解。凝集素一般在病后7～8日出现，逐渐升高，可持续数月至数年。该试验有较高的敏感性和特异性，是目前应用最广的钩体血清学试验方法。应用不同型别的活菌操作，可对不同血清型的钩体病做出诊断。有脑膜刺激症状的患者，也可测脑脊液抗体。

（2）ELISA较MAT阳性出现时间更早、更灵敏，两种方法总符合率达86.2%。ELISA检测钩体IgM抗体，有高度特异性，可在钩体病流行地区用作早期诊断。

（3）IFA所测抗体出现较早，消失也快，恢复期后1～2个月常转阴，与正常人血清无交叉反应，其敏感性与特异性均较高，并具有早期诊断意义。

（4）LA和PHA这类方法的特异性虽不及MAT、ELISA和IFA，但操作简便、快速，不需特殊设备，适合基层推广应用，可作为钩体病的筛选试验。

3.暗视野显微镜检查法是直接检查患者血液、脑脊液、尿液等标本中钩体的方法，对早期快速诊断有一定价值，但检出率较低。

病原体的分离培养法不仅可为临床患者提供确切诊断，而且还可进行菌群和菌型的鉴定，获得流行病学资料。发病的10天内可从血液及脑脊液中分离出钩体，第2周至恢复期后一段时间可从尿液中分离出钩体。肾脏中的钩体不受血液中特异性抗体的影响，且不为抗生素治疗所遏止，尿液中持续排钩体可达11个月之久。

4.影响本试验结果的因素，MAT中所用抗原应选用国内钩端螺旋体标准菌株或当地常见菌型，而且要求钩体运动活泼、无自凝现象。用死螺旋体做试验多无溶解现象，只表现为凝集。

八、风疹的血清学试验

（一）参考值

1. 酶联免疫吸附试验（ELISA）　　阴性
2. 血凝抑制试验（HAI）　　<1:8
3. 补体结合试验（CF）　　阴性

（二）临床意义

1. 风疹的血清学检验包括两个方面，一是对患者的确诊，特别是对早孕妇女风疹感染的确定；二是对人群风疹免疫水平调查与监测，尤其是对育龄妇女免疫水平的了解。常用的方法有 ELISA、HAI 以及 CF 试验等。

（1）HAI 的敏感性和特异性均较高，重复性好，感染后抗体出现迅速，出疹后的第二天即可检查血凝抑制抗体，10～21 天内含量不断增加，持续时间亦长，可能终身存在。因此，HAI 阳性结果说明目前或过去有过风疹病毒感染，主要用于人体抗体水平调查。

（2）补体结合抗体比血凝抑制抗体晚 3～7 天出现，维持时间也比其短，常在感染后 1～2 年内消失。

（3）ELISA 较其他方法更为敏感，结果可靠，测出的抗体效价平均高于 HAI 4 倍之多，用于检测风疹病毒的 IgG 特异性抗体。

ELISA 抗体捕捉法检测 IgM 抗体，是确定近期风疹病毒感染的较好方法。患者出疹时血液中出现 IgM 抗体，出疹后 1～2 天阳性率为 63%，第五天后达到 100%，IgM 抗体效价 7～14 天达到高峰，一般能持续在 30 天左右，先天性风疹综合征者持续时间更长，50% 患儿一年左右仍为阳性，约 5%～10% 能持续存在 1～2 年。查到 IgM 抗体，提示患者近期感染。

ELISA 间接法测风疹病毒 IgG 抗体，若为阳性代表机体受过风疹病毒感染，具有免疫力。风疹患者的 IgG 抗体与 IgM 抗体几乎同时出现，以后持续升高，2 周左右抗体效价达高峰，IgG 抗体的维持时间可达数年至十数年。用此法测定患者急性期和恢复期双份血清，抗体滴度呈 4 倍升高，具有诊断近期风疹感染的意义。

在疫苗接种后查风疹 IgG 抗体，可参考疫苗的免疫效果。对育龄妇女查 IgG 抗体，有助于了解是否感染过风疹。抗体阳性者妊娠期不必监测，一般不存在孕期初发感染风疹而导致发生胎儿畸形的危险。阴性者应在妊娠早期3～4个月时各采血一次检验IgG抗体，可监测该孕期内是否受到风疹病毒侵袭。

2. 病毒的分离鉴定是临床病例确诊的可靠方法。一般多取呼吸道拭子作病毒分离，如疑为先天性感染的婴儿，可采取尿液、脑脊液、眼泪作标本。出诊前4～5天至出诊后1～2天的标本病毒分离阳性率较高。风疹病毒的分离培养因耗时长且不敏感，所以不作为诊断的常规方法。

九、人类免疫缺陷病毒抗体（抗HIV抗体）

（一）参考值

ELISA、放射免疫试验（RIA）、免疫荧光试验（IF）：阴性

放射免疫沉淀试验（RIP）、蛋白印迹试验（WB）：阴性

ELISA、RIA、IF为初筛试验，RIPT、WB为确证试验。

（二）临床意义

初筛试验阳性的患者，加以确证试验，若伴有临床症状可诊断为艾滋病。

第十七节　变态反应与自身免疫性疾病检验

一、结核菌素皮肤试验（OT-Test）

（一）参考值

正常人90%以上呈阳性反应

红斑直径<4 mm为阴性

红斑直径5～9 mm为弱阳性

红斑直径>10 mm为阳性

红斑直径>10 mm，伴硬结为双阳性

红斑直径>10 mm，伴硬结、发红、水泡、坏死为三阳性

（二）临床意义

1. 结核菌素皮肤试验是一种典型的迟发型变态反应，也叫结核菌素型变态反应。最初是指结核菌素注入结核患者皮内，受试者若感染过结核，注射部位水肿、发热，出现迟发型变态反应性炎症，是为

阳性,未感染者为阴性。

2.用于测定可疑患者是否感染过结核杆菌,结核患者多为强阳性;用于观察卡介苗接种效果,接种卡介苗后皮试转阳;用于检测细胞免疫功能状态,细胞免疫功能正常者应为阳性。

3.常用的皮试抗原有二种,一是旧结核菌素(OT),二是精制结核菌素(purified protein derivative,PPD),可任选一种进行皮试。

4.在结核原发感染早期,变态反应尚未发生,皮试可为阴性。正患严重结核(如全身粟粒性结核等)机体反应能力降低时可为阴性。恶性肿瘤、结节病、麻疹等严重疾病或用免疫抑制剂时,结核菌素试验均可转阴。

二、抗核抗体(ANA)

(一)参考值

正常人为阴性,临床上血清稀释度大于1∶16 以上者判为阳性。

(二)临床意义

ANA 是以细胞的核成分为靶抗原的自身抗体的总称。ANA 阳性的疾病很多,最多见于全身性系统性红斑狼疮(SLE),也可见于药物(抗心律不齐药普鲁卡因胺,降压药如肼苯达嗪,治癫痫药乙内酰脲,抗甲状腺药物硫脲嘧啶等)所引起的狼疮、重叠综合征、自身免疫性肝炎(狼疮样肝炎)、混合性结缔组织病(MCTD)、全身性硬皮病、皮肌炎、Sjogren 综合征、类风湿性关节炎及桥本甲状腺炎、重症肌无力等。

用荧光抗体检查 ANA 时,有几种荧光图谱:

(1)均质型:此型与抗组蛋白抗体(抗 DNP)有关,几乎所有活动的系统性红斑狼疮患者均可测出此种 ANA,但多种自身免疫病时此抗体检出率也达 20% ~30%,提示需进一步作特异性检查。

(2)周边型:此型对应的抗体为抗 ds-DNA 抗体,多见于系统性红斑狼疮患者,特别是有肾炎者,在检出此型 ANA 时,应进一步检查抗 ds-DNA 以证实。

(3)斑点型:此型相关抗体为抗 U1-RNA、抗 Sm、抗 Scl-70(Og)、抗 SS-B(La)、抗 SS-A(Ro)、抗 Ki、抗 Ku 及抗其他非组蛋白的抗体。最多见于混合性结缔组织病(MCTD),且滴度甚高。也见于系统性红斑狼疮和 60% 以上的进行性全身性硬化(PSS)患者。

(4)核仁型:此型与针对核的核糖体、U3-RNP、RNA 聚合酶的抗体有关。当核仁与胞浆同时着染荧光时,抗核的核糖抗体阳性的可能性较大。除系统性红斑狼疮外,硬皮病患者阳性率可达40%。

三、类风湿因子(RF)

(一)参考值

乳胶凝集试验	3 分钟出现明显凝集者为阳性
双抗体夹心 ELSA 法	P/N≥2.1 为阳性

(二)临床意义

1. 乳胶凝集试验:正常人应为阴性。双抗原夹心 ELISA 法:正常人多数为阴性,但少数正常人及部分老年人中可为阳性。

2. RF 是一种主要发生于类风湿性关节炎患者体内的抗人变性 IgG 抗体,可与 IgG 的 Fc 段结合。类风湿性关节炎(RA)患者和约50%的健康人体内部都存在有产生 RF 的 B 细胞克隆,在变性 IgG(与抗原结合的 IgG)或 EB 病毒直接作用下,可大量合成 RF。健康人产生 RF 的细胞克隆较少,且单核细胞分泌的可溶性因子可抑制 RF 的产生,故一般不易测出。

RF 有 IgG、IgA、IgM、IgD、IgE 共 5 类:

用凝集试验法测出的主要是 IgM 类 RF。多数学者认为,IgM 类 RF 的含量与类风湿关节炎的活动性无密切关系;

IgG 类的 RF 与类风湿关节炎患者的滑膜炎、血管炎和关节外症状密切相关;

IgA 类 RF 见于类风湿关节炎、硬皮病、Felty 综合征和系统性红斑狼疮,这是类风湿关节炎临床活动性的一个指标;

IgD 类 RF 研究甚少;

IgE 类 RF 除类风湿关节炎患者外,也见于 Felty 综合征和青年型类风湿关节炎。在类风湿关节炎患者,高效价的 RF 存在并伴有严重的关节功能受限时,常提示预后不良。在非类风湿性关节炎患者中,RF 的阳性检出率随年龄的增加而增加,这些人中以后发生类风湿关节炎的机会极少。(Felty 综合征指慢性类风湿性关节炎伴有脾大、淋巴结肿大、贫血、血小板减少以及选择性的影响嗜中性粒细胞减少症,其中25%患者 ALT 升高。)

3. 虽然 RF 主要见于类风湿关节炎患者,但其他疾病也常见到,因而联合检测其他指标有助于诊断和鉴别诊断。

4. 检测时必须设阳性和阴性对照。在做定量检测,须用国际统一的 RF 标准品制备标准曲线,从而得到待测样品的 IU/mL 值。

四、抗线粒体抗体(AMA)

(一)参考值

正常为阴性,滴度 >1:10 为阳性(间接免疫荧光法)

(二)临床意义

原发性胆汁性肝硬化患者 AMA 阳性率达 90% 以上;其中 1/2 的患者滴度高达 1:1280。慢性活动性肝炎、隐性肝硬化时阳性率在 25% 以内。正常人阳性率 <10%。胆总管阻塞性患者 AMA 常呈阴性,故 AMA 是鉴别原发性胆汁性肝硬化及肝外胆道阻塞的有用指标。

五、平滑肌抗体(SMA)

(一)参考值

正常为阴性,滴度 >1:10 为阳性(间接免疫荧光法)

(二)临床意义

SMA 在急、慢性病毒性肝炎时易出现。慢性活动性肝炎患者阳性率高达 80% 以上。滴度 1:10 以上即有意义。

急性病毒性肝炎早期 SMA 检出率约 80%,且早于 HBsAg 出现,但持续时间短,2~3 个月内明显下降。此抗体与病毒性肝炎类型无关。系统性红斑狼疮患者及健康人抗 SMA 阴性,故抗 SMA 的检测可用于系统性红斑狼疮(SLE)和慢性肝炎的鉴别诊断。

自身免疫性肝炎大约有 70% 的患者为阳性,且往往和 ANA 同时出现。

第十八节 肿瘤标志物检测

一、血清甲胎蛋白(AFP)

(一)参考值

反相间接血凝法	10~30 μg/L
ELISA 法	10~30 μg/L

放射免疫(双抗体)法　　<20 μg/L

微粒子酶免疫测定法　　<8.6 μg/L

(二)临床意义

1. AFP 是胚胎发育早期的重要血清成分,由卵黄囊和肝细胞合成。出生后一年内降至正常水平。AFP 有很强的免疫抑制功能。

2. 原发性肝细胞癌患者血清 AFP 含量明显升高,阳性率 80% 以上,是肝细胞癌重要的肿瘤标志物,但并无特异性。如 AFP >400 μg/L,加之肝脏有占位,基本可诊断肝癌。如果 AFP 升高不明显,但有进行性增高,并有肝占位,亦可诊断肝癌。

3. 应注意的是 20% 左右的肝癌患者 AFP 阴性,因此不应把 AFP 作为诊断肝癌的绝对指标。低滴度阳性者需定期复查,进行动态观察,滴度上升者应高度怀疑癌变。

二、癌胚抗原(CEA)

(一)参考值

ELISA 法　　<15 μg/L

放射免疫法　　<15 μg/L

绝大多数非吸烟的健康人(96% ~97%) 血清 CEA 含量<2.5 μg/L;

20% ~40% 大量吸烟者 >2.5 μg/L。

微粒子酶免疫测定法 <3 μg/L

(二)临床意义

1. CEA 首次从结肠癌和胎儿肠中发现,为分子量200 000道尔顿的糖蛋白。胚胎期主要存在于胎儿的肠管、胰腺和肝脏内,出生后正常组织内含量很少,主要分布于细胞微绒毛的表面并呈特定的极性分布规律。乳癌、肺癌及其他一些非恶性病变患者的血清 CEA 值也常有升高现象。

2. CEA 测定主要用于对结肠直肠癌、胃癌、胰腺癌、肝细胞癌、肺癌、乳癌以及甲状腺髓质癌等患者的临床监测。结肠直肠癌患者 CEA 测定的敏感性高于其他肿瘤标志物,故首选 CEA。CEA 浓度与肿瘤细胞分化程度有关,分化差者浓度低,甚至在正常范围,分化程度高的则浓度高。CEA 的动态检查,对疗效观察、判断预后及有无转移,可提供重要依据。

3. 结肠炎、胃肠道息肉、胰腺炎、肝脏疾病及肺气肿、支气管哮喘等慢性支气管疾病等，血清 CEA 浓度也常升高。

三、糖类抗原 19 -9(CA19 -9)

(一)参考值

放射免疫法　　8.4 ±7.4 U/mL

　　　　　　　>37.0 U/mL 为阳性

微粒子酶免疫测定法 <37.0 U/mL

(二)临床意义

1. CA 19 -9 主要用于检测胰腺癌，80% >37 U/mL。其他胃肠道恶性肿瘤，如结肠癌、胃癌、肝癌患者血清 CA 19 -9 也普遍升高。血清 CA 19 -9 浓度升高有时也见于卵巢黏液性肿瘤、宫体腺瘤、宫颈管腺瘤、乳腺癌肝转移和胰腺癌肝转移患者。

2. 连续监测 CA 19 -9 有助于观察预后和疗效。

3. 肝炎、肝硬化、胰腺炎、结肠息肉样腺瘤、自身免疫性疾病等非恶性胃肠道疾病中，血清 CA 19 -9 也升高。另外，囊性纤维化患者血清 CA 19 -9 也有增高现象，甚至一些妇女在经期和孕期都有 CA 19 -9 升高，但将上限定为 37 U/mL 则对恶性病变的敏感性和特异性分别为 79.5% ±7.7% 和 90.5% ±6.6%。

第十九节　乙型肝炎病毒血清学试验的解析与应用

一、血清学试验

常用的有 HBsAg、抗 HBs、HBeAg、抗 HBe、抗 HBc 和抗 HBc-IgM。

1. HBsAg 和抗 HBs：HBsAg 是由 S、S1 和 S2 基因表达的糖蛋白，它存在于球形、管形颗粒和 Dane 颗粒表面，在 HBV 感染后 2 ~6 个月即可检测到此抗原。急性乙型肝炎可持续 3 ~5 个月，若 HBsAg 超过 6 个月仍能检测到，该患者往往为慢性乙型肝炎。

抗 HBs 是宿主针对 HBsAg 所产生的相应抗体，为一种保护性抗体，在 HBsAg 消失后经过一段窗口期出现抗 HBs 可保留数年，见于急、慢性乙肝的恢复期。定量的抗 HBs 滴度可用于检测 HBV 疫苗的应答和指导肝移植患者 HBIG 剂量的应用。

2. HBeAg 和抗 HBe：HBeAg 是前核心（pre-core）和核心（core）基因组表达的产物，它来自于感染细胞分泌的可溶性抗原，HBeAg 的浓度和 HBV-DNA（Dane 颗粒、HBcAg 及 DNA 多聚酶）的水平相平行。急性乙肝 HBeAg 阳性超过 10 周，提示疾病呈慢性化，HBeAg 阳性也作为乙肝病毒复制和血液传染性的指标。对慢性乙肝患者处于病毒清除期，HBeAg 滴度可与疾病严重性呈正相关。

抗 HBe 是宿主对 HBeAg 免疫应答所产生的相应抗体，抗 HBe 的出现常伴 HBV 复制的下降。若 HBeAg 消失，而出现抗 HBe 阳性称之为血清转换（seroconversion），转换的时间每个人的长短时间不一，通常作为干扰素-α 和核苷类药物疗效的指标之一。

近年来 HBeAg（-）、抗 HBe（+）的慢性乙型肝炎有增高的趋势，这是由于前 C 区的变异导致 HBeAg 分泌减少或消失，而 HBV-DNA 仍为阳性。

3. 抗 HBc 和抗 HBc-IgM：前者又称 HBc 总抗体。抗 HBc 是代表感染 HBV 后，受染者肝内 HBcAg 复制的血清指标 HBcAg 具有很强的免疫原性，HBc 总抗体可分为抗 HBc-IgG 和抗 HBc-IgM，在急性乙肝早期抗 HBc-IgM 呈高滴度而抗 HBc-IgG 呈中滴度，在慢性乙肝抗 HBc-IgG 呈高滴度，于病情活动时抗 HBc-IgM 可呈阳性，定量检测与肝炎炎症呈正相关。HBV 感染的临床与血清学表现如表 20－7。

检测 HBV 血清学试验常采用 EIA、RIA、MEIA 和化学发光等方法。

表 20－7　HBV 感染的临床与血清学表现

血清学试验	HB 疫苗接种	急性乙肝	乙肝恢复	慢性乙肝	肝炎恢复/非活动性携带者	隐匿性乙肝
HBsAg	－	＋	－	＋	＋	－
抗 IIBs	＋	－	＋	－	－	－/＋
HBeAg	－	＋	－	＋	－	－/＋
抗 HBe	－	－	＋	－	＋	－/＋
抗 HBc（总）	－	＋	＋	＋	＋	－/＋
HBc－IgM	－	＋	－	＋/－	－	－
HBV－DNA	－	＋	－	$>10^{6}$ CP/mL	$<10^{5}$ CP/mL	$<10^{3}$ CP/mL

二、HBV 分子诊断

包括 HBV－DNA 定性试验和定量试验，HBV 基因分型和 HBV-DNA 耐药基因序列的分析。

1. HBV-DNA 定性试验：可用于血清筛查和临床判断血清中是否存在 HBV-DNA，其灵敏度较好。

2. HBV-DNA 定量试验：可测定血清中 HBV 核酸的载量，在诊断与监测急、慢性 HBV 感染和治疗反应中是重要的项目。HBV-DNA 分析已广泛用于临床实验室，可分为信号扩增试验和靶扩增试验。

信号扩增试验包括液相杂交试验（Genostics、Abbott Laboratories）、分枝 DNA 技术（Bayer Diagnostics）和杂交捕获试验（Digene）；

靶扩增试验是聚合酶链反应（PCR）分析（Amplicor-HBV、Cobas HBV、Roche Molecular System）、实时荧光 PCR（Realtime PCR）和转录介导的扩增（TMA）分析等。见表 20－8。

表 20－8　HBV-DNA 定量分析比较

	液相杂交	Bdna(3.0)	杂交捕获Ⅱ	PCR（Amplicor）
标本用量（μL）	100	50	30	50
敏感性（pg/mL）	1.6	0.01	0.5	0.001
（CP/mL）	4.5×10^5	2.3×10^3	1.4×10^5	4×10^2
线形范围（CP/mL）	$5\times10^5\sim1\times10^{10}$	$2.3\times10^3\sim1\times10^8$	$1.4\times10^5\sim1\times10^9$	$4\times10^2-1\times10^7$
				Cobas：$2\times10^2\sim1\times10^5$
				TaqMan：$2\times10^2\sim1\times10^{10}$
CV	12%～22%	5%～25%	10%～15%	14%～44%

3. HBV 基因分型：HBV 在漫长的生活循环史中，基因组常可发生自发性突变，已发现这些基因突变在世界各地存在很大差异，当核苷酸序列差异大于 8% 可归为另一基因型，目前已将其分成 8 个基因型（A-H），其地理分布见表 20－9。

表 20 -9　HBV 的地域分布

基因型	血清亚型	分　布
A	adw2,ayw1	西北欧、美国、中非、印度
B	adw2,ayw1	日本、印度、中国(含台湾)
C	adw2,adrq +,adrq,ayr	东南亚、澳大利亚、美国、中国(含台湾)
D	adw2,adw3,adw4	地中海、俄罗斯、印度、美国
E	ayw4	西非
F	adw4q,adw2,ayw4	美国南部及中部、玻利尼西亚
G	adw2	美国、法国、德国
H	adw4	美国中部及南部

HBV 基因型与临床关系,有研究报告,我国以 B、C 二种型别为主,认为 C 基因型感染后免疫清除期长,ALT 反复异常。干扰素应答率 C 基因型持续应答率低于 B 基因型。C 基因型患者 HCC 的发生率亦高于 B 基因型。

4. HBV-DNA 耐药基因序列的分析:在核苷类似物或核苷类药物治疗过程中,由于药物筛选的结果,野毒株得到了有效的抑制,少数耐药株逐渐表现为优势株,例如在 LAM 治疗 6 ~9 个月后可检测到 YMDD 变异株(YIDD/YVDD),并可出现 HBV-DNA 的突破(Break through)和生化学的突破,监测和处理耐药相关的临床问题是十分重要的。

国内外公布的检测方法包括 PCR 扩增 HBV 多聚酶基因后序列分析、限制性片段长度分析(Restriction fragment length Polymorphision,RFLP)、LightCycler 探针 PCR 分析、线探针杂交等几种实验室方法。这些方法在检测耐药基因序列分析中发现了某些不一致性,且各有其优缺点。如:RFLP 可半量来分析野毒株和变异株;直接测序法主要是检测优势株,可提供变异的新的信息;国内外正在发展定量敏感的实时 PCR 分析,可检测耐药基因片段至1 000 CP/mL 水平,这种特异物的实时荧光 PCR 显示其比直接测序更为敏感,并能发现混合型,但不能发现新的变异。

目前已有两个标准试剂盒线探针杂交试验(INNOLiPA HEB DR,Innogenetics)(Chent,Belgium)和直接序列分析(Trugene HBV 基因分型 Kit V1.0 来自 Visible Genetics/Bayer Toronto,Canada)。

三、HBV 诊断试验与 HBV 感染的临床分型

(一)慢性乙肝　HBeAg 阳性 >6 个月

血清 HBV-DNA >10^5 拷贝/mL

持续或间歇 ALT/AST 水平的升高

肝活检示慢性肝炎(炎症、坏死≥4 分)*

可将慢性乙肝划分为 HBeAg(+)和 HBeAg(-)慢性乙肝,后者为前 C 区变异使 HBeAg 分泌减少或消失,但 HBV - DNA 仍阳性

(二)非活动性 HBsAg 携带状态

HBsAg 阳性 >6 个月

HBeAg(-)或抗 HBc(+)

血清 HBV-DNA <105 拷贝/mL

ALT/AST 持续正常

肝活检无显著性肝组织学炎症、坏死

(三)乙肝的恢复(缓解)

以往有急性或慢性乙肝史或出现抗 HBc(+)或/及抗 HBs(+)

HBsAg(-)

血清 HBV-DNA(-)**

ALT 正常

(本章临床检验与评估由天津一中心医院张熙春编写)

---

* 此项为可选

** 指极低的 HBV-DNA 水平,需用极敏感的 PCR 方法检测为(+)

第二十一章　临床常用诊疗技术操作

第一节　股静脉穿刺术

一、适应证

用于急救加压输血、输液或在小儿尤以婴幼儿采集血液标本时较为常用。

二、操作步骤

(一)了解股静脉的解剖位置,股静脉与股动脉伴行,在鼠蹊部股三角处向上移行,最后走行于股动脉内侧。

(二)患者仰卧,穿刺侧下肢略外展,膝部屈曲,该侧臀部稍垫高,以使静脉伸直贴于皮下,在腹股沟线下 0.5 ~ 1.0 cm 处,可用指尖触及搏动明显的股动脉,稍内侧即为股静脉。

(三)局部常规消毒,小儿病例应有助手协助按扶,术者消毒左手食指,触到搏动的股动脉后加以固定。

(四)右手持注射器,在搏动点的内缘垂直或与股静脉走行成 30° ~45°角,斜行刺入,慢慢退针,轻轻回吸即见注射器内有回血。

三、注意事项

(一)需要通过股静脉输液时,穿刺针头应为 45°角斜刺,并将针头固定好。

(二)术后应用无菌棉球加压止血片刻。

(张迈仑)

第二节　静脉留置针穿刺术

一、静脉留置针穿刺程序

1. 物品准备:治疗盘(常规皮肤消毒用物一套、止血带、小垫枕)

留置针、透明贴膜、输液器、液体。

2. 操作程序：见图 21 －1。

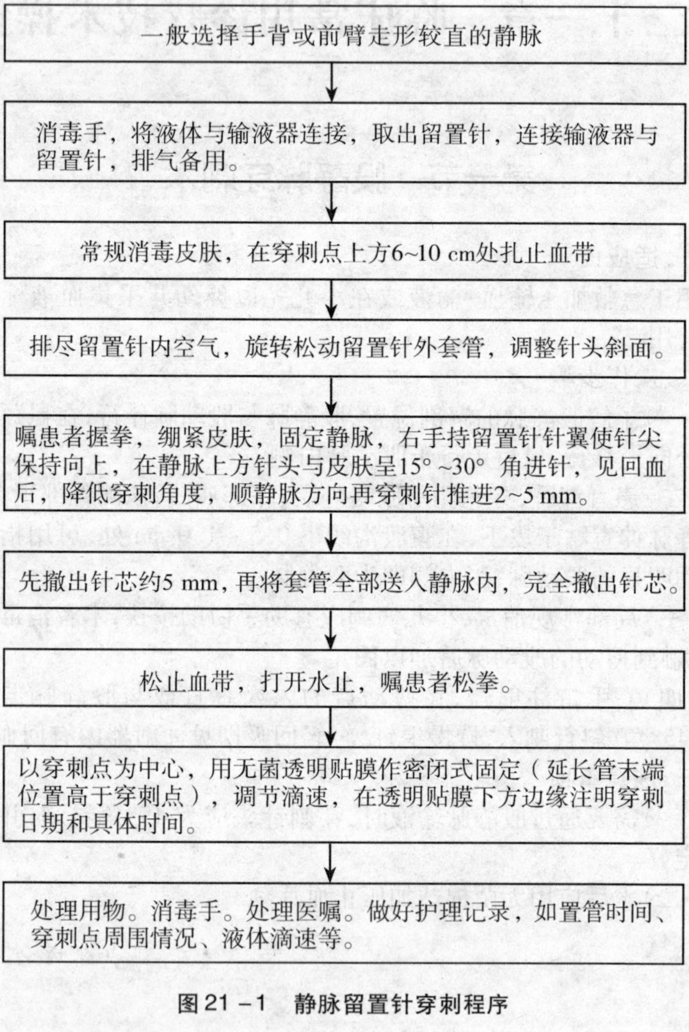

一般选择手背或前臂走形较直的静脉

↓

消毒手，将液体与输液器连接，取出留置针，连接输液器与留置针，排气备用。

↓

常规消毒皮肤，在穿刺点上方6~10 cm处扎止血带

↓

排尽留置针内空气，旋转松动留置针外套管，调整针头斜面。

↓

嘱患者握拳，绷紧皮肤，固定静脉，右手持留置针针翼使针尖保持向上，在静脉上方针头与皮肤呈15°~30° 角进针，见回血后，降低穿刺角度，顺静脉方向再穿刺针推进2~5 mm。

↓

先撤出针芯约5 mm，再将套管全部送入静脉内，完全撤出针芯。

↓

松止血带，打开水止，嘱患者松拳。

↓

以穿刺点为中心，用无菌透明贴膜作密闭式固定（延长管末端位置高于穿刺点），调节滴速，在透明贴膜下方边缘注明穿刺日期和具体时间。

↓

处理用物。消毒手。处理医嘱。做好护理记录，如置管时间、穿刺点周围情况、液体滴速等。

图 21 －1　静脉留置针穿刺程序

二、静脉留置针封管程序

1. 物品准备：10 mL 注射器、封管液（内含生理盐水 5 ~ 10 mL 或肝素生理盐水）

2. 操作程序：见图 21－2。

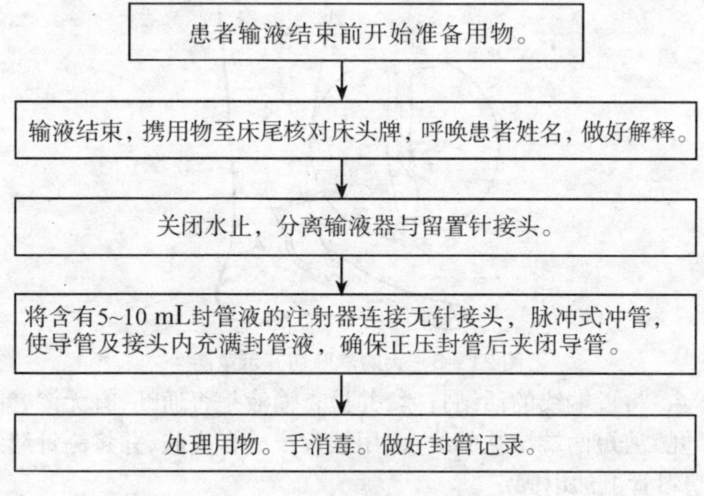

图 21－2　静脉留置针封管程序

（张迈仑）

第三节　静脉切开术

一、适应证

（一）需要静脉输液或输血（如休克时），而穿刺未获成功时。

（二）比较长期的补液，估计静脉穿刺不能维持时间过久者。

二、操作步骤

（一）一般选用大隐静脉，其他如前臂的静脉也可以使用。

（二）患者取仰卧位，手术侧下肢外旋。

（三）术者戴无菌手套，局部皮肤常规消毒，铺无菌巾，以 1% 普鲁卡因作局部浸润麻醉。

（四）沿静脉走行作 1.5 ~2 cm 长的切口（纵横均可）（图 21－3）。

（五）用小型血管钳剥离软组织，将静脉分离出约 1.5 cm 长的一段。

（六）从其下引过二段丝线，将静脉的远端结扎，近端的丝线打一活结，暂不结扎。

（七）牵引远端已结扎的丝线，使静脉紧张，在静脉上：剪开 1/2

周径,迅速将已与输液瓶连接的塑料管插入(或用静脉套管针)。

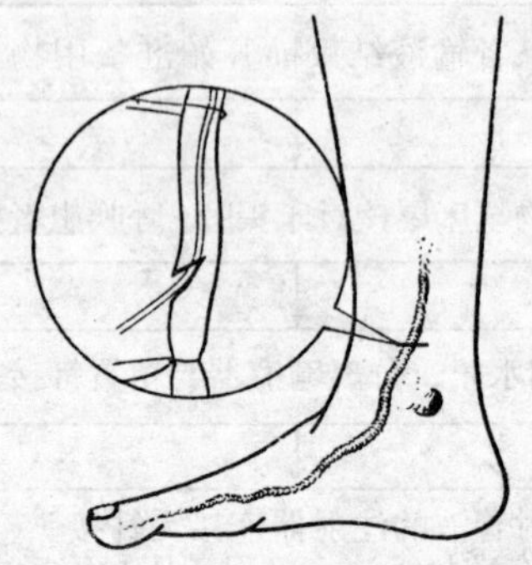

图21-3 大隐静脉切开示意图

(八)将近端线的活结打紧,并检查输液是否通畅,有无渗、漏。

(九)剪短两端结扎的线头,用细丝线缝合皮肤,并将一针缝线结扎于塑料管上加以固定。

(十)塑料管用胶布固定于皮肤上,创口覆盖无菌纱布,用木板绷带固定好肢体。

三、注意事项

(一)塑料管可以放置48 h,最长不超过96 h,拔出塑料管加压包扎,7 d后拆线。

(二)术后经常检查有无静脉炎发生。发生静脉炎时,必要时给予抗生素。

(三)有炎症及血栓机化的静脉不应选用。

(杨大峥)

第四节 耻骨上膀胱穿刺术

一、适应证

昏迷患者,或(和)急性尿潴留者,在导尿失败而尿胀难忍时,可先行穿刺将尿液吸出,可暂时缓解痛苦。

二、操作步骤

(一)膀胱上界,成人常在耻骨联合上5~7 cm或更高,常规消毒皮肤。

(二)用22号长针或腰椎穿刺针,在耻骨联合上约1.5～2 cm处,稍斜向脚侧进行膀胱内穿刺。

(三)刺进膀胱即有尿溢出,用空针将尿吸净,拔出穿刺针,针孔用一消毒棉球按压片刻即可。

三、注意事项

必须清楚,膀胱确实胀满。患者取仰卧位。

(杨大峥)

第五节　骨髓穿刺术

一、适应证

(一)骨髓为造血器官,患血液病时,观察骨髓象,以帮助诊断。

(二)某些传染病(如伤寒、疟疾等)及寄生虫病(如黑热病、丝虫病等)的病原体寄生于骨髓细胞中,当诊断需要时,可作骨髓液病原体培养或涂片检查。

(三)多发性骨髓瘤及网状内皮系统疾病的诊断。

二、操作步骤

一般常用的部位有髂嵴、脊椎棘突和胸骨。故具体方法也略有不同。

(一)髂嵴穿刺术

1. 患者取仰卧位或侧位,以髂前上棘后1 cm处为穿刺点(图21－4)。

2. 常规消毒皮肤,铺消毒孔巾,用1%普鲁卡因溶液作局部麻醉至骨膜。

3. 穿刺针上调节距离的活钮固定在距离针尖1～1.5 cm处。术者左手拇、食指固定在髂前上棘的两侧,并固定皮肤不使滑动,右手持穿刺针与骨面垂直,慢慢转动,用力刺入,当刺入骨髓腔时,穿刺针即挺立于骨面不倒。

4. 拔出针芯,用20 mL或50 mL注射器(10 mL以下针筒负压小

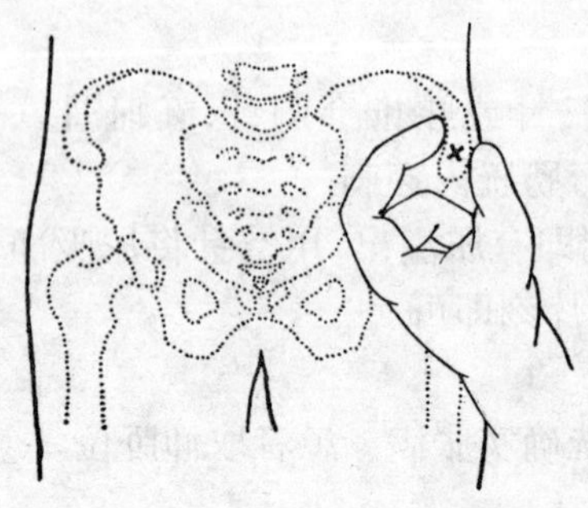

图 21－4 骼嵴穿刺点

不宜采用)吸取骨髓液约 0.2～0.3 mL,滴于玻片上,涂片数张。

5. 手术完毕,消毒针眼以纱布覆盖,以手指按压 1～2 min,并以胶布固定。

6. 注意事项:抽吸骨髓液时,不可用力过猛或抽吸过多,否则会有末梢血渗入,影响骨髓象的准确性。如穿刺针已进入骨髓腔但吸不出骨髓液时,可能因针腔被骨质残渣堵塞,此时可重新插上针芯,穿深稍许,再试抽取。

(二)脊椎棘突穿刺术

1. 患者坐于床上或反坐于椅子上,双臂放于椅背上,后背弯曲向后凸出,使棘突明显暴露,也可侧卧如腰椎穿刺术位。

2. 取第 11、12 胸椎或第 1、2、3 腰椎棘突。消毒与局部麻醉方法同上。

3. 固定穿刺针上的活钮距尖端 1.5 cm 处,以左手拇、食二指固定脊椎的突起,因骨质较硬,刺入时用力较大(图 21－5)。术后伤口处理同上。

(三)胸骨穿刺术

1. 患者仰卧,后背垫一枕头,使前胸稍凸起。

2. 多在胸骨体上取点,此点与胸骨柄相接处即相当于第二肋间隙水平,穿刺点在胸骨的中线上。消毒与局部麻醉方法同骼嵴穿刺术。

3. 穿刺针上之活钮固定在距尖端 1 cm 处,以左手拇、食二指按定胸骨两侧缘,右手持穿刺针垂直刺入,慢慢进针,刺入胸骨时有阻力突然消失的感觉。术后伤口处理同骼嵴穿刺术。

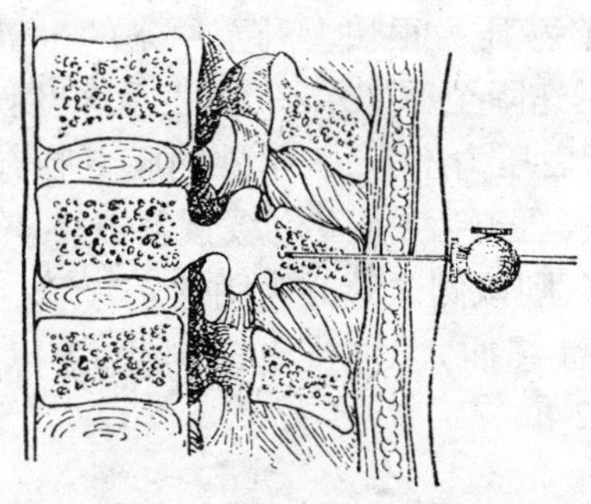

图 21－5 脊椎突起穿刺点

4. 注意事项：应缓慢用力，进针深度不要超过 1 cm，以免伤及纵隔内的大血管。

（张迈仑）

第六节 腰椎穿刺术

一、适应证

（一）取脑脊液做化验检查，以明确诊断。

（二）测定颅内压力，并了解蛛网膜下腔有无阻塞。

（三）鞘内注射药物。

二、操作方法

（一）患者侧卧于硬板木床上，两膝向腹壁弯曲，头向胸部弯曲，下颏抵上胸部，后背和床边成垂直平面，使脊椎间隙增宽，以利于穿刺。

（二）穿刺部位，选择第 3 与第 4 腰椎间隙为穿刺点（两侧髂前棘连线和脊柱之交点为第三腰椎间隙）。

（三）常规皮肤消毒、铺巾，以 2% 普鲁卡因作局部麻醉，深达韧带。术者戴手套。

（四）用左手拇指和食指于棘突两侧固定穿刺点之皮肤，与脊柱呈垂直方向慢慢刺入（成人进针 4～6 cm，小儿约 2～4 cm）。

（五）欲要测压时，先接上测压器再放脊髓液，并可做压颈静脉试验（Queckensted's 试验）。在测定初压后，由助手压迫患者一侧的颈静脉约 10 s,若脑脊液压力很快上升至原来的一倍左右,于解除压迫后在 10 ~20 s 内迅速降至原来水平,则表示蛛网膜下腔通畅,即为阳性。若压迫颈静脉后压力不升,表示蛛网膜下腔有阻塞,即阴性。若压力慢慢上升,除去压迫后,下降也缓慢甚或不下降,表示该侧蛛网膜下腔有部分阻塞,则该侧试验亦为阴性。

(六)术后,将针芯插入,再拔出穿刺针,盖以消毒纱布,胶布固定,患者去枕平卧 2 h。

三、注意事项

(一)脑脊液压力测定试验、脑出血或颅内压明显增高者,禁做。

(二)化脓性脑膜炎,尤其脑膜炎双球菌性脑膜炎患者,颅内压显著增高时,不宜即刻做腰椎穿刺。必要做时,可先用适当量脱水剂后再穿,穿刺后慢慢拔除或不完全拔去针芯、留置少许脑脊液,以免发生脑疝。

(三)穿刺针斜面朝头颈方向,有利于脑脊液流出。穿刺针通过硬脊膜时有阻力消失的感觉,说明针尖已入脊髓腔。

(杨大峥)

第七节　硬脑膜穿刺术

一、适应证

(一)患化脓性脑膜炎后疑为硬脑膜下腔积液的诊断与放液治疗。

(二)硬脑膜下血肿的治疗。

二、操作步骤

(一)病儿仰卧位,前囟区剃去头发,后垫枕头,助手固定头部(图 21 -6)、常规皮肤消毒。

(二)用小号腰椎穿刺针于前囟侧角垂直刺入,针头经过头皮及骨膜后即拔出针芯,一般进针不到 0.5 cm 即达硬脑膜下腔。如有积液滴出(正常不超过 1 mL),留取标本备验。

(三)如疑为硬脑膜下血肿或积液者,针入硬脑膜下腔后无液体滴出,可沿原来方向缓慢推进 1 ~1.5 cm,然后缓慢退出,并观察有无液体滴出。

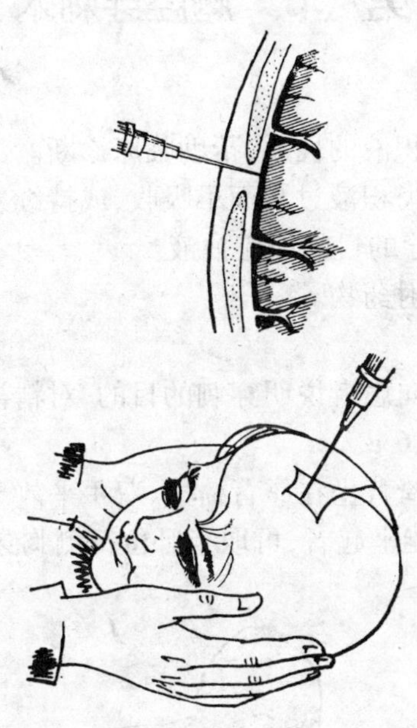

图 21－6　硬脑膜下穿刺示意图

（四）前囟较小或颅缝已闭但尚未骨化者，可在颅缝处（尽量远离中线至少 2.5 cm），用转动动作进针，以免刺伤血窦。

（五）术后拔针，消毒针眼，覆盖消毒纱布并以胶布固定。

三、注意事项

（一）穿刺用针头斜面要短。

（二）疑为血肿者宜作两侧穿刺，因血肿多为双侧性。

（三）为治疗目的多次穿刺者，避免在同一点进针。

（四）每次放出血液或液体，一侧勿超过 10～15 mL，两侧总量勿超过 20 mL。

（张迈仑）

第八节 胸腔穿刺术

一、适应证

(一)明确胸腔积液的性质,帮助临床诊断。

(二)渗出胸膜炎积液过久而不吸收,或持续发热不退,以及产生压迫症状者均为治疗的目的而应抽液。

(三)胸腔内注射药物。

二、操作步骤

(一)术前应先向患者说明穿刺的目的,对精神紧张的患者,可口服苯巴比妥0.3～0.6 g。

(二)患者面向椅背坐在靠背椅上,双手平放于椅背上,头部伏于前臂上。如病重不能坐起者,可取半卧位行侧胸穿刺(图21－7)。

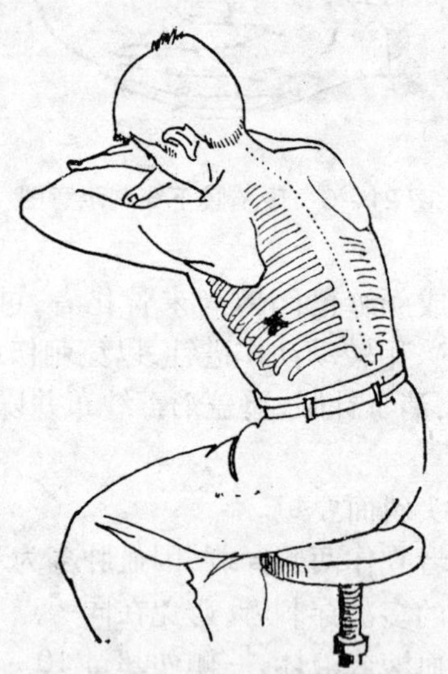

图21－7 坐位胸腔穿刺图

(三)穿刺部位:一般取叩诊最实的部位为穿刺点,如积液量较多,可在肩胛角下第7～9肋间隙、腋中线第6～7间隙,及腋前线第5肋间隙,任选一点。

（四）局部常规消毒，铺巾，用2%普鲁卡因麻醉。术者戴手套。

（五）左手食指和中指固定穿刺处的皮肤，右手持穿刺针，在肋骨上缘刺入，当针穿过壁层胸膜时，针尖抵抗感即消失。然后接上注射器转动三通活栓与胸腔相通，抽取液体。助手用血管钳紧贴皮肤协助固定穿刺针。若采用大型号注射针代替胸腔穿刺针亦可，事先应以胶皮管接于针头及注射器上，当刺入及针筒吸满积液时，均应以血管钳夹住胶皮管。

（六）术后消毒针眼，以无菌纱布覆盖，胶布固定。

三、注意事项

（一）放液不可过多、过快，一般第一次不要超过600 mL，以后每次不要超过1 000 mL，以防放液过多突然减压而引起纵隔摆动。

（二）穿刺或抽液时，应注意避免空气进入胸腔。

（三）在穿刺过程中，注意观察患者有无面色苍白、出汗、心悸、胸部压迫感、剧烈疼痛、呼吸困难等胸膜过敏反应现象，或连续咳嗽、吐泡沫样痰等现象。如有上述变化时，应停止抽液，并注射1∶1 000肾上腺素0.3～0.5 mL。

（张迈仑）

第九节　腹腔穿刺术

一、适应证

（一）明确腹水性质、寻找病原、协助临床诊断。

（二）大量腹水以致胸闷、呼吸困难时，可适量放腹水，以缓解症状。

（三）腹腔内注射药物。

二、操作步骤

（一）术前应先给患者说明穿刺目的，并嘱排空尿液，以免刺破膀胱。

（二）患者姿势及穿刺点：患者取半卧位。穿刺点可选择脐与耻骨连线的中点上方1 cm，偏右或左1～1.5 cm处，也可选择脐与左髂前上棘连线的中1/3与外1/3交界处。

（三）常规皮肤消毒，铺巾，用2%普鲁卡因麻醉局部，术者戴手套。用左手拇指固定穿刺点，右手持穿刺针缓缓刺入，深达腹腔时有落空感。然后抽腹水或放液。术后以无菌纱布覆盖、胶布固定。

（四）对腹水量多者行腹腔穿刺时，应先将其腹壁皮肤向下或向外拉，然后穿刺，待拔针后借皮肤弹性回缩使皮肤上之针眼与腹肌上之针眼不在一条线上，防止腹水沿针眼外溢。

三、注意事项

（一）一次大量放腹水，常可导致水盐代谢紊乱及大量蛋白质丧失而诱发肝性脑病，应予以注意。一般初次放腹水不得超过3 000 mL。

（二）必要时应于上腹部束以宽布带或多头带，放腹水的同时逐步收紧，以防腹内压力骤减而发生休克等。

（三）放腹水过程中，注意观察患者的情况，若出现面色苍白、出汗、心悸，或诉头晕、恶心时，应停止放液，令其卧床休息，或注射高渗葡萄糖等。

（张迈仑）

第十节　十二指肠引流术

一、适应证

（一）取十二指肠液或胆汁液等进行检查或病原体分离，用于肝脏和胆道疾病，如胆囊炎、胆结石、胆道寄生虫病等的诊断和鉴别诊断。

（二）治疗胆囊炎或胆道阻塞。

二、操作步骤

（一）检查前一日晚餐后不再进食，次晨空腹时进行。

（二）患者连续做吞咽动作，将引流管徐徐吞入胃内，将胃液全部抽出。令患者右侧卧，置一枕头于髋下或抬高床脚，使其升高15～20 cm。

（三）每次吞进时同时向管内注入少许温开水，以增进胃壁蠕动。将管端送入十二指肠，一次送入不可太多(3 cm左右为宜)，以免在胃中盘回。一般约需20～40 min，引流管标记75 cm处平患者门齿，即示管端已进入十二指肠。

（四）用注射器抽出少许液体，使引流量产生虹吸，以石蕊纸试验抽出液，应呈碱性反应。若仍为酸性则引流管必定盘曲在胃内，此时可将其退出 20 cm 再行送入。

（五）如仍不能送入十二指肠，可采取：①以 50 mL 针筒盛生理盐水 50 mL，以压力注入，借冲击之力使弯曲的引流管伸直；②皮下注射阿托品 0.5 mg，以减轻胃壁痉挛；③在 X 线透视下试将引流管的金属头送入十二指肠内。

（六）确定引流管已进入十二指肠后，可将 30 ~ 50 mL 温热的 33% 硫酸镁溶液注入管中，以使十二指肠壁的肝胰壶腹括约肌放松。夹住管口末端 5 ~ 10 min，然后松开并抽吸之，即可获得金黄颜色的液体。这一部分金黄色的胆汁称甲胆汁，来自胆总管，装入甲瓶，约经 30 min，胆汁变为暗绿色浓缩液体，称乙胆汁，来自胆囊装入乙瓶；再后 30 min，流出的变为淡黄色稀薄液，称丙胆汁，来自肝内胆管，装入丙瓶。

（七）按以上步骤将标本采集完毕，即可将引流管缓缓抽出。可给患者饮柠檬汁或山楂汁水一杯以还纳食欲。

三、注意事项

（一）抽取甲、乙、丙不同部位的胆汁，尤其开始抽取，不易抽出时，可重复注入 33% 硫酸镁溶液 30 ~ 50 mL。

（二）操作开始，如患者精神过于紧张、不易吞咽时，可先用 20% 可卡因在喉部作黏膜麻醉。

（三）操作完毕，拔除引流管，当金属头到达喉头时，动作要轻，并嘱患者做吞咽动作，以免伤及咽喉。

（杨大峥）

第十一节　三腔管的应用

一、适应证

上消化道出血，如门静脉高压引起的食道静脉、胃底静脉曲张、破裂出血者。出血量中等以下的轻症疗效较好。

二、操作步骤

（一）使用双气囊三腔管（图 21－8）之前要检查是否漏气。一般胃囊注气量 300 mL 左右，食道气囊注气量 200～300 mL，内压可达 4～5.3 kPa（30～40 mmHg），必要时可用血压计（去掉袖囊及打气球）直接测压。备妥 0.5～1.0 kg 的重量砝码（或用盐水瓶盛水代替）、牵引绳、滑车、支架等。

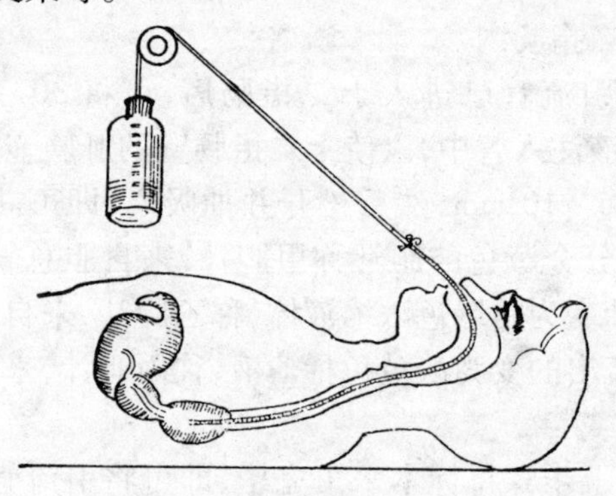

图 21－8 三腔管及放置位置

（二）三腔管外涂液体石蜡或甘油。过于敏感或不断恶心、呕吐者可用 2% 可卡因喷咽。将管从鼻孔轻轻送入，达咽喉部时嘱患者做吞咽动作，送到刻度 60 cm 处，若能抽出胃内容物表示已进胃。即可注气。

（三）先向通胃气囊的管腔注入空气，然后夹紧管口，向外轻轻牵引三腔管，至有阻力感时，表示胃囊已压于胃底部，即可通过滑车将重量砝码牵引于三腔管的尽端固定于支架上。再向食道囊注气（注入量如上述），最后再夹住此管。

（四）安置妥当后，随时检查气囊内压力，如发现压力不足应即刻补充注气。每间隔 12～24 h 放气一次，30 min 后再充气，以免黏膜长期受压坏死，并可借以检查应用效果。当压力消除时，抽取胃内容物了解是否还有出血。

三、注意事项

（一）用前应标记好三个腔的通道，注气或抽取内容物时不可弄错。

（二）胃囊充气不够、牵引不紧是导致压迫止血失败的常见原因。

当胃气囊充气不足,一旦牵引力大时,可使胃囊进入食道下段挤压心腔,引起早期收缩等不适感觉。

(三)三腔管可放置3～5 d,一般不超过7 d。取出之前应在放气状态下观察12～24 h,口服滑润剂后再取出,以防再出血。

(四)操作过程一般较安全,偶有胃气囊被拉至咽喉部阻塞喉部引起窒息的报告,可速将胶管剪断放气并拉出。

(杨大峥)

第十二节　乙状结肠镜检查

一、适应证

(一)直接观察乙状结肠的肠黏膜形态,并可进行活组织检查。

(二)乙状结肠有炎性、溃疡性、寄生虫性病变(如慢性痢疾、慢性结肠炎、血吸虫病等)、息肉或肿瘤等的诊断或鉴别诊断。

(三)不明原因的慢性腹泻。

二、操作步骤

(一)术前准备:检查前1 h做一次清水灌肠,或用开塞露导泻一次,排空粪便。

(二)患者取膝胸卧位,病重者可取侧卧位,腿屈曲。

(三)先做肛门指诊,了解直肠有无狭窄、肿瘤、肛裂等。

(四)将乙状结肠镜安上闭孔器,涂以液体石蜡,嘱患者张口呼吸,将镜向前下方插入肛门。约进5 cm时将闭孔器拔出换以照明装置,在直视下顺肠腔方向,边观察边缓缓插入,至12～14 cm时即达直肠与乙状结肠连接处,稍向左转即逐渐深入乙状结肠,一般全长插入约25～30 cm。

(五)在插入或拔出镜管的过程中,注意黏膜有无水肿、充血、苍白、增厚、溃疡、结节、息肉、肿瘤、痔疮等,并用生理盐水棉拭取标本作镜检、培养等,必要时可用组织钳采取小片病变黏膜送病理检查。

(六)若因肠壁黏膜盖住镜端,妨碍视线,则可在镜旁接上橡皮球打气,使肠腔充气推开黏膜。若因肠痉挛引起插入困难时,可用长棉拭轻按黏膜，痉挛常可缓解。

三、注意事项

（一）入镜过程应缓慢插入，不可用力推进。

（二）检查肠腔按时钟定位观察，准确记录镜管插入深度。

（三）取黏膜标本时避开血管，不得深入黏膜下层，严禁撕拉，活检破损处以棉拭蘸10%硝酸银或碱式碳酸铋粉涂抹，以止血。

（四）少数患者镜检后出血不止，应卧床休息，注意观察血压、脉搏，必要时再次镜检作局部止血，严重者请外科协助处理。个别情况下可出现肠穿孔。

（杨大峥）

第十三节　肝脏穿刺活体组织检查

一、适应证

（一）肝脏疾病，虽经临床、实验室等检查方法仍不能确定诊断时。

（二）为明确迁延不愈肝炎的类型、病变的性质、程度以及预后的估计。

二、禁忌证

（一）有出血倾向者，如出血、凝血时间或凝血酶原时间过长、血小板减少（100×10^9/L以下）等。

（二）严重黄疸及腹水。B超显示肝内外胆管明显扩张者。

（三）肝包囊虫。

（四）一般情况差，有严重的心、肺、肾疾病的患者。

三、术前准备

（一）穿刺前3天每天肌肉注射维生素K 3. 84 mg，口服乳酸钙0. 6 g，一天3次。

（二）术前一天测患者的出血时间及凝血酶原时间，如出血时间在5～7 min以内，凝血酶原时间不超过正常对照3 s即可进行。

（三）验血型并备血。查血小板计数不低于100×10^9/L。

(四)做好解释工作,必要时术前1 h口服苯巴比妥0.03~0.06克。

四、操作步骤

(一)经胸部穿刺时,患者仰卧,身体右侧靠近床边,左侧背后稍垫高,使稍倾向右侧,屈起右肘置头后。一般在右侧腋前与腋中线之间第7~9肋间,沿肋骨上缘入针(图21-9)。

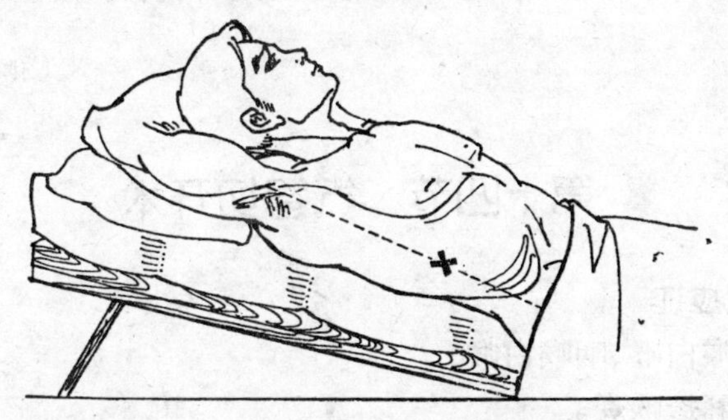

图21-9 肝脏活体组织穿刺示意图

(二)经腹部穿刺时取仰卧位,右腰垫一枕。一般当肝脏肿大在肋缘下5~7 cm时采用。穿刺点在右肋缘下沿锁骨中线处。

(三)局部常规消毒、铺巾,用2%普鲁卡因麻醉至肝包膜。

(四)穿刺针:目前多用专用之肝穿刺针(稍长之穿刺针),与20 mL注射器相接。连接部分应严密,不能漏气。注射器内吸5 mL无菌生理盐水。

(五)肝穿刺针沿肋骨上缘垂直刺入约1 cm,将注射器内的盐水推出少许,借以冲出可能存留的皮肤及皮下组织。

(六)抽吸注射器造成负压,嘱患者深呼气末暂时停止呼吸片刻(可事先重复练习数次),术者即用快速动作针尖朝向左侧乳头将肝穿刺针推进并立即拔出(约1~2 s)。穿入方向不得改变及旋转。

(七)将针头内的肝组织置入固定液中并送检。穿刺部位消毒盖无菌纱布,压上小沙袋,再以多头腹带围扎。

五、注意事项

(一)术前应做好解释工作,并将局部麻醉做好,以取得患者合作，避免发生并发症。

（二）穿刺后局部疼痛较剧者，可给止痛剂。

（三）术后绝对卧床24 h，术后2 h内每15 min测量脉搏一次，每半小时测量血压一次，如无变化以后可改为每4 h一次，若有内出血征象（注意血压、脉搏），即应考虑输血，必要时外科处理。

（四）并发症有出血、气胸、疼痛、胆汁性腹膜炎等，但均较少见。

（张迈仑）

第十四节　气管切开术

一、适应证

（一）喉白喉、咽喉白喉。

（二）麻疹喉炎。

（三）各种原因所致喉头梗阻。

（四）呼吸衰竭需应用人工呼吸器时，或昏迷患者，呼吸道分泌物聚积。

二、气管切开的部位

在颈部的正中线上。上方以环状软骨下1 cm为界，下方则以胸骨上窝部为限。应该尽量离环状软骨稍远，以避免手术后发生喉狭窄。

三、应用器械

切皮刀1把、弯头刀或小尖刀2把、直剪刀1把、组织镊2把、止血钳若干把、钝牵开钩2把、小尖钩2把、吸引器及吸引器头1套、气管扩张镊1把、适当的气管套管、缝皮针。

四、患者体位

一般采取仰面正卧，肩下垫枕（图21－10），第二助手扶头，将头后仰，颈前部尽量伸展，使腮部与胸骨上窝在一水平线上，便于术者在颈中线作纵切口，易于暴露气管，且不致损伤大血管。

五、操作步骤

（一）皮肤常规消毒，铺消毒孔巾。

（二）用1%～2%普鲁卡因局部麻醉，其中可加1～2滴0.1%肾

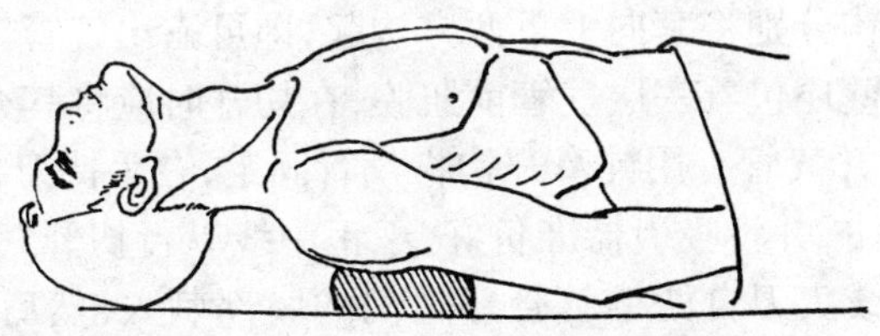

图 21－10　气管切开时患者体位

上腺素以助止血，并可延长麻醉时间。

（三）皮肤切开术者站在患者右侧，以左手固定环状软骨，自其下方约 1～2 mm 处，纵行切开皮肤，约 2～3 cm（图 21－11），切开皮下组织、颈浅肌膜至肌层。一般仅有少量出血，用纱布揿吸除去即可，若有小血管出血不止时，应予结扎。

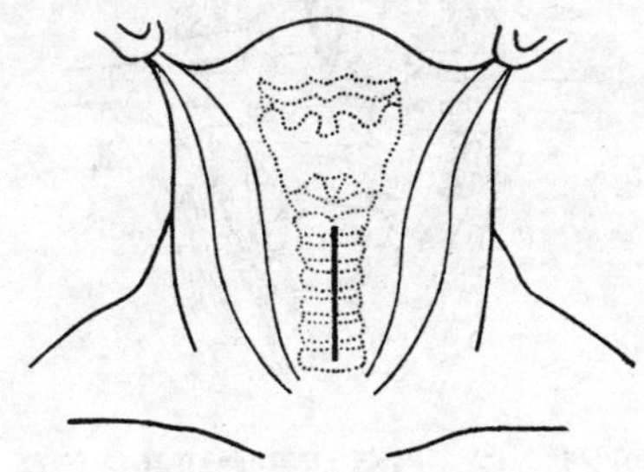

图 21－11　气管切开术

（四）钝剥离　用止血钳尖端作剥离器，由浅入深剥离肌层，在剥离肌层渐深时，再放入钝牵开钩。持钩者双手用力要均等，以保持切口不脱离正中线。术者在剥离过程中，要经常注意这一点。

颈前静脉可能居于颈部正中，可将其下方的组织稍稍剥离，以钝牵开钩拉向一边。若不慎将其损伤，用止血钳夹住，予以结扎。有时在分开肌肉层之后，可发现气管前壁覆有甲状腺峡部一深红色软块，应妥为处理。可以自峡部上缘切开肌膜，用止血钳于其后部向下分离，然后向上牵引，以暴露气管。在幼小患儿，常可遇到上方有甲状腺突出，下方有胸腺突出。如不妨碍手术进行，即无需处理，否则应以小甲状腺钩分别将其向上下两方钩起,即可露出气管。

气管前壁还包着一层气管前肌膜,在切开时应将其充分剥离。

(五)切开气管　用钝牵开钩将气管固定,右手持刀,左手持气管镊或小止血钳,并将吸引器准备好,于正中线纵行切开气管。切开时可用弯头刀或尖刀自两个气管环之间的膜部刺入,然后自下向上挑断软骨环,气管即被切开。切口不宜过长,一般成人 1 环及其上下膜部,小儿以 2 ~3 环为度(图 21 -12)。在气管切开后,即将气管镊插入扩张切口,用吸引器吸取喷出的分泌物。若为白喉患者有假膜侵及气管,亦应尽量在此时将其取净。

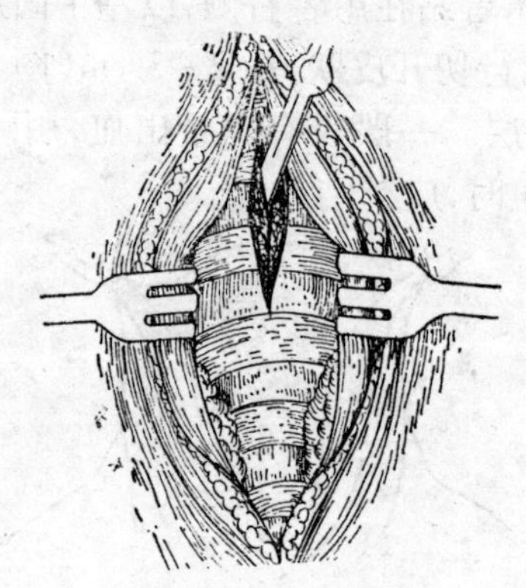

图 21 -12　气管切开术切开气管环

刀尖刺入气管不可用力过猛、过深,以免刺伤气管后壁及食道前壁造成气管食道瘘。

若情况过于紧急,须立即切开气管时,亦可不必费时间去剥离气管前肌膜,可将尖刀切开气管后立刻旋转 90°。以刀将气管切口扩张开,以利呼吸,待另一手以小止血钳或气管镊插入切口后,再取出小刀,应用这种方法便不至于发生找不到切口的危险。

成人患者,可将切口两侧软骨各去掉一部,使切口呈一圆形孔,此即气管造孔术。此法可以使插入气管套管与换管便利,并减少气管狭窄的可能性。

(六)插入气管套管　在切开气管后,可左手用气管镊将切口扩张,右手将气管套管插入,并即拔出管芯,插入后如有气体自管中吹出，插管即已成功（图 21－13）。若无气体吹出，即表示气管套管未插入气管内，应迅速将气管套管取出，重新插入。插管时应注意不可使气管软骨环卷入气管内腔。插管后将钝牵开钩取出。

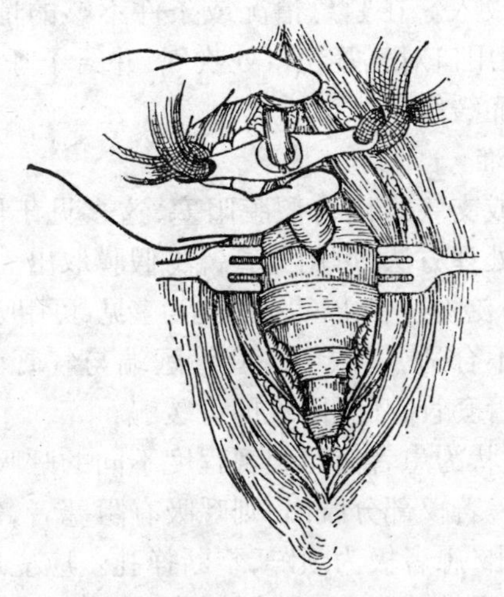

图 21－13　气管切开术插入气管套管

（七）关闭创口　如颈前皮肤创口不过大，可不必缝合。如创口较大，可酌情于下方缝合 1～2 针或上下各缝 1 针。缝合后以 75% 酒精将皮肤再消毒一次并擦去血迹，以无菌纱布盖于创口。纱布一侧正中剪开，剪至纱布中心，以容纳气管套管。最后将气管套管绳带以外科结栓于颈侧，手术遂告完成（图 21－14）。

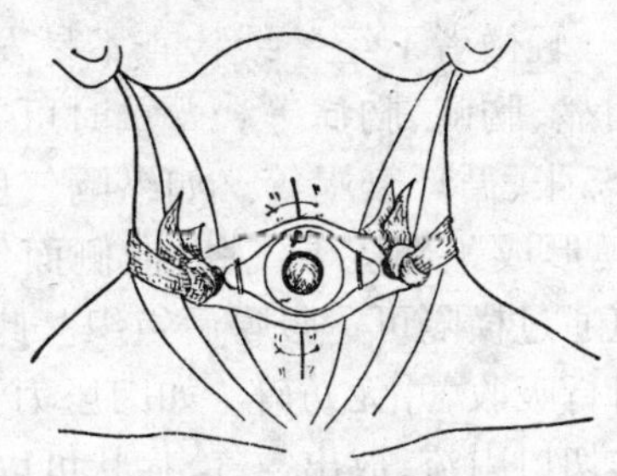

图 21－14　气管切开术后戴上气管套管

六、手术后并发症

（一）呼吸停止　梗阻情况较严重的小儿，在气管切开之后，常常会突然呼吸停止。遇到此种情况可立即做人工呼吸，给予二氧化碳氧气混合气持续吸入。在紧急情况或条件不够的情况下，也可一面做人工呼吸，一面用口对气管切口处吹气，并给予呼吸兴奋剂。绝大多数患者均可因而缓解。

（二）呼吸困难

1. 气管下段或支气管内有假膜阻塞，这多见于假膜范围非常广泛的白喉患者。处理方法，可用气管镜将假膜取出。

2. 下呼吸道分泌物过多，以幼小患儿为多见，可用吸引器经常吸取。

3. 气管套管不合适，以致气管套管远端与气管前壁相抵触。重新换一合适的气管套管，呼吸困难即可缓解。

4. 脱管：其症状为患者突然表现程度不同的呼吸困难，气管套管内毫无空气吹出。若仅部分脱出，则呼吸有阻塞者，气管套管内只有极微细的空气吹出，患者极为烦躁，不断挣扎。应立即将头固定于仰卧位，将气管套管系带剪断，双手持气管套管柄部，缓缓重新插入，要顺正中部位，不可过于用力，以免损伤组织，若已重新插入气管内，便有一种突然滑入的感觉。若插管失败，便应立即将气管套管拔出，将血管镊子或气管镊插入创口，将气管切口分开，便立即有空气吹出，窒息可以缓解，然后再以原气管套管或合适的气管套管，缓缓插入，重新结扎系带。

（三）皮下气肿　是较为常见的并发症，轻重程度也可有很大的悬殊。一般不会引起不良后果。

（四）纵隔气肿　轻微者不经 X 线检查不易发现，重者可有呼吸困难、心浊音界不明显、胸闷、胸痛等。严重时可有心音低远、青紫、颈及胸上部的静脉怒张、循环衰竭等。如纵隔气肿的空气量多而且压力高，可向上蔓延形成颈部皮下气肿，向侧面使胸膜破裂发生气胸，沿主动脉及食道通过横隔可达腹膜后组织。此时，要严密观察患者，少量空气可以自行吸收，并无妨碍。如因压力太高而发生循环障碍时，可于胸骨上作切口引流，放出空气，症状可以改善。

（五）气胸　常为纵隔气肿的后果，或为手术的损伤右侧胸膜顶部而成。轻者需经X线检查发现;重者有呼吸困难、呼吸浅表,但气若套管通畅无阻,胸廓运动减弱,心脏向对侧移位,呼吸音减低,患侧常呈鼓音。轻度者可以不必处理,重者应行放气术,闭合性引流。

(六)肺炎　为术后较多见的并发症,故行气管切开后,应给予抗生素预防及治疗。

(七)拔管术　在喉部假膜、水肿消失后,或患者呼吸道分泌物不多,应考虑拔管。一般用手将气管套管口堵住,患者不但呼吸顺利,且能大声说话,或不堵也可出声,即说明喉内肿胀已消,可以拔管。

拔管前,也可用硬橡皮做成塞子,大小依气管套管孔径而定,先堵半塞1~2 d,如患者不感呼吸困难,再堵全塞1~2 d,若呼吸通畅,可以出声,即可拔管。

在并发心肌炎与肺炎的患者应延迟其拔管日期,特别是心肌炎患者更不可给予任何刺激,以免发生意外。

绝大多数患者,均能顺利拔管,但也有少数患者会产生拔管困难。最多见的原因是属于官能性的,因有少数患儿,在气管切开后,由气管套管呼吸已成习惯,一旦堵塞后,用鼻咽喉呼吸反觉不适或心存恐惧。故需进行耐心说服解除顾虑,每天定时训练其呼吸动作,不断地试验堵管,然后再行拔除。如果确无其他原因,仅是因为恐惧心理,则可在转移其注意力或在睡眠时,拔去气管套管。

拔管困难的另外一些原因是创口或气管壁有肉芽组织增生,以及由于气管切口不当(切口过高),形成气管狭窄。这时应在清除肉芽组织与扩张狭窄部位之后,再考虑拔管。

有些幼小患儿,气管本身不大,插入气管套管后可占据气管管腔的大部分,此时堵塞,可以发生呼吸困难。可采取更换小管的办法进行拔管,或者是在严密观察与专人护理的条件下,进行不堵塞的直接拔管。

呼吸衰竭、昏迷的患者可在症状缓解,有咳嗽及吞咽功能、神志清醒,肺内无感染痰液不多时直接拔管,一般均无拔管困难。

(杨大峥　张迈仑)

附录一　中华人民共和国传染病防治法

中华人民共和国主席令

第十七号

《中华人民共和国传染病防治法》已由中华人民共和国第十届全国人民代表大会常务委员会第十一次会议于2004年8月28日修订通过，现将修订后的《中华人民共和国传染病防治法》公布，自2004年12月1日起施行。

中华人民共和国主席　胡锦涛

2004年8月28日

中华人民共和国传染病防治法

（1989 年 2 月 21 日第七届全国人民代表大会常务委员会第六次会议通过，2004 年 8 月 28 日第十届全国人民代表大会常务委员会第十一次会议修订）

目　录

第一章　总　则

第一条　为了预防、控制和消除传染病的发生与流行，保障人体健康和公共卫生，制定本法。

第二条　国家对传染病防治实行预防为主的方针，防治结合、分类管理、依靠科学、依靠群众。

第三条　本法规定的传染病分为甲类、乙类和丙类。

甲类传染病是指：鼠疫、霍乱。

乙类传染病是指：传染性非典型肺炎、艾滋病、病毒性肝炎、脊髓灰质炎、人感染高致病性禽流感、麻疹、流行性出血热、狂犬病、流行性乙型脑炎、登革热、炭疽、细菌性和阿米巴性痢疾、肺结核、伤寒和副伤寒、流行性脑脊髓膜炎、百日咳、白喉、新生儿破伤风、猩红热、布鲁氏菌病、淋病、梅毒、钩端螺旋体病、血吸虫病、疟疾。

丙类传染病是指:流行性感冒、流行性腮腺炎、风疹、急性出血性结膜炎、麻风病、流行性和地方性斑疹伤寒、黑热病、包虫病、丝虫病，除霍乱、细菌性和阿米巴性痢疾、伤寒和副伤寒以外的感染性腹泻病。

上述规定以外的其他传染病,根据其暴发、流行情况和危害程度,需要列入乙类、丙类传染病的,由国务院卫生行政部门决定并予以公布。

第四条　对乙类传染病中传染性非典型肺炎、炭疽中的肺炭疽和人感染高致病性禽流感,采取本法所称甲类传染病的预防、控制措施。其他乙类传染病和突发原因不明的传染病需要采取本法所称甲类传染病的预防、控制措施的,由国务院卫生行政部门及时报经国务院批准后予以公布、实施。

省、自治区、直辖市人民政府对本行政区域内常见、多发的其他地方性传染病,可以根据情况决定按照乙类或者丙类传染病管理并予以公布,报国务院卫生行政部门备案。

第五条　各级人民政府领导传染病防治工作。

县级以上人民政府制定传染病防治规划并组织实施,建立健全传染病防治的疾病预防控制、医疗救治和监督管理体系。

第六条　国务院卫生行政部门主管全国传染病防治及其监督管理工作。县级以上地方人民政府卫生行政部门负责本行政区域内的传染病防治及其监督管理工作。

县级以上人民政府其他部门在各自的职责范围内负责传染病防治工作。

军队的传染病防治工作,依照本法和国家有关规定办理,由中国人民解放军卫生主管部门实施监督管理。

第七条　各级疾病预防控制机构承担传染病监测、预测、流行病学调查、疫情报告以及其他预防、控制工作。

医疗机构承担与医疗救治有关的传染病防治工作和责任区域内的传染病预防工作。城市社区和农村基层医疗机构在疾病预防控制机构的指导下，承担城市社区、农村基层相应的传染病防治工作。

第八条　国家发展现代医学和中医药等传统医学，支持和鼓励开展传染病防治的科学研究，提高传染病防治的科学技术水平。

国家支持和鼓励开展传染病防治的国际合作。

第九条　国家支持和鼓励单位和个人参与传染病防治工作。各级人民政府应当完善有关制度，方便单位和个人参与防治传染病的宣传教育、疫情报告、志愿服务和捐赠活动。

居民委员会、村民委员会应当组织居民、村民参与社区、农村的传染病预防与控制活动。

第十条　国家开展预防传染病的健康教育。新闻媒体应当无偿开展传染病防治和公共卫生教育的公益宣传。

各级各类学校应当对学生进行健康知识和传染病预防知识的教育。

医学院校应当加强预防医学教育和科学研究，对在校学生以及其他与传染病防治相关人员进行预防医学教育和培训，为传染病防治工作提供技术支持。

疾病预防控制机构、医疗机构应当定期对其工作人员进行传染病防治知识、技能的培训。

第十一条　对在传染病防治工作中做出显著成绩和贡献的单位和个人，给予表彰和奖励。

对因参与传染病防治工作致病、致残、死亡的人员，按照有关规定给予补助、抚恤。

第十二条　在中华人民共和国领域内的一切单位和个人，必须接受疾病预防控制机构、医疗机构有关传染病的调查、检验、采集样本、隔离治疗等预防、控制措施，如实提供有关情况。疾病预防控制机构、医疗机构不得泄露涉及个人隐私的有关信息、资料。

卫生行政部门以及其他有关部门、疾病预防控制机构和医疗机构因违法实施行政管理或者预防、控制措施，侵犯单位和个人合法权益的，有关单位和个人可以依法申请行政复议或者提起诉讼。

第二章 传染病预防

第十三条 各级人民政府组织开展群众性卫生活动，进行预防传染病的健康教育，倡导文明健康的生活方式，提高公众对传染病的防治意识和应对能力，加强环境卫生建设，消除鼠害和蚊、蝇等病媒生物的危害。

各级人民政府农业、水利、林业行政部门按照职责分工负责指导和组织消除农田、湖区、河流、牧场、林区的鼠害与血吸虫危害，以及其他传播传染病的动物和病媒生物的危害。

铁路、交通、民用航空行政部门负责组织消除交通工具以及相关场所的鼠害和蚊、蝇等病媒生物的危害。

第十四条 地方各级人民政府应当有计划地建设和改造公共卫生设施，改善饮用水卫生条件，对污水、污物、粪便进行无害化处置。

第十五条 国家实行有计划的预防接种制度。国务院卫生行政部门和省、自治区、直辖市人民政府卫生行政部门，根据传染病预防、控制的需要，制定传染病预防接种规划并组织实施。用于预防接种的疫苗必须符合国家质量标准。

国家对儿童实行预防接种证制度。国家免疫规划项目的预防接种实行免费。医疗机构、疾病预防控制机构与儿童的监护人应当相互配合，保证儿童及时接受预防接种。具体办法由国务院制定。

第十六条 国家和社会应当关心、帮助传染病患者、病原携带者和疑似传染病患者，使其得到及时救治。任何单位和个人不得歧视传染病患者、病原携带者和疑似传染病患者。

传染病患者、病原携带者和疑似传染病患者，在治愈前或者在排除传染病嫌疑前，不得从事法律、行政法规和国务院卫生行政部门规定禁止从事的易使该传染病扩散的工作。

第十七条 国家建立传染病监测制度。

国务院卫生行政部门制定国家传染病监测规划和方案。省、自治区、直辖市人民政府卫生行政部门根据国家传染病监测规划和方案，制定本行政区域的传染病监测计划和工作方案。各级疾病预防控制机构对传染病的发生、流行以及影响其发生、流行的因素，进行监测；对国外发生、国内尚未发生的传染病或者国内新发生的传染病，进行监测。

第十八条 各级疾病预防控制机构在传染病预防控制中履行下列职责：

（一）实施传染病预防控制规划、计划和方案；

（二）收集、分析和报告传染病监测信息，预测传染病的发生、流行趋势；

（三）开展对传染病疫情和突发公共卫生事件的流行病学调查、现场处理及其效果评价；

（四）开展传染病实验室检测、诊断、病原学鉴定；

（五）实施免疫规划，负责预防性生物制品的使用管理；

（六）开展健康教育、咨询，普及传染病防治知识；

（七）指导、培训下级疾病预防控制机构及其工作人员开展传染病监测工作；

（八）开展传染病防治应用性研究和卫生评价，提供技术咨询。

国家、省级疾病预防控制机构负责对传染病发生、流行以及分布进行监测，对重大传染病流行趋势进行预测，提出预防控制对策，参与并指导对暴发的疫情进行调查处理，开展传染病病原学鉴定，建立检测质量控制体系，开展应用性研究和卫生评价。

设区的市和县级疾病预防控制机构负责传染病预防控制规划、方案的落实，组织实施免疫、消毒、控制病媒生物的危害，普及传染病防治知识，负责本地区疫情和突发公共卫生事件监测、报告，开展流行病学调查和常见病原微生物检测。

第十九条 国家建立传染病预警制度。

国务院卫生行政部门和省、自治区、直辖市人民政府根据传染病发生、流行趋势的预测，及时发出传染病预警，根据情况予以公布。

第二十条 县级以上地方人民政府应当制定传染病预防、控制预案，报上一级人民政府备案。传染病预防、控制预案应当包括以下主要内容：

（一）传染病预防控制指挥部的组成和相关部门的职责；

（二）传染病的监测、信息收集、分析、报告、通报制度；

（三）疾病预防控制机构、医疗机构在发生传染病疫情时的任务与职责；

（四）传染病暴发、流行情况的分级以及相应的应急工作方案；

（五）传染病预防、疫点疫区现场控制，应急设施、设备、救治药品和医疗器械以及其他物资和技术的储备与调用。

地方人民政府和疾病预防控制机构接到国务院卫生行政部门或者省、自治区、直辖市人民政府发出的传染病预警后，应当按照传染病预防、控制预案，采取相应的预防、控制措施。

第二十一条　医疗机构必须严格执行国务院卫生行政部门规定的管理制度、操作规范，防止传染病的医源性感染和医院感染。

医疗机构应当确定专门的部门或者人员，承担传染病疫情报告、本单位的传染病预防、控制以及责任区域内的传染病预防工作；承担医疗活动中与医院感染有关的危险因素监测、安全防护、消毒、隔离和医疗废物处置工作。

疾病预防控制机构应当指定专门人员负责对医疗机构内传染病预防工作进行指导、考核，开展流行病学调查。

第二十二条　疾病预防控制机构、医疗机构的实验室和从事病原微生物实验的单位，应当符合国家规定的条件和技术标准，建立严格的监督管理制度，对传染病病原体样本按照规定的措施实行严格监督管理，严防传染病病原体的实验室感染和病原微生物的扩散。

第二十三条　采供血机构、生物制品生产单位必须严格执行国家有关规定，保证血液、血液制品的质量。禁止非法采集血液或者组织他人出卖血液。

疾病预防控制机构、医疗机构使用血液和血液制品，必须遵守国家有关规定，防止因输入血液、使用血液制品引起经血液传播疾病的发生。

第二十四条　各级人民政府应当加强艾滋病的防治工作，采取预防、控制措施，防止艾滋病的传播。具体办法由国务院制定。

第二十五条　县级以上人民政府农业、林业行政部门以及其他有关部门，依据各自的职责负责与人畜共患传染病有关的动物传染病的防治管理工作。

与人畜共患传染病有关的野生动物、家畜家禽，经检疫合格后，方可出售、运输。

第二十六条 国家建立传染病菌种、毒种库。

对传染病菌种、毒种和传染病检测样本的采集、保藏、携带、运输和使用实行分类管理，建立健全严格的管理制度。

对可能导致甲类传染病传播的以及国务院卫生行政部门规定的菌种、毒种和传染病检测样本，确需采集、保藏、携带、运输和使用的，须经省级以上人民政府卫生行政部门批准。具体办法由国务院制定。

第二十七条 对被传染病病原体污染的污水、污物、场所和物品，有关单位和个人必须在疾病预防控制机构的指导下或者按照其提出的卫生要求，进行严格消毒处理；拒绝消毒处理的，由当地卫生行政部门或者疾病预防控制机构进行强制消毒处理。

第二十八条 在国家确认的自然疫源地计划兴建水利、交通、旅游、能源等大型建设项目的，应当事先由省级以上疾病预防控制机构对施工环境进行卫生调查。建设单位应当根据疾病预防控制机构的意见，采取必要的传染病预防、控制措施。施工期间，建设单位应当设专人负责工地上的卫生防疫工作。工程竣工后，疾病预防控制机构应当对可能发生的传染病进行监测。

第二十九条 用于传染病防治的消毒产品、饮用水供水单位供应的饮用水和涉及饮用水卫生安全的产品，应当符合国家卫生标准和卫生规范。

饮用水供水单位从事生产或者供应活动，应当依法取得卫生许可证。生产用于传染病防治的消毒产品的单位和生产用于传染病防治的消毒产品，应当经省级以上人民政府卫生行政部门审批。具体办法由国务院制定。

第三章 疫情报告、通报和公布

第三十条 疾病预防控制机构、医疗机构和采供血机构及其执行职务的人员发现本法规定的传染病疫情或者发现其他传染病暴发、流行以及突发原因不明的传染病时，应当遵循疫情报告属地管理原则，按照国务院规定的或者国务院卫生行政部门规定的内容、程序、方式和时限报告。

军队医疗机构向社会公众提供医疗服务，发现前款规定的传染病疫情时，应当按照国务院卫生行政部门的规定报告。

第三十一条　任何单位和个人发现传染病患者或者疑似传染病患者时，应当及时向附近的疾病预防控制机构或者医疗机构报告。

第三十二条　港口、机场、铁路疾病预防控制机构以及国境卫生检疫机关发现甲类传染病患者、病原携带者、疑似传染病患者时，应当按照国家有关规定立即向国境口岸所在地的疾病预防控制机构或者所在地县级以上地方人民政府卫生行政部门报告并互相通报。

第三十三条　疾病预防控制机构应当主动收集、分析、调查、核实传染病疫情信息。接到甲类、乙类传染病疫情报告或者发现传染病暴发、流行时，应当立即报告当地卫生行政部门，由当地卫生行政部门立即报告当地人民政府，同时报告上级卫生行政部门和国务院卫生行政部门。

疾病预防控制机构应当设立或者指定专门的部门、人员负责传染病疫情信息管理工作，及时对疫情报告进行核实、分析。

第三十四条　县级以上地方人民政府卫生行政部门应当及时向本行政区域内的疾病预防控制机构和医疗机构通报传染病疫情以及监测、预警的相关信息。接到通报的疾病预防控制机构和医疗机构应当及时告知本单位的有关人员。

第三十五条　国务院卫生行政部门应当及时向国务院其他有关部门和各省、自治区、直辖市人民政府卫生行政部门通报全国传染病疫情以及监测、预警的相关信息。毗邻的以及相关的地方人民政府卫生行政部门，应当及时互相通报本行政区域的传染病疫情以及监测、预警的相关信息。

县级以上人民政府有关部门发现传染病疫情时，应当及时向同级人民政府卫生行政部门通报。

中国人民解放军卫生主管部门发现传染病疫情时，应当向国务院卫生行政部门通报。

第三十六条　动物防疫机构和疾病预防控制机构，应当及时互相通报动物间和人间发生的人畜共患传染病疫情以及相关信息。

第三十七条　依照本法的规定负有传染病疫情报告职责的人民政府有关部门、疾病预防控制机构、医疗机构、采供血机构及其工作人员，不得隐瞒、谎报、缓报传染病疫情。

第三十八条　国家建立传染病疫情信息公布制度。

国务院卫生行政部门定期公布全国传染病疫情信息。省、自治区、直辖市人民政府卫生行政部门定期公布本行政区域的传染病疫情信息。

传染病暴发、流行时，国务院卫生行政部门负责向社会公布传染病疫情信息，并可以授权省、自治区、直辖市人民政府卫生行政部门向社会公布本行政区域的传染病疫情信息，公布传染病疫情信息应当及时、准确。

第四章　疫情控制

第三十九条　医疗机构发现甲类传染病时，应当及时采取下列措施：

（一）对患者、病原携带者，予以隔离治疗，隔离期限根据医学检查结果确定；

（二）对疑似患者，确诊前在指定场所单独隔离治疗；

（三）对医疗机构内的患者、病原携带者、疑似患者的密切接触者，在指定场所进行医学观察和采取其他必要的预防措施。

拒绝隔离治疗或者隔离期未满擅自脱离隔离治疗的，可以由公安机关协助医疗机构采取强制隔离治疗措施。

医疗机构发现乙类或者丙类传染病患者，应当根据病情采取必要的治疗和控制传播措施。

医疗机构对本单位内被传染病病原体污染的场所、物品以及医疗废物，必须依照法律、法规的规定实施消毒和无害化处置。

第四十条　疾病预防控制机构发现传染病疫情或者接到传染病疫情报告时，应当及时采取下列措施：

（一）对传染病疫情进行流行病学调查，根据调查情况提出划定疫点、疫区的建议，对被污染的场所进行卫生处理，对密切接触者，在指定场所进行医学观察和采取其他必要的预防措施，并向卫生行政部门提出疫情控制方案；

（二）传染病暴发、流行时，对疫点、疫区进行卫生处理，向卫生行政部门提出疫情控制方案，并按照卫生行政部门的要求采取措施；

（三）指导下级疾病预防控制机构实施传染病预防、控制措施，组织、指导有关单位对传染病疫情的处理。

第四十一条　对已经发生甲类传染病病例的场所或者该场所内的特定区域的人员，所在地的县级以上地方人民政府可以实施隔离措施，并同时向上一级人民政府报告；接到报告的上级人民政府应当即时做出是否批准的决定。上级人民政府做出不予批准决定的，实施隔离措施的人民政府应当立即解除隔离措施。

在隔离期间，实施隔离措施的人民政府应当对被隔离人员提供生活保障；被隔离人员有工作单位的，所在单位不得停止支付其隔离期间的工作报酬。

隔离措施的解除，由原决定机关决定并宣布。

第四十二条　传染病暴发、流行时，县级以上地方人民政府应当立即组织力量，按照预防、控制预案进行防治，切断传染病的传播途径，必要时，报经上一级人民政府决定，可以采取下列紧急措施并予以公告：

（一）限制或者停止集市、影剧院演出或者其他人群聚集的活动；

（二）停工、停业、停课；

（三）封闭或者封存被传染病病原体污染的公共饮用水源、食品以及相关物品；

（四）控制或者扑杀染疫野生动物、家畜家禽；

（五）封闭可能造成传染病扩散的场所。

上级人民政府接到下级人民政府关于采取前款所列紧急措施的报告时，应当即时做出决定。紧急措施的解除，由原决定机关决定并宣布。

第四十三条　甲类、乙类传染病暴发、流行时，县级以上地方人民政府报经上一级人民政府决定，可以宣布本行政区域部分或者全部为疫区；国务院可以决定并宣布跨省、自治区、直辖市的疫区。县级以上地方人民政府可以在疫区内采取本法第四十二条规定的紧急措施，并可以对出入疫区的人员、物资和交通工具实施卫生检疫。

省、自治区、直辖市人民政府可以决定对本行政区域内的甲类传染病疫区实施封锁；但是，封锁大、中城市的疫区或者封锁跨省、自治区、直辖市的疫区，以及封锁疫区导致中断干线交通或者封锁国境的，由国务院决定。

疫区封锁的解除，由原决定机关决定并宣布。

第四十四条 发生甲类传染病时，为了防止该传染病通过交通工具及其乘运的人员、物资传播，可以实施交通卫生检疫。具体办法由国务院制定。

第四十五条 传染病暴发、流行时，根据传染病疫情控制的需要，国务院有权在全国范围或者跨省、自治区、直辖市范围内，县级以上地方人民政府有权在本行政区域内紧急调集人员或者调用储备物资，临时征用房屋、交通工具以及相关设施、设备。

紧急调集人员的，应当按照规定给予合理报酬。临时征用房屋、交通工具以及相关设施、设备的，应当依法给予补偿；能返还的，应当及时返还。

第四十六条 患甲类传染病、炭疽死亡的，应当将尸体立即进行卫生处理，就近火化。患其他传染病死亡的，必要时，应当将尸体进行卫生处理后火化或者按照规定深埋。

为了查找传染病病因，医疗机构在必要时可以按照国务院卫生行政部门的规定，对传染病患者尸体或者疑似传染病患者尸体进行解剖查验，并应当告知死者家属。

第四十七条 疫区中被传染病病原体污染或者可能被传染病病原体污染的物品，经消毒可以使用的，应当在当地疾病预防控制机构的指导下，进行消毒处理后，方可使用、出售和运输。

第四十八条 发生传染病疫情时，疾病预防控制机构和省级以上人民政府卫生行政部门指派的其他与传染病有关的专业技术机构，可以进入传染病疫点、疫区进行调查、采集样本、技术分析和检验。

第四十九条　传染病暴发、流行时，药品和医疗器械生产、供应单位应当及时生产、供应防治传染病的药品和医疗器械。铁路、交通、民用航空经营单位必须优先运送处理传染病疫情的人员以及防治传染病的药品和医疗器械。县级以上人民政府有关部门应当做好组织协调工作。

第五章　医疗救治

第五十条　县级以上人民政府应当加强和完善传染病医疗救治服务网络的建设，指定具备传染病救治条件和能力的医疗机构承担传染病救治任务，或者根据传染病救治需要设置传染病医院。

第五十一条　医疗机构的基本标准、建筑设计和服务流程，应当符合预防传染病医院感染的要求。

医疗机构应当按照规定对使用的医疗器械进行消毒；对按照规定一次使用的医疗器具，应当在使用后予以销毁。

医疗机构应当按照国务院卫生行政部门规定的传染病诊断标准和治疗要求，采取相应措施，提高传染病医疗救治能力。

第五十二条　医疗机构应当对传染病患者或者疑似传染病患者提供医疗救护、现场救援和接诊治疗，书写病历记录以及其他有关资料，并妥善保管。

医疗机构应当实行传染病预检、分诊制度；对传染病患者、疑似传染病患者，应当引导至相对隔离的分诊点进行初诊。医疗机构不具备相应救治能力的，应当将患者及其病历记录复印件一并转至具备相应救治能力的医疗机构。具体办法由国务院卫生行政部门规定。

第六章　监督管理

第五十三条　县级以上人民政府卫生行政部门对传染病防治工作履行下列监督检查职责：

（一）对下级人民政府卫生行政部门履行本法规定的传染病防治

职责进行监督检查；

（二）对疾病预防控制机构、医疗机构的传染病防治工作进行监督检查；

（三）对采供血机构的采供血活动进行监督检查；

（四）对用于传染病防治的消毒产品及其生产单位进行监督检查，并对饮用水供水单位从事生产或者供应活动以及涉及饮用水卫生安全的产品进行监督检查；

（五）对传染病菌种、毒种和传染病检测样本的采集、保藏、携带、运输、使用进行监督检查；

（六）对公共场所和有关单位的卫生条件和传染病预防、控制措施进行监督检查。

省级以上人民政府卫生行政部门负责组织对传染病防治重大事项的处理。

第五十四条　县级以上人民政府卫生行政部门在履行监督检查职责时，有权进入被检查单位和传染病疫情发生现场调查取证，查阅或者复制有关的资料和采集样本。被检查单位应当予以配合，不得拒绝、阻挠。

第五十五条　县级以上地方人民政府卫生行政部门在履行监督检查职责时，发现被传染病病原体污染的公共饮用水源、食品以及相关物品，如不及时采取控制措施可能导致传染病传播、流行的，可以采取封闭公共饮用水源、封存食品以及相关物品或者暂停销售的临时控制措施，并予以检验或者进行消毒。经检验，属于被污染的食品，应当予以销毁；对未被污染的食品或者经消毒后可以使用的物品，应当解除控制措施。

第五十六条　卫生行政部门工作人员依法执行职务时，应当不少于两人，并出示执法证件，填写卫生执法文书。

卫生执法文书经核对无误后，应当由卫生执法人员和当事人签名。当事人拒绝签名的，卫生执法人员应当注明情况。

第五十七条　卫生行政部门应当依法建立健全内部监督制度，对其工作人员依据法定职权和程序履行职责的情况进行监督。

上级卫生行政部门发现下级卫生行政部门不及时处理职责范围

内的事项或者不履行职责的,应当责令纠正或者直接予以处理。

第五十八条 卫生行政部门及其工作人员履行职责,应当自觉接受社会和公民的监督。单位和个人有权向上级人民政府及其卫生行政部门举报违反本法的行为。接到举报的有关人民政府或者其卫生行政部门,应当及时调查处理。

第七章 保障措施

第五十九条 国家将传染病防治工作纳入国民经济和社会发展计划,县级以上地方人民政府将传染病防治工作纳入本行政区域的国民经济和社会发展计划。

第六十条 县级以上地方人民政府按照本级政府职责负责本行政区域内传染病预防、控制、监督工作的日常经费。

国务院卫生行政部门会同国务院有关部门,根据传染病流行趋势,确定全国传染病预防、控制、救治、监测、预测、预警、监督检查等项目。中央财政对困难地区实施重大传染病防治项目给予补助。

省、自治区、直辖市人民政府根据本行政区域内传染病流行趋势,在国务院卫生行政部门确定的项目范围内,确定传染病预防、控制、监督等项目,并保障项目的实施经费。

第六十一条 国家加强基层传染病防治体系建设,扶持贫困地区和少数民族地区的传染病防治工作。

地方各级人民政府应当保障城市社区、农村基层传染病预防工作的经费。

第六十二条 国家对患有特定传染病的困难人群实行医疗救助,减免医疗费用。具体办法由国务院卫生行政部门会同国务院财政部门等部门制定。

第六十三条 县级以上人民政府负责储备防治传染病的药品、医疗器械和其他物资,以备调用。

第六十四条 对从事传染病预防、医疗、科研、教学、现场处理疫情的人员,以及在生产、工作中接触传染病病原体的其他人员,有关单位应当按照国家规定,采取有效的卫生防护措施和医疗保健措施,并给予适当的津贴。

第八章　法律责任

第六十五条　地方各级人民政府未依照本法的规定履行报告职责，或者隐瞒、谎报、缓报传染病疫情，或者在传染病暴发、流行时，未及时组织救治、采取控制措施的，由上级人民政府责令改正，通报批评；造成传染病传播、流行或者其他严重后果的，对负有责任的主管人员，依法给予行政处分；构成犯罪的，依法追究刑事责任。

第六十六条　县级以上人民政府卫生行政部门违反本法规定，有下列情形之一的，由本级人民政府、上级人民政府卫生行政部门责令改正，通报批评；造成传染病传播、流行或者其他严重后果的，对负有责任的主管人员和其他直接责任人员，依法给予行政处分；构成犯罪的，依法追究刑事责任：

（一）未依法履行传染病疫情通报、报告或者公布职责，或者隐瞒、谎报、缓报传染病疫情的；

（二）发生或者可能发生传染病传播时未及时采取预防、控制措施的；

（三）未依法履行监督检查职责，或者发现违法行为不及时查处的；

（四）未及时调查、处理单位和个人对下级卫生行政部门不履行传染病防治职责的举报的；

（五）违反本法的其他失职、渎职行为。

第六十七条　县级以上人民政府有关部门未依照本法的规定履行传染病防治和保障职责的，由本级人民政府或者上级人民政府有关部门责令改正，通报批评；造成传染病传播、流行或者其他严重后果的，对负有责任的主管人员和其他直接责任人员，依法给予行政处分；构成犯罪的，依法追究刑事责任。

第六十八条　疾病预防控制机构违反本法规定，有下列情形之一的，由县级以上人民政府卫生行政部门责令限期改正，通报批评，给予警告；对负有责任的主管人员和其他直接责任人员，依法给予降

级、撤职、开除的处分,并可以依法吊销有关责任人员的执业证书;构成犯罪的,依法追究刑事责任:

(一)未依法履行传染病监测职责的;

(二)未依法履行传染病疫情报告、通报职责,或者隐瞒、谎报、缓报传染病疫情的;

(三)未主动收集传染病疫情信息,或者对传染病疫情信息和疫情报告未及时进行分析、调查、核实的;

(四)发现传染病疫情时,未依据职责及时采取本法规定的措施的;

(五)故意泄露传染病患者、病原携带者、疑似传染病患者、密切接触者涉及个人隐私的有关信息、资料的。

第六十九条　医疗机构违反本法规定,有下列情形之一的,由县级以上人民政府卫生行政部门责令改正,通报批评,给予警告;造成传染病传播、流行或者其他严重后果的,对负有责任的主管人员和其他直接责任人员,依法给予降级、撤职、开除的处分,并可以依法吊销有关责任人员的执业证书;构成犯罪的,依法追究刑事责任:

(一)未按照规定承担本单位的传染病预防、控制工作、医院感染控制任务和责任区域内的传染病预防工作的;

(二)未按照规定报告传染病疫情,或者隐瞒、谎报、缓报传染病疫情的;

(三)发现传染病疫情时,未按照规定对传染病患者、疑似传染病患者提供医疗救护、现场救援、接诊、转诊的,或者拒绝接受转诊的;

(四)未按照规定对本单位内被传染病病原体污染的场所、物品以及医疗废物实施消毒或者无害化处置的;

(五)未按照规定对医疗器械进行消毒,或者对按照规定一次使用的医疗器具未予销毁,再次使用的;

(六)在医疗救治过程中未按照规定保管医学记录资料的;

(七)故意泄露传染病患者、病原携带者、疑似传染病患者、密切接触者涉及个人隐私的有关信息、资料的。

第七十条　采供血机构未按照规定报告传染病疫情,或者隐瞒、谎报、缓报传染病疫情,或者未执行国家有关规定,导致因输入血液引起经血液传播疾病发生的，由县级以上人民政府卫生行政部门责令改正，通报批评，给予警告；造成传染病传播、流行或者其他严重后果的，对负有责任的主管人员和其他直接责任人员，依法给予降级、撤职、开除的处分，并可以依法吊销采供血机构的执业许可证；构成犯罪的，依法追究刑事责任。

非法采集血液或者组织他人出卖血液的，由县级以上人民政府卫生行政部门予以取缔，没收违法所得，可以并处十万元以下的罚款；构成犯罪的，依法追究刑事责任。

第七十一条　国境卫生检疫机关、动物防疫机构未依法履行传染病疫情通报职责的，由有关部门在各自职责范围内责令改正，通报批评；造成传染病传播、流行或者其他严重后果的，对负有责任的主管人员和其他直接责任人员，依法给予降级、撤职、开除的处分；构成犯罪的，依法追究刑事责任。

第七十二条　铁路、交通、民用航空经营单位未依照本法的规定优先运送处理传染病疫情的人员以及防治传染病的药品和医疗器械的，由有关部门责令限期改正，给予警告；造成严重后果的，对负有责任的主管人员和其他直接责任人员，依法给予降级、撤职、开除的处分。

第七十三条　违反本法规定，有下列情形之一，导致或者可能导致传染病传播、流行的，由县级以上人民政府卫生行政部门责令限期改正，没收违法所得，可以并处五万元以下的罚款；已取得许可证的，原发证部门可以依法暂扣或者吊销许可证；构成犯罪的，依法追究刑事责任：

（一）饮用水供水单位供应的饮用水不符合国家卫生标准和卫生规范的；

（二）涉及饮用水卫生安全的产品不符合国家卫生标准和卫生规范的；

（三）用于传染病防治的消毒产品不符合国家卫生标准和卫生规范的；

（四）出售、运输疫区中被传染病病原体污染或者可能被传染病病原体污染的物品，未进行消毒处理的；

（五）生物制品生产单位生产的血液制品不符合国家质量标准的。

第七十四条　违反本法规定，有下列情形之一的，由县级以上地方人民政府卫生行政部门责令改正，通报批评，给予警告，已取得许可证的，可以依法暂扣或者吊销许可证；造成传染病传播、流行以及其他严重后果的，对负有责任的主管人员和其他直接责任人员，依法给予降级、撤职、开除的处分，并可以依法吊销有关责任人员的执业证书；构成犯罪的，依法追究刑事责任：

（一）疾病预防控制机构、医疗机构和从事病原微生物实验的单位，不符合国家规定的条件和技术标准，对传染病病原体样本未按照规定进行严格管理，造成实验室感染和病原微生物扩散的；

（二）违反国家有关规定，采集、保藏、携带、运输和使用传染病菌种、毒种和传染病检测样本的；

（三）疾病预防控制机构、医疗机构未执行国家有关规定，导致因输入血液、使用血液制品引起经血液传播疾病发生的。

第七十五条　未经检疫出售、运输与人畜共患传染病有关的野生动物、家畜家禽的，由县级以上地方人民政府畜牧兽医行政部门责令停止违法行为，并依法给予行政处罚。

第七十六条　在国家确认的自然疫源地兴建水利、交通、旅游、能源等大型建设项目，未经卫生调查进行施工的，或者未按照疾病预防控制机构的意见采取必要的传染病预防、控制措施的，由县级以上人民政府卫生行政部门责令限期改正，给予警告，处五千元以上三万元以下的罚款；逾期不改正的，处三万元以上十万元以下的罚款，并可以提请有关人民政府依据职责权限，责令停建、关闭。

第七十七条　单位和个人违反本法规定，导致传染病传播、流行，给他人人身、财产造成损害的，应当依法承担民事责任。

第九章　附　则

第七十八条　本法中下列用语的含义：

（一）传染病患者、疑似传染病患者：指根据国务院卫生行政部门发布的《中华人民共和国传染病防治法规定管理的传染病诊断标准》,符合传染病患者和疑似传染病患者诊断标准的人。

（二）病原携带者:指感染病原体无临床症状但能排出病原体的人。

（三）流行病学调查:指对人群中疾病或者健康状况的分布及其决定因素进行调查研究,提出疾病预防控制措施及保健对策。

（四）疫点:指病原体从传染源向周围播散的范围较小或者单个疫源地。

（五）疫区:指传染病在人群中暴发、流行,其病原体向周围播散时所能波及的地区。

（六）人畜共患传染病:指人与脊椎动物共同罹患的传染病,如鼠疫、狂犬病、血吸虫病等。

（七）自然疫源地:指某些可引起人类传染病的病原体在自然界的野生动物中长期存在和循环的地区。

（八）病媒生物:指能够将病原体从人或者其他动物传播给人的生物,如蚊、蝇、蚤类等。

（九）医源性感染:指在医学服务中,因病原体传播引起的感染。

（十）医院感染:指住院患者在医院内获得的感染,包括在住院期间发生的感染和在医院内获得出院后发生的感染,但不包括入院前已开始或者入院时已处于潜伏期的感染。医院工作人员在医院内获得的感染也属医院感染。

（十一）实验室感染:指从事实验室工作时,因接触病原体所致的感染。

（十二）菌种、毒种:指可能引起本法规定的传染病发生的细菌菌种、病毒毒种。

（十三）消毒:指用化学、物理、生物的方法杀灭或者消除环境中的病原微生物。

（十四）疾病预防控制机构:指从事疾病预防控制活动的疾病预防控制中心以及与上述机构业务活动相同的单位。

（十五）医疗机构:指按照《医疗机构管理条例》取得医疗机构执业许可证,从事疾病诊断、治疗活动的机构。

第七十九条　传染病防治中有关食品、药品、血液、水、医疗废物和病原微生物的管理以及动物防疫和国境卫生检疫，本法未规定的，分别适用其他有关法律、行政法规的规定。

第八十条　本法自2004年12月1日起施行。

附录二　突发公共卫生事件应急条例

第一章　总　则

第一条　为了有效预防、及时控制和消除突发公共卫生事件的危害，保障公众身体健康与生命安全，维护正常的社会秩序，制定本条例。

第二条　本条例所称突发公共卫生事件（以下简称突发事件），是指突然发生，造成或者可能造成社会公众健康严重损害的重大传染病疫情、群体性不明原因疾病、重大食物和职业中毒以及其他严重影响公众健康的事件。

第三条　突发事件发生后，国务院设立全国突发事件应急处理指挥部，由国务院有关部门和军队有关部门组成，国务院主管领导人担任总指挥，负责对全国突发事件应急处理的统一领导、统一指挥。

国务院卫生行政主管部门和其他有关部门，在各自的职责范围内做好突发事件应急处理的有关工作。

第四条　突发事件发生后，省、自治区、直辖市人民政府成立地方突发事件应急处理指挥部，省、自治区、直辖市人民政府主要领导人担任总指挥，负责领导、指挥本行政区域内突发事件应急处理工作。

县级以上地方人民政府卫生行政主管部门，具体负责组织突发事件的调查、控制和医疗救治工作。

县级以上地方人民政府有关部门，在各自的职责范围内做好突发事件应急处理的有关工作。

第五条　突发事件应急工作，应当遵循预防为主、常备不懈的方针，贯彻统一领导、分级负责、反应及时、措施果断、依靠科学、加强合作的原则。

第六条　县级以上各级人民政府应当组织开展防治突发事件相关科学研究,建立突发事件应急流行病学调查、传染源隔离、医疗救护、现场处置、监督检查、监测检验、卫生防护等有关物资、设备、设施、技术与人才资源储备,所需经费列入本级政府财政预算。

国家对边远贫困地区突发事件应急工作给予财政支持。

第七条　国家鼓励、支持开展突发事件监测、预警、反应处理有关技术的国际交流与合作。

第八条　国务院有关部门和县级以上地方人民政府及其有关部门,应当建立严格的突发事件防范和应急处理责任制,切实履行各自的职责,保证突发事件应急处理工作的正常进行。

第九条　县级以上各级人民政府及其卫生行政主管部门,应当对参加突发事件应急处理的医疗卫生人员,给予适当补助和保健津贴;对参加突发事件应急处理做出贡献的人员,给予表彰和奖励;对因参与应急处理工作致病、致残、死亡的人员,按照国家有关规定,给予相应的补助和抚恤。

第二章　预防与应急准备

第十条　国务院卫生行政主管部门按照分类指导、快速反应的要求,制定全国突发事件应急预案,报请国务院批准。

省、自治区、直辖市人民政府根据全国突发事件应急预案,结合本地实际情况,制定本行政区域的突发事件应急预案。

第十一条　全国突发事件应急预案应当包括以下主要内容:

(一)突发事件应急处理指挥部的组成和相关部门的职责;

(二)突发事件的监测与预警;

(三)突发事件信息的收集、分析、报告、通报制度;

(四)突发事件应急处理技术和监测机构及其任务;

(五)突发事件的分级和应急处理工作方案;

(六)突发事件预防、现场控制,应急设施、设备、救治药品和医疗器械以及其他物资和技术的储备与调度;

(七)突发事件应急处理专业队伍的建设和培训。

第十二条　突发事件应急预案应当根据突发事件的变化和实施中发现的问题及时进行修订、补充。

第十三条　地方各级人民政府应当依照法律、行政法规的规定，做好传染病预防和其他公共卫生工作，防范突发事件的发生。

县级以上各级人民政府卫生行政主管部门和其他有关部门，应当对公众开展突发事件应急知识的专门教育，增强全社会对突发事件的防范意识和应对能力。

第十四条　国家建立统一的突发事件预防控制体系。

县级以上地方人民政府应当建立和完善突发事件监测与预警系统。

县级以上各级人民政府卫生行政主管部门，应当指定机构负责开展突发事件的日常监测，并确保监测与预警系统的正常运行。

第十五条　监测与预警工作应当根据突发事件的类别，制定监测计划，科学分析、综合评价监测数据。对早期发现的潜在隐患以及可能发生的突发事件，应当依照本条例规定的报告程序和时限及时报告。

第十六条　国务院有关部门和县级以上地方人民政府及其有关部门，应当根据突发事件应急预案的要求，保证应急设施、设备、救治药品和医疗器械等物资储备。

第十七条　县级以上各级人民政府应当加强急救医疗服务网络的建设，配备相应的医疗救治药物、技术、设备和人员，提高医疗卫生机构应对各类突发事件的救治能力。

设区的市级以上地方人民政府应当设置与传染病防治工作需要相适应的传染病专科医院，或者指定具备传染病防治条件和能力的医疗机构承担传染病防治任务。

第十八条　县级以上地方人民政府卫生行政主管部门，应当定期对医疗卫生机构和人员开展突发事件应急处理相关知识、技能的培训，定期组织医疗卫生机构进行突发事件应急演练，推广最新知识和先进技术。

第三章　报告与信息发布

第十九条　国家建立突发事件应急报告制度。

国务院卫生行政主管部门制定突发事件应急报告规范，建立重大、紧急疫情信息报告系统。

有下列情形之一的，省、自治区、直辖市人民政府应当在接到报告1小时内，向国务院卫生行政主管部门报告：

（一）发生或者可能发生传染病暴发、流行的；

（二）发生或者发现不明原因的群体性疾病的；

（三）发生传染病菌种、毒种丢失的；

（四）发生或者可能发生重大食物和职业中毒事件的。

国务院卫生行政主管部门对可能造成重大社会影响的突发事件，应当立即向国务院报告。

第二十条　突发事件监测机构、医疗卫生机构和有关单位发现有本条例第十九条规定情形之一的，应当在2小时内向所在地县级人民政府卫生行政主管部门报告；接到报告的卫生行政主管部门应当在2小时内向本级人民政府报告，并同时向上级人民政府卫生行政主管部门和国务院卫生行政主管部门报告。

县级人民政府应当在接到报告后2小时内向设区的市级人民政府或者上一级人民政府报告；设区的市级人民政府应当在接到报告后2小时内向省、自治区、直辖市人民政府报告。

第二十一条　任何单位和个人对突发事件，不得隐瞒、缓报、谎报或者授意他人隐瞒、缓报、谎报。

第二十二条　接到报告的地方人民政府、卫生行政主管部门依照本条例规定报告的同时，应当立即组织力量对报告事项调查核实、确证，采取必要的控制措施，并及时报告调查情况。

第二十三条　国务院卫生行政主管部门应当根据发生突发事件的情况，及时向国务院有关部门和各省、自治区、直辖市人民政府卫生行政主管部门以及军队有关部门通报。

突发事件发生地的省、自治区、直辖市人民政府卫生行政主管部门,应当及时向毗邻省、自治区、直辖市人民政府卫生行政主管部门通报。

接到通报的省、自治区、直辖市人民政府卫生行政主管部门,必要时应当及时通知本行政区域内的医疗卫生机构。

县级以上地方人民政府有关部门,已经发生或者发现可能引起突发事件的情形时,应当及时向同级人民政府卫生行政主管部门通报。

第二十四条　国家建立突发事件举报制度,公布统一的突发事件报告、举报电话。

任何单位和个人有权向人民政府及其有关部门报告突发事件隐患,有权向上级人民政府及其有关部门举报地方人民政府及其有关部门不履行突发事件应急处理职责,或者不按照规定履行职责的情况。接到报告、举报的有关人民政府及其有关部门,应当立即组织对突发事件隐患、不履行或者不按照规定履行突发事件应急处理职责的情况进行调查处理。

对举报突发事件有功的单位和个人,县级以上各级人民政府及其有关部门应当予以奖励。

第二十五条　国家建立突发事件的信息发布制度。

国务院卫生行政主管部门负责向社会发布突发事件的信息。必要时,可以授权省、自治区、直辖市人民政府卫生行政主管部门向社会发布本行政区域内突发事件的信息。

信息发布应当及时、准确、全面。

第四章　应急处理

第二十六条　突发事件发生后,卫生行政主管部门应当组织专家对突发事件进行综合评估,初步判断突发事件的类型,提出是否启动突发事件应急预案的建议。

第二十七条　在全国范围内或者跨省、自治区、直辖市范围内启动全国突发事件应急预案,由国务院卫生行政主管部门报国务院批准后实施。省、自治区、直辖市启动突发事件应急预案,由省、自治区、直辖市人民政府决定，并向国务院报告。

第二十八条　全国突发事件应急处理指挥部对突发事件应急处理工作进行督察和指导，地方各级人民政府及其有关部门应当予以配合。

省、自治区、直辖市突发事件应急处理指挥部对本行政区域内突发事件应急处理工作进行督察和指导。

第二十九条　省级以上人民政府卫生行政主管部门或者其他有关部门指定的突发事件应急处理专业技术机构，负责突发事件的技术调查、确证、处置、控制和评价工作。

第三十条　国务院卫生行政主管部门对新发现的突发传染病，根据危害程度、流行强度，依照《中华人民共和国传染病防治法》的规定及时宣布为法定传染病；宣布为甲类传染病的，由国务院决定。

第三十一条　应急预案启动前，县级以上各级人民政府有关部门应当根据突发事件的实际情况，做好应急处理准备，采取必要的应急措施。

应急预案启动后，突发事件发生地的人民政府有关部门，应当根据预案规定的职责要求，服从突发事件应急处理指挥部的统一指挥，立即到达规定岗位，采取有关的控制措施。

医疗卫生机构、监测机构和科学研究机构，应当服从突发事件应急处理指挥部的统一指挥，相互配合、协作，集中力量开展相关的科学研究工作。

第三十二条　突发事件发生后，国务院有关部门和县级以上地方人民政府及其有关部门，应当保证突发事件应急处理所需的医疗救护设备、救治药品、医疗器械等物资的生产、供应；铁路、交通、民用航空行政主管部门应当保证及时运送。

第三十三条　根据突发事件应急处理的需要，突发事件应急处理指挥部有权紧急调集人员、储备的物资、交通工具以及相关设施、设备；必要时，对人员进行疏散或者隔离，并可以依法对传染病疫区实行封锁。

第三十四条　突发事件应急处理指挥部根据突发事件应急处理的需要，可以对食物和水源采取控制措施。

县级以上地方人民政府卫生行政主管部门应当对突发事件现场等采取控制措施，宣传突发事件防治知识，及时对易受感染的人群和其他易受损害的人群采取应急接种、预防性投药、群体防护等措施。

第三十五条 参加突发事件应急处理的工作人员，应当按照预案的规定，采取卫生防护措施，并在专业人员的指导下进行工作。

第三十六条 国务院卫生行政主管部门或者其他有关部门指定的专业技术机构，有权进入突发事件现场进行调查、采样、技术分析和检验，对地方突发事件的应急处理工作进行技术指导，有关单位和个人应当予以配合；任何单位和个人不得以任何理由予以拒绝。

第三十七条 对新发现的突发传染病、不明原因的群体性疾病、重大食物和职业中毒事件，国务院卫生行政主管部门应当尽快组织力量制定相关的技术标准、规范和控制措施。

第三十八条 交通工具上发现根据国务院卫生行政主管部门的规定需要采取应急控制措施的传染病患者、疑似传染病患者，其负责人应当以最快的方式通知前方停靠点，并向交通工具的营运单位报告。交通工具的前方停靠点和营运单位应当立即向交通工具营运单位行政主管部门和县级以上地方人民政府卫生行政主管部门报告。卫生行政主管部门接到报告后，应当立即组织有关人员采取相应的医学处置措施。

交通工具上的传染病患者密切接触者，由交通工具停靠点的县级以上各级人民政府卫生行政主管部门或者铁路、交通、民用航空行政主管部门，根据各自的职责，依照传染病防治法律、行政法规的规定，采取控制措施。涉及国境口岸和入出境的人员、交通工具、货物、集装箱、行李、邮包等需要采取传染病应急控制措施的，依照国境卫生检疫法律、行政法规的规定办理。

第三十九条 医疗卫生机构应当对因突发事件致病的人员提供医疗救护和现场救援，对就诊患者必须接诊治疗，并书写详细、完整的病历记录；对需要转送的患者，应当按照规定将患者及其病历记录的复印件转送至接诊的或者指定的医疗机构。

医疗卫生机构内应当采取卫生防护措施，防止交叉感染和污染。

医疗卫生机构应当对传染病患者密切接触者采取医学观察措

施，传染病患者密切接触者应当予以配合。

医疗机构收治传染病患者、疑似传染病患者，应当依法报告所在地的疾病预防控制机构。接到报告的疾病预防控制机构应当立即对可能受到危害的人员进行调查，根据需要采取必要的控制措施。

第四十条 传染病暴发、流行时，街道、乡镇以及居民委员会、村民委员会应当组织力量，团结协作，群防群治，协助卫生行政主管部门和其他有关部门、医疗卫生机构做好疫情信息的收集和报告、人员的分散隔离、公共卫生措施的落实工作，向居民、村民宣传传染病防治的相关知识。

第四十一条 对传染病暴发、流行区域内流动人口，突发事件发生地的县级以上地方人民政府应当做好预防工作，落实有关卫生控制措施；对传染病患者和疑似传染病患者，应当采取就地隔离、就地观察、就地治疗的措施。对需要治疗和转诊的，应当依照本条例第三十九条第一款的规定执行。

第四十二条 有关部门、医疗卫生机构应当对传染病做到早发现、早报告、早隔离、早治疗，切断传播途径，防止扩散。

第四十三条 县级以上各级人民政府应当提供必要资金，保障因突发事件致病、致残的人员得到及时、有效的救治。具体办法由国务院财政部门、卫生行政主管部门和劳动保障行政主管部门制定。

第四十四条 在突发事件中需要接受隔离治疗、医学观察措施的患者、疑似患者和传染病患者密切接触者在卫生行政主管部门或者有关机构采取医学措施时应当予以配合；拒绝配合的，由公安机关依法协助强制执行。

第五章 法律责任

第四十五条 县级以上地方人民政府及其卫生行政主管部门未依照本条例的规定履行报告职责，对突发事件隐瞒、缓报、谎报或者授意他人隐瞒、缓报、谎报的，对政府主要领导人及其卫生行政主管部门主要负责人，依法给予降级或者撤职的行政处分；造成传染病传播、流行或者对社会公众健康造成其他严重危害后果的，依法给予开除的行政处分；构成犯罪的，依法追究刑事责任。

第四十六条　国务院有关部门、县级以上地方人民政府及其有关部门未依照本条例的规定，完成突发事件应急处理所需要的设施、设备、药品和医疗器械等物资的生产、供应、运输和储备的，对政府主要领导人和政府部门主要负责人依法给予降级或者撤职的行政处分；造成传染病传播、流行或者对社会公众健康造成其他严重危害后果的，依法给予开除的行政处分；构成犯罪的，依法追究刑事责任。

第四十七条　突发事件发生后，县级以上地方人民政府及其有关部门对上级人民政府有关部门的调查不予配合，或者采取其他方式阻碍、干涉调查的，对政府主要领导人和政府部门主要负责人依法给予降级或者撤职的行政处分；构成犯罪的，依法追究刑事责任。

第四十八条　县级以上各级人民政府卫生行政主管部门和其他有关部门在突发事件调查、控制、医疗救治工作中玩忽职守、失职、渎职的，由本级人民政府或者上级人民政府有关部门责令改正、通报批评、给予警告；对主要负责人、负有责任的主管人员和其他责任人员依法给予降级、撤职的行政处分；造成传染病传播、流行或者对社会公众健康造成其他严重危害后果的，依法给予开除的行政处分；构成犯罪的，依法追究刑事责任。

第四十九条　县级以上各级人民政府有关部门拒不履行应急处理职责的，由同级人民政府或者上级人民政府有关部门责令改正、通报批评、给予警告；对主要负责人、负有责任的主管人员和其他责任人员依法给予降级、撤职的行政处分；造成传染病传播、流行或者对社会公众健康造成其他严重危害后果的，依法给予开除的行政处分；构成犯罪的，依法追究刑事责任。

第五十条　医疗卫生机构有下列行为之一的，由卫生行政主管部门责令改正、通报批评、给予警告；情节严重的，吊销《医疗机构执业许可证》；对主要负责人、负有责任的主管人员和其他直接责任人员依法给予降级或者撤职的纪律处分；造成传染病传播、流行或者对社会公众健康造成其他严重危害后果，构成犯罪的，依法追究刑事责任：

（一）未依照本条例的规定履行报告职责，隐瞒、缓报或者谎报的；

（二）未依照本条例的规定及时采取控制措施的；

（三）未依照本条例的规定履行突发事件监测职责的；

（四）拒绝接诊患者的；

（五）拒不服从突发事件应急处理指挥部调度的。

第五十一条　在突发事件应急处理工作中，有关单位和个人未依照本条例的规定履行报告职责，隐瞒、缓报或者谎报，阻碍突发事件应急处理工作人员执行职务，拒绝国务院卫生行政主管部门或者其他有关部门指定的专业技术机构进入突发事件现场，或者不配合调查、采样、技术分析和检验的，对有关责任人员依法给予行政处分或者纪律处分；触犯《中华人民共和国治安管理处罚条例》，构成违反治安管理行为的，由公安机关依法予以处罚；构成犯罪的，依法追究刑事责任。

第五十二条　在突发事件发生期间，散布谣言、哄抬物价、欺骗消费者，扰乱社会秩序、市场秩序的，由公安机关或者工商行政管理部门依法给予行政处罚；构成犯罪的，依法追究刑事责任。

第六章　附　则

第五十三条　中国人民解放军、武装警察部队医疗卫生机构参与突发事件应急处理的，依照本条例的规定和军队的相关规定执行。

第五十四条　本条例自公布之日起施行。

附录三　几种常用保肝治疗药物及干扰素

百赛诺

【商品名】百赛诺

【通用名】双环醇片

【药品主要成分及化学名称】主要成份为双环醇,其化学名称为:4,4’-二甲氧基-5,6,5’,6’-双(亚甲二氧基)——甲氧羰基联苯。

【药理作用】具有抗肝损伤、抗肝纤维化作用,兼有一定抗肝炎病毒活性。药效学试验结果表明:本品对四氯化碳、D-氨基半乳糖胺、扑热息痛引起的小鼠急性肝损伤的氨基转移酶升高、小鼠免疫性肝炎的氨基转移酶升高有降低作用,肝脏组织病理形态学损害有不同程度的减轻。体外试验结果显示本品对肝癌细胞转染人乙肝病毒的2.2.15 细胞株具有抑制 HBeAg, HBV- DNA, HbsAg 分泌的作用。

【药代动力学】吸收半衰期为0.84 h,消除半衰期为6.26 h,药峰时间为1.8 h,药峰浓度为50 ng/mL。峰浓度(C_{max})和浓度一时间曲线下面积(AUC)与剂量成正比,而其他药代动力学参数如吸收半衰期 t($T_{1/2ka}$),消除半衰期($T_{1/2ke}$)、分布容积(V_d/F),清除率(C_L/F)及达峰时间(T_{peak})均不随剂量明显改变,符合线性动力学特征。多次给药与单次给药相比,药代动力学无显著性差异,提示常用剂量多次重复给药体内药量无过量蓄积现象。餐后口服双环醇可使峰浓度(C_{max})升高,对其他动力学参数无影响。该药在人体内主要代谢产物为4’-羟基和4-羟基双环醇。

【适应证】本品用于治疗慢性肝炎所致的氨基转移酶升高。

【不良反应】患者对本品有很好的耐受性，极个别患者有皮疹发生。皮疹明显者可停药观察，必要时可服用抗过敏药。本品临床研究中，个别患者出现头晕。

【用法用量】口服，成人常用剂量一次 25 mg（1 片），必要时可增至 50 mg（2 片），一日 3 次，最少服用 6 个月或遵医嘱，应逐渐减量。

【注意事项】①在用药期间应密切观察病人临床症状、体征和肝功能变化，疗程结束后也应加强随访。②有肝功能失代偿者如胆红素明显升高、低白蛋白血症、肝硬化腹水、食管静脉曲张出血、肝性脑病及肝肾综合征慎用或遵医嘱。

【文献介绍】

1.《百赛诺对乙型肝炎的临床疗效观察》，《西南国防医学》（作者：李玲，王宇明，蒋黎及。工作单位：第三军医大学西南医院传染病分院）

2.《百赛诺治疗慢性乙型病毒性肝炎 40 例效果观察》，出自《山东医药》2004 年 27 期，（作者：于淑丽等。工作单位：济南市传染病院）

在一项经卫生部批准，上海静安区中心医院姚光弼教授主持，包括北京医科大学第一医院、北京地坛医院、北京佑安医院、上海华山医院、上海瑞金医院等在内，按照多中心的双盲、随机、对照的方法，对 303 例慢性乙型和丙型肝炎患者的临床研究结果证实：

对慢性乙型肝炎病人研究显示：该药对 ALT、AST 复常率，在治疗 6 个月时分别为 53.5%、48.7%，停药三个月后分别达 40.2%、48.7%。对 HBeAg 阴转及 HBeAg 血清转换有一定疗效，尤其对治疗前 ALT≥200 U/L 的患者效果显著。

对慢性丙型肝炎研究表明：口服 6 个月降酶作用显效 64.1%，停药 3 个月显效 48.7%，对 HCV－RNA 阴转也有一定疗效。

临床实践表明，百赛诺保肝降酶作用可靠，疗效显著，副作用少，适合各种肝病治疗。

【生产厂家】北京协和药厂

安福隆

【商品名】安福隆

【药品名称通用名】重组人干扰素 α－2b 注射液。

【英文名】Recombinant Human Interferon α－2b Injection

【成　分】　本品活性成分为重组人干扰素 α－2b(由携带有人白细胞干扰素 α－2b 基因质粒的重组假单胞菌生产)，不含防腐剂及血液提取成份。包装为顶充式注射器，1 支/盒。

【药理及药代动力学】

1. 通过与细胞膜上的受体结合，诱导产生多种抗病毒蛋白，如 2'5'，寡核苷酸合成酶、MX 蛋白、蛋白激酶等，可以阻止病毒核酸及蛋白合成，从而抑制病毒复制。

2. 通过肌肉或皮下注射，血药浓度达峰时间为 3.5～8 h，消除半衰期为 4～12 h。肾脏分解代谢为干扰素主要消除途径，而胆汁分泌与肝脏代谢的消除是重要途径。肌肉注射或皮下注射的吸收超过 80%。

【适应证】①慢性乙型病毒性肝炎的抗病毒治疗已得到世界范围内的共识，其中药物的选择除核苷类似物以外，干扰素的应用有其广泛的适应证；②慢性丙型病毒性肝炎加利巴韦林；③尖锐湿疣；④毛细胞白血病；⑤慢性粒细胞白血病；⑥淋巴瘤等。

【用法与用量】　本品可以肌肉注射、皮下注射和病灶内注射。

1. 慢性乙型肝炎：推荐剂量为每次 300～500 IU，每周 3 次，推荐疗程为 12 个月。

2. 慢性丙型肝炎：推荐剂量为每次 300～500 IU，每周 3 次，6～12 个月为一疗程，医生可根据患者的具体情况而调整剂量。

3. 尖锐湿疣：推荐剂量为每次 100～300 IU，每周隔日注射 3 次，1～2 个月为一疗程。

【不良反应】

使用本品常见的不良反应，有的患者可能出现感冒样症状，如发烧、头痛、寒战、乏力、肌肉酸痛、关节痛等，部分患者可出现厌食、恶心、腹泻、呕吐、白细胞减少、血小板减少、转氨酶增高,停药后可恢复正常。不良反应多为一过性,常出现在用药的第一周。如发生中等程度至严重的不良反应,可考虑调整用药剂量或停止用药。

【禁忌证】

1. 对本品有过敏史者禁用。

2. 患有严重心脏疾病或自体免疫疾病、癫痫及中枢神经系统功能损伤者。

3. 严重的肝、肾或骨髓功能不正常者。

4. 有其他严重疾病不能耐受本品者。

【特殊群体用药】

1. 孕妇及哺乳期妇女慎用本品或遵医嘱。

2. 临床观察儿童用药安全有效,但须在专业医师指导下应用。

3. 70 岁以上老年患者慎用本品或遵医嘱。

【临床疗效】

α-干扰素治疗慢性病毒性肝炎已有二三十年的历史,临床疗效被肯定。随着药品工艺和剂型的改进,临床治疗经验的不断积累,使用剂量的加大,临床疗效也不断提高。

α-干扰素用于慢性乙型肝炎抗病毒治疗过程中患者血清透明质酸、Ⅲ型前胶原、Ⅳ型胶原、层连蛋白有明显降低,且治疗结束后持续降低,说明。α-干扰素可抑制肝纤维化形成和发展,这点是核苷类似物药物不具备的。而且提出抗纤维化的作用与肝纤维化程度有关,提示应早期应用适当延长疗程效果会更好。

(孔丽、李兵顺等. α-干扰素对慢性乙肝肝纤维化阻断作用的研究. 安福隆临床研究论文集. 2007 年 10 月)

【生产企业】 天津华立达生物工程有限公司

还原型谷胱甘肽

【商品名】阿拓莫兰

【化学名】还原型谷胱甘肽

【成分】还原型谷胱甘肽

【药理作用】还原型谷胱甘肽(GSH)是人类细胞质中自然合成的一种肽,由谷氨酸、半胱氨酸和甘氨酸组成,含有巯基(-SH),广泛分布于机体各器官内,对维持细胞生物功能有重要作用,它是甘油醛磷酸脱氢酶以及乙二醛酶基丙糖脱氢酶的辅酶,参与体内三羧酸循环及糖代谢,能激活多种酶,从而促进糖、脂肪及蛋白质代谢,并能影响细胞的代谢过程。可通过巯基与体内的自由基结合,转化成容易代谢的酸类物质从而加速自由基的排泄,有助于减轻化疗、放疗的毒副作用;对于贫血、中毒或组织炎症造成的全身或局部低氧血症患者应用,可减轻组织损伤,促进修复,保护肝脏的合成,有解毒、灭活激素等功能,并促进胆酸代谢,有利于吸收脂肪及各类脂溶性维生素。

【适应证】①肝脏疾病:包括病毒性、药物毒性(如肿瘤化疗药物、抗结核药物、精神神经科药物、抗抑郁药物、扑热息痛等)、酒精毒性及其他化学物质毒性引起的肝脏损害。②各种低氧血症:如急性贫血、成人呼吸窘迫综合征、败血症等。③肿瘤放化疗患者。

【用法用量】①肝脏疾病:轻症:每日 1 ~2 次,每次 0.3g 肌肉注射或静脉滴注;重症:每日 1 ~2 次,每次 0.6g 肌注或静脉滴注,疗程一般为 30 天,并根据患者年龄和症状调整剂量。②低氧血症等:可将 1.5g/m^2 本品溶解于 100 mL 生理盐水中静脉滴注,病情好转后肌肉注射 300 ~600 mg/d 维持。临床应用尚有口服制剂。

【禁忌证】对本品有过敏反应者禁用。

【副作用】即使大剂量、长期使用亦很少有不良反应。罕见突发性皮疹。偶有食欲不振、恶心、呕吐、胃痛等消化道症状。

【注意事项】①需在医生的监护下使用,如在用药过程中出现皮疹、面色苍白、血压下降、脉搏异常等症状,应立即停药。②注射前必须完全溶解,外观澄清、无色;溶解后的本品在室温下可保存 2 h;在

0℃ ~5℃于生理盐水中可保存8 h。③肌内注射仅限于需要此途径给药时使用,并应避免同一部位反复注射。

【临床应用】大量资料显示,还原型谷胱甘肽临床适应证广泛,可用于治疗各种急、慢性肝炎,如病毒性、酒精性、药物中毒性引起的肝损伤以及脂肪肝,慢性肾衰性贫血,肿瘤辅助治疗,糖尿病神经性病变,重症感染等,具有缓解症状、改善各项功能指标,促进疾病恢复的作用。

杨嘉恩等报道,一组应用还原型谷胱甘肽治疗酒精性肝病总有效率在治疗组与对照组分别为91%和64%($P<0.05$),具有显著差异(临床肝胆病杂志2005年21卷第1期)。

戴军等应用还原型谷胱甘肽治疗活动性肝硬化、甲亢性肝损伤等慢性肝病245例,总有效率为81.63(中华胃肠病学杂志,2000年5卷第1期)。还原型谷胱甘肽为一安全、有效的药物,可作为慢性肝病的有效辅助治疗药物之一。

【生产厂家】重庆药友制药有限责任公司。

天晴甘平

【通用名】甘草酸二铵磷脂酞胆碱脂质复合物(肠溶胶囊)

【商品名】天晴甘平

【成分】主要成分为甘草酸　二铵与磷脂酞胆碱的组合

【药理作用机制】　本品是中药甘草有效成分的第三代提取物,具有较强的抗炎、保护肝细胞膜及改善肝功能的作用。该药在化学结构上与醛固酮类固醇环相似,可阻碍可的松与醛固酮的灭活,从而发挥类固醇样作用,但无皮质激素的不良反应。

天晴甘平系甘草酸二铵与磷脂酞胆碱的复合物,其中磷脂复合物在于有增强药物的药理作用及疗效,延长药物作用时间,降低药物的不良反应,改变药物的溶解性,能增强在胃肠道中的吸收,提高药物的生物利用度。所以它已不同于既往常用的单一甘草酸制剂的临床效果。[参考:翟光喜,娄红祥,邹立家等(山东大学药学院)中国药学杂志 2001 年 12 月 36 卷 12 期]

【适应证】适用于转氨酶升高的各种肝病,以及出血、渗出性皮炎、牛皮癣疾病的治疗 。

【用法用量】口服一次 150 mg(一次 3 粒)一日 3 次

【不良反应】主要有:纳差、恶心、腹胀、皮肤瘙痒、荨麻疹、口干和浮肿、头晕、血压升高,症状一般较轻,不必停药。

【临床应用】　甘草酸二铵 + 磷脂酰胆碱

50 mg　50 mg

↓

脂质复合物

作用	现有甘草酸制剂	磷脂酰胆碱
抗炎	＋＋＋＋	＋
降酶	＋＋＋＋	＋
抗肝纤维化	＋＋＋＋	＋
免疫调节作用	＋＋＋＋	＋
保护细胞膜	＋	＋＋＋＋＋
对脂质代谢的作用	＋	

〔参考:①茹仁萍,吴钧铭,18α 甘草酸及其脂质配位体的生物利用度与抗肝损害作用的比较。浙江医学 2001.23（8）466;②茹仁萍,吴钧铭,吕坚.甘草酸及其脂质配位体的理化性质于抗肝损害作用的比较。中国现代应用药学杂志 2000.17（3）241〕

【注意事项】

1.治疗过程定期测血压和血清钾、钠浓度,如出现高血压、水钠潴留、低血钾等情况应停药或减量。

2.孕妇不宜使用。

3.新生儿、婴幼儿剂量和不良反应未定暂不用。

【生产企业】江苏正大天晴药业有限公司

派罗欣

【商品名称】派罗欣 Pegasys

【药品名称】通用名称:聚乙二醇干扰素 α-2a 注射液

【英文名称】Peginterferon alfa-2a Solution for Injection

【规格】1.35×105 IU/支(135 μg/0.5 mL)每支 0.5 mL

1.80×105 IU/支(180 μg/0.5 mL)每支 0.5 mL

【药理毒理】

作用机制

聚乙二醇干扰素 α-2a(以下称本品)是聚乙二醇(PEG)与重组干扰素 α-2a(以下称普通干扰素)结合形成的长效干扰素。干扰素可与细胞表面的特异性 α 受体结合,触发细胞内复杂的信号传递途径并激活基因转录,调节多种生物效应,包括抑制感染细胞内的病毒复制,抑制细胞增殖,并具有免疫调节作用。

本品具有非聚乙二醇结合的 α-干扰素(普通干扰素)的体外抗病毒和抗增殖活性。

药效学

本品的药效学特点与天然的或普通的人 α-干扰素相似,而药代动力学差别很大。40KD 的 PEG 部分的结构直接影响临床药理学特点,因为 PEG 部分的大小和支链结构决定了药物的吸收、分布和消除特点。

健康人单次皮下注射本品 180 μg 后 3~6 h,抗病毒活性指标即血清 2,5-寡腺苷酸合成酶(2,5-OAS)活性迅速升高。本品所诱导的 2,5-OAS 血清活性可维持 1 周以上,且比单次皮下注射 3 或 18 MIU 普通干扰素的活性高。与年轻人相比,62 岁以上的老年人单次皮下注射本品 180 μg,所产生的血清 2,5-OAS 活性强度和持续时间降低人约 25%。

对明显肾功能不全的患者(肌酐清除率为 20~40 mL/min),单次皮下注射本品 90 μg 后对 2,5-OAS 活性的反应弱于肌酐清除率在 40~100 mL/min 以上的患者,尽管两组的药物暴露量(AUC 和 Cmax)类似(见【**注意事项**】和【**药代动力学**】)。

慢性丙型肝炎患者接受本品 180 μg 治疗会出现双相的 HCV RNA 滴度下降。在表现为持续病毒应答的患者及一些无持续病毒应答的患者中，第一相出现在开始用药后 24 ~ 36 小时。第二相出现在接下来的 4 ~ 16 周内。与普通 α-干扰素相比，本品 180 μg 治疗增加了病毒清除和提高了治疗的病毒应答率。

毒理研究

由于人干扰素具有种属特异性，仅对本品进行了有限的毒性实验。本品的毒性研究是在干扰素 α-2a 的基础上进行的。

1. 生殖毒性

虽然后代中未发现有致畸性，但对人类致畸的可能性不能排除。

2. 本品加利巴韦林

与利巴韦林联合用于猴子，本品未引起两药单独使用以外的不良反应。主要治疗相关的变化是可逆的轻度至中度贫血，其严重程度高于每个药物单独使用。与利巴韦林联合治疗时要参阅利巴韦林说明书中的【药理毒理】资料。

【药代动力学】

1. 健康人群的药代动力学

吸收

在健康受试者人群中，180 μg 单次皮下注射后，血清浓度可在 3 ~ 6 小时内检测到。在 24 h 内，可达到血清浓度峰值的 80%。注射后 72 ~ 96 h 可测到血清峰浓度（AUC 1743 ± 459 ng · h /mL，Cmax 14 ± 2.5 ng/mL）。本品的绝对生物利用度是 61% ~ 84%，与普通干扰素-2a 相似。

分布

本品静脉注射后的稳态分布容积（V_d）为 8 ~ 14 L，表明本品主要分布在血液和细胞外液中。在大鼠的物料平衡、组织学分布和全身放射自显影试验中，显示本品除了血液浓度较高外，还分布在肝脏、肾脏和骨髓中。

2. 无肝硬化和肝硬化患者

本品在健康受试者中和在慢性乙型或丙型肝炎患者中的药代动力学特点均类似。丙型肝炎代偿期肝硬化患者（代偿期，Child – Pugh

A 级)和无肝硬化患者的血浆浓度和药代动力学参数具有可比性。

目前尚无用于肝功能失代偿患者的资料。

注射部位

本品皮下注射部位应限于腹部和大腿。研究表明与注射腹部和大腿相比,注射在上肢时本品的生物利用度下降。

【适应证及标准剂量】

1. 慢性乙型肝炎

用于慢性乙型肝炎患者时本品的推荐剂量为每次 180 μg,每周 1 次,共 48 周,腹部或大腿皮下注射。其他剂量和疗程尚未进行充分的研究。

2. 慢性丙型肝炎

本品单药或与利巴韦林联合应用时的推荐剂量为每次 180 μg,每周 1 次,腹部或大腿皮下注射。联合治疗时同时口服利巴韦林。

与本品联合治疗的利巴韦林的剂量取决于病毒的基因型:基因型 2 或 3 型剂量为每日口服 800 mg;基因型 1 型剂量为根据体重每日口服 1 000 ~1 200 mg。

利巴韦林应在进餐时服用。

慢性丙型肝炎的治疗疗程:

与利巴韦林联合治疗慢性丙型肝炎的疗程决定于病毒基因型。HCV 基因型 1 型不论病毒载量如何均应治疗 48 周,HCV 基因型 2/3 型不论病毒载量如何应治疗 24 周。

【不良反应】

本品的不良反应的频率和严重性与普通干扰素? -2a 相似。只是与其相比,本品的血液学不良反应更常见。

【注意事项】

此药对以下方面患者的改变详见药物说明书:① 精神症状和中枢神经系统(CNS);② 心血管系统;③ 肝功能;④ 肾功能不全;⑤ 过敏;⑥ 自身免疫性疾病;⑦内分泌系统;⑧血液系统;⑨发热;⑩眼部改变;⑪ 肺部改变;⑫ 移植;⑬ HCV/HIV 混合感染患者;⑭ 转氨酶正常的慢性丙型肝炎患者。

【临床试验】

1. 慢性乙型肝炎

1.1 国际多中心Ⅲ期临床试验结果

在 HBeAg 阳性(WV16240)和 HBeAg 阴性(WV16241)共 1351 例乙型肝炎患者的两项临床试验显示本品 180 μg,每周 1 次治疗与拉米夫定相比能获得更好和持久的病毒应答率。

1.2 国内临床试验

属全球临床试验中的一部分(国内患者占全球近 40%),HBeAg 阳性(WV16240)和 HBeAg 阴性(WV16241)共 587 例乙型肝炎患者参加了临床试验,在两个试验中所有患者治疗持续 48 周,治疗结束后随访 24 周。所有临床试验中患者的入组标准、疗效标准和疗程等同全球标准。两个试验中本品加安慰剂与本品加拉米夫定或拉米夫定单药进行比较,在优效性检验的前提下,本品治疗 HBeAg 阳性的慢性乙肝患者(354 例)与拉米夫定相比有统计学意义;HBeAg 阴性的慢性乙肝患者(233 例)的治疗与拉米夫定相比无统计学差异。本品治疗后的 HBVDNA 阴转率、HBeAg 血清转换率及 ALT 复常率不低于拉米夫定;与拉米夫定相比,本品治疗的少数患者还出现了 HBsAg 消失和 HBsAg 血清转换。

本品还有待于对 HBeAg 阳性/HBeAg 阴性慢性乙肝的治疗疗程进一步研究和加强对于 HBeAg 阴性的慢性乙肝患者的治疗效果的研究。

2. 慢性丙型肝炎(见表)

试验 NV15801 中慢性丙型肝炎的持续病毒应答(n=治疗患者数目)

	PEG-IFNα-2a	PEG-IFNα-2a 利巴韦林	IFN α-2b 利巴韦林
	n=224	n=453	n=444
整体持续应答率	29%	54%	45%
基因型 1 型持续应答率	20%	45%	36%
非基因型 1 型持续应答率	46%	72%	60%

【生产企业】

公司名称:Roche Pharma (Schweiz) Ltd.

分装企业:上海罗氏制药有限公司

水林佳

【药品名称】

商品名称:水林佳

通用名称:水飞蓟宾

英文名称:Silibinin Capsules

【规格】水飞蓟宾胶囊,35 mg

【药理毒理】水飞蓟宾能够稳定肝细胞膜,保护肝细胞的酶系统,清除肝细胞内的活性氧自由基,从而提高肝脏的解毒能力,避免肝细胞在长期接触毒物、服用肝毒性药物、吸烟,饮酒等情况下受到损伤

【药代动力学】据文献报道,健康人口服水飞蓟宾卵磷脂复合物360mg(以水飞蓟宾计)后,游离血药浓度峰值为298 ±96 ng/mL,峰时间为1.6 ±0.3 h,血中的平均残留时间为3.6 ±0.4 h,AUC(0 ~12 h)为:881 ±207 ng/mL · h。

【适应证】用于急、慢性肝炎,脂肪肝的肝功能异常的恢复。

【用法用量】口服,成人每日三次,每次2 ~4粒。或遵医嘱。

【不良反应】主要表现为轻微的胃肠道症状(恶心、呃逆)和胸闷等。

【注意事项】妊娠、哺乳期妇女用药的安全性尚未确定。对本品过敏者慎用。

【适应证】急性肝炎,慢性肝炎,脂肪肝的肝功能异常。

水飞蓟素是临床上广泛使用的保肝药物之一,根据其药理作用已广泛用于各种肝病如慢性病毒性肝炎、肝纤维化或肝硬化、脂肪肝、酒精性肝损害,以及其他中毒代谢性肝损害等的治疗。

水飞蓟宾是水飞蓟素中具有生物活性的主要成分,是经典的肝损伤修复药物,但由于其几乎不溶于水和油脂,生物利用率低、吸收量不稳定,大大降低了临床疗效,为了提高生物利用度及疗效,不断改进制剂。市场上先后供临床应用并具有一定药理效应的制剂有:

水飞蓟宾胶囊 商品名水林佳,为水飞蓟宾与磷脂酰胆碱络合而成的复合物,由天津药物研究院与南京达威技术研究所共同研制的

新剂型。采用卵磷脂的固体分散技术以增加水飞蓟宾的脂溶性，提高生物利用度（约可提高3倍），显著增强了其抗脂质过氧化、稳定与修复受损肝细胞膜、促进肝细胞功能恢复等作用。

北京王宝恩等应用水林佳治疗肝功能异常的脂肪肝患者29例，并以护肝宁治疗25例作照，结果显示，两组都能明显降低异常升高的转氨酶，具有较好的保肝降酶作用。治疗8周后水林佳在降血清总胆固醇方面明显，较对照组护肝宁为优。

上海曾民德等采取随机双盲实验研究水林佳与西利宾胺和利加隆对慢性肝病的疗效比较，共完成43例，发现水林佳组有效率达到55.0%，稍高于西利宾胺对照组（37.5%），但两者间无统计学差异，利加隆对照组有效率为85.7%，高于水林佳组，两者也无统计学差异。水林佳虽与同类进口药利加隆疗效相仿，但生物利用度高，不良反应发生率低，价格低廉，故具有市场应用前景。

【生产企业】天津天士力制药股份有限公司

附录四　有关肝病常用医学名词缩写

ADA	腺苷脱氨酶
AFP	甲胎蛋白
Alb	白蛋白
AIH	自身免疫性肝炎
ALD	酒精性肝病
ALF	急性肝衰竭
ALP	碱性磷酸酶
ALT	丙氨酸氨基转移酶
AMY	血淀粉酶
APOA1	氨脂蛋白 A－1
APOB	氨脂蛋白 B
APTT	部分凝血活霉时间
AST	天冬氨酸氨基转移酶
ATP	三磷酸腺苷
BUN	尿素氮
β_2－MG	β_2 微球蛋白
CⅢ	Ⅱ型胶原蛋白
CⅣ	Ⅳ型胶原蛋白
cccDNA	共价闭合环状 DNA
CHB	慢性乙型肝炎
CHE	胆碱脂酶
CHO	总胆固醇
CK	肌酸激酶
CK－MB	肌酸激酶同工酶
CPK	肌酸磷酸激酶
CRE	肌酐
CT	X 线计算机断层摄影术
CTL	细胞毒性 T 淋巴细胞
DC	树突状细胞
DNA－P	乙型肝炎病毒 DNA 多聚酶
DBIL	直接胆红毒
ECM	细胞外基质
EIA	酶免疫分析法
ELISA	酶联免疫吸附法
Fbg	纤维蛋白原
GGT	γ 谷氨酰转肽酶
GLU	葡萄糖
GLDH	谷氨酸脱氨酶
HA	透明质酸
HAV	甲型肝炎病毒
HBcAg	乙型肝炎核心抗原
HBeAg	乙型肝炎 e 抗原
HBsAg	乙型肝炎表面抗原
HBIG	乙型肝炎免疫球蛋白

HBV 乙型肝炎病毒
HBV - DNA 乙型肝炎病毒脱氧核糖核酸
HCC 肝细胞癌
HCV 丙型肝炎病毒
HCV - RNA 丙型肝炎病毒核糖核酸
HDL 高密度脂蛋白胆固醇
HDV 丁型肝炎病毒
HEV 戊型肝炎病毒
HGV 庚型肝炎病毒
HIV 人类免疫缺陷病毒
HLA 人类白细胞抗原
HSC 肝星状细胞
IBIL 间接胆红素
ICAM 细胞间黏附分子
IFN 干扰素
Ig 免疫球蛋白
IL 白细胞介素
LC 肝硬化
LDL 低密度脂蛋白胆固醇
LDH 乳酸脱氢酶
LN 层黏连蛋白
LPS 脂多糖
MRI 磁共振成像
MHC 主要组织相容性复合物
NAFLD 非酒精性脂肪性肝病
NASH 非酒精性脂肪性肝炎
NH_3 血氨
ORF 开放读码框区
PA 前白蛋白
PBMC 外周血单个核细胞
PCⅢ Ⅱ型前胶原
PCR 聚合酶链反应
PHC 原发性肝癌
PⅢP 血清前胶原肽
PT 凝血酶原时间
PTA 凝血酶原活动度
RIA 放射免疫法
RT - PCR 逆转录聚合酶链反应
TBA 总胆汁酶
TBil 总胆红素
TC 总胆固醇
TG 甘油三脂
TGF 转化生长因子
TIMP 金属蛋白酶组织抑制因子
TNF 肿瘤坏死因子
TP 总蛋白
TT 凝血酶时间
TTV 经血传播病毒
UA 尿酸
ULN 正常上线
抗 - HBs 乙型肝炎表面抗体
抗 - HBc 乙型肝炎核心抗体
抗 - HBe 乙型肝炎 e 抗体

附录五 临床参考图片

一、肝脏疾病的 CT、MRI 影像图

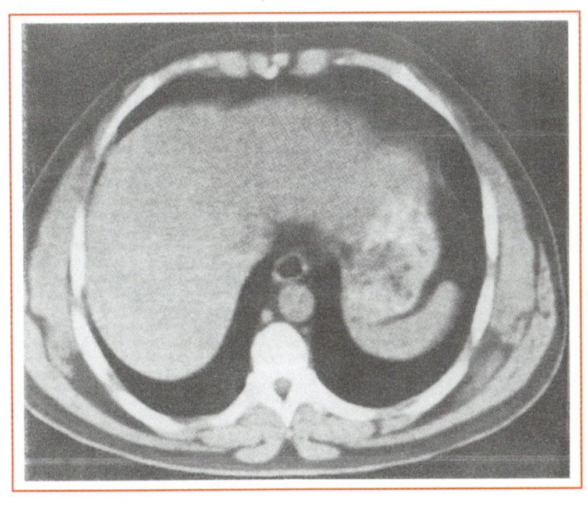

附图 1 正常腹部横断面 解剖 CT
(平扫)

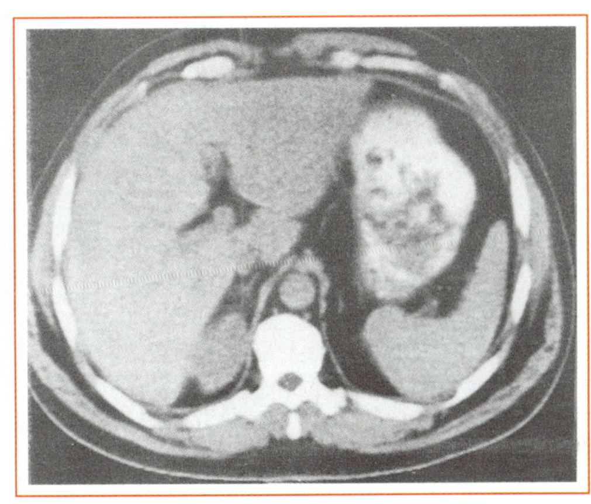

附图 2 正常腹部横断面 解剖 CT
(平扫)

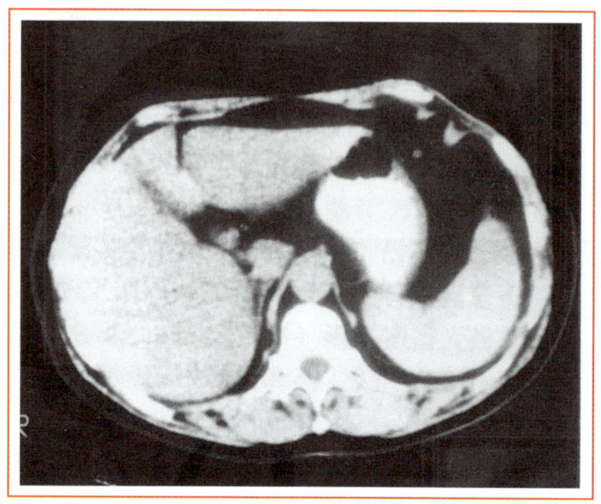

附图 3 肝脏正常解剖 CT(平扫)

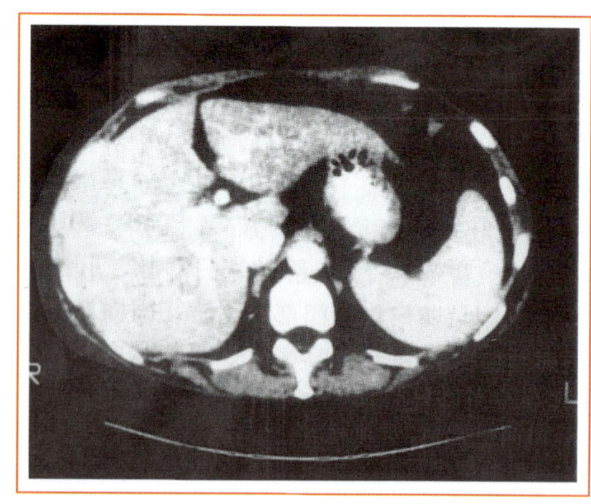

附图 4 肝脏增强扫描(门脉分支、下腔静脉显示良好)

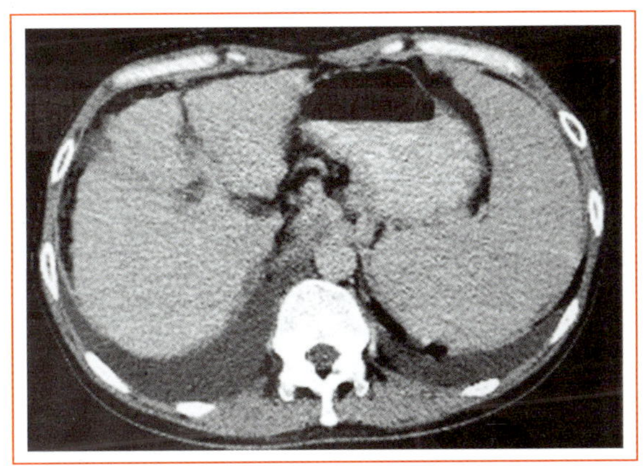

附图 5　肝硬化的 CT 扫描

肝脏缩小边缘不平滑，肝内密度欠均匀，呈多发小结节。（骆抗先.乙型肝炎基础与临床.第 3 版.北京：人民卫生出版社，2006，P339.）

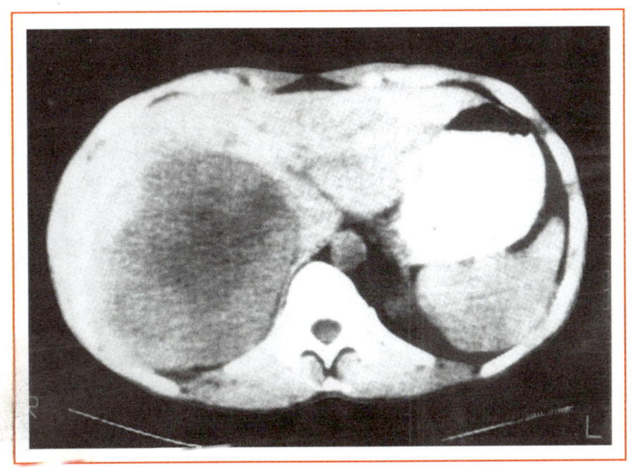

附图 6　肝癌（平扫）

在肝右叶后段肝内大块低密度区边界清楚。

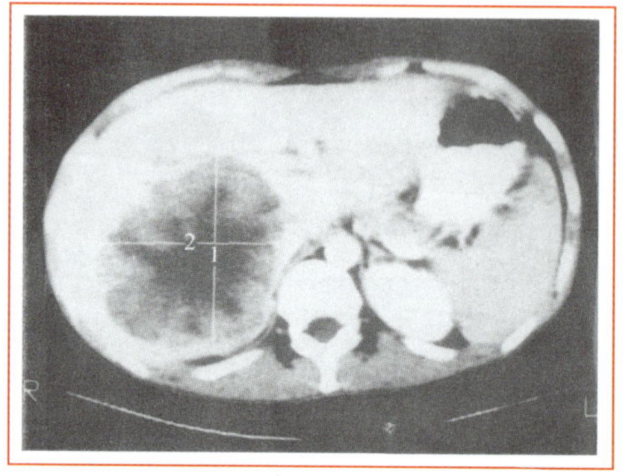

附图 7　肝癌(增强)

大块低密度区稍有强化中心低密度区更明显其余癌部分密度明显低于正常肝。

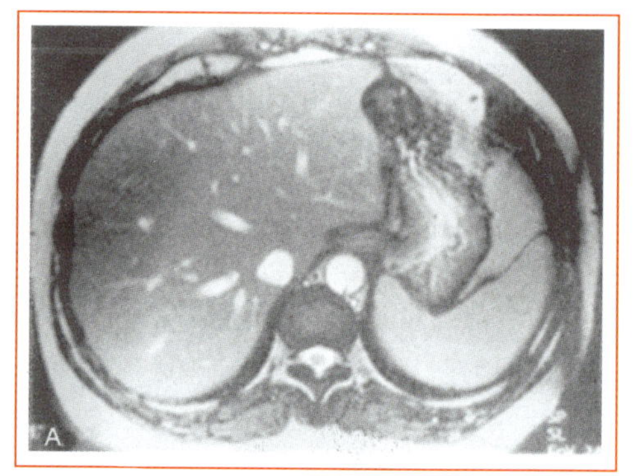

附图 8　正常肝磁共振扫描

T_1 加权扫描:肝脏信号比脾脏高。(骆抗先.乙型肝炎基础与临床.第 3 版.北京:人民卫生出版社,2006,P343.)

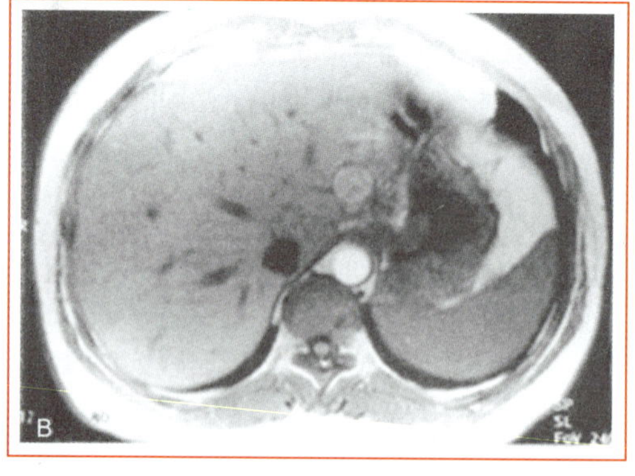

附图 9　正常肝磁共振扫描

T_2 加权扫描:肝脏信号比脾脏低,血管呈高信号。(骆抗先.乙型肝炎基础与临床.第 3 版.北京:人民卫生出版社,2006,P343.)

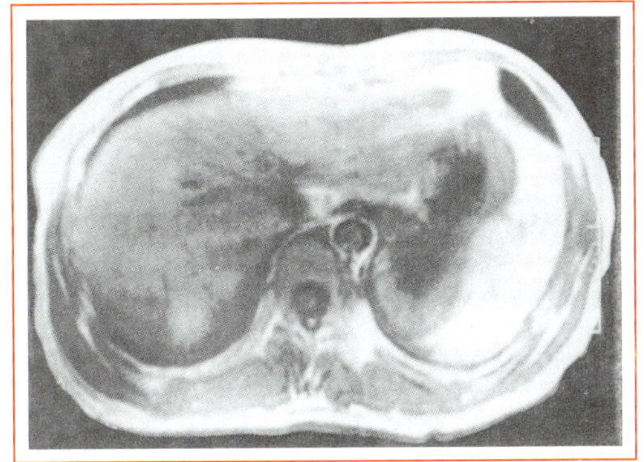

附图 10　肝硬化再生结节 A 磁共振扫描

SET$_1$WT，右叶上后段结节状稍短 T_1 信号灶。

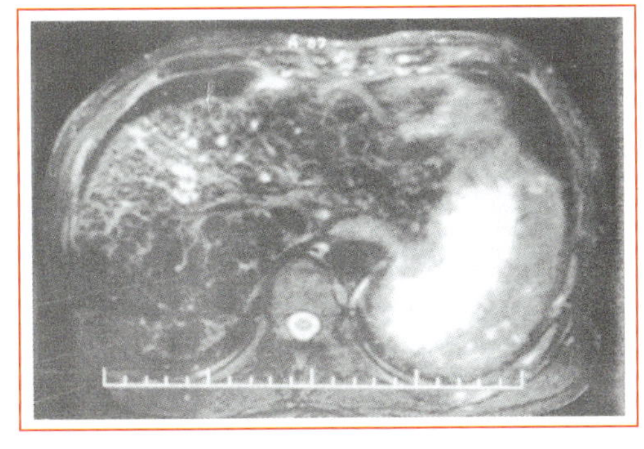

附图 11　肝硬化再生结节 A 磁共振扫描

FSE$_1$T$_2$WT，图 10 稍短 T_1 信号灶呈短 T_2 信号，同周边见多个小结节状短 T_1 信息。

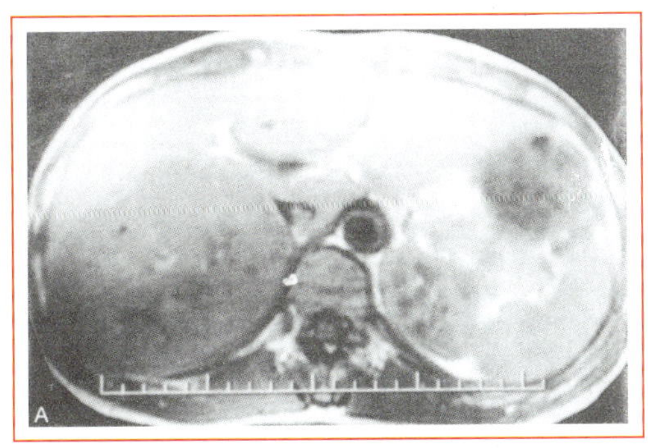

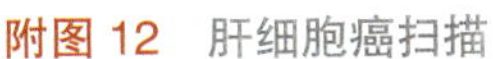

附图 12　肝细胞癌扫描

SET$_1$W1 右后段巨大稍长 T_1 仲块信号不均匀，边界尚清楚。（梁扩环，李绪白.肝脏病学.第 2 版.北京：人民出版社，2003.P330）

二、慢性肝炎病理图片

(天津市传染病医院病理科提供)

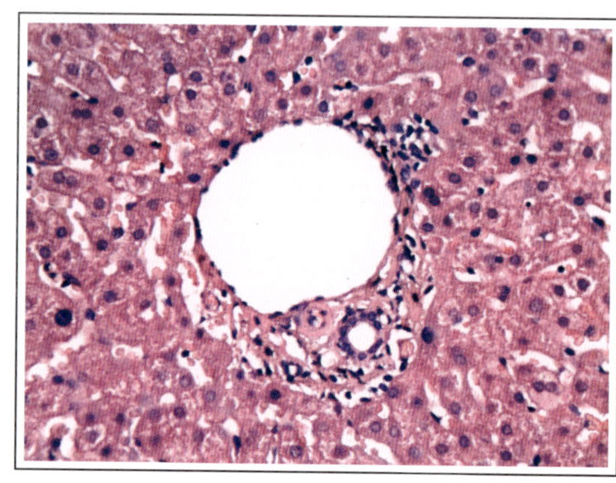

附图 13　慢性肝炎 G1S0

汇管区出现少许单个核细胞浸润。汇管区无扩大,未见界板炎症。(HE 染色 40×1)

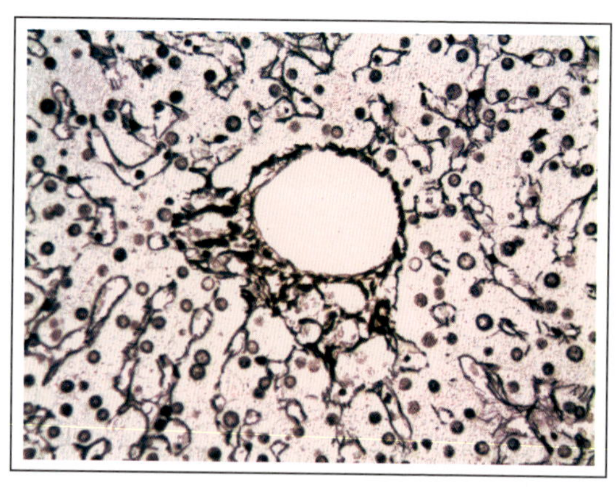

附图 14　慢性肝炎 G1S0

汇管区无扩大,未见纤维组织增生。(网织染色 40×1)

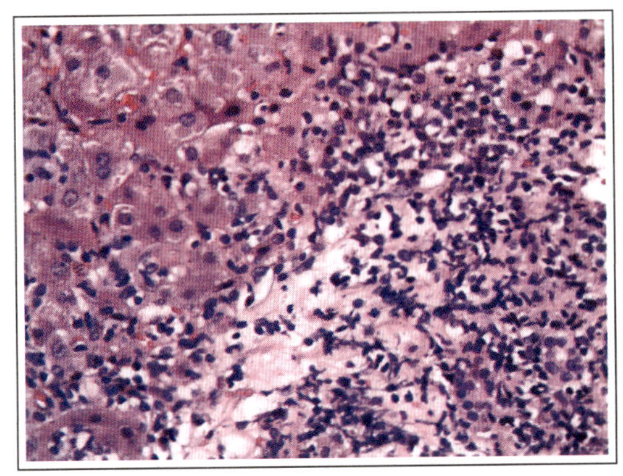

附图 15　慢性肝炎 G2S1

汇管区扩大，可见大量单个核细胞浸润，界板破坏。(HE 染色 40×1)

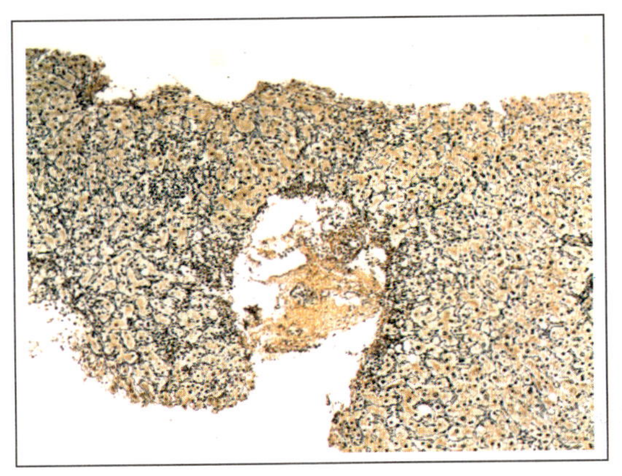

附图 16　慢性肝炎 G2S1

汇管区扩大，可见少量纤维组织增生。(网织染色 10×1)

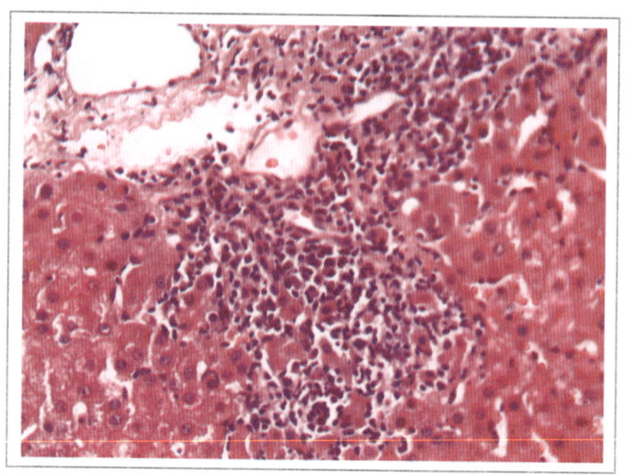

附图 17 慢性肝炎 G2S2

可见肝细胞肿胀、碎屑状坏死，炎性细胞浸润，汇管区扩大，界板破坏，明显的界板炎症变化。(HE 染色 40×1)

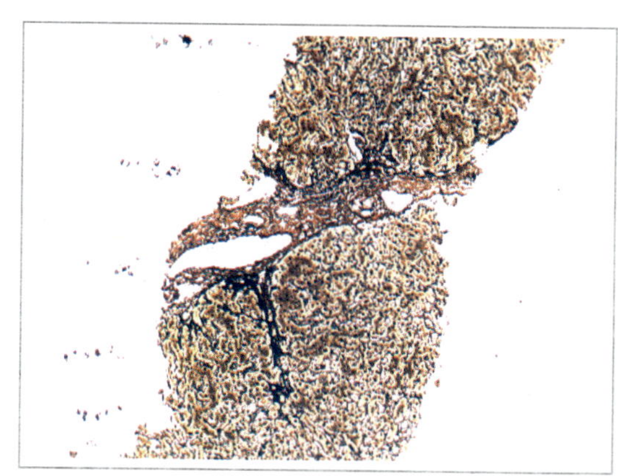

附图 18 慢性肝炎 G2S2

可见纤维组织增生，纤维组织增粗并向肝小叶延伸。(网织染色 10×1)

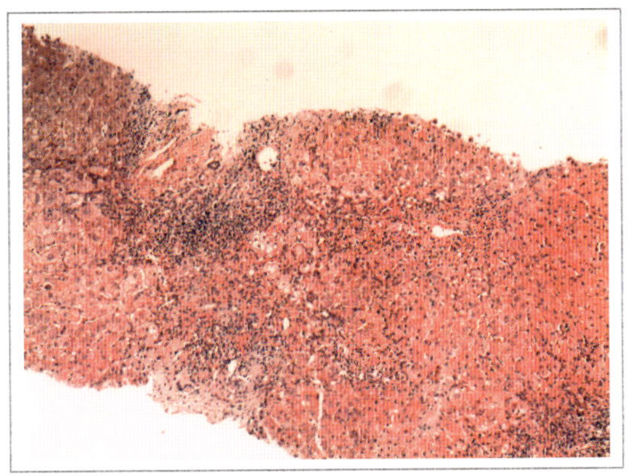

附图 19　慢性肝炎 G3S3

肝小叶中肝细胞肿胀，可见桥接坏死。(HE 染色 40×1)

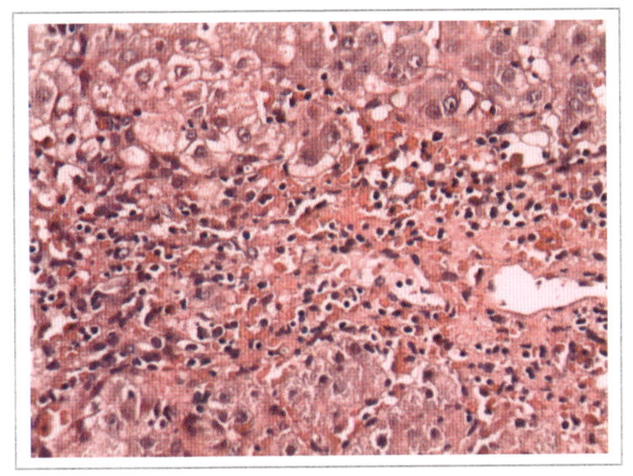

附图 20　慢性肝炎 G3S3

肝细胞肿胀，胞浆疏松状改变并见桥接状坏死，炎性细胞浸润。(HE 染色 40×1)

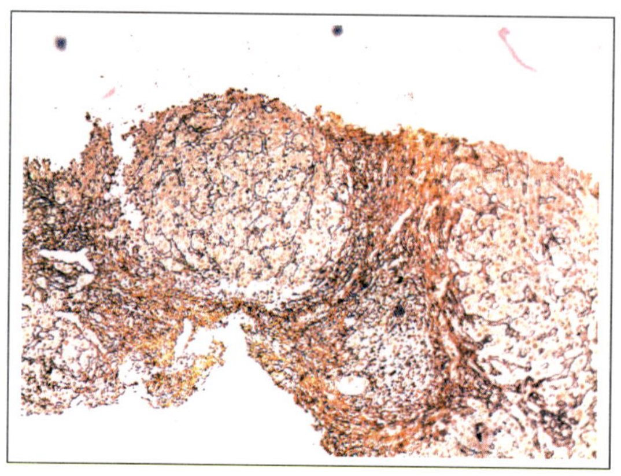

附图 21　慢性肝炎 S3

可见明显的纤维组织增生，纤维间隔增粗。（网织染色 10×）

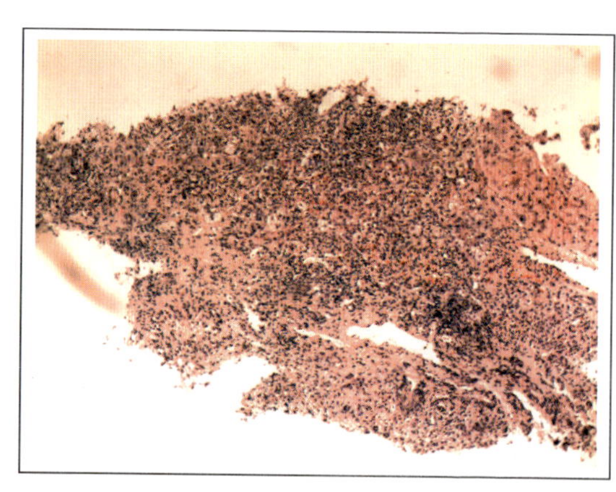

附图 22　慢性肝炎 G4

可见肝小叶结构紊乱，大量的炎性细胞浸润。大块状坏死。（网织染色 10×1）

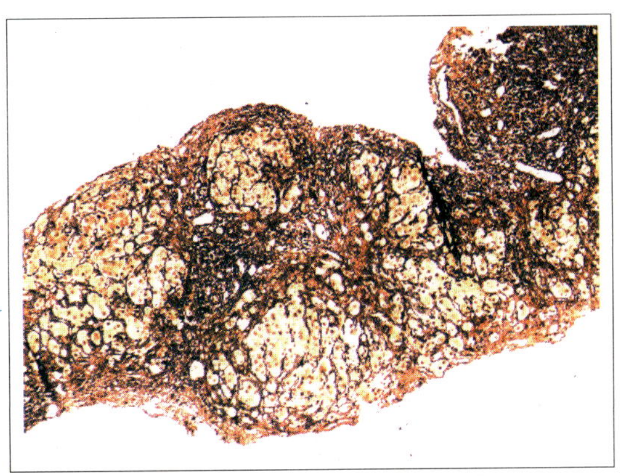

附图 23　慢性肝炎 S4

可见明显的纤维组织增生,纤维间隔增粗,宽大的纤维组织包绕肝小叶。(网织染色 10×1)

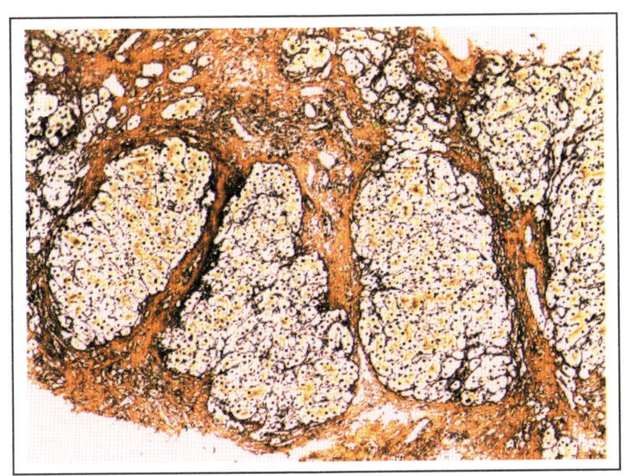

附图 24　肝硬化

宽大的纤维组织包绕肝小叶,假小叶形成。(网织染色 10×1)

三、胃镜病理图

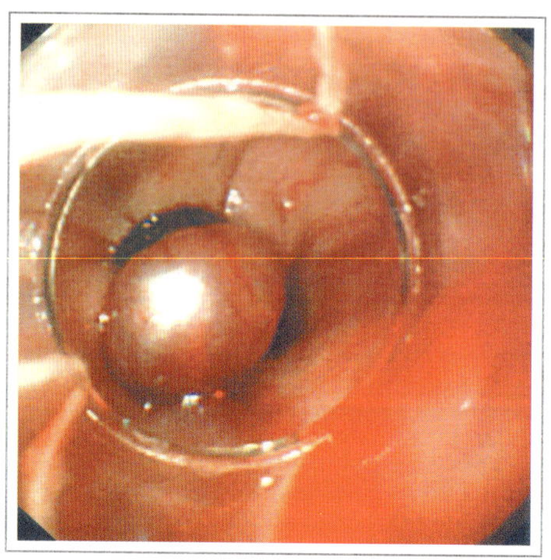

附图 25　急诊套扎术

肝硬化门静脉高压症食管静脉曲张破裂出血急诊内镜下套扎术。

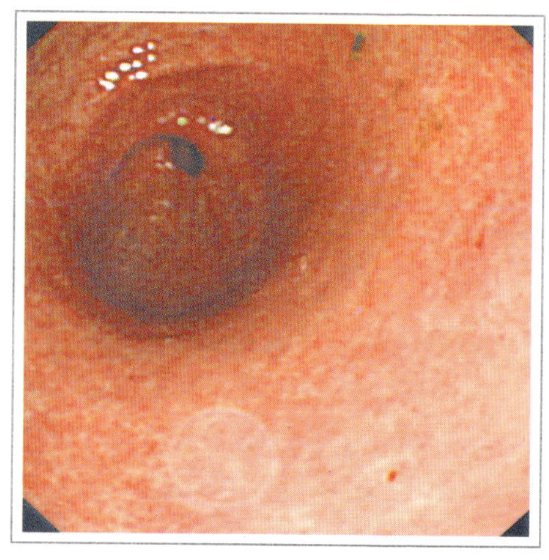

附图 26　慢性胃炎

肝炎患者常伴有慢性胃炎表现，胃窦部粘膜粗糙呈明显红斑样改变可见出血点。

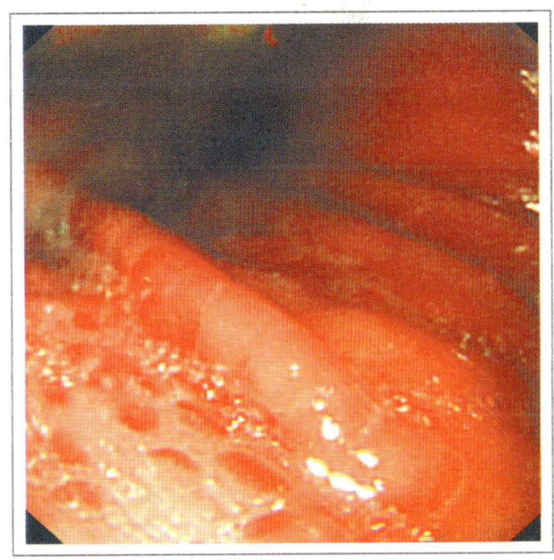

附图 27　门脉高压性胃病

肝硬化门脉高压症患者胃粘膜表现为红斑、蛇皮、阙斑样变。

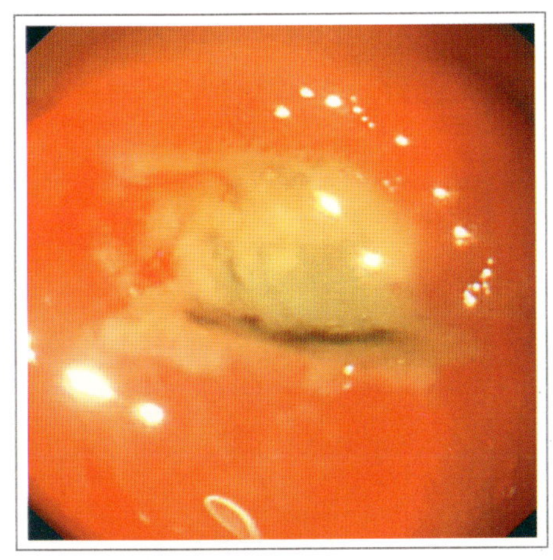

附图 28　十二指肠球溃疡

肝病患者伴有胃、十二指肠球部溃疡称为肝源性溃疡。

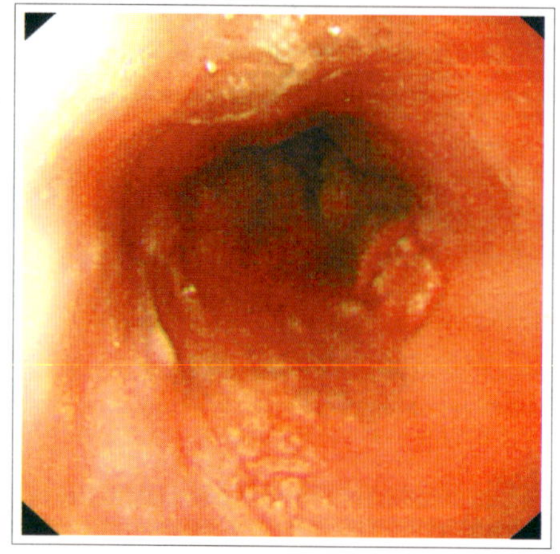

附图 29 套扎术后

套扎术后两周食管静脉曲张消失，反留有粘膜浅溃疡。

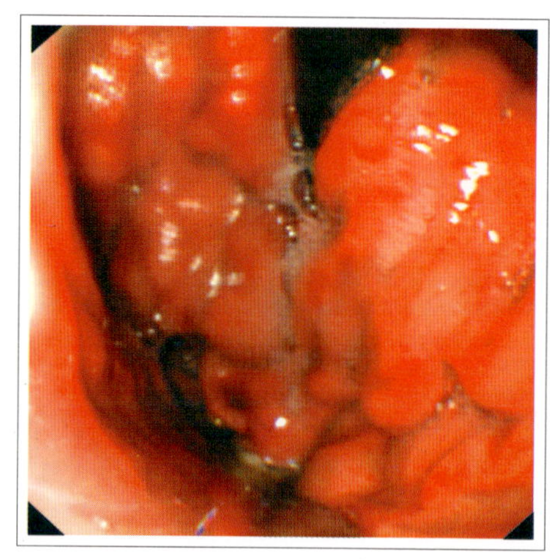

附图 30 胃底静脉曲张

肝硬化患者伴胃底静脉曲线，同时有门脉高压性胃病。

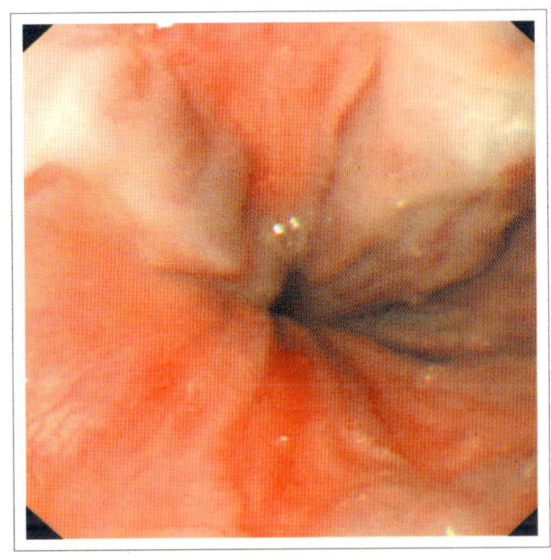

附图 31　中度食管静脉曲张

肝硬化、中度食管静脉曲张，曲张静脉呈蛇形。

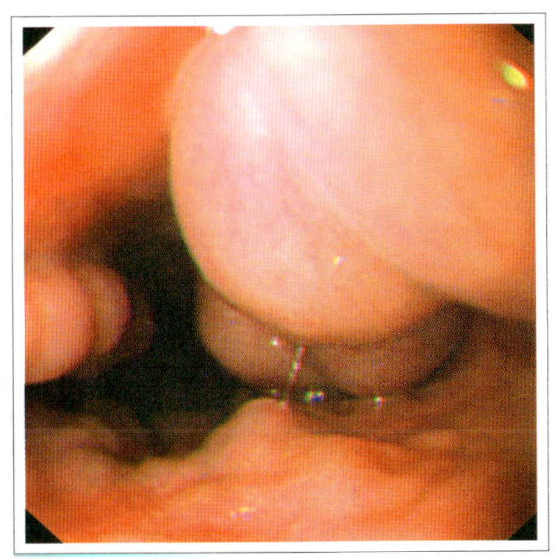

附图 32　重度食管静脉曲张

肝硬化重度食管静脉曲张，曲张静脉呈结节瘤状。

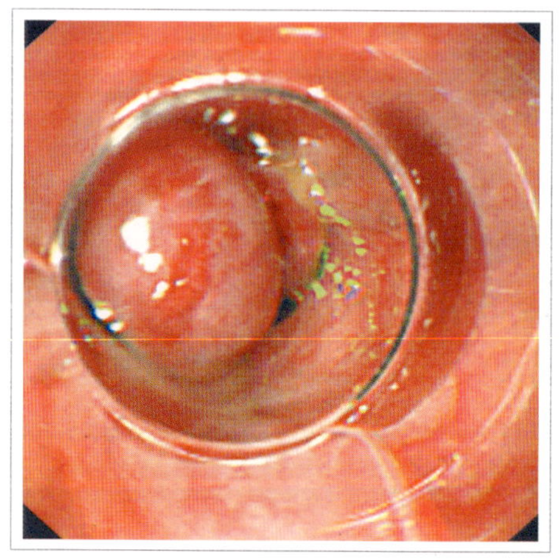

附图 33　套扎术

重度食管静脉曲张患者行预防性套扎术。

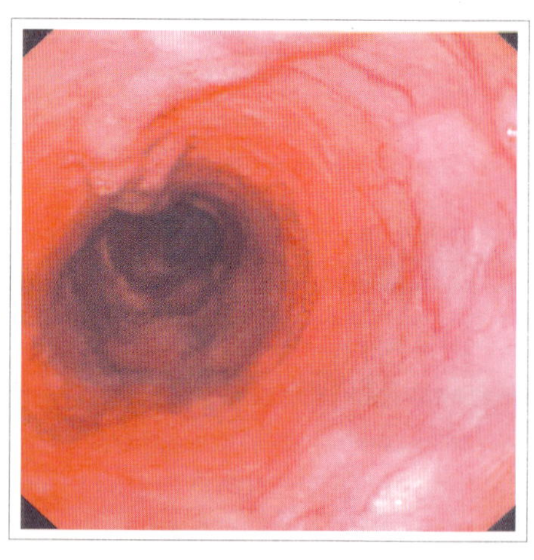

附图 34　轻度食管静脉曲张

肝硬化轻度食管静脉曲张，曲张静脉呈蚯蚓状。